临床磁共振成像系列丛书

主　审　戴建平　祁　吉　郭启勇　冯晓源　徐　克
总主编　程敬亮　金征宇　刘士远

# 脑 部 分 册

主　编　程敬亮　文宝红　张　勇

副主编　李淑健　周　剑　汪卫建

人民卫生出版社

·北京·

**图书在版编目（CIP）数据**

临床磁共振成像系列丛书. 脑部分册 / 程敬亮，文宝红，张勇主编. -- 北京 ： 人民卫生出版社，2024. 12. -- ISBN 978-7-117-37403-3

Ⅰ. R445. 2

中国国家版本馆 CIP 数据核字第 202460A8F3 号

| 人卫智网 | www.ipmph.com | 医学教育、学术、考试、健康，购书智慧智能综合服务平台 |
| 人卫官网 | www.pmph.com | 人卫官方资讯发布平台 |

**临床磁共振成像系列丛书**
**脑部分册**
Linchuang Cigongzhen Chengxiang Xilie Congshu
Naobu Fence

主　　编：程敬亮　文宝红　张　勇
出版发行：人民卫生出版社（中继线 010-59780011）
地　　址：北京市朝阳区潘家园南里 19 号
邮　　编：100021
E - mail：pmph @ pmph.com
购书热线：010-59787592　010-59787584　010-65264830
印　　刷：北京华联印刷有限公司
经　　销：新华书店
开　　本：889×1194　1/16　　印张：36
字　　数：1037 千字
版　　次：2024 年 12 月第 1 版
印　　次：2025 年 4 月第 1 次印刷
标准书号：ISBN 978-7-117-37403-3
定　　价：298.00 元

打击盗版举报电话：010-59787491　E-mail：WQ @ pmph.com
质量问题联系电话：010-59787234　E-mail：zhiliang @ pmph.com
数字融合服务电话：4001118166　E-mail：zengzhi @ pmph.com

# 编 者（以姓氏笔画为序）

王 俭 新疆医科大学第一附属医院
王 潇 郑州大学第一附属医院
王可颜 郑州大学第一附属医院
王效春 山西医科大学第一医院
王琳琳 郑州大学第一附属医院
王斐斐 郑州大学第一附属医院
文宝红 郑州大学第一附属医院
方静宜 北京市神经外科研究所
田志雄 武汉大学中南医院
白 洁 郑州大学第一附属医院
任 琦 郑州大学第一附属医院
刘 哲 西安交通大学第一附属医院
刘 浩 郑州大学第一附属医院
许 珂 郑州大学第一附属医院
孙梦恬 郑州大学第一附属医院
李 莉 首都医科大学附属北京佑安医院
李 莹 郑州大学第一附属医院
李贝贝 郑州大学第一附属医院
李文才 郑州大学第一附属医院
李宏军 首都医科大学附属北京佑安医院
李淑健 郑州大学第一附属医院
杨 健 西安交通大学第一附属医院
杨运俊 温州医科大学附属第一医院
肖云飞 郑州大学第一附属医院
肖江喜 北京大学第一医院
肖翠萍 郑州大学第一附属医院
吴梦琳 天津医科大学第二医院

汪卫建 郑州大学第一附属医院
宋承汝 郑州大学第一附属医院
张 刚 河南中医药大学第一附属医院
张 勇 郑州大学第一附属医院
张会霞 郑州大学第一附属医院
张红燕 郑州大学第一附属医院
张春艳 郑州大学第一附属医院
张晓楠 郑州大学第一附属医院
张雪宁 天津医科大学第二医院
张雪萍 郑州大学第一附属医院
张赞霞 郑州大学第一附属医院
陈 苑 郑州大学第一附属医院
苗培芳 郑州大学第一附属医院
周 剑 首都医科大学附属北京天坛医院
赵珊珊 郑州大学第一附属医院
钱银锋 安徽医科大学第一附属医院
徐海波 武汉大学中南医院
曹代荣 福建医科大学附属第一医院
崔 恒 浙江大学医学院附属第一医院
崔光彬 空军军医大学唐都医院
阎 静 郑州大学第一附属医院
韩少强 郑州大学第一附属医院
韩东明 新乡医学院第一附属医院
程敬亮 郑州大学第一附属医院
谢珊珊 郑州大学第一附属医院
颜林枫 空军军医大学唐都医院
薛康康 郑州大学第一附属医院

# 主编简介

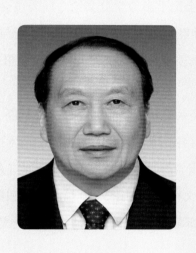

**程敬亮**

郑州大学第一附属医院副院长、磁共振科主任、医技医学部主任；医院首席科学家，二级岗教授，主任医师，博士生导师；美国南加州大学Keck医学院神经放射博士后；"中原学者""中原名医"。河南省医学影像诊疗和研究中心主任，河南省医学影像远程网络会诊中心主任，河南省磁共振功能成像与分子影像重点实验室主任，河南省脑功能检测与应用工程技术研究中心主任，河南省医学影像诊疗与研究中心主任。

先后担任中华医学会放射学分会第十五届委员会副主任委员、第十四届委员会常务委员和磁共振学组组长，中国医师协会放射医师分会副会长，《中华放射学杂志》副总编辑，中国研究型医院学会磁共振专业委员会主任委员，中国卒中学会医学影像专业委员会主任委员，河南省医学会副会长，河南省医学会磁共振分会主任委员，河南省医学会放射学分会主任委员，黄河医学影像论坛理事会理事长、秘书长，中国放射影像期刊联盟秘书长，中国医学装备学会磁共振应用专业委员会副主任委员。《临床放射学杂志》《实用放射学杂志》等20余种放射影像学术期刊副主编、常务编委或编委。

已发表科研论文1 000余篇，主编放射影像和磁共振影像学专著30余部。先后获国家专利36项。获国家重点研发计划、国家自然科学基金、河南省杰出人才和杰出青年科学基金等科研项目研发基金6 000余万元。以第一完成人获河南省科技进步奖二等奖8项。已培养硕士和博士研究生106名。

先后获得国家重点研发计划项目首席科学家，国家百千万人才工程有突出贡献中青年专家，享受国务院特殊津贴专家，全国优秀科技工作者，河南省优秀专家，河南省杰出专业技术人才，河南省最美科技工作者，国家卫生健康委员会大型医用设备管理咨询专家，国家药品监督管理局医疗器械技术审评专家咨询委员会专家，河南省跨世纪学术学科带头人，河南省优秀中青年骨干教师，河南省文明教师，河南省科技领军人物，河南省卫生科技领军人才，河南省与郑州市创新型科技团队带头人等荣誉称号。中国医师奖与河南优秀医师奖获得者。

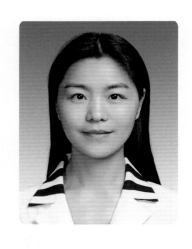

## 文宝红

医学博士，郑州大学第一附属医院副教授、副主任医师，硕士研究生导师。中华医学会放射学分会第十六届委员会青年学组委员、头颈学组 Youth Club 成员，中国医师协会放射医师分会第五届委员会头颈学组委员，河南省医学会磁共振分会第一届委员会常务委员，河南省医学会放射学分会第十届及第十一届委员会委员，河南省医学会眩晕医学分会第二届委员会委员，河南省微循环学会医学影像学分会第一届委员会委员，河南省医学会放射学分会第一届神经学组委员。《中华实用诊断与治疗杂志》《中国 CT 和 MRI 杂志》青年编委及审稿专家，《郑州大学学报（医学版）》、《磁共振成像》及《遵义医科大学学报》审稿专家。

　　长期从事影像诊断的医疗、教学和科研工作，擅长中枢神经系统和头颈部疾病的 MRI 诊断。主持省厅级项目 7 项，参与国家自然科学基金面上项目及联合基金项目各 1 项。荣获河南省科学技术进步奖二等奖、三等奖各 1 项，河南医学科技奖一等奖、三等奖各 1 项，河南省教育厅科技成果奖二等奖 1 项。以第一作者或通讯作者发表 SCI 论文 22 篇，中华系列论文 9 篇及中文核心期刊论文 30 篇。主编和参编影像学专著 8 部。获得实用新型专利 2 项。荣获第十九届全国头颈部影像学进展学术研讨会病例大赛优胜奖。

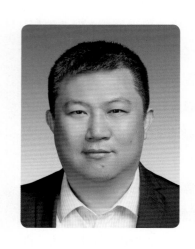

## 张　勇

教授、主任医师，博士研究生导师。郑州大学第一附属医院影像医学与介入医学部副主任、磁共振科主任。河南省脑功能开发与应用工程研究中心主任、河南省影像智能研究医学重点实验室主任。河南省卫生健康中青年学科带头人、河南省高等学校青年骨干教师、河南省卫生计生科技创新型人才。担任中华医学会放射学分会第十六届委员会委员和磁共振学组委员、中国研究型医院学会磁共振专业委员会常务委员兼副秘书长、河南省医学会放射学分会第十一届委员会副主任委员、河南省医学会磁共振分会第一届委员会常务委员、河南省卒中学会医学影像分会主任委员等学术职务。

　　一直从事影像诊断的医疗、教学和科研工作，注重全面发展，擅长中枢神经系统的影像学和磁共振诊断。承担五年制本科生、七年制硕士生、五年制本科留学生及进修医师授课工作多年。以第一作者或通讯作者发表科研论文 100 余篇（其中 SCI 论文 50 篇，中华系列杂志论文 30 篇），主编和参编影像学专著 12 部；分别获国家重点研发计划、国家自然科学基金项目等国家级项目和河南省科技厅科技攻关项目资助。获国家实用新型发明专利 12 项，河南省科技进步二等奖 6 项，河南省教育厅科技成果一等奖 1 项。多次受邀参加北美放射学会（RSNA）、欧洲放射学大会（ECR）和国际医学磁共振学会（ISMRM）等国际放射学术会议进行交流。已培养硕士研究生 15 名。

# 总　序

自 20 世纪 80 年代第一台磁共振成像（MRI）设备诞生和临床应用以来，历经 40 年的不断发展，MRI 已成为当今最重要的影像学检查手段之一。其超高的软组织分辨力以及无辐射、无创检查的优点，使 MRI 在医学领域的应用得到了广泛认可。随着 MRI 软件与硬件系统的不断进步，MRI 图像质量、成像速度取得了快速发展，新序列、新技术的问世，更使 MRI 从传统的结构成像，发展成为融结构成像、功能成像和分子成像诊断为一体的现代影像学成像技术，在全身各系统疾病的诊治中发挥着越来越重要的作用。如何更好地利用先进的 MRI 技术，为临床提供更多、更有价值的信息和服务，是影像科医务工作者应尽的责任和义务。为了对 MRI 在临床应用的成果进行全面系统总结，以程敬亮、金征宇和刘士远三位教授为总主编，联合国内 300 多位知名磁共振和影像学者编写了《临床磁共振成像系列丛书》。

本系列丛书共有 15 个分册，其结构设计合理、内容全面，兼具实用性、先进性和科学性，将传统的形态学与最新的 MRI 技术相结合，突出病理表现与影像表现对照，重点考虑疾病的磁共振诊断与鉴别诊断的同时，密切与临床信息相结合，还包含了疾病的治疗与预后，使影像科医师能够全面了解疾病的流行病学、临床、影像、病理及其之间的相关性，从而建立完整的知识体系。另外，该丛书也包含有 MRI 设备与技术、磁共振检查安全性以及 MRI 对比剂的相关分册，该系列丛书是目前国内外最全面、最系统介绍磁共振成像技术、临床应用的磁共振专业书籍。该系列丛书既可作为磁共振和影像工作者上好的参考工具书，也可作为临床医务工作者精读的专业书籍。

我相信本系列丛书的出版发行，将有力提升磁共振和影像专业工作者以及临床医务人员对 MRI 在全身各系统疾病中应用价值的认识，将为推动我国 MRI 技术的普及和临床应用做出重要贡献。在本系列丛书出版之际，我向丛书的总主编、各分册主编、副主编以及各位编委表示衷心的祝贺，同时，借此机会，也向为我国磁共振事业进步和发展做出贡献的同志们表示诚挚的感谢。

复旦大学原副校长
复旦大学附属华山医院终身教授
中华医学会放射学分会第十三届委员会主任委员
冯晓源
2024 年 6 月于上海

# 总前言

　　磁共振成像（MRI）是继 X 线、DSA、CT、超声、核素显像等医学影像检查手段后又一新的断层成像方法，MRI 的临床应用具有划时代的意义，对全身各系统疾病的诊断和鉴别诊断发挥着愈益重要的作用。MRI 将基础医学与临床医学密切结合、相互促进，并且向诊断和治疗兼备的方向发展。如何适应 MRI 设备与技术进步带来的机遇，丰富和拓展 MRI 的临床应用，是磁共振和影像工作者面临的重要课题。目前，急需一套全面介绍各系统、各器官 MRI 技术和临床应用的专业书籍，以便普及磁共振成像知识，快速推进磁共振成像的临床应用，提升整体医疗水平，造福于广大患者。有鉴于此，我们联合 300 多位国内知名磁共振和影像学专家共同编写了这套《临床磁共振成像系列丛书》。

　　本系列丛书包括 15 个分册，内容涵盖脑、脊髓、骨关节、软组织、心血管、乳腺、头颈、肝胆胰脾、消化道、腹膜后腔、盆腔、精神疾病、胎儿等诸多系统及专业领域，同时涉及 MRI 设备与技术、MRI 对比剂、MRI 安全检查等内容，保证了本丛书的全面性、系统性、实用性以及先进性。本系列丛书突出了疾病病理学改变与 MRI 表现的相关性、磁共振新技术应用以及诊断和鉴别诊断问题，同时也涉猎了疾病的流行病学、临床表现、疾病的治疗与预后，使广大读者对某一疾病有一个全面了解，同时兼顾了通俗性和先进性。该系列丛书既适用于广大磁共振和影像工作者精读，也适合临床医师参考学习。

　　本丛书付印出版得益于各分册主编、副主编的精心组织、周密安排和各位编委的辛苦努力，多位专家为本系列丛书作序，人民卫生出版社各位责任编辑也付出了艰辛劳动，在此一并致谢。

　　由于本套丛书涉及面广，工作量巨大，错误或不当之处在所难免，恳请各位读者批评指正。

程敬亮　金征宇　刘士远

2024 年 6 月

# 序

磁共振成像（MRI）在脑部疾病的临床诊治工作中发挥着举足轻重的作用。近年来，MRI 新技术、新方法层出不穷，在脑部的应用也在不断拓展。现有脑部影像学著作对提高 MRI 诊断水平和普及磁共振知识功不可没，但在知识大爆炸的时代，更新知识结构的需要尤为迫切。为顺应时代的发展并满足临床的需求，程敬亮教授等组织编写了《临床磁共振成像系列丛书——脑部分册》，该分册集全国多家知名医院医学影像学领域的实力派专家和学者之合力，在继承传统经典影像学内容的基础上，与时俱进，既体现了鲜明的时代性，又具有较强的实用性。

本书介绍了颅脑 MRI 技术及应用，颅脑的正常及基本病变的 MRI 表现，颅脑病变的比较影像学，几乎囊括了脑部各种疾病，颅脑先天发育异常、脑血管疾病、颅脑损伤、脑肿瘤、脑部感染性疾病、传染性疾病的脑部改变、脱髓鞘性疾病、遗传代谢性疾病、神经变性疾病，最后一章还讲述了其他疾病引起的脑部改变，有助于读者拓宽视野。这种全面的思维方式对读者理解不同系统疾病有很大帮助。本书纲领清晰、图文并茂、征象典型，完整地展现了典型病例诊断和分析的主要过程，并附有专业名词索引及重要参考文献，方便读者进一步查询阅读，是一部内容翔实、精练易读的脑部 MRI 诊断参考书，有利于读者精准获取所需信息。

本书与时俱进，应用 MRI 最新技术，更全面地展示脑部疾病影像学征象和相关定量参数；将影像学和病理学密切结合，使读者对脑部疾病有更加深刻的理解和认识。着眼于解决临床工作和拓展相关领域知识面的实际需求，涵盖了脑部绝大部分常见和少见疾病相关临床知识和磁共振征象，将最新的知识介绍给读者，为大家呈现出清晰的诊断思路，诊断要点便于学习和记忆。该专著适合临床和影像医师、研究生、进修生、规培生与实习生阅读，相信对临床工作者和影像工作者大有裨益。

复旦大学原副校长
复旦大学附属华山医院终身教授
中华医学会放射学分会第十三届委员会主任委员
冯晓源
2024 年 6 月于上海

# 前　言

随着医学影像学的快速发展和设备普及，影像学检查已经成为临床诊疗不可或缺的重要环节，磁共振成像（magnetic resonance imaging，MRI）更是当代尖端科技与医学的精妙结合。她犹如一双神奇的眼睛，使我们可以洞察人体的精细结构；她似一把万能的钥匙，帮助我们解开医学中的无数谜题；她更像是一把出鞘的利剑，让我们在攻克疾病的征途中所向披靡。短短几十年，MRI 已经从最初的仅显示解剖结构发展到实现分子和功能成像，且未来有着更加广阔的发展空间。

为顺应医学影像学的发展和满足广大读者的需求，总主编力邀国内多家著名大学附属医院和知名三甲医院的权威专家共同编写"临床磁共振成像系列丛书"。作为该大型丛书的一部分，《临床磁共振成像系列丛书——脑部分册》聚焦了脑部常见病、多发病及罕见病，从疾病概述、病理学表现、MRI 表现、诊断要点与鉴别诊断以及治疗和预后五个方面进行了全面系统的阐述，并涵盖了多个相关学科的知识内容，旨在力求更新知识结构的同时，速查每个疾病的 MRI 新技术应用进展情况，以协助临床工作。

《临床磁共振成像系列丛书——脑部分册》共十一章，1 037 千字，1 308 幅图像。在各疾病讲解中，力求语言简洁、重点突出，并融入了最新的 MRI 技术和研究成果，配有大量典型的病例图片，图文并茂，形象生动，是一部理论与实践结合、临床与影像并重、深度与广度兼顾的临床用书，既能作为医学影像科医师的专业参考书，又能作为神经内科、神经外科等临床医师的工具书。

本分册所有编者从事影像医学教研工作多年，专业造诣深厚，衷心感谢他们在百忙中为本书付出的心血和汗水，希望本书的出版对广大医务工作者有所帮助，对我国医学影像学乃至临床医学的发展起到推进作用。由于时间仓促，且编者水平所限，不妥和错误之处在所难免，盼各位读者、同道及专家不吝指正，以便再版时进一步修订。

程敬亮　文宝红　张　勇

2024 年 5 月

# 目 录

# 第一章
# 概　论

　　磁共振成像（magnetic resonance imaging，MRI）是 20 世纪 80 年代应用于临床的高精尖医学影像诊断新技术，其利用磁共振现象从人体中获得电磁信号，经过计算机复杂处理，重建出反映人体内部信息的磁共振图像。用于成像的磁共振信号直接来源于人体本身，与核医学科 PET 和 SPECT 检查不同的是，MRI 不用注射放射性核素就可以成像。此外，MRI 检查无 X 线和 CT 检查所具有的电离辐射损伤及危害，这使得 MRI 成为对人体安全、无害的高端影像学检查。MRI 可获得人体任意方向的二维、三维和四维图像，用于人体各系统检查和疾病诊断，不仅可以进行形态学诊断，还可以进行功能性检查，正在向分子影像学、基因影像学和治疗领域快速迈进。

## 第一节　颅脑 MRI 技术

### 一、颅脑 MRI 扫描序列及其应用

（一）颅脑 MRI 的常用扫描序列

1. $T_1$ 加权像　自旋回波序列（spin echo，SE）是临床最常用的序列，选用短 TR（TR 通常 <500 毫秒）短 TE（TE 通常 <30 毫秒）所获图像称为 $T_1$ 加权像（$T_1$ weighted imaging，$T_1$WI），其影像对比主要由 $T_1$ 信号对比决定。$T_1$WI 具有较高的信噪比，显示解剖结构清晰，是平扫和增强的常规序列。

2. $T_2$ 加权像　在自旋回波序列中，选用长 TR（TR 通常 >1 500 毫秒）长 TE（TE 通常 >80 毫秒）所获图像称为 $T_2$ 加权像（$T_2$ weighted imaging，$T_2$WI），其影像对比主要由 $T_2$ 信号对比决定。病变组织内常含有较多水，而 $T_2$WI 易于显示水肿和液体，因此 $T_2$WI 更易于显示病变。

3. 液体衰减反转恢复脉冲序列　液体衰减反转恢复脉冲序列（fluid attenuated inversion recovery，FLAIR）是反转恢复序列（inversion recovery，IR）中的一个类型，其特征是选择特殊的 $T_1$ 值，使脑脊液信号被抑制，呈现出 $T_2$WI 的图像对比，同时长 $T_1$ 的游离水为低信号。FLAIR 可减少 $T_2$WI 时高信号的自由水掩盖部分病变的可能性，是鉴别水分子处于不同环境的有效手段。

4. 磁共振血管成像　磁共振血管成像（magnetic resonance angiography，MRA）包括非对比剂增强磁共振血管成像（noncontrast enhancement MRA，NCE-MRA）和对比增强磁共振血管成像（contrast enhancement MRA，CE-MRA），其中 NCE-MRA 在临床应用更为普遍。NCE-MRA 包括时间飞跃（time of fly，TOF）和相位对比（phase contrast，PC）法两种成像技术，其借助血流的特殊流动效应，无须使用对比剂

即可对全身动脉和静脉进行成像。与其他血管成像技术相比,具有简便、安全、无创及无辐射等优点,不但提供血管形态信息,还可提供血流方向、流速、流量等定量信息。

NCE-MRA 已经成为 MRI 检查的常规技术之一,已广泛应用于血管病变的临床诊断和治疗后随访,其图像质量可与 DSA 相媲美。NCE-MRA 可进行全身动脉、静脉成像,适用于血管性病变的诊断,显示血管周围病变与血管的关系、器官移植供体与受体血管的评估以及血管性病变的术后随访。

CE-MRA 是利用对比剂使血液的 $T_1$ 值明显缩短,短于人体其他组织,然后利用超快速且权重很重的 $T_1WI$ 来记录这种 $T_1$ 弛豫差别。与 DSA 相比,CE-MRA 具有无创、对比剂安全、价廉等优点。目前,CE-MRA 主要应用于脑部或颈部血管、肺动脉、主动脉、肾动脉、肠系膜血管和门静脉、四肢血管等。优点有:对于血管腔的显示优于 NCE-MRA 技术,血管狭窄的假象明显减少,一次注射对比剂可完成多部位动脉和静脉的显示,动脉瘤不易漏诊,成像速度快。缺点有:需要注射对比剂,不能提供血液流动信息。

### (二)颅脑 MRI 的新技术

1. 弥散加权成像　弥散加权成像(diffusion weighted imaging,DWI)反映的是水分子在活体组织中的微观运动情况,可从细胞及分子水平来研究疾病状况。DWI 是目前诊断超急性期脑梗死最敏感的影像学检查技术,其诊断价值已被公认。除用于诊断缺血性脑疾病外,DWI 还可用于颅内肿瘤、脱髓鞘性病变、感染性病变及弥漫性轴索损伤的诊断、肿瘤的分级、肿瘤复发与治疗后改变的鉴别以及脓肿与肿瘤中心坏死组织的鉴别。

2. 多 b 值弥散加权成像　前面介绍的 DWI 为双 b 值 DWI 即常规 DWI,通过单指数模型计算 ADC 值。近年来,多 b 值弥散加权成像逐渐应用于临床研究中,定量新模型有双指数模型和拉伸指数模型。

(1)双指数模型:体素内不相干运动(intravoxel incoherent motion magnetic resonance imaging,IVIM)序列成像是采用多个 b 值进行扫描,计算出相应的真弥散系数($ADC_{slow}$)、灌注因子 f 以及弥散灌注系数($ADC_{fast}$),通常主要计算弥散灌注系数($ADC_{fast}$)和真弥散系数($ADC_{slow}$),故称为双指数模型(bi-exponential model),是一种可同时测量活体组织内真正的水分子弥散和灌注信息的无创性的技术,计算公式为:

$$S_b/S_0 = f \times \exp(-b \times ADC_{fast}) + (1-f) \times \exp(-b \times ADC_{slow})$$

$S_0$ 为 $b=0s/mm^2$ 时的 DWI 信号强度,$S_b$ 为相应 b 时的 DWI 信号强度,f 和(1-f)分别是快速弥散质子和慢速弥散质子的容积率。

多 b 值 DWI 计算得出的真弥散系数代表组织中水分子真实的弥散效应,能如实反映组织的病理生理状态,故又称纯弥散系数,较传统的 ADC 值更能反映水分子真正的弥散状态,诊断肿瘤良恶性效能更强。此外,多 b 值 DWI 还可反映出病变血流灌注的信息,无需造影剂便可得到相对应的灌注参数:弥散灌注系数($ADC_{fast}$)和灌注分数($F_{fast}$)。弥散灌注系数代表体素内微循环的不相干运动,即灌注相关的弥散运动,或称为快速弥散运动成分,为假弥散系数,与组织微血管灌注丰富程度有关,是一项潜在的、重要的反映肿瘤灌注信息的影像学指标。灌注分数很大程度上取决于肿瘤组织的毛细血管密度,恶性肿瘤一般血供丰富,其灌注分数高于良性肿瘤和正常组织,可用于肿瘤良恶性的鉴别诊断。

临床上,多 b 值 DWI 的双指数模型分析在急性脑梗死的诊断、肿瘤良恶性的诊断与鉴别以及肿瘤治疗疗效的评价等方面发挥着重要作用。

(2)拉伸指数模型:人体结构复杂,仅用单指数模型或双指数模型描述水分子的实际运动状态并不够准确,为了更准确地描述脑组织中微观水分子的弥散信号衰减特征,Bennett 等介绍一种拉伸指数模型(stretched exponential model),公式为:$S_b/S_0 = \exp[-(b \times DDC)^{\alpha}]$,$S_0$ 为 $b=0s/mm^2$ 时的 DWI 信号强度,$S_b$ 为相应 b 时的 DWI 信号强度。DDC 为分布弥散系数,代表体素内平均弥散率,可以看作按水分子容积率加权的各个 ADC 值连续部分的符合参数,在目前的多参数模型中能更准确地描述组织弥散。$\alpha$ 为拉伸指数,与体素内水分子弥散的不均质性有关,$\alpha=1$ 时,相当于单指数模型,$\alpha$ 接近 0 时,表示极其复杂的多指数信号衰减。

目前,拉伸指数模型多 b 值 DWI 的临床研究仍在起步阶段,其应用价值尚在总结中。有研究表明,拉伸指数模型多 b 值 DWI 较传统的 DWI 能更准确地评估胶质瘤级别,将是一种新的区分胶质瘤级别和评价疗效的影像学检测指标。

3. 弥散张量成像　弥散张量成像(diffusion tensor imaging,DTI)是近年来在 DWI 基础上发展和改进的一项新技术,能够通过检测白质纤维束水分子的弥散方向反映脑白质束的髓鞘化程度和走行方向,从三维立体角度分解、量化弥散的各向异性数据,更加精准地显示组织微结构。弥散张量的显示方法大致分为图像像素法和图标显示法,前者是以像素值代表局部弥散张量的参数,后者通过多种图标(如箭头、椭球体、毛发状或管状物等)显示弥散张量信息。像素值通常用各向异性分数(fractional anisotropy,FA)、平均弥散系数(mean diffusivity,MD)、相对各向异性(relative anisotropy,RA)、容积比(volume ratio,VR)和最大本征值($\lambda 1$)等参数表达。图标显示法的目的在于显示弥散张量的各向异性和主方向的空间分布,可形象地用红绿蓝等彩色编码图分别显示白质纤维束的左右、前后和上下走行方向。

弥散张量纤维束成像(diffusion tensor tractography,DTT)是在 DTI 基础上发展起来的一项可在活体组织中显示纤维束方向及完整性的技术。DTT 实现了在活体上无创性地进行人脑白质纤维束形态和功能的研究。

DTI 和 DTT 可应用于缺血性脑梗死(图 1-1-1)、脑出血、创伤性脑损伤、脑肿瘤、脑变性疾病和脱髓鞘性疾病的诊断、病程监测及疗效、预后的评估。

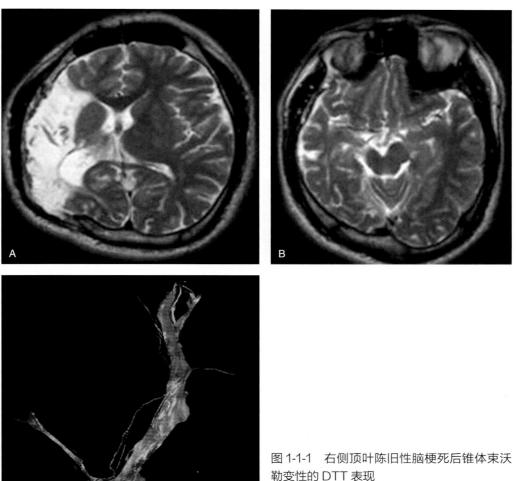

图 1-1-1　右侧顶叶陈旧性脑梗死后锥体束沃勒变性的 DTT 表现
A. 横轴位 $T_2WI$,示右侧额颞顶叶大范围高信号软化灶;B. 横轴位 $T_2WI$ 中脑层面,示右侧大脑脚萎缩;C. DTT,直观地显示右侧锥体束白质纤维较对侧纤细和短缩

4. 弥散峰度成像　Jensen 等人在 2005 年提出弥散峰度成像（diffusion kurtosis imaging，DKI），DKI 是探测生物组织内非高斯分布水分子弥散的一种新的磁共振功能成像技术，是 DTI 技术上的延展，较传统的 DTI，能更好地反映脑组织灰质与白质微观结构的变化。DKI 能同时推导出弥散系数和峰度系数，可提高磁共振探测神经组织结构变化的敏感性和特异性。DKI 除可获得 DTI 的参量如 FA、MD 外，尚可获得 DKI 的参量，如平均峰度（mean kurtosis，MK）、轴向峰度（axial kurtosis，AK）、径向峰度（radial kurtosis，RK）、轴向弥散率（axial diffusion ratio，Da）、径向弥散率（radial diffusion ratio，Dr）、峰度各向异性（kurtosis anisotropy，KA）等。其中 MK 主要反映组织整体弥散的不均匀性；AK 主要反映沿着长轴方向弥散的不均匀度；RK 反映垂直于长轴方向弥散的不均匀度（图 1-1-2）。通过感兴趣区 DKI 参数值的变化分析大脑灰质、白质微观结构的完整性，并进行量化。

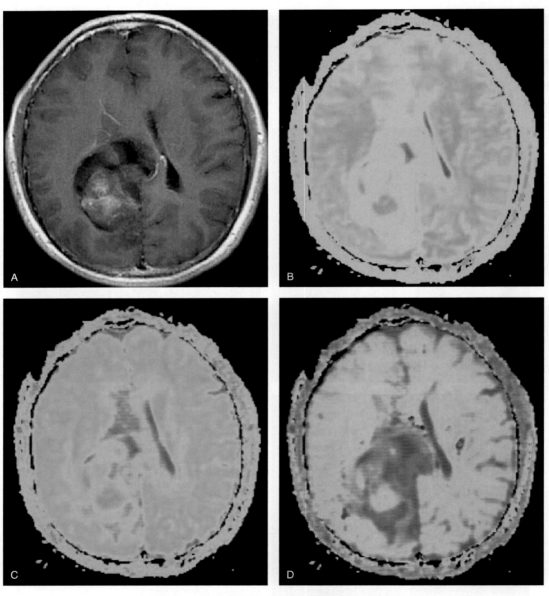

图 1-1-2　右侧顶枕叶少突胶质细胞瘤 DKI 表现
A. CE-T$_1$WI，示右侧顶枕叶团块状明显不均匀占位病变；B~D. 分别为 MK 图、AK 图、RK 图，
肿瘤实质感兴趣区的 MK 值、AK 值、RK 值分别为 0.53、0.51、0.56

DKI 可比较准确地评估脑肿瘤的良恶性及肿瘤的分级并监测疗效；可得到超早期脑梗死组织的更多信息；可用来探查丘脑神经元细微结构的损伤，有助于了解脑外伤患者持久性创伤后综合征。此外还可用于精神心理疾病、癫痫、白质病、脱髓鞘性疾病、阿尔茨海默病等退行性脑病以及大脑皮质发育的研究，获得更敏感的微结构变化信息，有利于治疗计划的制订。

5. 磁共振灌注加权成像　目前临床上常用的脑灌注成像技术有单光子发射计算机体层摄影术（single photon emission computed tomography，SPECT）、正电子发射体层摄影术（PET）、计算机体层摄影灌注成像（computed tomography perfusion imaging，CTP）和磁共振灌注加权成像（magnetic resonance imaging perfusion weighted imaging，MR-PWI）。

MR-PWI 利用快速扫描技术反映人体组织内的微血管分布及血流灌注情况，可提供组织血流动力学方面的信息。成像方法有两种：一种是经静脉快速团注对比剂后快速成像序列，常用的是动态磁敏感对比增强（dynamic susceptibility contrast，DSC）灌注加权成像（DSC-PWI）；另一种是动脉自旋标记（arterial spin labeling，ASL）灌注加权成像（ASL-PWI）。

DSC-PWI 技术通过静脉快速注射磁共振对比剂、快速采集和后处理，获得对比剂首次通过被检组织前、通过中和通过后的一系列动态图像，反映组织血管分布及血流灌注情况，提供微循环的血流动力学信息，可得到局部脑血容量（regional cerebral blood volume，rCBV）、局部脑血流量（regional cerebral blood flow，rCBF）、平均通过时间（mean transit time，MTT）和达峰时间（time to peak，TTP）等参数（图 1-1-3）。

DSC-PWI 操作简便，可获得多个血流参数，在临床上应用广泛，是目前最常用的灌注成像方法，主要用于急性缺血性脑梗死的早期诊断及对缺血半暗带的研究、肿瘤性与非肿瘤性病变的鉴别、肿瘤良恶性的鉴别、肿瘤的分级、肿瘤复发与治疗反应的鉴别等。通过 DSC-PWI 判定脑的血流动力学状态和组织可存活性，对于急性缺血性卒中患者采用何种治疗方案尤为重要。此外，由于胶质瘤术后放疗反应与肿瘤复发在常规增强 MRI 上均有强化，二者难以鉴别，而 DSC-PWI 可以区别肿瘤的"假性进展"和复发。

6. 动脉血质子自旋标记灌注成像　1992 年 Detere 等提出 ASL 技术，ASL-PWI 技术是利用动脉血液中的氢质子作为内源性示踪剂进行灌注成像的磁共振新技术，无需注射对比剂，可无创性地测量脑组织局部血流变化，反映组织血流灌注情况。ASL 技术中，感兴趣的层面被称为扫描层面，其上游需要进行流入血流标记的层面称为标记层面。使用反转脉冲标记感兴趣区流入侧动脉血流的水分子，经过组织间水分子的交换，引起局部组织纵向弛豫时间 $T_1$ 的变化。将标记过的图像与没有标记过的图像作减影处理，得到含有血流灌注信息的灌注图。根据标记方式，ASL 可分为：连续式动脉自旋标记（continuous artery spin labeling，CASL）、脉冲式动脉自旋标记（pulsed artery spin labeling，PASL）、准连续式动脉自旋标记（pseudo continuous artery spin labeling，pCASL）三种。在高场强 MR 设备中，CASL 的应用效果优于 PASL。目前，3D ASL 采用的是 pCASL，该技术结合了 PASL 标记效率高和 CASL 信噪比高的优点，应用螺旋 K 空间采集技术，提高了图像信噪比。3D ASL 内源性示踪剂不受血 - 脑屏障影响，能真实反映组织实际灌注情况（图 1-1-4）。

DSC-PWI 受血 - 脑屏障是否完整及对比剂注射速率等制约，而 ASL 能更有效地克服磁敏感伪影，因而能更好显示脑回区灌注。国内外大量研究表明，ASL 在脑梗死、脑肿瘤等方面具有很好的重复性，可用于颅内肿瘤的诊断、分级及鉴别诊断。ASL 可作为脑梗死患者的一种常规检查方法，阳性患者再进一步行 DSC-PWI 检查，二者具有很好的相关性。ASL 技术和应用在持续发展，随着 MR 软硬件的提高，必将有着更加广阔的发展和应用前景。

7. 磁共振波谱成像　磁共振波谱（magnetic resonance spectroscopy，MRS）是目前唯一无创在体研究人体生理病理代谢变化的新兴技术，使 MRI 检查逐步深入到细胞生化代谢水平，是一种新型的功能分析及诊断方法，不仅可用于定性，也可用于定量分析。通过 MRS 可获取正常组织或病变组织的代谢产物含量的变化，从而得到反映相应组织代谢物的频谱信息。目前用于 MRS 检测的核素有 $^1H$、$^{13}C$、$^{23}Na$、$^{19}F$、$^{31}P$ 等，常用的是 $^1H$-MRS。

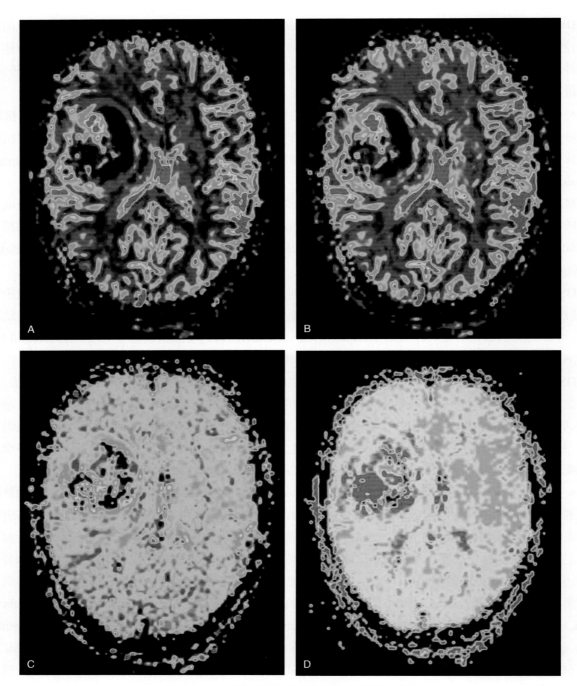

图 1-1-3　右侧基底节区胶质瘤 DSC-PWI 表现

A~D. 分别为 rCBF 图、rCBV 图、MTT 图、TTP 图,示右侧基底节区占位性病变呈明显高灌注

[1]H-MRS 有单体素技术和多体素技术。单体素技术的局限性在于覆盖的解剖范围有限,采集一次只能分析一个区域。多体素技术可在脑内同时定位多个体素,可完成一个层面的二维研究或一个容积的三维评价,其优点在于评价病灶的范围相对广泛,可以获得病变侧及对照侧或未被病变累及区域的波谱,更有利于定性诊断。单体素及多体素技术均需要进行匀场,当病变范围较大时,由于磁化率伪影的影响,匀场较困难。多体素技术更适用于评价颅内肿瘤性病变。对于颅后窝病变,由于小脑容积相对于大脑较小,且邻近骨组织,采用单体素技术更容易获得诊断性波谱。

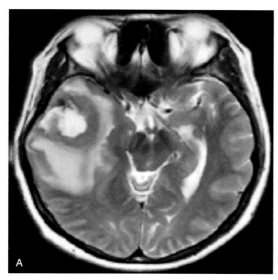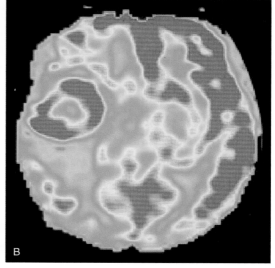

图 1-1-4　右侧颞叶胶质瘤 ASL-PWI 表现

A. $T_2WI$,示右侧颞叶不规则团块状占位病变,其内可见囊变坏死区,周边可见大片水肿信号;

B. ASL-PWI,示肿瘤实性部分呈明显高灌注,囊性部分呈低灌注

　　磁共振波谱成像是在单体素波谱基础上发展的多体素波谱技术,利用磁共振现象和化学位移,结合磁共振成像技术,对特定原子核及其化合物进行分析,通过计算机软件的计算,将感兴趣代谢物的 MRS 信号变化标记到相应的 MRI 图像上,使 MRSI 与常规 MRI 叠加融合,重建出选定范围内的代谢物分布图,可同时观察解剖和代谢物的变化信息(图 1-1-5)。

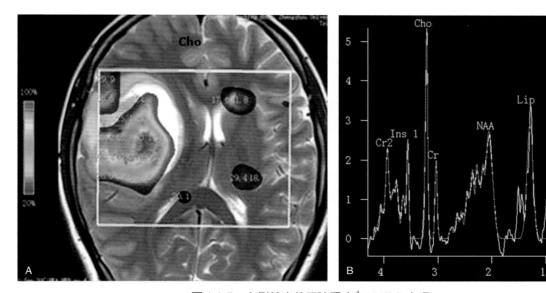

图 1-1-5　右侧基底节区胶质瘤 $^1$H-MRS 表现

A. MRSI,示右侧基底节区肿瘤内实性成分处胆碱(Cho)聚集; B. MRS 谱线,示胆碱(Cho)波峰明显增高,

N- 乙酰天冬氨酸(NAA)波峰下降,出现脂质(Lip)峰

　　脑组织的 $^1$H-MRS 谱线中主要可探测到如下代谢物,各有其病理生理意义。

　　(1) N- 乙酰天冬氨酸(N-acetyl aspartate,NAA):人脑中含有大量的 N- 乙酰氨基酸,含量最多的是 NAA,其主要位于 2.02ppm,是正常神经元的标志物,存在于神经元胞体及轴索中,其含量的多少可反映神经元的功能状况及脑神经元细胞的完整性。NAA 升高少见,见于脑白质海绵状变性综合征(Canavan

syndrome）；降低见于神经元的缺失或正常神经元功能下降，如缺血、炎症、创伤、肿瘤、感染、胶质增生等疾病。

（2）胆碱复合物（choline，Cho）：主要存在于脑胶质中，包括磷酸甘油胆碱、磷脂酰胆碱和磷酸胆碱，是细胞膜磷脂生物合成的主要成分，其位于 3.22ppm，是细胞膜转换的标记物，反映细胞增殖。Cho 升高见于肿瘤、炎症、慢性缺氧，创伤等；降低见于卒中、脓肿、肝性脑病等。

（3）肌酸（creatine，Cr）：是能量利用、储存的重要化合物，反映的是能量代谢，其位于 3.02ppm 和 3.94ppm，在正常代谢中最稳定，常被作为计算比值的标准。婴儿含量低，随年龄升高；其病理性升高常见于创伤、高渗状态等；降低见于缺氧、肿瘤、卒中等。

（4）乳酸（Lactate，Lac）：正常脑组织中测不到，是糖酵解的最终产物，为双峰，位于 1.33ppm。可见于缺氧、肿瘤、炎症、癫痫等。

（5）肌醇（myo-inositol，mI）：是胶质细胞的标志物，反映渗透压的异常，主要位于 3.56ppm。新生儿时 mI 的水平较高，后迅速下降；其升高见于阿尔茨海默病、Pick 氏病、糖尿病、多发性硬化等；降低见于肝性脑病、恶性肿瘤、梗死等。

（6）脂质（lipid，Lip）：正常情况下检测不到，提示髓鞘坏死和 / 或中断，位于 0.8~1.33ppm，其升高见于高级别的肿瘤、脓肿、急性卒中等。

（7）丙氨酸（alanine，Ala）：位于 1.47ppm，为双峰，见于脑膜瘤、脓肿等。

（8）谷氨酸（glutamic acid，Glu）和谷氨酰胺（glutamine，Gln）：位于 2.1~2.5ppm，Glu 是一种兴奋性神经递质，参与脑内氨的解毒，Gln 是星形细胞标志物之一。其升高见于慢性肝性脑病、脑炎、脑膜瘤等；降低见于阿尔茨海默病、甲状旁腺功能减退、脑外伤等。

$^{1}$H-MRS 主要用于确定正常组织和病变组织内代谢产物、反映局部代谢功能，目前已用于脑、前列腺、乳腺等器官病变的研究和临床诊断。有利于脑肿瘤的定性及分级诊断、疗效的判断，也可应用于脑炎、多发性硬化、癫痫、线粒体脑肌病、阿尔茨海默病、帕金森病等的诊断与研究。

8. 磁敏感加权成像　磁敏感加权成像（susceptibility weighted-imaging，SWI）是在体检测正常或异常磁性物质（如血液或含铁组织）和脱氧血红蛋白的 MR 新技术，具有高分辨力、三维、高信噪比的特点，能够清晰地显示脑内静脉结构、含铁血黄素、铁蛋白及钙质，同时也是脑血氧水平依赖功能成像的基础。与传统的梯度回波采集技术不同，SWI 运用了分别采集强度数据和相位数据的方式，在此基础上进行数据后处理，可将处理后的相位信息叠加到强度信息上，更加强调组织间的磁敏感性差异，形成最终的 SWI 图像。

磁敏感性是组织中不同于质子密度、弛豫时间、弥散系数的反映组织特征的变量，可用磁化率度量，反映物质在外磁场作用下的磁化程度。某种物质的磁化率是指该物质进入外磁场后的磁化强度与外磁场的比率。反磁性物质的磁化率为负值，顺磁性物质的磁化率为正值。血液中不同血红蛋白形式影响着组织的磁敏感性。氧合血红蛋白呈反磁性，脱氧血红蛋白呈顺磁性，高铁血红蛋白仅有很弱的磁敏感效应，且稳定性差，易于解体，最终由巨噬细胞吞噬引起组织内含铁血黄素沉积，含铁血黄素为超顺磁性物质。非血红素铁常以铁蛋白形式存在，表现为高顺磁性。钙化的磁敏感性比铁弱，呈反磁性。无论是顺磁性还是反磁性物质，只要能改变局部磁场，导致周围空间相位的改变，就能产生信号的去相位，造成 $T_2^*$ 减小，信号减低。

SWI 在脑肿瘤、脑血管病变（图 1-1-6）、脑外伤及神经系统变性疾病中具有很高的应用价值和应用前景。能发现常规 CT 和 MRI 检查不能检出的脑内微出血，这对于脑外伤后微出血、高血压、脑血管淀粉样变性、伴有皮层下梗死和白质脑病的常染色体显性遗传脑动脉病及一些动脉炎的脑内微出血灶的检出极具价值。对于颅内铁质沉积异常的神经变性疾病如帕金森病、亨廷顿病及阿尔茨海默病等的诊断具有良好的应用价值。

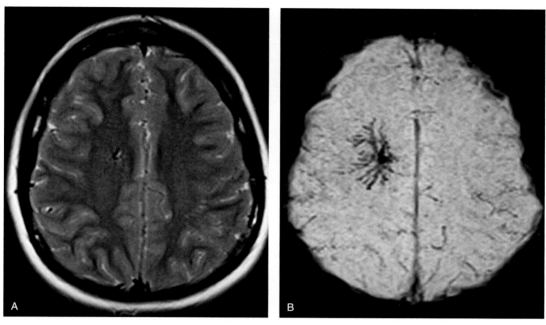

图 1-1-6　右侧额叶静脉畸形 SWI 表现

A. T$_2$WI,示右额叶小点状低信号;B. SWI,示右额叶异常扩张的中央静脉和髓质静脉

9. 高分辨率磁共振成像　传统血管成像技术如 DSA、CTA 和 MRA,仅能显示管腔狭窄,无法区分动脉硬化性狭窄和其他原因引起的狭窄,也无法提供颅内动脉粥样硬化斑块组织病理学和活动性的信息。动脉壁的高分辨率磁共振成像(high-resolution MRI, HR-MRI)已成功地应用于描述动脉粥样硬化斑块、夹层及血管炎,是评价颅外动脉血管壁和粥样硬化斑块的有效方法。HR-MRI 检查采用垂直于脑动脉、颈动脉走行的扫描方法(图 1-1-7),在确定管腔狭窄程度上准确性较高,单纯评价管腔狭窄程度不进行手术则可以考虑用 HR-MRI 检查代替 DSA,在一定程度上避免了 DSA 检查中的一些风险和昂贵的检查费。HR-MRI 检查是一种无创、无辐射和高组织分辨力的检查方法,临床上主要用于检查和研究脑动脉及颈动脉粥样硬化斑块的形态、性质,根据斑块不同形态及信号特点来判断斑块内的成分,辨别其稳定性。

10. 脑神经成像　MRI 具有较高组织对比和空间分辨力,可用来显示脑神经的解剖及病变。目前,MRI 可对 12 对脑神经成像,特别是第 Ⅲ~Ⅷ 对脑神经与血管结构关系的显示,已成为神经内、外科疾病(如三叉神经痛、动眼神经麻痹、面肌痉挛)的常规检查。若需了解血管和神经的关系,需同时做 3D 薄层重 T$_2$WI、3D-TOF-MRA 和脑常规扫描,然后根据临床需要对所扫脑神经进行多方向的 MPR 重建(图 1-1-8)。

11. 功能磁共振成像　功能磁共振成像(functional magnetic resonance imaging, fMRI)是目前脑功能研究中的一个热点。理论上讲,凡以反映器官功能状态成像为目标的磁共振功能成像技术都应称之为功能磁共振成像。目前,临床上已较为普遍使用的功能成像技术有:弥散加权成像(DWI),灌注加权成像(PWI),弥散张量成像(DTI)和血氧水平依赖成像(blood oxygenation leveldependent, BOLD),其中,BOLD 是最流行的 fMRI 成像方法。20 世纪 90 年代,血氧水平依赖功能磁共振成像(BOLD-fMRI)开始广泛应用于脑功能的研究。

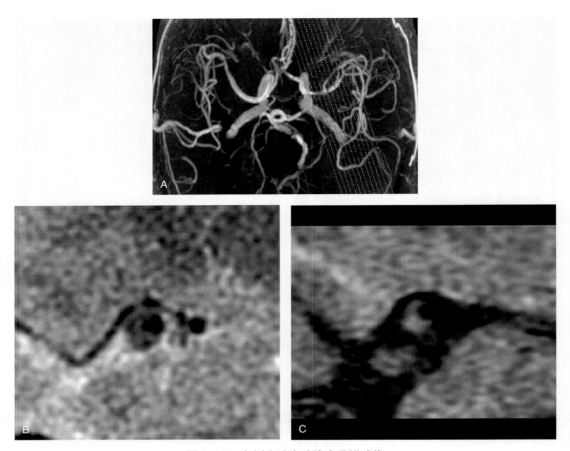

图 1-1-7　左侧大脑中动脉高分辨成像

A. 脑 MRA,示左侧大脑中动脉 M1 段局部显影浅淡;B. HR-MRI $T_2$WI,示狭窄血管管壁偏心性增厚呈稍低信号;

C. HR-MRI $T_1$WI,示增厚管壁呈等信号

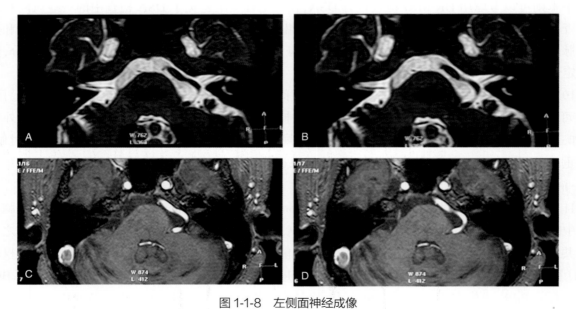

图 1-1-8　左侧面神经成像

A、B. 3D 薄层重 $T_2$WI,示神经和血管均为低信号,左侧椎动脉与面神经关系密切;

C、D. 3D-TOF-MRA 原始图像,示血管为高信号,神经为低信号,左侧椎动脉迂曲压迫面听神经

BOLD-fMRI 是以磁敏感效应为基础的 MR 技术，利用内源性血红蛋白作为对比剂，实现血氧饱和度变化的立体成像，反映了神经活动状态下血流、血容量和血红蛋白氧合作用三者的变化。BOLD-fMRI 不仅可以描绘出大脑的解剖结构，而且可以无创地描绘大脑的功能。人体血液中的氧合血红蛋白是反磁性物质，脱氧血红蛋白是顺磁性物质。人脑皮质神经元的活动伴随局部脑血流和血氧的变化。当脑功能区受到刺激局部活动增强时，邻近脑功能区血管床的血流和血容量增加，此增加值高于局部氧代谢所需的量，使得脑功能活动区的脱氧血红蛋白含量低于非活动区，脱氧血红蛋白作为顺磁性物质缩短 $T_2$ 或 $T_2^*$ 的作用亦减少，因此在 $T_2WI$ 或 $T_2^*WI$ 上脑功能活动区的信号强度高于非活动区。$T_2WI$ 或 $T_2^*WI$ 信号能反映局部神经元活动，这就是所谓血氧水平依赖 BOLD 效应，是 fMRI 基础。

大脑活动时并不是全脑都参与，而是其中一个或几个脑区参与，可以利用 BOLD 技术对大脑活动变化时产生的血流动力学和代谢改变进行测量，从而对大脑皮质的各功能区进行定位，在生理状态下，无创性地研究人脑的形态结构和功能活动，为疾病的预防和临床提供更加精准的信息（图 1-1-9）。

BOLD 成像技术在神经科学基础研究领域已经被研究者广为采用，进行了诸如在认知、视觉通路、听觉通路、嗅觉通路、感觉、运动、语言等方面的研究，获取了丰硕成果。BOLD-fMRI 凭借其空间分辨率高和个体化功能成像等优点，能够有效地对胶质瘤患者在术前、术中、术后以及放化疗后脑功能损伤进行评估。BOLD-fMRI 将功能信息叠加于解剖像进行术前定位，无创伤性地显示脑内病灶与其相邻重要功能区之间的关系，指导术前方案制订。BOLD-fMRI 能显示出肿瘤患者术后功能区的残留及对侧功能区的代偿情况，客观评价肿瘤患者术后功能区的恢复情况。此外，BOLD-fMRI 还应用于脑梗死、脑出血、脑外伤、癫痫、精神心理疾病、成瘾方面的研究，临床应用越来越广泛。

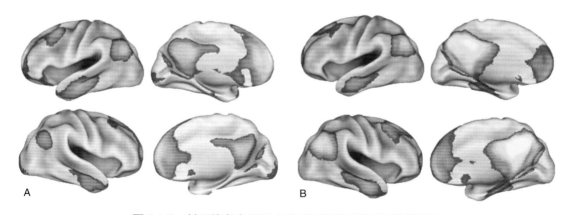

图 1-1-9 基于静息态 BOLD-fMRI 的默认模式网络激活图

12. 脑脊液流动成像 近年来，磁共振工作者开始使用这一新型的无创手段对脑脊液流动进行研究。磁共振相位对比电影成像（cine phase-contrast MRI，Cine PC MRI）在不需注入对比剂的前提下可无创、精确地测量出脑脊液流动的速度、方向及流量等数值，为研究脑脊液循环提供了有效的依据，对诸如脑积水（图 1-1-10）、蛛网膜囊肿、Chiari 畸形、脊髓空洞症等神经系统疾病的脑脊液流动特征进一步判断。脑脊液流动成像有望成为无创性测量脑脊液压力的影像学技术。

目前脑脊液流动成像主要用于脑积水的分型诊断，可明确鉴别梗阻性脑积水和交通性脑积水，也可用于神经内镜下第三脑室底造瘘术疗效的评估。与常规 MRI 比较，Cine PC MRI 可提供生理学信息，对瘘口区脑脊液流动情况进行定性、定量分析。矢状位 Cine PC MRI 可直观观察脑脊液流动情况，明确瘘口是否开放。由于这一无创性检查的开发及应用，已经为神经科诊断脑积水提供了重要的影像依据，并为手术时机及方式的选择提供可靠的数据信息，对术后疗效的评估提供了新方法。该技术有望推广到更多导致脑脊液循环障碍疾病的相关研究中，提高诊断及疗效评估的准确性。

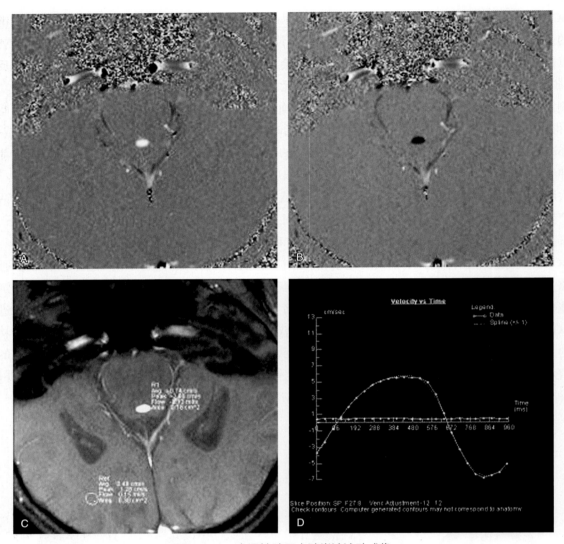

图 1-1-10　交通性脑积水脑脊液流动成像

A、B. 相位对比成像相位图,高信号表示脑脊液流动方向为从头端至足端,低信号代表从足端到头端;
C、D. 以相位对比成像幅值图上勾画的中脑导水管轮廓为感兴趣区,取正常脑实质作对照,后处理软件得
出一次心动周期内脑脊液流速 - 时间曲线

13. 磁共振弹性成像　弹性是人体组织一个重要的物理特性。人体不同组织间的弹性不同,正常组织间的弹性模量的差异可超过五个数量级。同一组织在不同生理状态下的弹性模量也不同,正常组织与病理组织的弹性模量存在很大差异,因此通过检测组织的弹性特征,可以用于疾病的诊断。磁共振弹性成像(magnetic resonance elastography,MRE)作为一种新的能直观显示和量化组织弹性的非创伤性的成像技术,是传统触诊机械化、定量化的一种手段,不受诊断部位的限制,不仅客观且分辨率高,因此被称作"影像触诊",其相对于 MRI 图像表达组织形态学的征象,MRE 图像表达的是组织生物力学的特性参数。

MRE 通过在 MR 设备中附加一套产生机械振动的激发装置,对外力引起的组织内部质点位移进行 MR 成像,并通过反演重组算法获得组织内部的弹性系数空间分布图(图 1-1-11)。激发器可采用电磁装置或电压装置,大多数研究采用电磁装置。由波形发生器产生低频率的正弦信号,经放大器放大后,驱动激发器产生振荡,后者耦合于被检体表面,产生低频率剪切波在介质内传播,剪切波传播的应力引起介质内周期性微小位移。MRE 的脉冲序列以梯度回波序列为基础,在 $X$、$Y$ 或 $Z$ 轴上施加运动敏感梯度

（motion sensitizing gradient，MSG）。MSG 是一系列极性振荡梯度，其频率可以调节，并与激发器产生的剪切波频率一致，且两者保持同步。通常 MSG 的方向与质点运动的方向平行，而与波传播的方向垂直。当 MSG 存在时，剪切波传播所致质子自旋的周期性移动可使接收信号产生周期性相位位移。从测得的相位位移就能计算出每个体素的位移值，直接显示介质内机械波的传播。每个像素的信号代表运动速度的矢量。通过在多个周期内重复采集，可获得累积相位位移，因此对周期性的微小位移非常敏感，接收信号的相位位移图需要通过图像后处理估算出局部剪切波的波长，才能转化为弹性图。与超声弹性成像相比，后者测量的是位移，只在纵向较精确，在横向，其分辨率相差甚多，而 MRE 则是各向同性、全方位的。

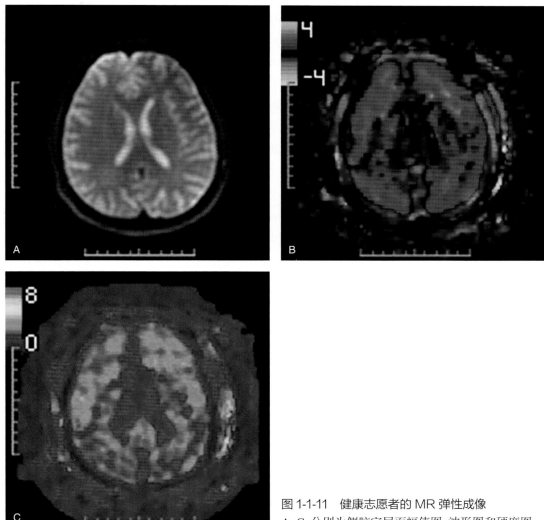

图 1-1-11 健康志愿者的 MR 弹性成像
A~C. 分别为侧脑室层面幅值图、波形图和硬度图

　　MRE 是利用正常组织和病变组织弹性的变化对疾病进行诊断，其最具潜力的应用是对乳腺癌的检测。在前列腺的研究尚处于初级阶段，对前列腺癌的诊断和鉴别诊断可提供帮助。MRE 在脑组织方面的应用已初具成果，不仅发现了剪切波在脑部成像时的最佳频率范围和脑灰白质的弹性具有显著的差异，而且在肿瘤术前的评价方面也做了初步的研究，可以无创性地显示肿瘤的弹性。MRE 将成为一种通过测定组织弹性特征参数来鉴别肝良、恶性肿瘤的新的诊断手段。MRE 还可以对人体深层肌肉进行生物力学分析。

目前,MRE 的研究尚处于起步阶段,显示出了良好的研究和应用前景,为全身疾病的诊断提供了一种全新的无创性反映组织生物力学特性的检查手段。

14. 氧摄取分数    氧供给和氧摄取之间的平衡维持脑组织的正常功能,脑血流量(cerebral blood fiow,CBF)是反映氧供给的主要指标,而氧摄取分数(oxygen extraction fraction,OEF)是反映氧摄取的主要指标。OEF 指血液流经毛细血管床后被组织摄取的氧的百分比。目前测量 CBF 的方法已较为成熟,而测量 OEF 主要依赖于 PET。Yablonskil 等采用 SE 和 GRE 混合序列同时测量 $T_2$ 和 $T_2^*$ 值,并建立了稳定的数学模型,实现了利用 MRI 测量 OEF 的方法。动物实验证实该方法可反映缺氧、高/低碳酸血症、局部脑缺血时 OEF 值的变化。利用该方法测量的健康成人脑组织 OEF 值与 PET 具有很好的一致性。其他学者利用不同 MRI 序列测量 OEF。Lu 等提出多回波 VASO(multi-echo vascular space ocipancy)序列,先利用 IR 序列消除脑内大血管信号,再使用 EPI 进行 BOLD 信号采集,从而计算 OEF;An 等利用 MRI 梯度回波采样自旋回波序列(gradient-echo sampling of spin-rcho sequence,GESSE)对不同年龄段的正常人脑进行扫描,测量 OEF 值;Qin 等先通过 Carr-Purcell-Meiboom-Gill 序列测量颈内静脉的 $T_2$ 值,再利用 $T_2$ 值与血氧饱和度之间的校正曲线计算出全脑的静脉氧饱和度,进而计算全脑的 OEF 值。

目前一些学者对正常人脑测量 OEF 值,发现双侧大脑半球的 OEF 值是较均一的,正常生理状态下脑灰质氧消耗高于白质。慢性血管狭窄患者可有或无临床症状,根据缺血区域 OEF 值的不同,其后期卒中危险性也不同,OEF 值升高代表血流动力学损伤,后期卒中危险性高,则需要行手术治疗。测量 OEF 值有助于早期对脑梗死病情做出客观评价,指导临床治疗与预后评估。测量 OEF 值可对脑肿瘤的低氧状态进行量化评估,有利于指导治疗并评估预后。

15. 磁化传递成像    磁化传递成像(magnetization transfer imaging,MTI)最早由 Wolff 提出,20 世纪 90 年代初应用于临床,是一种选择性的组织信号抑制技术,无需更换硬件,与一般的磁共振序列合用可增强不同组织间的对比度,与对比剂合用还可提高增强作用,故又称“磁化传递对比”技术。MTI 的原理可简单概括成 3 个步骤:①应用偏离中线的射频脉冲选择性激励大分子;②相对静止的大分子和水质子之间磁化传递;③检测交换后弛豫减低的水质子信号。

目前,MTI 已应用于人体各种组织和器官如神经系统(图 1-1-12)、膝关节、心脏、肾脏等。国内学者发现 MTI 比常规 $T_1WI$ 及早期 FLAIR 显示脑内小转移灶更敏感,对评估脑内转移性疾病具有重要的临床价值。常规 MRI 用于多发性硬化(multiple sclerosis,MS)分期能力有限,MTI 对于 MS 研究较多且诊断效果较好。也可应用于阿尔茨海默病,帕金森病的早期诊断。MTI 对肝性脑病的分期及病情发展有很好的早期提示作用。此外,MTI 还有助于检测椎间盘脱出,神经孔的狭窄和脊髓内部病变。

MTI 技术可用于改善 TOF 法 MR 血管成像中小血管的显示,即通过降低背景组织的信号强度突出钆增强的对比。由于高场强中的磁化传递作用更大磁化传递在 MR 血管成像中的作用有望得到更广泛的应用。

16. 化学交换饱和转移成像    化学交换饱和转移(chemical exchange saturation transfer,CEST)成像是一种新的分子成像方法,由磁化传递技术衍生而来,通过施加一个偏离自由水中心进动频率的预饱和脉冲,选择性激发内源性或外源性特定物质的可交换质子,在温度和 pH 等条件适宜的情况下,被饱和的质子将饱和磁化状态传递给自由水质子,此效应不断累积,最终导致自由水信号的显著下降。通过磁化传递转移率(magnetization transfer rate,MTR)($MTR=1-S_{sat}/S_0$,$S_0$ 与 $S_{sat}$ 分别为施加饱和脉冲前、后的信号强度),定量分析自由水饱和前、后信号的变化,从而获得关于物质含量以及交换环境的信息。近年来 CEST 技术已经成功地应用于多种有机物质(糖原、肌酸、谷氨酸盐、蛋白质等),酶活力及内环境 pH 值等的检测。

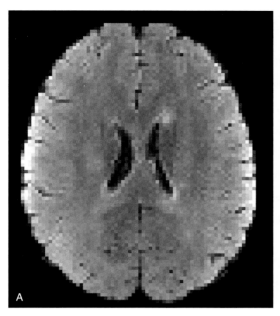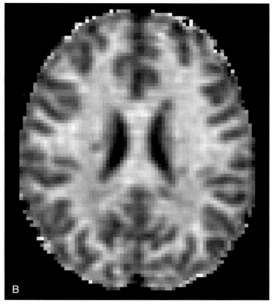

图 1-1-12　磁化传递成像

A. DWI,示左侧侧脑室前角点状高信号; B. MTI,示病变呈低信号

　　酰胺质子转移(amide proton transfer,APT)成像技术是 CEST 技术的一种特殊类型,特指对内源性游离蛋白质或多肽链中的酰胺质子进行 CEST 成像。APT 可从细胞分子水平反映活体内游离蛋白质或多肽的特性,为临床疾病的诊断、治疗及预后评估提供一种新的影像检查方法,已逐渐应用于脑肿瘤(图 1-1-13)、脑缺血、退行性疾病及脑发育的研究中,是国际研究热点之一。

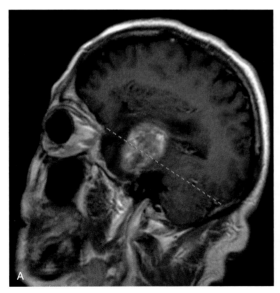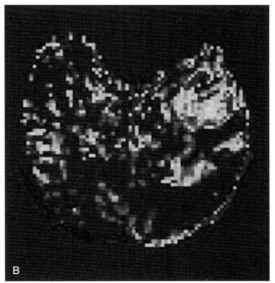

图 1-1-13　酰胺质子转移成像

A. CE-T$_1$WI,示左侧颞叶占位; B. APT 成像,示病变呈混杂信号

## 二、MRI 增强技术在颅脑疾病中的应用

　　MRI 对不同组织间的分辨率较高,绝大部分病变依靠平扫即可检出,但是仍有许多病变需要通过增强扫描来获取诊断信息。MRI 对比剂多选用钆、铁、锰等元素,其中应用最广泛也最安全的是钆,这些元素具

有很强的顺磁性,可干扰邻近水质子的弛豫过程,导致 $T_1$ 和 $T_2$ 时间缩短。

增强检查中,目前临床上最常用的是 Gd-DTPA,常规剂量的 Gd-DTPA 主要用于在 $T_1WI$ 上观察感兴趣组织的强化情况。常规增强扫描是中枢神经系统的主要增强检查方式,侧重于强化行为和增强效果的观察,不要求团注对比剂,对于注入对比剂后的延迟时间也无严格要求,可以满足一般的中枢神经系统疾病(垂体微腺瘤除外)的诊断。

动态增强磁共振成像(dynamic contrast enhanced MRI,DCE-MRI)是在静脉注射对比剂后,利用快速 $T_1$ 加权成像序列对感兴趣部位进行连续动态扫描,获得感兴趣区所有像素点的时间 - 信号强度曲线(time signal intensity curve,TIC),运用假定的药代动力学模型对 TIC 进行分析,计算出感兴趣区组织或病变的灌注、微循环和毛细血管通透性的血流动力学参数。相对于常规 MRI 提供的组织形态学信息外,DCE-MRI 可对组织的血流灌注及微血管渗透性的血流动力学进行定性、半定量和定量分析。

DCE-MRI 定性分析是观察感兴趣区的 TIC,TIC 分为单向型、平台型、流出型和不强化型,根据曲线的形态判断对比剂进入感兴趣区的流入速度及廓清时间,间接帮助判断病变性质。半定量分析不采用任何药代动力学模型,依据 TIC 计算出感兴趣区的半定量参数,如起始强化时间、动态强化曲线的平均和初始上升斜率、达峰时间、最大强化率、曲线最大上升斜率等。定量分析通过获得动脉输入函数(arterial input function,AIF),运用不同的血流动力学模型计算出反映组织灌注及微血管通透性参数的绝对值,如容积转移常数 $K_{trans}$(volume transfer constant,$ml^{-1}$)、组织间隙 - 血浆速率常数 $K_{ep}$(interstitium-to-plasma rate constant,$ml^{-1}$)、细胞外间隙容积分数 $V_e$(fractionalextracellular space volume,ml/100ml)、血浆容积分数 $V_p$(fractional plasma volume,ml/100ml)。定量参数 $K_{trans}$、$K_{ep}$、$V_e$、$V_p$,因计算时纳入 AIF 及组织中对比剂浓度因素,较定性及半定量指标反映血流灌注及微血管渗透性更为准确,且可避免定性及半定量分析结果受扫描技术影响而出现的差异。

DCE-MRI 作为一种无创性评价组织和病变微循环特性的功能性成像方法,已广泛用于乳腺、前列腺、胰腺、甲状腺、中枢神经系统等实体肿瘤的早期诊断、良恶性鉴别诊断、肿瘤抗血管生成或放化疗后反应的评价、肿瘤复发与术后反应的鉴别诊断,近年来也逐渐用于一些慢性持续性炎症,如非特异性肠炎、强直性脊柱炎、类风湿关节炎等。定量 DCE-MRI 不仅有利于提高对肿瘤的早期诊断及鉴别诊断的准确性,还可联合多中心针对某种疾病开展大样本的随机对照研究,获得关于疾病诊断与治疗方面的循证医学数据。DCE-MRI 的临床应用将会越来越广,定会加深我们对疾病的病理生理特点的认识,还会为临床疾病的诊断及治疗提供更强大的新手段。

### 三、颅脑 MRI 图像质量的影响因素与质控

颅脑 MRI 图像质量的影响因素包括:层数、层厚、层面系数、层间距、接收带宽、扫描野、相位编码和频率编码方向、矩阵、信号激励次数、预饱和技术、门控技术、重复时间、回波时间、反转时间、反转角、回波次数、回波链、流动补偿技术、呼吸补偿技术、扫描时间。

MRI 系统质量控制检测项目主要包括:中心频率、空间分辨率、低对比度分辨率、信噪比(signal noise ratio,SNR)、图像的均匀性、空间线性和层厚等。

MR 的中心频率是反映主磁场状况的一个重要参数,与主磁场强度成正比,如果中心频率发生变化,则意味着相应的主磁场发生了变化。

空间分辨率是 MRI 系统重要的特性之一,是 MR 图像对解剖细节的显示能力。在进行质控检测中如果发现 MRI 的空间分辨力有降低,需要对扫描参数进行核对,若参数无误,则考虑磁共振性能可能有所下降,需及时联系厂家工程师对问题进行处理,以免在使用过程中对患者造成漏诊或误诊。低对比

度分辨率表示 MRI 设备的灵敏程度,成像设备灵敏度高会分辨出弛豫时间比较接近的病变组织与正常组织的差异,不灵敏则会混成一体分辨不出。低对比度分辨率受伪影、信噪比和均匀度等多种因素的影响。

信噪比是 MRI 最基本的质量参数,它受 MR 系统线圈调节、射频屏蔽、成像序列和参数设置等诸多因素的影响,且信噪比的高低直接决定图像质量的好坏,因此定期进行测试是十分必要的。

图像均匀性反映了 MRI 对模体内同一物质区域的再现能力,理想的图像均匀性应该为 100%,通常对于 FOV 为 25cm,其整体均匀性应大于 82%。当 MR 主磁场均匀度不好、射频场不均匀、图像出现伪影均会影响图像均匀度。

几何精度是衡量 MR 系统图像变形程度的参数,体现了 MRI 重现物体几何尺寸的能力,几何精度主要受梯度磁场及主磁场均匀度影响,当梯度磁场缺陷使相位编码和频率编码出现误差,易产生几何失真,当主磁场均匀度较差会导致线性失真。

层厚是 MRI 系统的一个重要参数,定义为成像层面灵敏度剖面线的半高全宽度,表示一定厚度的扫描层面,对应一定范围的频率带宽。影响层厚的主要因素有 Z 方向梯度场的性能、射频场性能、主磁场均匀性及选层脉冲。

# 第二节　颅脑 MRI 检查的优势与局限性

## 一、颅脑 MRI 检查的优势

MRI 有诸多优势,软组织分辨力高,无骨伪影干扰,无电离辐射;多参数成像,可获得 $T_1WI$、$T_2WI$、FLAIR 和 DWI 等多种序列,便于比较对照;多方位成像,可获得横轴位、冠状位和矢状位多维断层影像;流空现象,不用对比剂即可使血管及血管病变如动脉瘤及动静脉发育异常成像,即血流成像;由于质子弛豫增强效应,使一些物质,如脱氧血红蛋白和正铁血红蛋白于 MRI 上被发现;使用顺磁性对比剂行 MRI 增强检查,效果好,副作用少。MRI 在影像学诊断上具有显示病变敏感、可对病变进行定位、定性、定量诊断等优势。

MRI 检查在中枢神经系统应用最为成熟。多维成像和流空效应使病变定位诊断更为准确,可观察病变与血管的关系。MRI 图像清晰,无骨伪影干扰,是颅后窝神经系统疾病最理想的检查方法,对脑干、幕下、枕骨大孔区病变的显示优于 CT。对脑脱髓鞘性疾病、脑梗死、脑肿瘤、脑出血、脑挫伤、脑炎等疾病的诊断及鉴别诊断具有较高价值。无创性 MRA、MRV 可清晰显示颅内血管,对脑血管病变,如动脉瘤、动静脉畸形及其并发症的诊断有较高价值。DWI 使超急性期、急性期脑梗死的早期诊断得以实现。MRI 还有望对脑血流量、生物化学和代谢功能方面进行研究,为恶性肿瘤的早期诊断带来希望。

## 二、颅脑 MRI 检查的局限性

MRI 也有不足,对钙化灶显示不敏感,对骨质变化显示不够清晰;MRI 检查时间较 CT 长;心脏起搏器植入患者及幽闭恐惧症患者不能进行 MRI 检查;MRI 检查会受到设备、运动、金属异物等伪影的干扰;部分病变 MRI 表现缺乏特异性,在定性诊断方面仍有限度。

# 第三节　颅脑的正常 MRI 表现

## 一、脑实质正常 MRI 表现

大脑半球由浅入深分为：大脑皮质（半球表面的灰质层）、大脑髓质（深部的白质）和基底节（白质内的灰质核团）。正常脑髓质与脑皮质相比，脑髓质含水量少、含脂量多，其氢质子数目比脑皮质少 10% 左右，因而，在 $T_1WI$ 上脑髓质信号稍高于脑皮质，在 $T_2WI$、$T_2$-Flair 上脑髓质信号稍低于脑皮质。

基底节为大脑两侧半球深部的灰质团块，由尾状核、苍白球、壳核组成，有文献报道基底节还包括红核、黑质和丘脑底核，基底节核团信号强度与脑皮质一致；苍白球、红核、黑质和齿状核等铁质沉积较多，在高场 $T_2WI$ 上呈低信号，在 SWI 上呈低信号。

儿童脑实质含水量高于成人，在 $T_1WI$、$T_2WI$ 上信号强度与成人相反，$T_1WI$ 上脑髓质的信号稍低于脑皮质，在 $T_2WI$、FLAIR 上脑髓质信号稍高于脑皮质。2 岁后小儿脑髓质与皮质的含水量与成人大致相仿，髓质的神经纤维大多已髓鞘化形成，因而与成人脑实质信号相仿。

## 二、脑脊液正常 MRI 表现

脑脊液为无色透明的液体，充满于各脑室、脑池、脑沟、蛛网膜下腔及脊髓中央管内，在 $T_1WI$ 上呈低信号，在 $T_2WI$ 上呈高信号，在 FLAIR 上呈低信号，在 DWI 上弥散不受限，呈低信号。正是由于脑脊液这种信号特点，可清晰地显示出各脑室、脑池和脑沟、脑裂的位置、形态、大小、内部结构以及与周围结构的毗邻关系。

大脑半球内的腔隙形成脑室系统，脑室结构包括侧脑室、第三脑室、第四脑室和中脑水管，有时可见第五或第六脑室，各脑室之间有小孔和管道相通，仅侧脑室是成对脑室；脑回之间、大脑半球之间、大脑半球与小脑半球之间有深浅不一的沟和裂，脑沟、脑裂之间充满脑脊液，均汇入脑池；脑的蛛网膜与软脑膜之间的间隙称之为蛛网膜下腔，腔内充满脑脊液；蛛网膜下腔在脑沟、裂等处扩大，形成蛛网膜下池，亦称脑池。

成对脑池包括大脑外侧裂池、大脑脚池、环池和脑桥小脑角池；背侧脑池包括胼胝体周缘池、帆间池、大脑大静脉池、四叠体池、小脑上不成对脑池、小脑延髓池和小脑溪；腹侧脑池包括终板池、交叉池、脚间池、桥池和延池。

## 三、颅骨正常 MRI 表现

脑颅骨位于颅的后上部，内有颅腔，容纳脑，共 8 块，分为内板、外板和板障。颅骨的内外板为骨皮质，缺乏氢质子，在 $T_1WI$ 和 $T_2WI$ 上均呈低信号或无信号影。颅骨板障含有较多脂肪组织，因而，在 $T_1WI$ 和 $T_2WI$ 上均呈高信号。

颞骨乳突气房、含气鼻旁窦腔等结构几乎不含质子，均无信号或低信号。

## 四、脑膜正常 MRI 表现

颅骨与脑之间有三层膜，由外向内为硬脑膜、蛛网膜和软脑膜，三层膜合称脑膜。硬脑膜是一厚而坚韧的双层膜，外层是颅骨内面的骨膜，称为骨膜层，内层较外层厚而坚韧，与硬脊膜在枕骨大孔处续连，称为脑膜层，硬脑膜缺乏氢质子信号，在 $T_1WI$ 和 $T_2WI$ 上均呈低信号或无信号影。

　　蛛网膜是一层半透明的膜,位于硬脑膜深部,其间有潜在性腔隙为硬脑膜下隙。软脑膜是紧贴于脑表面的一层透明薄膜,并伸入沟裂。蛛网膜与软脑膜正常情况下在 $T_1$WI 和 $T_2$WI 上不能显示。

### 五、颅脑软组织正常 MRI 表现

　　颅脑软组织包括人体的皮肤、肌肉、肌腱、韧带、神经、血管等。皮肤由表皮、真皮(中胚层)、皮下组织三层组成。

　　皮下组织又称为"皮下脂肪组织",在 $T_1$WI 和 $T_2$WI 上均呈高信号。肌肉、神经主要由纤维结构组成,在 $T_1$WI 和 $T_2$WI 上均呈等信号。肌腱、韧带属于致密结缔组织,缺乏氢质子信号,在 $T_1$WI 和 $T_2$WI 上均呈低信号或无信号影。

　　各对脑神经在高分辨率 MRI 多能够清晰地显示。在颅底层面可显示第 Ⅱ、Ⅵ、Ⅶ、Ⅷ、Ⅸ、Ⅹ、Ⅺ、Ⅻ 共 8 对脑神经;在蝶鞍层面可显示第 Ⅴ 对脑神经;在鞍上池层面,可显示第 Ⅲ、Ⅳ 对脑神经。

　　血管内的血液因"流空效应",应用 SE 技术,射频脉冲所激发的质子在接收线圈获取 MR 信号时,因流动已移出成像层面,而此时成像层面内原部位的质子为流入的非激发质子,故不能产生 MRI 信号,因而,快速血流在 $T_1$WI 及 $T_2$WI 上均表现为极低信号,慢速血流可产生高信号影。高场磁共振中常用的 GRE 序列由于受小角度激发产生宏观横向磁化矢量的血流尽管离开了扫描层面,但在有效梯度场和采集线圈的有效范围内仍可感受梯度场的切换而产生回波,因而,采用 GRE 技术,血流不表现为流空而呈高信号。

### 六、垂体正常 MRI 表现

　　垂体是内分泌器官,借垂体柄(漏斗)连于脑的基底部并由硬脑膜完全包裹。垂体由腺垂体和神经垂体构成,垂体形态、高度因个体差异而异,主要与性别和年龄有关。腺垂体主要由腺细胞组成;胚胎期,垂体腺细胞密度大,在 $T_1$WI 上呈高信号,在 $T_2$WI 上呈低信号;正常成人腺垂体在 $T_1$WI 和 $T_2$WI 上呈等信号或低信号,与大脑灰质信号相似。神经垂体不具有内分泌功能,而是储存激素的场所,其内抗利尿激素的存在使神经垂体在 $T_1$WI 上呈高信号,在 $T_2$WI 上呈等信号。

### 七、颅脑增强扫描正常 MRI 表现

　　一些顺磁性物质使局部产生磁场,可缩短周围质子弛豫时间,此现象为质子弛豫增强效应(proton relaxation enhancement effect),此效应使 MRI 可行对比剂增强检查,钆(gadolinium,Gd)是顺磁性物质,钆对比剂是目前最常使用的 MRI 对比剂,在 $T_1$WI 上,强化部分呈高信号。

　　正常脑组织仅轻度强化;血管直接明显强化;垂体前、后叶的血管来源不同,腺垂体由门静脉系统供血,后者由动脉直接供血,增强后,垂体组织明显强化,腺垂体强化时间迟于后叶;脑神经、皮下及肌肉软组织轻度强化。

## 第四节　颅脑基本病变的 MRI 表现

### 一、脑实质异常信号

　　1. $T_1$WI 低信号、$T_2$WI 高信号　　即长 $T_1$、长 $T_2$ 信号。主要见于绝大多数脑内原发性肿瘤、转移瘤、脑

梗死、脑软化、脱髓鞘性病变、脑脊液种植或脑脊液播散、脑积水、脑挫伤、脑脓肿及其他颅内感染性病变、颅内病变所致脑水肿等。表皮样囊肿内含丰富胆固醇,理应为短 $T_1$ 信号,但由于胆固醇以结晶的形式存在,分子较大,在 $T_1WI$ 上仍呈低信号表现。

2. $T_1WI$ 低信号、$T_2WI$ 低信号　即长 $T_1$ 短 $T_2$ 信号。主要见于动脉瘤、动静脉血管畸形、烟雾病、肿瘤内血管、钙化、骨化、纤维组织增生等。

3. $T_1WI$ 高信号、$T_2WI$ 高信号　即短 $T_1$ 长 $T_2$ 信号。主要见于脑出血的亚急性期、肿瘤内出血及脂肪瘤等。

4. $T_1WI$ 高信号、$T_2WI$ 低信号　即短 $T_1$ 短 $T_2$ 信号。见于急性出血、黑色素瘤、少数垂体瘤及肿瘤卒中等。

5. 混杂信号　动脉瘤出血湍流现象,动静脉畸形伴有血栓形成、肿瘤合并出血、囊变、坏死和肿瘤血管等,表现为一种混杂信号,信号高低程度与病变性质及其内成分相关。

### 二、形态结构异常

分析病变的系统结构时,需观察病变的部位、形态、数目、边缘、大小及占位效应,病变内有无出血、坏死、囊变及钙化,病变周围有无水肿及其程度,病变有无强化;需观察脑中线结构是否移位、变形,有无脑疝、脑积水、脑池扩大或变形。

### 三、脑血管改变

MRI 分析脑血管异常时有其独特的优越性,一方面可显示病变本身及其周围脑组织情况,判断水肿、出血、血栓形成或钙化;另一方面可利用 MRI 流空效应显示正常血管及畸形血管中的异常结构、巨大动脉瘤内的湍流现象、脑肿瘤供血和异常新生肿瘤血管的分布等。脑动脉闭塞后脑梗死及动脉破裂后的脑出血均可在 MRI 图像上得到显示。

### 四、对比增强改变

静脉注入顺磁性对比剂可通过受损的血-脑屏障进入脑内病变组织,或停滞于病变内缓慢的血流中,病变是否强化及其强化程度与病变组织血供是否丰富及血-脑屏障破坏程度有关;不同病变,性质不同,强化程度亦不同,分为明显强化、轻度强化或无强化;强化分为均匀强化和不均匀强化,不均匀强化包括中心性强化、周边性强化、环状强化等。增强后,病变信号所发生的改变,可反映病变的病理特征,可进一步区分肿瘤与水肿、肿瘤是否复发、肿瘤之间的鉴别、显示脑膜及垂体微小病变等。

# 第五节　颅脑病变比较影像学

### 一、X 线片

颅脑疾病一般物理检查不易达到诊断目的,影像学检查具有重要意义。X 线片方法简单、经济、无创,对发现骨质改变有较高的应用价值:能够明确诊断颅骨骨折;对颅骨异常等的诊断价值很高;颅内占位性病变也常需平片了解骨质结构的浸润情况。然而,X 线片检查在颅内疾病的应用有很大限度,对颅内病变,需选用 CT 或 MRI 检查。

## 二、CT

计算机体层成像(computed tomography,CT)是利用 X 射线对人体检查部位进行一定厚度的扫描,由探测器接收透过的 X 线,转变为可见光后,由光信号转换变为电信号,接收到的电信号再通过模拟／数字转换器转为数字后输入计算机进行处理。由于人体组织或器官拥有不同的密度与厚度,其对 X 射线产生的衰减作用也不同,通过扫描可以获得人体不同层面单位容积的 X 射线衰减系数或吸收系数,并将其排列成数字矩阵(digital matrix),数字矩阵可存贮于磁盘或光盘中。通过将这些数字矩阵存储并经数字／模拟转换器转换后再次形成模拟信号,经过计算机的处理将矩阵中的数字转化为像素(pixel),并按矩阵排列,即构成 CT 图像,从而形成不同组织或器官的灰阶影像对比分布图。

与传统 X 线摄影检查技术相比,CT 密度分辨率(density resolution)显著提高,不仅能区分脂肪、骨骼与其他软组织,也能分辨软组织的密度等级,可以更好地显示由软组织构成的器官,并可以突显出病变影像,例如能区分脑脊液和脑组织以及区分肿瘤与其周围的正常组织。这种革命性的技术显著地改变了许多疾病尤其是颅内病变的诊断方式。

随着 CT 技术的不断发展,其在颅脑疾病研究和诊断应用方面也逐渐增多,尤其对于颅脑先天畸形、颅脑外伤、颅脑感染性疾病、脑血管病、脑肿瘤等疾病,CT 检查已经作为常用的影像学检查手段。

CT 对于结节性硬化病脑室壁周围多发钙化、斯德奇 - 韦伯综合征大脑皮质的钙质沉着具有重要诊断价值。CT 为颅脑外伤的首选影像学检查方法,然而由于骨质伪影的干扰,在小脑损伤、脑干损伤、硬脑膜下小血肿,以及外伤性脑梗死的显示上不如 MRI。而对于诊断脑弥漫性轴索损伤、发现脑内微小出血灶方面 SWI 较 CT 有更高的诊断价值。单纯 CT 检查有时难以明确诊断颅内感染性疾病,需要通过进一步行 MRI 检查,并与临床表现与实验室检查紧密结合,并在治疗后复查才能提高诊断的准确性并了解病情发展变化,指导治疗。临床上怀疑卒中患者多首选 CT 检查以除外脑出血。而对于超急性期脑梗死,CT 平扫往往表现正常或不典型而导致误诊或漏诊,CT 灌注成像可在脑缺血症状出现数分钟内显示脑血流灌注方面的异常,判断缺血的程度,与 CT 血管成像联用可快速评价脑血管结构及血流动力学的改变,为溶栓治疗提供有效信息。通过 CT 平扫及增强扫描可对多数脑肿瘤作出准确定位,并能结合肿瘤的好发部位及肿瘤本身的特征初步提出定性诊断。然而,垂体微腺瘤由于病灶较小且位于鞍区受到鞍蝶骨质伪影的干扰,单纯 CT 检查难以明确诊断,须进一步结合 MRI 增强扫描。

## 三、MRI

MRI 有诸多优势,软组织分辨力高,无骨伪影干扰,无电离辐射;多参数成像,可获得 $T_1WI$、$T_2WI$、FLAIR 和 DWI 等多种序列,便于比较对照;多方位成像,可获得横轴位、冠状位和矢状位多维断层影像;不用对比剂即可使血管及血管病变如动脉瘤及动静脉发育异常成像,即血流成像;由于质子弛豫增强效应,使一些物质,如脱氧血红蛋白和正铁血红蛋白于 MRI 上被发现;使用顺磁性对比剂行 MRI 增强检查,效果好,副作用少。MRI 在影像学诊断上具有显示病变敏感、可对病变定位、定性、定量诊断等优势。

MRI 检查在中枢系统应用最为成熟。多维成像和流空效应使病变定位诊断更为准确,可观察病变与血管的关系。MRI 图像清晰,无骨伪影干扰,是颅后窝神经系统疾病最理想的检查方法,对脑干、幕下、枕骨大孔区病变的显示优于 CT。对脑脱髓鞘性疾病、脑梗死、脑肿瘤、脑出血、脑挫伤、脑炎等疾病的诊断及鉴别诊断具有较高价值。无创性 MRA、MRV 使颅内血管清晰显影,对脑血管病变,包括动脉瘤、动静脉畸形及其并发症的诊断有较高价值。DWI 使超急性期、急性期脑梗死的早期诊断得以实现。MRI 还有望对血流量、生物化学和代谢功能方面进行研究,为恶性肿瘤的早期诊断带来希望。但是 MRI 也有不足,对钙化灶显示不敏感,对骨质变化显示不够清晰;MRI 检查时间较 CT 长,心脏起搏器植入患者不能进行 MRI 检查;MRI 检查会受到设备、运动、金属异物等伪影的干扰;部分病变 MRI 表现缺乏特异性,在定性诊断方面仍有限度。

## 四、超声

超声医学是声学、临床医学和电子计算机科学相结合的影像诊断学,自 20 世纪 40 年代由德国精神病医生 Dussik(1942 年)用 A 型超声探测颅脑起,发展迅速,并从传统的二维超声基础上,发展到现在的三维、四维显示模式。彩色多普勒血流成像、彩色多普勒能量图及超宽视野超声成像技术的广泛应用,使超声检查的部位几乎遍及全身。

经颅超声可以显示有无血管包绕及 / 或充盈在病变内部,若配合超声造影的应用,检测与病变有关的血流将更成功。超声还可对病变的血流动力学进行实时的监测或测量。这是超声技术的优势,这一点有可能代替 DSA 对肿瘤血管的检查。超声虽然不能对颅脑占位性病变的病理性质作出判断,但能对包块的物理性质即囊性、实性、囊实性或混合性作出判断。然而,对病变的精确解剖定位方面,超声目前不如 CT、MRI、DSA,这主要与所应用的超声频率较低,对解剖结构的分辨力差有关。

超声作为无创技术,对脑肿瘤,尤其是颞叶、丘脑区、蝶鞍区、额叶等处的肿瘤,可作为初选和随访的工具。而对实时检测肿瘤的血流情况,检测肿瘤与脑动脉的关系,测量肿瘤大小,测量肿瘤距颅骨的距离,超声技术具有较大的实用性,可与 CT、MRI 及 DSA 互为补充。对某些介入治疗方法,如从颈部夹闭颈内动脉颅外段以治疗颈内动脉颅内段动脉瘤,超声可实时监测介入治疗情况,即时判断疗效,避免治疗后再次行 DSA 检查。

随着超声技术的发展,经颅超声对颅脑病变的检测诊断能力也将有进一步提高。例如超声造影可增强彩色多普勒技术对脑动脉及静脉的显示,用超声造影增强颅内脑动脉血流的三维成像,可以提高脑血流的成像率,进一步提高超声对脑血管病变的诊断能力。

## 五、血管造影

数字减影血管造影(digital subtraction angiography,DSA)是 20 世纪 80 年代出现的一项医学影像学新技术。成像原理是:当穿过人体已被衰减了的 X 线到达平板探测器时,X 线能量被转换成电信号,经模 / 数转换器转换成数字信号,将对比剂注入前所摄蒙片与对比剂注入后所摄的造影片数字相减,再经过计算机运算和图像重建,数字经数 / 模转换器转换成只留下含对比剂的血管像。实际上,数字减影血管造影术是消除了造影血管以外的结构,突出了被造影器官的血管影像的方法。

颅脑 DSA 优点有:①图像的密度分辨率高;②时间分辨率高,成像速度快,单位时间内可获得多帧图像;③血管减影技术只保留造影的血管影像;④对碘剂敏感度高,所需造影剂浓度低,用量少;⑤能作动态功能研究,包括器官的相对流量、灌注时间及血管限流;⑥血管路径图功能,可插管向导,减少术中透视检查时间及次数;⑦多种后处理功能,能有效增加诊断信息。

随着 MRA 及 CTA 的应用,颅脑 DSA 已不再是重要的诊断工具,更重要的是作为导向工具对疾病进行微创治疗。可显示脑血管狭窄及闭塞、血管畸形、动脉瘤等,并行介入治疗。

颅脑 DSA 的限度主要包括:①静脉 DSA 减影图像分辨力低,血管影像模糊且相互重叠,容易产生运动性伪影;②为有创性检查,部分患者不易接受;③辐射剂量比较大;④少数患者有出现造影剂过敏等不良反应的可能。

## 六、核医学

20 世纪 80 年代以来,随着计算机技术在核医学中的应用,核医学仪器换代加快及新的脑显像剂的研制成功并推广应用,功能影像学迅速发展,以正电子发射计算机断层扫描(PET)和单光子发射计算机断层扫描(SPECT)为代表的功能性脑显像技术能够对脑血流、脑代谢和脑受体进行显影,具有特异性高、放射辐射低、示踪剂适应范围广等优点,在神经精神疾病临床诊治中的地位得到肯定。

PET 被认为是核医学发展史上的里程碑,是目前世界范围最为先进的核医学影像技术。PET 常用的放射性示踪剂为 $^{18}F$- 氟代脱氧葡萄糖(FDG),通过观察示踪剂在脑部的聚集,反映细胞葡萄糖代谢情况及生命活动情况。

近年来,其他医学影像技术如 CT、MRI 技术发展迅速,这些技术在显示精细解剖结构的基础上也在朝着功能显像发展。由于单纯的核医学显像不能显示精细的解剖结构,图像分辨率低,神经核医学面临着重大挑战。进入 21 世纪,随着图像融合技术的成熟,SPECT/CT、PET/CT 在国内逐渐普及,PET/MRI 也已投入临床使用。

PET-MRI 作为一种新型的显像技术,应用日渐普及,为临床诊断提供了更加丰富的检查信息。MRI 明显优于 CT,不仅具有良好的软组织分辨率和空间分辨率,而且在获得解剖信息的基础上,还可以提供一些功能信息,如弥散成像、灌注成像及 MRS 等,因此,PET-MRI 对于颅脑疾病的诊断和研究更具有价值。

神经退行性疾病日益影响人类的健康,PET-MRI 不仅能够更加清楚脑组织的精细解剖结构,而且可以同时获得功能代谢信息,对于多种疾病如阿尔茨海默病、帕金森病的早期诊断、鉴别诊断及探讨其病理学机制具有重要意义。PET-MRI 对于癫痫患者尤其是 MRI 阴性或者 MRI 与脑电图不一致者,可以减少颅内电极的使用,对术前无创评估、精确定位致痫灶,以及研究发病机制具有重要价值。此外,PET-MRI 对于提高脑肿瘤术前诊断准确率、制订精确的手术计划、改善治疗后评估以及鉴别复发和治疗后改变等具有十分重要的作用,尤其是能明显减少辐射剂量及节省采集时间,对儿童患者的诊断和随访更有价值。现代影像核医学发展迅速,前景光明。

(王斐斐 韩少强 孙梦恬 文宝红 张 勇 程敬亮)

# 第二章
# 颅脑先天发育异常

正常脑的发育,可分为神经胚形成、神经元的增殖与迁移、髓鞘形成等阶段。每一阶段都有严格的时限,某一阶段的发育障碍,势必影响该阶段及其以后阶段的发育,并可导致颅脑先天性发育异常/畸形,可为单一畸形,亦可为复合性畸形。神经胚发育障碍可导致一系列先天性颅脑发育异常:无脑畸形、脑膨出、脊柱裂、脊髓脊膜膨出、Chiari 畸形等。神经干细胞增殖与分化障碍,可导致大脑皮质发育畸形及发生众多胚胎性肿瘤。神经元迁移与皮层形成障碍主要导致皮层发育畸形。神经干细胞增殖/分化、神经元迁移及大脑皮质形成等障碍,可导致大脑新皮层的发育异常:包括小头畸形、巨脑畸形、灰质异位、皮质发育不良及无脑回畸形。

导致先天性颅脑发育异常/畸形的病因很多,其中 60% 查不出明确病因,20% 为遗传性因素,10%为自发染色体突变,10% 为外在因素。常见外在因素有:①遗传因素:单基因遗传、多基因遗传、染色体病;②外在因素:子宫内环境 - 胚胎内功能不良、异位妊娠、硒中毒等;③母体因素:感染中毒、缺血缺氧、用药。

头颅正侧位 X 线片可用于颅裂畸形、颅缝早闭、脑小畸形、脑大畸形以及脑膜脑膨出的诊断,但由于X 线有电离辐射危害、脑内结构无法显示等缺点,现在已很少应用。CT、MRI 已成为目前诊断各种颅脑先天性发育畸形最常用的影像检查技术,尤其是 MRI 具有无辐射危害、软组织分辨率极高、多方位成像的特点,更常用于颅脑先天畸形的检查,其诊断准确率、灵敏度、特异性极高。对于产前胎儿筛查或新生儿期怀疑颅脑先天性发育异常者,超声是一种首选的影像检查手段,只是诊断准确性受操作者依赖性影响明显,可以与 MRI 检查互为验证补充。

## 第一节　脑　膨　出

### (一) 概述

脑膜膨出和脑膜脑膨出合称脑膨出(encephalocele)。脑膜膨出(meningocele)和脑膜脑膨出(meningoencephalocele),是颅内结构经过颅骨缺损、疝出于颅外的一种颅脑先天性发育异常,发生率占新生儿的 0.2‰~1‰。目前病因尚不明确,可能与胚胎时期神经管发育不良,中胚叶发育停滞,使颅骨、脑膜形成缺陷有关,可伴有其他颅脑发育异常,如脑小畸形、胼胝体发育不全等。脑膨出可根据其膨出的内容物分类:脑膜膨出,脑膜脑膨出,脑室脑膜脑膨出,以及闭锁型脑膨出。闭锁型脑膨出是指颅骨缺损口非常小,膨出内容物包括纤维组织以及退变的脑组织。

脑膨出也可根据其发生部位不同,将其分为颅盖组脑膨出和颅底组脑膨出两大类。颅盖组脑膨出相对常见,可进一步分为枕部组、顶部组、鼻额组,尤以枕部组最为多见。颅底组相对少见,多呈临床隐性经过,可分为经蝶骨组(颅内容物经蝶骨缺损疝入鼻咽部、蝶窦等处)、蝶眶组(颅内容物经蝶骨性缺损或眶上裂疝入眶内)、蝶筛组(颅内容物经蝶筛骨缺损疝入鼻咽部)、经筛组(颅内容物经筛板缺陷疝入前鼻腔)、蝶颌组(颅内容物经眶下裂疝入翼腭窝)。枕部、额筛部、顶部和颅底的脑膨出是四种最常见的脑膨出类型,尤以枕部脑膨出最为多见,亚洲国家以枕后部脑膨出多见。

临床表现为囊性肿物与头部相连,出生时即可发现,也可于出生后几个月或数年发现,哭闹或咳嗽后肿物增大,张力增加,压迫肿物,则前囟突出;肿物基底较宽,固定,触之可有搏动感,肿块随年龄而增大。局部可扪及颅骨缺损的边缘。一般无明显神经系统症状,也可表现为智力低下、抽搐及脑损害。颅底脑膨出可见鼻内或咽部膨出,易误诊为鼻息肉或腺样体或扁桃体。因此,对于鼻腔反复流清水样涕,鼻腔及咽部有肿块的患者,尤其是伴有反复高热病史的小儿,切忌穿刺抽液或活检,必须先做影像学检查以明确诊断。

（二）病理学表现

组织病理上,脑膨出包括颅骨缺损与疝出的颅内容物成分:脑实质、脑膜、脑脊液、脑室、脉络丛。膨出的脑组织常有发育畸形、扭曲,但其他组织学多正常;部分患者可有皮质萎缩或脑组织肥厚、局部坏死甚至液化、局部脑室扩大并发脑积水等。膨出的部位多为正常皮肤覆盖,但也可仅为异常薄膜,后者称为脑畸形。

大体:头部皮肤组织病变范围大小不等,病变大小 2.5~7.5cm,表现为头部皮肤软组织局限性增厚、隆起,或呈息肉样、结节性突起。病变表面被覆完整皮肤,部分病例皮肤中央区光滑,缺乏毛发,肤色灰红;切面皮下组织呈灰红灰白、半透明实性,按之局部有清亮液体流出。基底为脂肪或纤维膜样组织。

镜下:病变表面被覆皮肤中央部分的附件数量减少或缺如,真皮层内可见多量血管增生;病灶边界不清,病变中纤维组织增生伴不同程度黏液样变性。病变内可见多少不等的丛状血窦样裂隙,其内衬以扁平或异型椭圆形细胞。部分病变可见奇异形细胞和多核细胞散在分布。

免疫组化:丛状血窦样裂隙内衬的细胞表达 EMA、vimentin、D2-40 和 SMA,而不表达 CD31。奇异形细胞和多核细胞表达 vimentin 和 SMA。脑膜膨出的丛状血窦样裂隙内衬的细胞具有脑膜细胞特征,是病理诊断的重要依据。

（三）MRI 表现

多方位的 MRI 显示疝囊及其内容物最为清晰。疝囊或为脑脊液样异常信号,或包含皮髓质结构清晰、正常信号的脑组织(图 2-1-1);部分可有长 $T_1$ 长 $T_2$ 信号坏死;少数可有脑回增宽,皮质增厚、灰质异位、胼胝体缺如等发育异常。疝出严重者,可伴有脑室受牵拉、变形并移向患侧。磁共振血管成像可以显示矢状窦移位,部分血管分布散乱,部分疝出囊内可有血管影,其与颅内血管相连。

（四）诊断要点与鉴别诊断

1. 诊断要点

(1)颅骨缺损和与之相邻的疝囊软组织影。

(2)可伴其他畸形。

2. 鉴别诊断

(1)皮样囊肿和表皮样囊肿:常发生于前囟附近,不与颅内蛛网膜下腔相通,有时会造成颅骨外板压迹。

(2)颅骨膜血窦:也常位于前囟,它是颅外异常扩张的静脉,增强扫描可见它与静脉窦交通,颅骨缺损有时较小,可能显示细小的缺损。

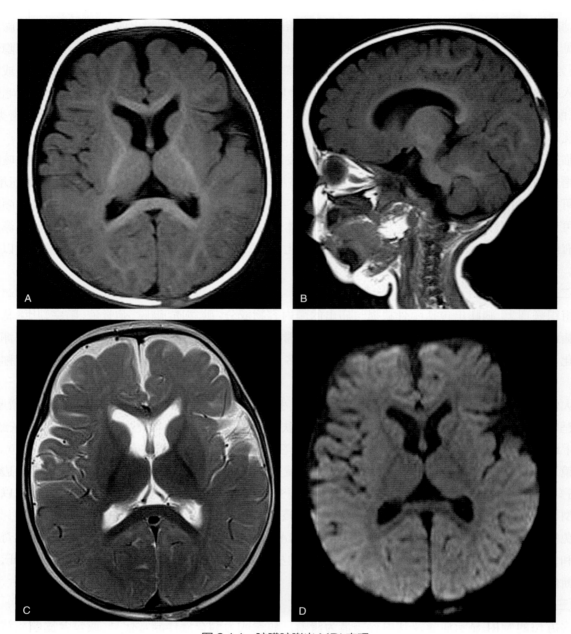

图 2-1-1 脑膜脑膨出 MRI 表现

A、B. T$_1$WI,示左侧枕部皮下脂肪缺如,下方病变呈稍高信号;
C. T$_2$WI,示病变呈混杂稍高信号;D. DWI,示病变呈稍高信号

（五）治疗和预后

为了防止皮肤溃破,脑脊液漏、感染等并发症,出生后尽可能早期手术治疗。手术方法:①还纳膨出物,修补颅骨缺损,加固头皮各层组织;②膨出的脑组织不能还纳时,可切除,再修补硬膜、缺损颅骨及头皮;③合并脑积水者同时行脑室分流术。

脑膜脑膨出的预后与脑膨出的部位及大小有关。如膨出部分为重要的功能区,则切除后预后较差,往往会出现肢体瘫痪、挛缩或抽搐等症状,应避免手术。如膨出部分为非重要功能区则效果较好。脑积水为术后常见的重要并发症,严重的脑积水常影响患儿的生长发育及造成智力障碍。因此,在随访时需注意有无脑积水的表现,一旦出现,要尽早处理。

# 第二节　前脑无裂畸形

## （一）概述

正常胚胎生长发育过程中，胎儿前脑从一个液性囊腔发育成一个突向脑外的折叠、弯曲结构，最终形成脑室和大脑半球。早期阶段，凸起的囊袋状结构起源于独立的神经管的液体填充腔（单室），最终发展成为侧脑室以及第三脑室，两侧侧脑室发育一般在妊娠第五周完成。前脑无裂畸形（holoprosencephaly，HPE）是胚胎发育过程中，前脑发育障碍引起的一组复杂的颅脑与面部畸形，即大脑不能纵向分成两个半球，横向不能分化出间脑与端脑，严重者合并面部发育不良。本病几乎累及幕上所有结构。

本病病因不明，部分与遗传有关。1/4~1/2 的前脑无裂畸形系某些疾病综合征的一部分或单个基因缺陷。有学者认为，非特异性前脑无裂畸形与一系列环境致畸因素（如视黄酸、酒精等）以及母体因素如孕前糖尿病、吸烟以及药物滥用等相关。迄今研究证实，至少有 12 个地区证实 Ⅱ 号染色体在前脑无裂畸形家族中起着重要作用。在四个前脑无裂畸形主要的突变基因中（SHH，ZIC2，SIX3，TGIF），前脑无裂畸形重度畸形与 SIX3 与 TGIF 突变密切相关。畸形发生于胚胎 4~8 周，原始前脑分裂分化过程发生障碍（正常脑部腹侧发育不全或者前脑分裂失败），即引起前脑无裂畸形。

前脑无裂畸形是人类最常见的脑发育畸形，流产中止发生率约 1:250，出生发生率为 1:(10 000~20 000)。前脑无裂畸形与多种面部特征性异常密切相关。颅面部畸形如独眼或者长鼻、鼻间距过近、鼻部发育畸形，以及唇裂等畸形发生率高达 75%，面部畸形通常可以预测重度面部缺陷。接近 1/3 的前脑无裂畸形患者有内分泌失调，严重的性功能障碍以及下丘脑分泌失调。重度前脑无裂畸形胎儿最终往往自然流产，新生儿严重者往往生后即死亡。幸存者通常表现为智力低下或者癫痫发作。垂体功能不全以及先天性无嗅脑畸形也是前脑无裂畸形的常见临床表现。

前脑无裂畸形根据脑分裂的程度分为三种形式：无脑叶型（未分叶型）、半脑叶型（部分脑叶型）、脑叶型（分叶型）。无脑叶型畸形最严重，表现为小圆球形脑，中央单脑室，丘脑融合，正常中线结构如大脑镰、胼胝体均缺失，50% 以上伴多种颅面畸形，周围脑组织的数量少。半脑叶型畸形表现为单脑室，但枕、颞角存在，残存的大脑镰和半球间裂，丘脑融合并突入侧脑室腔内，面部轻度畸形或正常。脑叶型畸形较轻，表现为前脑的分裂近乎完全，但前部半球间裂较浅，脑室系统形态良好，透明隔缺如，大脑镰存在，视泡和嗅球可能发育不全。无脑叶型和半脑叶型患者一般活不到婴儿期，而脑叶型和视隔发育不全者可活到成年期，常表现为各种神经精神症状，如运动发育迟缓、智力低下、精神迟钝等。

## （二）病理学表现

无脑叶型前脑无裂畸形是最严重的前脑无裂畸形类型，几乎均合并明显的中线性颅面畸形。基本病理特点为侧脑室分离不全而呈马蹄状单脑室，无大脑镰、胼胝体、透明隔等中线结构及半球间裂，如同一个大饼，脑沟回结构大而简单，基底节和丘脑神经核均未分化，且为单一大脑前动脉。嗅球以及部分脑叶缺如。视神经则表现为正常、融合或者缺如。颅后窝结构正常。大脑体积较小，常表现薄饼状或杯状或球形。大脑侧裂尚未形成，脑表面通常平坦，形成无序的脑回结构。切下的脑组织显示单一的新月形单脑室结构，内可见由脑脊液充填的囊腔。大脑前部的灰质较薄。

半脑叶前脑无裂畸形是处于部分叶间畸形及全叶畸形之间。重度全前脑畸形显示的是基本的纵裂以及不完整的大脑镰。侧脑室颞角可以部分形成，但是透明隔腔缺如。同时背侧囊腔常见。

脑叶型比无脑叶或半脑叶型要轻微得多,常为前脑的分裂近乎完全,但前部半球间裂较浅,脑室系统形态良好,透明隔缺如,大脑镰存在,视泡和嗅球可能发育不全。

（三）MRI 表现

无脑叶型前脑无裂畸形冠状位 $T_1WI$ 显示脑回结构呈扁平、薄层饼状,合并中线结构缺如。大多数颅腔仅存脑脊液充填而无特征性表现。相反,脑干以及小脑半球结构可相对正常。大脑皮质在中线结构前方融合,基底节变小且在中线处融合。大脑显示脑回薄、扁平,可伴有少许浅沟存在。横轴位扫描显示大脑跨中线完全融合并大脑前裂缺如。中央脑室背侧形成一个脑脊液充填的囊腔。

半脑叶型前脑无裂畸形出现更多的纵裂,深部核团表现不同的分离;第三脑室,丘脑可能分离。基底神经核以及下丘脑呈融合状。尾状核头跨中线融合。胼胝体体部、膝部缺如（图 2-2-1）。

脑叶型前脑无裂畸形前脑的分裂近乎完全,但前部半球间裂较浅,脑室系统形态可,侧脑室常扩张,额角顶部扁平或呈方形,透明隔缺如,大脑镰存在,但仍有残存的脑叶融合。端脑融合畸形是前脑无裂畸形少见的一种变异,其特征为额枕极分离,大脑半球中间部分融合,胼胝体联合纤维部分存在,丘脑融合变异。

DTT:可见异常联络纤维,如胼胝体纤维束缺失或部分存在等。

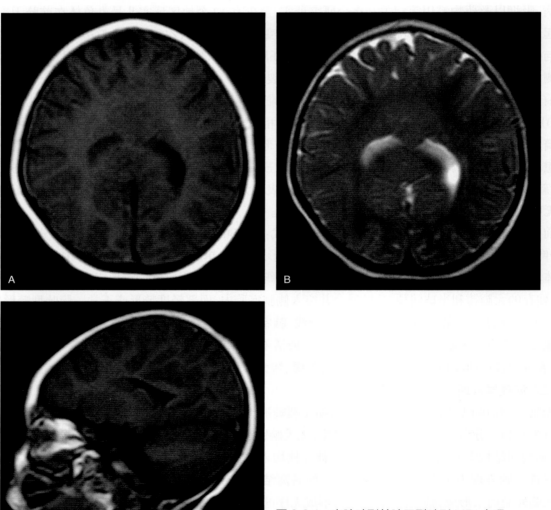

图 2-2-1　半脑叶型前脑无裂畸形 MRI 表现

A~C. 分别为横轴位 $T_1WI$、横轴位 $T_2WI$、矢状位 $T_1WI$,示大脑镰大部缺如,双侧大脑半球前部未分开,胼胝体仅显示部分体部,其他部分缺如

（四）诊断要点与鉴别诊断

1. 诊断要点

（1）无脑叶型前脑无裂畸形患儿通常无正常脑室结构,大脑半球几乎被脑脊液充填,脑干以及小脑半球结构可相对正常。

（2）半脑叶型前脑无裂畸形出现更多的纵裂,深部核团表现不同的分离,胼胝体部分存在。

（3）脑叶型前脑无裂畸形可见近乎完整的半球间裂及大脑镰。

2. 鉴别诊断　HPE 的主要鉴别诊断是积水性无脑畸形。此种畸形,面部是正常的,大脑镰存在,但是大多数脑组织破坏,通常由宫腔内脑血管意外或感染引起。

（五）治疗和预后

无特殊治疗。合并脑积水者可行脑脊液分流术,无脑叶型或半脑叶型多流产或死于新生儿期,少数存活 1 年。全脑叶型可活至成年,多有智力残疾。应加强优生指导,对严重型延长生命的治疗措施似无必要。

# 第三节　视 - 隔发育不良

（一）概述

视 - 隔发育不良（septo-optic dysplasia,SOD）是一种先天性中枢神经系统疾病,由 Reeves 在 1941 年首次报道。De Morsier 医生于 1956 年命名,故又称 De Morsier 综合征。该病是一种罕见的前部中线结构畸形,主要表现为透明隔发育不全伴原发性视神经、视交叉及漏斗发育不良和视神经孔狭小,临床特点包括视盲、眼球震颤以及下丘脑 - 垂体轴的功能减退。普遍认为该病发生于妊娠第 4~6 周,是脊索前中胚层诱导异常所致。

大多数患者病因不明确,文献报道一些病例是由于基因 *HESX* 突变失活或由于妊娠期间滥用药物、吸毒、巨细胞病毒感染所致。该病临床罕见,在成活新生儿中发生率仅为 1/10 000,其发生无性别差异,母亲为低龄产妇时更容易发生（平均生产年龄 22 岁）。

最常见的临床表现是视力缺损。近 2/3 的患者由于下丘脑 - 垂体功能不全而出现内分泌异常,如低血糖发作。

（二）病理学表现

视 - 隔发育不良由多种发育异常组成,其病理特征主要包括:①不同程度视觉通路发育不良,视交叉变形;②透明隔缺如;③下丘脑、垂体功能异常。仅 30% 的患者同时有上述 3 种异常改变。正常人一侧视神经约有 100 万根神经纤维,但视 - 隔发育不良患者视神经纤维明显减少。视神经纤维越少,视力越差,严重者视力完全丧失。大多数患者可同时发生脑结构和功能异常,少数患者可仅有脑结构或功能异常。约 60% 的患者中线异常可累及下丘脑,导致垂体功能异常而不能分泌足够激素。最常见的是生长激素缺乏（93%）,促肾上腺皮质激素次之（57%）;近半数患者抗利尿激素分泌减少出现尿崩症,性激素分泌减少可导致患儿性发育迟缓。

Barkovich 等根据胚胎学和神经病理学表现将视 - 隔发育不良分为 2 种亚型。Ⅰ型患者伴发脑裂性孔洞脑畸形,约占 1/2,表现为透明隔部分残留,而侧脑室和视辐射正常,临床上易出现癫痫和 / 或视觉损害症状。Ⅱ型患者不伴脑裂性孔洞脑畸形,而表现为弥漫性脑白质发育不良（包括视辐射）,侧脑室增大,透明隔完全缺如。Miller 等发现伴发皮质发育不良的视 - 隔发育不良患者可同时具备 I 型和 II 型的部分表现,但又有别于前 2 种亚型,将其定义为 SOD-PLUS 型视 - 隔发育不良,表现为整体发育延迟和 / 或痉挛性运动缺陷。

（三）MRI 表现

视 - 隔发育不良的 MR 表现类似,但不同类型视 - 隔发育不良有其特征性影像学表现。

I 型特异性征象包括:①透明隔部分残留;②脑裂性孔洞脑畸形。

II 型特异性征象包括:①透明隔完全缺如。②双侧侧脑室体积增大、融合成单腔脑室,在横轴位显示双侧侧脑室额角横平或额角 "V" 形结构角度增大,甚至呈 "一" 字形。视 - 隔发育不良患儿侧脑室额角在横轴位上多呈 "尖角" 状,额角较正常人粗,额角尖部变钝,与正常人有明显区别;冠状位侧脑室额角顶部变平,呈 "方盒" 状（图 2-3-1）。③弥漫性脑白质发育不良,表现为脑白质变薄,或伴视辐射发育不良。

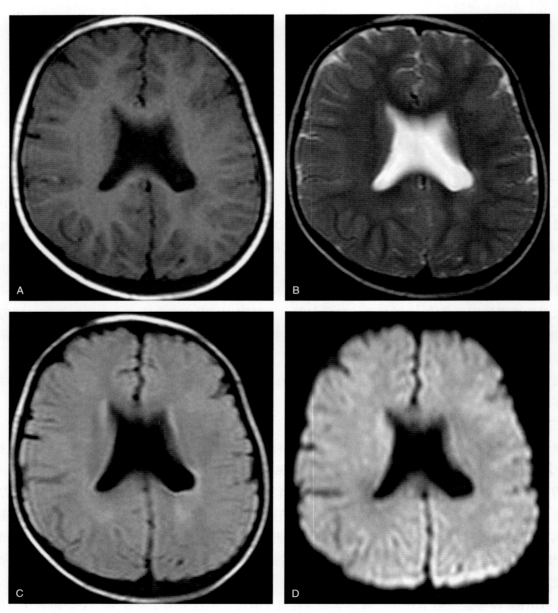

图 2-3-1　视 - 隔发育不良 MRI 表现

A~D. 分别为 $T_1WI$、$T_2WI$、FLAIR 及 DWI,示透明隔完全缺如,双侧侧脑室体积增大、融合成单腔脑室,两侧侧脑室额角变平

SOD-PLUS 特征性表现是：伴发皮质发育不良，表现为脑皮质变薄，脑沟扩大，并且可同时具备 Ⅰ 型和 Ⅱ 型并发表现。对于伴发下丘脑垂体功能障碍者（多见于尿崩症患儿）可显示垂体柄和漏斗增大，垂体变小，神经垂体异位，下丘脑发育不全。由于视神经、视交叉和视漏斗发育不良，第三脑室前部呈憩室样扩大而被视为"视脑室"，甚至可部分疝入鞍上池、垂体窝内。另外视 - 隔发育不良患儿亦可合并其他畸形，如脑灰质异位，胼胝体发育不良，Chiari Ⅱ 型畸形等。嗅球或嗅束缺如、前部脑膨出和四肢发育畸形也有报道。

DTI：彩色 FA 图上可见双侧视放射的前段尚呈有序排列，但信号降低，双侧视放射的后段呈杂乱无序排列，正常视放射的新月形或弧形结构消失。同时走行于枕叶内的其他纤维束如胼胝体的枕钳、下纵束和额枕束等亦不能分辨，同样缺乏有序性。

（四）诊断要点与鉴别诊断

1. 诊断要点

（1）透明隔缺如，双侧侧脑室融合成单一脑室腔。

（2）双侧视神经、视交叉、视束细小。

（3）双侧枕叶发育不良，体积明显缩小。

（4）合并 Dandy-Walker 综合征，表现为第四脑室囊状扩张、小脑半球发育不全及小脑蚓部缺如，双侧侧脑室扩张积水。

2. 鉴别诊断

（1）透明隔囊肿、透明隔间腔形成：虽然存在透明隔异常，但结构仍保持完整。

（2）后天性视神经萎缩：为单纯性视神经萎缩，一般仅累及单侧，不伴其他颅内畸形。

（五）治疗和预后

视 - 隔发育不良确诊的患者需要进行多学科诊治和长期随访。眼科治疗主要通过矫正视力及康复训练，促进视功能的发育。对于垂体相关激素不足引起的全身异常，采用优化激素替代治疗方案。密切监测生长过程中出现的不典型特征，如自闭、肥胖等。预后依赖于相关脑、垂体功能异常状况。

# 第四节　胼胝体发育不全

（一）概述

胼胝体发育不全（agenesis of the corpus callosum，ACC）是较常见的中枢神经系统先天性发育畸形，表现为胼胝体部分或全部发育缺如，可单独存在，也可合并其他先天性脑部畸形。该病可分为三型：完全缺如；部分缺如；胼胝体完整性存在，但呈整体性或部分性缩小。

胼胝体是脑内最大的白质纤维结构，胚胎发育第 7~10 周时，胼胝体开始形成，于终板背侧面增殖形成联合板和联合块，联合块诱导大脑半球轴突移向对侧面而形成胼胝体。其发育过程按膝部、体部、压部、嘴部的顺序，于胚胎第 12~20 周时完成。胼胝体强大的白质纤维构成了侧脑室壁的边界，并维持侧脑室的大小和形态，所以当胼胝体发育不全时，可见侧脑室不同程度的扩大、分离和变形，当合并端脑发育不全时，则引起第三脑室扩大和前上移位。

感染、缺血、遗传是胼胝体发育不全的重要原因。在胼胝体发育早期的严重损伤，多造成胼胝体完全缺如；若损伤较轻或在胼胝体发育晚期，仅导致胼胝体部分缺如，往往是胼胝体压部缺如，其次是嘴部或体部,发生在膝部的少见,因胼胝体膝部的胚胎发生较早,受累概率低;压部和嘴部最后形成,受累概率高。

胼胝体发育不全或缺失也常合并其他脑发育畸形,包括胼胝体脂肪瘤、脑穿通畸形、Dandy-Walker综合征、透明隔发育不良或缺失、中脑导水管狭窄、蛛网膜囊肿、穹窿缺如、Chiari畸形、小脑回、Aicardi综合征、脑裂畸形、脑神经缺如、脑膨出、嗅脑缺如、独眼畸形、前脑无裂畸形、小头畸形、脑回肥厚、半球间裂囊肿以及13、14、15、18三体病等。

临床症状视其伴发的神经系统畸形而定。多无症状或仅有轻度的视觉障碍,或有交叉触觉定位障碍而智力正常。严重者智力发育不全和癫痫。

（二）病理学表现

胼胝体完全不发育的病例中,构成胼胝体的所有5个部分均缺失。在矢状位上,均见扣带回缺失,而大脑半球的脑回呈放射状或辐轮状,垂直延伸至第三脑室顶部。冠状位上,第三脑室"高位骑跨",形似直接开口入大脑纵裂内,事实上其突入大脑纵裂内的顶部被覆一层薄膜,并使穹窿向侧方移位。双侧侧脑室上翘、形成尖角。Probst束是纵向走行的白质纤维束,位于双侧侧脑室顶端的内侧。这些纤维束由连合纤维组成,正常情况下应跨越中线,在胼胝体完全不发育时则从前至后走行,在侧脑室的内侧壁形成压痕。透明隔通常形似缺如,但呈广泛分离的叶状,自穹窿至Probst束向外侧走行,而非垂直走行。横轴位上,双侧侧脑室平行而不汇聚,伴枕角扩张,称为侧脑室枕角扩大畸形。

胼胝体发育不全的大体病理表现取决于缺失的部位。压部通常较小或缺如。

（三）MRI表现

胼胝体全部或部分缺如(图2-4-1),胼胝体整体或部分变小(图2-4-2)。侧脑室前角向外移位,形成蝙蝠翼状。侧脑室体部分离,相互平行,主要见于横轴位图像上,可能是轻度胼胝体发育不全仅有的表现。胼胝体压部缺如时侧脑室三角区扩大。纵裂接近第三脑室前部。矢状位图像可见大脑半球内侧面的脑沟呈放射状排列。海马发育低下,导致侧脑室颞角扩大。第三脑室位置升高,并呈囊状扩张,使两侧大脑内静脉分离。在两侧半球之间的纵裂中形成大的囊肿,囊肿和第三脑室是分离的,与侧脑室之间可有或无交通。囊肿可位于大脑镰的一侧或两侧。合并脂肪瘤等其他脑内畸形时呈相应表现。

DTI:DTT可见胼胝体纤维束缺失或走向异常。

胎儿MRI能任意方向成像,直接观察胼胝体的形态、大小和发育情况。因此,产前MRI是怀疑存在胼胝体发育不全病例的首选检查方法,并且MRI能提示更广泛的神经发育障碍。

（四）诊断要点与鉴别诊断

1. 诊断要点

(1)两侧侧脑室明显分离,侧脑室后角扩张,形成典型的蝙蝠翼状,第三脑室扩大上移。

(2)矢状位$T_1WI$显示胼胝体全部或部分缺如,整体或部分小。

(3)产前超声示胎儿单侧或双侧侧脑室增宽,透明隔消失。

(4)合并其他畸形时有相应表现。

2. 鉴别诊断

(1)透明隔囊肿:在MRI的冠状位和横断位图像上,可显示第三脑室位置正常,胼胝体形态、位置正常。

(2)前脑无裂畸形:胼胝体发育不全伴发半球纵裂囊肿终板常缺如,侧脑室融合成单一腔,无侧脑室前角且丘脑明显分离;前脑无裂畸形终板呈增厚状,丘脑呈融合状态。

(3)广泛缺血低血氧脑病:引起广泛脑白质疏松,同时可侵犯胼胝体,使半球纵裂增宽,很像胼胝体发育不良,二者鉴别需结合临床病史。

(4)海马连合:海马联合存在而胼胝体缺失,则矢状位图像上有可能将海马连合误诊为残留的胼胝体,但冠状位图像上见海马连合连接穹窿,而非大脑半球。

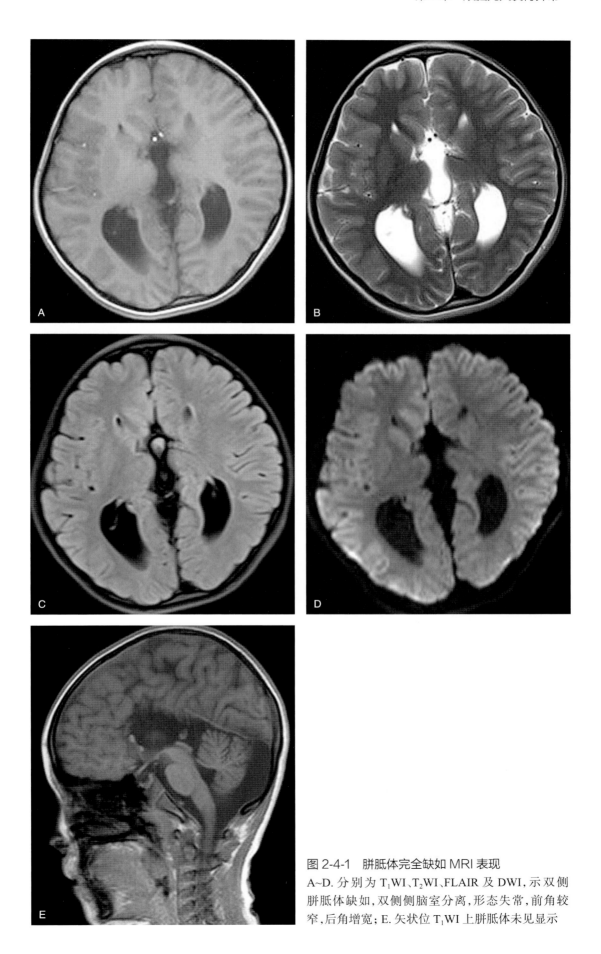

图 2-4-1　胼胝体完全缺如 MRI 表现

A~D. 分别为 $T_1WI$、$T_2WI$、FLAIR 及 DWI, 示双侧胼胝体缺如, 双侧侧脑室分离, 形态失常, 前角较窄, 后角增宽; E. 矢状位 $T_1WI$ 上胼胝体未见显示

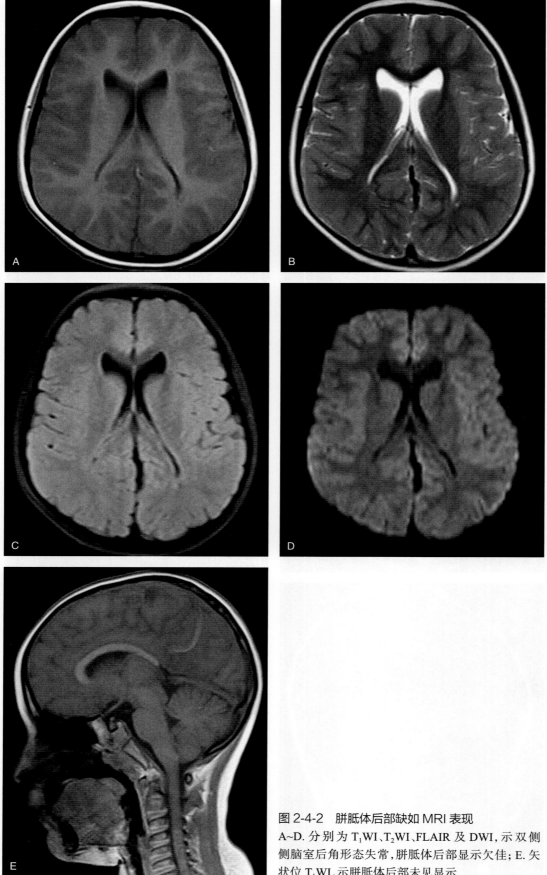

图 2-4-2　胼胝体后部缺如 MRI 表现

A~D. 分别为 $T_1WI$、$T_2WI$、FLAIR 及 DWI,示双侧侧脑室后角形态失常,胼胝体后部显示欠佳;E. 矢状位 $T_1WI$,示胼胝体后部未见显示

（五）治疗和预后

就目前的治疗而言，已经存在的胼胝体发育不良没有任何方法可以改变，也无任何药物可以治疗。但是对于伴随发生的癫痫，则可以采取药物控制治疗。

虽然胼胝体发育不良并无手术或药物可以改变胼胝体本身的问题，但是针对所呈现出来的缺陷或障碍，可以予以积极的早期疗育。治疗越早施行，将来出现的障碍会越轻、越少。

# 第五节　巨脑回畸形

（一）概述

巨脑回畸形（pachygyria）是脑神经元移行异常的病变之一，它同脑裂畸形、多小脑回畸形、无脑回畸形及灰质移位等同属神经元移行异常病变。以上多种脑发育畸形可并存。临床上常伴有相应的中枢神经系统症状，常以癫痫发作起病，患者多伴有智力低下、四肢痉挛性瘫痪、发育障碍、语言障碍、四肢肌张力低下等。

（二）病理学表现

巨脑回畸形是大脑发育停留在原始阶段所致，即胚芽层。在胚胎2个月以前发生发育障碍。显微镜下发现仍保留原始皮层的四层细胞结构，皮层结构不完全，神经细胞分化不成熟。从而导致脑回增宽增大，脑沟稀疏，脑皮质增厚，脑白质缩小，脑室扩大。

（三）MRI表现

MRI上巨脑回畸形根据病变范围可分为全脑型和局限型两种：①全脑型：双侧大脑半球额、顶、颞、枕及岛叶脑回增宽增大，脑沟稀疏，脑皮质增厚，脑白质缩小，脑室扩大（图2-5-1）。②局限型：累及一侧大脑半球的一个脑叶，多表现为脑回增宽增大，脑沟稀疏，脑皮质增厚，脑白质缩小，一侧脑室扩大。

（四）诊断要点与鉴别诊断

1. 诊断要点

（1）全脑型：双侧大脑半球脑叶脑回弥漫性增宽增大，脑沟稀疏，脑皮质增厚，脑白质缩小，脑室扩大。

（2）局限型：累及一个脑叶，多表现为脑回增宽增大，脑沟稀疏，脑皮质增厚，脑白质缩小，一侧脑室扩大。

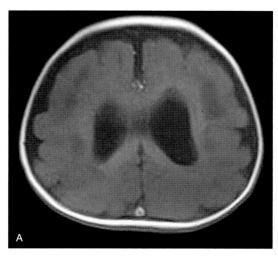
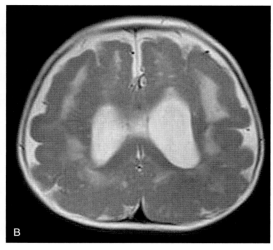

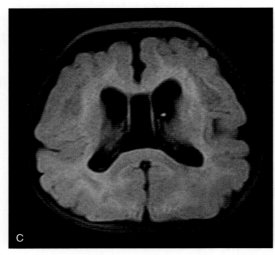
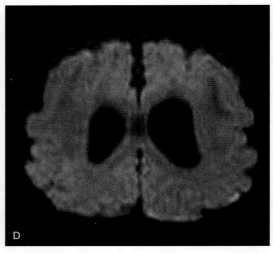

图 2-5-1　巨脑回畸形 MRI 表现

A~D. 分别为 T₁WI、T₂WI、FLAIR 及 DWI，示脑回宽大，脑灰质增厚，脑白质减少，脑沟稀少，双侧侧脑室扩大

2. 鉴别诊断　无脑回畸形：通常表现为双侧大脑半球表面光滑平坦，正常沟回消失，为数个宽阔、平坦、极大的脑回所取代，脑皮质增厚，脑白质变薄，脑室扩大，脑外间隙增宽。

（五）治疗和预后

无特殊治疗方法，大多对症治疗，控制癫痫发作，加强康复功能锻炼。患者可长期生存，但多有后遗症，例如智力低下、四肢痉挛性瘫痪等，严重影响生活质量及社交能力，给家庭及社会带来沉重负担。

# 第六节　多小脑回畸形

（一）概述

多小脑回畸形（polymicrogyria，PMG）同属神经元移行异常性疾病，当较晚移行的神经元到达皮层表面而不能正常分布时便可导致多小脑回畸形。有报道脑内多伴有钙化，提示有宫内胎儿感染致病的可能性。也可见于一些染色体异常引起的脑代谢性疾病。因此临床上发现多小脑回畸形时，应进一步检查是否有染色体异常所致脑代谢疾病。

多小脑回畸形中，常见微管蛋白基因突变。*TUBA1A* 基因突变的谱系疾病中，所见表型包括：双侧大脑外侧裂周围多小脑回畸形伴双侧基底节区畸形，小脑蚓部发育不良，脑桥发育不全。诸如感染、子宫内血管意外、外伤及代谢紊乱所致的破坏性脑损伤，也被认为与多小脑回畸形的发生有关。

多小脑回畸形可发生于任何年龄，是先天性巨细胞病毒感染婴儿中最常见的异常影像学表现。部分类型更常见于男性，提示可能与 X 连锁基因有关。

患者的临床症状取决于发病部位和范围，可为全脑发育迟滞，也可为局部神经功能缺陷（单发或多发）和癫痫发作等，多伴有智力低下、肌张力增高或减低、共济失调等。外侧裂周围区域多小脑回畸形是双侧岛盖综合征（Foix-Chauvany-Marie 综合征）已知的先天性病因，以面部、舌部、咽部和咀嚼肌麻痹为特征。

（二）病理学表现

大体：可仅累及单个脑回，也可影响整个大脑半球的大部分；可为单侧，也可为双侧发病；可对称或不对称；可为局灶性或弥漫性。脑表面被许多堆积状生长和融合的细小脑回所覆盖，使其外观呈"波浪"状。大多数病例表现为双侧受累，尤其是大脑外侧裂周围的区域。在多小脑回畸形相关的微管蛋白病中，常见侧脑室结构异常和基底节区变形。脑室无扩张。小脑外观无异常。

镜下：皮质带变薄且过度折叠。组织学上，多小脑回畸形的发生有两大类型：无分层型和 4 层构成型。无分层型病例中，表现为连续的分子层，而缺乏任何可辨别的层状结构。在有 4 层结构的多小脑回畸形中，皮层表现为复杂性的折叠、融合和分支。可见由分子层、外神经元层、神经纤维层及内神经元层组成的分层状结构。

（三）MRI 表现

多小脑回畸形 MRI 表现为脑回增多，脑回细小而浅，皮层增厚，表面光滑，皮层下白质减少，常伴有钙化的高密度影和白质内软化、胶质增生形成的低密度灶；多与脑裂畸形（图 2-6-1）、巨脑回畸形并存。DWI 上多小脑回、同侧深部灰质核团和胼胝体下白质的 ADC 值升高。

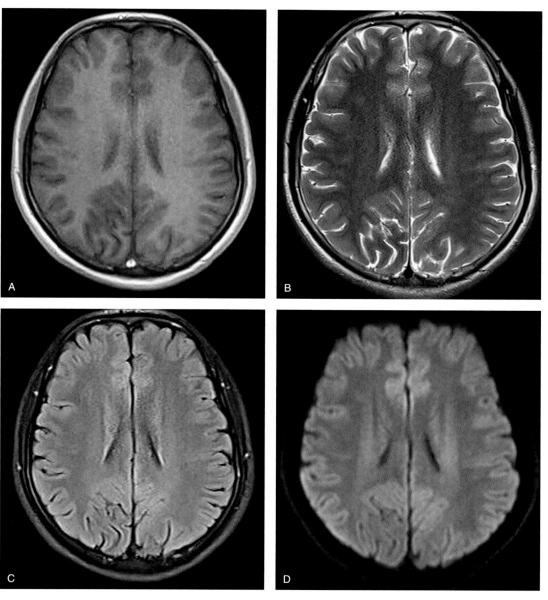

图 2-6-1　多小脑回畸形 MRI 表现

A~D. 分别为 $T_1WI$、$T_2WI$、FLAIR 及 DWI，示双侧顶枕叶脑回增多、细小，皮层下白质减少

（四）诊断要点与鉴别诊断

1. 诊断要点　MRI 多表现为脑回增多，脑回细小，皮层增厚，表面光滑，皮层下白质减少。

2. 鉴别诊断

（1）无脑回畸形：双侧大脑半球表面光滑、平坦，正常脑沟和脑回消失，脑皮质增厚，白质变薄，蛛网膜下腔增宽，脑室扩大。

（2）巨脑回畸形：亦可与多小脑回畸形混淆，但后者表现为皮层变薄、呈结节样并过度折叠。

（3）局灶性皮质发育不良：表现为脑皮质的灰质增厚，灰白质界面模糊。

（4）脑裂畸形：畸形皮层被覆于裂缝，可表现为"卵石"状，但裂缝的存在可将其与多小脑回畸形进行鉴别。

（5）脑萎缩：多发生于老年人，表现为脑回萎缩，脑沟增宽，脑室扩大，皮层下白质内多伴有梗死灶或缺血灶。

（五）治疗和预后

大多对症治疗，患者可长期生存，但多有后遗症。

# 第七节　灰　质　异　位

（一）概述

灰质异位（heterotopic gray matter）是在胚胎发育过程中，增殖的成神经细胞不能及时从脑室周围移至灰质所致。典型的灰质小岛位于脑室周围，可悬在室管膜上并突入侧脑室。大的灶性灰质异位，位于半卵圆中心，可有占位效应。临床上根据病灶的形态及位置可分为三型：①皮层下灰质异位；②室管膜下灰质异位；③带状灰质异位。小的灶性灰质异位一般无症状，典型症状常有癫痫发作、精神呆滞、脑发育异常、智力低下等。

（二）病理学表现

胚胎发育过程中，脑室周围的原始胚胎生发基质不能及时从室管膜向下移到皮质所在位置所致。异位的灰质可以位于室管膜下、白质内。

（三）MRI 表现

异位的灰质可位于室管膜下、半卵圆中心、脑室旁白质区，与正常的灰质信号一致（图 2-7-1）。病灶周围无水肿。常合并脑裂畸形或其他畸形。增强后病灶与正常脑皮质强化一致。带状灰质异位表现异位的灰质核团借白质与大脑皮质及侧脑室分隔开，呈现"双皮层"改变（图 2-7-2）。

DWI：移位的灰质弥散不受限。

$^1$H-MRS：异位灰质 NAA/Cr、Cho/Cr 降低，表现正常的灰、白质 NAA/Cr、Cho/Cr 也低于正常对照组。

DTI：异位灰质 FA 值降低，MD 值正常或升高。

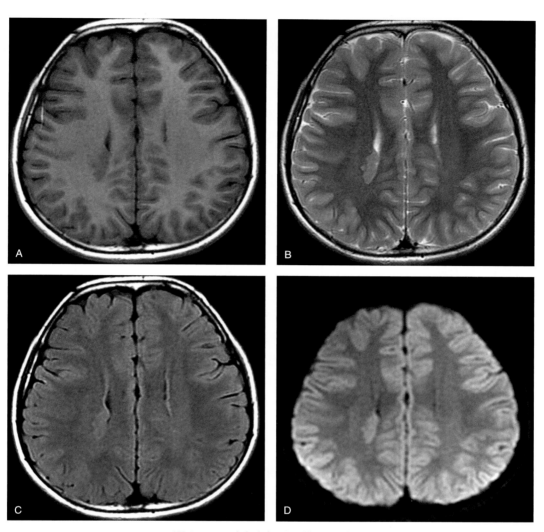

图 2-7-1 脑室旁灰质异位 MRI 表现
A~D. 分别为 $T_1WI$、$T_2WI$、FLAIR 及 DWI,示右侧侧脑室旁斑片状灰质信号

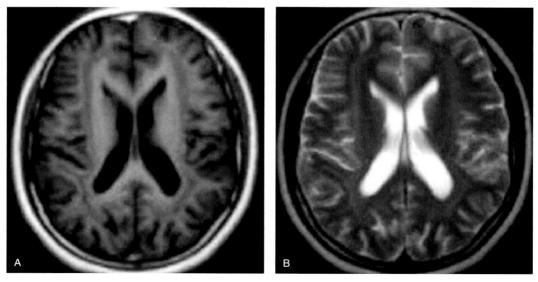

图 2-7-2 带状灰质异位 MRI 表现
A. $T_1WI$,示双侧大脑半球皮层下区白质内条带状低信号影,边界尚清,与皮层灰质信号相似;
B. $T_2WI$,示病变呈稍高信号,与灰质信号一致

（四）诊断要点与鉴别诊断

1. 诊断要点　异位的灰质可位于室管膜下、半卵圆中心、脑室旁白质区，与正常脑皮质密度或信号相一致，增强扫描病灶与正常脑皮质强化一致。常合并其他脑畸形。

2. 鉴别诊断

（1）结节硬化：临床上患者具有脸面部皮质腺瘤、癫痫、智力低下三联征，具有室管膜下结节、室管膜下巨细胞型星形细胞瘤及皮层下结节并合并有斑点状钙化，而灰质异位没有钙化。

（2）节细胞瘤：可为囊实性或实性，囊实性病灶表现为囊性成分内见实性壁结节，实性成分 $T_1WI$ 上呈稍低信号，$T_2WI$ 及 FLAIR 上为高信号，钙化呈低信号。增强后实性部分多明显强化。

（3）淋巴瘤：原发性中枢神经系统淋巴瘤多位于大脑深部，肿瘤实质在 CT 上呈现团块状等高密度，周围常伴有水肿，增强明显均匀强化。在 MRI 呈等 / 稍长 $T_1$、等 / 稍长 $T_2$ 信号，周围伴水肿，增强扫描明显强化。

（4）转移瘤：一般有原发灶病史，灶周有水肿，增强明显强化，而灰质异位周围无水肿，增强不强化。

（五）治疗和预后

临床无症状的灰质异位一般无需治疗，有智力发育障碍者应加强智力开发和神经营养，有瘫痪者需注意康复治疗。癫痫应以药物治疗为主。癫痫发作应根据临床发作类型选择单药或联合应用抗癫痫药物治疗。由于异位灰质比较弥漫，手术治疗效果不佳。患者可长期生存，有智力发育异常者，给家庭带来沉重负担。

# 第八节　脑裂畸形

（一）概述

脑裂畸形（schizencephaly）是一种少见神经元移行失调畸形，导致大脑皮质内裂隙。特点是以灰质为侧壁的线性裂隙从侧脑室表面横贯大脑半球直达大脑表面。可发生于大脑半球的任何部位，以位于中央前回和中央后回多见。脑裂畸形分为两型。Ⅰ型即闭合型脑裂畸形，裂隙关闭，由于病变脑壁的神经元移行障碍同时也制约了邻近脑壁的发育，使他们在向外生长时，其皮层向着病变部位卷入并彼此相贴或融合。Ⅱ型即开放型脑裂畸形，其特点为内折皮层分离，形成较大裂隙与脑室相通。此型受累脑壁的范围较大，且常伴有脑积水。病变脑壁的中央部位在脑室内压增高作用下向外膨出，形成较大的含脑脊液的憩室。憩室不断增大，最后形成横越大脑半球脑组织的宽大裂隙。

脑裂畸形曾被认为是一种皮层发育的早期畸形，但现在认为其是由多种不同病因所致的疾病。可能的病因包括 28 周胎龄之前的大脑中动脉闭塞等血管病变和 TORCH 感染等。这些损伤的后果表现为放射性胶质纤维的局部破坏以及神经元迁移受损。

*COL4A1* 基因突变可导致与 TORCH 感染非常类似的脑裂畸形和脑室周围钙化。*COL4A1* 编码在人体所有组织中均可表达的Ⅳ型胶原蛋白，特别是脉管系统。高达 1/3 的脑裂畸形患者合并继发于血管破裂的非中枢神经系统异常，如羊膜带综合征或腹裂畸形。

脑裂畸形罕见，无性别差异。最常见的临床表现为抗药性癫痫、发育迟滞和运动性功能损害。运动和精神缺陷的严重程度与解剖缺陷的范围相关。开放型脑裂畸形通常导致严重的临床症状，单侧闭合型脑裂畸形则可能仅仅引起癫痫发作。少数病例于体检时偶然被发现。

（二）病理学表现

大体：可见脑部存在较深的裂口，从脑表面延伸至脑室，横贯大脑半球。异常的裂口被紊乱的畸形皮层所围绕和衬覆，蛛网膜下腔和侧脑室中央交通。脑裂的"唇"可融合或紧密地并列在一起（闭合型脑裂畸形），也可分离（开放型脑裂畸形）。可合并多种颅内畸形：多小脑回，灰质异位，胼胝体缺如等。

镜下：可见衬覆脑裂的灰质结构紊乱，且无正常的皮层分层。

（三）MRI 表现

表现为一侧或者双侧横跨大脑半球且衬有灰质的裂隙，被脑脊液填充。

闭合型为裂隙前后壁融合，由异位灰质构成，裂隙仅达脑白质，不与一侧的侧脑室相通（图 2-8-1）。

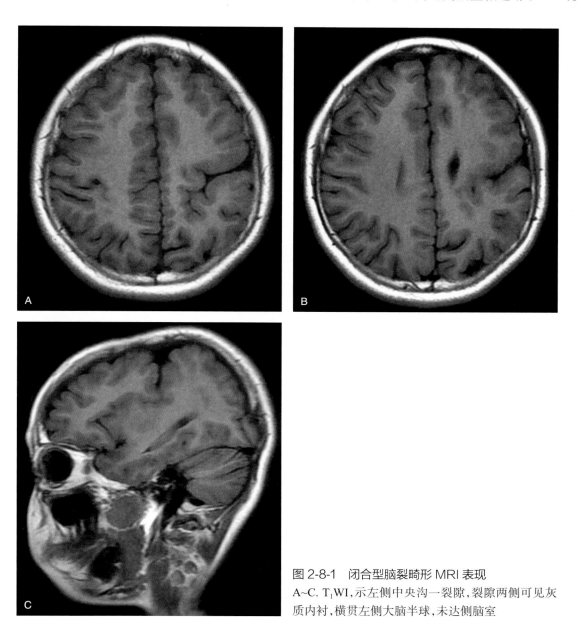

图 2-8-1　闭合型脑裂畸形 MRI 表现
A~C. $T_1WI$，示左侧中央沟一裂隙，裂隙两侧可见灰质内衬，横贯左侧大脑半球，未达侧脑室

开放型为裂隙的两边分离，不融合，表现为从脑表面横贯大脑半球直达一侧侧脑室室管膜下区的裂隙，其外端脑表面出现凹陷，内端脑室出现三角形憩室，在凹陷和憩室之间可见到带状异位灰质裂隙呈脑脊液信号，由脑室延伸到颅表面，内窄外宽，两侧宽度对称或不对称，裂隙的表面覆以灰质（图 2-8-2）。常

合并视 - 隔发育不全、灰质移位、髓鞘发育不良等其他畸形。

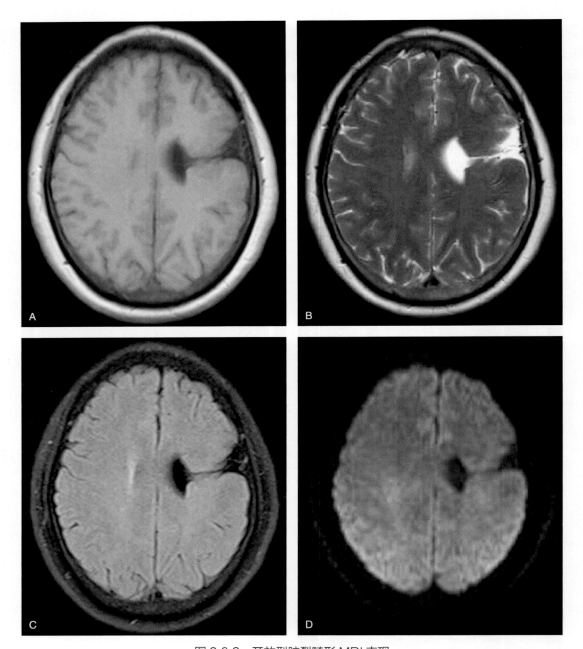

图 2-8-2　开放型脑裂畸形 MRI 表现

A~D. 分别为 T₁WI、T₂WI、FLAIR 及 DWI,示一裂隙横贯蛛网膜下腔及侧脑室,并可见灰质内衬,
外端脑表面凹陷,内端脑室可见憩室

（四）诊断要点与鉴别诊断

1. 诊断要点　一侧或者双侧横跨大脑半球衬有灰质信号的裂隙。

2. 鉴别诊断

（1）脑穿通畸形:由于脑内血肿或脑挫裂伤后脑组织坏死、吸收而形成的软化灶并与侧脑室相通,鉴别要点在于无内折至室管膜下的皮层灰质。

（2）蛛网膜囊肿:较大的蛛网膜囊肿可能会误诊为开放型脑裂畸形。蛛网膜囊肿造成邻近皮层移位,而受累的皮层其他表现正常。局灶性皮质发育不良偶尔可伴发蛛网膜囊肿。

（3）从皮层向脑室方向延伸的灰质异位或是深部内折的多小脑回畸形：可能难以与闭合型脑裂畸形鉴别。高分辨率 $T_2WI$ 或薄层 $T_1WI$ 的多平面成像及 3D 重建、表面遮盖技术的应用，有助于鉴别。

（五）治疗和预后

双侧脑裂畸形患儿癫痫发生率低，一旦发生往往成为药物难治性癫痫，预后差。多数单侧脑裂畸形患儿癫痫用抗癫痫药物可控制。

# 第九节　脑穿通畸形

（一）概述

脑穿通畸形（porencephaly malformation）是指大脑半球脑实质先天性或后天性缺损并与脑室相通，又称脑穿通性畸形囊肿，是一种特殊类型的脑积水，致残率较高。分为真性脑穿通畸形及假性脑穿通畸形，前者指大脑皮质原发性异常的囊肿，与脑室相通；后者即所谓的"良性脑囊肿"，不与脑室相通，单发或多发脑空洞，主要是继发于脑血管闭塞，并常沿大脑中动脉分布区发生。目前脑穿通畸形多指真性脑穿通畸形。脑穿通畸形可以单独出现，也可合并其他中枢神经系统畸形和病变。

临床将脑穿通畸形分为先天性和后天性两类，先天性脑穿通畸形是一种少见病，其发生在胚胎期 6 个月后的组织形成阶段，系在脑组织分化发育完成之后由于各种原因造成局部脑组织破坏缺失，脑内可伴有局限性、迁移性发育障碍。其病因不明，可能与胎儿脑血管闭塞、发育畸形、母体感染或营养障碍等相关。后天性脑穿通畸形可见于任何年龄，多见于外伤、手术后、血管性或感染性等因素导致正常脑组织坏死液化。先天性和获得性各种原因导致脑组织破坏缺损，最后逐渐形成脑内囊腔，可与蛛网膜下腔和 / 或脑室相通。

临床表现主要取决于病变部位、囊肿大小及脑脊液循环是否通畅等。婴幼儿多表现为头围增大、颅骨畸形、癫痫、肢体瘫痪等；儿童青少年可见智力低下、脑性瘫痪、癫痫、颅内高压症、脑积水、视力减退或失明、脑神经麻痹、共济失调等症状。

（二）病理学表现

局部脑组织长期处于血液循环障碍，脑组织缺氧、坏死和液化，导致脑囊腔和孔洞形成，其周围无水肿，囊肿样空洞的蔓延与血管分布范围一致。其内充满类似于脑脊液的液体，内衬室管膜，与脑室和 / 或蛛网膜下腔相通。囊腔可见于一个或数个脑叶，亦可见于基底节或小脑。依其所相通的部位不同可分为皮质型、髓质型和混合型。

（三）MRI 表现

脑穿通畸形单侧或双侧发病，位于皮层或皮层下，发病部位常与脑动脉供血区一致。病灶大小不一，囊内充满脑脊液样液体，与脑室和 / 或蛛网膜下腔相通，$T_1WI$ 呈低信号，$T_2WI$ 多呈高信号，FLAIR 序列呈低信号。同侧脑室扩大，脑池增宽，可伴有不同程度脑发育不全和 / 或局部脑组织萎缩，病变周围无水肿及占位效应。增强扫描病变不强化。DWI 呈低信号（图 2-9-1）。

（四）诊断要点与鉴别诊断

1. 诊断要点

（1）常位于皮层或皮层下，发病部位常与脑动脉供血区一致。

（2）$T_1WI$ 呈均匀脑脊液样低信号，$T_2WI$ 上呈高信号，FLAIR 序列呈低信号，DWI 呈低信号。

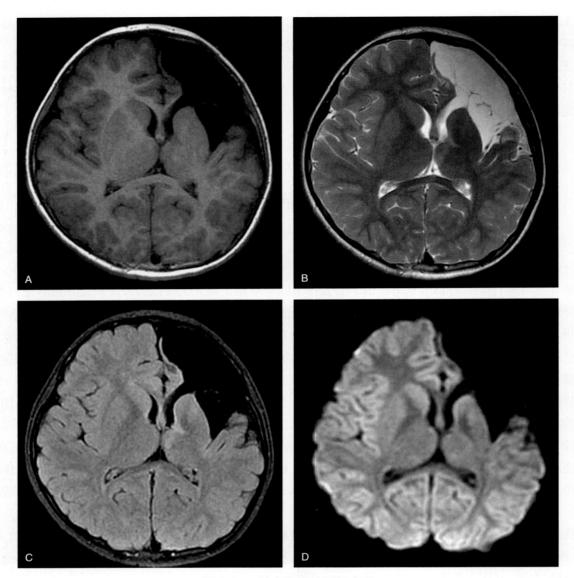

**图 2-9-1　脑穿通畸形 MRI 表现**

A. T₁WI,示左侧额颞部颅板下巨大囊状低信号,并与同侧侧脑室相通,无占位效应;

B. T₂WI,示病变呈高信号;C、D. 分别为 FALIR 及 DWI,示病变呈低信号

（3）与脑室或蛛网膜下腔相通,同侧脑室扩大,病变周围无水肿和占位效应。

（4）可伴有不同程度脑发育不全和 / 或局部脑组织萎缩。

（5）增强扫描无强化。

2. 鉴别诊断

（1）脑裂畸形:表现为一侧或者双侧横跨大脑半球裂隙衬有与邻近部位皮层相连续的灰质层或者有移位的灰质,而脑通穿通畸形无此征象。

（2）蛛网膜囊肿:由蛛网膜下腔局限性粘连、脑脊液过度积聚形成,多发生于幕上颅中窝,以侧裂多见,可有占位效应,病灶邻近脑组织及脑室受压移位变形,病变不与侧脑室相通,不伴有脑发育不全。

（3）脑软化灶:脑软化灶是继发性脑穿通畸形囊肿形成的原因,后者是前者的结果,脑出血,脑梗死,脑外伤及脑肿瘤术后遗留病灶等经吸收后形成脑软化灶,可完全液化囊变。

（五）治疗和预后

目前脑穿通畸形尚无成熟的治疗方案。多数学者认为无颅内压增高和脑积水者可采用保守治疗。有颅内压增高症状者,伴有癫痫发作者,应考虑尽早手术治疗。早期引流可使囊腔不再扩大。对伴有癫痫患者,效果明显。

# 第十节 积水性无脑畸形

## (一) 概述

积水性无脑畸形(hydranencephaly),又称水脑畸形或水头无大脑畸形,是一组极少见的婴幼儿先天性脑发育畸形。1835 年 Gruveilhier 首先对该病作了详细的描述,而后 Spielmeyer 将本病正式命名为积水性无脑畸形。积水性无脑畸形患者的大脑半球完全或几乎完全缺失,由充盈脑脊液的膜性囊腔、神经胶质组织以及室管膜取代。少数情况下,只有一侧大脑半球被破坏,称为半积水性无脑畸形(hemihydranenccphaly)。

积水性无脑畸形的确切病因仍不清楚。大多数研究者认为其可能的病因为妊娠 16 周前继发于颈内动脉循环异常的弥漫性脑组织液化性坏死,其他可能的致病因素包括母体外伤、毒素、双胎输血综合征、大量出血及感染。部分病例可见 *COL4A1* 基因突变伴妊娠期大量出血。

此种畸形发病机制多数人认为与脑血管供血障碍有关,胚胎期颈内动脉发育不良或闭塞,致使大脑前、中动脉供血的幕上半球发育障碍,形成一个巨大囊腔。囊壁由软脑膜组成,其内衬神经胶质组织,而非室管膜。

本病见于婴幼儿,其发生率在新生儿中占 0.2% 左右。患儿生后头颅逐渐增大,常伴颅缝裂开,前囟门饱满、扩大。逐渐出现运动功能障碍、表情呆滞、不会注视,常有眼球不规则运动、斜视,肌张力增高、腱反射亢进,偶有惊厥或抽搐。并常残存紧张性颈反射、把握反射等原始反射。严重者于生后 3 个月内死亡。

## (二) 病理学表现

双侧大脑半球的额、顶、颞叶完全或大部分缺如,由充以脑脊液的囊性区域取代,其内衬由软脑膜构成。可残存少许枕、颞、额叶组织。基底节、丘脑、中脑可部分或大部分破坏。小脑、脑桥、延髓可发育正常,但有时亦有不同程度的畸形。侧脑室、第三脑室、脉络丛有时可保存完好。脑膜,包括大脑镰、天幕、蛛网膜、软脑膜可正常存在。顶盖骨完整,头颅大小正常或增大。

根据脑组织存留的多少,本病可分以下两型:①轻型:除大脑半球大部分缺如外,在脑底部尚保留基底节、丘脑、第三脑室的残余、颞叶及枕叶的底部、脑干、小脑等;②重型:除两侧大脑半球缺失外,基底节亦缺如,但部分中脑、脑桥、延髓以及小脑正常。

## (三) MRI 表现

特征性表现为幕上双侧大脑半球、脑室不显示,整个颅腔大部分呈脑脊液信号,仅于脑底部见残存的部分枕、额和 / 或颞叶组织。基底节、丘脑部分存在,大脑镰完整存在,幕下结构正常,但脑干可略变细(图 2-10-1)。半积水性无脑畸形表现为一侧大脑半球缺如,且脑脊液填充的腔隙造成大脑镰移位而跨越中线。

## (四) 诊断要点与鉴别诊断

1. 诊断要点 幕上双侧大脑半球、脑室不显示,整个颅腔大部分被脑脊液充填,但大脑镰存在。

2. 鉴别诊断

(1)无脑叶型前脑无裂畸形:为单一囊腔围绕单一脑室,无半球间裂及大脑镰。

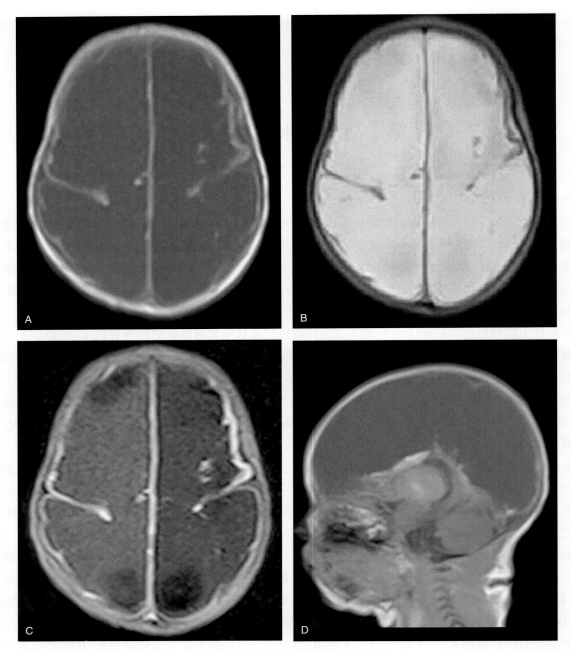

图 2-10-1 积水性无脑畸形 MRI 表现

A～C. 分别为横轴位 $T_1WI$、$T_2WI$ 及 FALIR, 示双侧大脑半球几乎完全被脑脊液所替代, 大脑镰存在;
D. 矢状位 $T_1WI$, 示双侧大脑半球被脑脊液取代, 仅见脑底部残存脑组织

（2）脑穿通畸形：为局限性脑缺损, 并与脑室和 / 或蛛网膜下腔相通。

（3）巨大蛛网膜囊肿：为脑外病变, 常单发, 局限性水样信号并有明显的占位效应及相应的骨质改变, 脑室系统存在并受压变形。

（4）重度脑积水：可显示变薄的脑实质影像, 脑室系统存在并显著扩大。

（5）囊性脑软化：严重的囊性脑软化表现为脑室扩大, 伴有多个由脑脊液充盈的空腔。

（五）治疗和预后

目前尚无有效治疗方法, 预后不良, 严重者, 出生后不久即死亡。有学者报道对该症患者行脑脊液 - 腹腔分流术, 但智力发育未见改善, 手术目的只是缓解头颅增大现象。

# 第十一节　丹迪-沃克畸形

## （一）概述

丹迪-沃克畸形（Dandy-Walker malformation，DWM）又称 Dandy-Walker 氏囊、先天性第四脑室中、侧孔闭塞或 Dandy-Walker 综合征，是一种少见的以小脑蚓部发育不全，第四脑室和颅后窝池扩大并伴有小脑幕/窦汇抬高为特征的颅后窝先天性发育畸形。畸形的发生率为 1/30 000~1/25 000。1914 年由 Dandy 和 Blackfau 首先描述，1921 年 Dandy-Walker 指出第四脑室正中孔、侧孔发育不良是引起本病的主要原因。1942 年 Taggart 和 Walker 的报道支持了 Dandy 阐明的发病机制。1972 年 Hart 将其正式命名为丹迪-沃克综合征（Dandy-Walker syndrome）。

关于本病的病因至今仍有争议，一般认为是胚胎发生学异常所致。1982 年 French 综合各家对本病的起因研究，归纳为四点：①胚胎时期第四脑室出口闭锁；②胚胎时期小脑蚓部融合不良；③胚胎时期神经管闭合不全，形成神经管裂；④脑脊液流体动力学的变化。Dandy-Walker 畸形可能的易感因素包括乙醇、糖尿病、风疹病毒、巨细胞病毒、孕妇服用华法林等。近年来国外对 Dandy-Walker 畸形进行细胞遗传学分析显示部分畸形患者与染色体 3、9、13、18 异常、隐性遗传综合征、常染色体显性遗传相关。Grinberg 等指出 DWM 相关的关键区域——小脑基因的 2 个邻近锌指结构 ZIC1 和 ZIC4，这两个基因杂合因子缺失的杂合子小鼠具有与 Dandy-Walker 畸形相似的表现。

Dandy-Walker 畸形是脑积水的病因之一，占所有脑积水的 2%~4%。本病多见于婴幼儿，女性稍多于男性。Dandy-Walker 畸形可以是某些畸形综合征如 Joubert 综合征、Golden 综合征、Mecke F Gruber 综合征等的表现之一，也可以为独立的畸形。可伴有其他脑部畸形，如脑回结构异常、脑组织异位、中线结构发育不良、半球间裂囊肿，中线先天性肿瘤、脂肪瘤及畸胎瘤等，其中以胼胝体发育不良最常见。还可伴有全身其他畸形：骨骼畸形、面部血管瘤、心脑血管异常等。

其临床表现主要有：①颅内高压表现：患儿兴奋性增强、头痛、呕吐等；②脑积水表现：头围增大、颅缝开裂、前囟扩大隆起、颅后窝扩大（头颅前后径增大）；③小脑症状：走路不稳、共济失调、眼球震颤；④运动发育迟缓；⑤展神经麻痹、智力低下、头部不能竖起、坐立困难、痉挛性瘫痪、癫痫发作等严重者可出现痉挛状态，还可因压迫延髓呼吸中枢，导致呼吸衰竭而死亡。

## （二）病理学表现

以第四脑室和小脑发育畸形为特点，患儿均有第四脑室的囊样扩张，伴或不伴其他脑室扩张，但侧脑室的扩张程度与第四脑室囊肿的大小不成比例。仅 25% 的 Dandy-Walker 畸形患儿小脑蚓部完全不发育，但显微镜检查在囊肿壁上可发现小脑组织。其余 75% 的患儿仅为后蚓部发育不全，前蚓部仍存留附在小脑幕上。第四脑室囊肿的大小与蚓部发育不全的程度不成比例。第四脑室囊肿的壁包括一层由室管膜组成的内层和由软脑膜与蛛网膜组成的外层，内、外两层之间往往可以发现小脑组织。第四脑室正中孔大多闭锁，50% 的患儿一侧或两侧的侧孔仍然开放。

## （三）MRI 表现

颅后窝扩大伴窦汇及横窦上移，超过人字缝，小脑半球萎缩并分离，小脑蚓部萎缩或消失，小脑下蚓部缺如，小脑上蚓部向上向前移位，进入小脑幕切迹，幕上脑室扩张。第四脑室呈气球状突入小脑后方的囊腔内，使小脑半球向前侧移位，并压迫岩锥。小脑后部的中间隔存在，为变异型 Dandy-Walker 畸形。小脑后部的中间隔缺如，为真正的 Dandy-Walker 畸形（图 2-11-1）。合并其他畸形时出现相应表现。

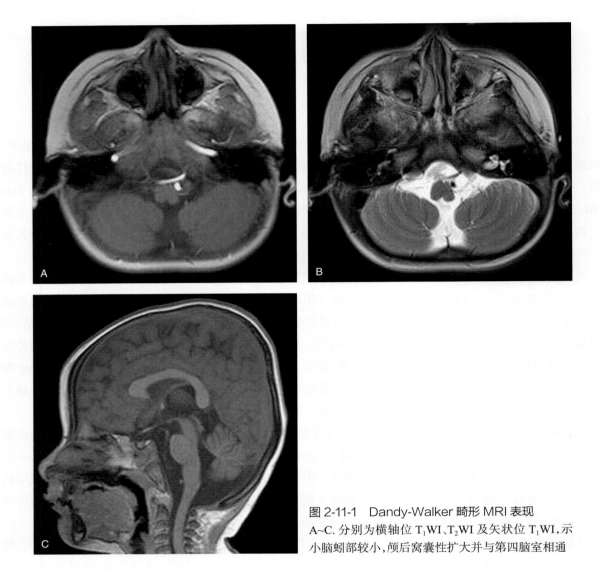

图 2-11-1　Dandy-Walker 畸形 MRI 表现
A~C. 分别为横轴位 $T_1WI$、$T_2WI$ 及矢状位 $T_1WI$，示小脑蚓部较小，颅后窝囊性扩大并与第四脑室相通

（四）诊断要点与鉴别诊断

1. 诊断要点

（1）第四脑室极度扩张或颅后窝巨大囊肿并与第四脑室相通。

（2）小脑蚓部与第四脑室顶部发育不良。

（3）常合并脑积水。

2. 鉴别诊断

（1）巨大枕大池：属先天性后脑发育变异，与第四脑室和蛛网膜下腔自由交通，但第四脑室位置、形态正常，小脑发育基本正常。

（2）颅后窝蛛网膜囊肿：为小脑后局限性类圆形囊肿，不与第四脑室相通。

（3）第四脑室囊虫闭塞：第四脑室囊虫多呈囊状，多有"米猪肉"食用史和绦虫节片排出史，血 HIA 多为阳性，抗囊虫治疗后脑积水可缓解或消失。

（五）治疗和预后

治疗以外科手术治疗为主，主要是改善脑积水，改善高颅压症状，常用的手术方法有：脑室 - 腹腔引流、囊肿 - 腹腔引流、脑室 - 囊肿 - 腹腔引流。近年来,经内镜第三脑室造瘘术开始应用,该术式使囊肿、第四脑室与蛛网膜下腔自由相通,手术创伤小,特别适合于脑积水发生较晚的患者。

Dandy-Walker 畸形常伴染色体异常和其他畸形,预后差。预后与畸形的严重程度呈正相关:小脑蚓部轻度发育不良,不合并中枢神经系统畸形的患者能适应正常生活,智力发育较好,预后相对较好;小脑蚓部严重发育不良甚至缺如,合并有其他大脑畸形的患者常伴有严重智力障碍,预后差。

# 第十二节　小脑扁桃体下疝畸形

## (一) 概述

小脑扁桃体下疝畸形(cerebella tonsil herniation)又称 Chiari 畸形(Chiari malformation),是小脑扁桃体延长经枕骨大孔疝入颈椎管内,严重者部分延髓下段、第四脑室也下疝入椎管内。50%~70% 伴有脊髓空洞,引起脑积水较少见。常合并其他颅颈区畸形如脊髓脊膜膨出、颈椎裂和小脑发育不全等。

本病首先由 19 世纪末奥地利病理学家 Hans Chiari 提出,后由其他学者补充,共分为四型。以 Ⅰ 型和 Ⅱ 型多见。

Ⅰ 型临床表现最轻。又称原发性小脑异位,表现为小脑扁桃体疝通过枕骨大孔水平进入椎管内,延髓轻度向前下移位,第四脑室位置正常。常伴颈段脊髓空洞、颅颈部骨畸形。多见于儿童及成人。

Ⅱ 型不仅有小脑扁桃体疝入椎管内,脑桥、延髓、第四脑室也下移,部分全部进入椎管,多数伴有脑积水,常合并脊髓空洞、脊髓脊膜膨出、颅底复合畸形等。多见于婴幼儿。

Ⅲ 型为最严重的一型,罕见。表现为延髓、小脑蚓部、第四脑室及部分小脑半球疝入椎管上段,合并枕骨发育异常、枕部脑膜脑膨出、脊髓空洞及栓系、并有明显头颈部畸形、小脑畸形等。多见于新生儿期。

Ⅳ 型,伴有明显的小脑、脑干发育不全,但不疝入椎管内,常在新生儿时期死亡。

Chiari 畸形发病机制中,目前较为公认的理论是起源于胚胎中胚叶轴旁的枕骨原节发育不良,导致枕骨发育不全、颅后窝浅小,而容纳在颅后窝内的脑组织发育正常,就造成了颅后窝过度拥挤,继发后脑组织下疝和小脑幕上抬。

不同类型的畸形临床症状不同:Ⅰ 型临床可无症状,或有轻度后组脑神经及脊神经症状。Ⅱ 型临床上常有下肢运动、感觉障碍和小脑症状。Ⅲ 型临床上常有下肢运动、感觉障碍及脑积水引起的脑干和脊髓受压症状、小脑症状。常见的体征有下肢反射亢进,上肢肌肉萎缩。多数患者有感觉障碍,上肢常有痛温觉减退,而下肢则为本体感觉减退。眼球震颤常见。软腭无力伴呛咳常见。视乳头水肿罕见,有视乳头水肿者多伴有小脑或脑桥肿瘤。

## (二) 病理学表现

Ⅰ 型:大体而言,疝出的小脑扁桃体下移,因枕后点的嵌塞而形成沟槽。小脑扁桃体常常坚实、硬化。颅颈交界区的蛛网膜增厚与粘连常见。显微镜显示浦肯野细胞退变和颗粒细胞丧失。

Ⅱ 型:常有脊髓脊膜膨出、颅后窝狭小、斜坡与岩锥双凹改变等。小脑蚓沿颈髓椎管背侧下移。第四脑室、脑桥、延髓延长并部分突入颈椎管内。低位延髓可发生扭结。多伴有幕上大脑发育畸形,如脑积水、中脑导水管狭窄、胼胝体发育不全及灰质异常等。

Ⅲ 型:脑膜脑膨出中含有大量脑组织、血管以及脑脊液腔隙。大脑组织常呈无特征性发育不良,广泛胶质增生、灰质异位可致脑组织结构紊乱。

Ⅳ型：颅后窝大小正常并几乎完全充满脑脊液，脑桥扁平变小，不存在脊髓脊膜膨出。

（三）MRI 表现

Ⅰ型：小脑扁桃体伸入枕大孔以下，成人超过 5mm，10 岁以下儿童超过 6mm。20%~40% 伴脊髓空洞症（图 2-12-1），25% 伴脑积水（图 2-12-2），25% 伴颅底凹陷，少见寰椎枕化。

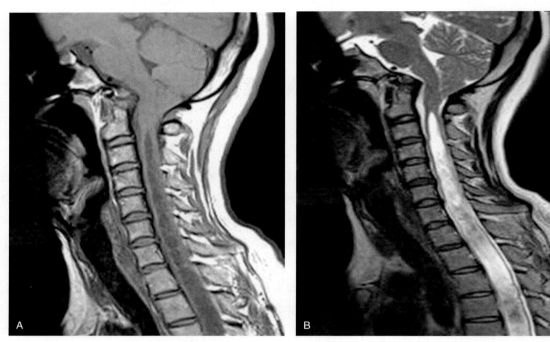

图 2-12-1　Chiari 畸形 Ⅰ 型伴脊髓空洞 MRI 表现

A、B. 分别为矢状位 T$_1$WI、T$_2$WI，示小脑扁桃体变尖下移，超出枕大孔约 12mm，延髓稍下移，颈胸段脊髓内可见条状脑脊液信号

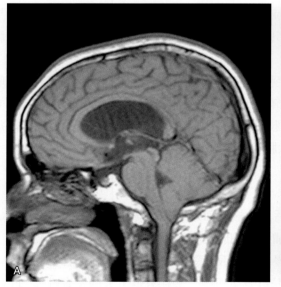
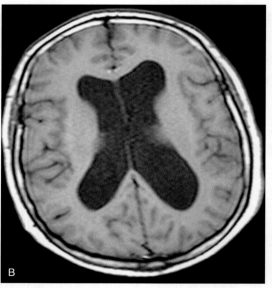

图 2-12-2　Chiari 畸形 Ⅰ 型伴幕上脑积水 MRI 表现

A. 矢状位 T$_1$WI，示小脑扁桃体变尖下移，超出枕大孔约 7mm，延髓稍下移；

B. 横轴位 T$_1$WI，示双侧侧脑室扩大

Ⅱ型：颅后窝狭小，小脑蚓下移，第四脑室、脑桥、延髓延长并部分突入颈椎管内，中脑顶盖呈鸟嘴状，低位延髓可发生扭结（图2-12-3）。多伴有幕上大脑发育畸形，如脑积水、中脑导水管狭窄、胼胝体发育不全及灰质异常等。

Ⅲ型：通常包括小脑和/或脑干发育不良以及脑脊液腔隙和血管的变形，在部分疝出的脑膜脑膨出肿块中，可以看到变形的第四脑室，有时还包括第三脑室。有时脑静脉、硬脑膜窦甚至基底动脉也可伸入脑膜脑膨出中。

Ⅳ型：颅后窝大小正常并几乎完全充满脑脊液，脑桥扁平变小，延髓变扁（图2-12-4）。

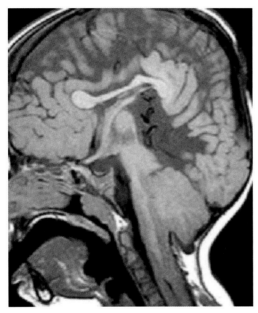

图2-12-3　Chiari畸形Ⅱ型MRI表现

矢状位 $T_1WI$，示颅后窝拥挤，小脑扁桃体下移，脑干发育异常，中脑顶盖呈鸟嘴样，延髓下疝，第四脑室显示不清，大脑大静脉池扩大，胼胝体发育不良

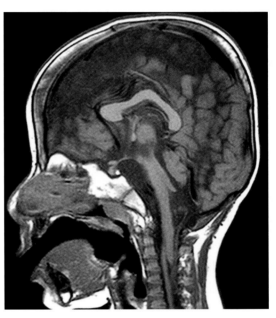

图2-12-4　Chiari畸形Ⅳ型MRI表现

矢状位 $T_1WI$，示小脑发育不良，脑桥扁平，延髓延长下移

**（四）诊断要点与鉴别诊断**

1. 诊断要点

（1）小脑扁桃体疝入枕骨大孔以下≥5mm。

（2）脑干发育异常并下移。

（3）伴或不伴脊髓空洞、颅底凹陷等其他先天畸形。

2. 鉴别诊断　继发性小脑扁桃体疝：扁桃体多呈锥形，并可同时合并有颅内原发病变的征象，而先天性小脑扁桃体多呈舌状，常合并其他畸形。

**（五）治疗和预后**

小脑扁桃体下疝畸形有明显神经症状和体征，且病情进行性加重者，需行手术治疗。传统的手术方式是颅后窝减压，硬脑膜敞开，减压范围较大，术后并发症较多。目前临床依据不同类型畸形的影像学特征及随着对小脑扁桃体下疝畸形病因学研究的不断深入，逐渐改良手术方式，本畸形的预后有所改善。

符合手术适应证的患者应及早行手术治疗。症状出现2年内手术治疗效果最好，疼痛常可在术后缓解,肢体力弱不易改善,尤其已有肌肉萎缩者;脊髓空洞影像学改善率可高达 90% 以上,相关症状缓解率可达 60%~70%。

# 第十三节　朱伯特综合征

（一）概述

朱伯特综合征（Joubert syndrome,JS）又称 Joubert-Boltshauser 综合征,是一种较为罕见的先天性发育畸形,被认为是常染色体隐性遗传病,目前有三个基因位点,一个基因点定位于染色体 9q34.3,另两个基因点分别定位于染色体 11p12-q13.3 和 6q23,其病变主要发生于小脑蚓部。该病 1969 年由 Joubert 等首次报道,发病率较低,男性较多见。

本病临床表现不一,仅有少数共同症状。新生儿期主要表现为阵发性呼吸异常（包括呼吸暂停和呼吸急促）、眼异常运动,儿童期主要表现为发育迟缓。文献报道还有孤独症。眼异常运动包括外展受限、眼球震颤、斜视等。此外,常可并发其他系统、器官疾病,称之为 Joubert 综合征相关疾病。这些异常主要包括肾萎缩、肾结核、肝纤维化、多指/趾畸形、视网膜缺损或营养不良、胼胝体发育不良及先天性心脏病等,存在家族间和家族内的变异。

（二）病理学表现

该病的病理学特征包括小脑蚓部部分发育或完全不发育、小脑齿状核变形、旁橄榄核及下橄榄核发育不良、背侧柱核发育异常以及锥体交叉几乎完全缺如。

（三）MRI 表现

小脑蚓部发育不良及"磨牙征"是 Joubert 综合征的神经影像学特征,主要表现为小脑蚓部部分或全部缺如、第四脑室变形、小脑上脚增宽,这些异常改变程度不一,几乎可见于所有病例,在 MRI 上分别表现为"中线裂""蝙蝠翼"状和"三角形"第四脑室及"磨牙征",而小脑半球一般无明显异常（图 2-13-1）。

1."磨牙征"　是指在 MRI 横轴位图像上,第四脑室底向前凸出、中脑增宽脑干峡部变窄、脚间窝加深、小脑上脚增宽呈平行状走行,中脑和小脑上脚在周围脑脊液的衬托下形态犹如磨牙的侧面观。部分学者认为"磨牙"征是确定诊断 JS 的特征表现。

2."中线裂"　指因小脑蚓部全部或部分缺损致两侧小脑半球在中线部位紧密相邻而不相连,脑脊液进入其中而形成"中线裂"。

3."蝙蝠翼"状和"三角形"第四脑室　即小脑蚓部部分或全部缺如,从头侧至尾侧观察,第四脑室上方表现为"蝙蝠翼"状,而第四脑室中部表现为"三角形"脑室。

DTI 上可显示小脑脚和皮质脊髓束交叉的缺如。

（四）诊断要点与鉴别诊断

1.诊断要点

（1）阵发性呼吸过度或呼吸暂停,智力迟钝和发育迟缓,眼异常运动,常伴有小头畸形、多指畸形、视网膜缺损或视网膜发育不良和多囊。

（2）MRI 表现具有特征性,即"磨牙征""中线裂""蝙蝠翼"状和"三角形"的第四脑室,"磨牙征"是诊断本病最重要的特征。

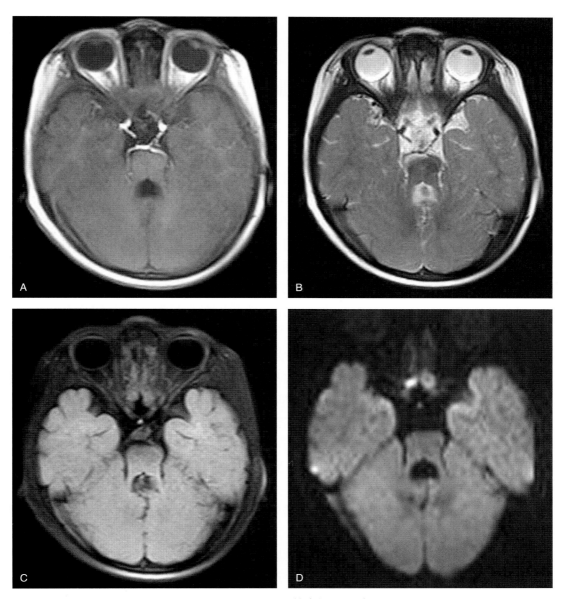

图 2-13-1 Joubert 综合征 MRI 表现

A. T$_1$WI,示小脑蚓部部分缺如,中脑与小脑上脚交接处呈"磨牙征";

B. T$_2$WI,示病变呈"蝙蝠翼"状高信号;C. FLAIR,示病变呈等信号;D. DWI,示病变呈等信号

2. 鉴别诊断

(1)Dandy-Walker 综合征:不仅可见小脑蚓部缺失,也可见第四脑室从缺失的蚓部向后上方扩张,颅后窝异常大的囊性病变,小脑半球向前外方分离退缩,并通常伴发颅后窝的扩大。

(2)菱脑联合:其特征为两侧小脑半球融合和小脑蚓部缺如,因而两侧小脑半球之间无"中线裂"存在,且无 Joubert 综合征特征性的临床表现。

(3)Down 综合征:根据临床表现或染色体组型为 21- 三体可明确诊断。

(五)治疗和预后

Joubert 综合征无特异疗法,主要是康复训练及对症治疗。康复训练包括运动训练、语言治疗、特殊教育等。本病患儿对镇静剂、麻醉剂非常敏感,甚至可以导致呼吸抑制,故要慎用。该病预后不一,轻者仅有轻度运动落后,而智力正常,也有患者表现出严重的运动障碍和中等程度的智力落后。亦有研究显示本病预后不良,五年存活率为 50% 左右。

# 第十四节  脑 小 畸 形

## （一）概述

脑小畸形（microencephaly）可为原发性或继发性改变。原发性脑小畸形是一种由脑组织发育缺陷而导致的先天畸形，为真性脑小畸形。继发性小头畸形则为一种获得性疾病，由胎儿、新生儿或婴儿脑发育异常所致，最常见的原因包括缺血缺氧、感染、母体糖尿病和外伤。

脑小畸形是指脑重量小于正常，多同时伴有头围小。正常情况下，无退变损害的成人脑重量一般不低于900g，低于此限为脑小畸形。有时脑小畸形者脑重量仅有300~400g或更少。

胚胎8~12周是神经元增生、分化的阶段，此阶段若神经元增生减少则造成脑小畸形。脑小畸形引起的小头畸形可分原发性和继发性。目前认为原发性脑小畸形与遗传、胚胎早期感染、出血有关；继发性与胚胎后期或出生前后感染、缺氧缺血有关。

脑小畸形在新生儿期即有特殊的头部外形，即颅面大小比例不正常，头围小于同龄正常儿2个标准差，颅盖变小而使覆盖在上面的头皮增厚，在枕部容易形成深褶，额部平而后倾，面部正常，鼻长而突出。除头围小外，神经系统检查可无其他异常，但病儿常早期出现精神发育不全。90%以上的小头畸形均有体格发育和智能发育落后。临床上常表现智力低下，甚至痴呆，可有肢体瘫痪、癫痫。

## （二）病理学表现

大体：由于皮层体积减小和沟回简单，所以大脑半球变小，但白质基底节和小脑受累较轻。可表现为弥漫性或局限性脑回小，脑回不规则。

镜下：可见皮质分层正常，神经细胞数量减少，排列紊乱，分化程度不成熟，并有神经纤维缺乏髓鞘等。

## （三）MRI表现

头颅对称，颅腔缩小，颅板增厚，板障增宽。轻度脑小畸形体积较正常小，大体结构基本正常，灰、白质比例近正常；严重者可见脑实质减少，脑皮质变薄，脑室扩大，脑池、脑沟增宽，合并胼胝体发育不良、无脑回、巨脑回、透明隔发育异常、前脑无裂畸形等。

## （四）诊断要点与鉴别诊断

1. 诊断要点

（1）头颅小，颅缝尚存或部分闭合。

（2）颅板增厚，板障增宽。

（3）脑沟、脑池、脑室系统增大，脑皮质变薄。

2. 鉴别诊断

（1）狭颅症的小头畸形：表现为部分或全部颅缝早闭，异常头型并有不同程度的指压痕增多增深，尤以尖头型明显，且可有高颅压的表现。MRI检查脑实质及脑室系统未见异常。狭颅症可并有面骨发育不良。

（2）正常小头：头颅虽小，但形状正常，临床无症状，智力正常。

## （五）治疗和预后

本病无特殊治疗，预后不一。

# 第十五节　巨 脑 畸 形

（一）概述

巨脑畸形（megalencephaly）亦称脑大畸形或头大畸形,是指任何原因引起的脑实质增多,脑体积增大,脑重量多在 2 000g 以上,是一组少见的家族性或散发性疾病。头围大于同龄正常儿 2 个标准差以上。除表现头大外,脑实质与脑室系统形态可正常,或仅有脑室轻度扩大。

巨脑畸形可原发孤立存在,也可与某种综合征合并存在,如脑性巨人症,也可继发于脑组织代谢产物的异常积聚。巨脑畸形依其病因不同可分为两种,一种是解剖性巨脑,由于成神经细胞增生过度所致,脑细胞体积和 / 或数目增加,可伴神经皮肤综合征等;另一种是代谢性巨脑,由于异常代谢产物的蓄积,使细胞体积增大所致,可伴脑白质营养不良、脑脂质沉积症、黏多糖病等先天性代谢疾病,多有颅内压增高。

某些先天性代谢疾病造成代谢物质在神经元内异常聚集而使脑的体积增大,而某些神经外胚层发育异常会形成肿瘤而使脑增大。在这种情况下,出生时头围不一定增大,至婴儿期才表现出来。在新生儿期很少见到巨脑畸形。如果一出生就存在巨脑畸形,说明是神经元增生造成的原发性疾病,这时神经元数量过多,但形态是正常的。本病呈家族性发病已有报道,家系谱分析提示为常染色体显性遗传。

本病多见于儿童,患儿头围增大,呈特殊面容:前额突出、下颌大、眼距宽、眼裂外下斜、高腭弓、双颞部毛发退化等,外观似先天性脑积水,但无眼球下斜,叩诊无破壶音,可伴智力障碍和癫痫。多有肌张力低下,反射亢进;非进行性轻重不等的智力障碍,智商平均数约 78,粗大运动发育迟缓可伴有孤独症样异常行为;可发生惊厥、视网膜萎缩、心脏病、恶性肿瘤等。

（二）病理学表现

病理表现包括脑实质量的增多和质的低劣,脑皮质增厚,皮质发育不良、白质异常及异常细胞和多小脑回。

（三）MRI 表现

MRI 显示为双侧大脑半球对称性的脑白质肿胀,中央白质区相对正常,额顶区皮层下多可见大小及数量不等的囊肿。随时间增长,脑白质肿胀逐渐消失,脑萎缩出现。脑白质营养不良表现为脑白质弥漫性 $T_1WI$ 呈等或稍低信号,$T_2WI$ 呈高信号（图 2-15-1）。增强同正常脑实质。

（四）诊断要点与鉴别诊断

1. 诊断要点

（1）颅腔体积与颅脑体积均增大。

（2）无高颅压表现。

（3）MRI 可见脑肿胀表现。

（4）伴有脑白质营养不良时,脑白质弥漫性 $T_1WI$ 信号减低,$T_2WI$ 信号增高。

（5）皮层下囊肿是本病的特色。

2. 鉴别诊断

（1）脑积水引起的头围增大:头颅外形均匀增大,有颅内高压及体征,MRI 显示脑室扩大。

（2）亚历山大脑白质病:有快速的临床症状,MRI 表现以额叶为主,并见脑室周围、尾状核及丘脑的对比增强。

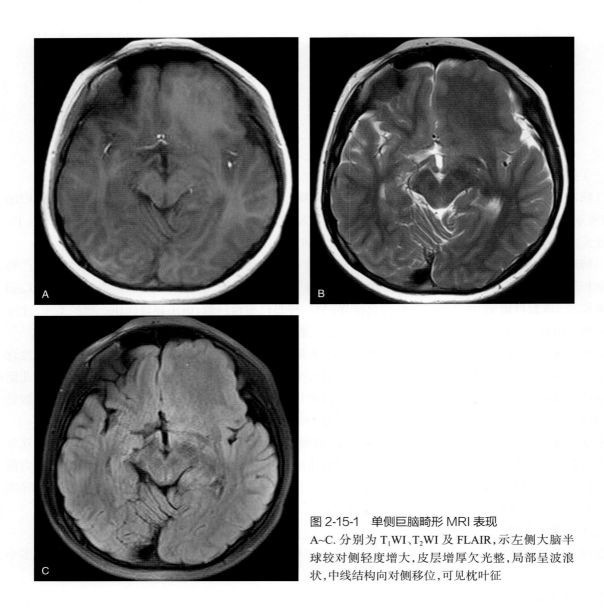

图 2-15-1    单侧巨脑畸形 MRI 表现
A~C. 分别为 T₁WI、T₂WI 及 FLAIR,示左侧大脑半
球较对侧轻度增大,皮层增厚欠光整,局部呈波浪
状,中线结构向对侧移位,可见枕叶征

### (五) 治疗和预后

对某些因先天性代谢性疾病引起的巨脑症,早期诊断和治疗十分关键。例如若在婴儿期早期发现苯
丙酮尿症和呆小症,早期给予饮食治疗或甲状腺素治疗,可使神经发育正常。对于其他一些疾病引起的巨
脑症无特殊治疗,需要加强训练和教育。

# 第十六节    局灶性皮质发育不良

### (一) 概述

局灶性皮质发育不良(focal cortical dysplasia,FCD)的组织学特征是 Taylor 等首次提出的,也称为
Taylor 皮质发育不良,是局限性、非肿瘤性的灰质异常。局灶性皮质发育不良是造成儿童和成人顽固性癫
痫的常见病因。

国际抗癫痫联盟（international league against epilepsy，ILAE）依据临床、影像学及神经病理学将局灶性皮质发育不良分为三型：局灶性皮质发育不良Ⅰ型是一种孤立性畸形，异常皮层表现为单个或多个脑叶内持续存在垂直状的发育微柱为局灶性皮质发育不良Ⅰa型，呈水平状的6层结构缺失为局灶性皮质发育不良Ⅰb型，局灶性皮质发育不良Ⅰc型则为这两种皮层异常同时存在。局灶性皮质发育不良Ⅱ型最常见，是一种以皮层改变和神经元异形，局灶性皮质发育不良Ⅱa型不伴"气球"样细胞，局灶性皮质发育不良Ⅱb型伴"气球"样细胞。局灶性皮质发育不良Ⅲ型是一种和缺血缺氧、感染、外伤等主要病理改变相关的移行后异常，局灶性皮质发育不良Ⅲa型为以海马硬化为责任病灶，合并颞叶皮层异常，局灶性皮质发育不良Ⅲb型为癫痫相关的肿瘤并邻近皮层异常，局灶性皮质发育不良Ⅲc型为血管畸形并邻近皮层异常，局灶性皮质发育不良Ⅲd型为幼年时期获得性致癫痫性病变。

局灶性皮质发育不良是造成儿童和青年人严重早发型耐药性癫痫的最常见原因。行癫痫外科手术的患者中，有15%~20%为局灶性皮质发育不良Ⅱ型，发病率上无明显性别差异。

局灶性皮质发育不良相关的癫痫通常见于10岁以内，但也可见于青春期，甚至成年人。局灶性皮质发育不良Ⅰa型患者通常为年轻人，且癫痫发生较早，患者有严重的精神运动性迟滞。

（二）病理学表现

大体：常接近正常表现。病变区切面可表现为漏斗状的皮层轻度增厚、稍变硬，与其下方的白质分界不清。

镜下：组织病理学特征包括细胞结构分布紊乱以及神经元形状、大小和走行方向上的异常。

局灶性皮质发育不良Ⅱ型的细胞结构紊乱表现显著，异形的神经元表现为细胞体和细胞核直径增大，可见于Ⅱa型与Ⅱb型患者。在所有的亚型中，均可见皮层厚度增加，灰白质界面模糊。局灶性皮质发育不良Ⅱb型典型表现为明显的"气球"样细胞伴髓鞘及少突胶质细胞缺乏。组织学上，这些"气球"样细胞类似于结节性硬化综合征患者皮层结节内的巨细胞。

（三）MRI表现

局灶性皮质发育不良的MRI表现取决于病灶的大小和类型。例如，局灶性皮质发育不良Ⅰa型仅有轻微的大脑半球发育不良，不伴有其他裸眼可见的病变，而不易识别。

局灶性皮质发育不良Ⅱb型表现为局部皮层增厚，且脑沟底部可见漏斗状的灰白质分界不清，皮层下白质内向脑室方向延伸的锥形异常增高信号，称为"transmantle"征。病变的信号强度随患者年龄不同而有所差异。在新生儿和婴儿，局灶性皮质发育不良Ⅱb型呈$T_1$WI高信号、$T_2$WI稍低信号。年长的患者则表现为$T_1$WI白质信号减低，$T_2$WI和FLAIR序列上灰白质信号增高，$T_2$WI和FLAIR序列上的楔形高信号区，从脑沟底部延伸至皮层下和深部白质，皮层下的线样或曲线样$T_2$WI和FLAIR序列高信号灶有时可朝着侧脑室的上外侧缘延伸（图2-16-1）。

局灶性皮质发育不良Ⅱb型在增强扫描上不强化。DTI上表现为弥散率增加、FA值减低。MRS表现为NAA/Cr的比值减低，mI升高。PWI显示为rCBV正常或减少。

最近才被确定的局灶性皮质发育不良Ⅲ型，常见于海马硬化患者（局灶性皮质发育不良Ⅲ型）。其特征性表现包括颞叶前份体积缩小伴$T_2$WI和FLAIR序列异常白质高信号，而皮层表现正常。

基于体素的形态测定法、统计参数图及结构分析法是先进的检查技术，对于常规MRI阴性的患者，可提高致癫痫病灶的检出率。

（四）诊断要点与鉴别诊断

1. 诊断要点

（1）以癫痫为首发症状或唯一症状。

（2）局部皮层增厚，灰白质分界不清，白质内向脑室方向延伸的异常信号。

2. 鉴别诊断

(1)皮层肿瘤:包括胚胎发育不良性神经上皮肿瘤、节细胞胶质瘤、少突胶质细胞瘤及低级别的弥漫浸润性星形细胞瘤(WHO Ⅱ级),胚胎发育不良性神经上皮肿瘤表现为长 $T_1$ 长 $T_2$ 信号的多结节或假囊性病灶,边缘清楚,无钙化、强化及周围水肿改变。节细胞胶质瘤表现为颞叶的囊性伴钙化病灶,可强化。低级别胶质肿瘤一般无皮质增厚,皮质下白质均匀高信号等局灶性皮质发育不良特征性改变,强化概率高于局灶性皮质发育不良。

(2)结节性硬化合并的皮层病变:可与局灶性皮质发育不良Ⅱb型类似。两者均可有钙化,病变均可呈漏斗型或火焰状,并累及皮层和皮层下白质。但结节性硬化综合征通常表现有其他影像学特征,如室管膜下结节。

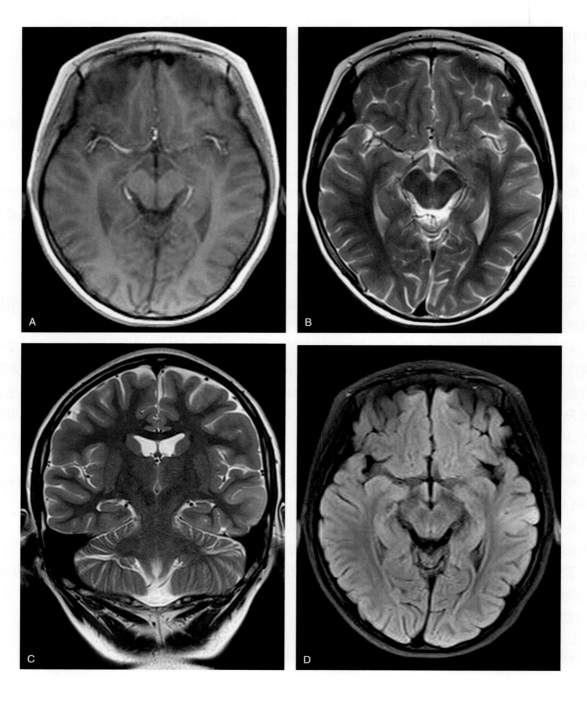

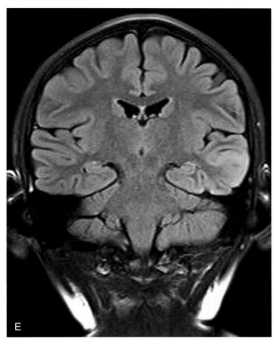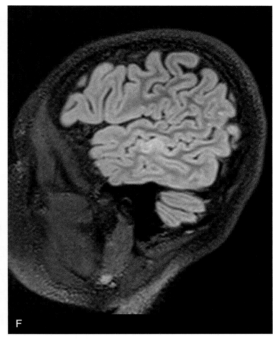

图 2-16-1　局灶性皮质发育不良 MRI 表现

A. T₁WI,示左侧颞叶皮层增厚,呈稍低信号,灰白质分界不清;B~C. T₂WI,示左侧颞叶皮层增厚,皮层下白质内向
脑室方向延伸的异常增高信号;D~F. FLAIR,示左侧颞叶皮层下白质内向脑室方向延伸的稍高信号,冠状位呈锥形

（3）孤立性的脱髓鞘性病变：二者有相似的信号强度改变,即 T₂WI 和 FLAIR 序列上的高信号影。肿瘤样脱髓鞘性病变通常呈边缘的不完整环状强化,而局灶性皮质发育不良则不强化。MRI 的多序列扫描,在局灶性皮质发育不良和脱髓鞘疾病的鉴别诊断中具有一定价值。

（五）治疗和预后

继发于局灶性皮质发育不良的慢性耐药性癫痫,可采用外科切除术进行治疗。患者的预后根据其亚型不同而有差异。据报道,70% 以上局灶性皮质发育不良 Ⅱ b 型患者的癫痫可得到良好控制。

（汪卫建　苗培芳　韩东明　文宝红　张　勇　程敬亮）

# 第三章
# 脑血管疾病

脑血管病（cerebrovascular disease，CVD）是由各种原因导致脑血管病变引起脑功能缺损的一组疾病，严重危害人类健康。目前，脑血管病已成为我国致死和致残的首要原因，对家庭、社会造成了沉重的负担和巨大的痛苦。动脉硬化、血管炎、外伤及血流动力学的改变都可以引起脑血管病变。

CT 检查操作简单、迅速，是急性脑血管疾病的首选影像学检查方法，主要用于出血性和缺血性脑血管病的鉴别。但对超早期缺血性疾病和皮质或皮质下小病灶不如 MRI 敏感。MRI 多参数多方位成像，组织分辨率高，具有无创、无辐射、安全可靠等优势，已成为脑血管疾病的重要检查手段。对腔隙性脑梗死、脑静脉系统疾病、慢性脑血管病检查具有明显优势。DWI 对早期细胞内水肿敏感，对超急性期脑梗死较敏感，是超急性期脑梗死的首选检查。MRA 可提供正常血管的解剖及病理改变，较 CTA、DSA 更安全、无创，对于显示脑血管疾病具有实用价值。

CT 灌注成像对超急性期脑梗死的诊断具有重要意义。动态磁敏感增强对比灌注成像（dynamic susceptibility contrast-enhanced perfusion weighted imaging，DSC-PWI）、动脉自旋标记（arterial spin labeling，ASL）可以评估脑血管病引起的灌注异常。DWI 结合 PWI 或 ASL 可以评价缺血半暗带，明确局部病灶缺血程度，为临床诊断治疗提供影像学依据。

弥散张量成像（diffusion tensor imaging，DTI）、弥散张量纤维束成像（diffusion tensor tractography，DTT）和弥散峰度成像（diffusion kurtosis imaging，DKI）可用于评估脑白质纤维束损伤程度，从而预测脑血管病预后及转归。SWI 可清楚显示脑部血管瘤、血管畸形等，可早期发现脑出血及了解病灶出血成分，在显示脑梗死后出血、脑梗死后血管重建等方面优于常规 MRI 序列。

磁共振波谱（magnetic resonance spectroscopy，MRS）成像是目前唯一无创定量分析活体组织内代谢物质的磁共振检查技术，早期脑梗死常表现为 NAA 峰降低，Lac 峰升高，Lac 峰和 NAA 峰是诊断早期脑梗死有效而敏感的指标。

其他新技术如酰胺质子转移（amide proton transfer，APT）、饱和脉冲参数调制（length and offset varied saturation，LOVARS）、4D-flow 等技术目前处于科研阶段，对脑血管病的诊断及其引起的脑继发性改变有巨大的实用价值，相信在不久的将来可应用到临床。

# 第一节　脑　梗　死

## 一、短暂性脑缺血发作

### （一）概述

短暂性脑缺血发作（transient ischemic attack,TIA）是指由于脑或视网膜局灶性缺血引起的短暂性神经功能缺损发作，影像学上无急性脑梗死表现。短暂性脑缺血发作多发于老年人，男性多于女性，患者多伴有心脏病、高血压、糖尿病和动脉粥样硬化等脑血管病高危因素。大多数患者有反复发作史，且每次发作时的临床症状相似，部分患者在短时间内可发展为脑梗死。

短暂性脑缺血发作患者发病时可表现为颈内动脉系统和/或椎-基底动脉系统缺血的症状和体征。颈内动脉系统短暂性脑缺血发作患者通常表现为阵发性肢体偏瘫、偏身感觉障碍、失语和单眼视力障碍等。椎-基底动脉系统短暂性脑缺血发作最常见的症状为脑干前庭系统缺血的表现，包括眩晕、恶心和呕吐。交叉性感觉障碍和脑神经交叉性瘫痪是椎-基底动脉系统短暂性脑缺血发作的特征性症状。除上述常见症状外，短暂性脑缺血发作还可出现精神症状、意识障碍、半侧舞蹈样发作或偏身投掷等。短暂性脑缺血发作具有短暂性、发作性、反复性、可逆性的临床特征，临床表现持续时间一般少于 24 小时，可完全恢复而不遗留神经功能障碍相关的症状和体征。

### （二）病理学表现

短暂性脑缺血发作患者多存在脑血流动力学改变，但机体通过脑血管代偿性扩张及侧支循环保证病变血管供应区脑组织的血氧供应，不产生器质性损伤。当局部脑组织缺血缺氧加重或持续，脑血管储备能力不能代偿，脑血流量不足以维持正常细胞代谢与功能，脑缺血区发生不可逆性损伤，进入脑梗死阶段。

### （三）MRI 表现

MRI 平扫、弥散加权成像（DWI）：无阳性病灶，多用于短暂性脑缺血发作与急性脑梗死的鉴别诊断（图 3-1-1）。

1. 磁共振血管成像（MRA）　作为无创性检查，MRA 在头颈动脉系统病变中应用广泛，可显示头颈动脉狭窄、闭塞和血管畸形等，但对小血管显影欠佳。

2. 高分辨率血管壁磁共振成像　头颈动脉粥样硬化、狭窄及斑块形成是短暂性脑缺血发作的高危因素。高分辨率血管壁成像可评估短暂性脑缺血发作患者责任血管狭窄程度、血管壁生理病理特征及斑块的稳定性，给予预防性的干预措施，可明显降低脑梗死的发生率。

3. 动态磁敏感对比增强灌注加权成像（DSC-PWI）　通过静脉团注对比剂改变组织磁化率评估组织血流动力学改变。PWI 可发现常规 MRI 无法评估的早期脑血流动力学异常。当发生缺血时，机体通过脑血管扩张、侧支循环建立等代偿机制保证了脑血容量（CBV）、脑血流量（CBF）。但平均通过时间（MTT）、达峰时间（TTP）对缺血较敏感，短暂性脑缺血发作患者血流速度减慢，病变脑区供血时间延长，表现为MTT、TTP 延长（图 3-1-1）。CBV、CBF 联合 MTT、TTP 可评估脑梗死高危脑区，为临床早期干预，及时挽救短暂性脑缺血发作患者脑组织可逆性损伤提供重要依据。

4. ASL　能对组织的血流灌注信息进行定性及定量分析，准确反映组织的血流动力学改变。多期相 ASL 可采集多期标记延迟时间（PLD）的灌注图像从而获得更多信息。对于慢性脑血管病而言，短 PLD 可评估大血管狭窄导致的灌注行为异常,同时反映快速侧支循环的代偿水平;长 PLD 则更准确地评价实际灌注水平,通过对比两个不同 PLD 的 CBF 图可评估灌注代偿能力,这对于卒中预防有重要的临床意义。血管编码 ASL 技术实现了对流速和空间的不同标记,可以区分不同血管的血流分布范围和血流量,成为评价短暂性脑缺血发作患者侧支循环和局部灌注水平的重要工具之一。

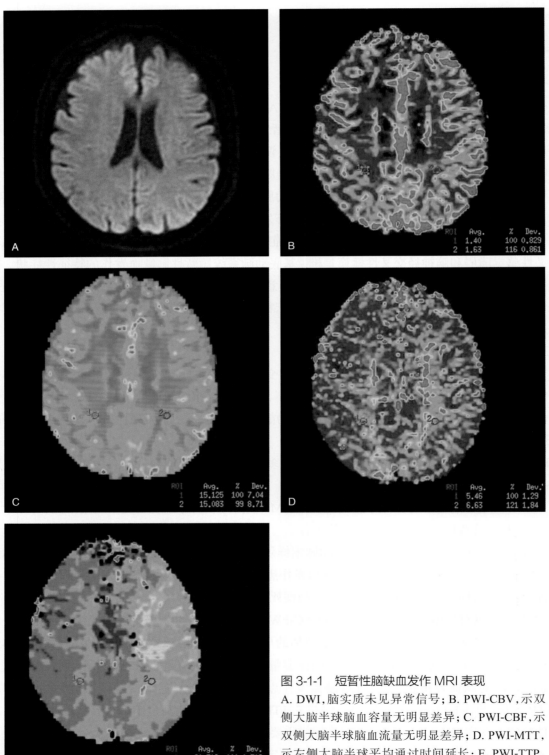

图 3-1-1  短暂性脑缺血发作 MRI 表现
A. DWI,脑实质未见异常信号;B. PWI-CBV,示双侧大脑半球脑血容量无明显差异;C. PWI-CBF,示双侧大脑半球脑血流量无明显差异;D. PWI-MTT,示左侧大脑半球平均通过时间延长;E. PWI-TTP,示左侧大脑半球达峰时间延长

5. <sup>1</sup>H-MRS　当短暂性脑缺血发作患者长期处于慢性脑缺血代偿期时,神经元处于低代谢状态。研究发现短暂性脑缺血发作患者缺血区 NAA 峰稍降低且具有可逆性,这表明在有效干预后神经元功能障碍有望恢复。Cho 峰升高提示细胞膜代谢异常,可能与缺血组织中磷脂破坏增加有关。部分患者还可检测到 Lac 峰,提示无氧糖酵解增加。<sup>1</sup>H-MRS 从代谢角度评估脑梗死高危区域,为短暂性脑缺血发作的早期诊断及治疗提供客观影像学依据。

（四）诊断要点与鉴别诊断

1. 诊断要点

（1）中老年人表现突然发作的局灶性神经系统或视网膜功能缺损,符合颈内动脉系统与椎 - 基底动脉系统及其分支缺血后的表现,持续时间小于 24 小时,可完全恢复,不遗留神经功能缺损症状和体征,应高度怀疑为短暂性脑缺血发作。

（2）如颅脑 MRI 正常或未显示责任病灶,在排除其他疾病后,即可诊断为短暂性脑缺血发作。

2. 鉴别诊断

（1）部分性癫痫:大多由脑部局灶性器质性病变引起,MRI 可发现阳性病灶。根据病因不同,致痫灶位置各异。致痫灶一般表现为长 $T_1$ 长 $T_2$ 信号,FLAIR 序列上呈高信号。临床表现为发作时局部肢体不自主抽动,多起自一侧口角继而扩展到面部或一侧肢体。部分患者表现为短时间的肢体麻木感和针刺感。脑电图可有异常表现。

（2）梅尼埃病:好发于中年人,表现为反复发作性眩晕伴恶心、呕吐,一侧耳鸣,每次持续数小时。随着发作次数增多,听力逐渐减退。除自发性眼震外,冷热水试验可见前庭功能减退或消失。脑部 MRI 无阳性病灶。

（3）偏头痛:多见于青少年且多有家族史,脑部 MRI 无阳性病灶。主要表现为以肢体运动障碍为先兆的头痛及家族性偏瘫型偏头痛,在头痛发作前有短暂的偏瘫,同时可有偏身感觉障碍和 / 或语言障碍。先兆后有剧烈的头痛,头痛性质符合偏头痛的诊断标准。

（五）治疗和预后

短暂性脑缺血发作后不遗留神经功能缺损症状和体征,但患者发生脑梗死、心肌梗死和猝死的概率高于一般人群,应积极干预。病因治疗是预防短暂性脑缺血复发的关键,积极查找病因,针对脑血管病危险因素进行积极有效的干预治疗,同时应遵循个体化原则,建立健康的生活方式。外科治疗适用于颈动脉或椎 - 基底动脉狭窄 >70% 的短暂性脑缺血发作患者,常用方法包括颈动脉内膜切除术和动脉血管成形术。

## 二、缺血性脑梗死

（一）概述

缺血性脑梗死指因血管阻塞、血流供应不足引起的脑组织缺血缺氧,并发生坏死软化,发病率在脑血管病中占首位,常见原因包括动脉粥样硬化、高血压、糖尿病、血液病及脑血管变异等。该病多见于 40 岁以上人群,起病急,一般有头痛、眩晕、口角歪斜及运动认知功能障碍,如偏瘫、偏身感觉障碍及偏盲等,神志多清楚。根据发病时间的长短可将脑梗死分为:超急性期:一般为起病 6 小时之内;急性期:起病 6~72 小时;亚急性期:起病 3~10 天;慢性期:11 天以上。

脑梗死在颈内动脉系统和椎 - 基底动脉系统的发生率分别约为 80% 和 20%。临床上通常根据责任血管评估梗死区域,或依据影像学明确责任血管。大脑主要由颈内动脉和椎 - 基底动脉系统供血,下面简述其主要分支及供血范围:

1. 大脑前动脉　供应顶枕沟前的半球内侧面及额叶底面的一部分、额、顶叶上外侧面的上部、部分壳核、尾状核头、视交叉和下丘脑。当发生栓塞或者血栓形成导致脑梗死时,典型的梗死范围是沿大脑半球内侧面的带状梗死。

2. 大脑中动脉　供应大脑半球上外侧面的大部分和岛叶、基底节区核团。发生于该动脉的脑梗死约占全部脑梗死的 75%，当一侧大脑中动脉完全闭塞时，典型表现为大脑半球表面尖朝向脑室的楔形区域。

3. 大脑后动脉　供应颞叶底面及内侧面、枕叶、部分中脑、背侧丘脑、下丘脑及外侧膝状体。对应的供血区也是脑梗死的好发部位，仅次于大脑中动脉。当大脑后动脉闭塞时，常见的梗死部位是内囊后肢、距状裂视皮质、丘脑和中脑。

4. 基底动脉　供应小脑半球、脑桥、桥臂、延髓。当基底动脉末端闭塞时，可形成基底尖综合征。而当脑桥腹侧发生大范围的梗死时，可导致临床上的闭锁综合征，即表现为除眼球垂直运动以外所有自主运动丧失。

### （二）病理学表现

脑动脉闭塞后，病理改变是一个连续过程，可将其分为三期：

1. 发病到急性期　病理标本上可见梗死脑组织肿胀变软，局限性水肿形成，灰白质界限不清，由细胞毒性水肿发展到血管源性脑水肿。发病 1 小时内，显微镜下可见神经细胞线粒体肿胀形成微空泡。数小时后光镜下可见神经元细胞染色加深、核固缩、尼氏小体和核仁消失。急性期早期阶段表现为神经细胞皱缩，线粒体崩解，内质网和高尔基体肿胀，核染色加深。晚期阶段胶质细胞肿胀，血管周围间隙扩大，神经细胞逐渐失去完整结构。24 小时左右神经细胞坏死，细胞膜破裂，水和蛋白质流至细胞外。

2. 亚急性期开始之后，坏死组织逐渐被吸收，修复过程开始，表现为胶质细胞向坏死区增生，吞噬和吸收坏死组织。镜下发现中性粒细胞浸润逐渐停止，星形细胞增生活跃，开始从梗死区周围逐渐向核心区浸润，内皮细胞增生形成新的血管，吸收和修复逐渐由梗死周边向中心进行。

3. 脑梗死发展到慢性期，梗死区脑组织液化、坏死被清除，液体囊性部分逐渐增多，最终只残留一囊腔。囊腔周围为胶质细胞增生形成的瘢痕。

### （三）MRI 表现

1. 超急性期（0~6 小时）　仅形成细胞毒性水肿，血管源性脑水肿不明显，$T_1WI$、$T_2WI$ 及 FLAIR 序列常呈阴性，DWI 呈高信号，ADC 图呈低信号。PWI 可见低灌注区，MTT 相应延长。对于超急性期患者，PWI 联合 DWI 可明确缺血半暗带范围。随着缺血程度加重，$T_2WI$ 和 FLAIR 序列上表现为高信号，$T_1WI$ 表现为等或稍低信号。SWI 上超急性期梗死灶呈等信号，内可见条状低信号血管影（图 3-1-2）。研究发现 DTI 上脑梗死病灶区 ADC 值低于正常侧。$^1$H-MRS 示 NAA 峰降低，且随着发病时间的延长，NAA 下降明显，表明了神经元的不可逆性损伤。Lac 峰异常升高，反映了能量供给不足。增强图像上，由于血流速度减慢或中断，主要表现为梗死区域及邻近血管腔增强。

2. 急性期（6~72 小时）　$T_1WI$ 呈低信号，$T_2WI$、FLAIR 序列上呈高信号，DWI 上呈高信号，ADC 图呈低信号（图 3-1-3）。PWI 与超急性期相似，梗死的核心区与缺血半暗带区仍为主要灌注缺损区（图 3-1-4）。如治疗或者其他原因所致血管再通之后，可表现为过度灌注，主要为反应性充血所致。DTI 上梗死灶ADC 值、FA 值低于正常区。$^1$H-MRS 上 NAA 峰降低，Lac 峰升高。对比剂增强可显示梗死区脑实质强化，还可表现为血管内增强以及邻近的脑膜增强。除梗死区信号异常之外，脑组织肿胀引起脑沟模糊，脑灰白质分界不清。

3. 亚急性期（3~10 天）　$T_1WI$ 上呈低信号，$T_2WI$ 及 FLAIR 序列上呈高信号，DWI 梗死灶一般表现为等信号或高信号，有时也可表现为低信号，ADC 图呈稍低、等信号或高信号（图 3-1-5）。PWI 上梗死核心区域表现为灌注低下，周边若有新生血管和充血可表现为过度灌注。DTI：脑梗死病灶区 FA 值低于正常区，但 ADC 值较急性期逐渐增高，可接近正常。$^1$H-MRS 中 NAA 峰降低，表明神经元的不可逆性损伤；Lac 峰在梗死的超急性期即可表现出异常升高，反映了脑能量供给的不足，随着梗死的进展，Lac 水平逐渐下降，直至正常。由于血管内皮及血 - 脑屏障的破坏，增强后可表现为斑片状或脑回样强化。

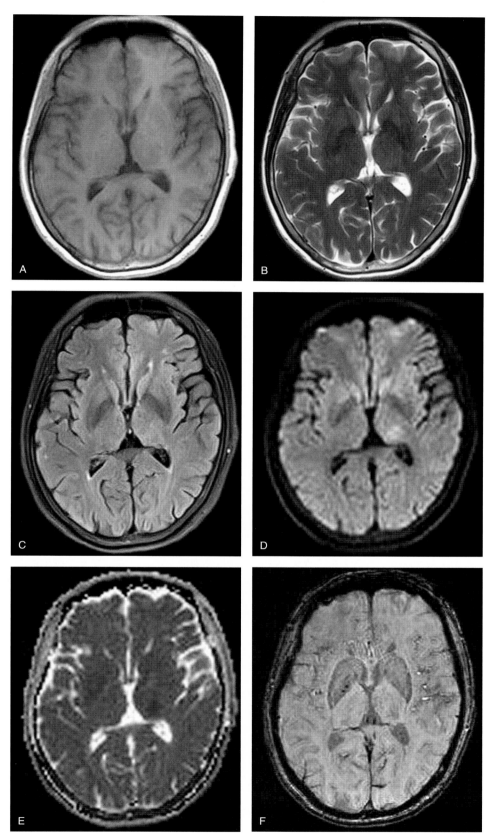

图 3-1-2　超急性期脑梗死 MRI 表现

A~C. 分别为 $T_1WI$、$T_2WI$ 及 FLAIR,无明显信号改变；D. DWI,示左侧丘脑片状高信号；

E. ADC 图,示病变呈低信号；F. SWI,示梗死区域呈稍低信号

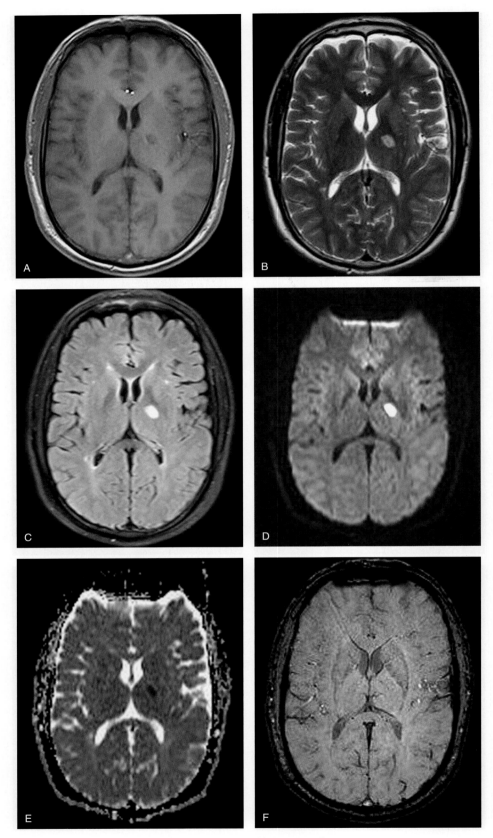

图 3-1-3　急性期脑梗死 MRI 表现

A. T$_1$WI,示左侧丘脑片状低信号；B~D. 分别为 T$_2$WI、FLAIR 及 DWI,示病变呈高信号；

E. ADC 图,示病变呈低信号；F. SWI,示病变呈等信号

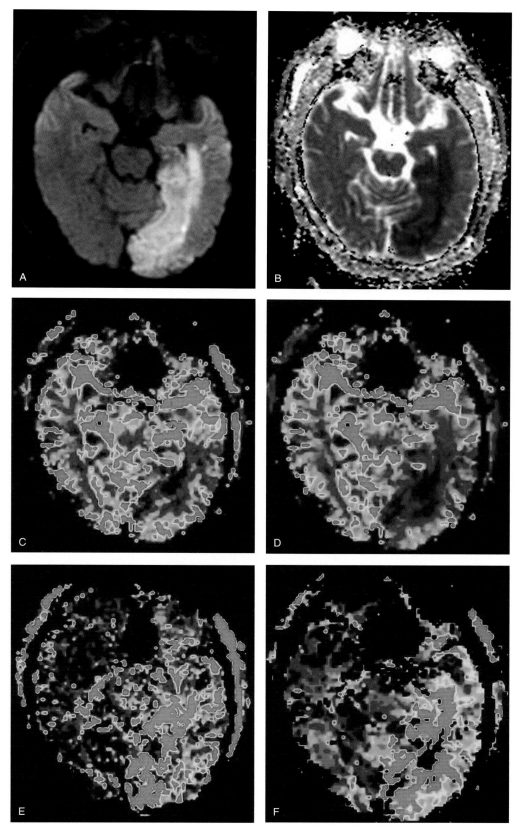

图 3-1-4 急性期脑梗死低灌注的 PWI 和 DWI 表现

A. DWI,示左侧颞枕叶片状高信号;B. ADC,示病变呈低信号;C、D. 分别为 CBV、CBF,
示左侧颞枕叶 CBV、CBF 明显降低;E、F. 分别为 MTT、TTP,示左侧颞枕叶 MTT、TTP 延长

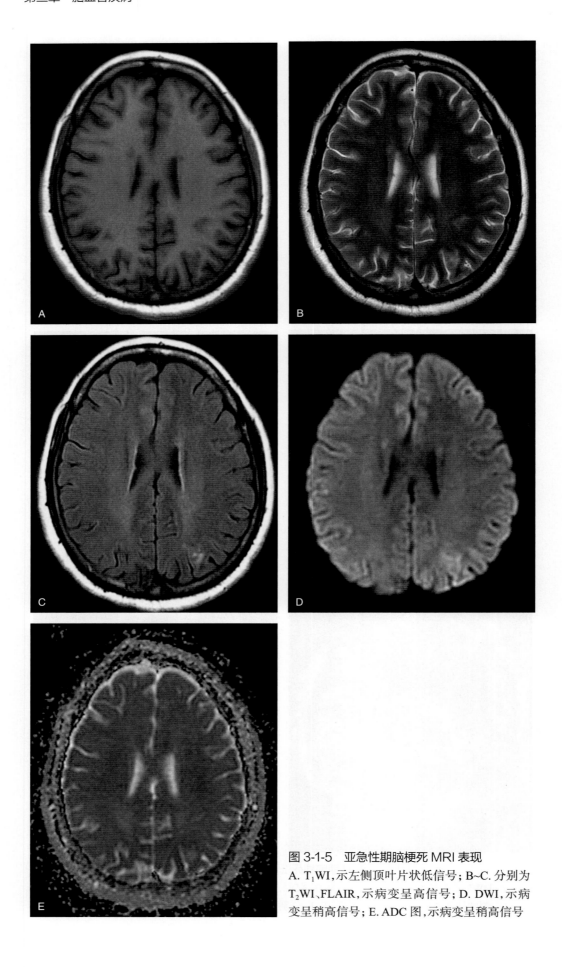

图 3-1-5    亚急性期脑梗死 MRI 表现

A. T$_1$WI,示左侧顶叶片状低信号; B~C. 分别为
T$_2$WI、FLAIR,示病变呈高信号; D. DWI,示病
变呈稍高信号; E. ADC 图,示病变呈稍高信号

4. 慢性期(11 天~数月) T₁WI 呈低信号,T₂WI 呈高信号,边界清楚,FLAIR 序列上早期也表现为高信号,随着病程的延长,表现为不均匀的高低混杂信号。DWI 上病变区呈低信号,ADC 图呈高信号(图 3-1-6)。PWI 上病变区灌注降低。DTI 上脑梗死病灶区 FA 值低于正常区,但 ADC 值增大。此期梗死周围水肿消失,梗死灶及周围组织出现不同程度的萎缩。同时,也可出现 Wallerian 变性。增强扫描后无明显强化。

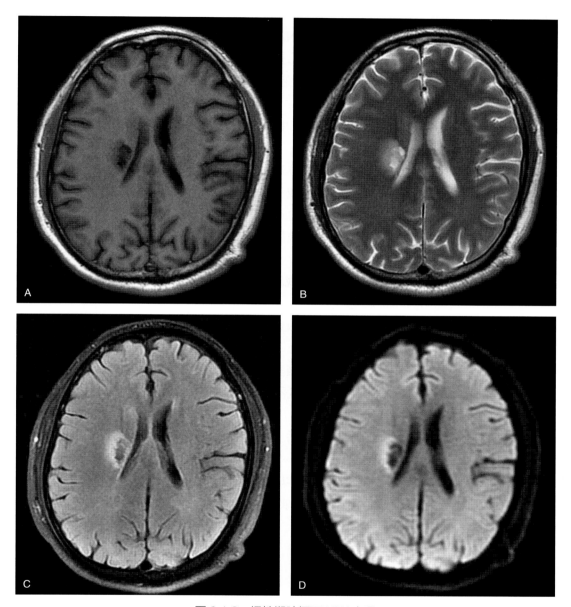

图 3-1-6 慢性期脑梗死 MRI 表现

A. T₁WI,示右侧侧脑室旁条片状低信号; B. T₂WI,示病变呈高信号;
C. FLAIR,示病变呈内低外高混杂信号; D. DWI,示病变呈低信号,边缘呈稍高信号

此外,腔隙性脑梗死多位于基底节区、内囊、侧脑室旁白质及脑桥内,直径多<15mm,无占位效应,T₁WI 呈低信号,T₂WI 呈高信号,边界清楚。

(四) 诊断要点与鉴别诊断

1. 诊断要点

(1)出现突发的不同程度脑部损害症状,如偏瘫、偏身感觉障碍及偏盲等。

(2)脑梗死超急性期 $T_1WI$、$T_2WI$ 及 FLAIR 序列常呈阴性,DWI 呈高信号,ADC 图呈低信号。PWI 可见低灌注区,MTT 相应延长。$^1$H-MRS 上 NAA 峰降低,Lac 峰升高。

(3)急性期病灶 $T_1WI$ 呈低信号,$T_2WI$、FLAIR 上呈高信号,DWI 上呈高信号,ADC 图呈低信号,PWI 呈低灌注。$^1$H-MRS 上 NAA 峰降低,Lac 峰升高。

(4)亚急性期病灶 $T_1WI$ 上呈低信号,$T_2WI$ 及 FLAIR 上呈高信号,DWI 一般表现为等信号或高信号,有时也可表现为低信号,ADC 图呈稍低、等信号或高信号。PWI 上梗死核心区域表现为灌注低下,周边若有新生血管和充血可表现为过度灌注。$^1$H-MRS 上 NAA 峰降低,Lac 水平逐渐下降,直至正常。

(5)慢性期病灶 $T_1WI$ 呈低信号,$T_2WI$ 呈高信号,边界清楚,FLAIR 上早期也表现为高信号,随着病程的延长,表现为不均匀的高低混杂信号。DWI 上病变区呈低信号,ADC 图呈高信号。PWI 上病变区灌注降低。

(6)大面积脑梗死者,MRA 可见动脉狭窄、闭塞、中断等征象。

2. 鉴别诊断

(1)胶质瘤:信号改变主要位于白质区,占位效应及周围水肿较明显,增强后呈不规则明显强化。低级别的胶质瘤水肿和占位效应不明显,但形状不规则或呈类圆形。鉴别困难者可行 $^1$H-MRS 检测,星形细胞瘤 MRS 表现为 NAA 峰明显减低,Cr 峰中度降低,Cho 峰升高。

(2)转移瘤:通常有明确的原发性肿瘤病史,在脑内为单发或者多发,水肿和占位效应明显。病灶形态不规则,增强检查呈结节状或环状等不规则强化。

(3)脑脓肿:周围脑白质呈指样水肿,形态多不规则。脓肿壁形成后,DWI 示脓腔内呈明显高信号,增强扫描表现为典型的厚薄均匀的环状强化。

(4)脑干脑炎:脑干形态通常正常,可稍肿胀。脑炎一般累及基底节、丘脑或半球,或同时累及多部位。结合临床表现与实验室检查,可资鉴别。

(5)脱髓鞘疾病:多对称发生于半卵圆中心、侧脑室周围、脑干和脊髓等白质区,常为多发病灶,呈不规则斑片状强化或无强化,且其分布与单支动脉供血区不一致。

(五)治疗和预后

治疗原则是早期、个体化及整体化治疗。发病后应在最短时间内确定最佳治疗方案,积极挽救缺血半暗带。治疗方式按时期的不同可分为急性期治疗(一般治疗,如控制血压血糖;特殊治疗,包括早期溶栓、取栓及抗凝等)和恢复期治疗(抗血小板、抗凝治疗以及康复治疗等)。慢性期之后,通过有效的治疗和锻炼,遗留下来的症状与体征可有所改善,但一些功能丧失则成为永久性。本病预后不好,致残率达 50% 以上,病死率约为 10%。

## 三、脑梗死出血转化

(一)概述

脑梗死出血转化(hemorrhagic transformation,HT)指脑梗死后缺血区域血管再通,血 - 脑屏障受损、血流再灌注及不良侧支循环建立导致继发性脑出血,常在血管闭塞后 2 小时至 2 周内发生。脑梗死出血转化多继发于颈动脉或其他来源的栓子引起的脑梗死,也可见于凝血机制异常或使用抗凝治疗后的动脉粥样硬化血栓形成的患者。

根据患者临床表现,脑梗死出血转化分为症状性和非症状性,症状性脑梗死出血转化指经影像学检查证实与临床症状恶化相关的脑梗死后出血,好发于溶栓 36 小时内,预后较差;无症状性脑梗死出血转化指临床症状无变化,但影像学检查证实存在脑梗死后出血,预后较好。梗死灶直径 ≥3cm 或同时累及 2 个或 2 个以上脑叶的大面积脑梗死容易发生出血转化。脑梗死发病 3 小时内静脉溶栓患者预后改善较大,较少发生脑梗死出血转化,随着时间窗延长,发生脑梗死出血转化的概率增加。此外,脑梗死出血转化还与高血糖、高血压、脑梗死后侧支循环情况等有关。

（二）病理学表现

脑梗死,特别是大面积脑梗死后,组织水肿压迫周围毛细血管,导致毛细血管结构及功能受损。随着病情发展,水肿消退,侧支循环开放,已发生坏死的毛细血管破裂,而新生毛细血管功能尚不完善,梗死灶周边出现斑点状、片状出血。此外,缺血缺氧触发的炎症反应致使内皮细胞损伤并炎症细胞趋化,进一步改变了脑血管的正常解剖和生理。由白细胞迁移和细胞因子释放介导的氧化应激效应可进一步损害基底层和血 - 脑屏障的完整性。机械压迫、缺血缺氧、血液成分的毒性作用及炎症反应可以引起血 - 脑屏障的损伤、血管通透性增加及血细胞溢出。

（三）MRI 表现

脑梗死出血转化包括出血性脑梗死(hemorrhagic infarction,HI)和脑实质血肿(parenchymal hemorrhage,PH)。根据影像学将每型进一步分为两个亚型:出血性脑梗死 -1 型、出血性脑梗死 -2 型和脑实质血肿 -1 型、脑实质血肿 -2 型。出血性脑梗死 -1 型指梗死灶边缘斑点状出血;出血性脑梗死 -2 型指梗死灶内斑片状出血。脑实质血肿一般有占位效应,1 型血肿体积 ≤ 梗死区的 30%；2 型血肿体积>梗死区的 30% 或远隔部位出血。不同分型预后不一,出血性脑梗死型预后较好,脑实质血肿型预后较差。

脑梗死 MRI 信号在缺血区首先表现为长 $T_1$ 长 $T_2$ 信号,而出血灶的信号特征由血红蛋白氧化状态决定。超急性期:6 小时内,溢出的血液尚未凝固,红细胞内主要是氧合血红蛋白,对 MRI 信号无明显影响。但由于血肿内水分增多,$T_1WI$ 呈等或稍低信号,$T_2WI$ 呈稍高信号。急性期:7 小时 ~3 天,红细胞的细胞膜完整,但细胞内氧合血红蛋白变为脱氧血红蛋白,对 $T_1$ 值影响较小,$T_1WI$ 上信号变化不显著,呈稍低或等信号。脱氧血红蛋白具有顺磁性,引起局部磁场不均匀,磁敏感效应加速质子失相位,缩短 $T_2$ 值,在 $T_2WI$ 或 $T_2^*WI$ 上表现为明显低信号。亚急性期早期:4~7 天,红细胞膜仍保持完整,红细胞内的脱氧血红蛋白渐变为强顺磁性的正铁血红蛋白,$T_1WI$ 表现为从周边向中心推进的高信号。细胞内正铁血红蛋白对 $T_2$ 值影响较小。亚急性晚期:7 天 ~2 周,红细胞溶解,正铁血红蛋白从细胞内溢出,游离正铁血红蛋白缩短 $T_1$ 值并延长 $T_2$ 值,在 $T_1WI$ 和 $T_2WI$ 上均为高信号。慢性期:一般为出血 2 周至数个月之后。出血逐渐被吸收,巨噬细胞吞噬的铁沉积在血肿壁上形成含铁血黄素环,表现为 $T_1WI$ 低信号,$T_2WI$ 表现为内高外低信号。MRI 多序列可反映血红蛋白、氧合血红蛋白、脱氧血红蛋白、正铁血红蛋白、含铁血黄素的演变过程,在显示出血、判定出血时间方面有独特的优势(图 3-1-7)。

SWI:利用不同组织间的磁敏感性进行成像,对小静脉、出血、铁沉积和钙化显示尤为敏感。SWI 技术在出血早期就能够准确地检出直径 ≤ 3mm 的微出血灶和动静脉血栓,表现为明显低信号(图 3-1-7),相比于常规 MRI 及 DWI 序列有较高的阳性检出率。

（四）诊断要点与鉴别诊断

1. 诊断要点

(1)脑梗死患者,当出血量较少时,临床症状可无明显加重;当出血较多,临床可表现为症状突然加重。

(2)MRI 表现为梗死灶信号混杂,信号特征根据不同时期血红蛋白氧化状态决定。

2. 鉴别诊断

(1)高血压性脑出血:多见于基底节丘脑区,常呈肾形、类圆形,信号较均匀,边缘锐利,周围可见水肿区。出血性脑梗死血肿可呈楔形,信号通常不均匀,边缘欠锐利。DWI 可鉴别高血压性脑出血周围水肿区与出血性脑梗死的梗死区。

(2)肿瘤合并出血:增强 MR 扫描示非出血区强化则提示可能为肿瘤合并出血。此外,肿瘤周围水肿显著,而脑梗死出血血肿周围水肿稍轻。多形性胶质母细胞瘤、髓母细胞瘤、脑转移瘤等发生出血较常见。

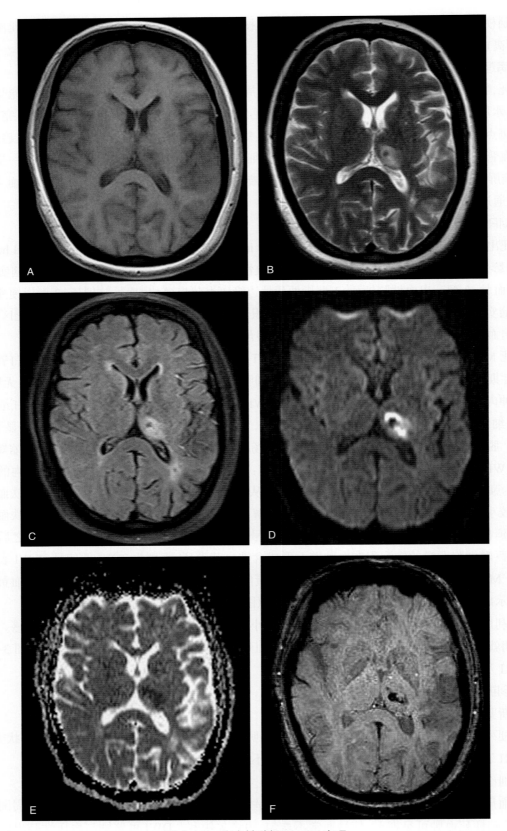

图 3-1-7 出血性脑梗死 MRI 表现

A. T₁WI，示左侧丘脑片状低信号；B~C. 分别为 T₂WI、FLAIR，示左侧丘脑病灶呈片状高信号，
其内可见低信号；D. DWI，示左侧丘脑片状弥散受限高信号，其内可见片状低信号；E. ADC，
示病灶呈低信号；F. SWI，示左侧丘脑病灶呈片状低信号

此外,梗死区内短 $T_1$ 信号不一定都是出血引起,也可能是脂质沉积或顺磁性物质沉积所致。脂质沉积多见于基底节区,范围小,不引起临床症状,多次 MRI 复查无明显变化。

### (五)治疗和预后

当发生脑梗死出血转化时,为防止出血加重和血肿扩大,应立即停用溶栓、抗凝和抗血小板等药物,适当应用止血药物,积极治疗脑水肿和降颅内压。当血肿较大时,若内科治疗无效,应采取手术治疗。由感染性栓塞引起的出血性脑梗死应使用抗生素,并禁用溶栓和抗凝治疗,防止感染扩散。

梗死区斑点状出血临床症状轻微。且轻中度脑梗死出血转化代表成功治疗和血管再通。若大面积出血可引起严重脑水肿,颅内压增高,临床症状恶化,预后不良。

## 四、脑梗死后侧支代偿

### (一)概述

人体血管动脉与动脉之间、静脉与静脉之间及动脉与静脉之间存在吻合支。当脑血管发生严重狭窄或闭塞时,吻合支开放,血流通过新开放的侧支或新形成的血管使缺血区域得到不同程度的代偿性血流灌注,这种通过吻合重新建立的循环称为侧支循环。包括颅内血管代偿,以及颅外 - 颅内、颅外 - 颅外代偿途径。脑侧支循环分为三级,主要是对颅内血流重新分配,保证缺血区域的血流灌注。

当供血动脉发生狭窄或闭塞后,侧支循环通路依次开放。一级侧支循环包括 Willis 环的各个组成血管,是颅内最重要的侧支循环。Willis 环是连接双侧大脑半球及前后循环动脉血供的通路,其侧支供血功能依赖于组成血管的大小和连续性。典型的 Willis 环分为前循环和后循环,由双侧颈内动脉分叉部、双侧大脑前动脉 A1 段、前交通动脉、双侧大脑后动脉 P1 段、后交通动脉和基底动脉组成。生理条件下,颅内血管血流动力学处于动态平衡状态,并无调节血流的作用。当颈内动脉或椎 - 基底动脉狭窄或闭塞时,Willis 环开放,重新分配颅内血流,维持缺血区域脑血流灌注。当一级侧支循环无法满足缺血区域血流灌注时,二级侧支循环开放。

二级侧支循环颅外血供主要来源于颈外动脉分支。颅内则由眼动脉、软脑膜吻合支与大脑前动脉、中动脉、后动脉及其他颅内动脉侧支及吻合支之间形成的血流通路代偿,以大脑前动脉和中动脉形成的侧支数量最多,管腔直径最大。二级侧支循环在缺血一段时间后开放,由眼动脉连接颈内及颈外动脉之间的血管侧支,软脑膜吻合支连接大脑前、中、后动脉远端侧支形成血管网,向狭窄或闭塞责任血管供血区域供血。在缺血性脑梗死患者中,二级侧支循环建立良好者,一般预后较好。

三级侧支循环指缺血区周围的新生血管。当一级、二级侧支循环无法满足血流供应,则三级侧支循环建立。通常在缺血后数天形成,大量血管内皮生长因子促进内皮细胞增殖,新生血管形成并原有小血管扩张,构建通路增加血流灌注。三级侧支循环可有效改善缺血区灌注,保护神经细胞功能,改善患者预后。

脑内侧支循环的建立与多种因素有关。Willis 环的完整性是有效形成侧支循环的重要前提。血管管径大小对侧支循环的有效建立也有影响,管径小于 1mm 时,提示代偿能力不良。此外,糖尿病、高血压、高脂血症、高尿酸、心脏病、吸烟、年龄等脑血管病的主要危险因素与侧支循环之间也存在着密切关联。侧支循环是评估缺血性卒中发生、发展及预后的重要因素,良好侧支循环的建立可以减少脑梗死体积、降低出血转化的风险、改善患者的预后。

### (二)MRI 表现

TOF-MRA 空间分辨率高,且无需对比剂,对评估近侧血管非常有效,可清晰显示 Willis 环解剖结构。但对眼动脉、软脑膜侧支小血管显示欠佳。血管狭窄及大转折处易产生伪影,有时出现假阴性或假阳性结果。CE-MRA 通过注入对比剂提高分辨率,不受血流速度影响,可准确评估侧支循环灌注信息。动态增强磁共振血管成像(dynamic magnetic resonance angiography,dMRA)可提供多时相侧支循环血流动力学信息。

　　DSC-PWI 通过对脑血流参数的定量计算评估侧支循环建立情况,采用多参数评估脑缺血程度及功能状态,并进一步明确缺血半暗带的范围。常用参数有脑血容量(cerebral blood volume,CBV)、脑血流量(cerebral blood flow,CBF)、平均通过时间(mean transit time,MTT)和达峰时间(time to peak,TTP)。CBV、CBF 显著下降,MTT、TTP 延长,提示为低灌注梗死组织;CBV 正常或轻度增加,CBF 下降,MTT、TTP 延长,考虑为缺血半暗带;CBV 增加或接近正常,MTT 延长,提示侧支循环形成(图 3-1-8);CBV 增加,CBF 正常或稍增加,MTT、TTP 缩短或正常,提示可能存在血流再灌注。CBV 与 CBF 均显著增加,考虑血流过度灌注。达峰时间可评估侧支循环情况。研究发现达峰时间>16 秒的区域比例越大,侧支循环情况越差。

　　动脉自旋标记成像(arterial spin labeling,ASL)利用动脉血中自由扩散的水分子作为内源性对比剂,通过定量参数描述脑灌注血流动力学。当标记后的血液到达毛细血管时采集图像,从标记到采集的时间为延迟标记时间(post label delay,PLD)。不同的 PLD 可反映不同的灌注信息,短 PLD 反映灌注行为即灌注责任血管的粗细、路径的长短、血流的快慢等。长 PLD 反映侧支代偿灌注的真实结果,临床上通过 PLD 差别的对比,可评价侧支循环情况。区域性动脉自旋标记(territorial arterial spin labeling,TASL)只标记靶血管,获得其供血区域的灌注信息。当低灌注区脑表面出现线样高信号即动脉内穿行伪影(arterial transit artifact,ATA),可能提示软脑膜侧支循环建立。

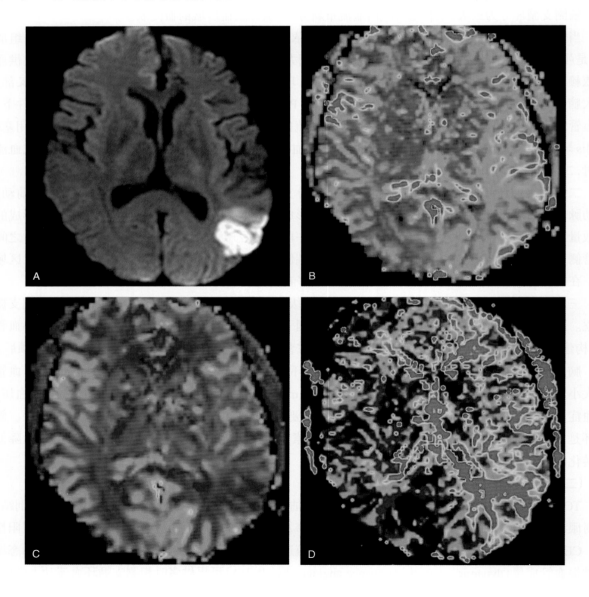

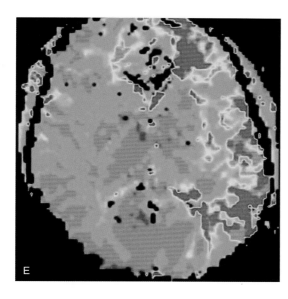

图 3-1-8 急性期脑梗死侧支循环 PWI 表现
A. DWI, 示左侧颞枕叶弥散受限高信号; B~E. 分别为 PWI CBV、CBF、MTT、TTP 图, 示 CBV 增加, CBF 降低, MTT、TTP 延长, 提示低灌注伴侧支循环形成

FLAIR 高信号血管征(hyperintense vessel sign, HVS)表现为 FLAIR 序列上沿脑沟或脑表面分布的点线状或管状高信号。正常的脑动脉在 FLAIR 序列因流空效应显示为低信号, 当脑动脉内血流瘀滞或软脑膜血管存在逆向血流时, 可出现 HVS(图 3-1-9)。HVS 分为大脑中动脉近端 HVS 和远端 HVS。血管近端 HVS 可能与闭塞血管近端顺向缓慢血流有关, 而远端 HVS 则代表侧支循环逆向缓慢血流, 提示潜在可拯救脑组织。有研究表明 HVS 显示越好, 软脑膜侧支循环越丰富。HVS 可评估缺血半暗带, 成为间接预测缺血半暗带、评估患者临床病情及预后的指标。

SWI 显著皮层静脉(prominent cortical veins, PCV)低信号是指当颅内大血管狭窄或闭塞后, 缺血组织的毛细血管及引流静脉在 SWI 上所呈现的增多增粗的低信号影。低灌注区为维持组织细胞的耗氧量, 血液所携带的氧合血红蛋白更多地转变为脱氧血红蛋白, 致使脱氧血红蛋白与氧合血红蛋白比例增高, 出现 PCV。急性脑梗死发生时, SWI 表现为显著皮层静脉扩张, 与 PWI-DWI 不匹配区域接近, 可作为评估缺血半暗带的新影像标志(图 3-1-9)。急性脑梗死的非对称性显著皮层静脉扩张征(asymmetrically prominent cortical veins, APCV)可评估侧支循环情况, 侧支循环良好的 APCV 不太明显, 预后相对较好。

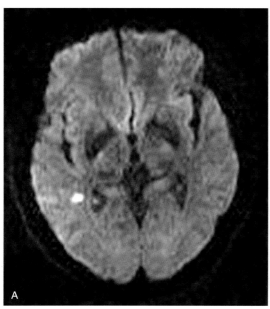

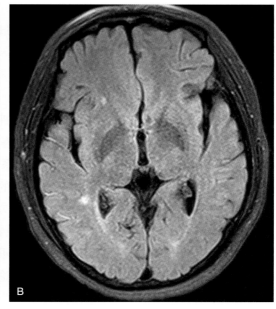

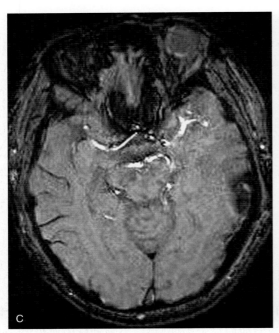
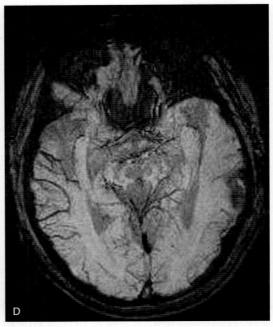

图 3-1-9　侧支循环 MRI 表现

A. DWI,示右侧颞叶片状弥散受限高信号；B. FLAIR,示右侧颞叶脑沟内高信号血管征（HVS）；

C、D. SWI、mIP,示右侧颞叶供血区静脉血管增多（PCV）

**（三）诊断要点与鉴别诊断**

良好的侧支循环表现为 MTT 及 TTP 延长,CBV 增加,CBF 维持稳定,侧支循环代偿不足或无侧支代偿则表现为 CBV、CBF 明显下降。ATA 的出现可能与软脑膜动脉吻合形成的侧支循环有关。FLAIR 高信号血管征提示侧支循环建立。

**（四）治疗和预后**

良好的侧支循环往往提示预后良好。软脑膜侧支循环是独立预测长期预后良好的指标。研究表明接受血管内治疗且侧支循环建立不良的患者出血风险较高,侧支循环可成为血管内治疗的评估标准之一。缺血早期侧支循环的良好建立可维持缺血半暗带,提高患者的血管再通率,降低梗死后出血。2014 年 Liebeskind 提出"侧支疗法"的概念,即在急性脑梗死的治疗中,以增强侧支循环为目的。大量血管内治疗的临床试验数据表明,血管再通、再灌注及临床转归均与更好的侧支循环建立有关。

## 五、脑梗死继发脑损害与重塑

**（一）概述**

大脑是一个复杂的脑结构,由皮层区、皮层下区神经元共同组成并相互作用共同维持大脑的功能。当局灶性脑梗死发生后,梗死灶脑结构及功能发生损害,且远隔梗死灶的脑区也可发生结构与功能损害,即继发性损害。如沃勒变性、交叉性小脑神经功能联系不能（crossed cerebellar diaschisis,CCD）等。临床发现脑梗死后患者神经功能缺损症状可出现不同程度的自行恢复现象,说明神经系统具有自我修复能力,表现为脑结构及功能的可塑性和重组能力。脑结构及功能的重组不仅发生在病灶邻近脑组织,同时还可发生在远隔脑区和对侧大脑半球,而这种改变有益于患者的临床预后。

脑梗死后患者预后与梗死灶及继发性损害的严重程度及神经重塑能力有关。脑梗死后继发性脑损害与神经重塑是脑梗死康复治疗和预后评估的重要理论基础,也是神经科学研究的热点。目前,多种神经成像技术,如 PET、MRI、TMS 等均发现脑梗死后继发性脑损害及神经重塑现象。多模态功能磁共振技术不仅能准确评估脑梗死引起的脑结构与功能损害,还可以从多角度、多水平研究脑梗死后人类脑神经系统的重塑能力,为康复治疗手段提供理论依据,对脑梗死患者神经功能康复具有实用价值。

（二）病理学表现

神经细胞死亡发生后的数天～数月,神经走行的径路上出现吞噬细胞,神经纤维分解的碎片由吞噬细胞将之吞噬清除,后期则出现胶质细胞增生、血管再生,某些情况下还可以观察到周围神经的再生。这些过程促进残存脑组织,尤其是病灶周围脑组织形成新的突触和轴突。另外,新生毛细血管的出现及胶质细胞的激活也为神经再生和重塑创造了一个有利环境。脑梗死后神经功能恢复的生物学基础包括突触可塑性、轴突芽生、血管再生等。这些过程以高度动态的方式相互作用、相互影响,减少神经纤维的继发性损伤,最大程度上促进神经损伤的修复。

（三）MRI 表现

1. 脑梗死后脑结构继发性损害及重塑　基于体素的形态学分析（voxel-based morphometry, VBM）及基于表面的形态学分析法 -FreeSurfer 是基于高分辨结构像对脑组织形态学分析的常用方法,可定量计算脑灰质、白质的体积、皮层厚度、皮层表面积等解剖参数。基于 VBM 及 FreeSurfer 分析脑皮质结构发现从脑梗死发生的急性期到慢性期,从梗死周边区到远隔梗死区的脑组织会出现迟发性萎缩。感觉运动皮层继发性损伤的程度与患者临床运动功能预后有关,萎缩程度越重,则患者运动功能预后越差。远隔梗死灶的脑区发生继发性损害可能是其与梗死灶之间的神经纤维束继发变性所致。

弥散张量成像（diffusion tensor imaging, DTI）通过反映组织中水分子弥散运动的各向异性,从而可显示脑白质纤维束的形态、功能状态和走行等微结构,同时通过 FA、MD 等值定量评估白质纤维束损伤程度,具有较高的敏感性和特异性。基于 DTI 的纵向研究发现当梗死灶累及内囊后肢时,梗死灶以上的白质走行区和梗死灶以下大脑脚至延髓的白质走行区 FA 值减低,结果提示脑梗死后患侧锥体束可同时发生顺行性和逆行性变性;且梗死灶远端锥体束神经纤维的继发性变性,有随时间延长逐渐加重的趋势。这种继发性损害,与患者神经功能损害及恢复均存在相关性。

脑梗死后运动功能的恢复不仅取决于脑组织损伤的严重程度,还与脑组织重塑的能力有关。急性期运动通路梗死的患者患侧辅助运动区及健侧岛叶灰质体积减小,随着运动功能的恢复,健侧辅助运动区的灰质体积出现代偿性增加（图 3-1-10）。不仅感觉运动皮层存在结构的可塑性,与认知功能相关的脑区灰质结构同样存在可塑性改变,证实了脑结构的重塑功能有助于运动功能的恢复。在临床康复治疗过程及日常生活中,加强康复训练及日常锻炼有利于患者运动功能的恢复。

脑梗死后接受强制运动训练的患者双侧大脑半球的感觉运动皮层灰质体积明显增加,且感觉运动皮层灰质体积增大得越明显,患侧肢体运动功能改善得越好。在微观结构水平,DTI 发现脑梗死后病灶对侧神经纤维束存在增生性重塑现象,且其可能参与了患者神经功能恢复的部分机制。

2. 脑梗死后脑功能继发性损害及重塑　血氧水平依赖功能磁共振成像（blood oxygenation level-dependent functional magnetic resonance image, BOLD-fMRI）利用神经活动引起的血流变化、血氧浓度及氧代谢率变化研究神经细胞的活动,包括任务态和静息态两种模式。基于任务态主要是通过完成特定的任务或刺激,观察脑区、网络或系统的激活情况。静息态功能磁共振（resting state-functional magnetic resonance imaging, rs-fMRI）是研究大脑在静息状态下自发的神经活动。

脑梗死引起多个脑区内及脑区间激活异常,引起静息状态下自发脑活动的改变（图 3-1-10）。脑梗死后不同阶段,双侧半球感觉运动区会发生不同程度的激活增加或减低,这些区域主要包括初级运动区（M1）、前运动区（PM）、辅助运动区（SMA）、扣带运动区（CMA）、初级感觉区（S1）及认知功能相关脑区等。动态研究发现脑梗死后运动执行网络呈现随机化演变模式,提示脑梗死患者可能以次优的功能重组模式促进运动功能的康复。脑梗死患者慢性期感觉运动网络和认知功能相关网络都发生了功能重组,表现为双侧额顶网络和前默认网络功能连接减弱,而感觉运动网络、听觉网络、视觉网络、背侧注意网络和默认网络内功能连接增强。脑梗死后脑结构可塑性与功能可塑性相互依存、影响,共同参与患者神经功能的修复。

　　磁共振的多模态研究,可从结构及功能、微观等多方面多水平进行横向及纵向的神经可塑性研究。目前运用多模态研究脑梗死患者神经继发性损害和可塑性已取得初步的成果,但这种机制具有时间和空间上的复杂性,还需要进一步深入研究,为脑梗死患者康复治疗提供新思路。

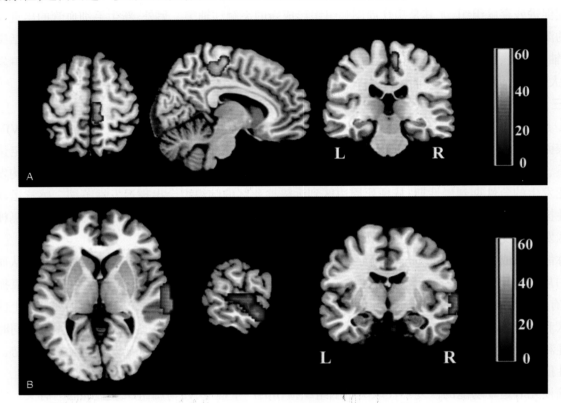

图 3-1-10　脑梗死患者结构及功能的可塑性改变
A. 采用 VBM 分析,发现运动功能恢复良好的皮层下脑梗死患者健侧半球辅助运动区灰质体积增加;
B. 采用功能连接分析,发现运动功能恢复良好的皮层下脑梗死患者健侧颞中回功能连接增强

# 第二节　颅　内　出　血

　　颅内出血(intracranial hemorrhage)主要包括高血压性脑出血、脑血管畸形伴发出血、动脉瘤伴发出血和脑梗死后再灌注所致的出血性脑梗死等,多起病急,病情重,是导致人类致死致残的重要原因。出血可发生于脑实质内、脑室内和蛛网膜下腔,也可同时累及上述部位。高血压性脑出血多见于老年人,动脉瘤破裂出血多发生于中年,脑血管畸形出血多见于年龄较大的儿童和青壮年。

## 一、高血压性脑出血

### (一)概述

　　高血压性脑出血(hypertensive intracerebral hemorrhage)是指非外伤性脑实质内的自发性出血。多由于各种原因引起血压骤升,导致动脉硬化的小血管破裂,是脑出血最常见的原因。自发性脑实质内出血发病率在脑血管疾病中仅次于脑梗死,病死率居脑血管病首位,约半数由原发性高血压引起。临床上多见于40~70岁,男女发病率相近,有高血压病史。通常发病突然,发展迅速,可很快出现昏迷,同时伴有明显的神经系统症状和体征,如偏瘫、失语等。季节变化、情绪波动、过分用力、精神紧张等为常见的诱因。

高血压性脑出血好发于基底节丘脑区,约占80%以上。责任血管多为穿支动脉,以大脑中动脉的穿支动脉出血最常见。穿支动脉与大动脉成直角或锐角,其转弯处受血流冲击较重且转弯处血管壁薄弱,容易发生出血。约有20%的高血压性脑出血发生在大脑皮质下区、小脑及脑干。

（二）病理学表现

高血压所致脑小动脉的微型动脉瘤或玻璃样变性,是脑血管破裂出血的病理基础。在长期高血压作用下,血管内膜下基质肿胀并脂质沉淀,血管壁张力丧失、脆性增加并有纤维素样坏死,血管壁变薄,在血压冲击下呈纺锤体或球状凸出,即粟粒状动脉瘤。血液还可侵入管壁而形成夹层动脉瘤。当各种原因引起血压骤然升高时,动脉瘤破裂发生出血。

血肿在不同时期存在不同的病理改变。急性期血液尚未凝固,主要含有氧合血红蛋白。此后,在凝血机制作用下,形成含多种成分的凝血块,内部信号不均匀。血肿形成后4~6小时,周围出现水肿,此时红细胞仍完整。随着时间的延长,血块液化,红细胞破裂,血红蛋白由氧合血红蛋白变成脱氧血红蛋白和正铁血红蛋白。血肿周围出现吞噬细胞,并逐渐形成含有丰富毛细血管的肉芽组织。慢性期坏死组织被清除遗留囊腔,有增生血管侵入囊内,周围伴有胶质增生及胶原纤维形成瘢痕,囊内含大量含铁血黄素。

（三）MRI 表现

脑出血的 MR 表现比较复杂,其信号特征根据出血内成分的演变而变化,可反映血红蛋白、氧合血红蛋白、脱氧血红蛋白、正铁血红蛋白、含铁血黄素的演变过程。在 MRI 上一般分为 5 期:即超急性期、急性期、亚急性期、慢性期及残腔期。

1. 超急性期（发病 12 小时内）　出血内的红细胞结构完整,红细胞内主要是氧合血红蛋白,不具有顺磁性,不影响 $T_1$ 和 $T_2$ 弛豫时间。但初期血肿内水分增加,血肿的 $T_1$ 和 $T_2$ 弛豫时间稍长于脑组织,所以常表现为 $T_1WI$ 呈等或略低信号,$T_2WI$ 呈高信号（图 3-2-1）。DWI 上血肿中心呈弥散受限高信号,周围部分为低信号。血肿较大者,可有占位效应。SWI 上见环状绽放效应。

2. 急性期（发病 12~48 小时）　红细胞仍保持完整,其内的氧合血红蛋白逐步变为脱氧血红蛋白。由于铁在红细胞内外分布不均,造成局部磁场不均匀,引起质子失相位,故只影响 $T_2$ 弛豫时间而对 $T_1$ 弛豫时间影响不大。血肿在 $T_1WI$ 呈等或略低信号,$T_2WI$ 呈低信号。血肿周围脑组织水肿呈 $T_1WI$ 低信号,$T_2WI$ 高信号（图 3-2-2）。DWI 显示血肿中心呈低信号,ADC 值明显低于健侧,血肿周围为高信号,且高信号的范围随时间推移逐步增大。SWI 上呈极低信号。DTI 显示血肿区 FA 值降低。PWI 显示血肿周围脑组织 MTT 延长,CBF 下降。

3. 亚急性期（发病 2~30 天）　发病 2~7 天为亚急性早期,发病 8~30 天为亚急性晚期。早期红细胞内的脱氧血红蛋白逐渐氧化成顺磁性的正铁血红蛋白,可以引起 $T_1$ 弛豫时间缩短,所以在亚急性早期 $T_1WI$ 呈高信号。但此期红细胞膜的完整性尚未被破坏,细胞内的正铁血红蛋白对 $T_2$ 弛豫时间影响不显著,所以 $T_2WI$ 表现为低信号（图 3-2-3）。病灶周围水肿区呈长 $T_1$ 长 $T_2$ 信号。随着时间延长,红细胞结构破坏,出现游离正铁血红蛋白,细胞内外磁化率差异已不复存在,缩短 $T_2$ 弛豫时间的因素消失,而高铁血红蛋白使 $T_2$ 弛豫时间延长,使 $T_1$ 弛豫时间缩短,故血肿在亚急性晚期,$T_1WI$ 和 $T_2WI$ 均为高信号（图 3-2-4）。DWI 上亚急性早期呈低信号,亚急性晚期呈高信号,边缘可见低信号带。DTI 上 FA 值降低。SWI 上亚急性早期呈极低信号,亚急性晚期边缘呈低信号,中央信号多样。PWI 上血肿周围损伤区域的 rCBF 显著低于血肿远隔区域。

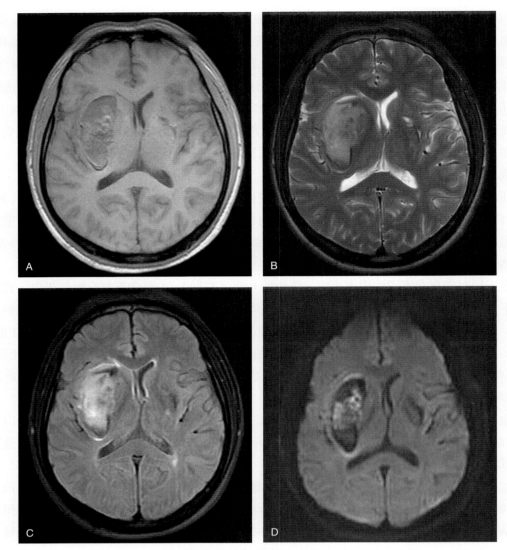

**图 3-2-1    超急性期脑出血 MRI 表现**
A. T₁WI,示右侧基底节区肾形等信号；B~C. 分别为 T₂WI、FLAIR,示病变呈高信号,边缘见线状低信号；
D. DWI,示病变中心呈高信号

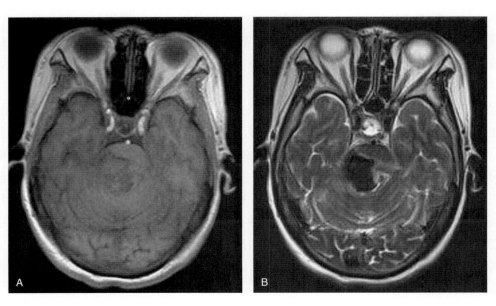

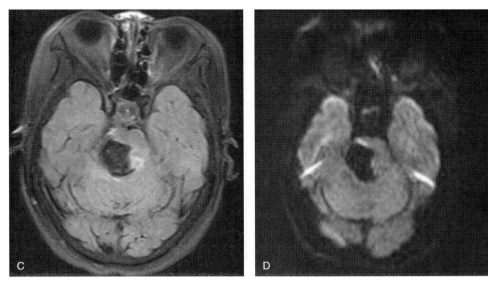

图 3-2-2　急性期脑出血 MRI 表现
A. T₁WI,示脑桥团片状等信号;B~C. 分别为 T₂WI、FLAIR,示病变呈低信号;
D. DWI,示病变呈低信号,边缘可见高信号带

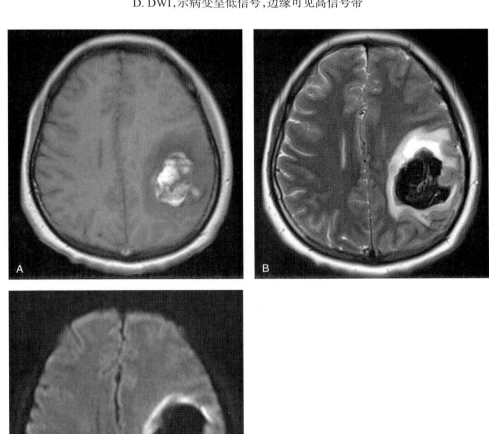

图 3-2-3　亚急性早期脑出血 MRI 表现
A. T₁WI,示左侧顶叶团片状高信号,周围见水肿信号;B. T₂WI,示病变呈低信号,周围脑组织水肿;C. DWI,示病变呈低信号,边缘可见高信号带

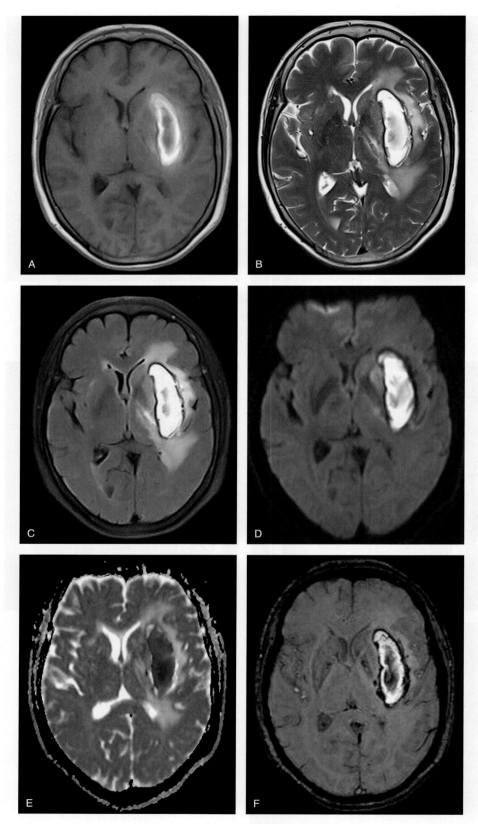

图 3-2-4　亚急性晚期脑出血 MRI 表现

A. T$_1$WI,示左侧基底节区团片状高信号,中央呈相对低信号;B~C. 分别为 T$_2$WI、FLAIR,
示病变呈高信号,边缘可见薄层低信号带;D. DWI,示病变呈高信号,边缘可见低信号带;
E. ADC,示病变呈低信号;F. SWI,示病变呈高信号,中央及边缘可见低信号

4. 慢性期（发病>30 天）　红细胞已完全溶解，血肿由稀释、游离的正铁血红蛋白组成，呈长 $T_1$ 长 $T_2$ 信号，血肿周围出现由巨噬细胞构成的含铁血黄素环，在 $T_2WI$ 呈明显低信号，DWI 上呈低信号。血肿周围的水肿逐渐消退。SWI 上呈低信号。DTI 上显示 FA 值降低。

5. 残腔期（发病数月～数年）　血肿进一步发展，最后形成一囊腔，在 $T_1WI$ 呈低信号，$T_2WI$ 呈高信号，但也可因囊内蛋白浓度增高，在 $T_2WI$ 呈等信号。囊腔周围可见含铁血黄素环。DWI 上呈低信号（图 3-2-5）。DTI 显示血肿区 FA 值降低，病变区纤维束可呈受压推移、破坏中断等表现。脑出血中氧合血红蛋白为反磁性，脱氧血红蛋白、正铁血红蛋白及含铁血黄素均为顺磁性。无论顺磁性或反磁性物质，均可使局部磁场发生变化引起质子失相位，使质子自旋频率产生差别，如果 TE 足够长，自旋频率不同的质子间将产生足够的相位差，造成 $T_2^*$ 缩短，SWI 信号减低。

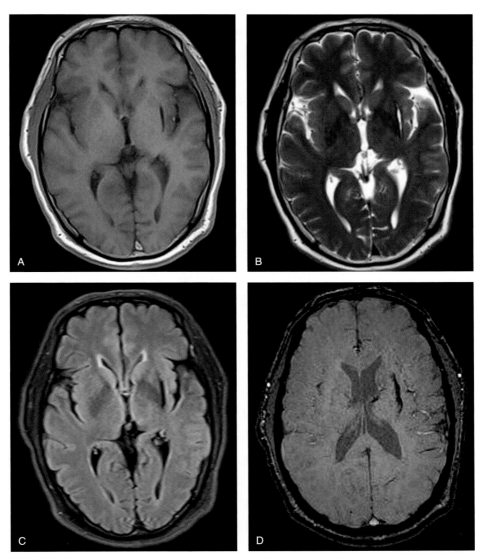

图 3-2-5　残腔期脑出血 MRI 表现

A. $T_1WI$，示左侧基底节区条状低信号；B. $T_2WI$，示病变呈高信号，边缘可见低信号带；
C. FLAIR，示病变呈低信号；D. SWI，示病变呈低信号

（四）诊断要点与鉴别诊断

1. 诊断要点

（1）多见于 50 岁以上的高血压患者。

(2)季节变化、情绪波动较大、过度用力、脑力劳动或其他因素等诱因引起血压剧烈升高,导致已存在病变的脑血管破裂。

(3)起病急、发展快是本病的特点;患者有神志改变,高颅压征象。

(4)好发于基底节丘脑,SWI上呈低信号,MR信号强度随出血期龄的不同而异,占位效应明显。

2. 鉴别诊断

(1)肿瘤卒中:肿瘤合并卒中一般信号不均匀,占位效应较明显,周围呈指状水肿。增强MR扫描呈不规则明显强化,并可见非出血区强化。鉴别困难者可行MR氢质子波谱检测。多形性胶质母细胞瘤、髓母细胞瘤、脑转移瘤等较易发生出血。

(2)出血性脑梗死:一般位于原梗死灶区,血肿可呈楔形,信号通常不均匀,境界欠锐利。DWI可鉴别高血压性脑出血周围水肿区与出血性脑梗死的梗死区。

(3)外伤性脑出血:常与外伤着力点有相关性,位置较浅,且有外伤史。

(4)动脉瘤破裂出血:动脉瘤MRI上有流空效应,MRA可显示瘤体位置及大小。常可见蛛网膜下腔出血。

(5)动静脉畸形出血:表现为蜂窝状或蚯蚓状的异常血管团伴有出血信号,MRA可显示引流静脉和增粗的供血动脉。

(五)治疗和预后

急性期脑出血的治疗原则是防止进一步出血,控制脑水肿及降低颅内压、改善脑组织缺氧状态,防止并发症,降低致死致残率和提高患者生活质量。

常规治疗包括:①卧床休息,避免情绪激动和血压升高;②脑出血后脑水肿在48小时达高峰,持续3~5天逐渐消退;控制脑水肿、降低颅内压是脑出血急性期治疗的重要环节;③调节血压、止血治疗;④治疗和预防并发症,如感染、应激性溃疡、癫痫发作等。

手术治疗的目的是清除血肿、降低颅内压、挽救患者的生命。手术适应证:①基底节区中等量以上出血;②出血量较多的小脑出血,或合并明显脑积水;③重症脑室出血(脑室铸型);④合并脑血管畸形、动脉瘤等血管病变。

## 二、蛛网膜下腔出血

### (一)概述

蛛网膜下腔出血(subarachnoid hemorrhage,SAH)是颅内血管破裂,血液流入蛛网膜下腔所致的一种临床综合征,分为自发性与外伤性两类。自发性又可分为原发性和继发性,原发性为脑底部或脑表面的病变血管破裂,血液流入蛛网膜下腔。继发性为脑内血肿穿破脑组织引起血液流入蛛网膜下腔。自发性蛛网膜下腔出血任何年龄均可发病,青壮年更常见,常见诱因包括颅内动脉瘤、高血压动脉硬化和动静脉畸形等。临床表现为三主征:剧烈头痛、脑膜刺激征、血性脑脊液。

外伤性蛛网膜下腔出血是指颅内血管(常为蛛网膜下腔内的皮层静脉)破裂,血液进入蛛网膜下腔,好发于对冲性损伤,往往伴有硬脑膜下血肿和脑组织挫裂伤。

### (二)病理学表现

蛛网膜下腔出血引起的脑水肿主要包括细胞毒性脑水肿和血管源性脑水肿。细胞毒性脑水肿的原因主要有两种:一是由于蛛网膜下腔出血后颅内压增高引起脑灌注压降低,神经元和胶质细胞能量利用障碍影响了钠钾泵的活性;二是由于水分摄入过多,脑性耗盐,抗利尿激素分泌紊乱等引起的低渗状态。血管源性脑水肿是由于血-脑屏障破坏引起。

蛛网膜下腔出血可引起炎症反应,如无菌性脑膜炎,主要由进入到脑脊液里的红细胞血红蛋白溶解产物及炎症因子所介导。

（三）MRI 表现

在蛛网膜下腔出血急性期脑脊液中所含的血红蛋白主要为氧合血红蛋白和脱氧血红蛋白，与脑脊液的信号相似，故在常规 MRI 上不敏感，但 DWI 上较敏感可表现为弥散受限高信号。当病程进入亚急性期时，血红蛋白被逐步氧化成顺磁性极强的正铁血红蛋白，$T_1WI$、$T_2WI$、FLAIR 序列及 DWI 上均呈高信号（图 3-2-6）。所以，MR 对亚急性蛛网膜下腔出血的诊断具有极高的敏感度和准确度。慢性期在 $T_2WI$ 上可出现含铁血黄素沉积形成的低信号。对于蛛网膜下腔出血患者，脑实质可能同时有出血或其他病变存在，MRI 对其发生的原因分析可提供帮助。

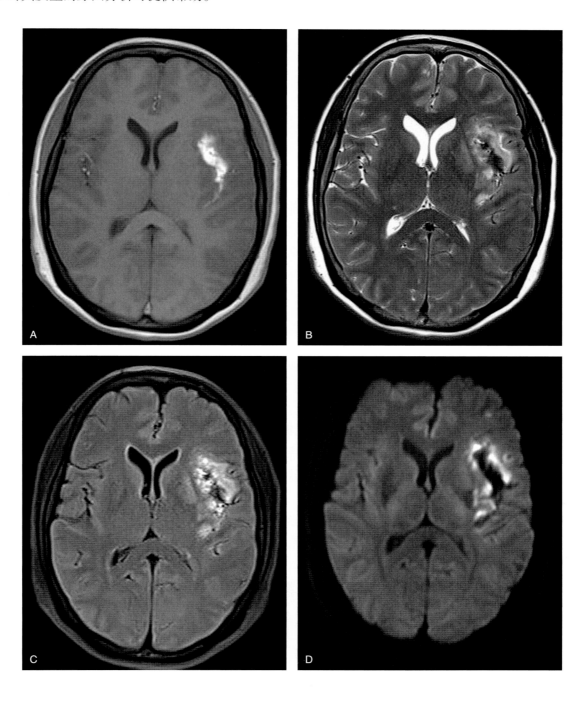

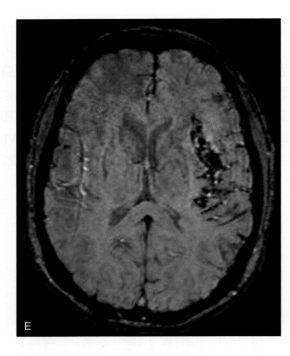

图 3-2-6　亚急性期蛛网膜下腔出血 MRI 表现
A. T₁WI,示左侧外侧裂池高信号；B~D. T₂WI、FLAIR
及 DWI,示病变呈高信号,中央可见低信号影；
E. SWI,示病变呈低信号

动脉破裂是蛛网膜下腔出血的常见原因,出血聚集的部位有助于推断动脉瘤破裂的可能位置。大脑前动脉破裂,血液多积聚于视交叉池、纵裂池前部。前交通动脉破裂,血液多位于半球间前下部及鞍上池,也可流到脑干周围及外侧裂。大脑中动脉破裂,血液多积聚于一侧的外侧裂池附近及相邻的鞍上池,亦可向内流。颈内动脉破裂,血液也以大脑外侧裂池为多。椎 - 基底动脉破裂血液主要积聚于脚间池和环池。后交通动脉破裂出血常位于脑干周围。

（四）诊断要点与鉴别诊断

1. 诊断要点

（1）剧烈头痛、脑膜刺激征、血性脑脊液三联征。

（2）急性期蛛网膜下腔出血在 MRI 上不易显示,而在亚急性期 T₁WI 及 T₂WI 呈高信号,晚期由于含铁血黄素沉积呈低信号。

2. 鉴别诊断

（1）大脑镰硬脑膜下血肿:表现为一侧纵贯大脑镰的异常信号,边界清晰,在亚急性期 T₁WI 及 T₂WI 均呈高信号,偶与同侧大脑硬脑膜下血肿相连,具有特征性。

（2）静脉窦血栓形成:表现为脑表面皮质下及静脉窦区片状高信号影,增强可见充盈缺损。

（五）治疗和预后

确诊蛛网膜下腔出血之后,应尽早行脑血管影像学检查明确出血原因,若为颅内动脉瘤破裂引起,尽快实施开颅夹闭手术或血管内介入栓塞治疗。蛛网膜下腔出血治疗的主要目的是防治再出血、血管痉挛及脑积水等并发症,降低死亡率和致残率。SAH 预后取决于病因、病情、血压情况、年龄及神经系统体征。动脉瘤破裂引起的蛛网膜下腔出血预后较差,脑血管畸形所致的蛛网膜下腔出血常较易于恢复。

# 第三节 颅内血管畸形

颅内血管畸形（intracranial vascular malformation，IVM）为先天性脑血管发育异常，包括动静脉畸形、毛细血管扩张症、海绵状血管瘤和静脉畸形。颅内血管畸形好发于中青年，男性稍多于女性。常单发，多位于幕上，顶叶、额叶较常见；少数可多发，累及双侧大脑半球、脑膜和头皮等。

## 一、脑动静脉畸形

### （一）概述

脑动静脉畸形（arterio venous malformation，AVM）是由于胚胎第 3~4 周毛细血管发育障碍引起动静脉间直接交通的畸形血管团。脑动静脉畸形可发生于颅内的任何部位，约 85% 位于幕上，常见于大脑中动脉分布区的脑皮质，其次是大脑前动脉分布区，亦可发生于侧脑室内的脉络膜丛、硬脑膜和软脑膜、脑干和小脑。脑动静脉畸形绝大多数为单发，少数为多发。多发者可伴有其他部位的血管畸形，如 Rendu-Osler-Weber 综合征和 Wyburn-Mason 综合征等。脑动静脉畸形发病率为 0.2%~0.8%，是临床上最常见的颅内血管畸形，可占脑血管畸形的 90% 以上。脑动静脉畸形见于任何年龄，但中青年居多，男性略多于女性，男女发病率为 1.1~1.2 : 1。

脑动静脉畸形常见的临床表现有头痛、癫痫及出血所引起的症状。此外尚可见颅内压增高征象、颅内血管杂音、精神症状、进行性神经功能障碍、突眼和海绵窦综合征等。脑动静脉畸形位于侧脑室脉络膜丛时，可反复发生脑室内出血，以青少年多见，因此青少年反复发生脑室内出血应考虑到脑动静脉畸形可能。

### （二）病理学表现

依据脑动静脉畸形的发生部位可分为脑实质型和硬脑膜型脑动静脉畸形，当脑实质型接受来自硬脑膜的血供时称为混合性软硬脑膜型脑动静脉畸形。脑实质型多见，占 75%。

**大体**：脑实质型脑动静脉畸形多发生在大脑半球表面，病变范围差异较大。脑动静脉畸形是由供血动脉、动脉的分支及粗大的引流静脉组成的异常血管团（畸形血管巢），切面多数呈楔形或圆锥形，基底位于脑表面、尖端指向脑室管膜。脑动静脉畸形内及周围常伴继发性改变，如含铁血黄素沉积、营养不良性钙化和邻近的软脑膜增厚等。畸形血管巢、异常血管内可发现流动相关性动脉瘤、血栓形成、变性和狭窄等，邻近脑组织因盗血现象出现缺血、出血、水肿和萎缩。

**镜下**：异常血管的构成和数量差异较大，异常血管之间存在脑组织是脑动静脉畸形的特征性表现。畸形血管巢内缺乏毛细血管床，供血动脉与引流静脉直接相通，其中有的血管扭曲、扩张。畸形血管巢管壁极薄，有的仅有一层内皮细胞，极易破裂出血，有的血管壁动静脉移行处平滑肌中断。畸形血管壁可发生透明样变性、淀粉样变性、钙化甚至骨化，内膜增厚，常有不规则内膜和平滑肌突入管腔。畸形血管周围脑组织常发生变性（图 3-3-1）。

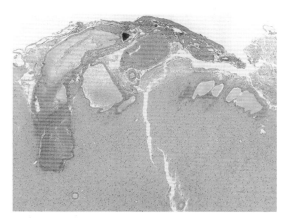

**图 3-3-1 脑动静脉畸形病理表现**

光镜下，示脑动静脉畸形血管巢内缺乏毛细血管床，血流从粗大的供血动脉直接流入扩张的引流静脉，畸形血管壁透明样变性、淀粉样变性（HE × 20）

**（三）MRI 表现**

TOF-MRA 可在大部分患者中发现脑动静脉畸形供血动脉的来源、瘤巢及引流静脉的方向（图 3-3-2）。3D CE-MRA 通过静脉内团注对比剂提高血液信号，降低血流伪影，增加血管与周围组织的对比，对脑动静脉畸形的定位和三维空间结构显示优于 DSA，但对于细小供血动脉的显示弱于 DSA。零回波时间动脉自旋标记 MRA（zTE ASL MRA）通过动脉自旋标记和零 TE 技术实现血管显影，不受血流速度、血流状态和血流方向的影响，能更加清晰地显示脑动静脉畸形病灶异常血管的细节。

脑动静脉畸形多位于大脑表面，无占位效应，周围脑组织常因缺血发生梗死、萎缩和胶质增生。脑动静脉畸形在 $T_1WI$ 和 $T_2WI$ 上典型表现为因流空现象而呈明显低信号的畸形血管团；供血动脉表现为圆形、卵圆形或管状低或无信号区。迂曲扩张的引流静脉由于血流缓慢，$T_1WI$ 常呈低信号，$T_2WI$ 呈高信号（图 3-3-2）。

脑动静脉畸形内有血栓形成时，在 $T_1WI$ 上表现为低或无信号的病灶内出现等或高信号，在 $T_2WI$ 上低或无信号区的病灶内出现高信号。

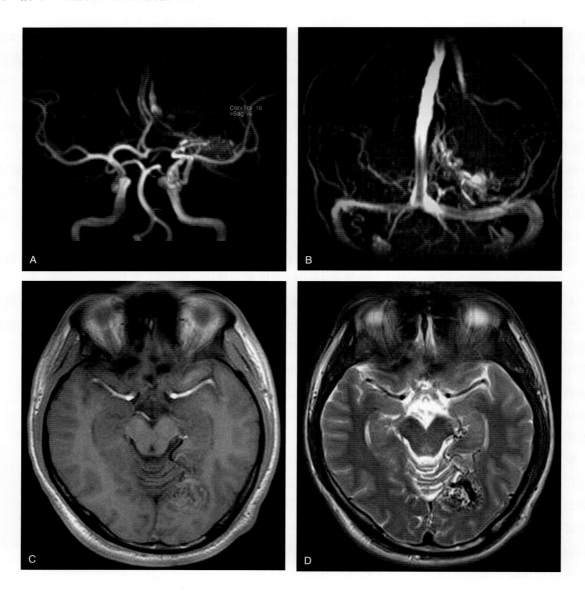

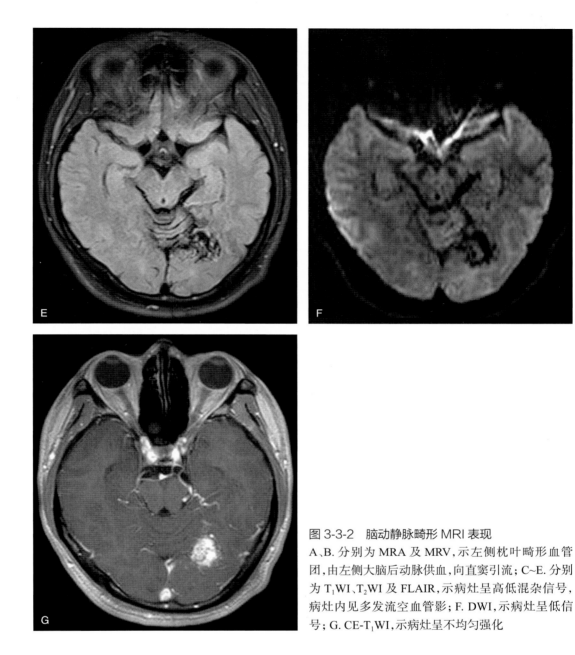

图 3-3-2　脑动静脉畸形 MRI 表现

A、B. 分别为 MRA 及 MRV，示左侧枕叶畸形血管团，由左侧大脑后动脉供血，向直窦引流；C~E. 分别为 $T_1WI$、$T_2WI$ 及 FLAIR，示病灶呈高低混杂信号，病灶内见多发流空血管影；F. DWI，示病灶呈低信号；G. CE-$T_1WI$，示病灶呈不均匀强化

脑动静脉畸形伴有出血时呈不同期龄的血肿表现：超急性期血肿在 $T_1WI$ 上呈等信号，在 $T_2WI$ 上呈高信号；急性期血肿在 $T_1WI$ 上呈等信号，在 $T_2WI$ 上呈低信号；亚急性期血肿在 $T_1WI$ 及 $T_2WI$ 上均呈高低混杂信号；慢性期血肿因含铁血黄素沉积，在 $T_2WI$ 上病灶内及周围多数呈低信号。

部分脑动静脉畸形病灶因血管痉挛或血肿压迫而不显示，仅呈血肿表现。

脑动静脉畸形伴出血时常有蛛网膜下腔出血。脑动静脉畸形反复出血破入蛛网膜下腔或脑室系统时可引起含铁血黄素沉积在皮质和室管膜表面，在 $T_2WI$ 上呈线条状低信号。MRI 增强扫描能更清楚地显示脑动静脉畸形，畸形血管巢呈不均匀强化，供血动脉及引流静脉呈点状、条状强化。由于病灶内常合并不同时期的出血，脑动静脉畸形病灶在 DWI 上呈低信号或高低混杂信号。SWI 上常呈高低混杂信号（图 3-3-3）。

MRI 对脑动静脉畸形的诊断具有显著的优越性，不仅可显示病灶本身还能显示病灶周围脑组织的情况。MRA 对显示脑动静脉畸形的全貌有重要价值，可同时显示畸形血管巢、供血动脉和引流静脉。

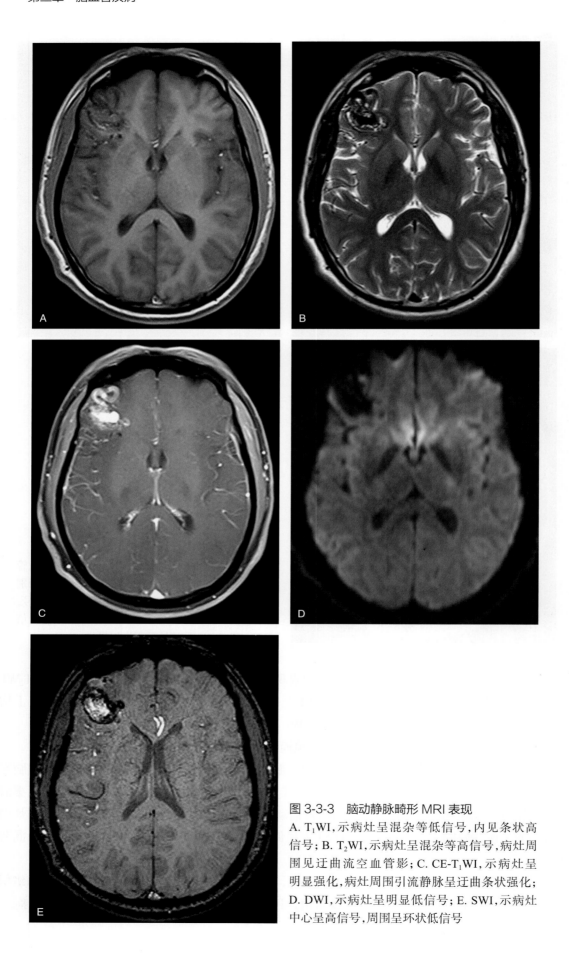

图 3-3-3 脑动静脉畸形 MRI 表现

A. T$_1$WI,示病灶呈混杂等低信号,内见条状高信号;B. T$_2$WI,示病灶呈混杂等高信号,病灶周围见迂曲流空血管影;C. CE-T$_1$WI,示病灶呈明显强化,病灶周围引流静脉呈迂曲条状强化;D. DWI,示病灶呈明显低信号;E. SWI,示病灶中心呈高信号,周围呈环状低信号

（四）诊断要点与鉴别诊断

1. 诊断要点

（1）多发生于幕上大脑前中动脉供血区的脑皮质，无占位效应，周围脑组织可有不同程度的萎缩。

（2）MRI 典型表现为蜂窝状无或低信号区，多呈底位于皮质、尖指向脑室的楔形，可见增粗的供血动脉和迂曲扩张的引流静脉。增强扫描可见点条状强化血管影及粗大引流静脉。

（3）病灶内有出血或血栓钙化形成时，信号混杂。

（4）MRA 上表现为网状或血窦状粗细不等的扭曲血管团，有粗大的供血动脉及迂曲扩张的引流静脉。

2. 鉴别诊断

（1）脑动静脉畸形合并出血时，应与动脉瘤破裂、高血压及肿瘤性出血等病变相鉴别。脑动静脉畸形伴有出血时，MRI 上可检出异常流空的血管及畸形血管团，在增强 MRI 图像上，脑动静脉畸形出血灶旁常有异常强化的血管；而动脉瘤破裂、高血压及肿瘤性出血常无此征象。

（2）脑动静脉畸形伴有脑梗死时，应与栓塞性、炎性、低血压等引起的脑梗死相鉴别。梗死灶旁出现异常强化或流空的血管影是脑动静脉畸形的特征。

（3）脑动静脉畸形伴有钙化时，应与易发生钙化的肿瘤（如少突胶质细胞瘤）相鉴别。少突胶质细胞瘤多有占位效应，周围可见水肿，增强扫描多无明显强化，MRI 检查也无流空现象。

（4）脑动静脉畸形增强后呈团状强化时需与强化明显的肿瘤（如胶质母细胞瘤）相鉴别。肿瘤一般有较明显的占位效应及瘤周水肿，无流空血管。

（五）治疗和预后

无症状脑动静脉畸形一般保守治疗，目前对有症状的脑动静脉畸形患者一般行多模态治疗，包括显微外科切除、立体定向放射治疗、血管内栓塞治疗。脑动静脉畸形常破裂而并发脑出血影响预后，致死及致残率高。出血 1 年内复发性出血的概率为 6%~18%。颅后窝脑动静脉畸形预后非常差，首次出血后其死亡率约为 66.7%。

## 二、毛细血管扩张症

（一）概述

脑毛细血管扩张症（brain capillary telangiectasia，BCT）又称毛细血管畸形，由管腔变大的扩张毛细血管组成，异常毛细血管间存在正常的神经组织。目前病因不明，可能与毛细血管发育异常有关。与动静脉畸形、海绵状血管瘤和静脉性血管畸形相比，毛细血管扩张症发病率最低，占中枢神经系统血管畸形的 16%~20%，可合并海绵状血管瘤。毛细血管扩张症多见于中老年人，临床多无症状，极少数以抽搐、神经功能障碍及脑出血就诊发现。

（二）病理学表现

大体：毛细血管扩张症呈棕色或粉红色多发病灶，大小不一，以脑桥和小脑为最常见部位，其次是大脑皮质和脊髓，也可发生于脑部其他部位。

镜下：毛细血管扩张症由扭曲扩张的薄壁毛细血管组成，无供血动脉，可见单根或多根迂曲扩张的引流静脉。毛细血管壁只有一层内皮细胞，缺乏平滑肌和弹力纤维，偶见毛细血管壁呈胶原性增厚。异常毛细血管间可见正常脑组织，病变中央及周围可见胶质增生和含铁血黄素。

（三）MRI 表现

MRA 一般无阳性发现。毛细血管扩张症好发于脑桥和小脑半球，也可见于大脑半球。病灶大小 2~10mm，边界清楚，无占位效应、钙化及出血。MRI 示大部分病灶在 $T_1WI$、$T_2WI$、FLAIR 序列上呈等信号(图 3-3-4)。少部分病灶在 $T_1WI$ 和 $T_2WI$ 上呈点状低信号。部分病灶在 $T_2WI$ 上呈稍高信号,FLAIR 序列上呈低或稍高信号。MRI 增强扫描病灶呈毛刷状或模糊晕状轻度强化,中央见点状强化的引流静脉,部分病灶强化不明显。由于病变较小,常规 MRI 容易漏诊。在 DWI 上,多数病变呈等信号,少部分呈低信号。

　　SWI 序列对静脉血流及脱氧血红蛋白非常敏感,对毛细血管扩张症检出率高,是毛细血管扩张症的首选检查方法。在 SWI 上,毛细血管扩张症表现为脑实质内多发大小不一的点状和 / 或圆形明显低信号。部分病灶边缘呈低信号环,中间呈稍高信号,中心为点状或圆形低信号,即"靶征"。在 mIP 图上连续层面观察,可看到病灶与小静脉相连(图 3-3-4),该特征可作为毛细血管扩张症的诊断线索。

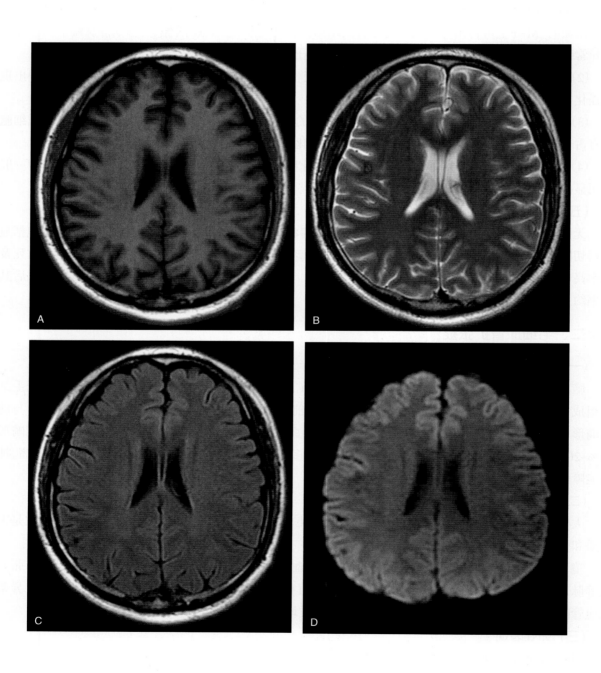

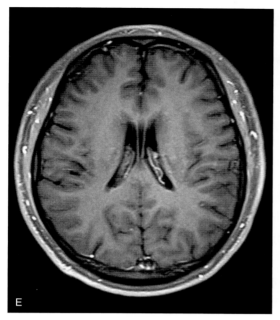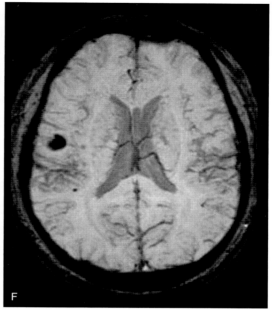

图 3-3-4　毛细血管扩张症 MRI 表现

A. $T_1WI$,示右侧额叶无异常信号;B. $T_2WI$,示病变呈稍高信号,边缘呈环状低信号;C. FLAIR,示病变呈等信号;
D. DWI,示病变呈略低信号;E. CE-$T_1WI$,示病变无明显强化;F. SWI-mIP,示病变呈低信号且与一血管影相连

**(四) 诊断要点与鉴别诊断**

1. 诊断要点

(1)多发生于脑桥和小脑,也可发生于大脑半球和脊髓。无占位效应,灶周无水肿,病灶很少合并出血。

(2)MRA 一般无阳性发现。MRI 常规序列示病灶 $T_1WI$ 和 $T_2WI$ 上呈稍低信号。MRI 增强扫描病灶呈毛刷状或模糊晕状轻度强化,中央见点状强化引流静脉。

(3)SWI 典型表现为脑实质内多发大小不一的点状、圆形低信号或表现为"靶征"。在 mIP 图连续层面上可观察到病灶与小静脉相连可作为毛细血管扩张症的诊断线索。

2. 鉴别诊断

(1)海绵状血管瘤:多发生在幕上,容易出血,且常为多次反复少量出血。病灶内常见钙质沉积,周边有含铁血黄素。在 $T_2WI$ 上典型表现为爆米花样高信号,周边为低信号含铁血黄素环,增强扫描可呈不强化或轻度强化表现。SWI 上病灶中央呈不均匀高低混杂信号及桑葚样改变,周边为低信号。而毛细血管扩张症在 SWI 上表现为均匀的类圆形低信号,并可在连续层面上观察到与病灶相连的小静脉,且常发生在脑桥和小脑。

(2)转移瘤:短 $T_2WI$ 表现的脑转移瘤在 SWI 上不具有信号丢失的特点。

**(五) 治疗和预后**

毛细血管扩张症一般无临床症状,预后较好。少数脑桥出血者预后差,致残率和死亡率高,早发现、早治疗对脑桥毛细血管扩张症有一定的积极意义。

## 三、海绵状血管瘤

**(一) 概述**

海绵状血管瘤(cavernous hemangioma)又称海绵型畸形、海绵状静脉畸形,是一种特殊的脑血管畸形,由扩张、衬有内皮的窦样间隙构成,无粗大的供血动脉和引流静脉。由于海绵状血管瘤病灶血管壁薄,发育不良,缺乏弹性,所以极易发生出血,且常为多次反复少量出血。该病可位于脑内或脑外,脑内海绵状血管瘤病灶通常较小,常为单发,约 80% 位于幕上,以颞叶和额叶最常见,其次为深部白质、皮髓质交界区和基底节区;幕下以脑桥和小脑半球常见。脑外海绵状血管瘤病灶多较大,直径可达 5cm 以上,常见于颅底,以海绵窦区多见。脊髓海绵状血管瘤常伴有脑内海绵状血管瘤。海绵状血管瘤发病率约为脑血管病的 1% 和脑血管畸形的 15%,可发生于任何年龄,以 20~40 岁多见,男女发病率无明显差异。脑内海绵状血管瘤以中年女性多见。临床上可无任何症状或体征,或表现为癫痫、头痛和局灶性神经功能障碍等。

### (二)病理学表现

**大体**:海绵状血管瘤呈圆形或分叶状,为不含动脉成分的深红色多房浆果样病变,内含不同时期的出血,周围脑组织因含铁血黄素沉积而呈棕黄色。切面上似海绵,可挤出多量血液。

**镜下**:海绵状血管瘤缺乏肌层和弹力层,是由扩张、衬以内皮的窦样间隙组成(图 3-3-5),窦样间隙排列紧密,无正常脑组织,其内可见不同时期的出血,有的呈层状附着在窦壁上,并呈不同程度的机化。由于反复出血,病灶周围的脑组织内可见含铁血黄素沉着和染色。

### (三)MRI 表现

脑内海绵状血管瘤 MRI 表现分为 4 种类型:Ⅰ 型:$T_1WI$ 上病灶中心呈高信号,$T_2WI$ 上呈等、高信号;Ⅱ 型:$T_1WI$、$T_2WI$ 上病灶中心呈高低混杂信号如“爆米花状”,周

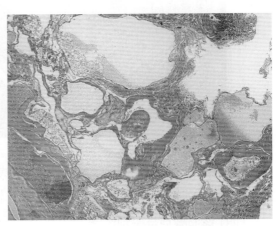

图 3-3-5　海绵状血管瘤病理表现
光镜下,示病灶由海绵状血窦组成,病灶内可见出血及含铁血黄素沉着和染色(HE×20)

围有低信号环,是海绵状血管瘤的典型表现,在 DWI 上病灶呈边界清楚的低信号,且可见放大效应;Ⅲ 型:通常见于家族性病变,$T_1WI$ 上呈等或低信号,$T_2WI$ 上呈高信号,周边呈低信号;Ⅳ 型:$T_1WI$、$T_2WI$ 难以显示,SWI 呈多发点状低信号影。病灶周围无占位效应,周围脑实质无水肿。增强 MRI 病灶呈均匀或不均匀性强化(图 3-3-6,图 3-3-7),有时可见病灶周围有细小的血管影。

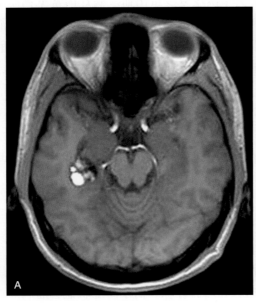
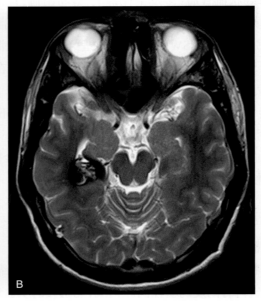

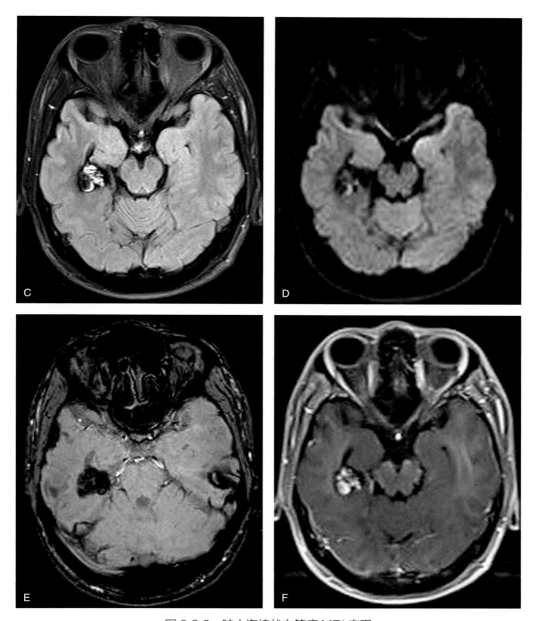

图 3-3-6  脑内海绵状血管瘤 MRI 表现

A. T$_1$WI,示右侧颞叶混杂高信号病灶,内见小片状低信号;B~C. 分别为 T$_2$WI、FLAIR,示病灶呈混杂高 / 低信号;
D. DWI,示病灶呈混杂低信号;E. SWI,示病灶呈低信号,且病变范围较平扫序列上大;F. CE-T$_1$WI,示病灶呈不均匀强化

　　脑内海绵状血管瘤在 SWI 上呈边界清楚的低信号灶,显示病灶范围较 MRI 常规平扫序列增大,即"放大效应"。此外,SWI 较 MRI 常规序列敏感,可以显示 MRI 常规序列无法显示或显示不清的病灶,但 SWI 显示瘤体实质不如 T$_1$WI 和 T$_2$WI 清楚。

　　海绵状血管瘤病灶内若出血较多,表现为病灶短期内明显增大,有占位效应。脑内海绵状血管瘤可伴有其他类型的脑血管畸形,以伴发毛细血管扩张症最常见。

　　脑外海绵状血管瘤多见于颅中窝,T$_1$WI 上病灶呈等信号或稍低信号,T$_2$WI 上呈高信号,信号多均匀,DWI 呈稍低或等信号,部分可见放大效应。增强扫描后病灶呈显著强化(图 3-3-8)。部分病灶可引起邻近骨质破坏。

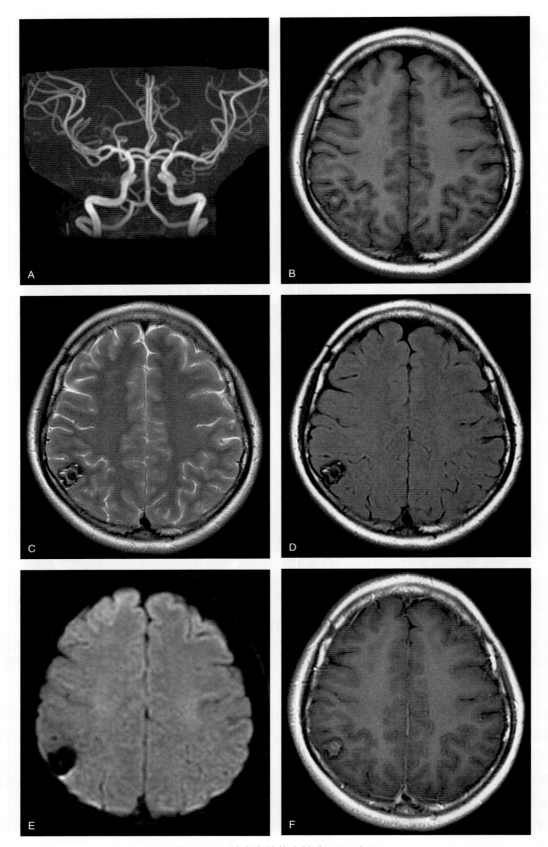

图 3-3-7    脑内海绵状血管瘤 MRI 表现

A. MRA,示脑血管无异常;B. T₁WI,示右侧顶叶混杂信号病灶,内见小片状高信号;C、D. 分别为 T₂WI、FLAIR,
示病灶呈混杂低信号;E. DWI,示病灶呈低信号;F. CE-T₁WI,示病灶呈不均匀强化

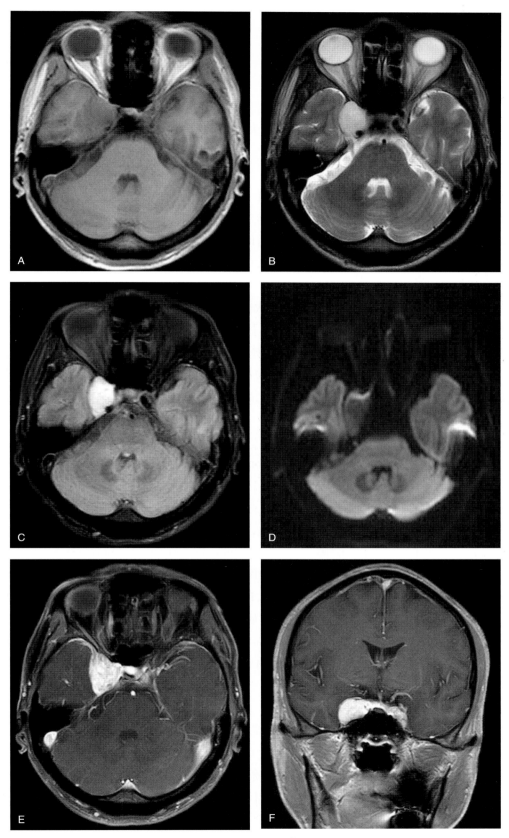

图 3-3-8　脑外海绵状血管瘤 MRI 表现

A. T$_1$WI,示右侧鞍旁椭圆形等信号,边界清；B~C. 分别为 T$_2$WI 及 FLAIR,示病变呈高信号,
右侧颈内动脉海绵段被包绕；D. DWI,示病变呈稍低信号；E、F. CE-T$_1$WI,示病变呈明显均匀强化

（四）诊断要点与鉴别诊断

1. 诊断要点

（1）多发生于幕上，以颞叶和额叶最常见。临床一般无症状，也可有癫痫、头痛及局灶性神经功能缺损等症状。

（2）MRI 示病灶呈"爆米花样"、$T_2WI$ 灶周低信号环具有一定特征性。增强扫描呈均匀或不均匀强化。

（3）SWI 上病灶呈边界清楚的低信号且可见"放大效应"。

（4）病灶无或仅有轻微占位效应，灶周无水肿。

2. 鉴别诊断

（1）转移瘤出血：临床上常有恶性肿瘤病史，MRI 示瘤周水肿及占位效应，病灶周围常无含铁血黄素沉积所形成的低信号环，增强后肿瘤实质部分呈明显结节状或环状强化。

（2）脑内血肿：有瘤周水肿及明显占位效应，随着时间的推移，病灶信号根据血肿内血红蛋白成分和状态发生变化，病灶范围慢慢减小，增强后病灶不强化，可与海绵状血管瘤相鉴别。

（五）治疗和预后

海绵状血管瘤可进展，应积极治疗。对于无症状性海绵状血管瘤可选择保守治疗，动态复查。有症状性海绵状血管瘤或伴有出血的海绵状血管瘤可选择手术治疗、立体定向放射治疗等。目前，外科手术切除为颅内海绵状血管瘤的首选治疗方法，立体定向放射治疗适用于辅助治疗或术后残留。儿童患者由于病灶出血概率大以及可能诱发癫痫，因此是手术治疗的指征。脑外海绵状血管瘤比较少见，其生物学行为与脑内海绵状血管有明显差别，应根据病情制订个体化治疗方法。

## 四、静脉畸形

主要包括脑静脉性血管瘤（cerebral venous angioma，CVA）、大脑大静脉畸形（vein Galen malformating）和静脉异常曲张（venous varix）。

### 【静脉性血管瘤】

（一）概述

脑静脉性血管瘤又称脑发育性静脉异常（developmental venous anomaly，DVA）或脑静脉性血管畸形（cerebral venous malformation，CVM），是一种解剖变异或发育异常。在脑动脉系统形成后，脑静脉停止发育并处在胚胎髓静脉阶段，汇入一支粗大的引流静脉所形成，常伴有神经元异位和皮质静脉引流异常。CVA 约 65% 位于幕上深部近脑室的白质内，多数为单发，部分可多发。脑静脉性血管瘤约占颅内血管畸形的 50%，约 30% 的患者合并有海绵状血管瘤。在小儿及成人中均可发生，男性稍高于女性。通常无明显临床症状，静脉血管瘤合并海绵状血管瘤的患者常有头痛、癫痫或局灶性神经功能障碍。

（二）病理学表现

大体：脑静脉性血管瘤由呈多支扩张并呈放射状排列的髓质静脉汇入一支粗大中央静脉向皮质表面和静脉窦或向室管膜下引流，其间夹有少量脑组织。可同时伴有海绵状血管瘤。

镜下：髓静脉薄壁、异常扩张，弥漫分布于脑白质，粗大的中央引流静脉管壁较厚，主要由纤维及胶原成分构成，缺乏弹力层且平滑肌层排列疏松，较少发生出血。静脉间可见正常脑组织间隔（图 3-3-9）。

（三）MRI 表现

脑静脉性血管瘤在 MRI 上可见扩张的髓质静脉及中央静脉因血流流空效应或流入增强显影而呈相对低或高信号。MRI 增强扫描显示引流静脉的形态、大小较平扫更清楚，髓静脉显示的数目较平扫更多、更清楚，是准确诊断脑静脉性血管瘤的检查方法。脑静脉性血管瘤呈"海蛇头"样强化或轮辐状强化，而髓静脉间的脑组织无强化。MRA、MRV 常无阳性发现。

SWI 显示髓静脉敏感性较 MRI 平扫高，可见细小扩张的髓静脉呈放射状或轮辐状向引流静脉汇聚，呈典型的"海蛇头"状低信号，也可呈条状或树枝状低信号（图 3-3-10）。

（四）诊断要点与鉴别诊断

1. 诊断要点

（1）各年龄段均可发生，男性稍高于女性，通常无明显临床症状，若合并海绵状血管瘤可伴神经功能障碍。

（2）多发生于大脑或小脑深部脑室旁白质，尤其是侧脑室前角附近额叶脑白质，病灶周围水肿轻，无占位效应。

（3）$T_1WI$ 上呈条状低信号，$T_2WI$ 上呈低或高信号，增强扫描呈"海蛇头"样或轮辐状强化。

（4）SWI 上呈典型的"海蛇头"样或轮辐状低信号。

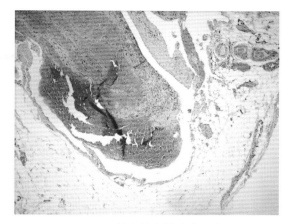

图 3-3-9　静脉性血管瘤病理表现
光镜下，示扩张的静脉内血栓形成（HE×50）
（图片由浙江大学医学院附属第一医院崔恒医师提供）

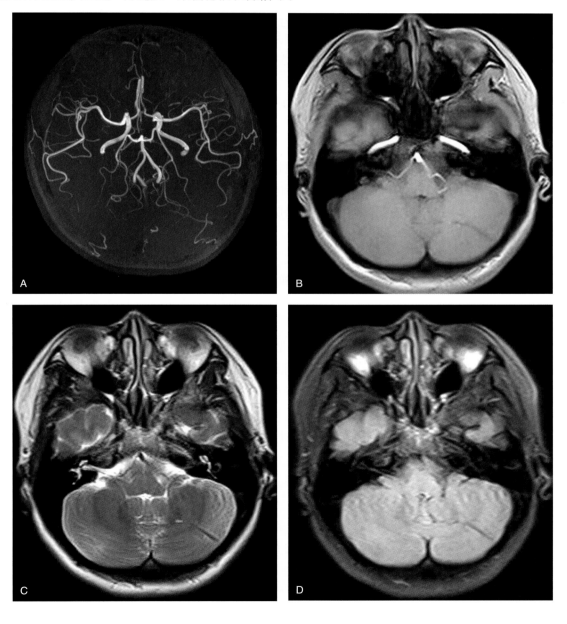

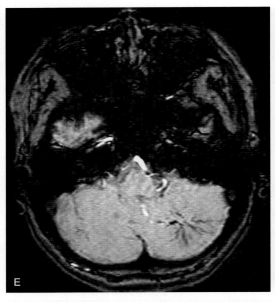
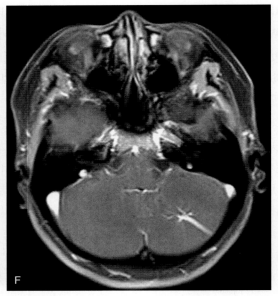

图 3-3-10　静脉性血管瘤 MRI 表现

A. MRA,示脑动脉无异常;B~D. 分别为 T₁WI、T₂WI 及 FLAIR,示左侧小脑半球引流静脉呈条状低信号;
E. SWI,示引流静脉亦呈低信号,其周围见多发条状低信号髓静脉影呈"海蛇头"样改变;F. CE-T₁WI,示引
流静脉呈条状明显强化,周围见多发条状强化髓静脉影

2. 鉴别诊断　脑静脉性血管瘤的 MRI 表现具有特征性,尤其是 SWI 可做出明确诊断,因此无需与其他疾病相鉴别。

（五）治疗和预后

脑静脉性血管瘤的临床过程和自然病史趋于良性,无临床症状者多数无需特殊治疗,建议进行动态观察。一部分脑静脉性血管瘤伴发颅内动静脉畸形、海绵状血管瘤,或有癫痫、脑出血、头痛等症状时,可考虑切除伴发的颅内动静脉畸形及海绵状血管瘤,脑静脉性血管瘤可不处理或进行伽马刀治疗。

【大脑大静脉畸形】

（一）概述

大脑大静脉畸形又称 Galen 静脉瘤、Galen 动静脉瘘。Galen 静脉瘤极为少见,约占颅内血管畸形的 5%,是由于动 - 静脉短路和大脑大静脉(Galen 静脉)的前身前脑中静脉发育异常所致,大量血流进入 Galen 静脉,造成该静脉瘤样扩张所致。

根据动静脉分流可将 Galen 静脉瘤分为四个亚型。Ⅰ型病灶完全位于脑实质外,表现为一支或多支动脉直接流入 Galen 静脉,其最常见的供血动脉为脉络膜动脉;Ⅱ型为丘脑穿动脉和 Galen 静脉瘘;Ⅲ型为Ⅰ型和Ⅱ型的混合型;Ⅳ型为脑动静脉畸形型,丘脑或中脑脑动静脉畸形经大脑大静脉引流。巨大的 Galen 静脉瘤常压迫中脑导水管或第三脑室后部引起梗阻性脑积水。

Galen 静脉瘤一般临床表现为头部血管杂音、局灶性神经症状、癫痫及颅内出血所引起的症状。Ⅲ型 Galen 静脉瘤发病年龄早,出生时常表现有充血性心力衰竭、脑积水所导致的巨颅和颅内高压表现。其他三型发病年龄晚于第Ⅲ型,可有发育迟缓和视力障碍。

（二）病理学表现

病理上分为两型,Ⅰ型是动静脉瘘型,即一支或多支动脉与大脑大静脉的深静脉间直接交通;Ⅱ型是脑动静脉畸形型,即中脑或丘脑脑动静脉畸形经大脑大静脉引流。

（三）MRI 表现

MRA 可显示大脑大静脉明显扩张呈球形,明确 Galen 静脉瘤的种类。Galen 静脉瘤在 MRI 上表现为边界清楚的圆形病灶。信号根据血液状态改变而变化,常不均匀。快血流在 $T_1WI$ 和 $T_2WI$ 上均呈低信号或无信号。湍流或血液瘀滞在 $T_1WI$ 上呈低或等信号,在 $T_2WI$ 上呈稍高信号。附壁血栓在 $T_1WI$ 和 $T_2WI$ 上均呈高信号。粗大的供血动脉和引流静脉在 $T_1WI$ 和 $T_2WI$ 上均呈低信号。MRI 增强扫描病变呈明显强化(图 3-3-11)。此外,MRI 可显示 Galen 静脉瘤合并的脑水肿、脑出血、软化灶及脑积水等。

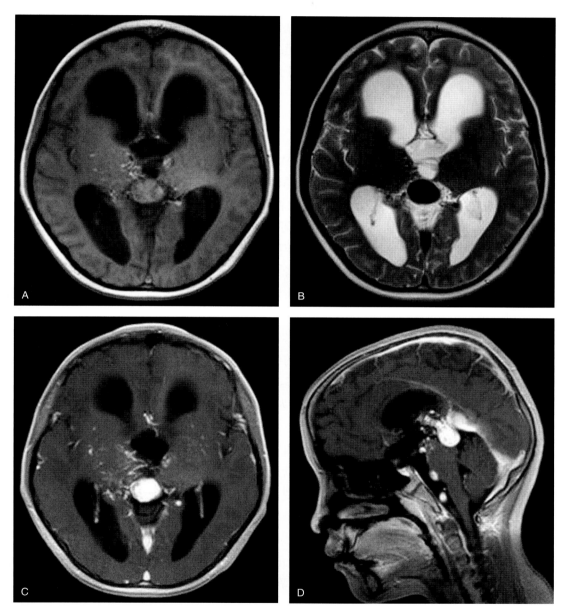

图 3-3-11　Galen 静脉瘤 MRI 表现
A. $T_1WI$,示病变呈略高信号,其周围见多发点状、条状高信号血管影;B. $T_2WI$,示病变呈低信号;C. 横轴位 CE-$T_1WI$,示大脑大静脉池内病变呈明显均匀强化,其周围见多发点状、条状强化血管影;D. 矢状位 CE-$T_1WI$,示大脑大静脉明显增粗呈类圆形,并向后引流入直窦

（四）诊断要点与鉴别诊断

1. 诊断要点

（1）四叠体池内圆形或三角形病变,边界清楚。

（2）MRI 信号根据血液状态改变而变化,常不均匀,增强扫描病变呈明显不均匀强化。

（3）MRA 显示大脑大静脉明显扩张呈球形，颈内动脉或椎动脉的分支可直接与 Galen 静脉短路。硬脑膜窦扩张。

2. 鉴别诊断　脑膜瘤：MRI 上信号均匀，增强扫描呈明显均匀强化，典型者可见"脑膜尾征"，邻近骨质可见反应性增生。血管成像看不到扩张的血管影。

（五）治疗和预后

Galen 静脉瘤的治疗包括手术治疗和血管内栓塞治疗。血管内栓塞治疗是安全有效的首选方法。但对于由大脑后动脉或胼周动脉供血的单瘘口，尤其是多瘘口的病例，在难于插管造影时，手术治疗仍为一种有效的手段。血管内治疗出现后，手术治疗仅被用于栓塞术失败或作为栓塞术的补充。

## 五、硬脑膜动静脉瘘

### （一）概述

硬脑膜动静脉瘘（dural arteriovenous fistulas，DAVF）又称硬脑膜动静脉畸形，是指硬脑膜及其附属结构的动静脉异常交通，主要由硬脑膜动脉供血，静脉窦和 / 或皮质静脉引流。硬脑膜动静脉瘘是一种少见的脑血管病，占颅内动静脉畸形的 10%~15%，先天性者少见，多数为获得性，可能与静脉窦血栓形成、颅脑外伤等有关。硬脑膜动静脉瘘可发生于硬脑膜的任何部位，常见于颅后窝和颅底，幕上较少。硬脑膜动静脉瘘单发多见，也可多发，通常在 50~60 岁发病，成年男性多见。硬脑膜动静脉瘘的临床症状与病变的部位、供血动脉和引流静脉有关。累及横窦和乙状窦者，常见头痛、颅内杂音及搏动性耳鸣等症状。发生于海绵窦者，主要表现为搏动性突眼、眼球运动障碍、头痛、颅内杂音等。皮质静脉引流的患者可有脑缺血、脑梗死及脑出血表现。

### （二）病理学表现

硬脑膜动静脉瘘是由增粗的供血动脉和扩张的引流静脉在静脉窦组成的异常血管网，在动静脉之间存在很多微小动静脉瘘，静脉窦常有狭窄和阻塞。颅底静脉窦为硬脑膜动静脉瘘的常见受累部位，以横窦和乙状窦最常见，其次为海绵窦。脑膜动脉为最常见的供血动脉，也可为枕动脉、耳后动脉及椎动脉。

依据硬脑膜动静脉瘘的引流方向，可将其分为五型：Ⅰ 型：硬脑膜动静脉瘘流向正常，顺行流入静脉窦或脑膜静脉；Ⅱ 型：硬脑膜动静脉瘘先汇入静脉窦后，又反流入邻近的静脉窦或皮质静脉；Ⅲ 型：硬脑膜动静脉瘘直接引流入皮质静脉或不扩张的静脉；Ⅳ 型：硬脑膜动静脉瘘引流入扩张的皮质静脉，其直径超过 5mm 或达引流静脉直径的 3 倍以上；Ⅴ 型：硬脑膜动静脉瘘引流至脊髓髓周静脉。

### （三）MRI 表现

MRA 示颅内动脉远端或颅外动脉存在大量扩张的侧支动脉。MRV 显示静脉窦扩张、狭窄或闭塞。

MRI 可清晰显示硬脑膜动静脉瘘时增粗扩张的静脉、静脉窦扩张、狭窄或闭塞，且可很好地显示硬脑膜动静脉瘘引起的并发症，是硬脑膜动静脉瘘首选的无创性检查方法。硬脑膜动静脉瘘在 MRI 平扫上表现为位于大脑半球或小脑表面的皮质静脉扩张，在 $T_1WI$ 和 $T_2WI$ 上呈流空低信号，在 FLAIR 序列上呈低信号，增强扫描呈条状强化（图 3-3-12）；海绵窦动静脉瘘可见眼静脉扩张。部分病例在 MRI 上无阳性发现。

MRI 平扫亦可显示硬脑膜动静脉瘘所引起的脑部继发性改变，包括静脉性脑水肿、脑梗死、脑出血、静脉窦血栓形成、脑积水和局部脑萎缩等。

硬脑膜动静脉瘘在 SWI 上表现为大脑半球或小脑表面多发迂曲增粗低信号血管影，且较 MRI 平扫敏感，发现的异常血管影多。

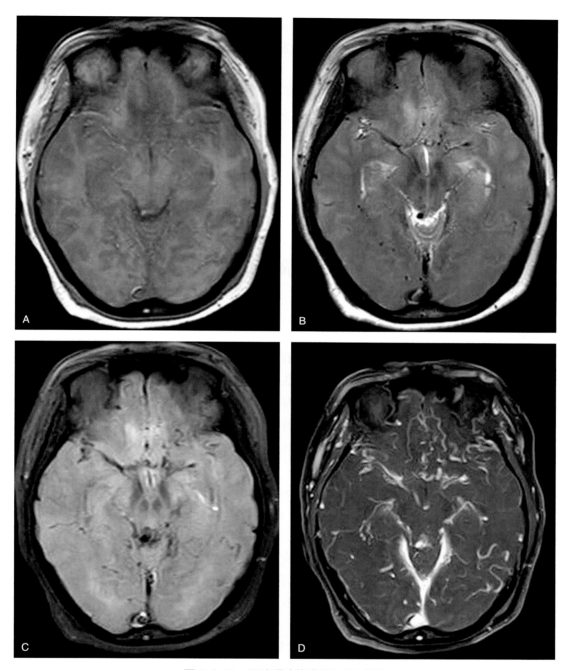

图 3-3-12 硬脑膜动静脉瘘 MRI 表现

A. T$_1$WI,示双侧大脑半球表面多发点状、条状略高信号血管影;B~C. T$_2$WI 及 FLAIR,示病变呈低信号;
D. CE-T$_1$WI,示病变呈明显条状强化

（四）诊断要点与鉴别诊断

1. 诊断要点

（1）硬脑膜动静脉瘘可发生于硬脑膜的任何部位,常见于颅后窝和颅底,横窦和乙状窦最常见。50~60
岁男性多见,临床症状与病变的部位、供血动脉和引流静脉有关。

（2）MRI 平扫及 SWI 上表现为大脑或小脑表面多发迂曲流空血管影,增强扫描呈索条状强化,无占位
效应,灶周无水肿。

（3）MRA 示颅内动脉远端或颅外动脉存在大量扩张的侧支动脉。MRV 显示静脉窦扩张、狭窄或闭塞。

2. 鉴别诊断　硬脑膜动静脉瘘需与脑动静脉畸形鉴别。硬脑膜动静脉瘘为脑外的动静脉畸形；供血动脉来自脑膜动脉。由于静脉窦压力升高，脑静脉继发充血、扩张，无"盗血"表现。

（五）治疗和预后

硬脑膜动静脉瘘的治疗原则是闭塞硬脑膜静脉窦壁上的瘘口，常用的治疗方法包括手术治疗、血管内栓塞治疗和放射治疗，几种治疗方法可联合应用。目前，血管内栓塞治疗在许多情况下成为首选。

硬脑膜动静脉瘘的自然病程与静脉引流方式相关。无皮质静脉引流的硬脑膜动静脉瘘患者病程较长，发生颅内出血的风险极低，偶尔可能自然闭塞；存在皮质静脉引流的硬脑膜动静脉瘘患者，年死亡率约为10.4%，颅内出血年发生率约为8.1%。

# 第四节　脑小血管病

（一）概述

脑小血管病（cerebral small vessel disease，CSVD）是一种与年龄增长相关的疾病，主要累及颅内小动脉、微小动脉、毛细血管、微静脉和小静脉，引发脑内缺血或出血性病变，继而出现的一系列临床、影像和病理学综合征。脑小血管病由多种病因引起，常见的有动脉粥样硬化、脂质透明样变性、小动脉硬化、血管炎、脑淀粉样血管病等。公认的高危因素有高血压、糖尿病、高脂血症、吸烟、酗酒以及遗传因素，其中年龄和高血压是最重要的致病因素；此外，叶酸、维生素 $B_6$、维生素 $B_{12}$、高同型半胱氨酸血症以及部分炎性因子同样也是脑小血管病的风险因素。

根据病因学，脑小血管病可分为如下六类：①小动脉硬化（或与年龄和血管危险因素相关的小血管疾病）；②散发性或遗传性脑淀粉样血管病（cerebral amyloid angiopathy，CAA）；③除脑淀粉样血管病以外的其他遗传性脑小血管病；④炎症和免疫介导的脑小血管病；⑤静脉胶原病；⑥其他病因继发的脑小血管病，以第一类最为常见。临床上，脑小血管病可表现为卒中、认知功能减退或精神行为异常等，也可以无明显的临床症状，常与神经退行性疾病共存并可加重其症状。脑小血管病是卒中、血管性痴呆最常见的危险因素，约25%的缺血性卒中由脑小血管病引起，不仅增加患者卒中风险，且远期预后较差。

脑小血管病的诊断有赖于其神经影像学表现，常见的影像学表现包括：①新发微小皮质下梗死；②血管源性脑白质高信号；③血管源性腔隙灶；④血管周围间隙；⑤微出血；⑥脑萎缩。但因脑小血管病发生、发展较为隐匿，老年人好发，症状不典型，常表现为认知情感障碍和精神行为异常，易被误认为正常老化，延误治疗时机，给家庭、社会带来沉重负担。

（二）病理学表现

脑小血管病的病理改变中，最常见的是小动脉硬化和脑小血管动脉粥样硬化；前者的病理变化包括纤维素样、淀粉样、出血性、闭塞性病变；后者主要表现为直径小于50μm的小动脉中膜平滑肌细胞丢失，内膜弹性减退，成纤维细胞增殖，纤维物质和胶原沉积，管壁增厚，粥样斑块形成，上述变化使得血管迂曲僵硬，管腔狭窄甚或闭塞，闭塞的小动脉可引起急性缺血和腔隙性脑梗死，狭窄的小动脉则灌注减低引起不完全缺血，在 MRI 表现为白质高信号（white matter hyperintensity，WMH），常累及深层白质。以上两种病理生理途径常同时存在。

**（三）MRI 表现**

脑小血管病较之其他类型的卒中而言，临床症状较轻且死亡率较低，因而极易被忽视。MRI 是该病的重要检查手段，概括如下：

1. 新发微小皮质下梗死 微小皮质下梗死指发生在一穿支动脉供血区域的梗死，其影像学特征或临床症状与近期发生的脑损伤一致，病灶直径 3~20mm，常见于白质、基底节和脑干，通常称为腔隙性卒中或腔隙综合征。DWI 对急性小梗死最为敏感，呈明显高信号，$T_1WI$ 呈等或低信号，$T_2WI$、FLAIR 序列上呈高信号。梗死后 3 天~1 个月增强可呈环形或斑片状强化。慢性梗死灶 FLAIR 序列呈低信号。从新发小皮质下梗死到腔隙形成，病灶形态发生演变，最终出现三种转归：约 39% 的病灶形成腔隙，40% 的病灶与邻近融合成白质高信号，余病灶消失或常规 MRI 无法检出。MRI 偶尔可发现近期无症状的小皮质下梗死，即静息性脑梗死，亦有部分症状患者 MRI 表现为阴性。

2. 血管源性的腔隙灶 血管源性腔隙性灶指的是皮质下充满液体的圆形或卵圆形腔隙（信号类似脑脊液），直径 3~15mm，多数由皮质下小梗死引起，通常位于基底节、内囊、丘脑、放射冠、半卵圆中心和脑干。MRI 上，$T_1WI$ 呈低信号，$T_2WI$ 呈高信号，FLAIR 呈低信号，腔隙边缘可见高信号，提示胶质细胞增生（图 3-4-1），可与血管周围间隙相鉴别，此外，病灶直径小于 3mm 时为血管周围间隙可能性较大。增强无强化。

3. 血管源性脑白质高信号 血管源性脑白质高信号在脑白质中显示大小不等的异常信号，$T_2WI$ 和 FLAIR 序列均呈高信号，无空腔化。皮质下灰质或脑干的病变不属于这一类，如果还包括深部灰质和脑干高信号，则统称为皮质下高信号。MRI 平扫 $T_1WI$ 呈等、低信号，$T_2WI$、FLAIR 序列呈高信号（图 3-4-2），主要分布在脑室周围、双侧大脑半球深部白质、基底节、脑桥，偶见于小脑、脑干等白质区，呈点状、斑片状，可融合呈大片状，多对称分布。增强无强化。

DTI 可评估脑白质微结构的完整性，常用的参数是各向异性分数（fractional anisotropy，FA）和平均弥散系数（mean diffusivity，MD）。当脑白质微结构受损时，表现为 FA 值下降和 MD 值上升，卒中的风险随之增加，并与患者认知及运动功能障碍等临床表现有显著相关性。

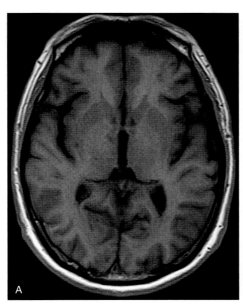
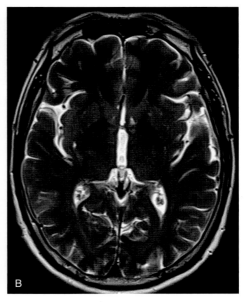

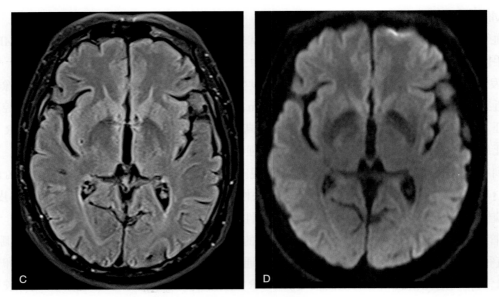

图 3-4-1　血管源性的腔隙灶 MRI 表现

A. T₁WI,示双侧基底节区小斑片状低信号; B. T₂WI,示病变呈高信号; C. FLAIR,示病变呈低信号,
边缘可见高信号; D. DWI,示病变呈低信号

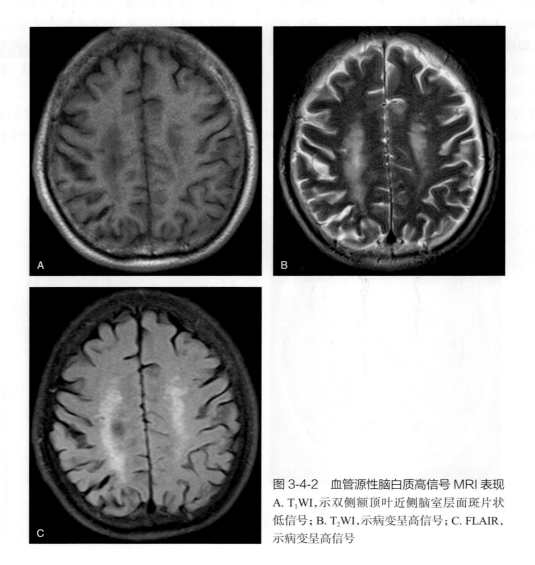

图 3-4-2　血管源性脑白质高信号 MRI 表现

A. T₁WI,示双侧额顶叶近侧脑室层面斑片状低信号; B. T₂WI,示病变呈高信号; C. FLAIR,示病变呈高信号

4. 血管周围间隙　血管周围间隙指的是沿血管走行穿过脑实质、位于脑内血管与软脑膜细胞之间充满液体的间隙,MRI 各序列上,其信号特点与脑脊液一致,$T_1WI$ 呈低信号,$T_2WI$ 呈高信号,FLAIR 序列呈低信号,周围无高信号环,常见于基底节和半卵圆中心(图 3-4-3)。平行于血管走行时呈线状或管状,垂直于血管走行时呈圆形或卵圆形,直径一般小于 3mm,但当其直径小于 2mm 时属正常结构,见于各年龄组的健康人。

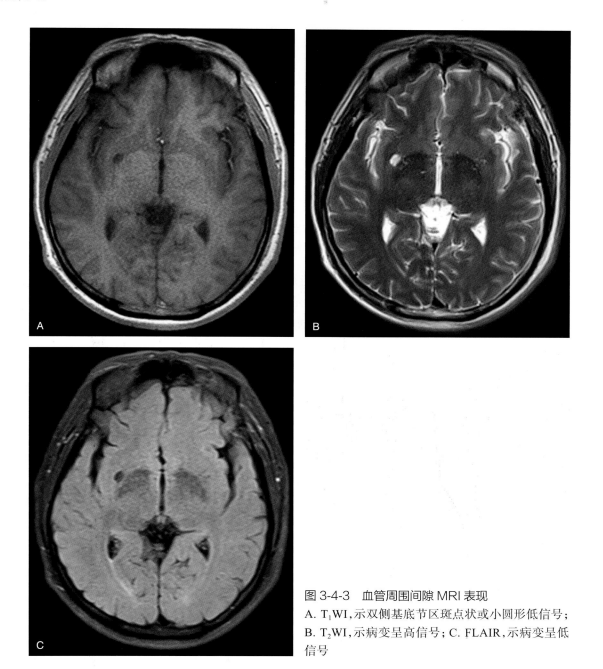

图 3-4-3　血管周围间隙 MRI 表现
A. $T_1WI$,示双侧基底节区斑点状或小圆形低信号;
B. $T_2WI$,示病变呈高信号;C. FLAIR,示病变呈低信号

5. 微出血　微出血指 $T_2^*GRE$ 或 SWI 上可见的小低信号灶,直径通常为 2~5mm,有时可达 10mm,通常位于皮质 - 皮质下交界区,以及大脑半球、脑干和小脑的深部灰质或白质。$T_1WI$、$T_2WI$、FLAIR 序列上通常不能显示,$T_2^*GRE$ 及 SWI 可表现为点状、小圆形低信号影,DWI 呈低信号(图 3-4-4)。需注意的是,$T_2^*GRE$ 序列显示的微出血灶面积比实际含铁血黄素沉积面积大,即 $T_2^*GRE$ 序列的绽放效应。

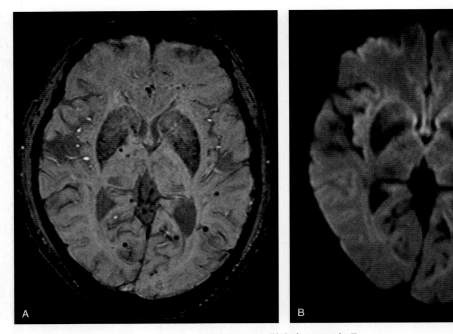

**图 3-4-4　微出血 MRI 表现**
A. SWI,示双侧基底节区、右侧丘脑、双侧枕叶及左侧额颞叶散在点状低信号;B. DWI,示病变呈低信号

6. 脑萎缩　脑小血管病发生脑萎缩的原因可能是继发性远端脑组织的神经退行性改变,与梗死或创伤引起的宏观局部损伤无关的脑容量减小。MRI 显示脑回变小,脑沟、裂增宽加深,脑室扩大,可呈局限性或弥漫性、对称或不对称分布。弥漫性脑萎缩包括脑皮质型(脑沟、脑池扩大为主),脑白质型(脑室扩大为主)和混合型(脑灰白质均受累)。

**(四) 诊断要点与鉴别诊断**

1. 诊断要点　脑小血管病的诊断需结合临床和神经影像学表现,必要时辅以其他影像检查技术,再结合危险因素进行综合评估。

单一的 CSVD 影像学特征无法评估其严重程度,需将多种影像学表现进行综合评分,如 4 种 MRI 标记物:无症状腔隙性脑梗死(asymptomatic lacunar infarcts)、白质病变(white matter lesions,WMLs)、脑微出血(brain microbleeds,BMBs)和扩大的血管间隙(enlarged perivascular spaces,EPVS)各有 1 分,最低为 0 分,最高为 4 分:1 个或多个无症状腔隙性脑梗死评分 1 分;脑室周围延伸至深部白质,和 / 或深部白质的融合性 WMLs 评分 1 分;1 个或多个深部 BMBs 评分 1 分;<10 个 EPVS 为 1 级,10~25 个 EPVS 为 2 级,>25 个 EPVS 为 3 级,2~3 级 EPVS 评分 1 分。分值越高,提示病情越严重,预后越差。另有衡量 CAA 患者病情严重程度的综合评分:2~4 个脑叶 BMBs 评分 1 分,超过 5 个脑叶 BMBs 评分 2 分;局限的皮层表面铁沉积(cortical superficial siderosis,CSS)评分 1 分,播散性的 CSS 评分 2 分;半卵圆中心中至重度 EPVS 评分 1 分;重度 WMLs 评分 1 分,评分越高,认知功能越差。

2. 鉴别诊断

(1)血管源性的腔隙灶需与分水岭梗死相鉴别,分水岭梗死多因大动脉严重狭窄引起,或并发于严重低血压或心搏骤停,病情相对严重。其次好发部位不同,分水岭梗死分布于相邻脑动脉供血交界区,多呈楔形,尖端指向脑深部,也可呈条带状,范围相对较大。

(2)血管源性脑白质高信号需与其他常见脑白质病变相鉴别,常见的如多发性硬化、炎症、代谢或中毒性疾病等,一般结合病史、临床表现、典型的 MRI 表现及增强扫描不难鉴别。脑小血管病的脑白质高信号常见于老年患者,增强不强化,症状较轻;如多发性硬化多见于中青年女性,病变垂直于脑室分布,活动期可强化,可伴游走性轻度偏瘫或视力障碍。

(3)$T_2^*$GRE 或 SWI 诊断微出血应与其他原因导致的低信号相鉴别,如铁或钙沉积,上述序列也可表现为低信号,但 SWI 相位图上钙化呈高信号,微出血呈低信号,可予以鉴别。外伤性弥漫性轴索损伤也可引起微出血,但多见于皮髓交界处及胼胝体,鉴别需结合病史及病变部位。海绵状血管瘤 SWI 同样表现为低信号,但 $T_2$WI 上常可见病变中心高信号及周围低信号环。此外应排除颅骨及血管流空等的部分容积效应所致的低信号。

(五)治疗和预后

脑小血管病暂无特殊性针对性的药物治疗方案。对于无症状的脑小血管病患者仍主张以调整生活方式为主。总的来说,脑小血管病引起的卒中较之其他类型,其临床表现更轻,短期预后更好,但死亡率和功能损害等远期预后并不乐观。

# 第五节 颅内动脉瘤

## (一)概述

颅内动脉瘤(intracranial aneurysm)是由于动脉壁先天性结构发育异常或后天性病理改变如动脉硬化、感染、创伤等引起动脉壁局部薄弱、张力减退,在血流不断冲击下所形成的永久性异常扩张或膨出,多见于动脉分叉处、动脉顶端或动脉侧壁。颅内动脉瘤病程隐匿、起病突然,动脉瘤破裂后病残、病死率极高,是最危险的脑血管病之一,是自发性蛛网膜下腔出血(spontaneous subarachnoid hemorrhage,SAH)最常见的原因。

颅内动脉瘤临床表现差异较大,其症状根据动脉瘤的部位、形状、大小及扩张的方向而不同。瘤体较小且未破裂时可无任何症状。瘤体较大时可出现占位效应,压迫邻近脑组织、脑神经而出现相应的临床表现。动脉瘤破裂后主要表现为蛛网膜下腔出血和脑缺血症状,少数形成颅内血肿。首次出血后的幸存者若未得到及时干预,约 40% 的病例短期内可再次出血,破裂动脉瘤再出血是患者死亡的主要原因。

目前颅内动脉瘤尚无统一分类标准。按形态学可分为:①囊状动脉瘤:病变血管呈球囊状扩张,常伴血栓形成;②梭状动脉瘤:病变血管呈梭形扩张,较少出现附壁血栓;③圆柱状动脉瘤:血管突然呈滚筒状扩张,突然过渡为正常管径,可发生附壁血栓;④舟状动脉瘤:血管壁仅向一侧扩张,常见于动脉夹层;⑤蜿蜒状动脉瘤:邻近血管段不对称性扩张,多见于血流方向改变的血管。根据动脉瘤的大小又可分为微小动脉瘤(<3mm)、小动脉瘤(3~5mm)、大动脉瘤(10~25mm)和巨大动脉瘤(>25mm)。

MRI 以其多序列、多方位成像而广泛用于动脉瘤的诊断,并可提供动脉瘤瘤壁、瘤腔、血流动力学以及颅内改变等信息。MRA 无创、无辐射、成像简便且空间分辨率高,是动脉瘤筛查、诊断及随访的常用影像检查技术。但 MRA 对小于 3mm 的动脉瘤,被血肿或骨质掩盖的动脉瘤显示欠佳。MR 高分辨率血管壁成像(high-resolution vessel wall imaging,HR-VWI)能够显示瘤体管壁特征,动脉瘤壁强化为瘤壁炎性反应的重要标志,为评估动脉瘤破裂风险提供依据。4D-Flow 技术进行三维空间、多时相流速采集,可用于探究动脉瘤血流动力学变化。

#### （二）病理学表现

颅内动脉瘤以囊状动脉瘤为多见，好发于动脉分叉处，常位于动脉弯折的凸面或血流的流出端。与囊状动脉瘤相比，其他类型的动脉瘤比较少见，发生于动脉干的非分叉部位。动脉瘤由一个薄壁囊组成，可通过一个大小不一的孔（即瘤颈）与载瘤动脉相连。动脉瘤壁可含有动脉壁的三层结构，但通常瘤壁很薄，只有内膜和外膜，而内弹力层和中膜通常终止于动脉瘤的颈部。光镜下可见内膜局灶性增厚，内弹力层和内膜内皮消失。中层平滑肌细胞伴有肿胀变性、细胞解离、胶原化及玻璃样变，瘤壁内有不同程度的局灶性出血及附壁血栓形成，可见纤维素堆积及吞噬含铁血黄素的巨噬细胞。特别是较大的动脉瘤，附壁血栓可能是栓子的来源。

此外，当血管管腔内血液冲破内膜形成动脉壁夹层，夹层里的血液可循一定的通道纵向延伸，通道存在内膜和中层之间、中层内或中层和外膜之间，从而形成一个假腔，假腔较大时可形成夹层动脉瘤。夹层动脉瘤血管内皮组织及内弹力膜中断或管壁中层缺陷。

#### （三）MRI 表现

动脉瘤的 MRI 表现与瘤腔内有无血栓有关，无血栓型动脉瘤因血液流空效应在 $T_1WI$ 和 $T_2WI$ 上均呈明显低信号（图 3-5-1）。部分血栓型动脉瘤的上瘤腔区因血液流空效应表现为 $T_1WI$ 及 $T_2WI$ 双低信号；血栓部分因富含含铁血红蛋白呈高信号，血栓周围因含铁血黄素的沉积呈低信号。瘤周有或无水肿带，瘤周水肿 $T_1WI$ 呈低信号、$T_2WI$ 呈高信号。当瘤腔内血流缓慢时，其在 $T_1WI$ 上呈低信号，在 $T_2WI$ 上呈高信号，从而易误认为血栓，应用磁共振流动补偿技术可以避免该假象。此外，MRI 还可以显示动脉瘤占位效应所致的邻近脑组织压迫征象及动脉瘤破裂导致的蛛网膜下腔出血等表现。

MRA 上，动脉瘤多呈球形、类圆形突起或梭形、管状膨隆，与血流信号相似呈高亮信号；较大的动脉瘤内因涡流可致信号不均，血栓形成时则可呈低信号。动脉瘤较大或破裂出血后引起血管痉挛，可致远端动脉显影不佳或缺失。破裂动脉瘤引起广泛性血管痉挛时，可表现为前后循环多发狭窄样改变。破裂动脉瘤形态多不规则，容易在破口周围形成假性动脉瘤，表现为与载瘤动脉相连的真性动脉瘤形成不规则的子囊，子囊常位于真性动脉瘤的顶端，常表现为葫芦形、哑铃形或不规则形，边界不清。

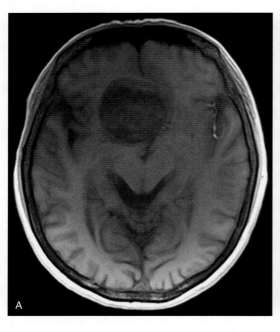
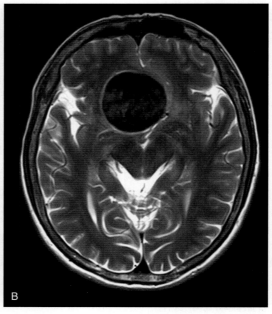

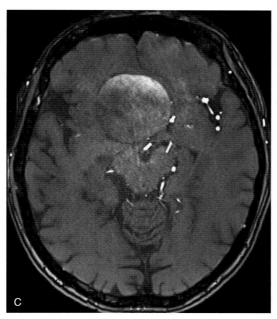
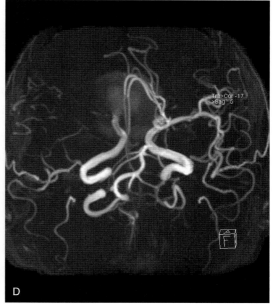

图 3-5-1 脑动脉瘤 MRI 表现

A. T₁WI,示颅前窝底类圆形低信号；B. T₂WI,示病变呈低信号；C. MRA 原始图像,示病变呈稍高信号,
上述序列均可见搏动伪影；D. MRA MIP 图像,示病变呈不均匀稍高信号

　　夹层动脉瘤好发于颈动脉颅外段、椎动脉颅内段和基底动脉,前循环颅内段少见。MRI 上,夹层动脉瘤假腔血肿信号往往比较复杂。若假腔与真腔沟通,假腔内仍为流动的血液,因流速较真腔中的慢且伴涡流等,故而 T₁WI 及 T₂WI 均可呈高信号,与真腔的流空效应形成典型的"双腔"样改变；若为血肿,MRI 信号特点则与血肿形成的时间有关,具体参照脑出血章节。MRA 可反映血管腔内的血流情况,利用真假腔内血流速度差异显示血管病变,可直观显示夹层的真假双腔和剥离内膜片的低信号"线样征"。"双腔"与内膜片是夹层动脉瘤的直接征象(图 3-5-2)。MRA 横断面上通常真腔较窄,呈类圆形低信号,假腔较宽,呈新月形或囊袋状高信号。

　　近年来兴起的高分辨率 MR 管壁成像可重点显示动脉瘤的瘤壁特征和瘤腔内情况。有病理学证实,增强后动脉瘤壁的强化可作为瘤壁炎性反应的间接标志,进而为评估颅内动脉瘤破裂风险提供依据。

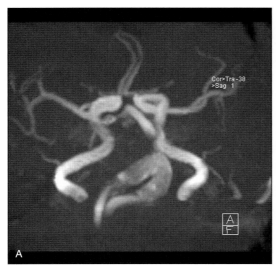
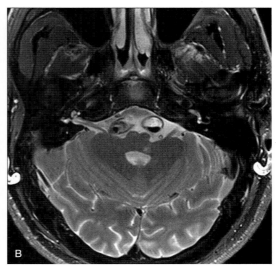

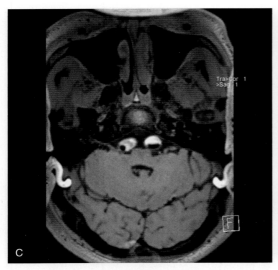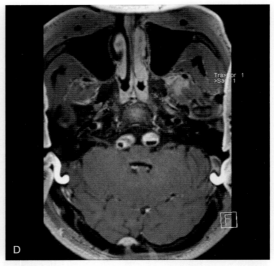

图 3-5-2　夹层动脉瘤 MRI 表现

A. 脑 MRA, 示双侧椎动脉颅内段节段性增粗呈管状; B. HR-VWI $T_2WI$, 示双侧椎动脉颅内段管腔增粗, 呈黑白 "双腔" 样改变; C、D. HR-VWI 平扫 $T_1WI$ 和增强 $T_1WI$, 示双侧椎动脉颅内段呈黑白 "双腔" 样改变, 真腔呈低信号, 假腔呈高信号, 增强后可见病变节段管壁增厚强化

#### (四) 诊断要点与鉴别诊断

**1. 诊断要点**

(1) 囊状动脉瘤是真性动脉瘤, 包括了正常血管壁的全层或部分结构; MRA 可清晰显示载瘤动脉及动脉瘤的瘤颈、瘤体。

(2) 梭状动脉瘤的特点是动脉的节段性扩张、扭曲和狭长, 没有明确的瘤颈, MRA 多呈 "纺锤形"。

(3) 动脉瘤的 MRI 与瘤腔内有无血栓有关, 无血栓动脉瘤 MRI 平扫表现为 $T_1WI$ 及 $T_2WI$ 低信号; 有血栓动脉瘤 MRI 平扫表现为瘤腔在 $T_1WI$ 及 $T_2WI$ 序列上均呈低信号, 血栓均呈高信号; 动脉瘤破裂时应注意蛛网膜下腔出血、颅内血肿、脑水肿等 MR 征象。

(4) HR-VWI 应重点关注瘤壁的强化情况, 部分破裂动脉瘤可于三维 HR-VWI 序列上见到破口。

**2. 鉴别诊断**

(1) 假性动脉瘤: 颅内动脉或动脉瘤破裂出血后在其破口周围形成血肿, 在破裂动脉或动脉瘤持续搏动压力的冲击下, 使液化血肿通过破口与动脉或动脉瘤相通, 体积可持续增大形成假性动脉瘤。该血肿包膜是由纤维组织或增生的脑胶质组织形成的, 并无真正的血管壁结构。

(2) 脑膜瘤: 巨大囊状动脉瘤特别是位于鞍旁时, 应与脑膜瘤相鉴别。主要鉴别点是动脉瘤与邻近动脉关系密切, 与脑膜的关系不密切; 而脑膜瘤往往以宽基底与脑膜相连; 动脉瘤大部分有流空效应, 而脑膜瘤增强扫描时显著强化并可见脑膜尾征。

#### (五) 治疗和预后

根据颅内动脉瘤的大小、解剖位置、形态及病因等采取不同的治疗方法。目前主要的治疗方法包括外科手术和血管内介入治疗, 前者主要包括动脉瘤夹闭、动脉重建等; 后者主要包括人工血管内支架植入和弹簧圈栓塞。患者年龄及其基础疾病, 术前临床分级, 动脉瘤的大小、位置及性质, 手术治疗时机, 血管痉挛的严重程度, 是否合并蛛网膜下腔出血等均是影响颅内动脉瘤预后的重要因素。

# 第六节　脑静脉和静脉窦血栓形成

## （一）概述

脑静脉和静脉窦血栓形成（cerebral venous and sinus thrombosis，CVST）是由多因素引起的脑静脉狭窄或阻塞，脑内静脉回流受阻为特点的一组血管疾病。0.5%~1% 的卒中是由脑静脉和静脉窦血栓形成引起的，以中青年女性多见。根据血栓形成的部位，可将脑静脉和静脉窦血栓形成分为皮层静脉血栓（cortical vein thrombosis，CoVT）、脑深静脉血栓（deep cerebral venous thrombosis，DCVT）、静脉窦血栓（cerebral venous-sinus thrombosis，CVST）、颈静脉血栓等。不同类型的脑静脉和静脉窦血栓形成可单独发生，也可复合出现。静脉窦血栓病因复杂，危险因素可分为获得性因素和遗传性因素，前者包括手术、创伤、妊娠、产褥期、感染、恶性肿瘤、外源性激素、抗磷脂综合征等，后者如遗传性血栓形成倾向。

脑静脉和静脉窦血栓形成大多急性或亚急性起病，症状与静脉阻塞部位、范围、程度、进展速度、侧支循环建立情况以及血栓形成原因等有密切关系。临床表现主要分为两类：一是静脉回流受阻引起的颅内压增高；二是静脉性缺血、梗死和 / 或出血所致的局灶性脑损伤。脑静脉和静脉窦血栓形成的临床表现复杂多变，缺乏特异性，容易误诊或漏诊，其诊断通常基于临床疑诊和影像确认。

## （二）病理学表现

大体：脑静脉梗阻后，通常表现为脑肿胀，脑回变宽，脑沟变窄，白质因水肿而呈灰色，侧脑室受压变窄。若为出血性梗死，相应脑组织坏死伴出血，肉眼观呈灰红色，以白质为著。静脉性梗死主要表现为静脉窦及皮层血管的扩张和血栓形成，多伴脑表面静脉周围的蛛网膜下腔出血，有时还可出现大面积脑出血或硬脑膜下出血，有别于动脉性梗死。静脉性梗死的病变部位和范围常无规律，这是病变区皮层血管引流的差异造成的，与动脉闭塞性脑梗死不同。

镜下：受累静脉扩张，内皮细胞肥大肿胀，部分静脉管腔内可见血栓形成。动脉往往塌陷。蛛网膜下腔出血和脑实质出血常并存，脑实质内大量中性粒细胞浸润。病变早期皮层神经元胞质浅染、胞核固缩，晚期神经元数目大幅减少；病变周围缺血区可出现神经元的少量丢失以及胶质细胞的增生。晚期坏死的皮层及白质分解，形成囊性瘢痕。

## （三）MRI 表现

1. 脑静脉窦血栓形成　MRV 上，若静脉窦血栓造成血流完全梗阻时，病变静脉窦内正常高血流信号节段性中断、缺失（图 3-6-1F）；若造成不全梗阻或梗阻后部分再通，病变静脉窦管腔变细或者粗细不均，或因残余管腔内血流过于缓慢而显示不清。上矢状窦血栓部分再通后，在脑 MRV 上有时可形成"双轨征"。静脉窦血栓形成的间接征象表现为病变静脉窦远端静脉侧支形成和 / 或其他代偿的引流静脉异常扩张。

静脉窦血栓形成的直接征象表现为静脉窦的流空信号消失，信号强度与血栓形成时间有关。急性期（1~3 天）血栓，氧合 - 脱氧血红蛋白逐步演变，$T_1WI$ 呈等、略低信号，$T_2WI$ 呈等、低信号；$T_2WI$ 或 FLAIR 序列静脉窦周边高信号也提示静脉窦血栓形成；当血栓 $T_1WI$ 呈等信号，$T_2WI$ 呈低信号时，与正常流空信号不易区分而造成漏诊，此时增强扫描窦腔内可见充盈缺损。亚急性期（1~2 周）血栓，红细胞不断破裂，正铁血红蛋白溢出，$T_1WI$、$T_2WI$ 开始转变为高信号，$T_1WI$ 较 $T_2WI$ 更明显（图 3-6-1A、B、D），是亚急性期静脉窦血栓的特征性表现，即"高信号三角征""高信号血管征"，此期最易确诊。慢性期（>2 周）血栓，正铁血红蛋白向含铁血黄素转变，$T_1WI$、$T_2WI$ 均呈低信号，部分血栓可再通；若血栓机化增强扫描可显著强化,需结合平扫序列及 MRV 与正常血流高信号相鉴别。

"空三角征",又称"Delta 征",在横断位见于上矢状窦的后 1/3,冠状位见于上矢状窦顶部,是由于静脉窦闭塞,造影剂通过硬膜窦的侧支血管、未完全闭塞的静脉及增生的毛细血管进入血栓周围窦隙,且构成窦壁的硬脑膜充血强化,从而形成边缘强化、中心充盈缺损的空三角征象,该征象常出现于 1~8 周,阳性率较高。

脑肿胀及静脉性脑梗死是静脉窦血栓形成的间接征象,T$_2$WI、FLAIR 序列显示尤佳,表现为血栓静脉窦引流区高信号,多位于皮层及皮层下,急性期于 DWI 上呈高信号(图 3-6-1C)。增强后脑内静脉的异常强化和扩张,也提示早期脑静脉血栓形成。

静脉窦血栓形成后,SWI 上可见脑静脉数量增多,管径增粗,走行僵直,较正常静脉信号更低。SWI 对静脉窦血栓形成继发的脑出血和引流区扩张小静脉检出的敏感性高于传统的 MRI 序列。但单纯依据 SWI 序列往往难以将静脉血栓与正常静脉鉴别,需结合 MRI 其他序列,才能较可靠诊断静脉血栓形成。

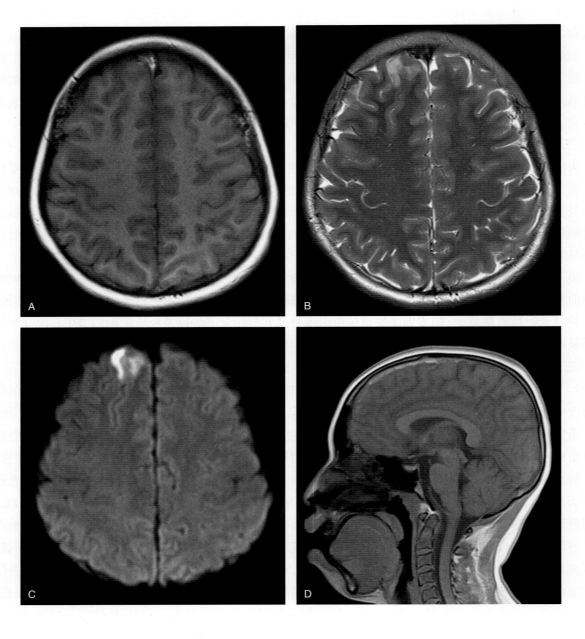

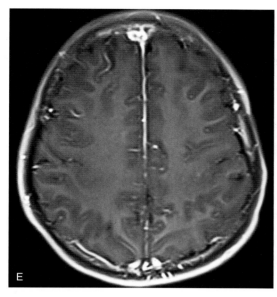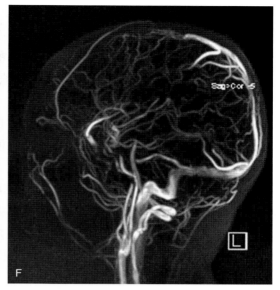

图 3-6-1　静脉窦血栓形成 MRI 表现

A. $T_1WI$，示上矢状窦额部呈高信号，右侧额叶皮层区局部信号略减低；B. $T_2WI$，示上矢状窦额部边缘呈高信号，右侧额叶皮层区可见斑片状高信号；C. DWI，上矢状窦额部未见明显异常，右侧额叶皮层区病变呈高信号；D. 矢状位 $T_1WI$，示上矢状窦额部条状高信号；E. CE-$T_1WI$，示上矢状窦额部病变环状强化；F. MRV，示上矢状窦额部不显影，脑内静脉血管影显示增多

2. 皮层静脉血栓形成　皮层静脉血栓根据病变累及范围可分为单纯性皮层静脉血栓和合并静脉窦血栓的复合静脉血栓。脑 MRV 上，血栓形成的皮层静脉及引流区引流静脉显影稀疏甚或缺如，部分可见向深静脉或其他浅静脉引流的侧支，上述征象可提示脑皮质静脉血栓形成。在亚急性期，静脉内血栓在 MRI 上呈高信号，首先出现在 $T_1WI$ 上，而后在 $T_2WI$ 上。$T_2WI$ 上因脑脊液也呈高信号，血栓征象显示不佳，FLAIR 序列则可清楚显示。

大脑皮质浅静脉的脑静脉血栓常伴脑皮质或皮层下静脉性脑梗死，这些病变部位多表浅，累及皮层及皮层下白质，包括出血和非出血性静脉性脑梗死，其中出血性脑梗死在大脑皮质静脉血栓形成后发生率较高，有时可伴发蛛网膜下腔出血或硬脑膜下血肿。大脑皮质静脉血栓与动脉性脑梗死的病灶分布完全不同，常跨动脉供血区分布，且脑组织坏死程度轻于动脉性脑梗死。增强扫描多呈脑回状和皮层下强化，也可呈灶状或类圆形强化。

3. 脑深静脉血栓形成　大脑深静脉系包括大脑大静脉（galen vein）、大脑内静脉（internal cerebral veins）、基底静脉（basal veins）及其分支，收集大脑半球深部白质、基底节、间脑及脑室脉络丛等处的静脉血，最后通过大脑大静脉汇入直窦。基底静脉侧支循环丰富，对血液回流受阻的耐受力较强；但大脑大静脉代偿循环通路少，一旦形成血栓易引起严重的临床症状，其中以大脑内静脉、大脑大静脉相对多见。MRV 显示受累静脉血流高信号缺失；恢复再通期表现为边缘模糊且不规则的血流信号，可伴有血栓远端侧支形成或其他途径引流静脉扩张。MRI 上，受累静脉的血栓信号特征与形成时间有关，具体参照脑静脉窦血栓形成。

脑深静脉血栓形成较特征的间接征象是双侧丘脑对称性水肿或梗死。MRI 上，双侧丘脑、内囊、基底节可见对称性 $T_1WI$ 低信号、$T_2WI$ 高信号病变区，也可呈非对称性改变（图 3-6-2）。当梗死后出血时，$T_1WI$ 低信号病变区内可见高信号。此外，丘脑、基底节水肿或扩张的大脑内静脉压迫第三脑室可引起幕上梗阻性脑积水。

（四）诊断要点与鉴别诊断

1. 诊断要点

（1）好发于中青年女性，急性或亚急性起病为主，常见症状为头痛。

（2）MRV 上，受累静脉血流高信号节段性中断、缺失，或呈边缘模糊且不规则的血流信号；侧支循环形成，包括静脉数量增多、管径增粗等。

（3）MRI 平扫静脉流空效应消失，典型者呈短 $T_1$ 长 $T_2$ 信号，增强扫描见"空三角征"。

（4）受累静脉引流区脑水肿、静脉性梗死及出血，梗死区常跨动脉供血区分布。

2. 鉴别诊断

（1）静脉窦个体解剖差异：脑静脉和静脉窦血栓形成慢性期静脉窦部分再通，导致静脉窦壁不规整，窦腔缩小，腔内血流缓慢甚或停滞导致血流信号减弱或丢失，形成静脉窦狭窄或闭塞的假象，有时难与静脉窦个体解剖差异相鉴别。此时需联合 MRV 和 MRI 序列，并结合侧支循环形成、静脉淤血等间接征象进行甄别。但即便如此，有时依然不能确诊，此时应结合其他影像学检查、血液检查、临床症状等进行综合判断。

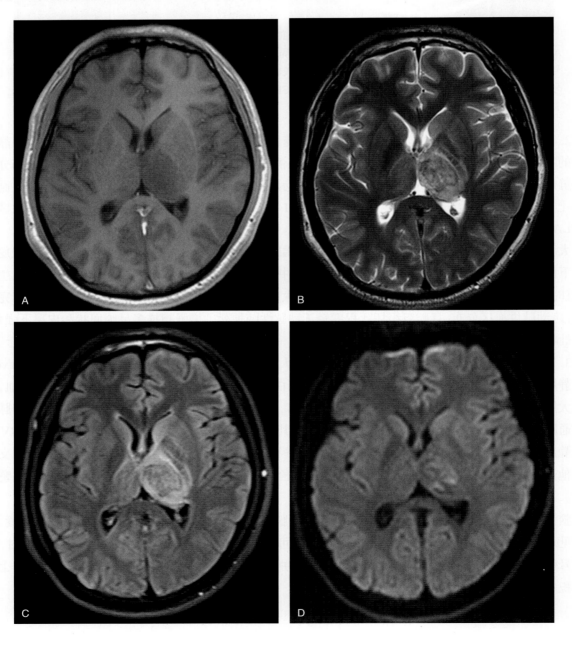

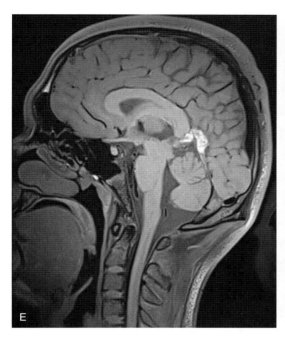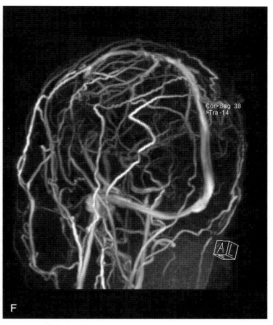

图 3-6-2 大脑大静脉及静脉窦血栓形成 MRI 表现

A. T₁WI,示大脑大静脉呈高信号,左侧丘脑片状低信号,左侧基底节区及右侧丘脑信号略减低;B. T₂WI,示大脑大静脉信号欠均匀,左侧丘脑肿大呈混杂高信号,左侧基底节区及右侧丘脑信号稍高;C. FLAIR,示大脑大静脉内高信号,左侧丘脑呈混杂信号,左侧基底节区及右侧丘脑呈稍高信号;D. DWI,大脑大静脉未见明显异常,左侧丘脑呈混杂高信号,左侧基底节区及右侧丘脑信号稍高;E. HR-VWI T₁WI,示大脑大静脉及直窦内条状高信号;F. MRV,示上矢状窦、左侧横窦及乙状窦不显影,脑内静脉血管影显示增多

（2）动脉性脑梗死：灰白质同时受累,梗死区多呈扇面或三角形。静脉性脑梗死病变部位靠近皮层,分布与静脉引流区一致而非动脉供血区,多为脑回状、片状改变。静脉性出血大面积水肿带和小出血灶并存,与早期动脉性脑出血周围环绕较窄水肿带不同。少见区域如大脑表面、颞枕叶等的脑出血,多由静脉性脑梗死引起。

（五）治疗和预后

脑静脉和静脉窦血栓形成公认的首选治疗方法为肝素抗凝,对有脑出血的患者也推荐使用,且并不增加病死率。脑静脉和静脉窦血栓形成患者经正规治疗,预后较好。脑实质病灶阴性者预后明显优于阳性者;有 3%~15% 的患者死于急性期。

# 第七节 其他动脉疾病

## 一、烟雾病

### （一）概述

烟雾病（moyamoya disease,MMD）是以双侧颈内动脉末端和/或双侧大脑中动脉起始处和/或双侧大脑前动脉起始处管壁内膜增厚、管腔渐进性狭窄甚或闭塞为特征,伴脑底软脑膜动脉及穿通动脉代偿性扩张形成"烟雾状"血管网的脑血管疾病。烟雾病多见于亚洲人,女性稍多于男性,临床症状主要有脑缺血、脑出血及癫痫等。

病因有：①遗传因素：烟雾病患者中 6%~12% 有家族史，有研究显示，家族性烟雾病为伴有不完全外显率的常染色体显性遗传，其主要基因位点可能存在于染色体 17q25.3 上，最近全基因组和特异性相关基因研究发现，环指蛋白 213 基因（RNF213）为东亚人群烟雾病的重要易感基因。RNF213 突变基因编码的相关蛋白参与烟雾血管发展进程；②免疫学因素：有研究显示，病变部位血管内膜增厚层内存在大量 IgG、IgM 等免疫球蛋白沉积，甲状腺自身抗体、血管内皮生长因子、转化生长因子和成纤维细胞生长因子等多种细胞因子表达异常。③其他因素：感染、放射学损伤、外伤、神经内分泌等。

影像表现和烟雾病极其相似且至少合并一种明确致使血管病变的病因时，则称之为烟雾综合征（moyamoya syndrome，MMS）。

### （二）病理学表现

烟雾病受累动脉壁的基本病理变化为血管内膜纤维细胞性增殖、细胞外基质沉积，管腔狭窄甚至闭塞，内弹力层扭曲、断裂；中膜平滑肌层萎缩变薄，可能与平滑肌细胞向内膜迁移、空泡变性和细胞凋亡等有关；外膜变化不明显。

### （三）MRI 表现

MRA（图 3-7-1）表现为一侧或两侧颈内动脉终末段不同程度狭窄或闭塞，大脑前动脉、大脑中动脉始端狭窄或闭塞。鞍上池、侧裂池、基底节区及丘脑可见多发细小紊乱侧支血管形成。大脑后动脉分支常增粗、增多。

MRI 上，部分患者脑实质内无异常发现。部分患者前循环，尤其是大脑中动脉供血区常见缺血和 / 或出血病变，可为新发病灶也可以是陈旧性病灶，或新旧不一。$T_1WI$ 可见从鞍上向基底节区迂曲、紊乱的侧支血管影；$T_2WI$ 上大脑前动脉、大脑中动脉流空现象减弱或消失，脑底可见增多、增粗的小血管低信号。FLAIR 序列上有时可见"常春藤"征，即走行于脑沟的柔脑膜侧支血管内的慢流血呈高信号，此征象与受累大脑半球内血管储备量减少有关。

在 HR-VWI 上（图 3-7-2），颈内动脉末端 - 大脑中动脉起始端管腔多表现为渐进性狭窄，管壁以同心性增厚为主，呈负性重构。增强扫描，颈内动脉末端和 / 或大脑中动脉始端动脉壁多无强化，部分可见轻度强化。当患者合并高血压、动脉粥样硬化斑块时动脉管壁可见强化。

SWI 上，15%~40% 的患者可见多发微出血灶，提示伴发显性脑出血的风险增加。SWI 上深部髓静脉显影更加明显，表现为毛刷征。

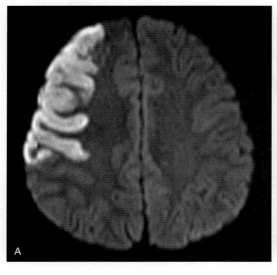
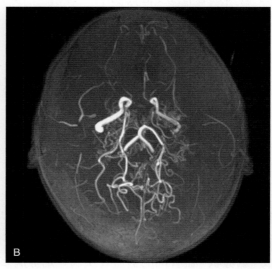

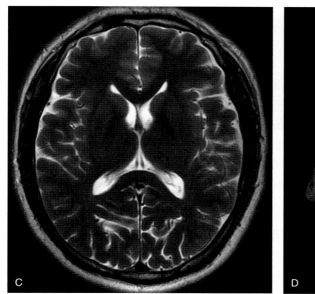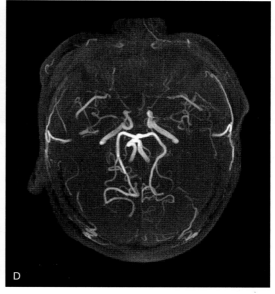

图 3-7-1　烟雾病 MRI 表现

A. DWI,示右侧额叶皮质大片状高信号；B. MRA,示左侧颈内动脉较对侧略纤细,左侧大脑前动脉仅阶段性纤细、浅淡显影,右侧大脑前动脉及双侧大脑中动脉未见显影,双侧大脑中动脉走行区可见多发紊乱细小血管炎,双侧大脑后动脉增粗、分支增多；C. T$_2$WI,示脑实质内未见明显异常；D. MRA,示双侧大脑前动脉未见明确显示,双侧大脑中动脉起始处显影异常纤细、浅淡,双侧大脑中动脉主干显影浅淡,远端分支稀疏,双侧大脑后动脉分支增粗、增多

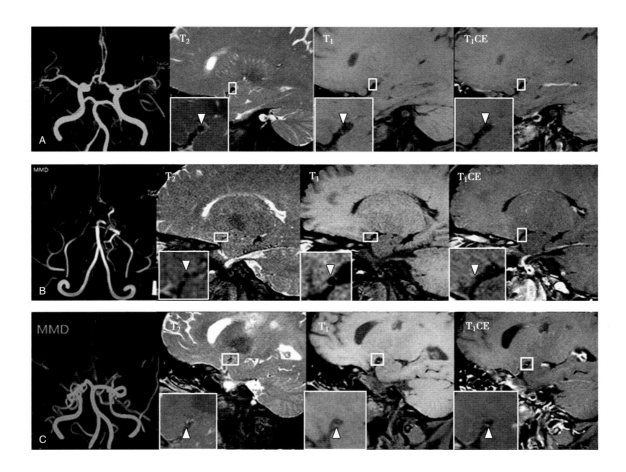

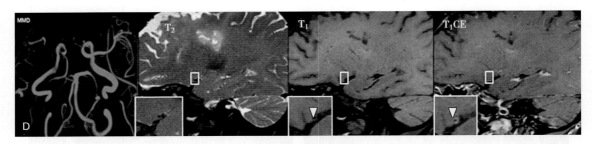

图 3-7-2　烟雾病 HRMRI 表现

A. 正常志愿者 HRMRI,示大脑中动脉管壁光滑,无异常强化;B. 烟雾病大脑中动脉 HRMRI,示管壁增厚但无明显强化;C. 烟雾病大脑中动脉 HRMRI,示管壁偏心性增厚且显著强化;D. 烟雾病大脑中动脉 HRMRI,示管壁向心性增厚且显著强化

PWI 上,颈内动脉分布区的慢性大脑低灌注,表现为继发于侧支循环血管扩张的 rCBV 升高,及近端血管狭窄导致的 TTP 延长。

DTI 上,正常脑白质微结构完整性消失,FA 值降低和 ADC 值升高。

（四）诊断要点与鉴别诊断

1. 诊断要点

（1）颈内动脉床突上段狭窄或闭塞。

（2）脑底大量侧支血管。

（3）急慢性缺血性卒中表现。

（4）排除基础疾病,如动脉粥样硬化等。

2. 鉴别诊断

（1）烟雾综合征:是指血管造影表现和烟雾病极其相似且至少合并一种明确致使血管病变病因的疾病。引起烟雾综合征的基础疾病有动脉粥样硬化、动脉炎、放射性脑炎等。动脉粥样硬化相关烟雾综合征是由动脉粥样硬化导致的颅内动脉狭窄或闭塞并同时出现烟雾现象的脑血管病,动脉粥样硬化是指有 2 个或 2 个以上动脉粥样硬化危险因素和 / 或存在大中动脉粥样硬化的证据。其影像学特点为:① DSA 上脑膜动脉侧支循环几乎不开放;②只有当大脑中动脉和大脑前动脉同时狭窄或闭塞时才出现烟雾血管;③后循环常常受累及（狭窄、闭塞）。

（2）钩端螺旋体动脉炎:是神经系统感染钩端螺旋体后常见的严重并发症。因烟雾病和钩端螺旋体脑动脉炎在影像学上均可出现烟雾状血管改变,长期以来很多学者认为后者是烟雾病的致病原因之一。钩端螺旋体脑动脉炎基本病理改变是血管壁的炎症,烟雾病动脉壁无炎性及粥样硬化改变。临床上,钩端螺旋体动脉炎以青壮年农民和工人多见,有疫水或疫源接触史;全年均可发病,以秋冬季略多;起病形式主要呈急性卒中型,其次为反复发作型和渐进型;血清钩体凝集溶解试验呈阳性;早期应用青霉素及激素治疗效果好。

（五）治疗和预后

目前尚无确切的治疗方法,主要是对症治疗,严重时可进行外科或介入手术。迄今,脑血管重建术在烟雾病的治疗中已取得部分成功,如儿童脑 - 硬脑膜动脉血管融通术和成人颞浅动脉 - 大脑中动脉分流术。

本病的预后多数情况下取决于疾病的自然发展,即与发病年龄、病情轻重、脑组织损害程度等因素有关。烟雾病的病程呈持续进行性发展,长期患病者通常预后不良。即使相对"无症状"的患者,也通常存在认知障碍和"静默性"缺血性脑梗死。治疗方法是否及时恰当,亦对预后有一定影响。

## 二、脑动脉盗血综合征

### (一)概述

脑动脉盗血综合征(steal syndrome)是指在各种原因引起的主动脉弓及其附近大动脉血管严重狭窄或闭塞的情况下,狭窄的远端脑动脉压力明显降低而产生虹吸作用,导致邻近的其他动脉血液逆流以补偿病变动脉供血,结果出现邻近动脉供血区脑组织缺血的症状。常见的脑动脉盗血综合征有锁骨下动脉盗血综合征、颈动脉盗血综合征、椎-基底动脉盗血综合征等。

锁骨下动脉盗血综合征:锁骨下动脉起始端或无名动脉近心端出现严重狭窄或闭塞时,由于虹吸作用,同侧椎动脉血流逆向充盈患侧锁骨下动脉,而出现的后循环缺血症状。临床表现为晕厥,患侧上肢活动后症状加重,患侧收缩压可低于对侧20mmHg以上,锁骨上窝可有收缩期杂音。后循环短暂性脑缺血发作常见,而梗死相对少。该病男性多于女性,左侧多于右侧。

颈动脉盗血综合征:一侧颈内动脉闭塞或重度狭窄时,健侧颈内动脉血流通过前交通动脉流入患侧,椎-基底动脉系统血流通过后交通动脉流入颈内动脉,从而引起对侧颈内动脉和/或椎-基底动脉系统缺血表现。短暂性脑缺血发作和分水岭梗死常见。

椎-基底动脉盗血综合征:椎动脉或基底动脉明显狭窄或闭塞时,颈动脉血流经后交通动脉流入椎-基底动脉系统,使颈动脉系统血流明显减少而出现脑缺血表现。

### (二)病理学表现

脑动脉盗血综合征中动脉狭窄或闭塞多由于动脉粥样硬化、血管炎、外伤、发育异常等引起。其中,动脉粥样硬化是最常见的原因,基本病理改变为动脉内膜的脂质沉积,内膜灶状纤维化及粥样斑块形成,导致管壁变硬,管腔狭窄。

### (三)MRI 表现

脑实质内可见梗死灶,其具体表现同脑梗死章节。头颈部MRA(图3-7-3)可发现动脉狭窄位置和范围。若逆流血液较多时,逆向供血动脉因血液逆行及远端分支供血减少,可出现该支动脉和/或其分支狭窄的表现。

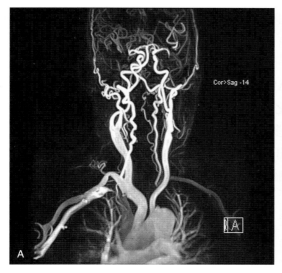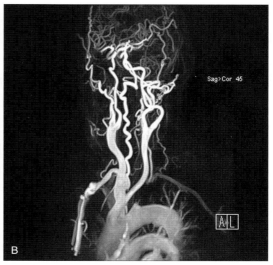

图 3-7-3 锁骨下动脉盗血综合征 CE-MRA 表现

A、B. 颈部 CE-MRA,示左侧椎动脉显影较对侧略纤细,左侧锁骨下动脉起始段血流信号缺失,提示明显狭窄

**（四）诊断要点与鉴别诊断**

1. 诊断要点　头颈部 MRA 可见左侧锁骨下动脉起始端或一侧颈内动脉重度狭窄，出现梗死时 MRI 或 CT 头颅平扫可发现梗死灶。

2. 鉴别诊断

（1）锁骨下动脉椎动脉开口以远的狭窄或闭塞：其特点是没有椎动脉逆流征象。锁骨下动脉起始部严重狭窄或闭塞无须做束臂试验，可进行超声检查了解椎动脉有无逆流征象。

（2）当右颈总动脉与锁骨下动脉均起自无名动脉，右颈总动脉起始端狭窄与右锁骨下动脉起始端狭窄容易混淆，但右颈总动脉起始端狭窄不影响右锁骨下动脉血流，根据有无右椎动脉逆流可鉴别。

**（五）治疗和预后**

锁骨下动脉盗血综合征，症状轻的只需注意上肢运动的强度和幅度，运动时间不宜过长，睡眠时枕头宜低；对于反复发作者，则应采取支架治疗、动脉内膜切除术或动脉搭桥手术。

## 三、脑淀粉样血管病

**（一）概述**

脑淀粉样血管病（cerebral amyloid angiopathy，CAA）是以脑血管壁淀粉样物质沉积为特征的神经系统变性疾病，最常累及软脑膜动脉、皮层动脉和小动脉，也可累及毛细血管和静脉。脑淀粉样血管病主要见于老年人，发病率与年龄的增长相关，临床主要表现为反复或多发脑叶出血、痴呆等精神症状。

**（二）病理学表现**

脑淀粉样血管病广泛分布于脑膜和皮质，偶可累及白质。病理改变主要为 β- 淀粉样蛋白（amyloid β，Aβ）沉积于软脑膜血管、脑实质内小动脉及微血管。

大体：包括较大的脑叶内出血（最常见于额叶或额顶叶）、皮层点状出血、小梗死灶以及白质缺血性病变。

H-E 染色镜下：包括柔脑膜和皮层血管壁增厚，呈嗜酸性改变。严重病例可见血管分离的腔内腔征象、纤维素样坏死、假性动脉瘤形成和血栓形成。β- 淀粉样蛋白相关性脉管炎可见血管壁及血管周围炎性改变，表现为坏死、数量不等的多核巨细胞、上皮样组织细胞、嗜酸性粒细胞和淋巴细胞浸润。

刚果红染色镜下：表现为血管壁橙红色的嗜刚果红染色，受累血管在偏光显微镜下呈特征性的双折射黄绿色表现。抗 β- 淀粉样蛋白抗体免疫组化检查阳性。此外，淀粉样蛋白负载血管也对基质金属蛋白酶 -19 有免疫反应。

**（三）MRI 表现**

脑淀粉样血管病常见脑出血，出血部位较表浅，MRI 平扫可见皮层和皮层下多发点状、小灶状出血和脑室旁白质变性，出血信号因出血时相的不同而变化，亚急性期出血表现为 $T_1WI$ 和 $T_2WI$ 双高信号。初次脑出血常为单发，随病变不断进展，二次出血可呈多发、多脑叶出血灶，以顶叶、枕叶、颞叶常见，额叶次之，血肿可破入蛛网膜下腔，较大血肿可破入脑室。出血的同时可伴脑梗，也可见弥漫性脑皮质萎缩。

SWI 对微小出血灶的检查优于 MRI 平扫序列，脑淀粉样血管病 SWI 上可见软脑膜及大脑皮质区多发微小出血灶（图 3-7-4）。

**（四）诊断要点与鉴别诊断**

1. 诊断要点

（1）老年患者，有慢性认知功能障碍，无高血压、糖尿病等其他脑血管病变基础。

（2）影像学上表现为反复、多发的脑实质表浅部位出血，脑白质病和脑萎缩。

2. 鉴别诊断

（1）高血压性脑出血：此类患者常有高血压病史，出血部位较深，如基底节、丘脑、脑干等，出血量较大。

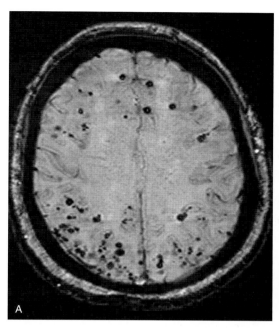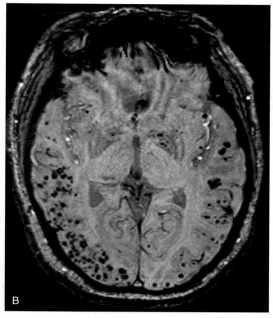

图 3-7-4　脑淀粉样血管病 MRI 表现

A、B. SWI,示双侧大脑半球多发低信号含铁血黄素沉积

（2）血管畸形出血：血管畸形出血形成的血肿虽在表浅部位,但出血量相对较大,MRA 或增强扫描可见血肿区的畸形血管。

（3）颅内肿瘤出血：占位效应明显,血肿位于肿瘤内及其附近,增强检查可见肿瘤实质部分强化。

（4）多发海绵状血管瘤：常好发于皮层下白质、基底节区和小脑,而皮层相对少见。SWI 上可见多发低信号,并可见伴有液 - 液平面的血肿和不同进展阶段的出血。

（五）治疗和预后

目前尚无特异的治疗方法,治疗目的主要是预防复发性的出血,对此类患者使用抗血小板、抗凝及升血压药物时应十分谨慎。脑出血者一般采取内科治疗,出血严重时可手术清除血肿,但对手术治疗应持慎重态度,因血管壁结构破坏,容易引起大出血。脑淀粉样血管病多进行性发展,病程 5~19 年,死亡年龄一般为 59~72 岁。

## 四、高血压脑病

（一）概述

高血压脑病（hypertensive encephalopathy,HE）是由于血压骤然升高超过脑血管自动调节的上限,引起局限性或弥漫性脑水肿而发生的一种急性脑功能障碍,可见于任何原因造成的动脉性高血压,尤其是平时血压正常者。目前多数学者认为"自动调节崩溃学说"是其主要发病机制。当血压突然升高超过了脑血管自动调节的阈值时,脑血管腔内压急剧升高引起脑动脉内皮细胞和平滑肌细胞扩张,使脑血管由收缩转变为被动扩张,脑血流量增加,脑组织过度灌注,血 - 脑屏障通透性增加,脑血管内液体通过血 - 脑屏障漏出到血管周围间隙,引起局部或多灶性血管源性脑水肿。随病情进展,脑血管通透性进一步增加,血管壁缺血变性,病变脑组织由血管源性脑水肿发展为细胞毒性脑水肿,并可出现灶状脑出血甚至脑梗死。

高血压脑病脑水肿主要位于后循环供血区。根据"自动调节机制崩溃学说",颈内动脉系统有来自颈上节丰富的交感神经分布,而椎 - 基底动脉系统相对缺少交感神经,所以,血压骤然升高时,交感神经刺激可引起前循环血管收缩,以防过度灌注,将压力转移到较少交感神经支配的椎 - 基底动脉系统,导致后循环高灌注,造成血管源性脑水肿。

（二）病理学表现

高血压脑病病变区可见细胞间隙水肿、散在小出血点和血管壁的纤维素样坏死,镜下可见星形细胞足突及吞噬细胞内液体小泡积聚。

（三）MRI 表现

高血压脑病表现为双侧大脑半球以白质为主的弥漫性脑水肿,对称分布,边界不清,顶枕部为著,严重者小脑可受累,并可伴有灶状出血征象。水肿在 $T_1WI$ 呈等或稍低信号,$T_2WI$ 呈稍高或高信号;FLAIR 序列上病变信号强度常高于 $T_2WI$。DWI 在鉴别血管源性脑水肿和细胞毒性脑水肿方面有独到之处,前者呈等或稍低信号,而后者呈高信号。微出血在 SWI 上表现为点灶状或圆形、边界清楚的低信号影,直径多 2~5mm,最大径一般不超过 10mm。增强扫描一般无强化,有时表现为点状、片状或结节状强化(图 3-7-5)。

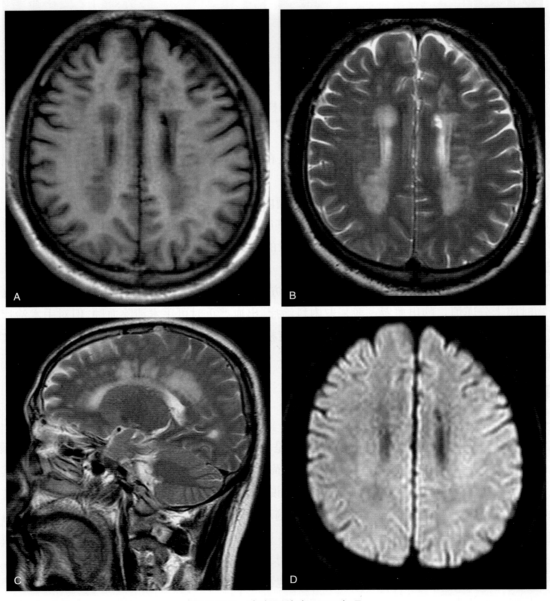

图 3-7-5  高血压脑病 MRI 表现

A. $T_1WI$,示双侧脑室旁、半卵圆中心多发低信号;B、C. $T_2WI$,示病变呈高信号;D. DWI,示病变呈等信号

（图片由浙江大学医学院附属第一医院崔恒医师提供）

（四）诊断要点与鉴别诊断

1. 诊断要点

（1）发病原因是原发性高血压或继发性高血压。

（2）脑水肿好发于顶枕叶，对称性分布，是高血压脑病的特异性表现。

（3）随着降低血压的措施奏效症状迅速缓解，一段时间后异常影像可消失。

2. 鉴别诊断

（1）多发皮层梗死灶：早期行 DWI 检查有重要意义，高血压脑病为血管源性脑水肿，DWI 呈低信号或等信号，而脑梗死早期为细胞毒性水肿，DWI 呈高信号。

（2）病毒性脑炎：主要累及皮层，颞叶多见，可对称或不对称，严重时病变范围扩大，进一步累及双侧丘脑、海马、基底节和脑干等部位，早期即出现细胞毒性水肿，DWI 上呈明显高信号。

（五）治疗和预后

高血压脑病起病急、进展快，若不及时有效治疗，可因脑疝、颅内出血或持续抽搐死亡。迅速有效的降压治疗，脑水肿和高颅压逐渐消失，临床症状和体征大多数可在 72 小时消失。血压下降一段时间后，大部分病例影像学上的异常表现可消失。

## 五、动脉肌纤维发育不良

（一）概述

肌纤维发育不良（fibromuscular dysplasia，FMD）是一种原发的非炎症性、非动脉硬化性平滑肌及弹性组织异常的节段性动脉血管病，主要累及全身中、小动脉，通常肾动脉最易累及，其次为颈内动脉。该病多见于中青年女性，临床表现与受累动脉相关，头颈动脉受累可出现短暂性脑缺血发作或脑梗死等症状，肾动脉受累可表现为肾性高血压。累及脑血管的肌纤维发育不良多为双侧颈内动脉，常存在单发或多发动脉瘤，一般位于颈内动脉和大脑中动脉。

肌纤维发育不良的确切病因仍不明确。最近发现磷酸酶／肌动蛋白调节蛋白 1 基因 *PHACTR1* 的变体是该病的易感基因。肌纤维发育不良的遗传模式较为复杂，更常见于患者的一级直系亲属，但大多数患者并无家族史。

年轻女性突发高血压是肾动脉肌纤维发育不良的典型表现，是继动脉粥样硬化性血管疾病之后肾性高血压的第二大原因。颈动脉或椎动脉肌纤维发育不良患者可表现为头痛、搏动性耳鸣／局部血管杂音、头晕、颈部疼痛、短暂性脑缺血发作、卒中或动脉夹层，常伴有 Horner 综合征，临床表现为上睑下垂、瞳孔收缩和面部无汗。少部分无症状。

（二）病理学表现

肌纤维发育不良的病理改变以平滑肌细胞发生成纤维细胞样转化为主要特征，可出现纤维增生、胶原沉积、弹性纤维破坏等，既可导致动脉狭窄、闭塞，又可引起动脉瘤或血管夹层。根据病变累及动脉的主要层面将其分为 3 种组织学类型：

1. 内膜纤维组织形成（intimal fibroplasia）　少见，主要表现为内膜胶原沉积。

2. 中膜纤维组织形成（medial fibroplasia）　又分为 3 个亚型：①中膜发育不良（medial dysplasia）：最常见，表现为包含胶原的纤维肌性隆起和变薄的中层和交替出现；②中膜外纤维组织形成（perimedial fibroplasia）：主要表现为中层外 1/2 的广泛胶原沉积，但不超过外弹力膜；③中膜过度增生（medial hyperplasia）：病理仅表现为平滑肌增生，无纤维化。

3. 外膜纤维组织形成（adventitial fibroplasia）　最少见，外膜纤维组织被致密的胶原取代。

## （三）MRI 表现

MRI 平扫常无阳性发现，合并蛛网膜下腔出血时，亚急性期 $T_1WI$ 可见脑沟、脑池信号增高。

不同的病理类型 MRA 表现也不尽相同，具体如下：

1. 内膜纤维组织形成　光滑的向心性狭窄；若狭窄阶段较长，则表现为长而光滑的管状狭窄。

2. 中膜纤维组织形成

（1）中膜发育不良：MRA 呈"串珠样"改变，是肌纤维发育不良的特征性表现，多位于动脉中至远端，偶可累及远端分支，"串珠"直径一般大于正常血管管径。

（2）中膜外纤维组织形成：也可表现为"串珠样"改变，"串珠"数量较中膜纤维组织形成少，且直径小于正常管径。

（3）中膜过度增生：MRA 表现为同心、光滑狭窄，与内膜纤维组织形成鉴别困难，与中膜纤维组织形成比较，不会累及其后分支。

3. 外膜纤维组织形成　MRA 表现为边界锐利的局灶性管状狭窄。

4. 混合型　上述表现混合存在。也可发现并发的动脉夹层或动脉瘤。

高分辨磁共振管壁成像能够显示病变管壁情况，有助于肌纤维发育不良的诊断和鉴别。有文献报道，肌纤维发育不良 HRMRI 上管壁不厚，增强扫描未见强化。

## （四）诊断要点与鉴别诊断

1. 诊断要点

（1）年轻女性患者，出现反复发作的头痛、耳鸣、短暂性脑缺血发作、脑梗死或不明原因的颈动脉杂音。

（2）MRA 可见串珠样、平滑管状或憩室样改变，可合并动脉瘤或动脉夹层。

2. 鉴别诊断

（1）脑动脉粥样硬化：动脉粥样硬化性脑血管病患者年龄较大，有高血压、血糖血脂异常等基础疾病，在磁共振管壁成像上多为偏心性管壁增厚，增强可有明显强化。

（2）脑血管炎：脑血管炎中青年多发，实验室检查炎性因子升高可以鉴别，高分辨磁共振管壁成像可见管壁环形增厚并强化。

## （五）治疗和预后

目前以对症治疗为主，无症状且未合并动脉瘤的患者给予抗血小板药物，出现脑缺血者给予抗栓药物治疗，病变局限性狭窄严重者可给予介入支架治疗或行病变血管切除术，合并动脉瘤的患者可进行外科或介入治疗。

（苗培芳　王琳琳　谢珊珊　王可颜　王潇　张雪萍

张会霞　张刚　崔恒　文宝红　张勇　程敬亮）

# 第四章
# 颅脑损伤

颅脑损伤是指颅脑在外力作用下所致的颅脑损伤,是一类极常见的损伤性疾病。按损伤部位可分为头皮损伤、颅骨损伤和脑损伤。三种损伤常合并出现,其中脑损伤对预后起着决定性作用。脑外伤时不仅要了解颅骨损伤情况,更要明确颅内损伤情况,伤后近期可出现脑挫裂伤、颅内血肿、脑水肿和脑疝等,远期可出现脑积水、脑萎缩等。

影像学检查对颅脑损伤的诊断和预后评估具有重要意义。颅骨 X 线片可发现颅骨骨折,但对结构复杂的颅底骨及细微骨折显示不佳,也不能了解颅内情况,故已被 CT 取代。当前 CT 普及率高,检查安全而迅速,不仅能显示颅骨情况,也能够显示脑挫裂伤、颅内血肿等脑损伤情况,已成为颅脑损伤的首选检查方法。MRI 成像时间长,对制动要求严格,加之许多急救设施不能进入检查室,因而不太适用于急性期或危重患者,但对评估亚急性、慢性脑损伤和脑干损伤极具优势。此外,MRI 对脑挫伤、弥漫性轴索损伤、细微出血等的显示优于 CT,对评估患者的治疗和预后具有重要的指导意义。

## 第一节　头　皮　损　伤

### (一) 概述

头皮损伤可分为头皮血肿(scalp hematoma)、头皮裂伤(scalp laceration)和头皮撕脱伤(scalp avulsion)。解剖学上,头皮由外向内依次分为皮肤层、皮下组织层、帽状腱膜层、腱膜下层及骨膜层五层。头皮血肿在颅脑损伤中发生率高,且多为钝器伤所致,可合并有头皮挫伤或深面颅骨骨折。按血肿存在于头皮不同的解剖部位可分为三型:头皮下血肿(subcutaneous hematoma)、帽状腱膜下血肿(subgaleal hematoma)和骨膜下血肿(subperiosteal hematoma)。

头皮皮下组织层富含血管、神经和淋巴组织,伤后易出血、水肿,因皮下组织层与皮肤层、帽状腱膜层之间连接紧密,故头皮下血肿不易扩散,一般体积小,张力高,无波动感,血肿部位疼痛明显。帽状腱膜与颅骨外板的骨膜之间有一层薄而窄的疏松结缔组织间隙,其内含有丰富的血管网,帽状腱膜下血肿多由小动脉或头皮导血管破裂所致,出血易扩散,可蔓延至整个颅顶部,并常跨越颅缝,一般较软,波动感明显,疼痛不如头皮下血肿明显。颅骨外膜薄而致密,借少量纤维结缔组织与颅骨外板相连并留有一个很窄的间隙,但颅缝处颅骨外膜与颅骨外板间无间隙并紧密相连。骨膜下血肿多因外伤所致颅骨与骨膜分离,由于骨膜下血肿受颅缝的限制,常局限于某一块颅骨范围内。骨膜下血肿一般张力较高,大者可有波动感,常伴颅骨骨折,多见于儿童。

头皮裂伤为头皮的开放性外伤,可由锐器或钝器伤所致,后者常伴颅骨骨折或脑损伤。头皮撕脱伤是最严重的头皮损伤,几乎均因发辫受机械力牵拉所致,使大块头皮自帽状腱膜下间隙全层或连同部分骨膜撕脱。它可导致大量失血,易发生休克。

（二）病理学表现

头皮血肿形成后,按照自然病程可分为出血期、静止期、液化期、机化期、成骨期等。受伤后血肿可进行性增大,当活动性出血停止(常为 1~3 天)后,大部分头皮下血肿可逐渐吸收。帽状腱膜下血肿和骨膜下血肿较大时,如未能自行吸收或吸收不完全,血肿可逐渐机化并形成硬块和骨性包壳,若骨性包壳进一步与颅骨融合,塑形,可形成永久骨性隆起。

头皮裂伤时,头皮沿纤维方向裂开,创壁间有未完全断裂的神经、血管及结缔组织等。创口深浅随致伤因素而异,多数局限于头皮,有时可深达骨膜,可伴头皮内异物。头皮撕脱伤可出现大片头皮自帽状腱膜下撕脱,完全撕脱时可使整层头皮缺损,颅骨外露,可引起大量失血而休克。

（三）MRI 表现

MRI 上,头皮血肿的信号特点类似于脑内血肿的信号特点,表现为超急性期 $T_1WI$ 低信号,$T_2WI$ 高信号;急性期 $T_1WI$ 呈等或略低信号,$T_2WI$ 呈低信号,FLAIR 序列呈低信号;亚急性早期 $T_1WI$ 呈高信号,$T_2WI$ 呈低信号,FLAIR 序列呈低信号;亚急性中后期 $T_1WI$、$T_2WI$ 及 FLAIR 序列均呈高信号;慢性期 $T_1WI$ 呈低信号,$T_2WI$ 呈高信号,FLAIR 序列呈低信号。

头皮下血肿发生于皮下组织层,位置表浅且局限,多呈丘状(图 4-1-1)。帽状腱膜下血肿位于头皮下紧贴颅骨外板,呈新月形,范围较大且多跨越颅缝,两边缘较尖(图 4-1-2)。骨膜下血肿也紧贴颅骨外板,呈新月形,血肿两边缘变尖细,但范围往往较为局限,不跨越颅缝(图 4-1-3),可伴有颅骨骨折及其他颅脑损伤。

随着血肿的吸收,头皮血肿范围缩小直至完全吸收。但帽状腱膜下血肿和骨膜下血肿较大吸收不完全时可机化,后者更易形成钙化或骨性包壳,钙化多从边缘开始,$T_1WI$、$T_2WI$ 呈弧线状低信号影,逐渐延伸至整个血肿表面。骨化性血肿呈凸透镜或新月形双侧颅板样改变,外层为血肿包膜外板骨化形成的假性颅骨外板,血肿本身形成假性板障,真性颅骨外板形成假性内板,CT 显示此变化优于 MRI。

头皮裂伤及撕脱伤一般临床即可诊断,MRI 可显示头皮裂伤及撕脱的范围,合并脑内损伤时其 MRI 表现详见有关章节。

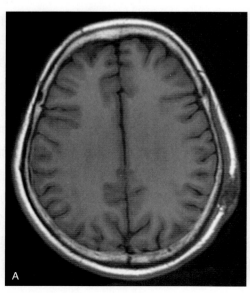
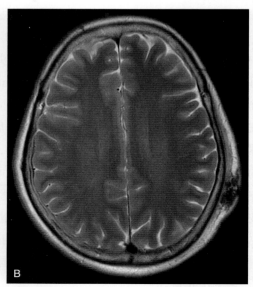

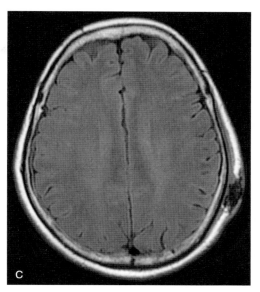

图 4-1-1 头皮下血肿 MRI 表现
A~C. $T_1WI$、$T_2WI$ 及 FLAIR,示左侧顶部头皮下丘状低信号

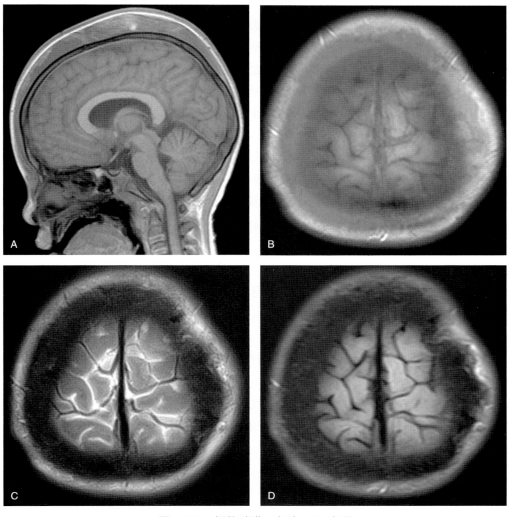

图 4-1-2 帽状腱膜下血肿 MRI 表现
A、B. $T_1WI$,示双侧额顶枕部皮下新月形等高信号;C、D. 分别为 $T_2WI$ 及 FLAR,示病变呈低信号

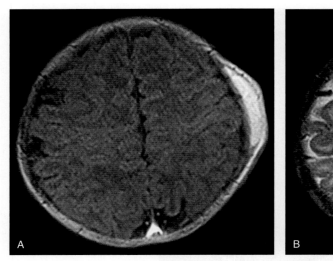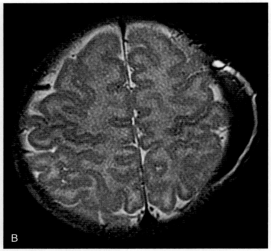

图 4-1-3　骨膜下血肿 MRI 表现

A. T$_1$WI,示左侧额顶部新月形均匀高信号；B. T$_2$WI,示病变呈均匀低信号,病灶两边缘尖细

（四）诊断要点与鉴别诊断

1. 诊断要点

（1）头皮下血肿位置表浅且局限,多呈丘状；帽状腱膜下血肿和骨膜下血肿紧贴颅骨外板,多呈新月形,前者范围较大且多跨越颅缝,后者范围较局限不跨颅缝。

（2）MRI 上信号特征类似脑内血肿；随时间延长血肿可吸收,范围缩小。

（3）头皮下血肿和帽状腱膜下血肿钙化少见；帽状腱膜下血肿和骨膜下血肿吸收不完全时可机化,后者易形成钙化,甚至骨性包壳,并可伴颅骨骨折及其他颅脑损伤征象。

2. 鉴别诊断

（1）头皮软组织良性肿块：头皮下血肿有时应与头皮软组织良性肿块相鉴别,如头皮浅层血管瘤等,结合患者有无外伤史,局部头皮改变及 MRI 表现不难鉴别。

（2）帽状腱膜下脓肿：帽状腱膜下血肿需与帽状腱膜下脓肿鉴别,帽状腱膜下脓肿常源于血肿感染或颅骨骨髓炎,常表现为头皮肿胀、疼痛、眼睑水肿,严重时可伴发全身中毒性反应；DWI 上脓肿呈弥散受限高信号,ADC 呈低信号。

（五）治疗和预后

头皮下血肿一般较小,不需特殊处理,大部分可自行吸收。

帽状腱膜下血肿应早期加压包扎,后期可穿刺抽出积血并包扎。继发感染者,应切开排脓。帽状腱膜下血肿经积极治疗可痊愈。

骨膜下血肿若合并颅内损伤,应优先处理颅内损伤,治疗满意后,再处理血肿,处理原则同帽状腱膜下血肿。

头皮裂伤的处理原则是尽早清创缝合,处理时应注意清除异物,观察是否合并颅骨骨折或骨碎片。头皮撕脱伤治疗上应根据伤后时间、撕脱是否完全、颅骨是否损伤等情况采用不同方法处理,主要处理方法有压迫止血、防治休克、清创、抗感染、植皮术等。

# 第二节　颅 骨 骨 折

（一）概述

颅骨骨折（fracture of skull）是指颅骨受暴力作用所致骨质结构改变。如果打击的强度大、面积小，多以颅骨的局部变形为主，常致凹陷性骨折，伴发的脑损伤也较局限；若着力面积大而强度较小，则易引起颅骨的整体变形，发生多发线形骨折或粉碎性骨折，伴发的脑损伤也较广泛。

按骨折形态不同，可分为线形骨折、凹陷性骨折、粉碎性骨折、洞形骨折及穿透性骨折。根据颅骨骨折部位，可分为颅盖骨折和颅底骨折。根据骨折处是否与外界相通，又分为闭合性骨折和开放性骨折，后者包括颅底骨折合并硬脑膜破裂而伴发脑脊液漏或外伤性气颅。

（二）病理学表现

颅盖骨线形骨折骨折线穿越脑膜中动脉易引起硬膜外血肿，儿童常伴发骨膜下血肿。颅底骨线性骨折可累及筛骨、蝶鞍、海绵窦、内耳等结构，引起出血、脑脊液鼻漏及耳漏、面瘫、听力障碍等临床表现。儿童生长性骨折为小儿颅盖线形骨折中的特殊类型，好发于额顶部，颅骨骨折裂缝较宽时，硬脑膜同时撕裂、分离，以致局部脑组织、软脑膜及蛛网膜突向骨折的裂隙，形成囊性脑膨出。

凹陷性骨折多见于额顶部，颅骨全层陷入颅内。一般单纯闭合性凹陷性骨折儿童较常见，类似乒乓球样凹陷，头皮完整，不伴有脑损伤；头皮、颅骨、硬脑膜与脑同时受累，引起开放性颅脑损伤，其中洞形凹陷性骨折的骨碎片常陷入脑组织深部，造成严重的局部脑损伤、出血和异物存留；粉碎凹陷性骨折颅骨整体变形较大，造成放射状骨折，硬脑膜常被骨碎片刺破，常伴有对冲性脑挫裂伤或颅内血肿。

（三）MRI 表现

单纯颅骨骨折一般不行 MRI 检查，结合病史及颅脑 CT 即可明确诊断。对于较明显的骨折，MRI 可显示骨折处颅骨连续性中断或颅骨形态的改变（图 4-2-1），骨折部位骨质可伴骨髓挫伤水肿，水肿在 $T_2WI$ 上呈高信号，FLAIR 序列显示更明确。MRI 对于颅骨骨折引起的并发症征象，如脑挫裂伤、头皮或颅内血肿、脑脊液鼻漏等能较好显示（详见相关章节），有助于颅脑损伤的全面评估。

（四）诊断要点与鉴别诊断

1. 诊断要点

（1）骨折处颅骨连续性中断或颅骨形态的改变。

（2）骨折部位骨质可伴骨髓挫伤水肿，$T_2WI$ 及 FLAIR 序列上呈高信号。

（3）可伴发脑挫裂伤、头皮或颅内血肿等相应改变。

2. 鉴别诊断

（1）骨缝：有其固定的解剖位置，呈锯齿状，可因外伤分离，走行相互交错，密度因年龄而不同。

（2）血管沟：有固定的位置，口径由粗变细，走行稍迂曲、柔和，密度较低，显示较清晰。

（3）板障静脉：以额顶部较多，呈星状或网状，走行迂曲、柔和，密度较低，显示稍清晰。

（五）治疗和预后

颅骨骨折本身无需特殊处理，但如果出现脑脊液耳漏、脑神经损伤等合并症时，则应按相应并发症处理。对于凹陷性骨折是否需要手术，意见尚不一致。目前一般认为，凹陷深度>1cm，位于重要功能区，骨碎片刺入脑内，骨折引起瘫痪、失语等功能障碍或局限性癫痫者，应手术治疗。颅骨骨折的预后主要与颅脑损伤的整体程度及并发症有关。

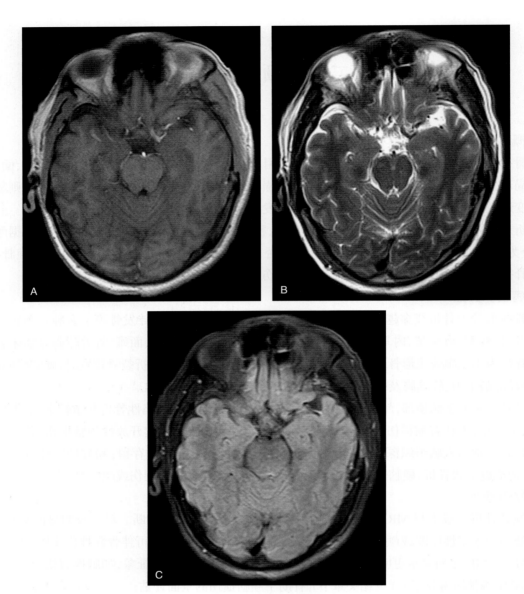

图 4-2-1　颞骨骨折 MRI 表现

A~C. T₁WI、T₂WI 及 FLAIR，示左侧颞骨连续性中断，相应颅板下可见硬膜外血肿，
T₁WI 呈混杂等高信号，T₂WI 及 FLAIR 呈混杂低信号，邻近脑组织略受压

# 第三节　脑实质损伤

## 一、脑挫裂伤

### （一）概述

脑挫裂伤（contusion and laceration of brain）是临床最常见的颅脑损伤之一，包括脑挫伤和脑裂伤。脑挫伤指外伤引起的脑组织局部静脉淤血、散发小出血灶、脑水肿和脑肿胀。脑裂伤指外力作用下脑组织、

脑膜和血管的断裂。两者多同时发生,故称脑挫裂伤。脑挫裂伤为直接暴力所致,既可发生于着力部位,也可在对冲部位,以额颞极和额叶眶面多见,位置表浅,多发生在皮层区,严重者可损伤脑干、胼胝体等深部结构。常伴不同程度的蛛网膜下腔出血。

### (二)病理学表现

脑挫伤多发生于大脑皮质,位置浅表。脑裂伤的特征是脑表面软脑膜撕裂,可有挫碎、破裂的脑组织及出血、水肿,甚至形成血肿。

早期脑组织以出血、水肿、坏死为主要变化,镜下显示神经细胞变性消失,髓鞘崩解脱失,星形细胞变性等。伤后数日至数周,逐渐出现修复性病理变化,坏死区组织液化,逐渐由瘢痕组织修复,镜下表现为小病灶由胶质细胞增生修复,大病灶由肉芽组织修复。经历数月至数年,小病灶由瘢痕修复,大病灶偶尔可形成囊腔。邻近脑组织萎缩。

### (三)MRI 表现

脑挫裂伤的 MRI 表现随脑水肿及出血的程度而异,变化较大。对于非出血性脑挫裂伤,早期病灶中含水量增多和脑水肿,$T_1WI$ 呈低信号,$T_2WI$ 呈高信号,FLAIR 序列呈高信号。对于出血性脑挫裂伤,病灶信号强度的改变与出血成分的变化有关。急性期(0~72 小时),在 $T_1WI$ 表现为等信号或稍高信号,在 $T_2WI$ 表现为低信号,FLAIR 序列呈低信号(图 4-3-1)。亚急性期(3~14 天),$T_1WI$、$T_2WI$ 逐渐演变为高信号。慢性期(>14 天),$T_1WI$ 呈混杂信号向低信号演变,$T_2WI$ 由于含铁血黄素的沉积,在出血灶高信号周边出现环状低信号带。在信号演变过程中,不同时期信号有所交叉。

DWI 上病灶局部呈高信号。SWI 上出血病灶呈斑点、斑片、线条状低信号,边界清楚,且显示范围较常规序列大。DTI 显示脑挫裂伤位置多分布在额叶、胼胝体、内囊和扣带回等区域,表现为 FA 值降低,DTT 显示脑挫裂伤区白质完整性中断,该技术对临床预后评估具有一定意义。

### (四)诊断要点与鉴别诊断

1. 诊断要点　MRI 表现为病灶内水肿、出血混杂信号,结合外伤史,容易诊断。

2. 鉴别诊断

(1)外伤性脑内血肿:以出血性损伤为主的挫裂伤与外伤性脑内血肿之间无明确界限,一般将出血灶较大者称为血肿,较小者称为脑挫裂伤。通常幕上出血 ≥20ml,幕下出血 ≥10ml,形成局限性占位性病变,产生脑受压和颅内压增高症状称为血肿。

(2)弥漫性轴索损伤:脑挫裂伤和弥漫性轴索损伤都常见于中度或重度颅脑外伤患者。脑挫裂伤的位置多表浅,沿脑回嵴分布;而弥漫性轴索损伤更常见于放射冠内以及沿致密的白质束(如内囊和胼胝体)分布。

### (五)治疗和预后

严重的脑挫裂伤患者早期病情变化较大,需严密观察病情并及时复查 MRI。治疗方法包括保持呼吸道通畅、营养支持、躁动和癫痫的处理、脑保护、促苏醒和功能恢复治疗等一般处理,防止脑水肿或脑肿胀,符合手术指征者可手术治疗。脑挫裂伤患者的预后与患者年龄、颅脑损伤部位、程度和范围及有无脑干或下丘脑损伤、干预措施等多种因素有关。

## 二、弥漫性轴索损伤

### (一)概述

弥漫性轴索损伤(diffuse axonal injury,DAI)是头部遭受瞬间旋转暴力或弥漫施力所致的脑内剪切伤,引起脑灰白质、胼胝体、脑干及小脑神经轴索肿胀、断裂、点片状出血和水肿,常合并其他脑损伤。临床常有持续性昏迷,可达数周至数月,存活者常有严重的神经系统后遗症。

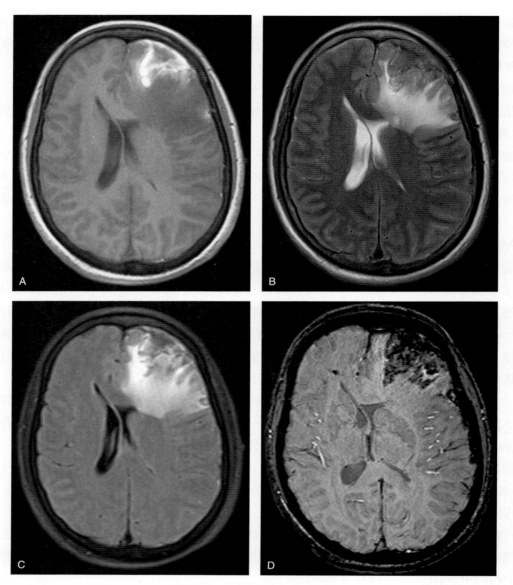

图 4-3-1 脑挫裂伤 MRI 表现

A. T$_1$WI,示左侧额叶斑片状低信号,皮层及皮层下见条片状高信号;B~C. 分别为 T$_2$WI 及 FLAIR,示病变呈高信号,皮层及皮层下可见条片状低信号;D. SWI,示左侧额叶斑片状不均匀低信号,右侧额叶另可见小片状低信号;上述序列均可见双侧侧脑室受压变形,左侧侧脑室前角为著,额部脑中线结构右偏

　　弥漫性轴索损伤好发于不同质量的组织结构之间,如大脑灰白质结合处脑白质及胼胝体、基底节、内囊、上部脑干(中脑和脑桥)背侧面等中轴结构,损伤呈局灶性、非对称性弥漫分布,其中额、颞叶最常受累,胼胝体次之。可以出血性损伤为主,也可以非出血性损伤为主。常伴弥漫性脑水肿和蛛网膜下腔出血。弥漫性轴索损伤可发生于任何年龄,但发病高峰年龄为 15~24 岁的青年人。颅脑外伤更常见于男性患者,而弥漫性轴索损伤的男性患者至少是女性患者的 2 倍。

　　(二)病理学表现

　　大体:可见损伤区组织间裂隙和血管撕裂性出血灶。

　　镜下:发现轴缩球是确认弥漫性轴索损伤的主要依据。轴缩球是轴索断裂后,近端轴浆溢出膨大的结果,为圆形或卵圆形小体,直径 5~20μm,一般在伤后 12 小时出现,2 周内逐渐增多,持续约 2 个月。

### （三）MRI 表现

MRI 表现为双侧大脑半球多脑叶弥漫性脑水肿和脑肿胀,灰白质界限不清,表现为广泛的 $T_1WI$ 低信号、$T_2WI$ 及 FLAIR 序列高信号区,半卵圆中心、内囊、穹窿柱、前后联合结构不清,严重者脑干、胼胝体亦受累。双侧脑室和脑池受压变小,脑池和脑沟界限模糊。脑灰白质交界区、胼胝体及周围、脑干、基底节区单发或多发点状至 2cm 以下的小出血灶(图 4-3-2)。少有中线移位或仅有轻度移位($<$5mm)。部分病例可见蛛网膜下腔出血、脑室内出血或薄层硬脑膜下出血。

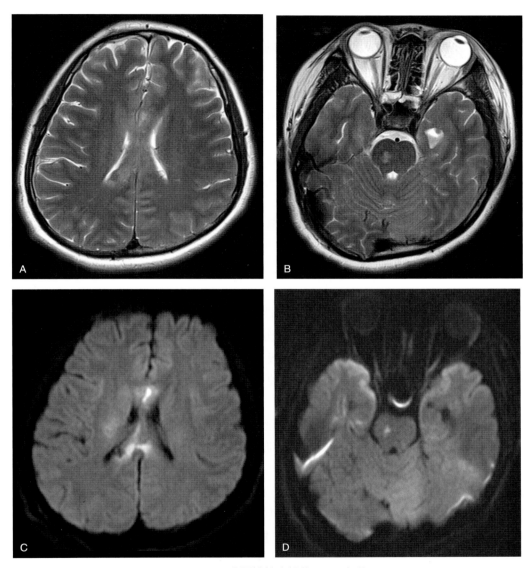

图 4-3-2　弥漫性轴索损伤 MRI 表现

A、B. $T_2WI$,示胼胝体、右侧侧脑室旁及脑桥多发斑片状稍高信号,胼胝体压部右份另见小片状低信号;
C、D. DWI,示胼胝体、右侧侧脑室旁及脑桥斑片状高信号,另见胼胝体压部右份病变呈低信号

DWI 对(超)急性期弥漫性轴索损伤敏感性高。弥漫性轴索损伤可因病灶内血管断裂引起血管源性脑水肿,表现为 DWI 低信号、ADC 高信号,或因病灶区微小出血和轴索断裂导致脑细胞本身缺血、缺氧而出现细胞毒性水肿,表现为 DWI 高信号、ADC 低信号。

DTI 检查能发现常规 MRI 无法显示的白质结构改变,表现为白质损伤区域 FA 值下降。

SWI 能清楚地显示弥漫性轴索损伤微出血,明显提高病灶检出率,表现为灰白质交界处、白质区、基底节区、脑干、小脑、胼胝体等处的多发低信号小出血灶。

**（四）诊断要点与鉴别诊断**

1. 诊断要点

（1）有头部加速性损伤病史，伤后立即昏迷、躁动不安，持续时间长，少数患者有中间清醒期。

（2）双侧大脑半球多脑叶弥漫性脑肿胀。

（3）灰白质交界区、胼胝体、脑干等部位多发点状、圆形小出血灶。

2. 鉴别诊断

（1）原发性脑干损伤：病变局限于脑干内。

（2）脑挫裂伤：损伤多位于受力点及其对冲部位的脑表面，MRI可见相应的出血或水肿表现，伴有占位效应和中线结构移位。

（3）弥漫性血管损伤：SWI上表现垂直于脑室的斑点状或线样低信号，主要位于皮层下和深部白质，尤其是胼胝体。此外，位于基底节区、丘脑、脑干和小脑的病灶也不少见。

**（五）治疗和预后**

弥漫性轴索损伤患者的治疗：包括呼吸道管理、过度换气和吸氧、低温、钙通道阻滞剂、激素、脱水、巴比妥类药物等。对颅内压的控制是治疗的关键。治疗中若病情恶化，应及时复查 CT/MRI，如发现颅内血肿或严重脑水肿，需立即手术，清除血肿或行减压术。对部分即将发生脑疝的患者，颅骨去骨瓣减压术可能是最后的治疗手段。弥漫性轴索损伤的致死率和致残率很高。

## 三、原发性脑干损伤

**（一）概述**

脑干损伤（brain stem injury）分为原发性与继发性两类。原发性脑干损伤指受伤当时直接发生的脑干损伤，其症状和体征在伤后立即出现，继发性脑干损伤是由于颅内血肿或脑水肿引起脑疝对脑干压迫造成的损害。临床上单纯的原发性脑干损伤较少见，一般多伴有严重的脑挫裂伤。有人认为原发性脑干损伤实际上是弥漫性轴索损伤的一部分，不应作为一种独立的临床病症来诊断。通常弥漫性轴索损伤均有脑干损伤的表现。

临床表现为受伤当时立即昏迷，昏迷程度深，持续时间较长。瞳孔不等、极度缩小或大小多变，对光反应无常；眼球位置不正或同向凝视；出现病理反射、肌张力增高、中枢性瘫痪等锥体束征以及去皮质强直等。累及延髓时，出现严重的呼吸循环功能紊乱。

**（二）病理学表现**

原发性脑干损伤常有一系列病理形态的变化，但也可只有脑干损伤的临床表现，而缺乏明显的病理形态变化。具体如下：①脑干震荡：临床表现有脑干损伤的症状和体征，病理上无明显改变；②脑干挫裂伤：损伤部位的神经组织连续性遭到破坏，局部有出血、水肿，可合并脑神经的神经纤维挫伤和撕裂伤；③脑干出血：脑干内点灶状出血，中脑、脑桥的被盖及第四脑室底室管膜下多见，出血较小时仅镜下见到血管周围间隙内漏出性出血；④脑干软化：实为脑干缺血性坏死；⑤脑干局限性水肿。上述病理表现可以单独或合并出现。脑干组织结构显著损伤和实质内大片出血的病例因在伤后迅速死亡故临床很少见到。

**（三）MRI 表现**

非出血性病变 MRI 多表现为 $T_1WI$ 低信号，$T_2WI$ 高信号。出血性病变急性期表现为 $T_1WI$ 等信号，$T_2WI$ 低信号；亚急性期病变 $T_1WI$、$T_2WI$ 逐渐演变为高信号；慢性期表现为 $T_1WI$ 低信号，$T_2WI$ 高信号。其他 MRI 检查，如 DWI、SWI、DTI 与其他外伤性颅脑损伤相近。

（四）诊断要点与鉴别诊断

1. 诊断要点

（1）常有明确脑部外伤史。

（2）受伤当时立即昏迷，昏迷程度深，持续时间较长。

（3）出现锥体束征以及去皮质强直。

（4）非出血性病变 MRI 多表现为 $T_1WI$ 低信号，$T_2WI$ 高信号。出血性病变随出血期龄不同而表现不同。

2. 鉴别诊断　致伤原因、致伤部位、暴力作用大小、受伤时间及受伤后的表现和病情变化以及伤后的处理情况对原发性和继发性脑干损伤的鉴别有重要的参考价值。MRI 检查有助于鉴别原发性脑干损伤和继发性脑干损伤。

（五）治疗和预后

原发性脑干损伤的死亡率和致残率均较高，但有些患者经过积极治疗，仍可获得较好恢复。治疗方法与脑挫裂伤相似。

# 第四节　外伤性颅内出血

## 一、硬膜外血肿

（一）概述

颅内出血积聚于颅骨与硬膜外骨内膜层之间，称为硬膜外血肿（epidural hematoma），占颅脑损伤的 2%~3%，占全部颅内血肿的 25%~30%，可与硬脑膜下血肿合并发生，以急性者最为多见，有 15%~20% 的硬膜外血肿是致命的。外伤引起脑膜中动脉、脑膜前动脉、矢状窦、板障静脉、横窦撕裂，形成局部血肿，以脑膜中动脉最为常见。由于覆盖在脑膜中动脉走行区的翼点骨质薄弱，容易受伤，因此硬膜外血肿多发生于颞叶区域，只有 20%~30% 的硬膜外血肿发生在颞骨区域之外。典型临床表现为外伤昏迷后意识清醒期，之后突然出现意识障碍、昏迷表现。在颅后窝硬膜外血肿的情况下，扁桃体疝可引起库欣三联征：高血压，心动过缓和呼吸不规则。

（二）病理学表现

硬膜外层与颅骨内板连接紧密，因此硬膜外血肿范围较局限，多呈"双凸透镜"或梭形。动脉破裂出血所致血肿为动脉性硬膜外血肿，常可致硬膜外血肿迅速增大，伤后 6~8 小时达高峰；脑膜静脉、板障静脉和静脉窦破裂出血所致血肿为静脉性硬膜外血肿，此类血肿范围较为固定。

（三）MRI 表现

95% 硬膜外血肿位于幕上，呈单侧性。5% 硬膜外血肿呈双侧性。静脉性硬膜外血肿发生于幕下者较多。常见于颞部、额顶部和颞顶部，颅后窝者病死率高于幕上血肿。

急性硬膜外血肿表现为颅骨内板下梭形或弓形局限性出血灶，边缘清晰。急性期 $T_1WI$ 呈等信号，血肿内缘可见低信号的硬膜，$T_2WI$ 血肿呈低信号（图 4-4-1A~D）。亚急性期血肿在 $T_1WI$、$T_2WI$ 上信号逐渐增高，最终均呈高信号（图 4-4-1E~L）。慢性期血肿 $T_1WI$ 上信号逐渐减低，$T_2WI$ 呈高信号，血肿周边含铁血黄素在 $T_2WI$ 上呈低信号。血肿的信号变化与血肿的期龄有关，早期可因血浆渗入、脑脊液、气体等造成信号差异。慢性血肿可钙化或骨化，包膜钙化多见。

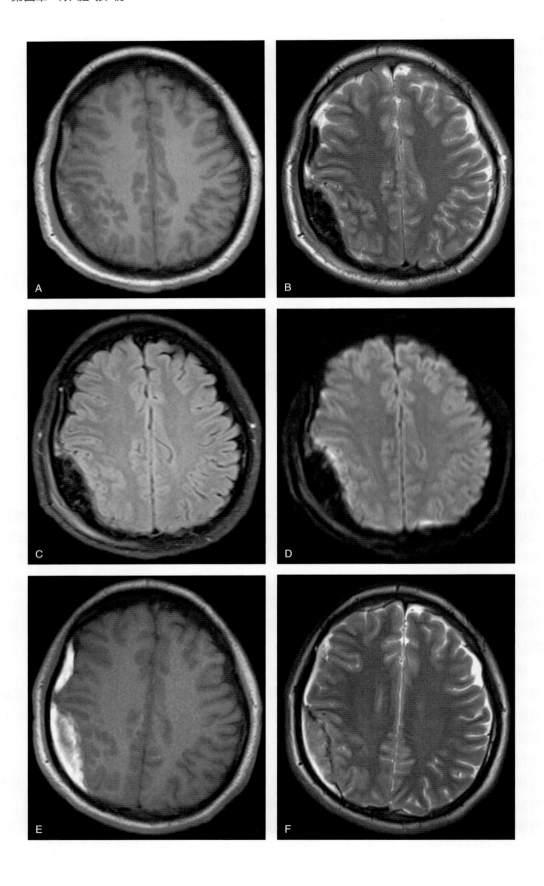

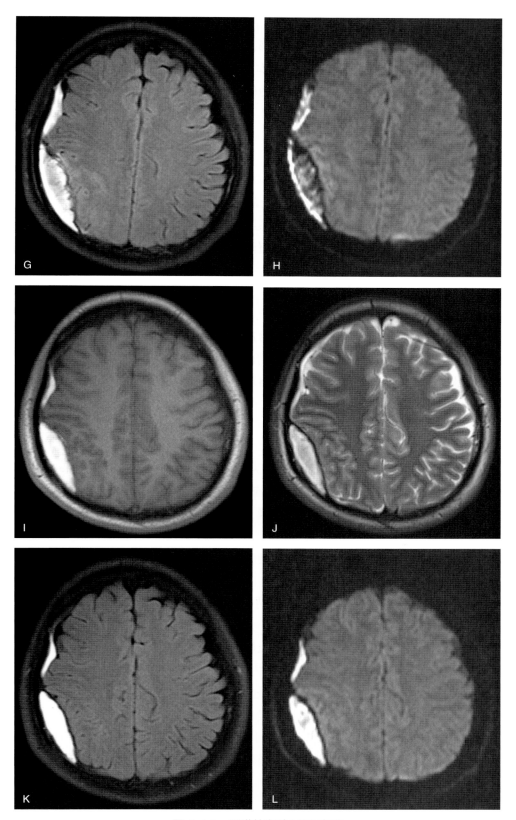

图 4-4-1 硬膜外血肿 MRI 表现

同一患者,A~D、E~H、I~L 分别为急性期、亚急性早期及亚急性晚期血肿图像;序列分别为 $T_1WI$、$T_2WI$、FLAIR 及 DWI。A~D. 示右侧额顶部双凸透镜样异常信号,呈 $T_1WI$ 等高信号、$T_2WI$ 低信号,内缘呈"3"字形,邻近脑组织受压,FLAIR、DWI 呈低信号;E~H. $T_1WI$、$T_2WI$、FLAIR 均呈等高信号,DWI 呈高低混杂信号;I~L. 血肿呈较均匀高信号,血肿内缘 $T_2WI$ 上呈线样低信号

硬膜外血肿一般不跨越颅缝,可跨越硬脑膜反折处如大脑镰和天幕。跨越颅缝者可在其两侧各形成一个双凸透镜形,血肿内缘呈"3"字形或反"3"字形。通常硬膜外血肿的占位效应较硬脑膜下血肿轻,多并发血肿同侧颅骨骨折,且80%颅骨骨折位于血肿同侧。横跨大脑半球并向下压迫大脑镰的硬膜外血肿常见于静脉窦撕裂。一般无需增强扫描,慢性期血肿包膜内侧缘可强化。

(四)诊断要点与鉴别诊断

1. 诊断要点

(1)脑外伤史。

(2)出现典型临床表现:外伤后昏迷 - 意识清醒 - 继发性昏迷。

(3)硬膜外血肿可跨越硬脑膜反折如大脑镰和天幕,一般不跨越颅缝。

(4)MRI 表现为颅骨内板下方梭形出血灶,其信号演变随血肿期龄变化。

2. 鉴别诊断　极少数硬脑膜下血肿也呈梭形,有时鉴别困难。鉴别要点在于,硬膜外血肿较局限,边缘光滑,常合并颅骨骨折,而硬脑膜下血肿范围较广泛,边缘不甚光滑、占位效应更为明显,较少伴有骨折,血肿致硬脑膜与脑组织分离有助于鉴别。

(五)治疗和预后

急性硬膜外血肿原则上一经确诊即应手术治疗。凡伤后无明显意识障碍,病情稳定,血肿量小于30ml,中线结构移位小于1mm者,可在密切观察病情的前提下,采用非手术治疗。少数血肿可自行溶解吸收非手术治疗。硬膜外血肿预后大多良好,昏迷后出现意识清醒期者预后较持续昏迷者好。

## 二、硬脑膜下血肿

(一)概述

颅内出血积聚于硬脑膜内层与蛛网膜之间称为硬脑膜下血肿(subdural hematoma),占颅脑损伤的5%~6%,外伤性颅内血肿的50%~60%,出血源于硬脑膜窦或窦旁桥静脉者称单纯型硬脑膜下血肿。源于脑皮质挫裂伤、脑表面动静脉破裂者称复合型硬脑膜下血肿。根据发作的速度分为急性(72 小时内)、亚急性(3 天~3 周)和慢性(3 周以上)硬脑膜下血肿,分别占70%、5%、25%。由于引起急性硬脑膜下血肿的外力(加速/减速)也会引起其他严重伤害,因此急性硬脑膜下血肿死亡率可高达60%~80%。慢性硬脑膜下血肿在老年人中很常见。

硬脑膜下血肿多为减速性对冲伤所致,无颅骨骨折或骨折仅位于暴力部位,多为单侧性,好发于大脑凸面,以额极、额颞部最常见,双侧硬脑膜下血肿以小儿多见。颅骨骨折位于血肿对侧,严重者可合并脑挫裂伤和脑内血肿,甚至可出现脑疝。急性硬脑膜下血肿的病程短,症状重且迅速恶化,多数为持续性昏迷,且进行性加重,一般无中间清醒期,局灶性体征和颅内压增高症状出现早,生命体征变化明显,较早出现脑疝与去皮质强直。亚急性期硬脑膜下血肿与急性硬脑膜下血肿相似,但症状出现较晚。

慢性硬脑膜下血肿好发于老年人与酗酒者,此类患者脑萎缩使硬膜下隙增宽,增加了桥接静脉在外伤时受剪切力作用而撕裂的风险。慢性硬脑膜下血肿出血量小而缓慢,沿硬膜下隙迁移扩散,早期可无占位效应。伤后 3 周血肿周围形成包膜。临床特点是有轻微脑外伤史,经 3 周以上时间逐渐出现高颅压症状,呈慢性过程,出现局部定位体征。

(二)病理学表现

由于渗透作用,从硬脑膜下出血吸水膨胀,压缩脑组织并通过撕裂其他血管而导致新的出血。在某些硬脑膜下出血中,蛛网膜层被撕裂,硬膜下隙中脑脊液(CSF)和血液均增加,加剧了颅内高压的程度。硬脑膜下血肿中可能会导致血管收缩物质释放,在帮助限制血肿进一步发展的同时又可引起局部脑组织缺血,最终可能导致局部脑细胞死亡。

急性血肿早期多为新鲜血液或柔软的凝血块,晚期逐渐变成较硬的凝血块并与硬脑膜、蛛网膜粘连。亚急性期凝块逐步液化成褐色液体,夹杂有棕色凝块,肉芽组织逐渐长入脑膜粘连面。慢性期血肿逐渐机化,由肉芽组织包裹并覆以间皮细胞,故血肿长期不能吸收。

(三) MRI 表现

硬脑膜下血肿常呈新月形,可跨颅缝但不能跨越硬脑膜反折如大脑镰和小脑幕。占位效应通常较硬膜外血肿明显。硬脑膜下血肿的 MRI 信号改变,随血肿期龄而异。

急性期 $T_1WI$ 呈等信号,血肿外缘可见低信号的硬膜,$T_2WI$ 及 FLAIR 序列呈低信号,DWI 上血肿呈不均匀信号,硬脑膜下血肿下方的脑皮质内可见局灶性弥散受限影。SWI 上血肿呈低信号。

亚急性期血肿在 $T_1WI$、$T_2WI$ 及 FLAIR 序列信号逐渐增高(图 4-4-2),最终均呈高信号。血肿在 DWI 上多表现为新月形的高信号区,并在靠近脑表面处呈低信号边缘,即“双层”现象,低信号区域对应着血块溶解和脑脊液的混合区,而高信号区域则与实性血块相对应。SWI 对亚急性硬脑膜下血肿相当敏感,由于磁敏感效应而表现为明显的绽放效应。$T_1WI$ 增强扫描显示为包膜增厚、强化。

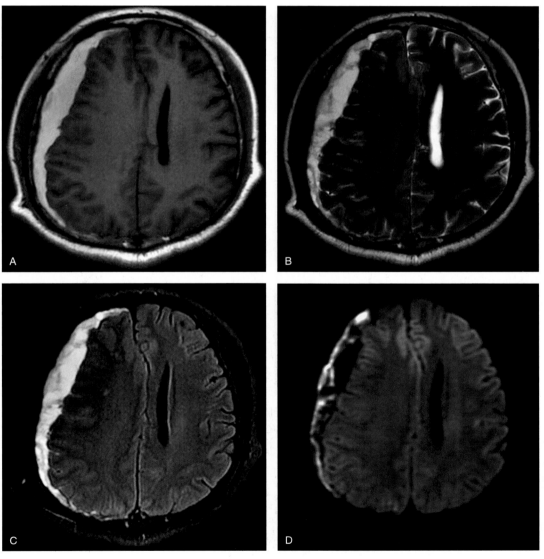

图 4-4-2　亚急性期硬脑膜下血肿 MRI 表现

A~C. 分别为 $T_1WI$、$T_2WI$ 及 FLAIR,示右侧额顶部硬脑膜下新月形混杂高信号;

D. DWI,示血肿呈高低混杂信号,邻近脑组织受压,中线结构局部左移

慢性期 $T_1WI$ 血肿信号由内向外逐渐减低,$T_2WI$ 及 FLAIR 序列呈高信号,$T_2WI$ 血肿周边未吸收的含铁血黄素呈低信号,最终血肿吸收形成脑脊液样信号(图 4-4-3)。由于活动性出血或蛛网膜撕裂后脑脊液与血液混合,血肿信号可不均匀,呈多期龄交叉表现。少数慢性硬脑膜下血肿机化,内部可出现分隔样结构,出现钙化或骨化时呈低信号。

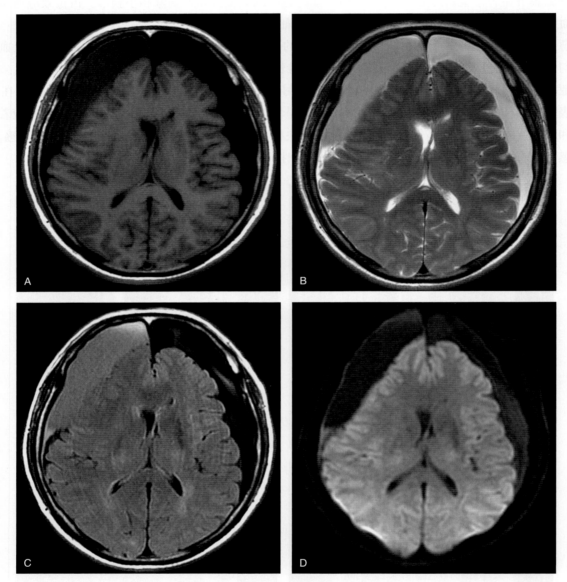

图 4-4-3 慢性期硬脑膜下血肿 MRI 表现

A. $T_1WI$,示双侧额顶部硬脑膜下新月状低信号;B~C. $T_2WI$、FLAIR,示血肿呈高信号;
D. DWI,示血肿呈低信号,邻近脑实质受压

(四)诊断要点与鉴别诊断

1. 诊断要点

(1)脑部外伤史。

(2)多数为持续性昏迷,且进行性加重,一般无中间清醒期。

(3)硬脑膜下血肿多呈新月形,血肿范围较广泛。血肿可跨越颅缝,但不可跨越硬脑膜反折如大脑镰和小脑天幕。

(4)老年人或酗酒者有轻度外伤史,发病时长大于 3 周,颅内高压症状呈慢性进行性发展。

(5)MRI 表现为急性期 $T_1WI$ 呈等信号,$T_2WI$ 呈低信号;亚急性期,逐渐演变,逐渐 $T_1WI$ 和 $T_2WI$ 均呈高信号;慢性期信号与脑脊液相似。

2. 鉴别诊断

(1)硬膜外血肿:病灶形态有助于二者鉴别,大多数硬脑膜下血肿呈新月形,而硬膜外血肿呈双凸透镜样改变。硬膜外血肿几乎均伴有颅骨骨折,而硬脑膜下血肿常发生于无颅骨骨折的情况下。硬膜外血肿可跨越硬脑膜附着处,而硬脑膜下血肿并不跨越大脑镰或小脑幕。

(2)硬脑膜下积液:多发生于术后、脑膜炎患者或者作为低颅压的部分表现发生,为外伤引起蛛网膜撕裂,形成活瓣,使脑脊液进入硬膜下隙不能回流;或液体进入硬膜下隙后,蛛网膜破裂处被血肿或水肿阻塞而形成。硬脑膜下积液多为双侧性,MRI 表现为 $T_1WI$ 低信号,$T_2WI$ 高信号。增强后无强化。

(3)伴有双侧额部脑脊液间隙扩大的单纯脑萎缩:与慢性期硬脑膜下血肿很难鉴别。慢性硬脑膜下血肿多有占位效应,使病变下方的脑回受压变平,并经常蔓延于整个大脑半球周围且进入大脑纵裂内。而脑萎缩患者增宽的脑外间隙,主要位于额部和颞部。

(4)硬脑膜下积脓:是指位于脑外的脓性:液体积聚。多数硬脑膜下积脓继发于鼻窦炎或乳突炎,有明显强化的包膜,往往同时存在脑膜炎的表现。典型的硬脑膜下积脓在 DWI 上明显扩散受限且信号均匀。

（五）治疗和预后

小的急性硬脑膜下血肿,可首先采取密切临床观察和影像学检查随访的保守治疗。这些小的硬脑膜下血肿中,有 6%~7% 会逐渐增大,最终需要手术治疗。大的急性硬脑膜下血肿、位于颅顶部、酗酒和反复跌倒的患者,其病情恶化风险巨大。对这类患者,建议采用 CT 扫描监测至血肿吸收,或至少至外伤后 5 周。

急性硬脑膜下血肿可保持稳定或进展缓慢,也可体积迅速增大产生占位效应而继发脑疝。患者预后因血肿大小、中线结构移位程度以及是否合并脑实质损伤而有别。血肿厚度>2cm 的急性硬脑膜下血肿,预后较差,死亡率达 35%~90%。急性硬脑膜下血肿占据颅内总有效容积的 10% 以上时,则多为致命性血肿。

多数亚急性硬脑膜下血肿可自行吸收消散。部分病例,反复出血可导致血肿突然增大并产生占位效应。当亚急性硬脑膜下血肿体积增大或临床症状从无到有时,应进行外科手术引流治疗。如果血肿按预期吸收并退化为慢性硬脑膜下血肿,则不需要手术治疗。

如果没有反复出血,慢性硬脑膜下血肿可逐渐吸收消退,最后仅残留增厚的硬脑膜和蛛网膜,其可持续存在数月甚至数年。老年患者,尤其是伴有脑萎缩者,很容易发生反复出血。如果慢性硬脑膜下血肿出现明显占位效应或反复出血造成神经系统并发症,则需要外科手术引流以清除血肿,并切除其包膜。

## 三、脑内血肿

（一）概述

外伤性脑内血肿约占颅内血肿的 5%,多发生于直接暴力造成的对冲伤部位,其次为着力点损伤。血肿可发生于任何部位,80% 左右发生在额、颞叶,多位于脑表浅部位,单发或多发,常伴脑挫裂伤和 / 或急性硬脑膜下血肿,少数为迟发性血肿。症状包括头痛,呕吐,癫痫发作,意识水平降低和颈部强直。浅部血肿出血来自脑挫裂伤灶,血肿位于伤灶附近或伤灶裂口中,部位多数与脑挫裂伤的好发部位一致,少数与凹陷性骨折的部位相应;深部血肿多见于老年人,位于深部白质,脑浅表可无明显挫伤。临床表现以意识障碍及高颅压症状为主,可发生脑疝,血肿位于功能区或传导通路,则出现相应的定位体征。

（二）病理学表现

脑内血肿多为挫裂伤涉及脑内较大血管所造成,可在出血较少的脑挫裂伤的基础上发展而来,形成迟发性脑内血肿(多见于伤后 24 小时内)。

（三）MRI 表现

　　超急性期血肿（<6 小时）表现为 $T_1WI$ 等或略低信号，$T_2WI$ 高信号。急性期血肿（7~72 小时）$T_1WI$ 呈等信号（亦可呈略低信号），$T_2WI$ 及 FLAIR 序列呈低信号，周围可见水肿信号（图 4-4-4）。亚急性早期（4~6 天），表现为 $T_1WI$ 高信号，$T_2WI$ 及 FLAIR 序列低信号并由外向内逐渐演变为高信号（图 4-4-5）。亚急性晚期（1~2 周），$T_1WI$、$T_2WI$ 及 FLAIR 序列均呈高信号。慢性期血肿（>2 周），血肿信号自内向外逐渐降低，最终可由脑脊液信号填充或呈含铁血黄素沉积表现（图 4-4-6）。血肿体积缩小落后于信号改变。亚急性期和慢性期血肿可有包膜形成，增强呈环状强化，最早可于伤后 1 周出现。

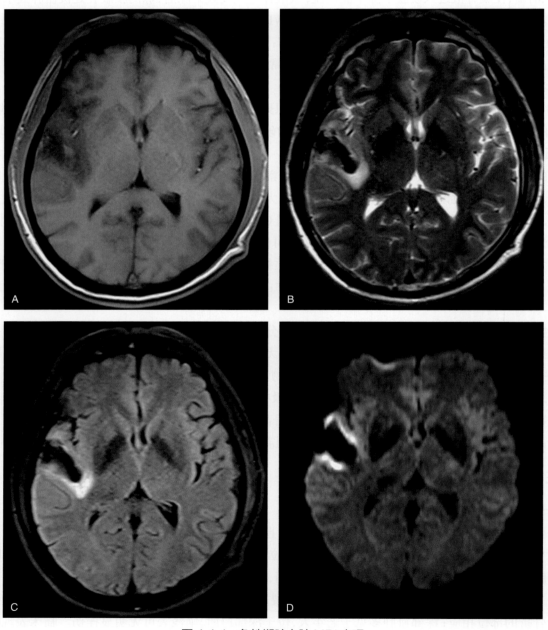

图 4-4-4　急性期脑血肿 MRI 表现

A. $T_1WI$,示右侧颞叶团片状等及略低信号,周围见低信号水肿带；B~C. $T_2WI$ 及 FLAIR,示病变呈混杂高低信号,周边见高信号水肿带；D. DWI,示病变中间低信号、边缘高信号

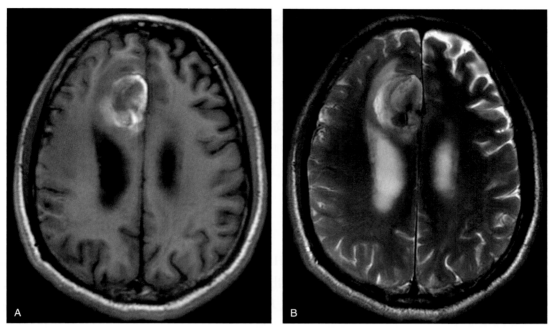

图 4-4-5 亚急性期脑血肿 MRI 表现

A. T₁WI,示右侧额叶团片状混杂高低信号；B. T₂WI,示病变呈混杂高低信号,周边见高信号水肿带

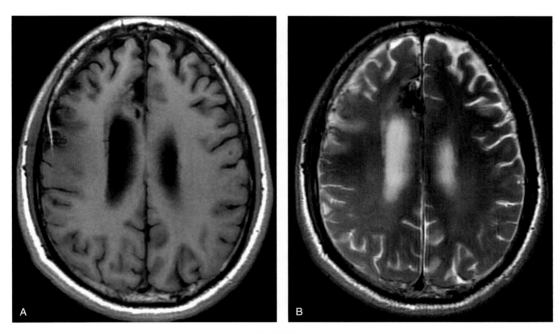

图 4-4-6 慢性期脑血肿 MRI 表现

A. T₁WI,示右侧额叶病变吸收呈低信号；B. T₂WI,示病变呈混杂低信号

DWI：超急性、亚急性晚期脑内血肿表现为"中高周低"信号,急性期、亚急性早期脑内血肿表现为"中低周高"信号。慢性期脑内血肿信号不稳定,常表现为"中高周低"信号。

SWI 对出血、铁沉积高度敏感,微出血灶检出率高,呈低信号。

（四）诊断要点与鉴别诊断

1. 诊断要点

（1）明确的外伤史。

（2）脑内血肿 MRI 信号强度变化与血肿期龄有关，SWI 对出血灶检出率高。

2. 鉴别诊断　邻近颅板的脑内血肿应与脑外血肿鉴别，前者与颅板相交成锐角，颅骨面长度小于血肿最宽径，血肿周围常有水肿带；后者与颅板相交成钝角，最宽径与颅骨相贴，周围常无水肿带。

（五）治疗和预后

脑内血肿的治疗与硬脑膜下血肿相同，多采用骨瓣或骨窗开颅，在清除硬脑膜下血肿和破碎的脑组织后，一并清除血肿。脑深部血肿如颅内压进行性增高，病情进展加重，需根据具体情况选用开颅血肿清除或钻孔引流术治疗。脑干血肿由于影响血液循环和呼吸对患者造成的伤害是致命性的，病情发展较急的脑内血肿患者死亡率高达 50%。存活者血肿吸收后，可不留痕迹，但常遗有脑萎缩或软化灶形成。

## 四、蛛网膜下腔出血

（一）概述

蛛网膜下腔出血（subarachnoid hemorrhage，SAH），是由于血液进入蛛网膜和软脑膜之间的蛛网膜下腔所致，可分为自发性和外伤性，60% 的颅脑损伤可出现蛛网膜下腔出血，自发性者以颅内动脉瘤、高血压动脉硬化和动静脉畸形最多见，发生于任何年龄，成人多发，常见于 30~40 岁年龄组。外伤性蛛网膜下腔出血的发生率随患者年龄增加而增高。蛛网膜下腔出血的症状包括严重的头痛（雷击样头痛）、呕吐、意识模糊或降低、颅内高压症状和癫痫发作等，颈部强直或颈部疼痛也相对常见，约有三分之一的患者仅有头痛症状。严重蛛网膜下腔出血还可出现玻璃体膜下出血。

（二）病理学表现

蛛网膜下腔出血时脑脊液呈血色，脑表面呈紫红色。脑沟、脑池可见血液成分。如出血量较大，脑表面可有薄层凝血块掩盖，脑底部脑池、桥小脑角池及小脑延髓池内可见凝血块聚积。随时间推移，红细胞溶解释放含铁血黄素，使邻近脑皮质、软脑膜呈铁锈色，导致蛛网膜粘连。进入蛛网膜下腔的血液后可引起血管痉挛，导致脑实质水肿，严重时可造成局部脑梗死和软化灶。

（三）MRI 表现

蛛网膜下腔出血表现为脑沟、脑池内出现异常信号，出血量大时呈铸型。与脑脊液相比，急性期（24小时内）蛛网膜下腔出血在 $T_1WI$ 上呈稍高或等信号，$T_2WI$ 上，蛛网膜下腔的出血呈高信号，且与脑池内脑脊液的信号类似，FLAIR 序列呈高信号（图 4-4-7）。亚急性期蛛网膜下腔出血出现局灶性短 $T_1$ 信号，$T_2WI$ 及 FLAIR 序列呈高信号，DWI 上局部可呈高信号。慢性期蛛网膜下腔出血在 $T_2WI$ 上因含铁血黄素沉积可见特征性低信号影。随出血时间延长，常规 MRI 上出血灶可不明显，可表现为脑沟、脑池消失（图 4-4-8）。蛛网膜下腔出血常伴发脑室内出血，可造成梗阻性脑积水。脑血管痉挛严重或伴发血管壁内出血时，可见脑缺血相关表现。

SWI 对含铁血黄素敏感，可显示慢性期蛛网膜下腔出血，表现为沿脑沟、脑池分布线状低信号，亚急性期时可见高信号。

（四）诊断要点与鉴别诊断

1. 诊断要点

（1）蛛网膜下腔出血量少时，MRI 可无阳性发现，但腰穿脑脊液呈血性。

（2）急性蛛网膜下腔出血时 $T_1WI$ 上信号稍高于脑脊液，$T_2WI$ 类似脑脊液信号，FLAIR 呈高信号；亚急性期蛛网膜下腔出血时 $T_1WI$ 可见高信号；慢性期蛛网膜下腔出血在 $T_2WI$ 因含铁血黄素呈低信号。

（3）蛛网膜下腔出血在 SWI 上呈低信号，亚急性期时可呈高信号。

2. 鉴别诊断　沿大脑镰分布的蛛网膜下腔出血，需与正常大脑镰鉴别，前者表现为大脑镰稍增宽，边缘模糊，常伴其他脑池、脑裂的积血，后者信号均匀，边界清晰光滑。

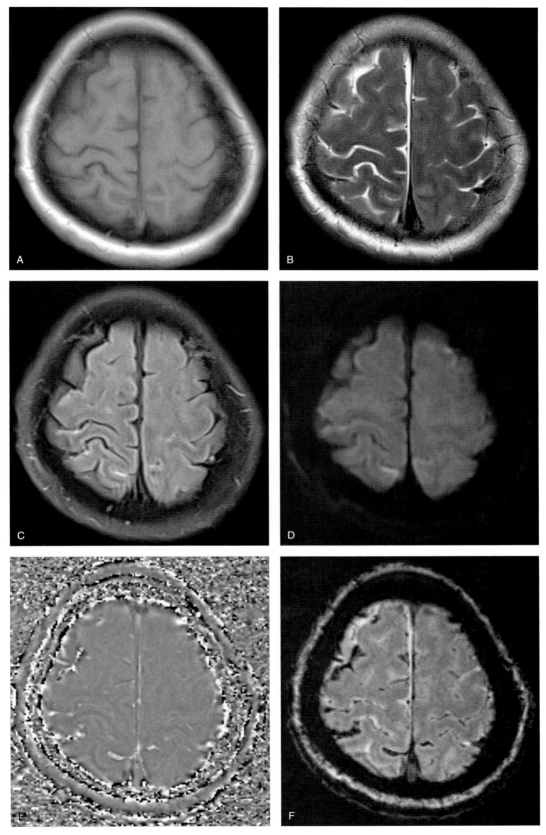

图 4-4-7  急性期蛛网膜下腔出血 MRI 表现

A. T₁WI,示右侧中央沟及顶叶脑沟内条状等信号影; B. T₂WI,无明显异常表现; C. FLAIR,示病灶呈高信号; D. DWI,示右侧额顶叶脑沟样稍高信号; E、F. 相位图及 SWI,示右侧额顶叶、左侧顶叶脑沟内条片状低信号,相位图上呈高信号

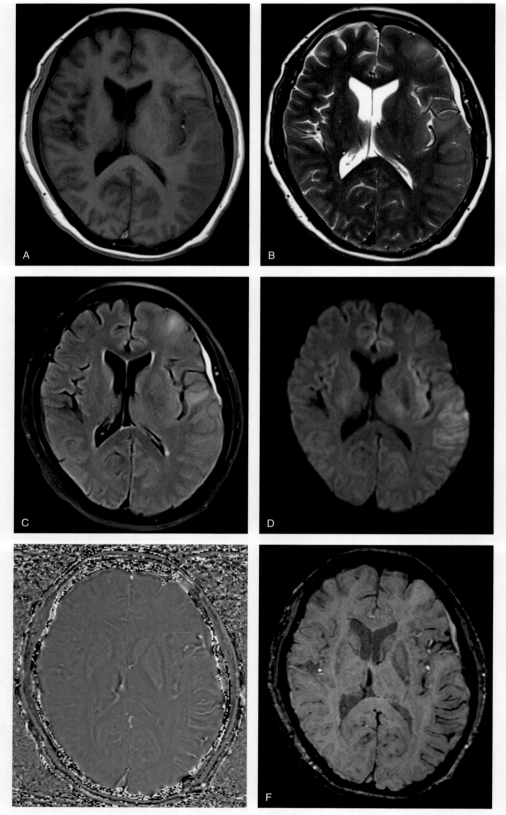

图 4-4-8　慢性期蛛网膜下腔出血 MRI 表现

A、B. T₁WI 及 T₂WI,示左侧额顶枕叶脑回肿胀、脑沟变浅或消失,中线结构稍右偏,左侧额颞部
慢性期硬脑膜下积血;C. FLAIR,示左侧额顶枕叶脑沟内稍高信号;D. DWI,示左侧额顶枕叶脑
沟内稍高信号;E、F. 相位图及 SWI,示左侧额顶枕叶脑沟内条片状低信号,相位图上呈高信号

（五）治疗和预后

防治再出血、脑积水及血管痉挛,降低死亡率和致残率,是蛛网膜下腔出血的主要治疗目的。蛛网膜下腔出血致残率和持续性植物状态风险高,死亡风险高于无蛛网膜下腔出血的颅脑损伤患者。蛛网膜下腔出血预后取决于其病情、其他颅脑损伤情况、血压情况、年龄及神经系统体征等。部分患者预后良好,无任何后遗症。

# 第五节　脑外伤后遗症

轻度颅脑损伤患者可完全恢复,重者常遗留不同程度的脑外伤后遗症,如脑软化、脑萎缩、脑穿通畸形、脑积水等,主要表现为头痛、头晕、乏力、癫痫及性格改变等非特异性症状,也可遗留相应损伤造成神经系统功能障碍,如偏瘫、偏盲、失语等,甚至植物状态。

## 一、脑软化

（一）概述

脑软化是损伤坏死的脑组织吸收、液化或手术清除积血、坏死组织后形成的软化灶。

（二）病理学表现

局部脑组织缺如,形成软化灶并周围脑实质胶质增生。

（三）MRI 表现

脑内或脑边缘片状、花边状、条状边界清楚的局限性脑脊液信号,$T_1WI$ 呈低信号,$T_2WI$ 呈高信号,FLAIR 序列病灶中央呈低信号,边缘可见高信号,DWI 呈低信号,无占位效应或呈负性占位表现（图 4-5-1）。

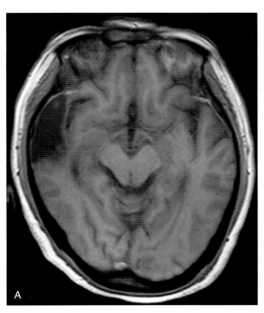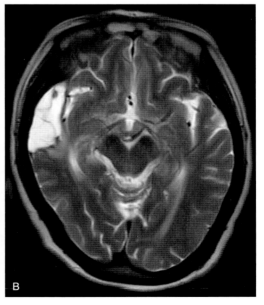

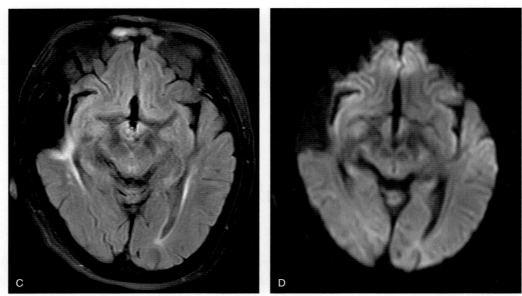

图 4-5-1　脑软化灶 MRI 表现

A. $T_1WI$,示右侧颞叶局限性低信号;B. $T_2WI$,示病变呈高信号;
C. FLAIR,示病变呈低信号,邻近脑实质可见斑片状高信号;D. DWI,示病变呈低信号

### (四) 诊断要点与鉴别诊断

1. 诊断要点

(1)明确外伤史。

(2)MRI 平扫呈无占位效应的局限性脑脊液样信号区,邻近脑实质胶质增生,FLAIR 序列呈低信号,边缘可见高信号。

2. 鉴别诊断

(1)蛛网膜囊肿:$T_1WI$ 呈低信号,$T_2WI$ 呈高信号,边界清楚,有一定的张力及占位效应,可压迫邻近脑组织及骨质,造成骨质变薄,与脑软化灶有明显区别。

(2)硬脑膜下积液:MRI 表现为颅板下新月形水样信号,$T_1WI$ 呈低信号,$T_2WI$ 呈高信号,境界清晰。与脑软化灶有明显区别。

### (五) 治疗和预后

为脑外伤的后遗改变,无需治疗。

## 二、脑萎缩

### (一) 概述

脑萎缩是指各种原因引起神经细胞胞质蛋白质逐渐减少,分生理性和病理性,可继发脑室及蛛网膜下腔扩大。外伤后脑萎缩属病理性,是较严重的脑外伤后遗症之一。按脑萎缩范围分为局限性和弥漫性。外伤后局限性脑萎缩系因病灶神经元缺氧、缺血而发生水肿或质膜破裂、细胞器减少、坏死溶解,坏死脑组织和血肿的自溶吸收及清创减压手术造成局部脑组织损毁或缺如,神经元及其相互之间连接的丧失导致了脑萎缩发生。严重多发脑挫裂伤后造成广泛脑缺血性损伤,导致外伤性梗死,弥漫性神经元和轴突的原发性损伤均可导致弥漫性脑萎缩。

### (二) 病理学表现

脑组织变性,灰白质体积减小,脑室增宽,脑回变窄,脑沟加深,脑膜增厚。皮层神经元细胞肿胀、凋亡,胶质细胞增生,神经纤维增粗、曲张以及细胞外淀粉样物质沉积等。

（三）MRI 表现

脑室、脑沟和脑池扩大，脑回变窄，呈局限性或弥漫性，软化灶呈 $T_1WI$ 低信号，$T_2WI$ 高信号，FLAIR 序列低信号，DWI 呈低信号（图 4-5-2）。单侧脑萎缩者中线结构向患侧移位。SWI 对于微血管病理改变导致的微出血灶及脑内小静脉显示敏感性高，微出血多位于脑白质及基底节区，呈低信号。DTI 和 MRS 可探测外伤后脑萎缩早期神经结构连接与功能改变以及神经细胞损伤后生化代谢改变。

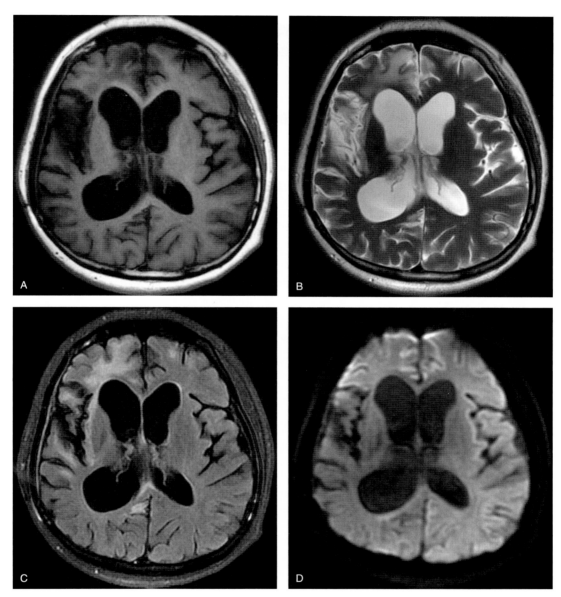

图 4-5-2 外伤性脑萎缩 MRI 表现

A~D. 分别为 $T_1WI$、$T_2WI$、FLAIR 及 DWI，示右侧额颞叶、左侧额叶脑软化灶，
相应脑回变窄，脑沟增宽，双侧侧脑室明显增宽

（四）诊断要点与鉴别诊断

1. 诊断要点

（1）明确外伤史。

（2）MRI 表现为弥漫或局限性脑沟脑裂加深，脑室系统扩大，脑池扩大，脑回变窄。

2. 鉴别诊断　外伤性脑积水：侧脑室周围白质因脑脊液渗漏出现间质性水肿，脑室形态变化明显，侧脑室向四周扩大,第三脑室扩大呈球状,脑沟、脑池正常或变窄,脑回正常。

（五）治疗和预后

为脑外伤的后遗改变,无需治疗。

## 三、脑穿通畸形囊肿

（一）概述

脑穿通畸形囊肿为脑内存在与脑室和／或蛛网膜下腔相通的囊性空洞,分为先天性和继发性,前者多为先天性脑发育不良、营养障碍、遗传因素造成脑组织局部缺失,后者则由外伤、脑血管疾病、脑炎、变性疾病及手术等多种原因引起脑组织坏死液化吸收形成。

（二）病理学表现

脑组织局部缺如形成囊腔,内衬室管膜,与脑室和／或蛛网膜下腔相通。

（三）MRI 表现

与相邻脑室和／或蛛网膜下腔相通的脑脊液样信号囊腔,呈 $T_1WI$ 低信号,$T_2WI$ 高信号,FLAIR 序列低信号,DWI 呈低信号(图 4-5-3)。伴局限性脑萎缩、患侧脑室扩大、脑池增宽及患侧蛛网膜下腔增宽等。

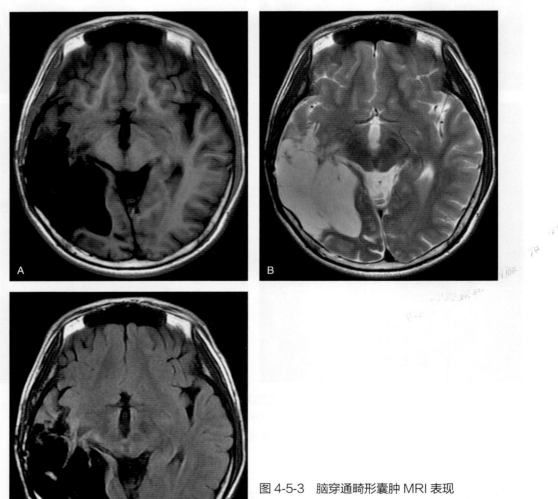

图 4-5-3 脑穿通畸形囊肿 MRI 表现
A. $T_1WI$,示右侧颞枕叶片状低信号,与右侧侧脑室后角相通;B. $T_2WI$,示病变呈高信号;C. FLAIR,示病变呈低信号,邻近右侧颞叶脑实质萎缩、脑沟增宽

（四）诊断要点与鉴别诊断

1. 诊断要点

（1）外伤史。

（2）脑内与脑室和 / 或蛛网膜下腔相通的囊。

（3）MRI 呈脑脊液样信号表现。

2. 鉴别诊断

（1）脑软化灶：是否与相邻脑室或蛛网膜下腔相通，可据此加以鉴别。

（2）蛛网膜囊肿：常伴局部颅骨受压变薄及占位效应，可资鉴别。

（3）脑内囊性占位性病变：占位效应明显，脑室受压变窄或闭塞，灶周水肿多见，中线结构向健侧移位，增强后可强化，鉴别不难。

（五）治疗和预后

为脑外伤的后遗改变，无需治疗。

## 四、脑积水

（一）概述

脑积水是颅脑外伤，尤其是严重颅脑外伤后的常见继发性病变，是脑外伤患者预后的重要影响因素之一。脑挫伤后出血产生的血性脑脊液对脑膜产生刺激，引起无菌性炎症，可导致软脑膜与蛛网膜之间发生粘连，甚至蛛网膜绒毛颗粒堵塞，引起脑脊液循环吸收障碍。外伤可导致脉络丛产生的脑脊液在脑基底池、环池及侧裂池等处流动受阻，无法经脑凸面循环至蛛网膜粒吸收。脑脊液循环梗阻发生于脑室系统内时，可引起单侧或双侧脑室积水，多见于脑室贯通伤或脑内血肿破入脑室所致，引起室间孔、导水管或第四脑室出口阻塞。小脑幕切迹疝时脑干移位造成环池闭塞或导水管受压变窄引起脑积水；不适当的大骨瓣减压，可造成严重脑膨出或移位，导致脑脊液循环通路异常而形成脑积水。

根据脑脊液动力学改变，脑积水可分为梗阻性脑积水与交通性脑积水。梗阻性脑积水是脑室系统内脑脊液循环通路阻塞造成的梗阻部位以上的脑脊液蓄积。交通性脑积水是指室和蛛网膜下腔之间无脑脊液流动障碍，蛛网膜颗粒功能受损导致的脑脊液重吸收障碍。

外伤后脑积水分急性、慢性两种，伤后 2 周内发生者为急性，主要形成原因有：①血肿压迫脑脊液循环通路；②颅内静脉窦受血肿或脑水肿压迫；③血肿破入脑室系统引起阻塞性脑积水；④蛛网膜绒毛被红细胞覆盖阻碍脑脊液吸收；⑤因不适当的大骨瓣减压，脑组织严重膨出、移位，导致脑脊液循环受阻而伴发脑积水。而慢性者多发生于外伤后 3 周以上，主要由于外伤后蛛网膜下腔出血后细胞破裂、分解，红细胞碎片或纤维蛋白产物随脑脊液循环沉积于蛛网膜下腔，导致蛛网膜颗粒粘连造成脑脊液的吸收障碍。

（二）病理学表现

蛛网膜颗粒粘连机化，蛛网膜下腔闭塞；脑室系统扩大，侧脑室的扩大程度大于第三、四脑室，侧脑室额角最易扩张，胼胝体上方部分大脑前动脉及其分支受牵拉可造成其所支配的额叶和中央旁小叶血供障碍；脑室内压力升高可导致脑室周围白质间质性脑水肿形成。

（三）MRI 表现

脑积水可引起颅内压增高，从而导致颅缝增宽、脑回压迹增多、蝶鞍的骨质吸收、增大和变形。病变部位以上的脑室和脑池扩张，如中脑导水管狭窄或阻塞可造成双侧侧脑室、第三脑室扩大；基底池阻塞可造成整个脑室系统扩大。脑室扩张以侧脑室角部（颞角和额角）和第三脑室扩张为典型表现，脑室形态变钝、变圆。第三脑室逐渐呈球形扩大，首先累及视隐窝和漏斗隐窝，矢状面上述隐窝尖角变钝后逐渐扩大直至隐窝消失。侧脑室枕角扩大出现较晚。

　　对于脑积水表现不明显的患者,需使用以下测量标准进行评估:正常人双侧侧脑室前角尖端间最大距离低于 45mm,双侧尾状核内缘之间的距离为 15~25mm,第三脑室宽度为 4~6mm,第四脑室宽度为 12~20mm。扩大的侧脑室旁脑白质内常可见到间质性水肿信号,$T_1WI$ 上呈低或等信号,$T_2WI$ 上呈高信号,FLAIR 序列呈高信号(图 4-5-4),DWI 呈低信号。磁共振电影相位对比脑脊液流动成像技术可用于定量评估脑积水情况。

(四)诊断要点与鉴别诊断

1. 诊断要点

(1)脑室系统扩大,以侧脑室角部和第三脑室为著。

(2)脑沟无增宽。

(3)脑室周围白质间质性水肿,$T_1WI$ 上呈低或等信号,$T_2WI$ 上呈高信号。

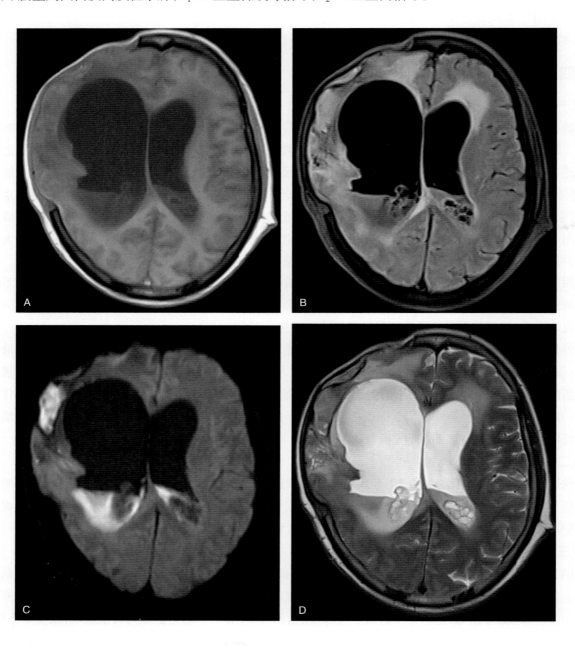

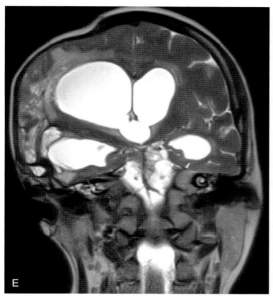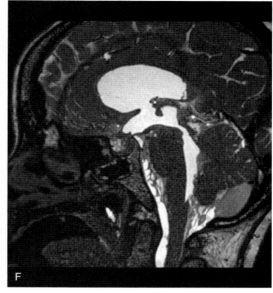

图 4-5-4　梗阻性脑积水 MRI 表现

A~C. 分别为 $T_1WI$、FLAIR 及 DWI,示右侧额叶膨出,双侧侧脑室周围白质间质性水肿,双侧侧脑室积脓;
D~F. 分别为轴位、冠位 $T_2WI$ 及高分辨序列,示双侧侧脑室、室间孔明显扩张,第四脑室变形增大,中脑导水
管明显增宽,第四脑室出口处见不规则絮状结构

2. 鉴别诊断　外伤性脑积水主要需与脑萎缩相鉴别。脑萎缩时侧脑室普遍扩大、脑实质萎缩、脑沟增宽、无脑室周围白质间质性水肿;冠状面脑积水患者双侧侧脑室顶之间夹角<120°,而脑萎缩者常大于140°;脑萎缩患者,第三脑室前后壁、漏斗隐窝、视隐窝虽可扩大但形态轮廓变化不明显。

（五）治疗和预后

对于此类患者可采用脑脊液分流术缓解由脑积水导致的进行性脑萎缩。首选脑室 - 腹腔分流术,术后神经症状可有所改善。颅内高压者术前腰穿脑脊液放出后症状得以改善者术后效果较好。

（谢珊珊　任 琦　田志雄　文宝红　张 勇　徐海波　程敬亮）

# 第五章
# 脑 肿 瘤

2016年第四版WHO中枢神经系统肿瘤分类整合了表型和基因型特征,提高了诊断准确性,改善了患者的诊疗与管理。2016年WHO中枢神经系统肿瘤分类见表5-0-1,部分肿瘤分级见表5-0-2。

表 5-0-1　2016 年 WHO 中枢神经系统肿瘤分类

| 肿瘤分类 | ICD-O 编码 | 肿瘤分类 | ICD-O 编码 |
|---|---|---|---|
| **弥漫性星形细胞和少突胶质细胞肿瘤** | | 毛黏液样型星形细胞瘤 | 9425/3 |
| 弥漫性星形细胞瘤,*IDH*突变型 | 9400/3 | 室管膜下巨细胞型星形细胞瘤 | 9384/1 |
| 肥胖型星形细胞瘤,*IDH*突变型 | 9411/3 | 多形性黄色星形细胞瘤 | 9424/3 |
| 弥漫性星形细胞瘤,*IDH*野生型 | 9400/3 | 间变性多形性黄色星形细胞瘤 | 9424/3 |
| 弥漫性星形细胞瘤,NOS | 9400/3 | **室管膜肿瘤** | |
| 间变性星形细胞瘤,*IDH*突变型 | 9401/3 | 室管膜下瘤 | 9383/1 |
| 间变性星形细胞瘤,*IDH*野生型 | 9401/3 | 黏液乳头型室管膜瘤 | 9394/1 |
| 间变性星形细胞瘤,NOS | 9401/3 | 室管膜瘤 | 9391/3 |
| 胶质母细胞瘤,*IDH*野生型 | 9440/3 | 乳头型室管膜瘤 | 9393/3 |
| 巨细胞型胶质母细胞瘤 | 9441/3 | 透明细胞型室管膜瘤 | 9391/3 |
| 神经胶质肉瘤 | 9442/3 | 伸展细胞型室管膜瘤 | 9391/3 |
| 上皮样胶质母细胞瘤 | 9440/3 | 室管膜瘤,RELA 融合基因阳性 | 9396/3[a] |
| 胶质母细胞瘤,*IDH*突变型 | 9445/3[a] | 间变性室管膜瘤 | 9392/3 |
| 胶质母细胞瘤,NOS | 9440/3 | **其他神经胶质瘤** | |
| 弥漫性中线胶质瘤,*H3 K27M*突变型 | 9385/3[a] | 第三脑室脊索样胶质瘤 | 9444/1 |
| 少突胶质细胞瘤,*IDH*突变型和 1p/19q 共缺失 | 9450/3 | 血管中心型胶质瘤 | 9431/1 |
| 少突胶质细胞瘤,NOS | 9450/3 | 星形母细胞瘤 | 9430/3 |
| 间变性少突胶质细胞瘤,*IDH*突变型和 1p/19q 共缺失 | 9451/3 | **脉络丛肿瘤** | |
| | | 脉络丛乳头状瘤 | 9390/0 |
| 间变性少突胶质细胞瘤,NOS | 9451/3 | 非典型脉络丛乳头状瘤 | 9390/1 |
| 少突星形细胞瘤,NOS | 9382/3 | 脉络丛癌 | 9390/3 |
| 间变性少突星形细胞瘤,NOS | 9382/3 | **神经元和混合性神经元 - 神经胶质肿瘤** | |
| 其他星形细胞肿瘤 | | 胚胎发育不良性神经上皮肿瘤 | 9413/0 |
| 毛细胞型星形细胞瘤 | 9421/1 | 神经节细胞瘤 | 9492/0 |

| 肿瘤分类 | ICD-O 编码 | 肿瘤分类 | ICD-O 编码 |
|---|---|---|---|
| 节细胞胶质瘤 | 9505/1 | 非典型性畸胎样 / 横纹肌样瘤 | 9508/3 |
| 间变性节细胞胶质瘤 | 9505/3 | 具有横纹肌样特征的中枢神经系统胚胎性肿瘤 | 9508/3 |
| 小脑发育不良性神经节细胞瘤（Lhermitte-Duclos 病） | 9493/0 | **颅神经和脊神经肿瘤** | |
| 婴儿多纤维型星形细胞瘤 / 节细胞胶质瘤 | 9412/1 | 神经鞘瘤 | 9560/0 |
| 乳头状胶质神经元肿瘤 | 9509/1 | 细胞型神经鞘瘤 | 9560/0 |
| 菊形团形成性胶质神经元肿瘤 | 9509/1 | 丛状神经鞘瘤 | 9560/0 |
| 弥漫性软脑膜胶质神经元肿瘤 | | 黑色素性神经鞘瘤 | 9560/1 |
| 中枢神经细胞瘤 | 9506/1 | 神经纤维瘤 | 9540/0 |
| 脑室外神经细胞瘤 | 9506/1 | 非典型性神经纤维瘤 | 9540/0 |
| 小脑脂肪神经细胞瘤 | 9506/1 | 丛状神经纤维瘤 | 9550/0 |
| 副神经节瘤 | 8693/1 | 神经束膜瘤 | 9571/0 |
| **松果体区肿瘤** | | 混合性神经鞘瘤 | |
| 松果体细胞瘤 | 9361/1 | 恶性周围神经鞘瘤（MPNST） | 9540/3 |
| 中间分化的松果体实质瘤 | 9362/3 | 上皮样型 MPNST | 9540/3 |
| 松果体母细胞瘤 | 9362/3 | 神经束膜分化型 MPNST | 9540/3 |
| 松果体区乳头样肿瘤 | 9395/3 | **脑膜瘤** | |
| **胚胎性肿瘤** | | 脑膜瘤 | 9530/0 |
| 髓母细胞瘤（遗传学定义的髓母细胞瘤） | | 上皮型脑膜瘤 | 9531/0 |
| 髓母细胞瘤, WNT 激活 | 9475/3[a] | 纤维型（纤维母细胞型）脑膜瘤 | 9532/0 |
| 髓母细胞瘤, SHH 激活和 *TP53* 突变型 | 9476/3[a] | 过渡型（混合型）脑膜瘤 | 9537/0 |
| 髓母细胞瘤, SHH 激活和 *TP53* 野生型 | 9471/3 | 砂粒型脑膜瘤 | 9533/0 |
| 髓母细胞瘤, 非 WNT/ 非 SHH | 9477/3[a] | 血管瘤型脑膜瘤 | 9534/0 |
| 髓母细胞瘤, 3 组 | | 微囊型脑膜瘤 | 9530/0 |
| 髓母细胞瘤, 4 组 | | 分泌型脑膜瘤 | 9530/0 |
| 髓母细胞瘤（组织学定义的髓母细胞瘤） | | 淋巴细胞丰富型脑膜瘤 | 9530/0 |
| 髓母细胞瘤, 经典型 | 9470/3 | 化生型脑膜瘤 | 9530/0 |
| 髓母细胞瘤, 促纤维增生 / 结节型 | 9471/3 | 脊索样型脑膜瘤 | 9538/1 |
| 髓母细胞瘤, 广泛结节型 | 9471/3 | 透明细胞型脑膜瘤 | 9538/1 |
| 髓母细胞瘤, 大细胞 / 间变型 | 9474/3 | 非典型性脑膜瘤 | 9539/1 |
| 髓母细胞瘤, NOS | 9470/3 | 乳头型脑膜瘤 | 9538/3 |
| 多层菊形团样胚胎性肿瘤, *C19MC* 改变 | 9478/3[a] | 横纹肌样型脑膜瘤 | 9538/3 |
| 多层菊形团样胚胎性肿瘤, NOS | 9478/3 | 间变性（恶性）脑膜瘤 | 9530/3 |
| 髓上皮瘤 | 9501/3 | **间叶细胞、非脑膜上皮肿瘤** | |
| 中枢神经系统神经母细胞瘤 | 9500/3 | 孤立性纤维性肿瘤 / 血管周细胞瘤[b] | |
| 中枢神经系统神经节神经母细胞瘤 | 9490/3 | 1 级 | 8815/0 |
| 中枢神经系统胚胎性肿瘤 NOS | 9473/3 | 2 级 | 8815/1 |

续表

| 肿瘤分类 | ICD-O 编码 | 肿瘤分类 | ICD-O 编码 |
|---|---|---|---|
| 3 级 | 8815/3 | AIDS 相关的弥漫大 B 细胞淋巴瘤 | |
| 血管母细胞瘤 | 9161/1 | EBV 阳性的弥漫大 B 细胞淋巴瘤,NOS | |
| 血管瘤 | 9120/0 | 淋巴瘤样肉芽肿病 | 9766/1 |
| 上皮样血管内皮瘤 | 9133/1 | 血管内大 B 细胞淋巴瘤 | 9712/3 |
| 血管肉瘤 | 9120/3 | 中枢神经系统低级别大 B 细胞淋巴瘤 | |
| 卡波西肉瘤 | 9140/3 | 中枢神经系统 T 细胞和 NK/T 细胞淋巴瘤 | |
| 尤文肉瘤 / 外周原始神经外胚层肿瘤 | 9364/3 | 间变性大细胞淋巴瘤,ALK 阳性 | 9714/3 |
| 脂肪瘤 | 8850/0 | 间变性大细胞淋巴瘤,ALK 阴性 | 9702/3 |
| 血管脂肪瘤 | 8861/0 | 硬脑膜 MALT 淋巴瘤 | 9699/3 |
| 蛰伏脂瘤(冬眠瘤) | 8880/0 | **组织细胞肿瘤** | |
| 脂肪肉瘤 | 8850/3 | 朗格汉斯组织细胞增生症 | 9751/3 |
| 韧带样型纤维瘤病 | 8821/1 | 脂质肉芽肿病(Erdheim-Chester 病) | 9750/1 |
| 肌纤维母细胞瘤 | 8825/0 | 巨淋巴结病性窦组织细胞增生症(Rosai-Dorfman 病) | |
| 炎症性肌纤维母细胞瘤 | 8825/1 | 幼年性黄色肉芽肿 | |
| 良性纤维组织细胞瘤 | 8830/0 | 组织细胞肉瘤 | 9755/3 |
| 纤维肉瘤 | 8810/3 | **生殖细胞肿瘤** | |
| 未分化多形性肉瘤 / 恶性纤维组织细胞瘤 | 8802/3 | 生殖细胞瘤 | 9064/3 |
| 平滑肌瘤 | 8890/0 | 胚胎性癌 | 9070/3 |
| 平滑肌肉瘤 | 8890/3 | 卵黄囊性瘤 | 9071/3 |
| 横纹肌瘤 | 8900/0 | 绒毛膜癌 | 9100/3 |
| 横纹肌肉瘤 | 8900/3 | 畸胎瘤 | 9080/1 |
| 软骨瘤 | 9220/0 | 成熟型 | 9080/0 |
| 软骨肉瘤 | 9220/3 | 未成熟型 | 9080/3 |
| 骨瘤 | 9180/0 | 畸胎瘤恶变 | 9084/3 |
| 骨软骨瘤 | 9210/0 | 混合性生殖细胞肿瘤 | 9085/3 |
| 骨肉瘤 | 9180/3 | **鞍区肿瘤** | |
| **黑色素细胞肿瘤** | | 颅咽管瘤 | 9350/1 |
| 脑膜黑色素细胞增生症 | 8728/0 | 釉质型颅咽管瘤 | 9351/1 |
| 脑膜黑色素细胞瘤 | 8728/1 | 乳头型颅咽管瘤 | 9352/1 |
| 脑膜黑色素瘤 | 8720/3 | 鞍区颗粒细胞瘤 | 9582/0 |
| 脑膜黑色素瘤病 | 8728/3 | 垂体细胞瘤 | 9432/1 |
| **淋巴瘤** | | 梭形细胞嗜酸性细胞瘤 | 8290/0 |
| 中枢神经系统弥漫大 B 细胞淋巴瘤 | 9680/3 | **转移瘤** | |
| 免疫缺陷相关的中枢神经系统淋巴瘤 | | | |

注:形态学编码参照国际疾病分类 - 肿瘤学(International Classification of Disease for Oncology,ICD-O)规范。行为学编码为:/0 良性肿瘤;/1 行为学上未指定的、边界性的或不确定的肿瘤;/2 原位癌或 III 级的上皮内瘤变;/3 恶性肿瘤。本表中根据原有的 WHO 分类以及对这些疾病的新理解,进行肿瘤分类的修改。ª 为经 ICD-O IARC/WHO 委员会认可的新编码。ᵇ 为 2013 软组织和骨肿瘤的 WHO 分类。

表 5-0-2 2016 年 WHO 中枢神经系统肿瘤分类中部分肿瘤的分级

| 肿瘤 | 分级 | 肿瘤 | 分级 |
|---|---|---|---|
| **弥漫性星形细胞和少突胶质细胞肿瘤** | | **松果体区肿瘤** | |
| 弥漫性星形细胞瘤,*IDH* 突变型 | II | 松果体细胞瘤 | I |
| 间变性星形细胞瘤,*IDH* 突变型 | III | 中间分化的松果体实质瘤 | II 或 III |
| 胶质母细胞瘤,*IDH* 野生型 | IV | 松果体母细胞瘤 | IV |
| 胶质母细胞瘤,*IDH* 突变型 | IV | 松果体区乳头样瘤 | II 或 III |
| 弥漫性中线胶质瘤,*H3 K27M* 突变型 | IV | **胚胎性肿瘤** | |
| 少突胶质细胞瘤,*IDH* 突变型和 1p/19q 共缺失 | II | 髓母细胞瘤(所有亚型) | IV |
| 间变性少突胶质细胞瘤,*IDH* 突变型和 1p/19q 共缺失 | III | 多层菊形团样胚胎性肿瘤,*C19MC* 改变 | IV |
| **其他星形细胞肿瘤** | | 髓上皮瘤 | IV |
| 毛细胞型星形细胞瘤 | I | 中枢神经系统胚胎性肿瘤 NOS | IV |
| 室管膜下巨细胞型星形细胞瘤 | I | 非典型性畸胎样 / 横纹肌样瘤 | IV |
| 多形性黄色星形细胞瘤 | II | 具有横纹肌样特征的中枢神经系统胚胎性肿瘤 | IV |
| 间变性多形性黄色星形细胞瘤 | III | **脑神经和脊神经肿瘤** | |
| **室管膜肿瘤** | | 神经鞘瘤 | I |
| 室管膜下瘤 | I | 神经纤维瘤 | I |
| 黏液乳头型室管膜瘤 | I | 神经束膜瘤 | I |
| 室管膜瘤 | II | 恶性周围神经鞘瘤 | II、III 或 IV |
| 室管膜瘤,*RELA* 融合基因阳性 | II 或 III | **脑膜瘤** | |
| 间变性室管膜瘤 | III | 脑膜瘤 | I |
| **其他神经胶质瘤** | | 非典型性脑膜瘤 | II |
| 血管中心性胶质瘤 | I | 间变性(恶性)脑膜瘤 | III |
| 第三脑室脊索样胶质瘤 | II | **间叶细胞、非脑膜上皮肿瘤** | |
| **脉络丛肿瘤** | | 孤立性纤维性肿瘤 / 血管外皮细胞瘤 | I、II 或 III |
| 脉络丛乳头状瘤 | I | 血管母细胞瘤 | I |
| 非典型脉络丛乳头状瘤 | II | **鞍区肿瘤** | |
| 脉络丛癌 | III | 颅咽管瘤 | I |
| **神经元和混合性神经元 - 神经胶质肿瘤** | | 颗粒细胞瘤 | I |
| 胚胎发育不良性神经上皮肿瘤 | I | 垂体细胞瘤 | I |
| 神经节细胞瘤 | I | 梭形细胞嗜酸性细胞瘤 | I |
| 节细胞胶质瘤 | I | | |
| 间变性节细胞胶质瘤 | III | | |
| 小脑发育不良性神经节细胞瘤 | I | | |
| 婴儿多纤维型星形细胞瘤 / 节细胞胶质瘤 | I | | |
| 乳头状胶质神经元肿瘤 | I | | |
| 菊形团形成性胶质神经元肿瘤 | I | | |
| 中枢神经细胞瘤 | II | | |
| 脑室外神经细胞瘤 | II | | |
| 小脑脂肪神经细胞瘤 | II | | |

2021年第五版WHO中枢神经系统肿瘤分类（the fifth edition of the WHO Classification of Tumors of the Central Nervous System，WHO CNS5）是基于2016年和之后该领域的重大发展，进一步推进了分子诊断的作用，但仍然依赖于其他已建立的包括组织学和免疫组化在内的肿瘤特征诊断方法，纳入了新认识的肿瘤，淘汰了概念过时的肿瘤类型，调整了分类结构。

2021年WHO中枢神经系统肿瘤分类体现了综合诊断的应用，肿瘤的命名尽可能简化，仅使用具有重要临床价值的位置、年龄或基因分型来命名，诸如"间变性"之类的修饰词未被常规包括在内，间变性星形细胞瘤、间变性少突胶质细胞瘤、间变性多形性黄色星形细胞瘤、间变性室管膜瘤、间变性节细胞胶质瘤等不再出现在分类中（表5-0-3）。对中枢神经系统肿瘤整合分类诊断变更有重要意义的关键基因和蛋白见表5-0-4。

表5-0-3　2021年WHO中枢神经系统肿瘤分类

| 肿瘤分类 | 肿瘤分类 |
|---|---|
| **胶质瘤、胶质神经元肿瘤和神经元肿瘤** | 弥漫性软脑膜胶质神经元肿瘤 |
| 　成人弥漫性胶质瘤 | 节细胞瘤 |
| 　　星形细胞瘤，*IDH* 突变型 | 多结节及空泡状神经元肿瘤 |
| 　　少突胶质细胞瘤，*IDH* 突变型和 1p/19q 共缺失 | 小脑发育不良性神经节细胞瘤（Lhermitte-Duclos 病） |
| 　　胶质母细胞瘤，*IDH* 野生型 | 中枢神经细胞瘤 |
| 　儿童弥漫型低级别胶质瘤 | 脑室外神经细胞瘤 |
| 　　弥漫性星形细胞瘤，伴 *MYB* 或 *MYBL1* 改变 | 小脑脂肪神经细胞瘤 |
| 　　血管中心型胶质瘤 | 室管膜肿瘤 |
| 　　青少年多形性低级别神经上皮肿瘤 | 　幕上室管膜瘤 |
| 　　弥漫性低级别胶质瘤，伴 *MAPK* 信号通路改变 | 　幕上室管膜瘤，*ZFTA* 融合阳性 |
| 　儿童弥漫性高级别胶质瘤 | 　幕上室管膜瘤，*YAP1* 融合阳性 |
| 　　弥漫性中线胶质瘤，伴 *H3 K27* 改变 | 　颅后窝室管膜瘤 |
| 　　弥漫性半球胶质瘤，*H3 G34* 突变型 | 　颅后窝室管膜瘤，*PFA* 组 |
| 　　弥漫性儿童型高级别胶质瘤，*H3* 及 *IDH* 野生型 | 　颅后窝室管膜瘤，*PFB* 组 |
| 　　婴儿型半球胶质瘤 | 　脊髓室管膜瘤 |
| 　局限性星形细胞胶质瘤 | 　脊髓室管膜瘤，伴 *MYCN* 扩增 |
| 　　毛细胞型星形细胞瘤 | 　黏液乳头型室管膜瘤 |
| 　　具有毛样特征的高级别星形细胞瘤 | 　室管膜下瘤 |
| 　　多形性黄色星形细胞瘤 | **脉络丛肿瘤** |
| 　　室管膜下巨细胞型星形细胞瘤 | 　脉络丛乳头状瘤 |
| 　　脊索样胶质瘤 | 　非典型脉络丛乳头状瘤 |
| 　　星形母细胞瘤，伴 *MN1* 改变 | 　脉络丛癌 |
| 　胶质神经元和神经元肿瘤 | **胚胎性肿瘤** |
| 　　节细胞胶质瘤 | 　髓母细胞瘤 |
| 　　婴儿促纤维增生型星形细胞瘤 / 婴儿促纤维增生型节细胞胶质瘤 | 　　髓母细胞瘤分子分型 |
| 　　胚胎发育不良性神经上皮肿瘤 | 　　　髓母细胞瘤，*WNT* 活化型 |
| 　　具有少突胶质细胞瘤样特征和簇状核的弥漫性胶质神经元肿瘤 | 　　　髓母细胞瘤，*SHH* 活化型和 *TP53* 野生型 |
| 　　乳头状胶质神经元肿瘤 | 　　　髓母细胞瘤，*SHH* 活化型和 *TP53* 突变型 |
| 　　菊形团形成性胶质神经元肿瘤 | 　　　髓母细胞瘤，非 *WNT*/ 非 *SHH* 活化型 |
| 　　黏液样胶质神经元肿瘤 | 　　髓母细胞瘤组织学分型 |
| | 　其他类型的中枢神经系统胚胎性肿瘤 |
| | 　　非典型畸胎样 / 横纹肌样瘤 |

续表

| 肿瘤分类 | 肿瘤分类 |
|---|---|
| 筛状神经上皮肿瘤 | **黑色素细胞肿瘤** |
| 多层菊形团样胚胎性肿瘤 | 弥漫性脑膜黑色素细胞肿瘤 |
| 中枢神经系统神经母细胞瘤, *FOXR2* 活化型 | 脑膜黑色素细胞增生症和脑膜黑色素瘤病 |
| 伴 *BCOR* 内部串联重复的中枢神经系统肿瘤 | 局限性脑膜黑色素细胞肿瘤 |
| 中枢神经系统胚胎性肿瘤 | 脑膜黑色素细胞瘤和脑膜黑色素瘤 |
| **松果体肿瘤** | **淋巴和造血系统肿瘤** |
| 松果体细胞瘤 | 淋巴瘤 |
| 中间分化的松果体实质瘤 | 中枢神经系统淋巴瘤 |
| 松果体母细胞瘤 | 原发性中枢神经系统弥漫大 B 细胞淋巴瘤 |
| 松果体区乳头状肿瘤 | 免疫缺陷相关的中枢神经系统淋巴瘤 |
| 松果体区促纤维增生性黏液型肿瘤, *SMARCB1* 突变型 | 淋巴瘤样肉芽肿 |
| **脑神经和椎旁神经肿瘤** | 血管内大 B 细胞淋巴瘤 |
| 神经鞘瘤 | 中枢神经系统各种罕见淋巴瘤 |
| 神经纤维瘤 | 硬脑膜 MALT 淋巴瘤 |
| 神经束膜瘤 | 中枢神经系统其他低级别 B 细胞淋巴瘤 |
| 混合性神经鞘瘤 | 间变性大细胞淋巴瘤 (*ALK*+/*ALK*–) |
| 恶性黑色素性神经鞘瘤 | T 细胞及 NK/T 细胞淋巴瘤 |
| 恶性周围神经鞘膜肿瘤 | 组织细胞肿瘤 |
| 副神经节瘤 | Erdheim-Chester 病 |
| **脑 ( 脊 ) 膜瘤** | Rosai-Dorfman 病 |
| 脑 ( 脊 ) 膜瘤 | 幼年性黄色肉芽肿 |
| **间叶性非脑膜上皮来源的肿瘤** | 朗格汉斯细胞组织细胞增生症 |
| 软组织肿瘤 | 组织细胞肉瘤 |
| 纤维母细胞和肌纤维母细胞来源的肿瘤 | **生殖细胞肿瘤** |
| 孤立性纤维性肿瘤 | 成熟畸胎瘤 |
| 血管来源的肿瘤 | 未成熟畸胎瘤 |
| 血管瘤和血管畸形 | 畸胎瘤伴体细胞恶变 |
| 血管母细胞瘤 | 生殖细胞瘤 |
| 横纹肌来源的肿瘤 | 胚胎性癌 |
| 横纹肌肉瘤 | 卵黄囊瘤 |
| 尚未明确的分类 | 绒毛膜癌 |
| 颅内间叶性肿瘤, *FET-CREB* 融合阳性 | 混合性生殖细胞肿瘤 |
| 伴 *CIC* 重排的肉瘤 | **鞍区肿瘤** |
| 颅内原发性肉瘤, *DICER1* 突变型 | 成釉细胞型颅咽管瘤 |
| 尤因肉瘤 | 乳头型颅咽管瘤 |
| 软骨及骨肿瘤 | 垂体细胞瘤, 鞍区颗粒细胞瘤和梭形细胞嗜酸性细胞瘤 |
| 成软骨性肿瘤 | 垂体腺瘤 /PitNET |
| 间叶性软骨肉瘤 | 垂体母细胞瘤 |
| 软骨肉瘤 | **中枢神经系统的转移性肿瘤** |
| 脊索肿瘤 | 脑和脊髓实质的转移性肿瘤 |
| 脊索瘤 ( 包含低分化脊索瘤 ) | 脑膜的转移性肿瘤 |

注: *IDH* 为异柠檬酸脱氢酶; NK 为自然杀伤细胞; PitNET 为垂体神经内分泌肿瘤; *SHH* 为 sonic hedgehog。

表 5-0-4　2021 年 WHO 中枢神经系统肿瘤分类中关键的基因、分子及信号通路改变

| 肿瘤类型 | 基因 / 分子特征改变 [a] |
|---|---|
| 星形细胞瘤,*IDH* 突变型 | *IDH1*,*IDH2*,*ATRX*,*TP53*,*CDKN2A/B* |
| 少突胶质细胞瘤,*IDH* 突变型和 *1p/19q* 共缺失 | *IDH1*,*IDH2*,*1p/19q*,*TERT* 启动子,*CIC*,*FUBP 1*,*NOTCH1* |
| 胶质母细胞瘤,*IDH* 野生型 | *IDH* 野生型,*TERT* 启动子,7 号和 10 号染色体,*EGFR* |
| 弥漫性星形细胞瘤,伴 *MYB* 或 *MYBL1* 改变 | *MYB*,*MYBL1* |
| 血管中心型胶质瘤 | *MYB* |
| 青少年多形性低级别神经上皮肿瘤 | *BRAF*,*FGFR* 家族 |
| 弥漫性低级别胶质瘤,伴 *MAPK* 信号通路改变 | *FGFR1*,*BRAF* |
| 弥漫性中线胶质瘤,伴 *H3 K27* 改变 | *H3 K27*,*TP53*,*ACVR 1*,*PDGFRA*,*EGFR*,*EZHIP* |
| 弥漫性半球胶质瘤,*H3 G34* 突变型 | *H3 G34*,*TP53*,*ATRX* |
| 弥漫性儿童型高级别胶质瘤,*H3* 及 *IDH* 野生型 | *IDH* 野生型,*H3* 野生型,*PDGFRA*,*MYCN*,*EGFR*(甲基化组) |
| 婴儿型半球胶质瘤 | *NTRK* 家族,*ALK*,*ROS*,*MET* |
| 毛细胞型星形细胞瘤 | *KIAA1549-BRAF*,*BRAF*,*NF1* |
| 具有毛样特征的高级别星形细胞瘤 | *BRAF*,*NF1*,*ATRX*,*CDKN2A/B*(甲基化组) |
| 多形性黄色星形细胞瘤 | *BRAF*,*CDKN2A/B* |
| 室管膜下巨细胞型星形细胞瘤 | *TSC1*,*TSC2* |
| 脊索样胶质瘤 | *PRKCA* |
| 星形母细胞瘤,伴 *MN1* 改变 | *MN1* |
| 节细胞胶质瘤 | *BRAF* |
| 胚胎发育不良性神经上皮肿瘤 | *FGFR1* |
| 具有少突胶质细胞瘤样特征和簇状核的弥漫性胶质神经元肿瘤 | 14 号染色体(甲基化组) |
| 乳头状胶质神经元肿瘤 | *PRKCA* |
| 菊形团形成性胶质神经元肿瘤 | *FGFR1*,*PIK 3CA*,*NF1* |
| 黏液样胶质神经元肿瘤 | *PDFGRA* |
| 弥漫性软脑膜胶质神经元肿瘤 | *KIAA1549-BRAF* 融合,1p(甲基化组) |
| 多结节及空泡状神经元肿瘤 | *MAPK* 通路 |
| 小脑发育不良性神经节细胞瘤(Lhermitte-Duclos 病) | *PTEN* |
| 脑室外神经细胞瘤 | *FGFR*(*FGFR1-TACC 1* 融合),*IDH* 野生型 |
| 幕上室管膜瘤 | *ZFTA*,*RELA*,*YAP1*,*MAML2* |
| 颅后窝室管膜瘤 | *H3 K27me3*,*EZHIP*(甲基化组) |
| 脊髓室管膜瘤 | *NF2*,*MYCN* |
| 髓母细胞瘤,*WNT* 活化型 | *CTNNB1*,*APC* |
| 髓母细胞瘤,*SHH* 活化型 | *TP53*,*PCTH1*,*SUFU*,*SMO*,*MYCN*,*GLI2*(甲基化组) |

续表

| 肿瘤类型 | 基因 / 分子特征改变 [a] |
|---|---|
| 髓母细胞瘤,非 *WNT*/ 非 *SHH* 活化型 | *MYC*,*MYCN*,*PRDM6*,*KDM6A*(甲基化组) |
| 非典型畸胎样 / 横纹肌样瘤 | *SMARCB1*,*SMARCA4* |
| 多层菊形团样胚胎性肿瘤 | *C19MC*,*DICER1* |
| 中枢神经系统神经母细胞瘤,*FOXR2* 活化型 | *FOXR2* |
| 伴 *BCOR* 内部串联重复的中枢神经系统肿瘤 | *BCOR* |
| 松果体区促纤维增生型黏液样肿瘤,*SMARCB1* 突变型 | *SMARCB1* |
| 脑(脊)膜瘤 | *NF2*,*AKT1*,*TRAF7*,*SMO*,*PIK3CA*;*KLF4*,*SMARCE1*,*BAP1* 亚型;*H3 K27me3*;*TERT* 启动子,*CDKN2A/B*(WHO 3 级) |
| 孤立性纤维性肿瘤 | *NAB2-STAT6* |
| 脑膜黑色素细胞肿瘤 | *NRAS*(弥漫性);*GNAQ*,*GNA11*,*PLCB4*,*CYSLTR2*(局限性) |
| 成釉细胞型颅咽管瘤 | *CTNNB1* |
| 乳头型颅咽管瘤 | *BRAF* |

注: [a] 在此列中,诊断性分子标志物列于最前;对无诊断性分子标志物的肿瘤类型,最常见的分子变异列于最前。大多数肿瘤类型都具有特征性的甲基化谱,表中 "(甲基化组)" 表示甲基化检测对此类肿瘤标志物具有特定的诊断性意义,*H3* 代表一个基因家族(包含 *H3F3A*,HIST1*H3*B 等)。

2021 年 WHO 中枢神经系统肿瘤分类对中枢神经系统分级有两个具体的改变:使用阿拉伯数字(而不是罗马数字)和肿瘤按类型(而不是跨不同肿瘤类型)分级(表 5-0-5),由于 CNS 肿瘤分级与其他肿瘤分级系统不同,WHO CNS5 赞成在肿瘤分级时使用术语 "CNS WHO 分级"。

2021 年 WHO 中枢神经系统肿瘤分类中新认定的肿瘤类型(表 5-0-6)。

表 5-0-5 2021 年 WHO 中枢神经系统分类中更新的肿瘤分级

| 中枢神经系统肿瘤类型 | 分级 |
|---|---|
| 星形细胞瘤,*IDH* 突变型 | 2,3,4 |
| 少突胶质细胞瘤,*IDH* 突变型和 *1p/19q* 共缺失 | 2,3 |
| 胶质母细胞瘤,*IDH* 野生型 | 4 |
| 弥漫性星形细胞瘤,伴 *MYB* 或 *MYBL1* 改变 | 1 |
| 青少年多形性低级别神经上皮肿瘤 | 1 |
| 弥漫性半球胶质瘤,*H3 G34* 突变型 | 4 |
| 多形性黄色星形细胞瘤 | 2,3 |
| 多结节及空泡状神经元肿瘤 | 1 |
| 幕上室管膜瘤 [a] | 2,3 |
| 颅后窝室管膜瘤 [a] | 2,3 |
| 黏液乳头型室管膜瘤 | 2 |
| 脑膜瘤 | 1,2,3 |
| 孤立性纤维性肿瘤 | 1,2,3 |

注:该分级是基于自然史和一些肿瘤类型,对于某些肿瘤类型,确切的分级标志和自然史尚不清楚。[a] 为形态明确的室管膜瘤。

表 5-0-6    2021 年 WHO 中枢神经系统分类中新认定的肿瘤类型

| 新认定的肿瘤类型 |
| --- |
| 弥漫性星形细胞瘤,伴 MYB 或 MYBL1 改变 |
| 青少年多形性低级别神经上皮肿瘤 |
| 弥漫性低级别胶质瘤,伴 MAPK 信号通路改变 |
| 弥漫性半球胶质瘤,H3 G34 突变型 |
| 婴儿型半球胶质瘤 |
| 有少突胶质细胞瘤样特征和核簇的弥漫性胶质神经元肿瘤(临时分类) |
| 黏液样胶质神经元肿瘤 |
| 多结节和空泡状神经元肿瘤 |
| 幕上室管膜瘤,YAP1 融合阳性型 |
| 颅后窝室管膜瘤,PFA 组 |
| 颅后窝室管膜瘤,PFB 组 |
| 脊髓室管膜瘤,MYCN 扩增型 |
| 筛状神经上皮肿瘤(临时分类) |
| 中枢神经系统神经母细胞瘤,FOXR2 活化型 |
| 伴 BCOR 内部串联重复的中枢神经系统肿瘤 |
| 松果体区促纤维增生性黏液样肿瘤,SMARCB1 突变型 |
| 颅内间叶性肿瘤,FET-CREB 融合阳性型(临时分类) |
| CIC 重排肉瘤 |
| 原发性颅内肉瘤,DICER1 突变型 |
| 垂体母细胞瘤 |

随着学者们对中枢神经系统肿瘤研究的不断深入,WHO 分类方案不断被修订。本书保留了 2016 年 WHO 中枢神经系统肿瘤分类及部分肿瘤的分级,以便读者对照。

# 第一节    弥漫性胶质瘤

## 一、弥漫性星形细胞瘤

### (一)概述

弥漫性星形细胞瘤(diffuse astrocytoma,DA)起源于脑白质,沿白质束浸润性生长,无明显边界。约占所有颅内肿瘤的 10%,占所有胶质瘤的 15%~20%。好发于青年人,儿童和中年人亦可发病,65 岁以上患者少见,男性多于女性。好发于儿童和青少年的 MYB 或 MYBL1 变异性弥漫性星形细胞瘤,为 CNS WHO I 级,临床罕见。

成人弥漫性星形细胞瘤发生于幕上者约占 2/3,好发于额叶、颞叶及顶叶。幕下者约占 1/4,常发生于小脑半球,以儿童多见。发生于侧脑室内者较为少见,但却是侧脑室内常见的肿瘤之一。

临床症状和体征与病变部位有关,主要症状为癫痫。发生于大脑半球者,常见症状为头晕、头痛、精神改变、感觉障碍、肢体瘫痪和偏盲等;发生于中线者,早期可引起颅内高压的症状;发生于脑干者,主要症状为头晕,后组脑神经和锥体束损害引起的复视、角膜反射消失、眼球外展麻痹和肌力减退、吞咽困难、声音嘶哑等症状;发生于小脑者,也可引起明显颅内高压,多伴小脑体征如步态不稳、眼球震颤等。

（二）病理学表现

大体:肿瘤边界不清,病变脑组织体积增大、形态失常,结构一般无明显破坏,偶见囊变、钙化。

镜下:可见肥胖细胞型及高分化纤维型星形细胞瘤,呈弥漫性浸润生长,背景组织多为微囊样肿瘤基质,结构疏松,分裂象少见,无血管浸润或坏死(图 5-1-1)。肥胖细胞型星形细胞瘤有恶变倾向。

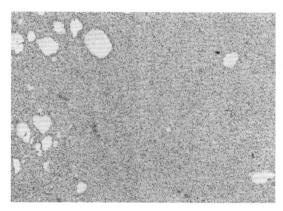

图 5-1-1　弥漫性星形细胞瘤病理表现
光镜下,示一致的星形细胞和微囊基质(HE×40)

免疫组化:示 GFAP 强阳性,抗 R123H- 突变的 *IDH1* 抗体阳性。*ATRX* 基因突变是星形细胞瘤的诊断性标志物,发生此突变者预后较好。肥胖细胞型星形细胞瘤细胞胞质丰富,呈半透明胶冻状。肿瘤组织内偶见囊变,出血少见。

（三）MRI 表现

成人弥漫性星形细胞瘤好发于额叶、颞叶、顶叶、小脑、脑干;儿童好发于颞叶。平扫多为边界模糊的弥漫性病灶,少数呈类圆形边界清晰占位性肿块,$T_1WI$ 呈低信号,$T_2WI$ 和 FLAIR 序列呈高信号,信号均匀。钙化少见,囊变罕见,一般无出血,无或仅有轻度瘤周水肿,增强后无强化或轻度强化(图 5-1-2),少数呈中度或明显强化(图 5-1-3);脑室内、幕下者(图 5-1-4)囊变多见,增强呈不均匀斑片状、环状或结节状轻中度强化。沿丘脑间连合生长者可出现双侧丘脑星形细胞瘤,累及邻近甚至对侧脑组织;一般无或仅有轻度瘤周水肿和占位效应,肿瘤较大时占位效应明显。

DWI 多呈等低信号,出现高信号时提示肿瘤细胞密集,异型性成分增多。

PWI 上 rCBV 呈等或稍低灌注,rCBV 升高时血流灌注增加,提示肿瘤进展。

SWI 上实质部分以高信号为主,出血少见,小静脉分布稀疏。

[1]H-MRS 上肿瘤实质部分 Cho 峰增高,NAA 峰降低,Cho/Cr 比值升高,NAA/Cr 比值降低,但 Cho/Cr 比值较胶质母细胞瘤低,NAA/Cr 比值较胶质母细胞瘤高。*IDH* 突变型者 V/Cr 比值增高,3.0T 场强下 MRS 在 2.25ppm 处可见 2- 羟基戊二酸(2-hydroxyglutarate,2-HG)升高。

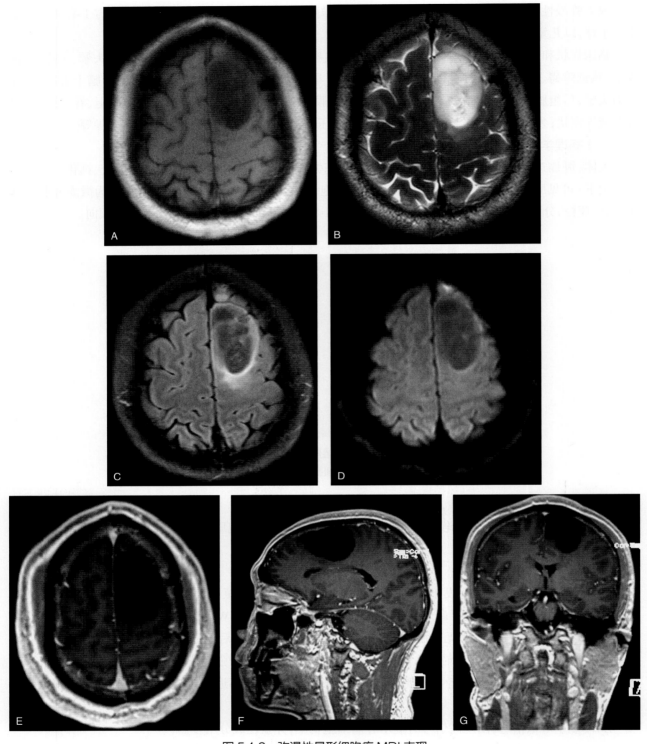

图 5-1-2  弥漫性星形细胞瘤 MRI 表现

A. T$_1$WI,示左侧额叶团块状低信号；B. T$_2$WI,示病变呈高信号,轻度瘤周水肿,轻度占位效应；C. FLAIR,示病变呈不均匀
高低混杂信号；D. DWI,未见明显弥散受限；E~G. CE-T$_1$WI,示病变无强化,边界清楚

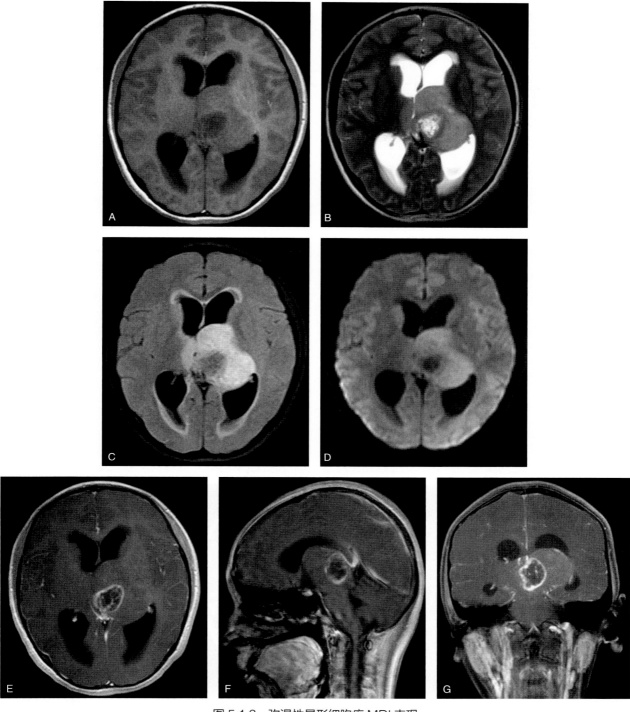

图 5-1-3 弥漫性星形细胞瘤 MRI 表现

A. T₁WI,示左侧丘脑团块状等低信号; B. T₂WI,示病变呈高信号,可见囊变区,瘤周水肿不明显,可见占位效应,累及对侧丘脑,阻塞第三脑室,致双侧侧脑室梗阻性脑积水; C. FLAIR,示病变呈高低信号; D. DWI,未见明显弥散受限; E~G. CE-T₁WI,示病变囊变区呈不规则环状明显强化,余病灶未见明显强化

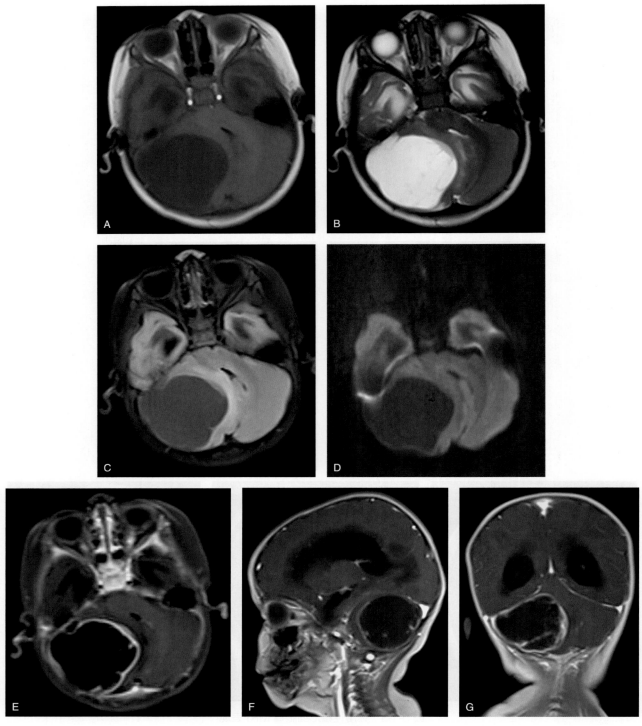

图 5-1-4 弥漫性星形细胞瘤 MRI 表现

A. T₁WI,示右侧小脑半球病变以囊性成分为主,实性部分呈低信号,囊性部分呈液性低信号; B. T₂WI,示病变实性部分呈高信号,囊性部分呈高信号,轻度瘤周水肿,占位效应明显; C. FLAIR,示病变实性部分呈稍高信号; D. DWI,未见明显弥散受限; E~G. CE-T₁WI,示病变实性部分及囊壁呈明显强化,边界清楚

（四）诊断要点与鉴别诊断

1. 诊断要点

（1）肿瘤中心多位于白质，发生于侧脑室者常与侧脑室壁或透明隔关系密切。

（2）信号较均匀，增强后无或轻度强化。

（3）瘤周水肿和占位效应轻。

（4）DWI 一般无弥散受限。

（5）PWI 上为等或稍低灌注。

（6）$^1$H-MRS 上肿瘤区域显示 Cho 峰增高，NAA 峰降低。

2. 鉴别诊断

（1）星形细胞瘤：与弥漫性星形细胞瘤难以从影像学表现上区分，但一般而言，前者瘤周水肿较明显，占位效应较显著，增强不均匀强化。

（2）少突胶质细胞瘤：钙化常见，常为脑回状或块状钙化，病变部位表浅，可伴邻近骨质变化，强化多见。

（3）急性缺血性脑梗死：发病急，通常累及皮层和皮层下白质，并发生在特定的血管分布区，DWI 弥散受限。

（4）局限性脑炎：起病急，进展快，常有上呼吸道感染史，影像表现与弥漫性星形细胞瘤相似，边缘系统受累为主，多强化，药物治疗后临床及影像学表现短期可有明显变化。

（5）颅内转移瘤：常位于皮髓质交界处，肿瘤小但瘤周水肿明显为其特征，常为多发。

（6）原发性中枢神经系统淋巴瘤：好发于脑表面或脑室周围，可呈"蟹足样"表现，增强时明显均匀强化。

（五）治疗和预后

由于其具有向更高级别胶质瘤转化的趋势，近年来主张积极的手术治疗方式。患者预后差异较大，肿瘤全切术后存活期明显延长。术后复发者病变恶性程度可高于原病灶。50% 左右的弥漫性星形细胞瘤可进展为高级别胶质瘤。

## 二、星形细胞瘤

（一）概述

*IDH* 突变型星形细胞瘤（astrocytoma），2021 年 CNS WHO 归为 2 级、3 级或 4 级，好发于 35~60 岁人群，男性稍多见。好发部位为额叶、颞叶、顶叶，少数可见于视神经、间脑、脑干、小脑及脊髓，肿瘤可通过胼胝体侵犯对侧脑组织。临床表现主要为高颅压症状、局灶性神经功能障碍、癫痫等。

（二）病理学表现

大体：与弥漫性星形细胞瘤类似，肿瘤边界欠清，呈浸润性生长，无明显坏死及出血。

镜下：细胞密度、核异型性及核分裂象增加，出现局限性或弥漫性细胞密集区。细胞核有丝分裂象及血管内皮增生少见，可见囊变（图 5-1-5）。

免疫组化：MMP-9（+），Topo Ⅱ（++），GFAP（+），EGFR（+），S-100（+），VEGF（+），EMA（+），PTEN（+）。Ki-67 抗原标记指数高于弥漫性星形细胞瘤。

（三）MRI 表现

星形细胞瘤 $T_1WI$ 上呈混杂等低信号、$T_2WI$ 上呈高信号，可见囊变、坏死和出血。增强后可呈结节状、斑片状强

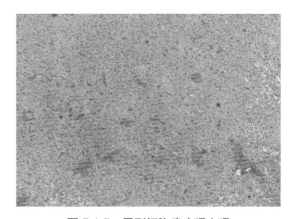

图 5-1-5　星形细胞瘤病理表现

光镜下，示纤维背景下细胞密度及核染色质均升高，可见核分裂象（HE × 40）

化、不规则环形强化（图 5-1-6）。肿瘤形态不规则、边界不清，中度瘤周水肿和占位效应。*IDH* 突变型多发生在额叶，不强化者预后较好。

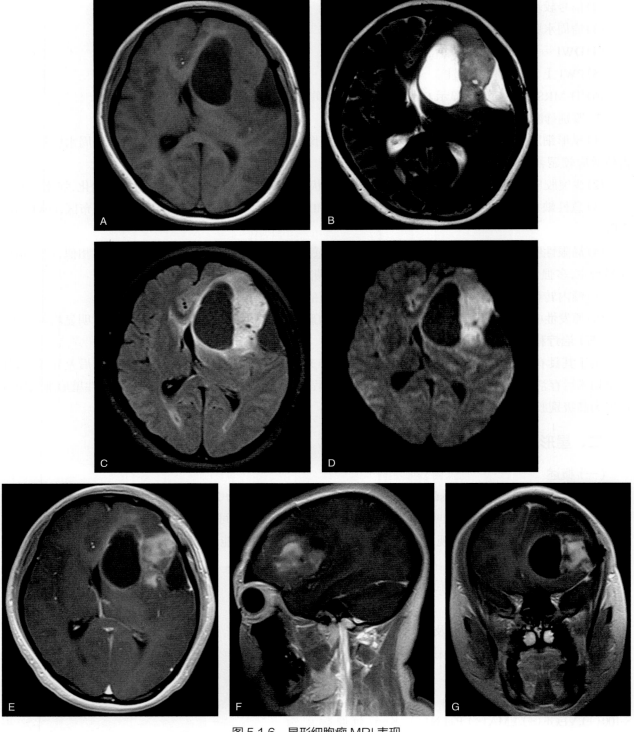

图 5-1-6　星形细胞瘤 MRI 表现

A. T$_1$WI，示左侧额叶团块状囊实性占位，实性部分呈等低信号；B. T$_2$WI，示病变实性部分呈高信号，囊变区呈脑脊液样信号，轻度瘤周水肿，占位效应明显；C. FLAIR，示病变实性部分呈高信号，囊性部分呈低信号，囊壁呈高信号；D. DWI，病变实性部分及囊壁呈稍高信号；E~G. CE-T$_1$WI，示病变实性部分明显不均匀强化，囊性部分囊壁明显强化，局部与周围脑实质分界欠清

DWI 上肿瘤实性部分呈稍高信号,坏死区呈低信号。

DTI 上肿瘤的 rMD 值(肿瘤实体的 MD 值 / 对侧正常白质区的 MD 值)低于弥漫性星形细胞瘤低,高于胶质母细胞瘤。

DKI 的相关参数 MD 值和 MK 值可用于鉴别不同级别星形细胞瘤。高级别者 MK 值显著高于低级别者。

PWI 上呈脑皮质样中度灌注。

SWI 可见低信号出血灶或血管影。

$^1$H-MRS 上肿瘤实质 Cho 峰明显增高,NAA 峰明显降低,Cho/Cr 比值增高,NAA/Cr 比值降低。*IDH* 突变型星形细胞瘤可出现 mI/Cr 比值增高,在 2.25ppm 处亦可出现 2- 羟基戊二酸峰。

（四）诊断要点与鉴别诊断

1. 诊断要点

（1）年龄 35~60 岁。

（2）影像学表现介于弥漫性星形细胞瘤和胶质母细胞瘤之间,三者间有重叠。

（3）信号不均,伴轻中度瘤周水肿和占位效应,强化不均。

（4）DWI 上呈稍高信号。

（5）PWI 上呈中度灌注。

（6）$^1$H-MRS 上肿瘤实质 Cho 峰增高,NAA 峰降低,Cho/Cr 比值增高,NAA/Cr 比值降低。

2. 鉴别诊断

（1）弥漫性星形细胞瘤:发病年龄轻,病灶小,无或仅有轻度瘤周水肿、占位效应轻,无囊变、坏死、出血,增强后无强化或轻度强化。

（2）胶质母细胞瘤:好发于老年人,可见明显坏死、出血,增强后呈不规则花环状明显强化,有明显瘤周水肿和占位效应。

（五）治疗和预后

星形细胞瘤患者预后与年龄相关,年龄越大预后越差。星形细胞瘤平均需 2 年发展为胶质母细胞瘤。是否进展为胶质母细胞瘤是影响预后的关键因素。

### 三、胶质母细胞瘤

（一）概述

胶质母细胞瘤(glioblastoma)又称多形性胶质母细胞瘤(glioblastoma multiforme,GBM),是成人最常见的原发性恶性神经上皮性肿瘤,占神经上皮肿瘤的 22.3%,占颅内肿瘤的 10.2%,可由正常神经上皮细胞发生或低级别星形细胞瘤进展而来,CNS WHO 4 级。2021 年中枢神经系统 WHO 分类只包括 *IDH* 野生型胶质母细胞瘤,常有 *EGFR*、*TERT* 启动子和 *PTEN* 突变,以及染色体 10p 和 10q 缺失。

临床上,胶质母细胞瘤可发生于任何年龄,好发年龄为 45~75 岁,20 岁以下发病率仅 1%,男性略多见。胶质母细胞瘤患者病程短(70%~80% 的患者病程 3~6 个月),进展迅速,病程较长者多由低级别星形细胞瘤演变而来,少数患者可因肿瘤突发出血呈卒中样发病。

胶质母细胞瘤包括三个亚型:巨细胞型胶质母细胞瘤(giant cell glioblastoma,GC)、胶质肉瘤(gliosarcoma,GS)和上皮样胶质母细胞瘤。GC 少见,好发于颞叶和顶叶皮层下,亦可发生于侧脑室、视交叉、小脑和脊髓,发病年龄平均 42~51 岁,10 岁以下者占 6%,常可全切,预后相对较好。胶质肉瘤罕见,是一种含有神经胶质瘤和间叶组织肿瘤成分的胶质母细胞瘤,幕上好发,亦可发生于小脑半球,可出现脑外转移如肺、肝、淋巴结等。上皮样胶质母细胞瘤好发于儿童及青年人,多位于脑皮质或间脑,54% 有 *BRAF*

*V600E* 突变,可由多形性黄色星形细胞瘤或间变性多形性黄色星形细胞瘤发展而来。

胶质母细胞瘤的早期体征和症状是非特异性的,包括癫痫发作,恶心和呕吐,头痛,记忆力减退和偏瘫,但最常见的症状是由于颞叶和额叶受累引起的性格改变,进行性记忆力减退或其他神经功能障碍。症状特征更多地取决于肿瘤的位置,而不是其病理特征。约 2% 的胶质母细胞瘤可发生急性瘤卒中,患者可出现突发的卒中样临床表现。瘤卒中患者临床症状恶化速度快,甚至可造成患者昏迷。日常血压水平正常的老年患者发生难以解释的自发性颅内出血时,需警惕胶质母细胞瘤存在可能。

（二）病理学表现

**大体:**肿瘤多呈分叶状,边界模糊,少数因生长迅速压迫周围组织出现"假包膜"征象。囊变、坏死、出血常见,瘤周水肿明显。

**镜下:**肿瘤性星形细胞具有多形性,表现为体积小、未分化、含巨细胞和脂质的颗粒细胞等、核异形明显、核分裂象多见、血管周围淋巴细胞套、供血血管内血栓形成(图 5-1-7)。微血管增生和栅栏状坏死是多形性胶质母细胞瘤的组织学特征,可据此与间变性星形细胞瘤鉴别。*IDH* 突变型胶质母细胞瘤的组织学特征与 *IDH* 野生型类似,但栅栏状坏死少见,灶状少突胶质细胞瘤样成分常见。

**免疫组化:**胶质母细胞瘤 GFAP、Vimentin 均阳性,Ki-67 高表达提示肿瘤细胞分裂增殖能力强,恶性程度高,预后较差。CK 和 / 或 EMA 阳性时提示肿瘤细胞有上皮样分化。

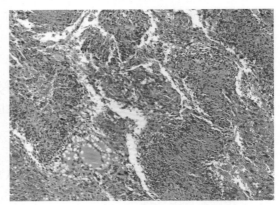

**图 5-1-7　胶质母细胞瘤病理表现**
光镜下,示肿瘤细胞异型明显,伴假栅栏状坏死,血管增生明显(HE×40)

（三）MRI 表现

胶质母细胞瘤可发生于中枢神经系统任何部位,以额、颞叶多见,颅后窝少见。肿瘤于皮质下白质内呈浸润性生长,常累及深部结构,可沿胼胝体、丘脑间连合侵犯对侧脑组织,亦可突破脑皮质与硬脑膜粘连。肿瘤形态不规则,边界不清,$T_1WI$ 呈不均匀低信号,$T_2WI$ 和 FLAIR 序列呈不均匀高信号,肿瘤内常有出血、坏死、囊变,以及新生血管所致的"流空效应"。周围可见"卫星灶",或呈多中心性生长,占位效应和瘤周水肿明显,可侵犯对侧脑组织或沿脑脊液种植转移,病灶邻近颅板可发生骨质改变。增强后多为花环状明显强化,中心为无强化坏死区,病变周围出现结节状、点状及斑片状强化灶提示肿瘤向邻近脑组织蔓延(图 5-1-8,图 5-1-9)。

DWI 上呈弥散受限高信号,亦可无明显弥散受限呈等低信号。

PWI 上为明显高灌注,高于灰质。

$^1$H-MRS 上肿瘤实质 Cho 峰增高,NAA 峰及肌醇峰降低,Cho/Cr 比值增高,NAA/Cr 比值降低,1.33ppm 处可见脂质 / 乳酸峰。

SWI 上可见新生迂曲供血血管影。

DTI 上病变实性部分 FA 值降低,DTT 可显示受累白质纤维束断裂情况。

巨细胞型胶质母细胞瘤好发于脑表浅部位,以颞、顶叶皮层下多见。其信号特点与胶质母细胞瘤基本相同,囊性病灶可伴壁结节,囊实性病灶信号混杂,增强后实性部分明显不均匀强化。

胶质肉瘤呈浅分叶状,形态不规则,边界清,$T_1WI$ 呈低信号,$T_2WI$ 呈等、高信号混杂病灶,囊变坏死常见,可伴出血,多无或仅轻度瘤周水肿,占位效应轻。增强后不均匀明显强化。

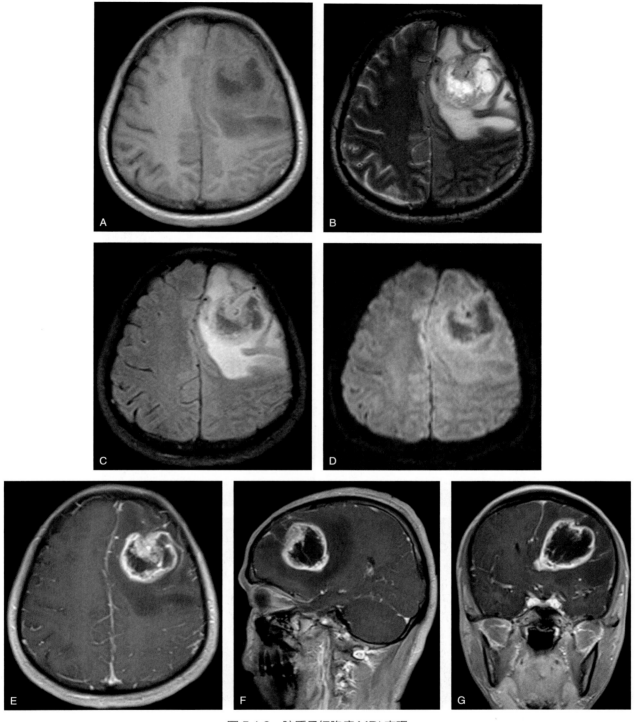

图 5-1-8 胶质母细胞瘤 MRI 表现

A. T₁WI,示左侧额叶团块状低信号,内见不均匀片状低信号;B. T₂WI,示病变呈混杂高信号,内可见流空血管信号;C. FLAIR,示病变呈混杂高信号,中度瘤周水肿,占位效应明显;D. DWI,示病变突性部分呈稍高信号;E~G. CE-T₁WI,示病变呈不规则花环状强化,坏死区无强化,冠状位图像可见病变有沿胼胝体向对侧蔓延趋势

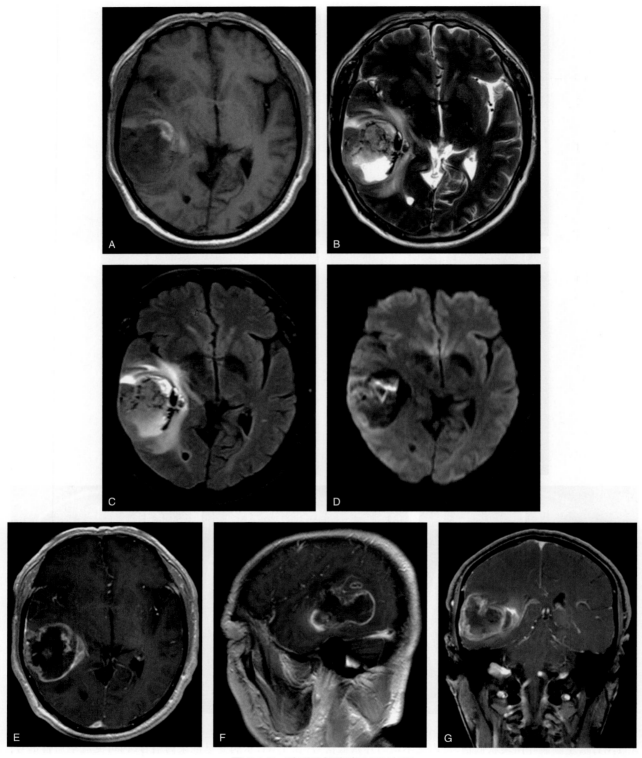

图 5-1-9　胶质母细胞瘤 MRI 表现

A. T$_1$WI,示右侧颞叶团块状低信号,内见不均匀片状低信号及斑片状出血高信号; B. T$_2$WI,示病变呈混杂高信号; C. FLAIR,示病变呈混杂等高信号,中度瘤周水肿,占位效应明显; D. DWI,示病变局部呈高信号; E～G. CE-T$_1$WI,示病变呈不规则花环状强化,坏死区无强化

上皮样胶质母细胞瘤肿瘤体积通常较大,坏死、囊变、出血多见,$T_1WI$ 呈等低信号,$T_2WI$ 呈混杂高信号,信号不均,病变可与瘤周水肿分界不清,可见迂曲流空供血血管影,增强扫描实性部分呈不规则花环样强化。囊变和坏死周围可见强化区内散在分布类圆形无强化区,此为特征性的"假栅栏征"。

胶质母细胞瘤可通过多种途径转移:①白质播散:最为常见,肿瘤可沿白质纤维束播散,如皮质脊髓束、胼胝体、穹窿及前连合,引起脑桥、小脑、延髓和脊髓等出现远隔转移灶。活性肿瘤细胞可浸润至瘤周水肿区脑组织内,甚至超出水肿区范围。②脑脊液播散:可经脑脊液种植至脑沟、脑池,表现为软脑膜和脑神经表面的弥漫性癌性脑膜炎,亦可转移至脊髓表面,导致神经增粗或形成硬膜囊内局限性肿块。③室管膜及室管膜下播散。④颅骨 - 硬脑膜转移。⑤中枢神经系统外转移:多形性胶质母细胞瘤可血行播散至全身各部位,以胶质肉瘤为主,但罕见。

（四）诊断要点与鉴别诊断

1. 诊断要点

（1）中老年患者。

（2）分叶状肿瘤,中心多位于脑白质,边界不清,占位效应明显。

（3）肿瘤信号不均,边界不清,增强后花环状不均匀明显强化,占位效应重。

（4）伴脑脊液播散,侵犯邻近或对侧脑组织等恶性征象。

（5）DWI 上呈高信号,ADC 值明显减低。

（6）PWI 上为高灌注。

（7）$^1$H-MRS 上 Cho 峰增高,NAA 峰降低,Cho/Cr 比值增高,NAA/Cr 比值降低。

2. 鉴别诊断

（1）*IDH* 突变型星形细胞瘤:患者较胶质母细胞瘤年轻,囊变、出血、明显坏死少见,边界清,瘤周水肿和占位效应较轻,增强呈中度强化。

（2）少突胶质细胞瘤:可进展为胶质母细胞瘤,钙化多见,囊变、出血和坏死少见,体积小,瘤周水肿和占位效应较轻。

（3）恶性脑膜瘤:可见坏死、囊变和出血,瘤周水肿明显,与胶质母细胞瘤鉴别较难,但前者增强后多呈均匀明显强化,位于脑凸面者多伴邻近骨质改变及轴外肿瘤征象。

（4）淋巴瘤:常位于脑室周围和 / 或脑表面,$T_2WI$ 信号多样,但明显低于胶质母细胞瘤的高信号,坏死、出血少见,增强呈均匀明显强化,典型者呈"握拳样"强化,PWI 呈低灌注,MRS 常可见 Lip 峰。

（5）单发转移瘤:好发于灰白质交界处,边界清楚,增强后呈环状或小结节状强化,瘤周水肿区的 PWI 和 DWI 有助于两者间鉴别,结合原发性肿瘤病史不难鉴别。

（6）肿瘤样脱髓鞘:呈边缘强化,典型表现为指向脑沟和皮层的开环状强化。

（五）治疗和预后

胶质母细胞瘤患者病情进展快,生存期短,*IDH* 野生型胶质母细胞瘤患者平均存活时间约 8 个月。

## 四、少突胶质细胞瘤

（一）概述

少突胶质细胞肿瘤（oligodendroglial tumors）起源于少突胶质细胞或神经胶质前体细胞,占所有颅内肿瘤的 5%~10%。在组织学上分为少突胶质细胞瘤（oligodendroglioma,OG）和间变性少突胶质细胞瘤（anaplastic oligodendroglioma）两种。2021 年少突胶质细胞瘤 CNS WHO 分级为 2 级和 3 级,不再有间变性少突胶质细胞瘤的分类,而被自动匹配为 WHO 3 级。

CNS WHO 2 级少突胶质细胞瘤是一种分化好、生长缓慢,呈弥漫性浸润生长的皮层或皮层下肿瘤,好发部位为额叶(>85%),顶叶、颞叶次之,其他部位少见。发病高峰年龄为 40~50 岁,在儿童和青年很少见,男性多见。CNS WHO 3 级少突胶质细胞瘤除了伴有 *IDH* 突变、*1p/19q* 共缺失和 TERT 启动子突变,还存在一些其他的基因变化,常见的有 9p 染色体杂合性缺失和异倍染色体,但没有 EGFR 扩增。

少突胶质细胞肿瘤无特异性临床症状,最常见的首发症状为癫痫,其次为头痛,偏瘫及偏身感觉障碍等。根据发病部位,可出现相应的神经功能障碍。约 50% 可出现颅内高压症状,但出现时间较晚。

(二) 病理学表现

大体:少突胶质细胞瘤多累及皮质,实质软呈鱼肉样、黄褐色或粉色,弥漫性、浸润性、膨胀性生长,生长缓慢,包膜不完整,边界不清,钙化常见,少数体积较大者可见囊变,部分可侵犯脑膜。CNS WHO 2 级肿瘤少数可发生囊变,3 级肿瘤囊变和出血常见。

镜下:瘤细胞结构大部分表现为浸润正常脑实质、紧密排列呈片层状的小细胞,而部分肿瘤则细胞数量较少。细胞核圆呈深染,细胞质透亮呈核周晕状改变,被称为"煎蛋样"细胞。细胞周围可见"鸡爪"样的毛细血管分支,但一般无微血管增生(图 5-1-10)。侵入皮质的少突胶质细胞聚集于神经元周围称为"神经元周围神经细胞卫星现象"。与 CNS WHO 2 级肿瘤相比,3 级少突胶质细胞瘤细胞密度更高,常见细胞核多形现象和染色加深,细胞核异型明显,内常见囊变,部分可伴有假栅栏样的坏死,有丝分裂活跃。此外,还常见微血管增生(图 5-1-11)。

图 5-1-10　CNS WHO 2 级少突胶质细胞瘤病理表现
光镜下,示瘤细胞质透亮,"鸡爪"样的
毛细血管分支(HE×40)

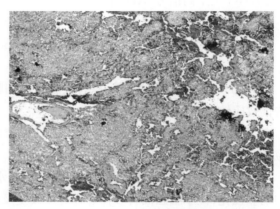

图 5-1-11　CNS WHO 3 级少突胶质细胞瘤病理表现
光镜下,示肿瘤细胞核异型及明显的
微血管增生(HE×40)

分子遗传学:最常见的结构异常是染色体臂 *1p/19q* 共缺失,亦可出现 *IDH1* 或 *IDH2* 突变、*ATRX* 核型表达等。少突胶质细胞瘤复发时无突变增加的趋势,在某些情况下,复发时的突变和拷贝数异常甚至少于原发性肿瘤。除了观察到遗传和基因组变化外,与原发性肿瘤相比,复发性少突胶质细胞瘤的表观遗传学变化也很小。

(三) MRI 表现

肿瘤多表现为皮层及皮层下白质内边界相对清晰的肿块,额叶多见,常伴局部脑回膨大,邻近颅骨内板者可引起骨质变薄或重塑。$T_1WI$ 以低信号为主,$T_2WI$ 及 FLAIR 序列呈不均匀高信号,CNS WHO 3 级肿瘤较 2 级肿瘤更易见囊变、坏死和出血,但也并非绝对。2 级肿瘤多数无瘤周水肿,或为轻度瘤周水肿;占位效应轻微。增强后可从无到中等程度强化(图 5-1-12)。3 级肿瘤侵袭性明显,瘤周水肿和占位效应明显,中度或明显强化(图 5-1-13)。

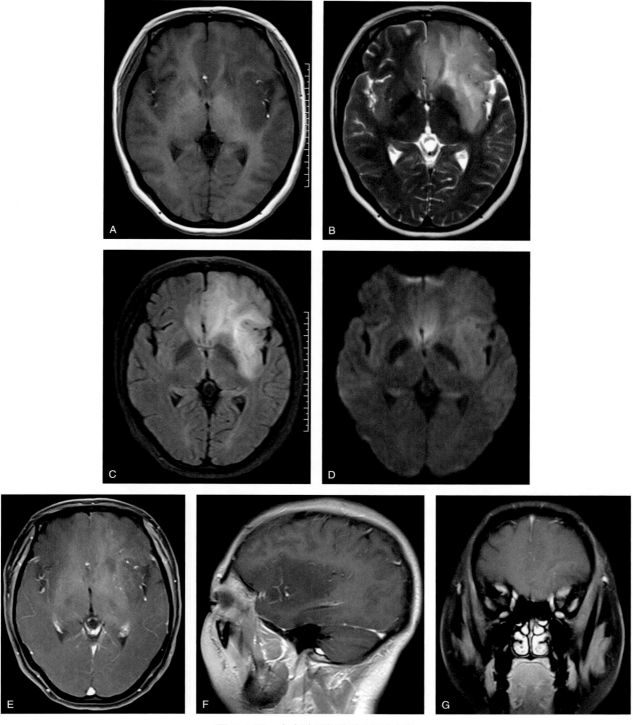

图 5-1-12　少突胶质细胞瘤 MRI 表现

A. T$_1$WI,示左侧额颞岛叶、基底节区团片状稍低信号,累及皮层及皮层下白质;B. T$_2$WI,示病变呈高信号;C. FLAIR,示病变呈高信号,边界不清,轻度瘤周水肿,占位效应轻,邻近对侧额叶轻度受累;D. DWI,示病变呈等信号;E～G. CE-T$_1$WI,示病变无强化

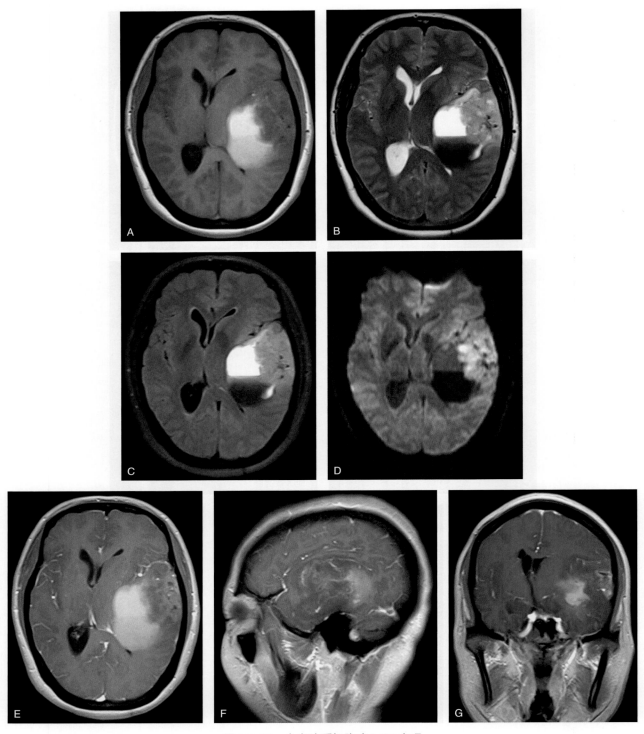

图 5-1-13　少突胶质细胞瘤 MRI 表现

A. T$_1$WI,示左侧颞岛叶、左侧基底节区、左侧侧脑室旁团块状低信号,内见片状出血高信号;B. T$_2$WI,示病变呈不均匀高信号,瘤内出血呈高低信号,可见液平,局部可见小囊变;C. FLAIR,示病变呈稍高信号,周围见轻微水肿;D. DWI,示病变实性部分局部呈高信号,边界欠清;E～G. CE-T$_1$WI,示病变呈斑片状轻到中度不均匀强化

DWI 实性部分呈等或稍高信号。

PWI 示肿瘤局部可出现 rCBV 增高,反映肿瘤内部含有树枝状血供。

SWI 上钙化区可见"绽放效应"。

$^1$H-MRS 上肿瘤实质 Cho 峰中度增高,NAA 峰降低,Cho/Cr 比值增高,NAA/Cr 比值降低,2.25ppm 处 2- 羟基戊二酸峰升高,1.33ppm 处出现脂峰 / 乳酸双峰,Cho/Cr 比值>2.33 时多提示为 3 级少突胶质细胞瘤。

DTI 上肿瘤 FA 值降低。

(四) 诊断要点与鉴别诊断

1. 诊断要点

(1)皮层或皮层下信号不均的病变,瘤内钙化多见。

(2)2 级肿瘤占位效应和瘤周水肿无或轻微,3 级肿瘤较明显。

(3)2 级肿瘤无强化或轻度斑片状强化,3 级肿瘤不同程度强化。

(4)DWI 实性部分呈等或稍高信号。

(5)PWI 上肿瘤局部 rCBV 较高。

(6)SWI 上钙化区可见"绽放效应"。

(7)$^1$H-MRS 上肿瘤实质 Cho 峰增高,NAA 峰降低,Cho/Cr 比值增高,NAA/Cr 比值降低。

2. 鉴别诊断

(1)弥漫性星形细胞瘤:更好发于白质而不是皮层,钙化相对少见,且增强后不发生强化。

(2)*IDH* 突变型星形细胞瘤:常位于大脑深部,信号不均,可有囊变、坏死和出血,中度不均匀性强化,中度占位效应和瘤周水肿。

(3)胚胎发育不良性神经上皮肿瘤:好发于儿童和青年,通常呈多囊状,可合并皮质发育不良。

(五) 治疗和预后

外科肿瘤全切是首选治疗方式。存在 *IDH* 突变和 *1p/19q* 共缺失者对化疗敏感,需常规进行放化疗联合治疗。*1p/19q* 共缺失者预后较好。

CNS WHO 2 级少突胶质细胞瘤生长缓慢,通常具有较长的无进展存活期,进展到恶性侵袭性肿瘤的概率较低,中位生存时间为 11.6 年。肿瘤切除后常有局部复发,脑脊液播散罕见。3 级少突胶质细胞瘤广泛切除、联合放化疗后可延长患者的生存时间,5 年存活率为 40%~50%,10 年生存率为 15%,术后复发常见。

## 五、弥漫性中线胶质瘤

(一) 概述

弥漫性中线胶质瘤(diffuse midline glioma)是 2016 年最新版 WHO 中枢神经系统肿瘤分类中的新增类型,是儿童中枢神经系统的致命性恶性肿瘤,包含了弥漫性脑桥神经胶质瘤和中线浸润性胶质瘤,发病高峰为 7~11 岁,成人偶发。弥漫性中线胶质瘤是 *H3 K27M* 的突变体,无论其组织学等级如何,均为 WHO Ⅳ级。此类肿瘤的综合诊断是"弥漫性中线胶质瘤,*H3 K27M* 突变,WHO Ⅳ级"。*H3 K27M* 突变是指组蛋白 *H3* 尾部的第 27 位赖氨酸发生突变,没有突变者为野生型。本病好发于中线区域,以脑桥和丘脑最为多见,其次为脊髓、胼胝体、第三脑室、松果体、小脑。可为多发病灶,生长方式多样,可呈弥漫浸润性或膨胀性生长,部分可发生中枢神经系统的远处转移。临床表现与发病部位有关。部分患者早期症状轻微,但可在数月内进展,出现梗阻性脑积水。

（二）病理学表现

大体：发生于脑桥者，典型表现是脑桥对称或不对称性梭形膨大，肿瘤可向上延伸至丘脑或向下延伸至上段颈髓。丘脑为颅内弥漫性中线胶质瘤的第二位好发部位，其他部位包括脊髓、第三脑室、下丘脑、松果体区和小脑等。*H3* 突变型肿瘤偶尔表现为大脑胶质瘤病样弥漫性浸润性扩散。25%~39% 可发生软脑膜播散。

镜下：肿瘤可有典型形态的星形细胞，胞核呈卵圆形或长形，含粗大的染色质，坏死、血管增生及有丝分裂象增多（图 5-1-14）。肿瘤细胞组蛋白 *H3-K27M* 突变蛋白染色广泛阳性。非特异性细胞质染色可见缺乏 *H3-K27M* 突变蛋白的小神经胶质细胞和巨噬细胞。

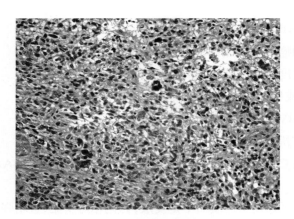

图 5-1-14　弥漫性中线胶质瘤病理表现

光镜下，示肿瘤细胞密集，呈星形细胞及少突胶质细胞形态，
可见多形细胞，伴微血管增生（HE×200）

（三）MRI 表现

肿瘤多表现为中线区域呈膨胀或浸润生长的肿块，$T_1WI$ 呈低信号，$T_2WI$ 及 FLAIR 序列呈高信号。发生于丘脑和颅后窝者多为实性肿瘤，较少坏死，信号均匀。部分肿块可呈大范围浸润生长伴囊变坏死，有明显占位效应，瘤周水肿轻微。增强后强化形式多样（图 5-1-15）。可在中枢神经系统发生远处转移，脊髓病灶更易发生早期远处转移。*H3 K27M* 突变型和野生型影像学表现无明显差异。

$^1$H-MRS 上肿瘤实质 Cho 峰增高，NAA 峰降低，Cho/Cr 比值增高，NAA/Cr 比值降低。

（四）诊断要点和鉴别诊断

1. 诊断要点

（1）好发于儿童及青少年。

（2）中线部位，尤其是位于脑桥和丘脑。

（3）膨胀性生长，与周围组织分界不清，$T_1WI$ 多为低信号，$T_2WI$ 及 FLAIR 多为高信号，DWI 多呈等或稍高信号，多为轻到中度强化。

2. 鉴别诊断

（1）脑桥中央髓鞘溶解症：常发生于低钠血症快速纠正后，尤其好发于伴有器官移植、长期营养不良、恶性肿瘤等慢性消耗性疾病患者，$T_1WI$ 呈低信号，$T_2WI$ 呈高信号，呈"凸字样"对称，增强扫描多无强化，也可呈明显强化。

（2）低颅压综合征：中脑和脑桥向下移位（脑组织下垂）使脑桥看起来增大，但低颅压患者脑桥信号正常，可伴发硬脑膜静脉怒张、鞍上池消失、硬脑膜下血肿、继发性小脑扁桃体疝等，有助于与脑桥弥漫性中线胶质瘤鉴别。

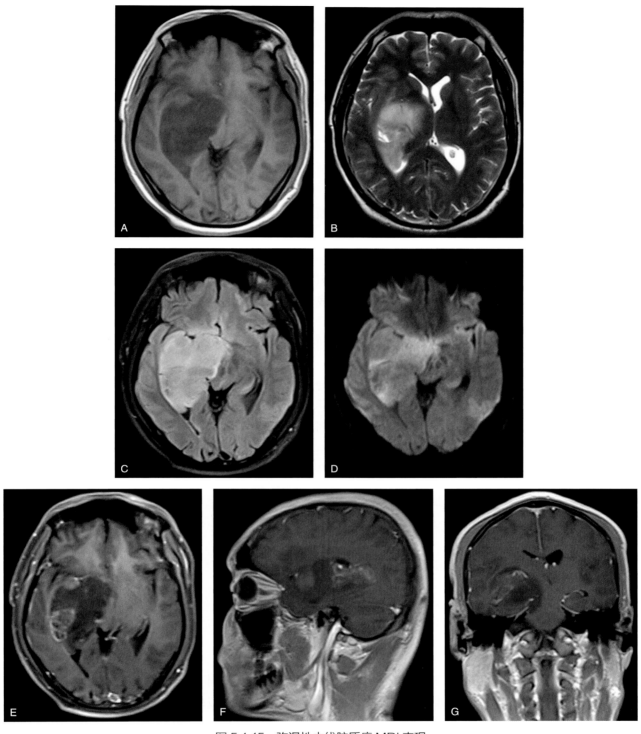

图 5-1-15　弥漫性中线胶质瘤 MRI 表现

A. $T_1$WI,示右侧丘脑、基底节区大脑脚、颞叶团块状低信号,边界欠清;B~C. $T_2$WI 和 FLAIR,示病变呈高信号,局部可见小片状囊变区;D. DWI,示病变呈稍高信号;E~G. CE-$T_1$WI,示病变局部结节状、斑片状不均匀轻中度强化

（五）治疗和预后

　　弥漫性中线胶质瘤手术完全切除难度大,易复发和远处转移。肿瘤的侵袭性较强,生存期短,预后差,中位生存期 9~11 个月。

### 六、血管中心性胶质瘤

#### (一) 概述

血管中心性胶质瘤(angiocentric glioma, AG)少见,文献中有血管中心性神经上皮肿瘤(angiocentric neuroepithelial tumor, ANET)、单形性血管中心性胶质瘤(monomorphous angiocentric glioma)等名称,于2005年首次报道,CNS WHO 分级1级。主要发生于儿童和青少年,性别无明显差异。肿瘤位置表浅,最常位于额叶皮层,其次为颞叶和顶叶皮层,枕叶少见,可累及深部白质,肿瘤常稳定不变或生长缓慢。绝大多数患者表现为长期难治性癫痫,癫痫发作形式多样,个别患者以头晕、头痛及偏头痛等为主要症状。

最新的研究已经证实 MYB-QKI 基因融合是血管中心性胶质瘤特异性相关且是唯一相关的驱动因素。肿瘤的发生是通过以下三种机制促进的:MYB 被截断激活,促进 MYB-QKI 表达异常的转位以及肿瘤抑制因子 QKI 的半合子缺失。

#### (二) 病理学表现

镜下:病理学特点为单形性的双极梭形肿瘤细胞以血管为中心呈放射状或纵向排列,单层或多层细胞排列成菊形团结构,或围绕血管形成假菊形团和形成室管膜样结构(图5-1-16)。亦可见圆形或上皮样细胞呈片状、巢状生长。无核分裂和坏死。

免疫组化:GFAP、S-100、Vimentin 阳性,EMA 点状阳性。

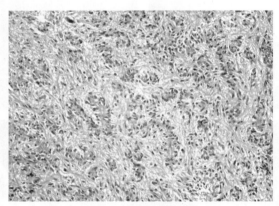

**图 5-1-16　血管中心性胶质瘤病理表现**
镜下,示梭形肿瘤细胞沿血管平行或垂直排列,形成放射状假菊形团(HE×100)
(图片由北京市神经外科研究所神经病理室方静宜研究员提供)

#### (三) MRI 表现

基底于脑皮质的实性肿瘤,$T_1WI$ 呈低信号,极少数可呈高信号,部分病灶周围皮层见环状高信号;$T_2WI$ 及 FLAIR 序列呈高信号,可因囊变呈混杂信号。增强后无强化或轻度强化。瘤周水肿不明显。合并出血后可显示出现瘤内血肿。肿瘤的邻近区域可有脑皮质发育不良。DWI 上一般无弥散受限或轻度弥散受限(图5-1-17)。

PWI 上 rCBV 一般无明显增高。

$^1$H-MRS 表现为 Cho 峰轻到中度升高,NAA 峰明显降低,有文献报道可见 mI 峰升高。

DTT 上表现为病变区域白质纤维部分残留,病变周围纤维束受压移位。

#### (四) 诊断要点与鉴别诊断

1. 诊断要点

(1) 好发于儿童和青少年。

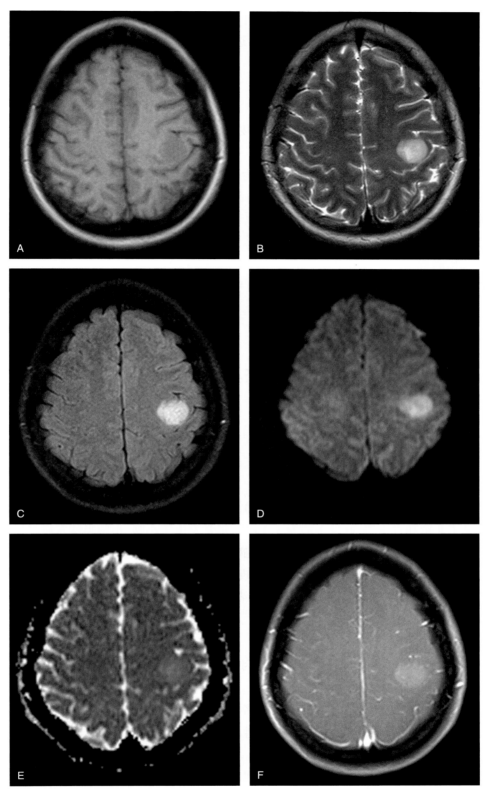

图 5-1-17　血管中心性胶质瘤 MRI 表现

A. T$_1$WI,示左侧额叶类圆形稍低信号；B. T$_2$WI,示病变呈高信号,边界清楚,无瘤周水肿；
C. FLAIR,示病变呈高信号；D. DWI,示病变呈高信号；E. ADC 图,示病变呈稍高信号；
F. CE-T$_1$WI,示病变呈轻度强化

（2）肿瘤多位于大脑半球表浅部位,最常位于额叶,其次为颞叶和顶叶。

（3）T$_1$WI 呈低信号,T$_2$WI 及 FLAIR 呈高信号,边界清楚,部分病灶在 T$_1$WI 上周围皮层见环状高信号。

（4）增强后无强化或轻度强化。

2．鉴别诊断

（1）胚胎发育不良性神经上皮肿瘤:好发于大脑皮质,边界清楚,基底位于脑表面,尖端指向脑深部,增强轻度强化或无强化。

（2）神经节细胞瘤:多见于儿童及青年,以癫痫为主要症状,肿瘤常位于颞叶深部,多表现为囊实性占位,常有钙化,占位效应和瘤周水肿轻微,增强后实质部分呈明显强化。

（3）少突胶质细胞瘤:多位于颞叶深部,通常起源于额颞叶皮层及皮层下白质,常伴不定形或曲线条状钙化,增强不显著。

（五）治疗和预后

血管中心性胶质瘤临床行为良性,手术全切后可痊愈。

# 第二节　局限性星形细胞胶质瘤

## 一、毛细胞型星形细胞瘤

（一）概述

毛细胞型星形细胞瘤（pilocytic astrocytoma,PA）是一种少见的良性肿瘤,生长缓慢,CNS WHO 1 级,预后良好。多见于儿童和青少年,好发年龄为 5~15 岁,最常发生于小脑,小脑半球发病多于小脑蚓部。约 30% 毛细胞型星形细胞瘤起源于视神经通路和下丘脑,多与神经纤维瘤病 I 型有关。

临床上主要为梗阻性脑积水导致的颅内高压表现,如头痛、恶心、呕吐等,其他临床表现与发病部位相关,病变位于小脑者可出现共济失调;位于视觉通路者可导致视觉损害和下丘脑功能障碍;因肿瘤较少累及皮层,故癫痫少见。

（二）病理学表现

大体:肿瘤多为囊实性。实性肿瘤呈暗红色鱼肉样组织,质脆软,内可见少量含淡黄色透明囊液的囊变区,边界清,无包膜或胶质组织形成的包膜样结构;囊实性者呈灰红色或灰黄色,质地较硬,边界清,无明显包膜,实性部分受囊性部分推挤形成壁结节。

镜下:以致密排列的"发丝样"双极性肿瘤细胞为典型特征,背景结缔组织疏松,瘤体内含嗜酸性小体和 Rosenthal 纤维（图 5-2-1）,偶见钙化,有丝分裂象少见。

免疫组化:GFAP、Vim、S-100 多为阳性。

（三）MRI 表现

毛细胞型星形细胞瘤多位于小脑或视交叉下丘脑区

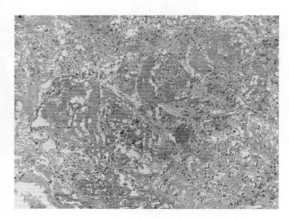

图 5-2-1　毛细胞型星形细胞瘤病理表现
光镜下,示致密的含 Rosenthal 纤维的毛细胞和微囊形成的多极细胞（HE×40）

域。根据影像学表现,小脑毛细胞型星形细胞瘤可分为四型,完全囊变型、囊实性、实性肿块型、附壁结节型。囊性成分者囊内可见分隔,完全囊变及囊实性者囊壁及分隔可见强化。肿瘤囊壁、壁结节及实性部分 $T_1WI$ 呈低信号、$T_2WI$ 呈高信号,增强扫描实性部分及壁结节多呈不均匀性强化(图 5-2-2,图 5-2-3),肿瘤囊壁不强化或轻度强化,囊内成分不强化,强化时提示囊壁含肿瘤组织。

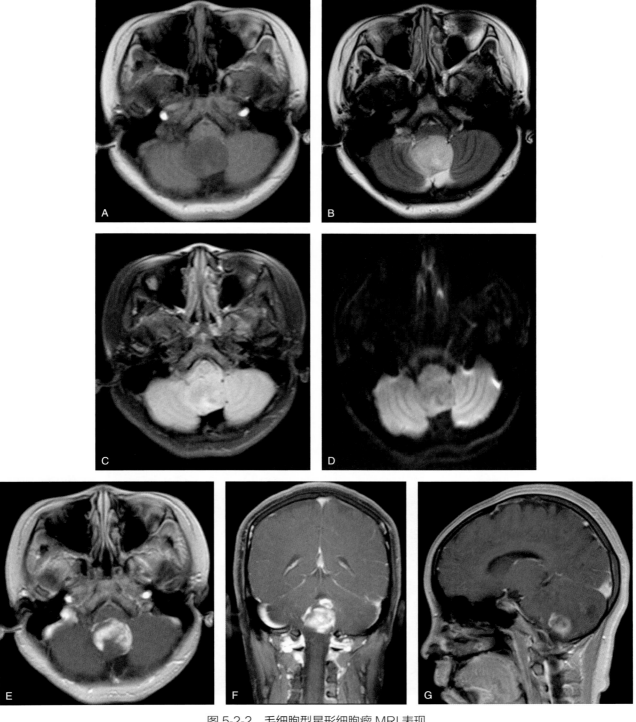

图 5-2-2 毛细胞型星形细胞瘤 MRI 表现

A. $T_1WI$,示小脑蚓部实性病变,呈等低信号;B~C. $T_2WI$ 和 FLAIR,示病变呈高或稍高信号,边界较清楚,轻度瘤周水肿;
D. DWI,示病变呈等低信号;E~G. CE-$T_1WI$,示病变呈不均匀明显强化

　　位于视交叉、下丘脑者病变较大,实性,多伴囊变,增强后明显强化(图 5-2-4),与周围组织界限模糊,可有占位效应,无或轻度瘤周水肿,病变可沿视觉通路蔓延生长为特征性表现。

　　DWI 多呈稍低信号,部分呈高信号。

　　PWI 上肿瘤实性部分为低灌注。

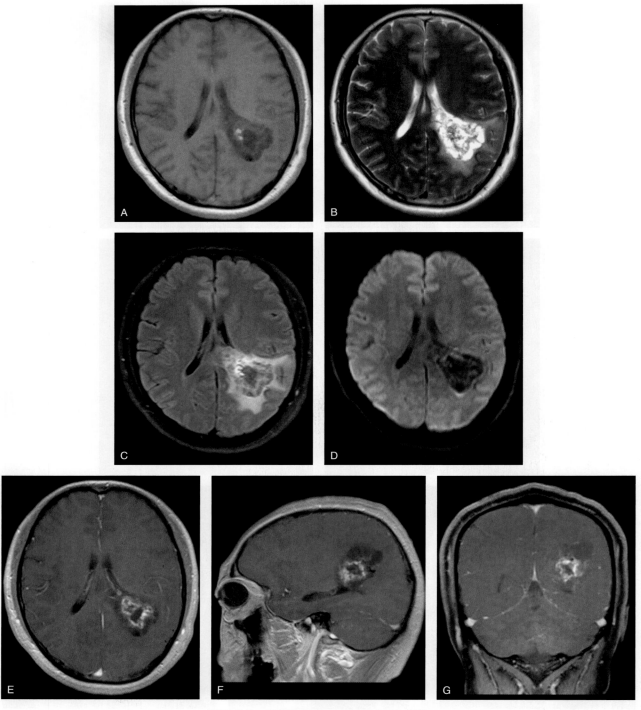

图 5-2-3　毛细胞型星形细胞瘤 MRI 表现

A. T$_1$WI,示左侧侧脑室后角、顶叶囊实性病变,实性部分呈不均匀等信号,囊性部分呈低信号,局部可见斑片状高信号;B~C. T$_2$WI 和 FLAIR,示病变实性部分呈等低信号,囊性部分呈高信号,边界清楚,轻度瘤周水肿,无明显占位效应;D. DWI,示病变呈等低信号;E~G. CE-T$_1$WI,示病变实性部分呈不均匀明显强化,囊性部分无强化

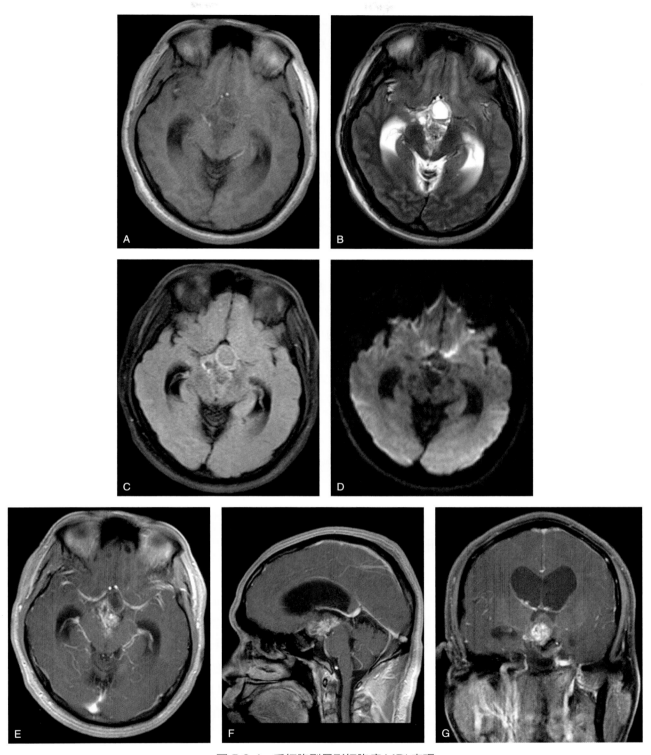

图 5-2-4　毛细胞型星形细胞瘤 MRI 表现

A. $T_1WI$,示视交叉区团块状囊实性信号,占据鞍上池、脚间池;B~C. $T_2WI$ 和 FLAIR,示病变实性部分呈等高信号,内见点片状低信号,病灶边界欠清,无瘤周水肿;D. DWI,示病变实性部分见点片状高信号;E~G. CE-$T_1WI$,示病变实性部分呈不均匀明显强化,囊性部分无强化,幕上脑积水

$^1$H-MRS 上 Cho 峰增高,NAA 峰降低,偶见 Lac 峰。

SWI 上肿瘤多数呈低信号,与肿瘤 ITSS 分级有关。

**(四) 诊断要点与鉴别诊断**

1. 诊断要点

(1)好发于儿童和青少年。

(2)好发部位为小脑半球、下丘脑区视神经通路,后者肿瘤体积通常较大。

(3)肿瘤常伴不同程度的囊变,边界清楚,增强后实性部分及壁结节呈明显强化,瘤周多无或轻度水肿。

(4)DWI 上肿瘤实性部分多呈稍低信号,部分呈稍高信号。

(5)PWI 上肿瘤实性部分为低灌注。

(6)$^1$H-MRS 上 Cho 峰增高,NAA 峰降低,偶见 Lac 峰。

(7)SWI 上多呈低信号。

2. 鉴别诊断

(1)血管网状细胞瘤:典型特征为大囊小结节样表现,结节较毛细胞型星形细胞瘤小,但血供更丰富,结节 FLAIR 序列上呈明显高信号,明显强化,囊壁及囊内成分不强化;实性血管网状细胞瘤多呈稍长 $T_1$、稍长 $T_2$ 信号,病灶明显强化,肿瘤周围和 / 或肿瘤内可见流空血管影。血管网状细胞瘤实性部分 DWI 上呈低信号、PWI 上呈明显高灌注,而毛细胞型星形细胞瘤实性部分表现则相反。

(2)生殖细胞瘤:多为均匀等 $T_1$、等 $T_2$ 信号,强化均匀,视交叉受压,可沿脑脊液播散。

(3)颅咽管瘤:多呈囊实性,囊性部分因含胆固醇和蛋白呈 $T_1$WI 高信号,视交叉常受压下移,与周围脑组织分界清。而毛细胞型星形细胞瘤呈不均匀长 $T_1$、长 $T_2$ 信号,强化不均匀,肿瘤常沿视觉通路蔓延。

**(五) 治疗和预后**

毛细胞型星形细胞瘤治疗首选显微外科手术,影响预后的主要因素是肿瘤生长的部位、手术切除程度,无法完全切除时需采用放化疗等辅助治疗手段。儿童及青少年以小脑发病多见,完全切除者预后良好,生存率高,复发率低。成人好发于幕上,复发率较高。本病恶变罕见。

## 二、室管膜下巨细胞型星形细胞瘤

**(一) 概述**

室管膜下巨细胞型星形细胞瘤(subependymal giant cell astrocytoma,SEGA)是一种罕见的神经上皮肿瘤,CNS WHO 1 级,来源于在室管膜深部发育的胚胎生发基质附近的室管膜下结节,生长缓慢,仅占中枢神经系统肿瘤的 0.1%。5%~15% 结节性硬化患者可发展为室管膜下巨细胞型星形细胞瘤,是结节性硬化患者的特征之一,目前认为结节性硬化相关室管膜下巨细胞型星形细胞瘤来源于错构瘤性室管膜下结节。无结节性硬化者亦可发病。本病好发于青少年和大龄儿童,平均年龄 11 岁,主要发生在室间孔周围,少数可起源于侧脑室壁及第三脑室,很少累及第四脑室。常因阻塞脑脊液循环通路引起梗阻性脑积水,少数位于侧脑室体部,周边可有小结节,脑皮质可伴发错构瘤性结节。

当室管膜下结节直径>1cm 且有临床症状者应考虑为室管膜下巨细胞型星形细胞瘤。肿瘤可向外生长进入孟氏孔区域导致单侧或双侧侧脑室梗阻,并向脑室内生长,邻近室管膜正常,可经脑脊液播散。

室管膜下巨细胞型星形细胞瘤患者主要临床表现为头痛、恶心、呕吐、发作性意识丧失或视力下降。结节性硬化患者可合并肝肾等脏器的血管平滑肌脂肪瘤。

**(二) 病理学表现**

大体:肿瘤组织切面呈灰白或灰黄色,钙化常见。

镜下:肿瘤组织内含有大量多核来源不明的巨细胞(图 5-2-5),细胞学分析部分细胞含有节细胞纤维酸性蛋白（GFAP）活性。

（三）MRI 表现

肿瘤常位于侧脑室前部近孟氏孔处，$T_1WI$ 上呈等或稍低信号，$T_2WI$ 上呈等或稍高信号，多为分叶状，边界明显，增强后呈明显均匀或不均匀强化。常伴室管膜下结节、皮层结节或皮层发育异常，室管膜下结节 $T_1WI$ 呈等或高信号，$T_2WI$ 呈等或低信号，皮层结节 $T_1WI$ 呈等或稍低信号，$T_2WI$ 呈等或稍高信号，增强后二者均不强化（图 5-2-6）。

DWI 上常呈等信号。

$^1$H-MRS 表现为 Cho 峰升高，NAA 峰降低，Cho/Cr 比值增高，NAA/Cr 比值降低。

SWI 可见钙化。

DTI 上 FA 值降低。

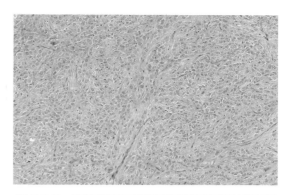

图 5-2-5　室管膜下巨细胞型星形细胞瘤病理表现
光镜下，示肿瘤内含有大量多核巨细胞（HE×200）

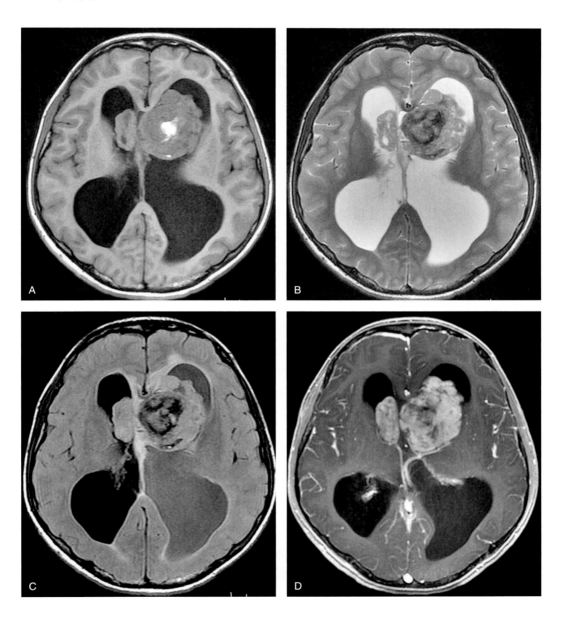

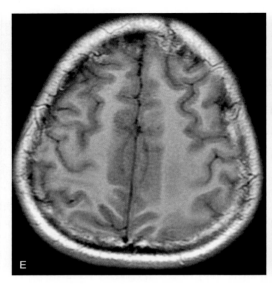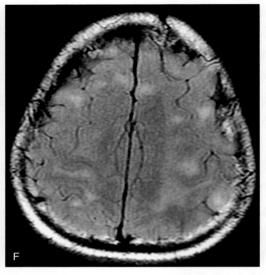

图 5-2-6　室管膜下巨细胞型星形细胞瘤 MRI 表现

A. T₁WI,示双侧脑室近 Monro 孔处团块状等、稍低信号,左侧侧脑室病灶内钙化呈高信号;B. T₂WI,示病变呈稍高信号,左侧侧脑室病灶内见片状低信号,双侧脑室扩张积水;C. FLAIR,示病灶呈稍高信号,左侧侧脑室病灶内信号混杂;D. CE-T₁WI,示病变呈不均匀性强化,边界清楚;E、F. 分别为另一层面 T₁WI 和 FLAIR,示双侧额顶叶皮层和皮层下多个错构瘤性结节,T₁WI 呈低信号,FLAIR 呈高信号

### （四）诊断要点与鉴别诊断

**1. 诊断要点**

（1）室管膜下巨细胞型星形细胞瘤多无临床症状,偶然发现。

（2）有结节性硬化病史,多见于 11 岁以下的儿童。

（3）病变位于侧脑室壁近室间孔处,血供丰富,增强后明显强化。

（4）常合并室管膜下钙化性的结节和 / 或错构瘤性皮层结节。

**2. 鉴别诊断**

（1）中枢神经细胞瘤:好发于 20~40 岁中青年,多位于侧脑室前 2/3、孟氏孔区,常以宽基底附着于透明隔,可沿透明隔向一侧或双侧脑室内生长,肿瘤信号不均,增强后轻中度强化,瘤周可见囊变呈"皂泡样"改变,瘤内可见流空血管。

（2）星形细胞瘤:与脑室壁和 / 或透明隔紧密相连,信号不均,囊变、出血常见,增强后不均匀性强化。

（3）室管膜瘤:多见于侧脑室三角区,发生于孟氏孔处者少见,好发年龄 30~50 岁,信号不均,囊变、钙化和出血常见,常浸润邻近脑实质,增强后呈不均匀性强化。

（4）室管膜下瘤:中老年人多见,常为偶然发现,增强后无或轻度强化。

### （五）治疗和预后

肿瘤生长缓慢,手术完全切除后可痊愈,对合并结节性硬化的儿童患者,在发现室管膜下结节或术后应常规行颅脑影像学检查随访至 12 岁。

## 三、多形性黄色星形细胞瘤

### （一）概述

多形性黄色星形细胞瘤（pleomorphic xanthoastrocytoma,PXA）是罕见的中枢神经系统星形细胞肿瘤,在脑肿瘤中占比<1%。2021 年 WHO 中枢神经系统肿瘤分类将其归为局限性星形细胞胶质瘤,CNS WHO 分级为 2 级和 3 级,不再有间变性多形性黄色星形细胞瘤的分类,而被自动匹配为 WHO 3 级。本

病好发于儿童及青年,平均 26 岁,无性别差异。肿瘤起源于软脑膜下的星形细胞,发病部位表浅,累及软脑膜,以幕上颞叶位置最为多见,其次为顶叶、额叶、枕叶和基底节,仅 1% 的多形性黄色星形细胞瘤发生于小脑,单发多见。

研究认为,多形性黄色星形细胞瘤起源于多潜能分化的神经干细胞,CNS WHO 2 级多形性黄色星形细胞瘤缺乏 *IDH* 和 *H3* 组蛋白突变,半数以上存在与毛细胞型星形细胞瘤和节细胞胶质瘤相同的 BRAF 点突变特征。3 级多形性黄色星形细胞瘤有时具有上皮样特征,并且具有罕见的胶质母细胞瘤(变异上皮样胶质母细胞瘤)中类似的组织学、免疫组化、分子和临床特征。通常不显示 *IDH1* 基因突变或 *EGFR* 扩增,并且通常具有 BRAF 突变。预后差,易发生脑脊液播散。

临床起病较缓慢,癫痫、颅内高压及大脑半球局灶症状为常见表现。最主要的临床表现是顽固性癫痫。

### (二) 病理学表现

**大体**:肿瘤呈边界清楚的胶冻状、灰黄色质软肿块,血供丰富,大多数呈囊变伴壁结节,少数病变为弥漫性,常累及脑膜,可伴脑回浸润或沿脑沟播散,坏死少见。

**镜下**:肿瘤细胞密集呈多形性、脂质化表现,核分裂象罕见,可见核内包涵体,周围网织纤维丰富(图 5-2-7)。淋巴细胞和浆细胞浸润间质或血管周围区域,可形成血管周淋巴细胞 "袖套" 或局灶性聚集。此外,可见嗜酸性颗粒小体。当 10 个高倍镜视野中有 5 个以上有丝分裂时,则可将多形性黄色星形细胞瘤诊断为 3 级(图 5-2-8)。

**免疫组化**:显示 S-100、GFAP 呈强阳性,CD34、BRAF V600E 阳性多见,CD34 阳性率达 84%,Ki-67 增殖阳性指数 <2%。部分患者 NeuN、Syn、NF 等神经元标志物阳性,局部的 Ki-67 增殖指数的增高提示侵袭性和转移的概率增加。

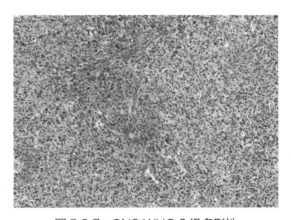

图 5-2-7　CNS WHO 2 级多形性
黄色星形细胞瘤病理表现
光镜下,示肿瘤细胞呈黄色瘤变,细胞核
多形性,伴有淋巴细胞浸润(HE×100)

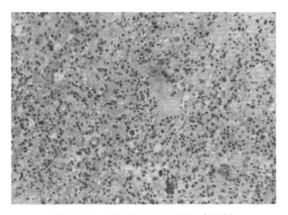

图 5-2-8　CNS WHO 3 级多形性
黄色星形细胞瘤病理表现
光镜下,示瘤细胞多形性,弥漫性分布,核大小不一,
可见多核细胞,存在有丝分裂活性显著增强的区域
(HE×100)

### (三) MRI 表现

多形性黄色星形细胞瘤分为实质型、囊腔结节型、囊型 3 种,以前两者最为多见,肿瘤多位于幕上皮层表浅部位,壁结节通常位置相对表浅、紧贴软脑膜,囊性部分位于实性部分内侧。肿瘤边界清晰,少数可呈浸润型表现。实质型、囊腔结节型的附壁结节呈稍长 $T_1$、稍长 $T_2$ 信号,囊性部分呈脑脊液样信号(图 5-2-9)。囊性部分出现蛋白或出血时,信号可多样化。增强扫描实质部分及附壁结节明显强化,囊壁强化或不强

化,90% 以上的多形性黄色星形细胞瘤毗连软脑膜,并引起硬脑膜反应性增厚出现"脑膜尾征"。无或轻度瘤周水肿,占位效应较轻。3 级多形性黄色星形细胞瘤更易坏死囊变、侵犯周围组织和转移,占位效应较明显(图 5-2-10)。

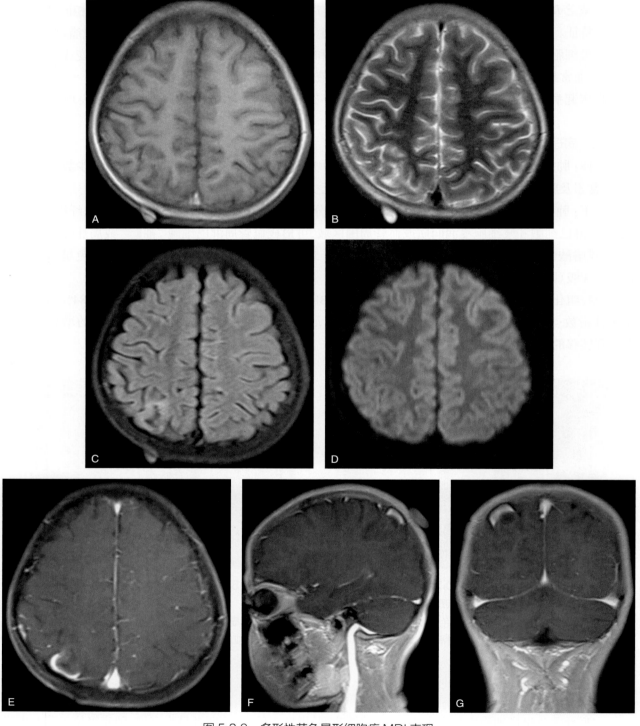

图 5-2-9　多形性黄色星形细胞瘤 MRI 表现

A. T₁WI,示右顶叶皮层囊实性病变,实性部分呈稍低信号,囊性部分呈低信号;B~C. T₂WI 和 FLAIR,示病变实性部分呈稍高信号,囊性部分呈液性信号,无瘤周水肿,无占位效应;D. DWI,示病变实性部分呈等信号;E~G. CE-T₁WI,示病变实性部分局部明显半环状强化

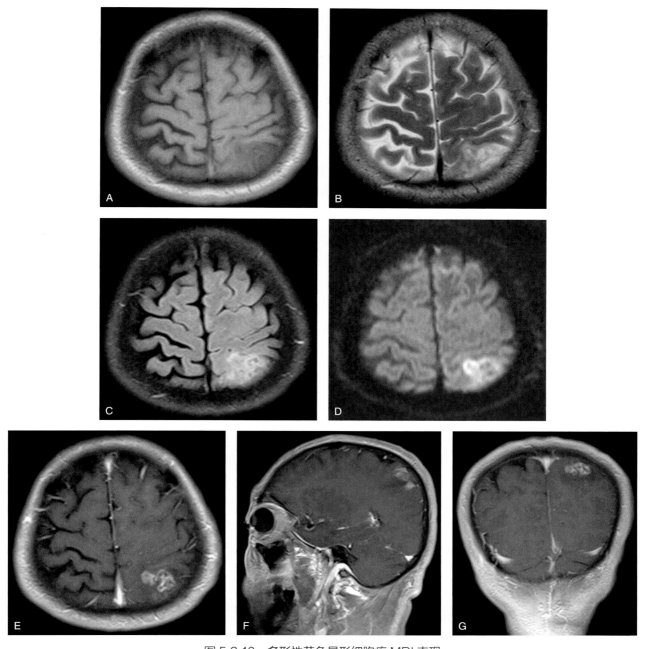

图 5-2-10　多形性黄色星形细胞瘤 MRI 表现

A. T₁WI,示左侧顶叶皮层团片状低信号；B~C. T₂WI 和 FLAIR,示病变呈不均匀高信号,无瘤周水肿；
D. DWI,示病变局部呈高信号；E~G. CE-T₁WI,示病变呈明显不均匀强化,局部边界欠清

DWI 上实性部分或附壁结节呈等或稍高信号。

¹H-MRS 上 NAA 峰下降,Cho 峰升高,NAA/Cr 比值下降,Cho/Cr 比值升高,符合低级别星形细胞瘤的特征。

（四）诊断要点与鉴别诊断

1. 诊断要点

（1）主要临床症状为癫痫。

（2）病灶位于大脑表浅部位,以颞叶发病最常见。

（3）肿瘤常为囊实性,边界较清,增强后实性部分及壁结节明显强化。

（4）DWI 和 $^1$H-MRS 表现符合低级别星形细胞瘤特征。

2. 鉴别诊断

（1）囊性者需与以下肿瘤鉴别：①毛细胞型星形细胞瘤：好发于儿童及青少年，多为囊性肿块伴壁结节，多发于小脑半球或视交叉下丘脑区，幕上者少见，囊壁可强化；②神经节细胞胶质瘤：多见于儿童和青年人，发病部位较深，好发于颞叶，钙化常见；③胶质母细胞瘤：多位于白质，边界不清，出血坏死常见，囊壁不规则，呈花环状强化；④血管网状细胞瘤：多呈大囊小结节，小脑多见，发病年龄相对较大，可见流空血管信号；⑤胚胎发育不良性神经上皮肿瘤：强化不明显。

（2）实性肿块型需与以下肿瘤鉴别：①血管外皮细胞瘤、脑膜瘤：具有脑外肿瘤的定位特点，MRS 缺乏 NAA 峰；②星形细胞瘤：信号与多形性黄色星形细胞瘤极为相似，周围均可以无水肿或仅轻度水肿，但两者强化方式不同，星形细胞瘤常常呈轻度强化或不强化。

（五）治疗和预后

2 级多形性黄色星形细胞瘤在完全切除后，罕有患者复发。有丝分裂活性和切除程度是生物学行为的唯一预测因子。5 年生存率大约为 80%，10 年生存率为 70%。

3 级多形性黄色星形细胞瘤一般行手术切除，后可选择辅助化疗及放疗对残余肿瘤或快速复发的肿瘤进行治疗，尤其是对于年长的患者。与 2 级多形性黄色星形细胞瘤患者相比，这类患者生存时间更短，预后较差。

## 四、星形母细胞瘤

（一）概述

星形母细胞瘤（astroblastoma，AB）是一种很少见的肿瘤，占原发性脑肿瘤的比例尚不足 1%，占脑胶质瘤的 0.5%~3%。其起源尚不十分清楚。可发生于任何年龄，最常见于青壮年和儿童。性别无明显差异，但亦有报道认为多见于女性。多位于幕上大脑半球近中线的表浅部位，与周围组织分界不清，也可位于胼胝体、脑干、小脑。亦有原发于颅内脑外的报道。星形母细胞瘤的确切病因和具体组织发生尚存在争议。虽然一些研究者认为星形母细胞瘤有低级别或高级别的不同亚型，但目前尚无确切的 WHO 分级。临床表现取决于肿瘤发生部位和大小，头痛和癫痫为常见症状。高级别星形母细胞瘤较低级别者更具侵袭性，但影像学难以区分二者。

（二）病理学表现

大体：肿瘤质软，切面灰白或粉红，有囊变、出血和坏死小灶。

镜下：瘤细胞密集，胞体较大，呈多角形或锥形，围绕血管生长形成菊形，并有短粗突起伸入血管内，血管丰富，管壁厚薄不一，常有玻璃样变。组织学上分为低级别星形母细胞瘤和高级别星形母细胞瘤，前者肿瘤血管周围假菊形团形态较一致，低到中度的核分裂象，几乎无细胞异型性，血管内皮细胞增生少或无，血管壁明显透明变性（图 5-2-11）；后者细胞密度增高、血管壁周围多层细胞、分裂象多、细胞异型、血管内皮细胞增生和肥大，无血管壁的透明变性，可见坏死。

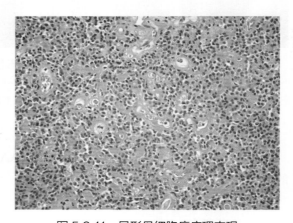

图 5-2-11　星形母细胞瘤病理表现
光镜下，示肿瘤细胞突起较宽呈短立方状或尖端渐细，放射状围绕血管分布呈乳头状、假菊形团，血管玻璃样变明显（HE×200）（图片由北京市神经外科研究所神经病理室方静宜研究员提供）

免疫组化：GFAP、Vimentin 和 S-100 蛋白阳性，EMA 和 Leu-7 也可呈阳性表达。星形母细胞瘤的 *IDH* 检查呈阴性,且仅偶见 MGMT 启动子甲基化。肿瘤内 *BRAF V600E* 突变很常见,提示这种肿瘤可能与其他发生在青少年脑皮质的低级别肿瘤相关。

（三）MRI 表现

星形母细胞瘤几乎均位于幕上大脑半球,常边界清晰,病灶位置表浅,周围水肿轻微或无水肿,占位效应取决于肿瘤大小。大多数同时含有囊性和实性成分,表现为特征性的多泡状外观。实性部分 $T_1WI$ 呈稍低信号,$T_2WI$ 呈稍高信号,实性部分内有多个囊变区,增强后多表现为不均匀强化,呈环形和片状明显强化,边缘合并实性强化结节者,呈"印戒"改变(图 5-2-12,图 5-2-13)。某些位于颅内脑外的星形母细胞瘤可导致硬脑膜反应,可出现"硬脑膜尾"征。

DWI 上肿瘤实性部分呈稍高信号,ADC 值轻度降低。

SWI 上肿瘤血供丰富者可出现点状、片状低信号。

$^1$H-MRS:肿瘤实性部分 Cho 峰升高,NAA 峰降低,Lip 峰可轻度升高。

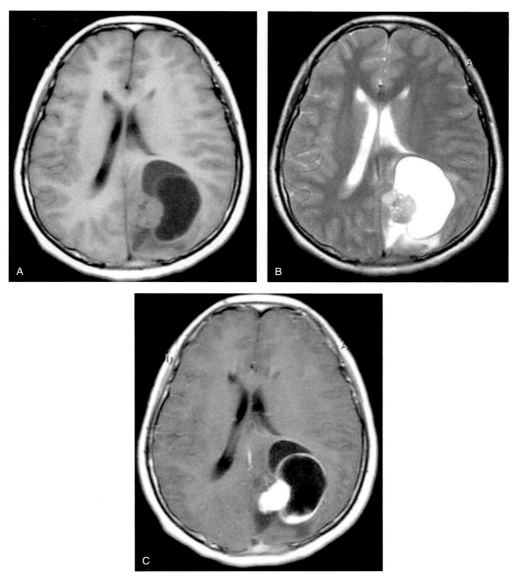

图 5-2-12　星形母细胞瘤 MRI 表现

A. $T_1WI$,示左颞枕叶团块状囊实性病变,实性部分呈稍低信号,囊性部分呈低信号;B. $T_2WI$,示病变实性部分呈稍高信号,囊性部分呈高信号,瘤周轻度水肿;C. CE-$T_1WI$,示病变实性部分及囊壁明显且均匀强化,边界清楚

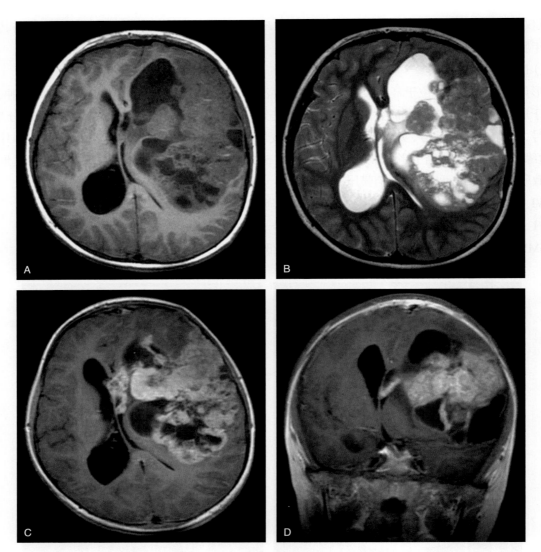

图 5-2-13　星形母细胞瘤 MRI 表现

A. T₁WI,示左侧额叶、顶叶、岛叶、基底节及丘脑巨大团块状稍低信号,内可见多发坏死、囊变;
B. T₂WI,示病变呈等高混杂信号,示多泡状外观;C、D. CE-T₁WI,示病变呈明显不均匀强化(图片由
首都医科大学附属北京天坛医院周剑教授提供)

### (四) 诊断要点与鉴别诊断

1. 诊断要点

(1)青壮年和儿童多见。

(2)肿瘤多位于大脑半球近中线的表浅部位,实性部分内有多个囊变区呈典型的多泡状外观。

(3)实性部分常有钙化,增强后明显不均匀强化。

2. 鉴别诊断

(1)胶质母细胞瘤:可发生囊变,但这些囊变由病灶中央坏死引起,T₂WI 可见明显的瘤周水肿。

(2)多形性黄色星形细胞瘤:多位于脑表面,增强后可有邻近脑膜强化。

(3)神经节细胞瘤:多位于颞叶深部,常有钙化,占位效应和瘤周水肿轻微。

(4)少突胶质细胞瘤:通常起源于脑白质,向灰质发展,钙化也多见,常为不定形或曲线条状钙化。

### (五) 治疗和预后

尽管星形母细胞瘤的命名类似恶性肿瘤,但其生物学行为表现各异。低级别星形母细胞瘤肿瘤全切术后,长期生存率较高。新近的研究表明,高级别星形母细胞瘤的预后明显不良。

### 五、脊索样胶质瘤

#### (一) 概述

脊索样胶质瘤(chordoid glioma,CG)是一种罕见肿瘤,在胶质瘤中所占的比例尚不足 1%,常见于第三脑室、鞍上及下丘脑区,好发于成年女性,男女之比约为 1 : 2。于 1998 年首次被报道,既往被称为第三脑室脊索样胶质瘤,2021 年 WHO 中枢神经系统肿瘤分类更名为脊索样胶质瘤,一般认为肿瘤起源于第三脑室底和终板,肿瘤细胞源自终板的室管膜细胞,病理上具有胶质和脊索的双重特点,故称脊索样胶质瘤。肿瘤生长缓慢,不侵犯邻近组织,也不会经脑脊液播散,为 CNS WHO 2 级肿瘤。

临床表现多样,症状轻重不一,主要表现为梗阻性脑积水引起的高颅压症状,包括头痛、恶心、运动失调、记忆力减退,也可出现内分泌功能障碍和视力障碍等。

#### (二) 病理学表现

大体:为圆形或稍有分叶、半透明的实性肿块,外观呈灰褐色,血管含量中等,多有显著的包膜。

镜下:通常表现为黏液样背景中的脊索样结构。成串和成簇的圆形、梭形或多边形上皮样细胞悬浮于富含淋巴浆细胞的基质中,其内可见异型性黏蛋白状空泡,细胞核中等大小,染色质均匀,核仁不明显,胞质丰富并呈嗜酸性。

免疫组化:大多数脊索样胶质瘤呈上皮膜抗原及 CD34 阳性,但通常神经丝蛋白阴性。*IDH1* 免疫染色也是阴性。特点为不同含量黏液性基质中见簇状和条索状的上皮样 GFAP 及 Vimentin 阳性的肿瘤细胞(图 5-2-14),并有淋巴浆细胞浸润的特征。有丝分裂象罕见,MIB-1 标记指数低。

图 5-2-14 脊索样胶质瘤病理表现
光镜下,示黏液性基质中条索状
上皮样肿瘤细胞(HE×40)

#### (三) MRI 表现

肿瘤多位于第三脑室前部,也可位于下丘脑、鞍上区,大多数呈卵圆形、界限清晰,体积较大时向第三脑室中间和后部生长,与垂体分界明确。$T_1WI$ 呈等信号,$T_2WI$ 呈稍高信号,增强后多呈明显均匀强化。少部分病变可伴囊变。出血罕见。可伴梗阻性脑积水。

DWI 上常呈等信号,也可为稍高信号(图 5-2-15)。

PWI 显示 rCBV 一般无明显增高。

$^1$H-MRS 上 Cho 峰明显升高,NAA 峰明显降低,NAA/Cr 比值轻度降低。

#### (四) 诊断要点与鉴别诊断

1. 诊断要点

(1)肿瘤好发于成年女性。

(2)常位于第三脑室前部,也可见于下丘脑和鞍上。

(3)信号较均匀,$T_1WI$ 呈等信号,$T_2WI$ 呈稍高信号,DWI 无或轻度弥散受限,增强后多呈明显均匀强化。少部分可见囊变。

2. 鉴别诊断

(1)室管膜瘤:常位于孟氏孔向第三脑室生长,囊变常见,不均匀性强化。

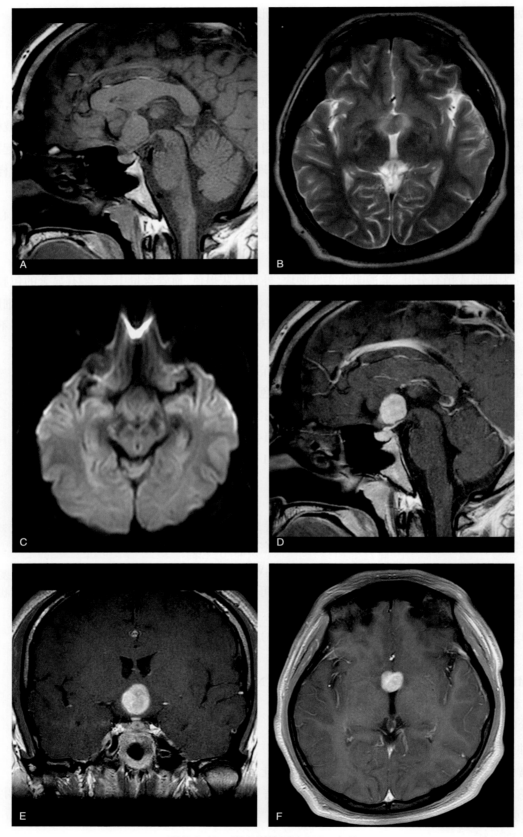

图 5-2-15　脊索样胶质瘤 MRI 表现

A. T$_1$WI,示第三脑室前部团块状等信号；B. T$_2$WI,示病变呈稍高信号；C. DWI,示病变呈稍高信号；
D~F. CE-T$_1$WI,示病变明显均匀强化,边界清楚

（2）颅咽管瘤：好发于儿童及青少年，常位于鞍上，多为囊实性病变，蛋壳样钙化是其特点，增强实性部分明显强化。

（3）脑膜瘤：增强后常有脑膜尾征，邻近鞍结节有骨质硬化改变。

（4）胶样囊肿：位于孟氏孔，为不强化囊性病变。

（5）灰结节错构瘤：最常见于伴有性早熟的青春前期男性患者，$T_1WI$ 和 $T_2WI$ 上均呈等信号，但增强后不强化。

### （五）治疗和预后

脊索样胶质瘤属于生长缓慢的肿瘤。由于常附着于下丘脑和第三脑室底部，完整手术切除较困难，外科手术多采用次全切除术。全切后无复发。部分患者因肿瘤复发或下丘脑功能障碍而死亡。术后最常见的并发症为下丘脑功能障碍，表现为尿崩症和肥胖。

# 第三节　室管膜肿瘤

## 一、室管膜下瘤

### （一）概述

室管膜下瘤（subependymoma）是一种罕见良性肿瘤，占颅内肿瘤的比例 0.2%~0.7%，CNS WHO 1 级，生长缓慢，常为偶然发现。室管膜下瘤可以发生于脑室通路的任何部位，但主要见于第四脑室及侧脑室（室间孔附近）内，少见于第三脑室、透明隔、导水管和脊髓中央管等处。好发于中老年人，儿童罕见，男女之比约 2:1。目前认为该病起源于室管膜下胶质细胞前体细胞可能性最大。

室管膜下瘤生长缓慢，多无临床症状，肿瘤阻塞脑脊液循环通路时可引起梗阻性脑积水、颅内压增高等相应临床症状，可出现头痛、恶心、呕吐、视力改变、记忆和认知障碍等，以头痛最为常见。

### （二）病理学表现

大体：呈结节或分叶状灰白色肿块，实性质韧，膨胀性生长，边界清楚，基底部与脑室壁相连。体积较大者常见钙化、囊变和出血。

光镜下：肿瘤主要由室管膜细胞与膜下的星形细胞构成，具有二者分化的混合特征，瘤细胞稀少，瘤细胞单个或成簇状松散地分布于致密的胶质纤维网格内（图 5-3-1），可有细胞异型性，但核分裂象少见或缺如，血管周围偶尔可见细胞突起围绕，形成"菊形团"。部分可合并典型室管膜瘤结构，称为混合性室管膜瘤/室管膜下瘤。

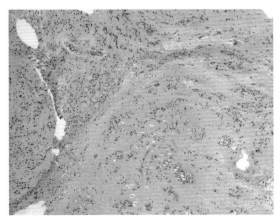

图 5-3-1　室管膜下瘤病理表现
光镜下，肿瘤细胞呈分叶状结构和簇状核
（HE × 100）

电镜下：肿瘤细胞具有典型的室管膜细胞特征，形成纤毛和微绒毛结构，还有丰富的中间丝。

免疫组化：GFAP 阳性（强弱不等）、S-100 蛋白阳性。此外，室管膜下瘤增殖指数极低，显著低于室管膜瘤和星形细胞瘤。

### （三）MRI 表现

肿瘤单发位于脑室内，呈分叶状或类圆形或不规则形，边界尚清，信号均匀，$T_1WI$ 上呈等、低信号，$T_2WI$ 上呈高信号，FLAIR 序列呈高或稍高信号。可见特征性微囊结构、斑点状钙化、含铁血黄素沉积，出血者罕见。病变较少侵犯邻近脑组织。脑脊液循环通路受阻者可见脑积水征象。增强后无或仅轻度强化，偶有明显不均匀强化者（图 5-3-2）。由于颅后窝空间局限，发生于幕下者体积通常小于幕上者。

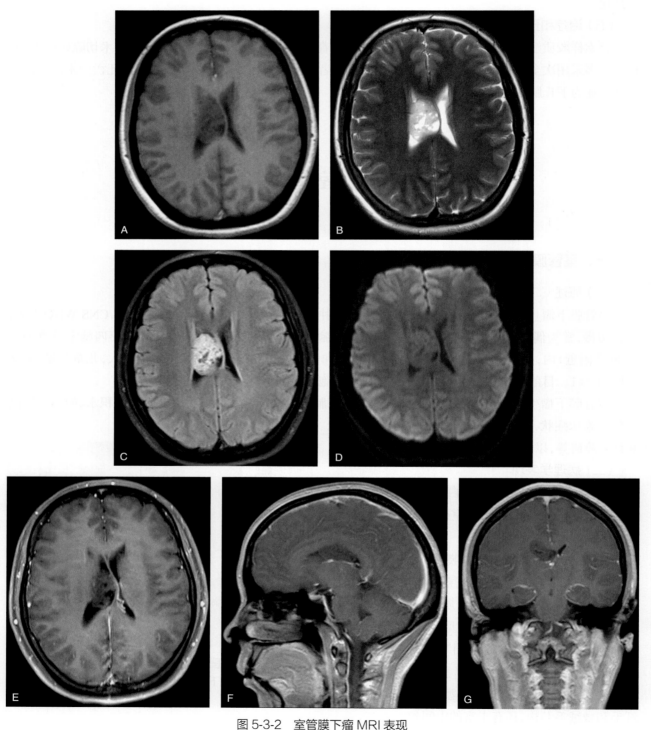

图 5-3-2　室管膜下瘤 MRI 表现

A. $T_1WI$，示右侧侧脑室 Monro 孔处类圆形低信号；B. $T_2WI$，示病变呈高信号，可见小片状囊变区；
C. FLAIR，示病变呈高信号，边界清楚；D. DWI，示病变呈等信号；E~G. CE-$T_1WI$，示病变无强化

DWI 无明显弥散受限,呈等或稍低信号。

$^1$H-MRS 上 NAA 峰轻度降低,Cho 峰正常。

（四）诊断要点与鉴别诊断

1. 诊断要点

（1）成年男性发病多见,病变位于室间孔附近和第四脑室,脑实质侵犯少见。

（2）边界清楚,T$_1$WI 上呈等、低信号,T$_2$WI 及 FLAIR 序列上呈高信号,信号多均匀,出血少见,增强后无或轻度强化。

（3）DWI 弥散不受限。

（4）NAA 峰轻度降低,Cho 峰正常。

2. 鉴别诊断

（1）室管膜下巨细胞型星形细胞瘤：常见于儿童,多合并结节性硬化,病变呈类圆形或分叶状,增强后明显强化,临床有癫痫、皮质腺瘤和智力低下等典型表现。

（2）中枢神经细胞瘤：好发于青壮年,血供丰富,有时可见流空血管,肿瘤较大时可侵及胼胝体、侧脑室顶部及侧壁,呈等 T$_1$、等 T$_2$ 信号,增强呈轻中度强化。肿瘤边缘的网状或条状结构与脑室壁交界,使肿瘤呈扇贝样外观,为其特征性表现。

（3）室管膜瘤：多为不规则形,多由第四脑室底部长出,易发生囊变,强化更明显且信号不均匀,易沿脑脊液播散转移。

（4）脉络丛乳头状瘤：儿童患者病变多位于侧脑室,成人则多见于第四脑室,肿瘤表面呈颗粒状,侧脑室者三角区好发,可伴交通性脑积水,明显强化。

（五）治疗和预后

体积小、无症状的室管膜下瘤影像学随访即可。有症状者则应实施肿瘤全切术治疗。室管膜下瘤生长缓慢,可蔓延至脑室间隙内。预后良好,手术全切后很少复发。

## 二、室管膜瘤

（一）概述

室管膜瘤（ependymoma）为起源于室壁下区放射状胶质细胞的中枢神经上皮类肿瘤,可发生于颅脑或脊髓,2021 年 WHO 中枢神经系统肿瘤分类根据位置、组织和分子特征进行分类,分为幕上室管膜瘤；幕上室管膜瘤,ZFTA 融合阳性；幕上室管膜瘤,YAP1 融合阳性；颅后窝室管膜瘤；颅后窝室管膜瘤,PFA 组；颅后窝室管膜瘤,PFB 组；脊髓室管膜瘤；脊髓室管膜瘤,伴 MYCN 扩增；黏液乳头型室管膜瘤,为 CNS WHO 2~3 级,不再有间变性室管膜瘤的分类,乳头状室管膜瘤、透明细胞瘤和伸长细胞瘤亚型,不再被列为室管膜瘤的亚型,被室管膜瘤的组织学描述取代。本节主要介绍脑室管膜瘤。

好发于小儿及青少年,5 岁为发病高峰,约占儿童脑肿瘤的 10%,仅次于星形细胞瘤和髓母细胞瘤,约占 3 岁以下儿童原发性脑肿瘤的 30%。75% 为 CNS WHO 2 级,25% 为 CNS WHO 3 级。中枢神经系统任何部位均可发生,好发于脑室内,尤以第四脑室多见,其次为侧脑室、第三脑室,发生于脑实质及脑外者少见。第四脑室者多见于儿童,成人则以幕上者多见。

临床表现主要为梗阻性脑积水而引起的高颅压症状及相应的神经定位体征,如严重头痛、视乳头水肿导致的视物模糊、呕吐、嗜睡、步态变化、共济失调、四肢无力与背部弯曲灵活力度改变等,具体与肿瘤大小、位置有关。约 45% 的患者预后不佳,儿童患者预后较成人差。

（二）病理学表现

大体：肿瘤呈红色,分叶状,质地脆,边界清楚,血供较为丰富,可伴大囊腔,囊内液体呈黄褐色或黄绿色,清或浑浊。肿瘤外形呈铸型样生长,可经第四脑室 Magendie 孔和 Luschka 孔向外延伸,邻近脑神经和血管受包绕。钙化、囊变和出血常见。

镜下:CNS WHO 2 级室管膜瘤细胞形态规则一致,核圆形或椭圆形,中度增殖,核分裂象少见,可见钙化或坏死。最具特征的组织学表现是血管周围有室管膜菊形团和假菊形团结构,是肿瘤细胞的细长突起结构放射状排列附着在扩张的薄壁血管周围所形成的血管周围无细胞核区(图 5-3-3)。细胞型室管膜瘤细胞密度高,核分裂象较少,假菊形团结构不明显,可无真菊形团。乳头型室管膜瘤少见,以乳头状结构为特点。透明细胞型室管膜瘤肿瘤细胞类似少突胶质细胞瘤,可见核周空晕。伸长细胞型室管膜瘤的双极肿瘤细胞排列成宽窄不一的栅栏状,细胞极长,无典型室管膜菊形团,少数可见假菊形团。CNS WHO 3 级室管膜瘤细胞增殖明显,正常室管膜上皮细胞排列结构丧失,形态多样,核异型性明显,分裂象多见,血管增生和坏死显著,可见血管周围"假菊形团"形成(图 5-3-4)。

免疫组化:GFAP、波形蛋白(vimentin)、S-100 蛋白、上皮膜抗原(EMA)等呈阳性。

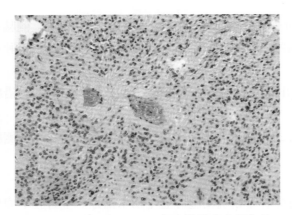

图 5-3-3  CNS WHO 2 级室管膜瘤病理表现
光镜下,示血管周围假菊形团(HE×100)

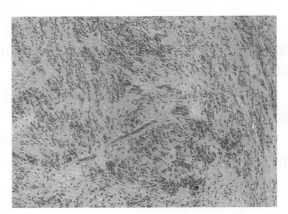

图 5-3-4  CNS WHO 3 级管膜瘤病理表现
光镜下,示细胞密度明显升高,核分裂活跃,
伴微血管增生(HE×100)

### (三) MRI 表现

肿瘤多位于第四脑室,未侵犯脑室外时,残余的第四脑室位于肿瘤的后方或上方,常沿四周间隙蔓延呈铸型样生长,是第四脑室室管膜瘤的特征性表现。侧脑室者多位于侧脑室前 2/3 处,少数位于三角区。脑实质者常与侧脑室关系密切。与灰质相比,肿瘤 $T_1WI$ 多呈低信号,$T_2WI$ 和 FLAIR 序列呈高信号,信号不均匀。囊变、钙化常见,但 MRI 对钙化显示敏感性低,出血少见。增强后呈不均匀明显强化,少数呈轻度强化(图 5-3-5)。病变边界清楚,无或轻度瘤周水肿,可沿脑脊液种植转移。CNS WHO 3 级室管膜瘤多位于幕上脑实质内,与侧脑室关系密切,信号不均,囊变、出血、坏死多见,边界不清,侵袭性强,可侵犯周围结构,伴不同程度瘤周水肿(图 5-3-6),增强扫描后实性部分及囊壁呈不均匀显著强化。

DWI 上弥散受限多不明显,呈等或稍高信号,ADC 呈高或稍高信号。

SWI 可因钙化和/或陈旧性出血出现"绽放效应"。室管膜瘤出血可造成蛛网膜下腔出血,以及肿瘤周围和沿小脑表面软脑膜分布的铁质沉积。

PWI 上实性部分 rCBV 升高。

¹H-MRS:Cho 峰轻度升高,NAA 峰显著降低,Cr 峰中度降低。

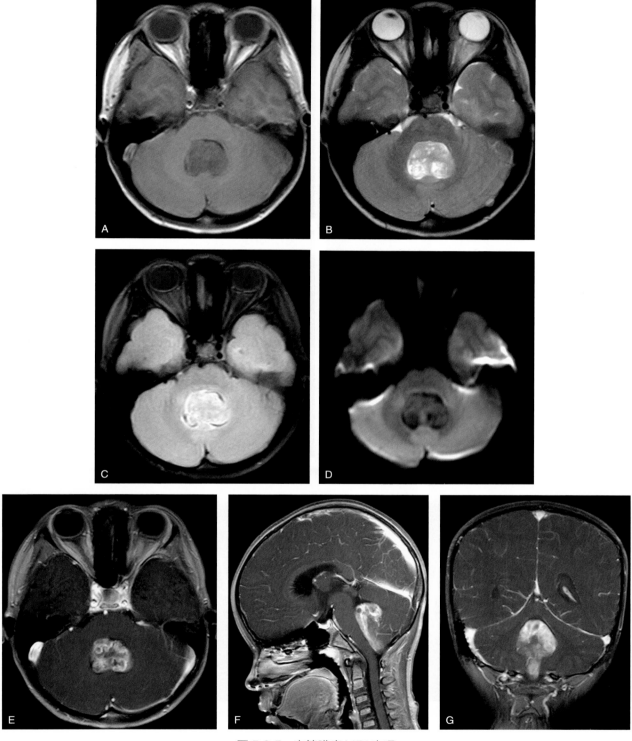

图 5-3-5 室管膜瘤 MRI 表现

A. T₁WI,示第四脑室内低信号肿块影,边界清,残留的第四脑室位于病变的左前外侧方;B. T₂WI,示病变呈不均匀高信号;
C. FLAIR,示病变实性部分呈等信号,囊性部分呈低信号,无明显瘤周水肿;D. DWI,示病变实性部分呈等信号;E~G. CE-
T₁WI,示病变实性部分及囊壁呈不均匀明显强化

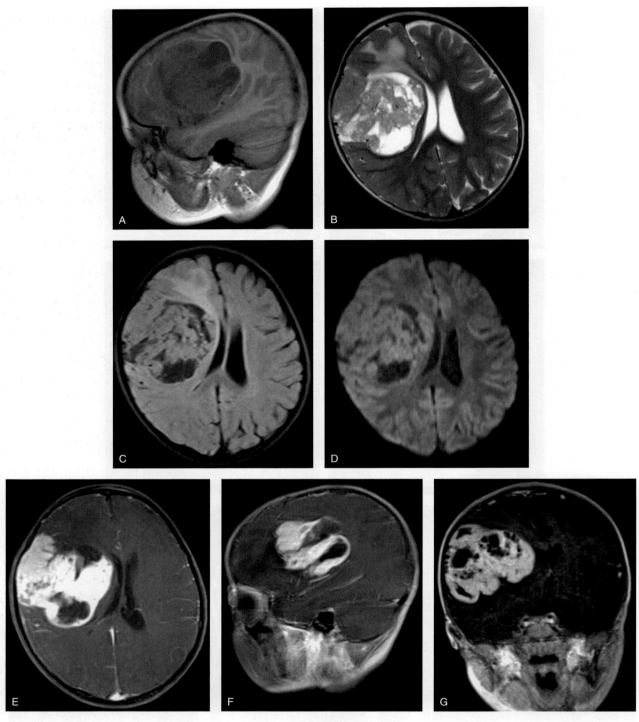

图 5-3-6　室管膜瘤 MRI 表现

A. $T_1WI$,示右侧额顶叶巨大囊实性团块影,实性部分呈不均匀性低信号,囊性部分呈更低信号; B. $T_2WI$,示病变实性部分呈不均匀性稍高信号,与右侧侧脑室关系密切,囊性部分呈高信号; C. FLAIR,示病变实性部分呈等信号,囊性部分呈低信号,瘤周轻中度水肿; D. DWI,示病变实性部分呈等信号; E~G. CE-$T_1WI$,示病变实性部分及囊壁呈不均匀性强化

**（四）诊断要点与鉴别诊断**

1. 诊断要点

（1）肿瘤位于第四脑室时多见于儿童，位于侧脑室及脑实质内者多为成人及大龄儿童。

（2）肿瘤信号不均，囊变多见，增强后多呈不均匀强化。

（3）第四脑室者未侵犯脑实质时具有铸型样生长特征。

（4）DWI 上多无弥散受限。

（5）SWI 可出现"绽放效应"。

2. 鉴别诊断

（1）脑室内室管膜瘤需与以下肿瘤进行鉴别：①髓母细胞瘤：位于第四脑室但尚未侵犯脑室外时，残余的第四脑室位于肿瘤的前方或下方。肿瘤边界清楚，无铸型生长表现，细胞密度大，DWI 明显弥散受限，囊变及钙化少见，肿瘤密度及信号较均匀，强化程度更为明显。②脉络丛乳头状瘤：肿瘤表面不光整、常呈颗粒状，位于侧脑室者多见于儿童，位于第四脑室者多见于成人，侧脑室者多位于三角区，可造成交通性脑积水，增强明显强化。③中枢神经细胞瘤：好发于青壮年，肿瘤多位于侧脑室前 2/3、孟氏孔附近的透明隔或侧脑室壁，肿瘤形态常不规则，血供丰富，偶见血管流空现象，肿瘤体积较大时可侵及胼胝体、侧脑室顶部及侧壁，病灶周围呈"索条征"，肿瘤边缘出现网状或条状等 $T_1$ 等 $T_2$ 信号，增强呈轻至中度强化，为其特征性表现。④室管膜下巨细胞型星形细胞瘤：常见于儿童，病变呈类圆形或分叶状，增强呈均匀或不均匀明显强化，常合并结节性硬化，临床有癫痫、皮质腺瘤和智力低下等典型表现。⑤室管膜下瘤：常发生于第四脑室和侧脑室，男性多见，患者年龄多大于 15 岁，$T_1WI$ 呈低或等信号，$T_2WI$ 呈高信号，可伴囊变，增强后多无或轻微强化，少数可呈中度不均匀强化。

（2）脑实质内室管膜瘤需与以下肿瘤鉴别：①胶质母细胞瘤：好发于中老年人，50 岁以上男性多见，常见出血、坏死，边界不清，肿瘤跨胼胝体生长致对侧脑实质呈蝶翼状改变为其特征性表现，瘤周水肿和占位效应明显，增强呈边缘强化、不规则花环状强化；②转移瘤：是成人小脑半球最常见的肿瘤，多有原发性肿瘤病史，发病年龄较大，常多发，病变多位于灰白质交界处，增强呈不均匀团块状、均匀结节状或环状强化，小病灶周围水肿亦较明显；③少突胶质细胞瘤可见特征性点片状、条索状、团块状、脑回样钙化，边界不清，增强后常不强化或轻度强化。

**（五）治疗和预后**

肿瘤所在部位是肿瘤预后的最重要影响因素，幕上者存活率较高，预后较好。由于室管膜瘤可经脑脊液循环播散转移，因此手术切除联合放疗为主要治疗手段。已出现脑脊液播散者也需进行放射治疗，以延长生存期。低龄患者、肿瘤切除不完全以及出现间变性组织学特征者（如核分裂象比例大、分化差）预后不佳。

## 三、黏液乳头型室管膜瘤

**（一）概述**

黏液乳头型室管膜瘤（myxopapillary ependymoma，MPE）作为室管膜瘤的一个亚型，临床少见，几乎全部起源于脊髓圆锥和终丝，偶见于颈胸段脊髓、骶尾皮下组织、颅脑等，2016 年 CNS WHO 分级为 1 级，但有时也可表现为侵袭性和转移性，2021 年被认为是 CNS WHO 2 级。典型表现为拉长的 GFAP 阳性的神经胶质细胞突起呈乳头放射状排列围绕在玻璃样变的血管周围，以黏液和纤维血管为轴心。黏液乳头型室管膜瘤约占脊髓内室管膜肿瘤的 13%，偶见于硬膜外，可多发。肿瘤生长缓慢，发现时常较大，可造成邻近骨质囊样溶解性破坏。脊髓黏液乳头型室管膜瘤可通过脑脊液播散至大脑，可能是颅内黏液乳头型室管膜瘤的主要来源，因此在术前应进行完整的脑部及全脊髓成像了解病变确切范围。

黏液乳头型室管膜瘤的发病机制可能与室管膜瘤不同,其具有更高水平的 HOXB5、NEFL、PLA2G5、HOXB13、ITH2 和 PDGFRa 等的高表达,出现 7 号染色体的多倍体型及拷贝数特征性增多,染色体 22q 及 1p 的缺失,复发可能与染色体 1p 缺失有关。

发生于颅内的黏液乳头型室管膜瘤较少,青年男性多见,儿童也可发病,症状和体征无特异性,常见的有头痛、呕吐、共济失调等。

（二）病理学表现

大体:肿瘤呈灰白色半透明状,分叶状,质软,可合并出血或黏液变性。

光镜下:肿瘤细胞为立方形或长梭形细胞构成,单层或多层围绕玻璃样变的纤维血管间质形成乳头状结构,细胞分化好,内含有特征性的黏液基质,核分裂象罕见（图 5-3-7）。

电镜下:黏液乳头型室管膜瘤具有粗面内质网复合体内的微管聚集及分隔连接的特征性表现。

免疫组化:GFAP、S-100、vimentin 阳性。广谱细胞角蛋白（AE1/AE3,CK-cocktail）阳性是其普遍特征。

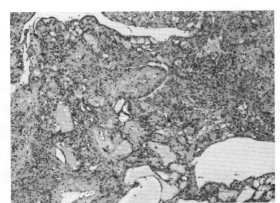

图 5-3-7　黏液乳头型室管膜瘤病理表现
光镜下,示肿瘤细胞呈立方形或长梭形,
可见黏液基质（HE×100）

（三）MRI 表现

颅内原发性黏液乳头型室管膜瘤极为罕见,影像学表现缺乏特异性,通常表现为伴有强化结节的囊肿。

颅内原发性黏液乳头型室管膜瘤好发于侧脑室、第四脑室和桥小脑角区,转移性者部位多变。黏液乳头型室管膜瘤呈边缘清楚的囊性或囊实性肿块,边界清,出血、钙化少见,囊性部分呈脑脊液样信号,实性部分 $T_1WI$ 呈等或稍高信号,由于黏液乳头型室管膜瘤含有黏蛋白,$T_1WI$ 也可呈高信号,$T_2WI$ 上呈高信号。增强扫描实性部分和囊壁明显强化,也可轻度强化,DWI 一般无弥散受限（图 5-3-8）。

（四）诊断要点与鉴别诊断

1. 诊断要点

（1）颅内原发者罕见。

（2）囊实性肿块,$T_1WI$ 呈等或高信号,$T_2WI$ 上呈高信号,信号多不均,边界清楚,实性成分及囊壁可明显强化。

2. 鉴别诊断

（1）室管膜瘤:常见于儿童及青年,男性多于女性,常有出血、坏死及钙化。

（2）室管膜下瘤:常发生于第四脑室和侧脑室,好发于青少年或成年,男性多见,多数病变小于 2cm,$T_1WI$ 呈低或等信号,$T_2WI$ 呈高信号,增强后多无或轻微强化,少数病变可有中度不均匀强化。

（3）中枢神经细胞瘤:好发于青壮年,肿瘤多位于侧脑室前 2/3、孟氏孔附近的透明隔或侧脑室壁,可向第三脑室生长,可引起一侧或双侧脑室扩大。肿瘤形态常不规则,$T_1WI$ 呈稍低信号,$T_2WI$ 呈高信号,DWI 呈稍高或高信号,瘤体内有时可见血管流空现象,增强呈轻至中度强化。

（五）治疗和预后

黏液乳头型室管膜瘤为良性肿瘤,但半数儿童患者在初诊时即存在软脑膜病灶,因此术前应进行全脑及全脊髓成像检查明确病变范围。虽然该肿瘤播散性转移、术后复发进展常见,但患者总体生存率很高。

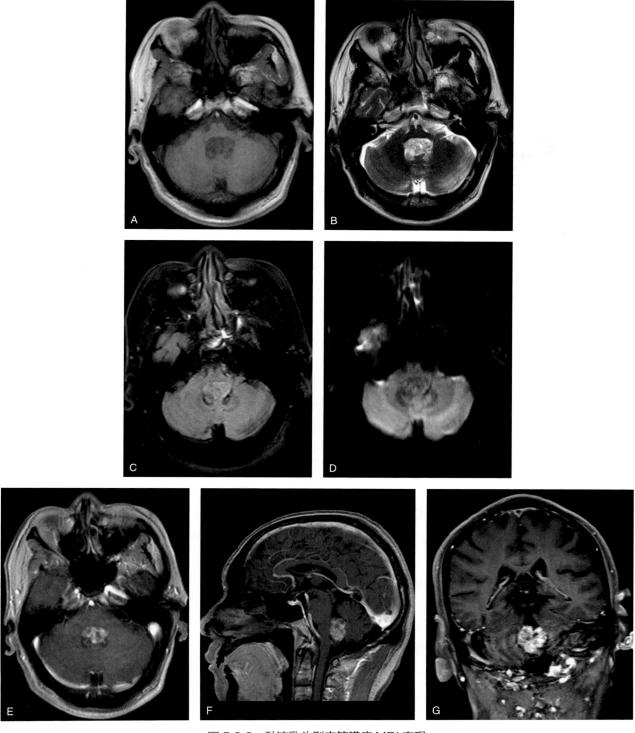

图 5-3-8　黏液乳头型室管膜瘤 MRI 表现

A. $T_1WI$,示第四脑室团块状低信号;B. $T_2WI$,示病变呈不均匀高信号;C. FLAIR,示病变呈等信号,信号欠均匀,无瘤周水肿;D. DWI,示病变无弥散受限;E~G. CE-$T_1WI$,示病变不均匀明显强化

# 第四节　胶质神经元和神经元肿瘤

## 一、小脑发育不良性神经节细胞瘤

### （一）概述

小脑发育不良性节细胞瘤是一种罕见的小脑良性肿瘤，由发育不良的神经节细胞组成，也称为 Lhermitte-Duclos 病，其他命名还包括结构不良小脑神经节细胞瘤、小脑错构瘤、小脑弥漫性神经节神经瘤等。小脑发育不良性节细胞瘤是由于常染色体 10q23 的变异或突变而诱发，究竟是肿瘤性、畸形性还是错构瘤性病变尚存在争议。可发生于任何年龄，青年人多见，平均诊断年龄为 34 岁，可伴有巨脑、巨舌、脊髓积水、多指（趾）畸形、神经纤维瘤病、多发性错构瘤综合征等先天性发育畸形和直立性低血压。小脑发育不良性节细胞瘤病程长，进展缓慢，早期多无症状，随着肿瘤生长，第四脑室受压变形，导致梗阻性脑积水，出现头痛、恶心呕吐、视乳头水肿等颅内压增高表现。破坏小脑神经组织时，可出现相应脑神经麻痹和步态不稳等小脑损害体征。

Cowden 综合征（Cowden syndrome，CS）也称为多发性错构瘤综合征，其他命名还包括多发错构瘤-肿瘤综合征或 PTEN 错构瘤综合征。Cowden 综合征是一种常染色体显性遗传的斑痣性错构瘤病，绝大多数患者表现为皮肤的错构性肿瘤合并其他多个器官的肿瘤和错构瘤，最常表现为乳腺癌、甲状腺癌、子宫内膜癌和胃肠道肿瘤。绝大多数小脑发育不良性节细胞瘤是散发病例，约 40% 的病例伴随 Cowden 综合征发生，支持其为错构瘤起源。

### （二）病理学表现

小脑正常皮层构成包括：外层分子层，中层浦肯野氏细胞层，内层颗粒细胞层。小脑发育不良性神经节细胞瘤的小脑脑叶肥大与内颗粒层及外分子层变厚有关，中央白质常明显减少，外层存在怪异的髓鞘，内层存在许多异常大神经元。

大体：表现为蔓延的肿瘤样团块取代正常小脑结构，切面上，小脑脑叶显著增宽，形如粗大的"脑回"样表现。

镜下：肿瘤由增大的小脑叶片构成，其内部结构特征为分子细胞层呈明显无序增生，且过度髓鞘化；节细胞层和内颗粒层的浦肯野细胞丢失并被大多形性细胞代替（图 5-4-1），小脑叶片内中央白质萎缩并发生脱髓鞘改变，这是 MRI 上肿瘤呈特征性的条纹状或分层状表现的基础。无有丝分裂象和坏死。

免疫组化：CgA、Syn、NSE、NeuN 阳性，Ki-67 指数<1%，提示肿瘤无明显增殖活性。

### （三）MRI 表现

肿瘤位于小脑，病变处小脑体积膨大。典型者 $T_1WI$ 呈相间的等、低信号；$T_2WI$ 呈交替的等、高信号，表现为特征性的条纹状或分层状，称为"虎纹征"，第四脑室可受压变形移位。也可不表现为非条纹状混杂信号，可见囊变。

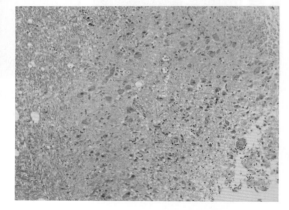

图 5-4-1　小脑发育不良性神经节细胞瘤病理表现
光镜下，示小脑内发育不良的神经节细胞（HE×40）

增强后多无强化或仅轻度强化。

DWI 多呈等或稍高信号,ADC 呈稍高信号(图 5-4-2)。

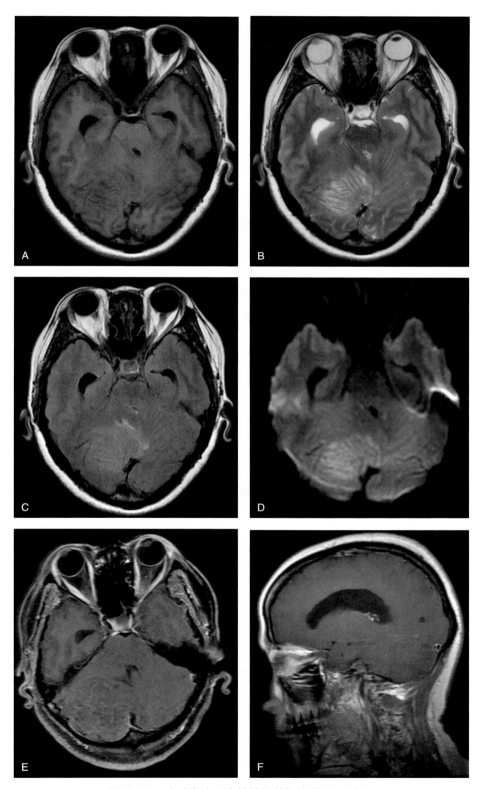

图 5-4-2　小脑发育不良性神经节细胞瘤 MRI 表现

A. T$_1$WI,示右侧小脑半球体积增大,可见条纹状等、低信号影;B. T$_2$WI,示病变呈条纹状等、高信号;
C. FLAIR,示病变呈稍高信号;D. DWI,示病变呈高信号;E、F. CE-T$_1$WI,示病变呈线样轻度强化

SWI 可发现病灶内钙化及周围异常小静脉。

PWI 显示病灶 rCBV 及 rCBF 升高。

$^1$H-MRS 显示 NAA 峰、Cho 峰降低,Lac 峰升高,但 Cho/Cr 降低。

肿瘤在 DTI 的 MD 图上呈等或略高信号,FA 图上信号降低。

### (四) 诊断要点与鉴别诊断

**1. 诊断要点**

(1)青年人多见,病变侧小脑体积膨大。

(2)"虎纹征"为特征性改变,T$_1$WI 呈相间的等低信号,T$_2$WI 呈相间的等高信号。

(3)增强后无明显强化或仅轻度强化。

(4)DWI 呈稍高信号。

(5)PWI 示 rCBV 及 rCBF 增加。

(6)$^1$H-MRS 显示 NAA 峰、Cho 峰降低,Lac 峰升高,但 Cho/Cr 降低。

(7)DTI:肿瘤在 MD 图上呈等或略高信号,FA 图上信号降低。

**2. 鉴别诊断**

(1)髓母细胞瘤:特别是促纤维增生性的变异型,可表现为单侧小脑半球肿块,但通常见于更年轻的患者,且极少出现小脑发育不良性节细胞瘤的特征性"虎纹征"。

(2)节细胞胶质瘤:儿童及青少年多见,多为囊实性病变,实性部分明显强化,发生于小脑者常合并邻近小脑组织萎缩,且很少出现显著的"虎纹征"。

(3)小脑梗死:病灶与特定的动脉供血范围一致,临床上急性或亚急性发病,而非慢性症状,DWI 呈高信号。

(4)血管网状细胞瘤:成年人多见,为小脑最常见的良性肿瘤,多位于一侧小脑半球,囊实性多见,边界清晰,增强实性部分明显强化,典型者呈大囊伴显著强化的壁结节,囊壁不强化,周围可见迂曲粗大的强化血管影。

### (五) 治疗和预后

对有临床症状的脑积水患者,可选择分流术或者外科减瘤术。手术切除是唯一有效的治疗方法,由于小脑发育不良性节细胞瘤无包膜并逐渐侵入正常的小脑组织内,因而肿瘤完全切除很困难且常有并发症。手术全切后预后良好,无复发。手术切除如不彻底,术后放疗对防止复发有一定帮助。尚无转移或脑脊液播散病例的报道。

## 二、胚胎发育不良性神经上皮肿瘤

### (一) 概述

胚胎发育不良性神经上皮肿瘤(dysembryoplastic neuroepithelial tumor,DNET)是一种发生于幕上、少见的混合性神经元-胶质细胞肿瘤,绝大多数胚胎发育不良性神经上皮肿瘤患者是在癫痫药物治疗无效而采用外科治疗时被发现,有着特殊的生物学和病理学特征。胚胎发育不良性神经上皮肿瘤是良性肿瘤,通常以脑皮质为基底,尖部朝向脑深部的楔形或脑回样结构,囊性或囊实性,边界清,瘤周无水肿,常伴有皮质发育不良。胚胎发育不良性神经上皮肿瘤好发于大脑皮质,最常见于颞叶,其次为额叶,也可位于顶叶、枕叶、脑室、基底节、小脑等其他部位,单发多见。多见于儿童和青年,常在 20 岁以前发病,男性多见。有家族性和散发性两种形式,偶见发生于神经纤维瘤病 1 型或 XYY 综合征的病例。

大多数学者认为胚胎发育不良性神经上皮肿瘤有发育不良或畸形的起源。虽然确切的组织发生尚不清楚,但全外显子组测序显示,*FGFR1* 的改变和 MAP 激酶通路激活是其发病机制中的关键事件。30%~60% 的病例发生 *BRAF V600E* 突变。不存在 *TP53* 和 *IDH* 突变,亦无全臂 *1p/19q* 共缺失。

临床主要表现为复杂性的局灶性癫痫发作,癫痫常为顽固性而药物不易控制;多无或轻微局灶性神经功能障碍。虽然胚胎发育不良性神经上皮肿瘤仅占所有神经上皮组织肿瘤的1%,但在引起颞叶癫痫的病因中,其仅次于节细胞胶质瘤。

（二）病理学表现

大体:多数呈胶冻样半透明状,部分伴有微囊及黏液样改变。

镜下:多结节状结构伴有垂直于皮层排列的柱状或结节状的成束轴突,内衬少突胶质细胞样细胞。神经元漂浮于邻近柱状结构的苍白色黏液样基质中,非典型细胞、坏死和有丝分裂罕见。近80%的胚胎发育不良性神经上皮肿瘤病例可出现相邻脑皮质发育不良。肿瘤组织分为3型:①单纯型,呈结节状分布(图5-4-3),结节内呈特异神经胶质神经瘤结构,黏液样基质或微囊中单个分化成熟的神经元漂浮;②复杂型,除含有上述特异神经胶质神经瘤结构之外,包括诸如星形细胞、少突胶质细胞等成分;③非特异型,组织学无多结节结构,缺乏典型的特异神经胶质神经瘤成分,形态上与其他低级别胶质瘤鉴别困难。

免疫组化:标记特异的神经元成分 Syn、NF 阳性,星形胶质细胞 GFAP 阳性。Ki-67 标记指数通常 <1%~2%。

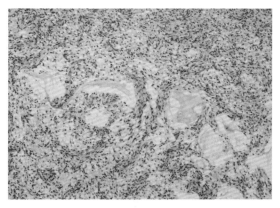

图 5-4-3　胚胎发育不良性神经上皮肿瘤病理表现
光镜下,示皮质深部结节状病变,细胞形态较为一致,类似少突胶质细胞瘤,散在分布神经元成分,可见胶质神经结节(HE×40)

（三）MRI 表现

胚胎发育不良性神经上皮肿瘤位于皮层/皮层下,边界清楚,$T_1WI$ 上表现为分叶状、三角状、多泡状低信号,$T_2WI$ 呈明显高信号,表现为多囊状或有分隔。肿瘤在 FLAIR 序列上信号高于正常脑皮质,特征性表现为肿瘤边缘线样、斑片样或环形更高信号,见于大多数病例,可能与肿瘤边缘围绕含胶质-神经元成分的疏松组织有关。无瘤周水肿。增强后多无强化(图5-4-4),少数可为点状、结节状、环状或斑片状强化。

DWI 上呈低信号,ADC 图呈高信号。

PWI 显示 rCBV 减低。

$^1$H-MRS:有研究发现 NAA 峰下降,无 Cho 峰或 Cho/Cr 比值的升高。也有研究发现 Cho 峰轻度增高。

（四）诊断要点与鉴别诊断

1. 诊断要点

(1)多发生于儿童或青年。

(2)常位于幕上脑表面,有难治性癫痫病史。

(3)皮层/皮层下边界清楚、三角形、假囊性或多泡状的肿块。

(4)$T_1WI$ 上呈低信号,$T_2WI$ 上呈高信号,FLAIR 上边缘高信号。

(5)增强后多无明显强化,或呈结节状、环形强化。

2. 鉴别诊断

(1)Taylor 皮质发育不良:以大脑皮质与其下白质局灶畸形为特征,绝大多数病变位于颞叶外,MRI 呈局灶性皮层增厚,灰白质界限不清,$T_2WI$ 上高信号的白质病变呈漏斗状,尖端指向侧脑室。

(2)节细胞胶质瘤:多见于儿童及青年,以癫痫为主要症状,好发于颞叶,常位于皮层及皮层下区,多表现为囊实性占位,钙化较胚胎发育不良性神经上皮肿瘤常见,增强后实质部分呈不均匀强化。

(3)少突胶质细胞瘤:好发于30~35岁成人,约50%发生在额叶,钙化率约70%,条索状钙化颇具特征,信号不均,占位效应及周围水肿明显。

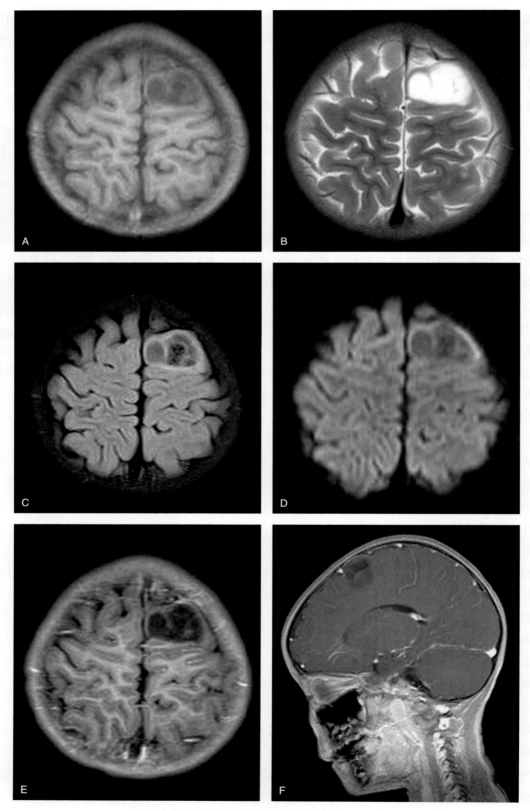

图 5-4-4　胚胎发育不良性神经上皮肿瘤 MRI 表现

A. T₁WI,示左额叶不规则囊状低信号；B. T₂WI,示病变呈明显高信号；C. FLAIR,示病变中心呈稍低
信号,边缘呈环状高信号；D. DWI,示病变周边局部呈稍高信号；E、F. CE-T₁WI,示病变无强化

（4）幕上低级别星形细胞瘤：好发于 20~40 岁，多位于深部白质，很少累及皮层，以癫痫作为首发症状者少见。可见瘤周水肿。

### （五）治疗和预后

胚胎发育不良性神经上皮肿瘤生长非常缓慢或几乎不生长，影像学随访数年多无明显变化。尽管通常情况下可实现肿瘤全切，但由于常伴有脑皮质发育不良，因此，多数癫痫外科医生建议更大范围的手术切除，即切除肿瘤周围导致癫痫的活性区，能显著减少癫痫发作。本病预后良好，术后很少复发，长期临床随访，即使是那些行肿瘤次全切除术的患者，也通常无肿瘤复发的迹象。

## 三、中枢神经细胞瘤

### （一）概述

中枢神经细胞瘤（central neurocytoma，CNC）是一种少见肿瘤，占颅内肿瘤的 0.2%~0.5%，占所有脑室内肿瘤的 10%，为 CNS WHO 2 级肿瘤。各年龄段均可发生，但好发于青年人，75% 发生于 20~40 岁，无性别差异。肿瘤起源于透明隔或脑室壁，位于侧脑室或第三脑室内，半数位于侧脑室近 Monro 孔处，15% 为侧脑室和第三脑室同时发生，13% 为双侧侧脑室发病，仅位于第三脑室内者占 3%。

中枢神经细胞瘤病因可能为脑室周围生发基质内既能向神经元分化也能向神经胶质细胞分化的双向分化潜能前体细胞。常见于少突胶质细胞瘤的特征性 *1p/19q* 共缺失，并不见于中枢神经细胞瘤。

由于肿瘤发生部位较特殊，患者早期症状多较轻微，主要为头晕不适，易被忽视。当肿瘤体积逐渐增大和 / 或病变累及 Monro 孔，造成颅内压增高时，表现为头痛、恶心、呕吐、视物模糊等颅内高压症状而就诊。本病病程较短，平均 3 个月。

### （二）病理学表现

中枢神经细胞瘤起源于脑室旁残余的胚胎性基质，肿瘤细胞分化介于神经节细胞和成神经细胞之间。

大体：典型表现为边界清晰、分叶状、中等程度血管化的脑室内肿块，灰白色，易碎，常伴有钙化、坏死、囊变。

光镜下：肿瘤细胞呈小圆形，细胞核显著均一化，伴均一的圆形细胞排列成片状或小叶状（图 5-4-5）。中枢性神经细胞瘤具有特征性的纤维性基质所组成的无细胞区，这一点可与少突胶质细胞瘤鉴别。MIB-1 标记指数一般小于 2%。若标记指数超过 2%、有丝分裂象增加、伴有微血管增殖和坏死，则与肿瘤复发风险增高有关。

电镜下：最具特征性的表现是在纤维细胞的胞突内见到平行排列的微管和突触结构，内含致密或透明囊泡。

免疫组化：神经元标记物 Syn 的阳性表达具有特征性，细胞间的 Syn 染色和它的特征性分布对中枢神经细胞瘤具有很高的特异性；而 OLIG2 阴性，有助于中枢神经细胞瘤与少突胶质细胞瘤的鉴别。

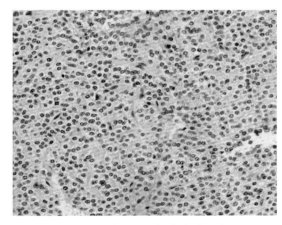

图 5-4-5　中枢神经细胞瘤病理表现
光镜下，示细胞形态单一，血管呈分枝状（HE×200）

### （三）MRI 表现

肿瘤宽基底附着于脑室壁或透明隔，边界清楚，分叶状。与灰质相比，$T_1WI$ 呈等低信号，$T_2WI$ 及 FLAIR 序列呈不均匀高信号，内可见多个小囊变区，多分布于肿瘤周边，呈典型的多泡样表现，囊变分隔常为等信号条索样结构，并与脑室壁、透明隔粘连，呈"绳索征""丝瓜瓤征"，矢状位和冠状位显示较好。肿瘤内有时可见粗大流空信号，钙化呈点状 $T_1WI$ 稍高信号。增强后呈轻到中度强化，迂曲粗大的血管影呈明显强化。患侧侧脑室常扩大,伴透明隔向对侧移位,对侧脑室也可扩大,肿瘤较大时可突入对侧脑室或第三脑室(图 5-4-6)。

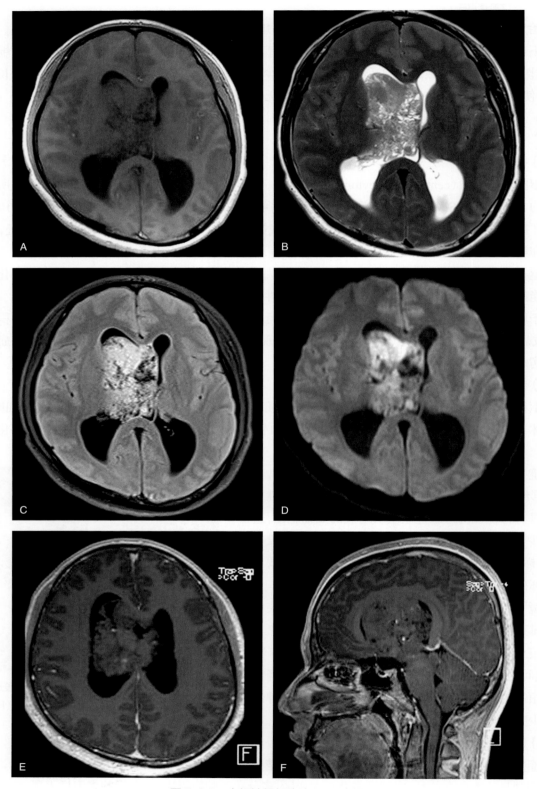

图 5-4-6　中枢神经细胞瘤 MRI 表现

A. T$_1$WI,示双侧侧脑室体部及第三脑室团块状稍低信号病灶; B. T$_2$WI,示病变呈稍高信号,囊变区呈明显高信号;
C. FLAIR,示病变呈稍高信号; D. DWI,示病变实性部分呈高信号; E、F. CE-T$_1$WI,示病变轻度不均匀强化

DWI 上实性部分呈高信号。

PWI 显示肿瘤 rCBV 升高。

$^1$H-MRS 上肿瘤实质 Cho 峰明显升高,NAA 峰明显降低,Cho/Cr 比值增高,NAA/Cr 比值降低,有研究表明发现特征性甘氨酸(glycine,Gly)峰有助于诊断,NAA 峰降低和 Gly 峰升高是中枢神经细胞瘤的特征性表现。

DTI:FA 图上受推压的白质纤维呈高信号,受破坏的白质纤维呈低信号。

(四)诊断要点与鉴别诊断

1. 诊断要点

(1)肿瘤好发于中青年。

(2)多位于侧脑室内,典型者位于孟氏孔附近,边界清楚,分叶状,宽基底附着于脑室壁或透明隔。

(3)肿瘤常伴钙化,囊变区多较小且分布于肿瘤周边,边缘等信号"绳索征"。

(4)增强后肿瘤呈轻到中度不均匀强化,其内见明显强化的迂曲粗大血管影,具有一定的特征性。

(5)DWI 呈高信号。

(6)NAA 峰降低和 Gly 峰升高是中枢神经细胞瘤的特征性表现。

2. 鉴别诊断

(1)脑室内脑膜瘤:多位于侧脑室三角区,而中枢神经细胞瘤位于透明隔孟氏孔附近,脑膜瘤囊变少见,中枢神经细胞瘤囊变较常见,增强扫描脑膜瘤常呈均匀显著强化。

(2)室管膜瘤:主要见于儿童,跨室壁生长,常与侧脑室室壁广基相连,信号不均,囊变常见,增强后呈不均质显著强化。

(3)脉络膜乳头状瘤:儿童多见,绝大多数发生在 5 岁前,大量分泌脑脊液是其特征表现,肿瘤常呈圆形、类圆形,边缘常为颗粒状、凹凸不平或分叶状,增强扫描呈均质显著强化或稍不均质显著强化。可伴有交通性脑积水。

(4)室管膜下巨细胞型星形细胞瘤:常见于结节性硬化患者,临床表现有癫痫、皮质腺瘤、智力低下。肿瘤边界清楚,强化明显,并可见钙化性室管膜下结节和错构瘤性皮质结节。

(5)室管膜下瘤:常见于年长的成人且更多见于第四脑室下份。但发生于幕上的室管膜下瘤常常毗邻孟氏孔,与中枢神经细胞瘤表现相似。

(五)治疗和预后

中枢神经细胞瘤为良性肿瘤,首选手术治疗,切除范围是影响预后的最重要因素,完全切除术后复发罕见,预后较好,术后 5 年生存率达到 90%。不能完全切除者易复发,常联合手术及放疗。中枢神经细胞瘤生长缓慢,很少侵及周围脑实质。突然发生的脑室梗阻或急性瘤内出血能导致患者病情突然恶化,甚至死亡。脑脊液播散罕见。

## 四、节细胞胶质瘤

(一)概述

节细胞胶质瘤(ganglioglioma,GG)由发育不良的神经节细胞和瘤性的胶质细胞组成,与节细胞瘤的区别在于病理成分中多了胶质成分,是最常见的混合性神经元 - 神经胶质肿瘤,但仅占所有原发性脑肿瘤的 1.0%~1.5%,占儿童脑肿瘤的 1%~4%。好发于儿童和青少年,80% 发生于 30 岁以前,高峰发病年龄为 10~20 岁。男性稍多见。病史较长,1~5 年。可发生于大脑和脊髓的任何部位,颞叶是最常见的发病部位,其次是额叶、顶叶和枕叶。偶见于松果体区、视神经、三叉神经、脑室、小脑半球、脑干、丘脑、鞍区、桥小脑角区。最常见的临床表现是复杂性癫痫,反复发作,药物难以控制。也可出现头痛、视物不清、视力受损等颅内高压症状。

　　节细胞胶质瘤可能是来源于胶质成分发生肿瘤性转化时形成的畸形胶质神经元前体病变。也有文献报道认为肿瘤来源于发育不良的脑皮质。分子遗传学表明节细胞胶质瘤中的神经元和神经胶质成分都来自共同的前体细胞,最常见的遗传改变是 *BRAF V600E* 突变(40%~60%)。

　　（二）病理学表现

　　大体:肿瘤位置表浅,质硬,浅灰或黄褐色,常扩展到皮层,最常见的表现是囊性肿瘤伴有附壁结节,也可表现为实性肿瘤。钙化常见,但出血和坏死少见。

　　镜下:组织学可见肿瘤由肿瘤性胶质细胞与神经节细胞构成,可相互混杂或分离存在(图 5-4-7)。神经节细胞分化良好,但细胞的大小、形状各不相同。节细胞胶质瘤中胶质成分多为纤维性或毛细胞性星形细胞,良性节细胞胶质瘤可以恶变,主要由肿瘤性胶质细胞恶变引起,但目前恶变的机制尚不清楚。有丝分裂象罕见。反映神经胶质成分增殖的 MIB-1 指数为 1%~3%。

　　免疫组化:可同时显示突触素阳性的神经元特性和胶质纤维酸性蛋白(GFAP)阳性的神经胶质特性。约 75%的节细胞胶质瘤呈干细胞抗原 CD34 表达阳性。

图 5-4-7　节细胞胶质瘤病理表现
光镜下,示发育异常的神经元和胶质细胞(HE×40)

　　（三）MRI 表现

　　肿瘤位于脑皮质或皮层下白质,位置表浅,颞叶最常见,常为单发,病变大小不一,直径可在 1~6cm 之间。MRI 表现有三种:完全囊性(5%),囊实性(52%)和实性(43%)。节细胞胶质瘤在 $T_1WI$ 上呈等信号或低信号,$T_2WI$ 和 FLAIR 上呈高信号,占位效应和瘤周水肿轻微。部分病例可见肿瘤邻近区域脑皮质发育不良。典型者呈伴壁结节的囊性病灶,位于颞叶。部分肿瘤内钙化在 $T_1WI$ 上呈高信号,$T_2WI$ 上呈低信号,有一定特征性。增强后强化表现不一,可为无强化、环状强化或明显强化,常常强化不均匀(图 5-4-8),还可表现为均匀强化的实性肿块。边界不清、斑片状强化为肿瘤的不典型表现,通常预后较差。

　　DWI 实性成分呈高或稍高信号。

　　PWI 上 rCBV 可升高。

　　$^1$H-MRS 上 Cho/Cr 比值增高,NAA/Cr 比值降低。

　　DTT 表现为病变区域白质纤维小部分残留,病变周围纤维束及内侧传导束呈受压移位。

　　（四）诊断要点与鉴别诊断

　　1. 诊断要点

　　（1）好发于青少年,难治性癫痫发作。

　　（2）位于脑皮质或皮层下白质。

　　（3）典型影像学表现为单个大囊伴钙化的壁结节,结节常伴钙化,边界清,占位效应轻。

　　（4）增强后强化不一,呈结节强化、环形强化,也可无强化。

　　2. 鉴别诊断

　　（1）弥漫性星形细胞瘤:发生于幕上大脑半球,可表现为囊性肿块伴强化结节,但钙化罕见。

　　（2）胚胎发育不良性神经上皮瘤:发病年龄一般在 20 岁以下,几乎均发生于幕上大脑皮质内或以皮层为主,常累及脑表面并向外膨出,颅骨可受压变薄。病灶常呈多囊性的"多泡"状外观,FLAIR 序列上常可见肿瘤周围高信号环。钙化及水肿少见,多数不强化。

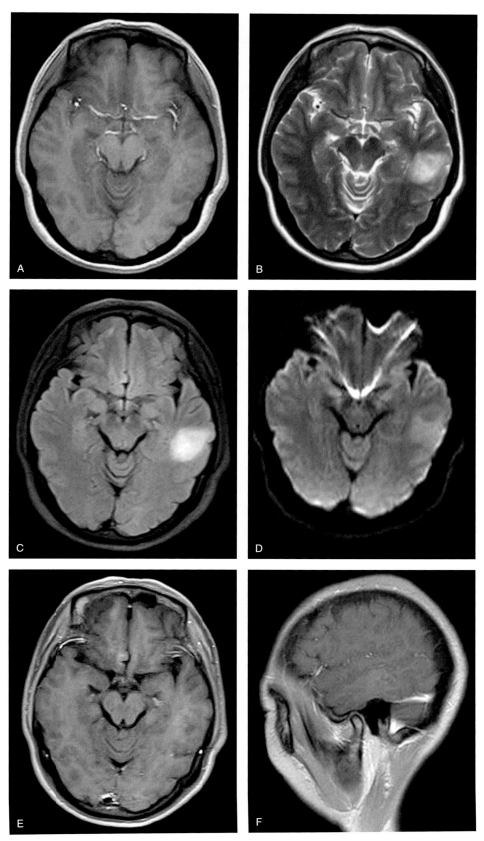

图 5-4-8 节细胞胶质瘤 MRI 表现

A. T₁WI,示左侧颞叶片状等信号；B. T₂WI,示病变呈高信号；C. FLAIR,示病变呈高信号；
D. DWI,示病变呈稍高信号；E、F. CE-T₁WI,示病变轻度不均匀强化

（3）毛细胞型星形细胞瘤：发病年龄小于 20 岁，尤以 5~10 岁儿童多见，好发于小脑、下丘脑、脑干或视觉通路，多为囊实性，增强扫描囊壁和实性成分明显强化，钙化少见。

（4）多形性黄色星形细胞瘤：发病年龄多小于 18 岁。多发生于幕上，颞叶多见。大多数表现为囊变伴壁结节，增强的结节邻近脑膜，常有"硬脑膜尾"征，有助于区别。钙化少见。

（5）少突胶质细胞瘤：通常起源于脑白质，向灰质发展，钙化也多见，常为不定形或曲线条状钙化。

（五）治疗和预后

节细胞胶质瘤通常生长缓慢，手术完全切除预后较好，通常能治愈，约有 80% 的患者癫痫不再发作。绝大多数患者术后 5 年内无复发。恶变少见，几乎从不发生转移。最近的研究表明，具有非癫痫发作和不典型影像学表现的节细胞胶质瘤不太适合行全切除术，而且预后更差。

## 五、乳头状胶质神经元肿瘤

### （一）概述

乳头状胶质神经元肿瘤（papillary glioneuronal tumor，PGNT）是一种罕见的中枢神经系统良性肿瘤，发病年龄范围 4~75 岁，平均 27 岁，多见于青年人，无明显性别差异。乳头状胶质神经元肿瘤大多位于幕上，颞叶最常见，其次为额叶和顶叶，枕叶少见，极少数可位于脑室内；乳头状胶质神经元肿瘤可位于脑室旁白质或大脑皮质，也可同时累及皮层和皮层下区白质，常邻近侧脑室。临床表现多为进行性头痛或间断性癫痫发作，肢体运动及视觉障碍少见。

### （二）病理学表现

乳头状胶质神经元肿瘤主要由胶质细胞和神经元方向分化的细胞构成，其中胶质细胞成分为星形细胞，神经元方向分化的细胞包括神经元细胞、神经节样细胞和神经节细胞等。

大体：表现为实性或囊实性，囊内可见附壁结节，质地偏软，可见钙化，出血和坏死少见。

光镜下：病变组织均可见假乳头状结构和实性区域两部分（图 5-4-9），假乳头结构表现为单层或假复层 GFAP 阳性的星形细胞包绕乳头中心的纤维组织和血管，乳头内衬突触素阳性的神经细胞、大的神经元和中等大小的神经节细胞；实性区域主要由神经元成分组成。

电镜下：神经元方向分化细胞具有含微管突起和异常的突触末端，但密集的核心颗粒罕见，胞质中等，核异型性极少，无坏死及核分裂象。

免疫组化：胶质纤维酸性蛋白（GFAP）、S-100 蛋白、神经丝蛋白（NF）、波形蛋白（Vim）均呈阳性，Ki-67 为 0.13%~3.45%，平均 1.24%。

### （三）MRI 表现

乳头状胶质神经元肿瘤大多位于幕上，颞叶最常见，可同时累及灰质和白质，多数肿瘤位于侧脑室周围深部白质，囊实性病灶常见，实性部分 $T_1WI$ 呈等或低信号，$T_2WI$ 及 FLAIR 序列呈高或稍高信号。增强后实性部分多为明显强化（图 5-4-10）。肿瘤较小时，无或轻微瘤周水肿；肿瘤较大时，常有明显的瘤周水肿。

DWI 上多无弥散受限。

PWI 显示实性部分 rCBV 无升高或轻度升高。

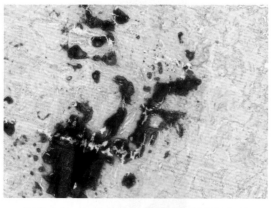

图 5-4-9  乳头状胶质神经元肿瘤病理表现
光镜下，示肿瘤组织由假乳头状结构和
实性区域两部分组成（HE×40）

[1]H-MRS：囊性部分可见 Lac 峰，实性部分 Cho 峰正常或升高。

有研究显示，肿瘤弥散受限、rCBV 及 Cho 峰升高有可能增加复发风险。

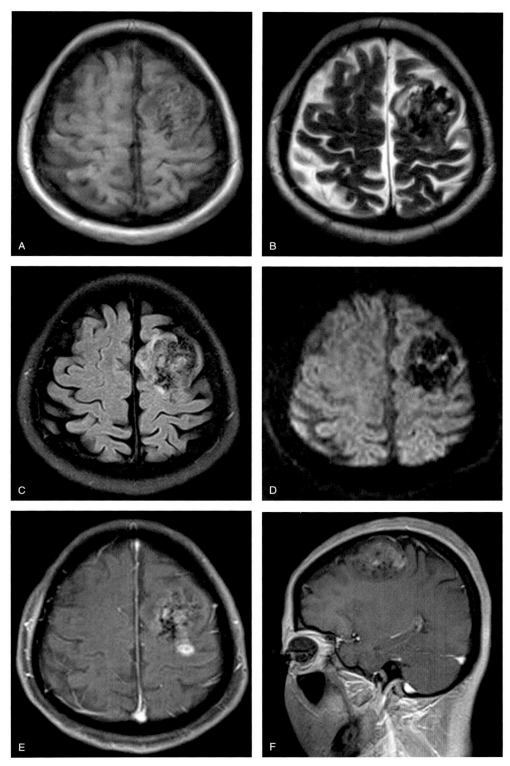

图 5-4-10　乳头状胶质神经元肿瘤 MRI 表现

A. T₁WI,示左侧额叶混杂等信号病灶;B. T₂WI,示病变呈混杂高低信号;C. FLAIR,示病变呈混杂高低信号;
D. DWI,示病变呈低信号,内见散在高信号;E、F. CE-T₁WI,示病变轻度不均匀强化

(四)诊断要点与鉴别诊断

1. 诊断要点

(1)好发于青年人。

（2）肿瘤多位于幕上，颞叶或脑室周围白质内。

（3）边界清楚，囊实性。

（4）增强后壁结节明显强化。

2. 鉴别诊断

（1）少突胶质细胞瘤：多见于额叶，瘤内钙化常见，病变与邻近脑实质分界不清，一般无囊壁结节样改变；而乳头状胶质神经元肿瘤多见于颞叶，钙化发生率较低，肿瘤边界清楚，囊变伴壁结节样肿块是其常见表现。

（2）胶质母细胞瘤：多发生于 60 岁以上的老年人，肿瘤边界不清，增强扫描多呈不规则花环状强化；而乳头状胶质神经元肿瘤多见于 40 岁以下，肿瘤边界清楚。

（3）胚胎发育不良性神经上皮肿瘤：多位于皮层区，病变多无占位效应及周围水肿，可伴有邻近颅骨受压变薄，增强扫描一般无明显强化；而乳头状胶质神经元肿瘤多邻近侧脑室，不伴有颅骨改变，病变呈囊实性肿块，增强扫描呈明显强化。

（4）多形性黄色星形细胞瘤：好发于青年人，多位于颞叶，囊实性占位，边界清楚，实性部分明显强化，邻近柔脑膜受累。

（5）脑实质内室管膜瘤：增强扫描呈不均匀强化，囊变常见，瘤内可见流空信号。

（五）治疗和预后

乳头状胶质神经元肿瘤生长缓慢，预后良好，完全切除者无复发。

## 六、脑室外神经细胞瘤

（一）概述

脑室外神经细胞瘤（extraventricular neurocytoma，ENC）是位于脑室系统以外的类似于中枢神经细胞瘤的非常少见的一类肿瘤，与中枢性神经细胞瘤在组织学以及免疫组化表现上均有很大的相似性，且均为 CNS WHO 2 级肿瘤。脑室外神经细胞瘤常见于年轻成人，平均年龄 34 岁，性别无明显差异。可发生在脑室外的任何部位，以大脑半球额顶叶较多，还可见于小脑、脑桥、松果体、脊髓，除中枢神经系统外，发生于视网膜、盆腔的也有报道。

因肿瘤部位不同而表现各异。患者早期症状多较轻微，多以头晕不适为主，容易被忽视。当肿瘤体积逐渐增大，造成颅内压增高时，多数患者就诊时表现为头痛、恶心、呕吐、视物模糊等颅内高压症状。

（二）病理学表现

光镜下：肿瘤细胞呈圆形或卵圆形，核周有空晕呈"煎蛋样"外观。部分细胞排列成"菊形团"，内可见神经纤维无核区，肿瘤内可见微血管增生及钙化（图 5-4-11）。与中枢神经细胞瘤相比有更多的神经胶质成分，神经节的变异，不典型的血管增生，坏死，有丝分裂增加。

电镜下：见大量的神经毡样结构、神经小管和突触结构。

免疫组化：神经细胞特异的神经元特异性烯醇化酶（NSE）多呈阳性，神经胶质细胞特异的胶质纤维酸性蛋白（GFAP）也可呈阳性，而突触素（Syn）强阳性即可诊断。

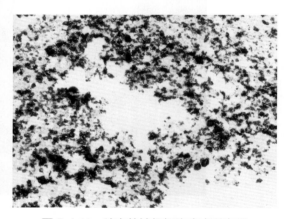

图 5-4-11　脑室外神经细胞瘤病理表现
光镜下，示部分细胞排列成血管周围"菊形团"
（HE×100）

（三）MRI 表现

以大脑半球多见,累及皮层或同时累及灰白质,还可发生于鞍区、小脑、脑干等部位,可分为三种表现类型：完全囊性,囊实性以及实质性。肿瘤实质 $T_1WI$ 呈等或低信号、$T_2WI$ 呈稍高信号,也可呈低或等信号,囊性部分呈 $T_1WI$ 低信号,$T_2WI$ 高信号,可见轻度或中度的瘤周水肿,增强后多为不均匀强化。肿瘤边界清楚,病灶较大时瘤周水肿区和占位效应明显。肿瘤内可见钙化,很少出血和血管流空信号,沿脑脊液播散少见。

DWI 示实性部分呈高信号（图 5-4-12）。

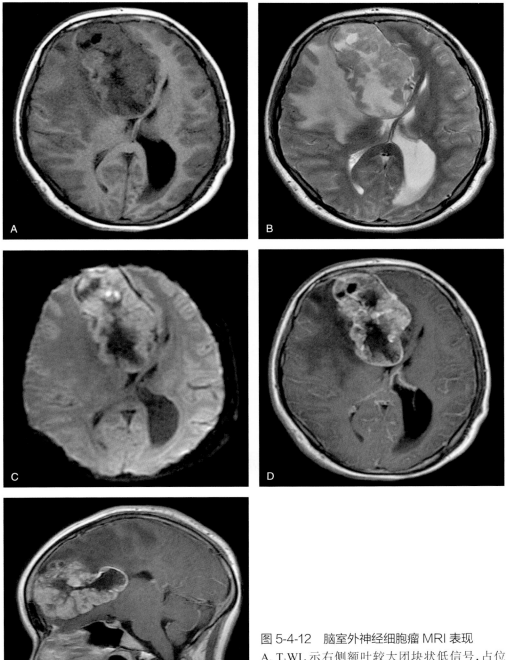

图 5-4-12　脑室外神经细胞瘤 MRI 表现
A. $T_1WI$,示右侧额叶较大团块状低信号,占位效应明显；B. $T_2WI$,示病变呈高信号,内见囊变区,瘤周水肿明显；C. DWI,示病变实性部分呈高信号；D~E. CE-$T_1WI$,示病变明显强化,囊变区不强化

PWI 显示实性部分 rCBV 升高。

$^1$H-MRS：NAA 峰、Cr 峰降低，Cho 峰升高。

（四）诊断要点与鉴别诊断

1. 诊断要点

（1）好发于年轻成人。

（2）边界清，累及皮层或同时累及灰白质，瘤内囊变多见，轻中度瘤周水肿，肿瘤较大时占位效应明显。

（3）增强后呈轻中度不均匀强化。

（4）较其他发生于脑实质的肿瘤出血倾向小。

2. 鉴别诊断

（1）少突胶质细胞瘤：见于成人，最常发生于额颞叶，一般靠近脑表面，钙化较粗大，呈条带状改变，瘤周水肿较轻，增强扫描多为轻中度强化。而肿瘤内较大的囊变伴钙化在少突胶质细胞瘤中较少见，更有助于脑室外神经细胞瘤的诊断。

（2）高级别星形细胞肿瘤：通常发病年龄较大，常发生于中老年人，肿瘤在 $T_1$WI 多表现为等低混杂信号，而在 $T_2$WI 上多表现为高信号，坏死、囊变常见，增强后不均匀强化；钙化少见。

（3）胚胎发育不良性神经上皮肿瘤：常见于年轻人，位于皮层，边界清，三角形分布，可见分隔，无瘤周水肿和占位效应，一般不强化，可见钙化，常伴皮质发育不良，颅骨有压迫表现。

（4）节细胞胶质瘤：通常发生于年龄较小患者，一般在 30 岁以下，颞叶是其好发部位，典型表现是囊性病变伴有钙化壁结节，瘤周水肿多不明显。

（5）血管网状细胞瘤：好发于中青年人，小脑多发，幕上少见，也可分为囊性、囊实性、实性，其中囊性肿块伴有壁结节多见，增强后壁结节明显均匀强化，典型呈大囊小结节，瘤周可见流空血管信号，实性成分强化程度高于脑室外神经细胞瘤。

（五）治疗和预后

脑室外神经细胞瘤，保守的手术治疗加放疗预后更佳。与中枢神经细胞瘤相比有更强的侵袭性和更高的复发率。

# 第五节　脉络丛肿瘤

脉络丛乳头状肿瘤起源于脉络丛上皮细胞，占颅内肿瘤的 0.4%~0.7%，占胶质瘤的 2%。脉络丛肿瘤包括良性的脉络丛乳头状瘤和恶性的脉络丛癌，及介于两者之间的非典型脉络丛乳头状瘤。本节主要介绍脉络丛乳头状瘤。

（一）概述

脉络丛乳头状瘤（choroid plexus papilloma）可发生于任何年龄，以儿童及青少年多见，男性居多；主要见于 10 岁以前，中位诊断年龄为 3.5 岁，约占儿童颅内肿瘤的 3%，约占 1 岁以内婴儿脑肿瘤的 40%，为 CNS WHO 1 级肿瘤。肿瘤最常见于侧脑室，其次为第四脑室，发生于第三脑室者较少见，偶可发生于脑室外，为脉络丛组织的胚胎残余发展而来。约 5% 的肿瘤为多发。

先天性脉络丛乳头状瘤常见，可能是胎儿脉络丛在分化过程中受短暂纤毛化影响所致。成年人脉络丛乳头状瘤可能起源于分化的脉络丛上皮。脉络丛乳头状瘤的基因组分析显示脉络丛上皮细胞的发育和生物学行为与基因有关,如:*OTX2* 和 *TRPM3*。

好发部位因年龄而有所不同,儿童多见于侧脑室,而成人多位于第四脑室,发生于侧脑室者多位于三角区。肿瘤位于侧脑室、第三脑室、第四脑室和脑桥小脑角时,中位诊断年龄分别为 1.5 岁、1.5 岁、22.5 岁和 35.5 岁。位于侧脑室者无明显性别差异,发生于第四脑室者多见于男性。男性稍多见,男女之比为 1.2∶1,但脑桥小脑角肿瘤主要见于女性。部分肿瘤具有分泌脑脊液功能,可引起非梗阻性脑积水。少数巨大的脉络丛乳头状瘤可累及多个部位。约 5% 的脉络丛乳头状瘤可累及三个脑室,肿瘤起源于第三脑室,经室间孔向头侧蔓延入双侧侧脑室内。脉络丛乳头状瘤临床表现缺少特征性,主要由于脑积水而致高颅压和局部神经损害症状,患者可表现为头痛、呕吐、行走不稳等。

脉络丛乳头状瘤也可为艾卡尔迪综合征(Aicardi syndrome)的部分表现。艾卡尔迪综合征为 X 连锁的显性遗传综合征,几乎仅见于女性;被定义为婴儿痉挛症、胼胝体发育不良和特异性脉络膜视网膜异常三联征。自从 1965 年首次报道后,逐渐认识到一些新的特征,如脑皮质发育异常、灰质异位、脉络丛乳头状瘤以及脉络丛囊肿。据估计,艾卡尔迪综合征中的脉络丛乳头状瘤发病率为 3%~5%,1% 的病例可累及双侧侧脑室和第三脑室。

### (二)病理学表现

大体:脉络丛乳头状瘤呈界限清晰的乳头状或菜花样肿块,可附着于脑室壁,但通常并不经脑室壁侵犯邻近脑实质,瘤内常见囊变和出血。

镜下:肿瘤由分化较好的脉络丛上皮细胞以及血管结缔组织组成,基本为乳头状结构,可出现复杂的分支,核圆形或卵圆形,大小较一致,无或少见核分裂象(图 5-5-1),细胞异型性不明显,无坏死,生长缓慢,无浸润性。

免疫组化:所有脉络丛乳头状瘤均有细胞角蛋白、波形蛋白、平足蛋白表达。肿瘤的有丝分裂活性非常低,MIB-1 指数小于 1%。

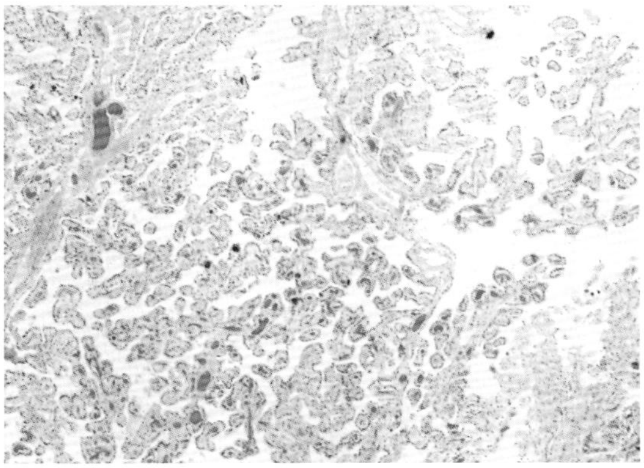

图 5-5-1 脉络丛乳头状瘤病理表现

光镜下,示纤细的纤维血管结缔组织围绕一层柱状上皮,核分裂象少见(HE×40)

### (三)MRI 表现

脉络丛乳头状瘤在儿童多见于侧脑室,而在成人多位于第四脑室,发生于侧脑室者多位于三角区。$T_1WI$ 上呈等或稍低信号,$T_2WI$ 和 FLAIR 序列上呈高或稍高信号,肿瘤内常可见线样或分支状流空血管。增强后呈显著均匀强化。典型呈菜花状或桑葚状(图 5-5-2)。可有脑积水。肿瘤多边界清楚,常无瘤周水肿。

DWI 常呈等信号,无弥散受限。

PWI 上肿瘤实质 rCBV、rCBF 相对较低。

$^1$H-MRS 上 mI 峰显著升高。

罕见的变异型脉络丛乳头状瘤包括完全囊变型和脑室内脉络丛乳头状瘤的囊性转移。完全囊变的脉络丛乳头状瘤多表现为可移动的大囊肿,伴有附着于脉络丛的明显强化壁结节,其可能会导致突发的梗阻性脑积水。来源于脉络丛乳头状瘤的脑实质外囊性转移,表现为无强化的脑池内脑脊液样囊肿,类似于多发的寄生虫囊肿。

### (四)诊断要点与鉴别诊断

1. 诊断要点

(1)儿童多见于侧脑室三角区,成人多位于第四脑室。

(2)典型者呈边界清楚的桑葚状、乳头状。

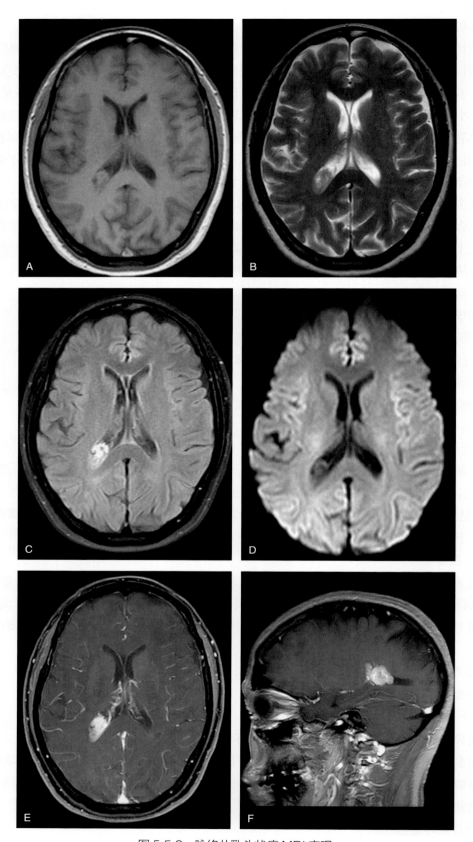

图 5-5-2 脉络丛乳头状瘤 MRI 表现

A. T₁WI,示右侧侧脑室后角内团块状低信号；B. T₂WI,示病变呈稍高信号；C. FLAIR,示病变呈高信号；
D. DWI,示病变呈等信号；E、F. CE-T₁WI,示病变呈明显强化,欠均匀

（3）T₁WI 上呈等或低信号，T₂WI 上呈高或稍高信号，增强后明显均匀强化。

（4）DWI 常呈等信号。

（5）PWI 上肿瘤实质 rCBV 相对较低。

（6）¹H-MRS 上 mI 峰显著升高。

2. 鉴别诊断

（1）非典型脉络丛乳头状瘤和脉络丛癌：肿瘤的常规 MRI 表现类似，PWI 上脉络丛癌的 CBF 比脉络丛乳头状瘤高。此外，脉络丛癌远比脉络丛乳头状瘤更容易侵犯脑实质。这三种肿瘤均可发生脑脊液播散。因此，脑脊液播散既不是影像鉴别点，也不是预测脉络丛肿瘤恶性程度的可靠指标。

（2）室管膜下巨细胞型星形细胞瘤：常见于儿童，病变呈类圆形或分叶状，增强后病灶呈均匀或不均匀性明显强化，常合并结节性硬化，临床有癫痫、皮质腺瘤和智力低下等典型表现。

（3）中枢神经细胞瘤：好发于青壮年，肿瘤多位于侧脑室前 2/3、孟氏孔附近的透明隔或侧脑室壁，可向第三脑室生长，可引起一侧或双侧脑室扩大。肿瘤形态常不规则，血供丰富，瘤体内有时可见血管流空现象，当肿瘤体积较大，侵及胼胝体、侧脑室顶部及侧壁，病灶周围出现"索条征"，表现为肿瘤边缘的网状或条状等 T₁、等 T₂ 信号，增强呈轻至中度强化，是中枢神经细胞瘤的特征性表现。

（4）室管膜瘤：多为不规则形，与侧脑室壁之间常有广基相连或跨壁生长，易发生囊变，信号不均匀是其特点，增强扫描肿瘤呈显著不均匀强化。

（5）脑室内脑膜瘤：常见于中年女性，位于侧脑室内三角区，T₁WI 呈等或稍低信号，T₂WI 呈等或稍高信号，信号比较均匀，多呈显著均匀强化，而脉络丛乳头状瘤多局限于脑室内，少数可经脑脊液播散形成远处病灶。

（6）室管膜下瘤：常发生于第四脑室和侧脑室，好发于青少年或成年，男性多见，多数病变小于 2cm，T₁WI 呈低或等信号，T₂WI 呈高信号，增强后多无或轻微强化，少数病变可有中度不均匀强化。

（7）脉络丛黄色肉芽肿：是良性偶发病变，常见于侧脑室脉络丛，主要由伴有脂质沉积的脱屑上皮细胞、巨噬细胞和多核异物巨细胞组成。常见于中年和老年患者。MR 表现为双侧脉络丛血管球强化伴多房性囊肿。

（五）治疗和预后

脉络丛乳头状瘤手术完全切除可治愈，其 5 年存活率为 100%。肿瘤全切后的复发率很低，其复发率为 5%~6%。已有脉络丛乳头状瘤恶性进展为脉络丛癌的报道，但十分少见。

# 第六节　松果体区肿瘤

松果体实质肿瘤是起源于松果体实质的肿瘤，占颅内肿瘤的比例不足 0.2%，然而在所有儿童脑肿瘤中几乎占 10%，占松果体区肿瘤的 15%~30%。基于是否存在有丝分裂及神经微丝染色，松果体实质肿瘤主要分为三级：①松果体细胞瘤（pineocytoma），分化较好；②中间分化的松果体实质肿瘤（pineal parenchymal tumor of intermediate differentiation，PPTID），介于松果体细胞瘤和松果体母细胞瘤的中间分化型松果体实质肿瘤；③松果体母细胞瘤（pineoblastoma），为恶性程度最高的松果体实质肿瘤。三者在临床和影像学上有重叠，准确诊断依赖于病理。

2021 年 WHO 中枢神经系统分类新增松果体区促纤维增生型黏液样肿瘤，*SMARCB1* 突变型，这是一种缺乏恶性组织病理学征象的罕见 *SMARCB1* 突变型。关于松果体肿瘤的生物学行为,PPTID、PTPR 和 *SMARCB1* 突变型促纤维增生型黏液样肿瘤的组织学分级标准仍有许多问题有待确定。

分子研究在松果体肿瘤的诊断中发挥了作用。例如,KBTBD 4 框内插入是诊断 PPTID 的理想标准。使用甲基化分析,松果体母细胞瘤可分为 4 种分子亚型:松果体母细胞瘤,miRNA 加工改变 1 型,见于儿童且以 *DICER1*、DROSHA 或 DGCR 8 突变为特征;松果体母细胞瘤,miRNA 加工改变 2 型,多见于大龄儿童且预后相对较好,也以 *DICER1*、DRO-SHA 或 DGCR 8 突变为特征;松果体母细胞瘤,MYC/*FOXR2* 激活型,见于婴儿,有 MYC 激活和 *FOXR2* 过表达;松果体母细胞瘤,RB 1 突变型,见于婴儿且与视网膜母细胞瘤相类似。

本节主要介绍松果体细胞瘤和松果体母细胞瘤。

## 一、松果体细胞瘤

### (一)概述

松果体细胞瘤占松果体实质肿瘤的 14%~60%,占所有颅内肿瘤的 1%,可发生于任何年龄,但多见于成人,好发于 20~40 岁,无明显性别差异,为 CNS WHO 1 级肿瘤。小的松果体细胞瘤常在影像学检查时偶然被发现。肿瘤较大时,可压迫邻近结构或引起脑积水而出现相应临床症状。临床主要表现为头痛、呕吐等高颅压症状,可有神经系统损害症状和内分泌症状。亦可出现视觉障碍(Parinaud 综合征)等。

### (二)病理学表现

大体:肿瘤边界清楚,圆形或分叶状,灰褐色,可见瘤内囊变或出血灶。

镜下:肿瘤由相对较小、形态一致、类松果体的成熟细胞组成,核呈圆形或椭圆形(图 5-6-1)。最特征性的表现是形成较大的"松果体细胞瘤性菊形团",其由丰富、纤细的肿瘤细胞突起形成。

免疫组化:突触素、神经元特异性烯醇化酶和神经丝蛋白等神经元标志物呈阳性表达。

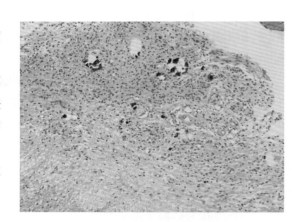

图 5-6-1  松果体细胞瘤病理表现
镜下,示肿瘤由相对较小、形态一致、类松果体的成熟细胞组成(HE×40)

### (三)MRI 表现

松果体细胞瘤呈圆形、类圆形或分叶状,边界清楚,$T_1WI$ 呈等或低信号,$T_2WI$ 呈稍高信号或接近等信号,增强后呈轻到中度强化,甚至明显强化,可为实性、环状,甚至结节状强化(图 5-6-2)。信号一般较均匀,可出现囊变,较少发生坏死、出血。明显钙化时信号不均。压迫中脑导水管致幕上梗阻性脑积水,肿瘤较大时亦可压迫脑干和小脑。

DWI 呈等或稍高信号。

$^{1}$H-MRS:NAA 峰下降,Cho 峰升高,Cho/NAA 比值升高。

### (四)诊断要点与鉴别诊断

1. 诊断要点

(1)好发于成年人。

(2)肿瘤中心位于松果体,边界清楚。

(3)$T_1WI$ 呈等或低信号,$T_2WI$ 呈等或稍高信号,瘤周水肿不明显。

(4)增强后明显强化。

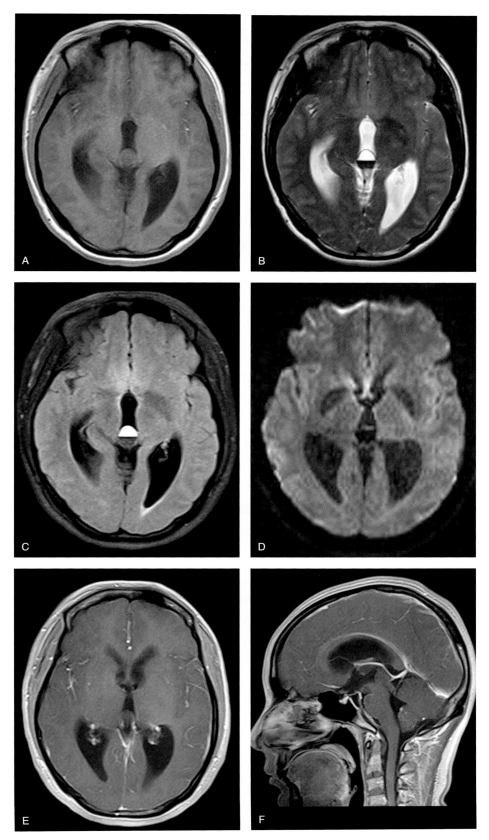

图 5-6-2 松果体细胞瘤 MRI 表现
A. T₁WI,示松果体区团块状等信号;B. T₂WI,示病变呈混杂高信号,内部见液 - 液平面,上份呈高信号,
下份呈低信号;C. FLAIR,示病变呈上高下低信号;D. DWI,示病变呈低信号;E、F. CE-T₁WI,示病变无强化

2. 鉴别诊断

(1)生殖细胞瘤:好发于年轻男性,多见于松果体区及鞍上区,$T_1WI$ 呈等或低信号,$T_2WI$ 呈等或高信号,增强后均匀显著强化,强化程度高于松果体细胞瘤。生殖细胞瘤对放疗敏感,可行试验性治疗。其恶性程度高,直接侵犯第三脑室后部,也可经缰连合或沿脑脊液播散向鞍区。

(2)畸胎瘤:儿童多见,$T_1WI$、$T_2WI$ 均呈混杂信号,增强扫描肿块不均匀强化或无强化。畸胎瘤多含有脂肪成分,脂肪信号有助于确诊及鉴别。

(3)松果体母细胞瘤:儿童多见,肿瘤多呈分叶状,体积较大,肿瘤内坏死、囊变、出血多见,早期可见脑脊液播散,恶性程度高。

(4)中间分化的松果体实质肿瘤:见于中年和老年患者,影像学表现具"侵袭性"。

(五)治疗和预后

小的松果体细胞瘤多进行定期复查。肿瘤较大时行外科手术切除。

松果体细胞瘤生长缓慢,肿瘤体积常常多年不变。能否手术全切是影响患者预后的主要因素,5 年生存率为 86%~100%,完全切除后无复发,很少经脑脊液播散。

## 二、松果体母细胞瘤

### (一)概述

松果体母细胞瘤(pineoblastoma)是一种发生于松果体区的低分化原始胚胎性肿瘤,CNS WHO 4 级,占松果体区肿瘤的 15%,松果体实质肿瘤的 20%~50%。可发生于任何年龄,但好发于 20 岁之前,尤多见于儿童,男性稍多见。

临床表现为高颅压症状、神经系统损害症状和内分泌症状。神经系统损害症状包括:眼征(眼球运动障碍,瞳孔对光反射障碍)、听力障碍、小脑征(共济失调,肌张力降低,意向性震颤)、下丘脑损害症状(多饮多尿,嗜睡,向心性肥胖)。内分泌症状表现为性征发育停滞或不发育。松果体母细胞瘤常侵犯周围脑组织,并可转移至脑实质内,常见沿脑脊液播散至蛛网膜下腔,甚至转移至中枢神经系统以外的结构。

### (二)病理学表现

大体:松果体母细胞瘤的典型表现为质软、易碎、灰褐色、弥漫性浸润的肿瘤,可侵及邻近脑组织,造成中脑导水管阻塞,瘤内坏死和出血常见。可经脑脊液种植形成脑和脊髓表面层状包衣样的转移灶。松果体母细胞瘤是富细胞性胚胎性肿瘤,类似于中枢神经系统其他原始神经外胚层肿瘤。

镜下:突出的组织学特点为未分化的小圆形蓝染细胞、核深染、核质比高,以弥散的片状形式排列,可见成神经细胞分化的 Homer-Wright 菊形团或视网膜母细胞分化的 Flexner-Wintersteiner 菊形团(图 5-6-3),可有出血或坏死。

免疫组化:Syn、NSE 呈阳性反应。

### (三)MRI 表现

瘤内坏死和出血常见,信号不均,边界不清,呈分叶状,$T_1WI$ 常表现为混杂的等或低信号,$T_2WI$、FLAIR 序列呈混杂的等或高信号,增强后呈不均匀性强化(图 5-6-4)。可见蛛网膜下腔、室管膜播散灶。几乎均有梗阻性脑积水。

DWI 上肿瘤实性部分呈稍高信号或高信号,ADC 值减低。

$^1$H-MRS 显示 Cho 峰明显增高,NAA 峰降低,Cho/NAA 比值升高。

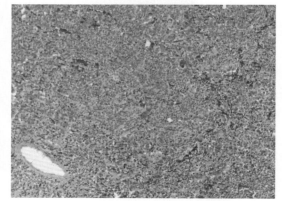

图 5-6-3　松果体母细胞瘤病理表现

光镜下,示病变内 Homer-Wright 花结(HE×100)

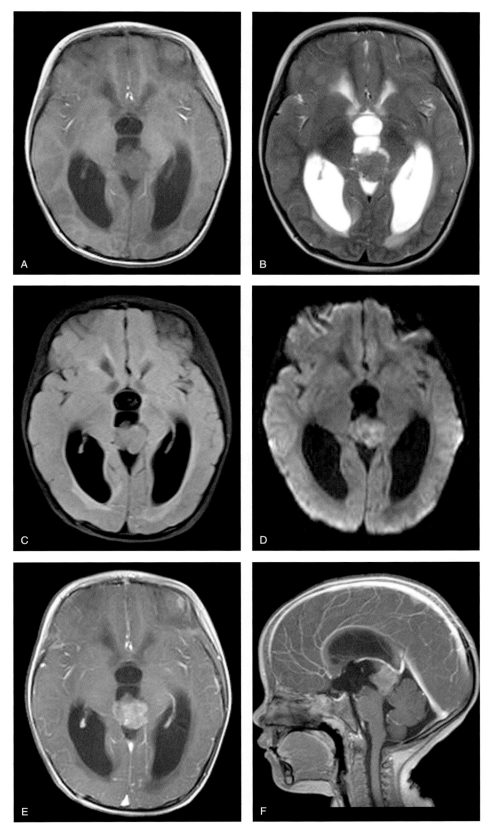

图 5-6-4 松果体母细胞瘤 MRI 表现

A. T₁WI,示松果体区第三脑室后部团块状等信号;B. T₂WI,示病变呈等信号;C. FLAIR,示病变呈等信号;
D. DWI,示病变呈稍高信号;E、F. CE-T₁WI,示病变中度不均匀强化

（四）诊断要点与鉴别诊断

1. 诊断要点

（1）儿童多见。

（2）肿瘤中心位于松果体，边界不清，侵犯周围脑组织。

（3）病灶内常见坏死、囊变和出血，增强后呈不均匀强化。

（4）可沿蛛网膜下腔、室管膜种植播散。

2. 鉴别诊断

（1）松果体细胞瘤：发病年龄较松果体母细胞瘤大，钙化更常见，边界清晰，轻到中度强化。

（2）生殖细胞瘤：多见于青少年男性，推压钙化的松果体移位，$T_1WI$ 呈等或低信号，$T_2WI$ 呈等或高信号，增强后均匀显著强化。对放疗敏感。也可经脑脊液播散，准确区分二者有一定困难。

（3）胶质瘤：良性者可不强化，恶性者不均匀明显强化。肿瘤来源于松果体或其周围脑实质结构。

（4）畸胎瘤：信号混杂，内含脂肪、骨和钙化等成分，其中脂肪成分在 $T_1WI$ 呈高信号，抑脂像呈低信号，具有特征性。

（五）治疗和预后

常用的治疗方案是局部肿瘤外科手术切除＋辅助化疗和全脑脊髓放疗。

松果体母细胞瘤常有侵袭性、沿脑脊液播散，因此手术切除和放疗的范围影响预后。松果体母细胞瘤综合治疗后的 1 年和 5 年存活率分别为 88%、58%。

# 第七节　胚胎性肿瘤

## 一、髓母细胞瘤

### （一）概述

髓母细胞瘤（medulloblastoma，MB）是一种源于第四脑室顶残留的原始神经上皮组织的恶性程度极高的肿瘤，包括四个亚型：促纤维增生性/结节性髓母细胞瘤、伴有广泛结节的髓母细胞瘤（medulloblastoma with extensive nodularity，MBEN）、间变型髓母细胞瘤和大细胞髓母细胞瘤，无论其组织学或遗传学亚型如何，所有髓母细胞瘤均被 WHO 定义为 CNS WHO 4 级。

髓母细胞瘤占全部脑肿瘤的 6%~8%，占儿童脑肿瘤的 12%~25%，为儿童最常见的恶性中枢神经系统肿瘤；在儿童脑肿瘤中，仅次于星形细胞瘤，居第二位。为最常见的儿童颅后窝肿瘤，占儿童颅后窝肿瘤的 40%。约 30% 发生于成人，占成人脑肿瘤的 0.4%~1%。男性约占 60%。平均发病年龄为 13 岁，77.4% 在 19 岁前发病。在儿童组，平均发病年龄为 7.3 岁，在 3 岁和 7 岁各有一个发病小高峰。在成人组，2/3 在 30~40 岁间发病，50 岁以上者罕见。

超过 90% 的髓母细胞瘤位于小脑，其中 3/4 以上发生于小脑蚓部，位于小脑半球者多见于年长儿童、青年人和成人，这是由于随着年龄的增长，未分化的原始细胞从小脑中线向侧上方迁移所致；需强调的是，发生于这些年龄组的髓母细胞瘤，仍最常见于小脑蚓部。其他少见部位包括第四脑室、脑干、脑桥小脑角等。

病史多较短，75% 的患者在发病 3 个月内就诊。临床常见症状为头痛、呕吐、共济失调、视乳头水肿、眼球震颤等。癫痫不常见,其出现常预示肿瘤播散。肿瘤沿脑脊液播散常见,约 1/3 患者就诊时即有脑脊液播散。由于脑脊液自枕大孔进入椎管内,首先位于脊髓后方,然后流至脊髓前方,再返回至颅内,因此椎管内播散灶以脊髓后方为明显。增强 MRI 对蛛网膜下腔播散灶的发现率高于脑脊液的细胞学检查。颅外转移约见于 7% 的患者,常见转移部位为骨,其次为淋巴结、肝和肺等。

（二）病理学表现

大体:肿瘤呈灰红色或粉红色,边缘清楚、质硬,或柔软易碎、边界不清;无明确包膜,75%~80% 合并囊性变,也可合并出血和钙化。

镜下:瘤细胞丰富,排列致密,呈长圆形,细胞核多而胞质少(图 5-7-1)。部分细胞排列呈菊形团状,部分细胞无特殊排列形式。

免疫组化:Syn、NSE、MAP-2 和 CD56 等多呈散在或局部阳性表达,网状纤维和 NenN 染色可帮助确定促纤维增生 / 结节型。

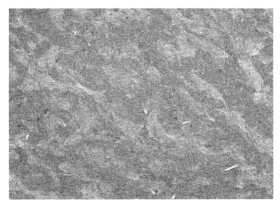

图 5-7-1　髓母细胞瘤病理表现
光镜下,示未分化的肿瘤细胞,染色质多而胞质不明显(HE × 40)

经典型髓母细胞瘤约占所有髓母细胞瘤的 70%。表现为高度细胞化,由均匀的小圆蓝细胞呈片状和小片状排列,并且具有成神经细胞性(Homer-Wright)菊形团和血管周围假性菊形团,核分裂象多变。

"促纤维增生" 指的是纤维或结缔组织的增长。促纤维增生性 / 结节性髓母细胞瘤占髓母细胞瘤的 15%~20%。这种变异型的特征是在低分化的小圆蓝细胞背景下分布着丰富的网状纤维岛。在以结节为主的情况下,这种变异称为伴有广泛结节的髓母细胞瘤。

大细胞 / 间变性髓母细胞瘤约占髓母细胞瘤的 10%。其特征是较大的核多形性、有丝分裂活跃、大量凋亡的间变细胞。

（三）MRI 表现

髓母细胞瘤多位于小脑蚓部或小脑半球;与白质相比,$T_1WI$ 呈等到低信号,$T_2WI$ 及 FLAIR 序列多为等到高信号,信号多不均匀。囊变较常见。增强后多为不均匀强化(图 5-7-2),少数可为均匀性强化。广泛结节性者呈葡萄串样结节表现;促纤维增生性者多位于小脑半球,常侵犯脑膜并引起明显的纤维增生反应,增强后见异常脑膜强化,呈 "脑膜尾征"。脑脊液播散灶常见,表现为柔脑膜、脑室内、蛛网膜下腔、脊髓表面条片状、结节状强化灶。肿瘤位于小脑蚓部时,第四脑室受压前移,病灶前方见弧形脑脊液信号。

肿瘤位于上蚓部时,常使中脑导水管受压、变窄,向前移位。肿瘤居于第四脑室顶部时,中脑导水管被挤开且向上移位,四叠体板由正常直立位置变为近乎水平。肿瘤可向前突破第四脑室底侵犯脑干。

DWI 上呈高信号。

PWI 上呈明显高灌注。

$^1$H-MRS 上 NAA 和 Cr 峰降低,Cho 峰增高,偶可见 Lip 和 Lac 峰。

（四）诊断要点与鉴别诊断

1. 诊断要点

（1）多见于儿童。

（2）肿瘤位于小脑中线,其前方见脑脊液信号,少数位于小脑半球,边界清楚或不清。

（3）囊变多见,增强后呈不均匀强化,可有沿脑脊液播散灶。

（4）DWI 上呈高信号。

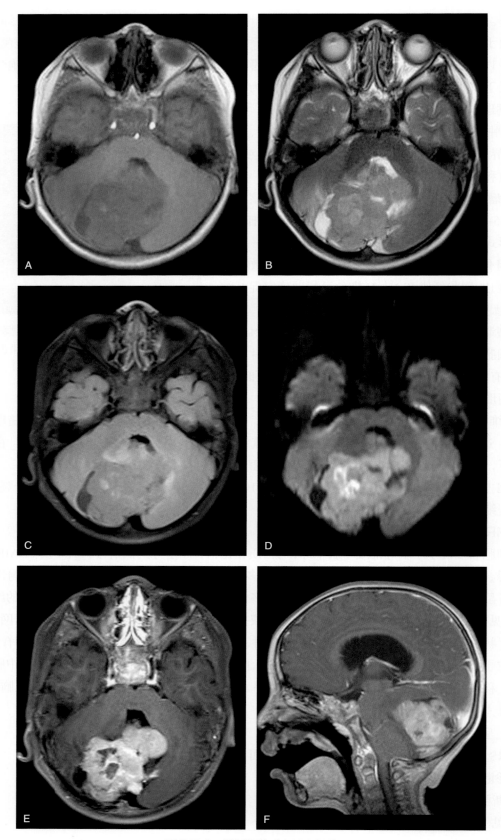

图 5-7-2    髓母细胞瘤 MRI 表现

A. $T_1WI$,示小脑蚓部团块状低信号；B. $T_2WI$,示病变呈稍高信号,其内见少许高信号的囊变区,瘤周见轻度水肿；
C. FLAIR,示病变呈混杂等信号；D. DWI,示病变实性部分呈高信号；E、F. CE-$T_1WI$,示病变呈明显不均匀强化

（5）PWI 上呈明显高灌注。

（6）$^1$H-MRS 上 NAA 和 Cr 峰降低，Cho 峰增高，偶可见 Lip 和 Lac 峰。

2. 鉴别诊断

（1）室管膜瘤：位于第四脑室内，其后部可见弧形脑脊液信号，肿瘤常延伸至脑桥小脑角和枕大池，钙化常见，强化程度不及髓母细胞瘤明显，常呈轻度强化。NAA 和 Cr 峰降低程度没有髓母细胞瘤明显。

（2）幕下星形细胞瘤：多呈长 $T_1$、长 $T_2$ 信号，信号不均，增强后多为不均匀强化，多边界不清，肿瘤多位于小脑半球内，很少靠近小脑表面，无"脑膜尾征"。

（3）血管网状细胞瘤：最常见类型为大囊小结节型，特征表现是囊性病灶伴强化壁结节；实体型血管网状细胞瘤常见血管流空征，均匀且明显强化，较具特征性，一般不难鉴别。

（4）脑膜瘤：多见于中年女性，位于脑外，与脑组织分界清楚，多为类圆形，边界光滑整齐，增强后均匀性强化，肿瘤内和 / 或周围常见血管流空信号，囊变少见。

（5）第四脑室脉络丛乳头状瘤：儿童较为少见，MRI 图像上，病变表面乳头状结构显示明显，且 $^1$H-MRS 出现的肌醇峰可作为鉴别诊断依据。

（五）治疗和预后

髓母细胞瘤对放射治疗敏感，目前多采取手术切除联合放射治疗，放射治疗区域包括颅后窝、全脑和椎管。但对于小于 2 岁的患者，除非有脑脊液播散或肿瘤复发，否则不应行全脑全脊髓放射治疗。

## 二、非典型畸胎样 / 横纹肌样瘤

（一）概述

非典型畸胎样 / 横纹肌样瘤（atypical teratoid/rhabdoid tumor，AT/RT）罕见，高度恶性，预后极差，多数在 1 年内死亡。好发于 2 岁以下的婴幼儿，亦可见于儿童和成人。占小儿原发性中枢神经系统肿瘤的 1.3%，占 2 岁以下婴幼儿脑肿瘤的 6.7%。94% 的病例发生于 5 岁以内，男女之比为 1.4∶1。儿童患者肿瘤多位于幕下，且常见于小脑半球；成人者多位于幕上；脑外者多位于脑桥小脑角。

非典型畸胎样 / 横纹肌样肿瘤是一种遗传学角度定义的肿瘤，其突变特征是 *SMARCB1/SNF5* 基因缺失和双等位基因失活。非典型畸胎样 / 横纹肌样肿瘤的 *SMARCB1* 蛋白缺失导致 *LIN28B*（一个胚胎发育和维持干细胞多潜能的关键基因）和相关致癌基因（如 *CCND1*）的无对照表达。

尽管非典型畸胎样 / 横纹肌样肿瘤的特征是 *SMARCB1* 表达的原型缺失（在罕见的 *SMARCB1* 野生型肿瘤中为 *SMARCA4*），但其并不是同质性疾病。分子谱已经鉴定出三个表观遗传学和临床上截然不同的非典型畸胎样 / 横纹肌样肿瘤亚组，目前被指定为 ATRT-TYR、ATRT-*SHH* 和 ATRT-MYC。ATRT-TYR 具有广泛的 *SMARCB1* 缺失，表现为黑素体基因的过表达。ATRT-*SHH* 具有 *SMARCB1* 局部畸变、*SHH* 通路过表达。ATRT-MYC 也有 *SMARCB1* 局部缺失，但过度表达 MYC 和 HOX 集群。

非典型畸胎样 / 横纹肌样肿瘤可发生于幕上或幕下，其发病部位与表观遗传学亚群相关。超过一半的非典型畸胎样 / 横纹肌样肿瘤位于幕上，通常发生在大脑半球，也有发生于其他部位的报道，如鞍上池、脑室和松果体。幕上非典型畸胎样 / 横纹肌样肿瘤多为 ATRT-MYC 或 ATRT-*SHH* 亚组。颅后窝非典型畸胎样 / 横纹肌样肿瘤常发生于小脑半球，但也可发生在第四脑室，这时易与髓母细胞瘤混淆。其他少见部位包括桥小脑角区和脑干。三种分子亚组均可发生在幕下，且约 75% 的 ATRT-TYR 肿瘤发生在幕下。

横纹肌样肿瘤易感综合征是一种家族性癌症综合征，其特征为 *SMARCB1* 基因缺失或失活（其中小部分包含 *SMARCA4* 基因突变），导致恶性横纹肌样肿瘤（包括非典型畸胎样 / 横纹肌样肿瘤）的发病风险显著增加。谱系分析证实为常染色体不完全外显遗传。横纹肌样肿瘤易感综合征患者可发生非典型畸胎样 / 横纹肌样肿瘤，且同时合并肾脏或肾外恶性横纹肌样肿瘤，其他相关的中枢神经系统肿瘤包括脉络丛癌和横纹肌样脑膜瘤。罹患横纹肌样肿瘤易感综合征和非典型畸胎样/横纹肌样肿瘤的患儿,发病年龄更小、病变范围更广、病情进展更快。

临床表现各异,取决于年龄、肿瘤部位、大小等因素,常见的临床表现有头痛、呕吐、嗜睡、癫痫、视力下降和精神障碍等。临床病程短,多为十天内。肿瘤易种植转移,约 1/3 患者就诊时已有脑脊液播散;亦可发生颅外转移,以骨转移最多见,其次为淋巴结和软组织,而肝、肺及纵隔几乎不受侵犯。

（二）病理学表现

大体:表现为质软、出血性、坏死性巨大肿块,与其他中枢神经系统胚胎性肿瘤类似。

镜下:肿瘤成分复杂多样,具有多向分化及多形性的特点,含有横纹肌样肿瘤细胞、原始神经外胚层细胞、纺锤形恶性肿瘤性间叶细胞及肿瘤性上皮细胞,类似于畸胎瘤,但又缺乏畸胎瘤典型的组织分化特点,生殖细胞的标记全部阴性。肿瘤内出血、坏死和钙化常见(图 5-7-3)。

免疫组化:AT/RT 和中枢神经系统其他胚胎性肿瘤可有神经丝蛋白和胶质纤维酸性蛋白阳性表达;但横纹肌样细胞典型的表达波形蛋白、上皮膜抗原和平滑肌肌动蛋白,这些标记物阳性有助于 AT/RT 和中枢神经系统其他胚胎性肿瘤的鉴别;肿瘤内的上皮性成分表达细胞角蛋白,间叶性成分常表达节蛋白。

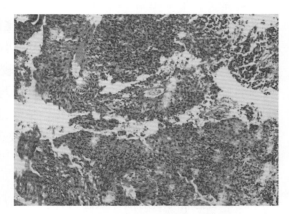

图 5-7-3　非典型畸胎样/横纹肌样瘤病理表现
光镜下,示横纹肌样肿瘤细胞,核仁明显,胞质内有嗜酸性球形包涵体(HE×40)

分子遗传学:AT/RT 患者常有 22 号染色体的异常,典型的表现为 22 号染色体单体或 22q11.2 的缺失,后者导致 *hSNF5/INI1* 肿瘤抑制基因的缺失。分子基因学的研究发现约 70% 的 AT/RT 患者有 *hSNF5/INI1* 基因的缺失或突变,此特征和免疫组化表现是诊断本病的依据。

（三）MRI 表现

非典型畸胎样/横纹肌样瘤 $T_1WI$ 呈等或低信号,$T_2WI$ 及 FLAIR 序列呈等或稍高信号,信号不均,出血、囊变常见。增强后呈不均匀明显强化。肿瘤边界清楚,瘤周水肿和占位效应轻重不一(图 5-7-4)。位于脑桥小脑角者,可导致邻近骨质破坏。15%~20% 的病例在初次影像学检查中即可见柔脑膜播散转移。

DWI 呈轻至中度的弥散受限。

PWI 显示肿瘤实性部分 rCBV 升高。

$^1$H-MRS 可见 Cho 峰升高,NAA 峰降低。

（四）诊断要点与鉴别诊断

1. 诊断要点

(1)好发于 2 岁以下的婴幼儿。

(2)肿瘤体积大,坏死、出血多见,占位效应明显,$T_1WI$ 呈等或低信号,$T_2WI$ 呈等或稍高信号。

(3)增强后呈明显不均匀强化。

(4)DWI 呈不均匀高信号。

(5)$^1$H-MRS 可见 Cho 峰升高,NAA 峰降低。

2. 鉴别诊断

(1)少突胶质细胞瘤:最常见于额叶,临床多表现为癫痫,一般累及皮层,信号混杂,增强后无或轻度强化,占位效应和瘤周水肿轻微。

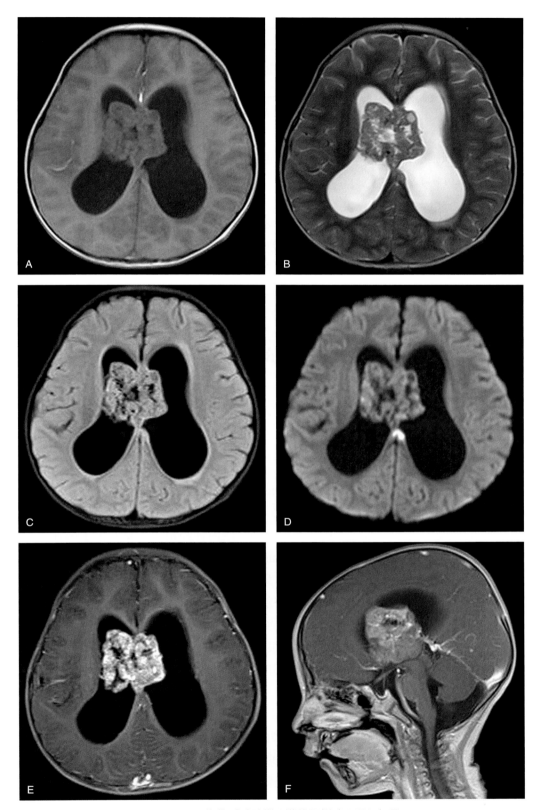

图 5-7-4　非典型畸胎样 / 横纹肌样瘤 MRI 表现

A. T$_1$WI,示双侧侧脑室团块状混杂等信号；B. T$_2$WI,示病变实性部分呈稍高信号；C. FLAIR,示病变呈等低信号；
D. DWI,示病变实性部分呈稍高信号；E、F. CE-T$_1$WI,示病变呈明显不均匀强化

(2)胶质母细胞瘤：多见于老年人，实性部分呈长 $T_1$、长 $T_2$ 信号，肿瘤边界不清，瘤周水肿和占位效应明显。

(3)脑实质内室管膜瘤：与侧脑室关系密切，实性部分呈长 $T_1$、长 $T_2$ 信号，瘤周水肿和占位效应多较明显。

(4)髓母细胞瘤：常位于小脑蚓部，位于小脑半球者多见于年长儿童和成人，且易累及脑膜，坏死、囊变少见，DWI 弥散受限。

(5)毛细胞型星形细胞瘤：典型的表现为囊实性病灶，出血罕见，实性部分 $T_1WI$ 呈低信号、$T_2WI$ 呈高信号，影像学一般可区分两者。

### (五) 治疗和预后

目前，非典型畸胎样 / 横纹肌样瘤的临床治疗主要采取以手术切除为主、联合放射治疗和化学治疗的综合性方案，但是其治疗效果并不理想，患者预后极差，多在 1 年内死亡，平均生存时间仅 9 个月。即使积极治疗，大多数患儿仍在 6~8 个月内死亡。成人的生存期稍长，平均为 2 年。

# 第八节　脑神经肿瘤

## 一、神经鞘瘤

### (一) 概述

神经鞘瘤(neurinoma)又称为神经鞘膜瘤(neurilemoma)或施万瘤(schwannoma)，由分化良好的神经鞘施万细胞构成，生长缓慢、具有包膜，为 CNS WHO 1 级肿瘤。可单发或多发于身体任何部位的神经干或神经根，约 90% 的神经鞘瘤属于孤立性和散发性病例。颅内神经鞘瘤主要发生于脑神经，占颅内肿瘤的 5%~10%，最常发生于听神经，称为听神经瘤(acoustic neurinoma)，其次见于三叉神经、面神经、前庭神经，其他脑神经则极少受累。多位于颅中窝底或颅后窝，位于脑实质内和脑室内的神经鞘瘤罕见。

任何年龄均可发病，但发病高峰为 40~60 岁。神经鞘瘤也可发生于儿童，但常合并神经纤维瘤病Ⅱ型 (*NF2* 型)，否则少见。发病率上无性别倾向。大多数颅内神经鞘瘤的体积较小，尤其是起源于运动神经的神经鞘瘤。三叉神经鞘瘤等某些神经鞘瘤体积可以很大，并同时累及颅内和颅外。神经鞘瘤可为自发性，也可为家族性肿瘤综合征背景下发生，如神经纤维瘤病Ⅱ型、神经鞘瘤病等。其发生与 *NF2* 基因突变或缺失导致的 Merlin 蛋白变化有关。

神经病理学家认为神经鞘瘤有四种组织学亚型：传统型、细胞型、丛状型和黑色素型。除黑色素型神经鞘瘤外，依据影像学表现难以鉴别不同组织学亚型的神经鞘瘤。累及脑神经的神经鞘瘤绝大多数为传统型。富细胞型神经鞘瘤主要由缺少 Verocay 小体的 Atntoni A 区组成，发病年龄和其他类型相似，倾向于后纵隔和腹膜后、四肢深部软组织发病。丛状神经鞘瘤也称为多结节性神经鞘瘤，表现为沿受累神经束发生的多发局限性病变。大多数为皮肤或皮下肿瘤，可见于四肢、躯干、头部和颈部。迄今尚无发生于脑部病变的报道。约 90% 的丛状神经鞘瘤为散发病例，5% 的病例合并神经纤维瘤病Ⅱ型，5% 的病例与神经鞘瘤病有关。与神经纤维瘤病Ⅰ型和丛状神经纤维瘤不同，丛状神经鞘瘤无恶变倾向。Carney 综合征是一种罕见的常染色体显性综合征，其特征是皮肤的色素性病变和黏膜、心脏、皮肤及其他部位的黏液瘤、多种内分泌肿瘤。黑色素型神经鞘瘤占 Carney 综合征患者的 10%。

临床表现随其大小与部位而异,小肿瘤可无症状,较大者因受累神经受压而引起麻痹或疼痛,并沿神经放射。听神经瘤首发症状多为听神经受刺激或破坏表现的症状,如耳鸣、耳聋或眩晕等。神经专科检查第Ⅷ对脑神经刺激破坏体征发生率高。三叉神经鞘瘤首发症状主要为患者自觉面部麻木,感觉错位,或者三叉神经痛,还有非特异性头痛,而体征以三叉神经功能障碍为主,主要有面部感觉减退,角膜反射减弱及咀嚼肌运动减弱等阳性体征。其他脑神经起源肿瘤可出现相应阳性体征。

### (二) 病理学表现

大体:神经鞘瘤有完整的包膜,质实,呈圆形或结节状,常压迫邻近组织,但不发生浸润,与其所发生的神经粘连在一起。切面为灰白或灰黄色,可见漩涡状结构,有时还有出血和囊性变。

镜下:肿瘤有两种组织形态,双相型结构是传统型神经鞘瘤的典型表现。一型为 Antoni A 型(束状型),细胞细长,梭形,境界不清,核长椭圆形,互相紧密平行排列呈栅栏状或不完全的旋涡状,称 Verocay 小体。另一型为 Antoni B 型(网状型),细胞稀少,排列成稀疏的网状结构,细胞间有较多的液体,常有小囊腔形成。以上两型结构往往同时存在于同一肿瘤中(图 5-8-1),其间有过渡形式,但多数以其中一型为主。约 10% 病程较长的肿瘤,表现为细胞少,胶原纤维多,形成纤维瘢痕并发生玻璃样变,只在部分区域可见少量典型的神经鞘瘤的结构。有丝分裂象罕见。

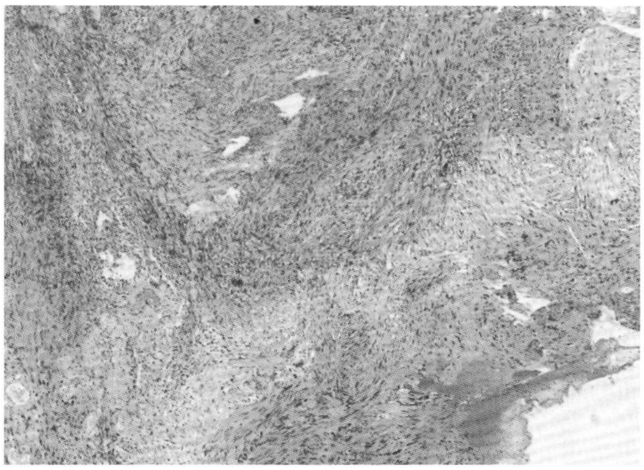

免疫组化:S-100 蛋白呈弥漫性强阳性。

细胞性神经鞘瘤绝大多数为 Antoni A 型组织,但缺乏 Verocay 体。肿瘤可表现为细胞过多和较少的核异型。幼儿病例则常见有丝分裂象且增殖指数增高。细胞性神经鞘瘤不发生恶变。

图 5-8-1　神经鞘瘤病理表现

光镜下,示长梭形肿瘤细胞,栅栏状排列的 Antoni A 区,和肿瘤细胞排列疏松的 Antoni B 区(HE × 40)

丛状神经鞘瘤既可为传统型,也可为细胞型。

### (三) MRI 表现

颅内神经鞘瘤:肿瘤位于颅内脑外,边界清楚,邻近脑组织受压;肿瘤长轴与起源神经走行一致,可沿颅底孔道延伸至颅外。$T_1WI$ 上肿瘤呈等或稍低信号,$T_2WI$ 呈稍高或高信号,FLAIR 序列呈稍高信号,瘤周无水肿或轻度水肿,囊变坏死常见,信号不均。CE-$T_1WI$ 肿瘤实质呈明显强化,囊变区不强化(图 5-8-2)。

实性成分较多的神经鞘瘤 DWI 表现为高信号,ADC 值较低,而黏液或囊变成分较多者 DWI 信号较低。

PWI 上为低灌注。

$^1$H-MRS 上表现为 Cho 峰升高,Cr 峰降低,NAA 峰降低或缺如,但 mI 峰在神经鞘瘤中的含量高于其他肿瘤,mI 峰可以作为神经鞘瘤与其他肿瘤鉴别的有用指标。

颅外神经鞘瘤:肿瘤多沿神经干走行,呈类圆形或纺锤形。$T_1WI$ 上呈稍低或等信号。肿瘤在 $T_2WI$ 及 FLAIR 序列上呈高信号,部分呈"靶征"(中心富含肿瘤细胞呈低信号,周边富含黏液基质呈高信号),部分周边见薄环状高信号。肿瘤内可见囊变。增强后呈弥漫性强化,亦可为均匀或不均匀强化、环状强化。其他较特征性的 MRI 表现有:①神经出入征:肿瘤上下两极与神经干相连;②脂肪包绕征:肿瘤周围见薄层脂肪信号包绕,以 $T_1WI$ 显示较好;③脂肪尾征:表现为肿瘤上下两极有长条状或彗尾状脂肪信号影。

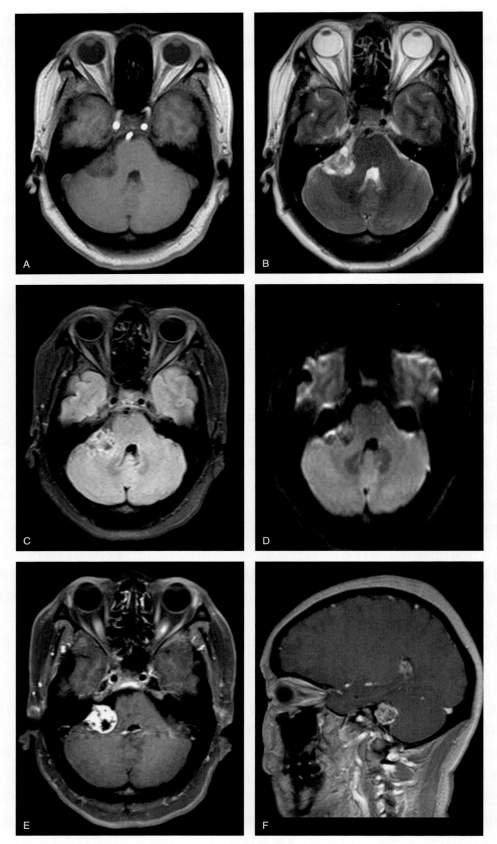

图 5-8-2　神经鞘瘤 MRI 表现

A. $T_1WI$,示右侧脑桥小脑角团块状稍低信号,内见囊变区; B. $T_2WI$,示病变呈不均匀高信号; C. FLAIR,示病变呈不均匀稍高信号; D. DWI,示病变呈不均匀高信号; E、F. CE-$T_1WI$,示病变明显不均匀强化

（四）诊断要点与鉴别诊断

1. 诊断要点

（1）颅内神经鞘瘤诊断要点如下：

1）位于颅内脑外，边界清楚，邻近脑组织受压。

2）肿瘤长轴与起源神经走行一致。

3）实性部分呈等、低、略高密度或混杂密度，囊变、坏死多见，增强后呈明显不均匀强化。邻近骨质受压吸收。

4）T$_1$WI 上肿瘤呈等或稍低信号，T$_2$WI 呈稍高或高信号，FLAIR 呈稍高信号，瘤周无水肿或轻度水肿，囊变坏死常见，信号不均。增强后实质呈明显强化。

（2）颅外神经鞘瘤诊断要点如下：

1）多沿神经干走行，呈类圆形或纺锤形。

2）T$_1$WI 上呈稍低或等信号，T$_2$WI 上呈高信号。

3）特征 MRI 表现：神经出入征、脂肪包绕征、脂肪尾征。

2. 鉴别诊断

（1）颅内神经鞘瘤诊断不难，但当其位置不典型，如位于颅中窝底，T$_1$WI 呈等或稍低信号，信号均匀，无明显囊变坏死时，常规 MRI 上与脑膜瘤鉴别有一定困难。此时灌注成像和增强 FLAIR 有助于诊断，神经鞘瘤为少血供肿瘤，灌注图像上为低灌注，而脑膜瘤为明显高灌注；神经鞘瘤增强 FLAIR 上强化明显，而脑膜瘤在增强 FLAIR 上多为轻度强化。此外，肿瘤沿颅底孔道延伸至颅外亦提示神经鞘瘤的诊断。

（2）颅外神经鞘瘤需与其他软组织肿瘤鉴别。前者呈梭形，与神经干相连或走行一致，典型者 T$_2$WI 上呈"靶征"，肿瘤边界清楚，无瘤周水肿，一般诊断较明确；当表现不典型时，与其他软组织肿瘤不易鉴别。

（五）治疗和预后

神经鞘瘤生长缓慢，可动态观察，也可采用外科手术和立体定向放射治疗，治疗方案的选择取决于肿瘤的大小、位置和临床症状。但年轻神经纤维瘤病 2 型患者的前庭神经鞘瘤是例外情况，其具有更高的 MIB-1 指数。

传统型神经鞘瘤外科手术彻底切除后复发少见。30%~40% 的细胞性神经鞘瘤在次全切除术后会复发，但不会恶变。大多数颅内恶性神经鞘瘤可能是恶性周围神经鞘瘤。约 10% 的黑色素性神经鞘瘤为恶性肿瘤，其中约半数患者为 Carney 综合征。

## 二、神经纤维瘤

（一）概述

神经纤维瘤（neurofibroma）是起源于神经主干或末梢的神经轴索鞘的施万细胞及神经束膜细胞的良性肿瘤。颅内神经纤维瘤较神经鞘瘤少见。神经纤维瘤可累及头皮、颅骨、眼神经等某些脑神经，也可累及脑组织，但累及脑组织者罕见。任何年龄均可发病，无性别差异。可单发也可多发，当神经纤维瘤多发并伴发其他系统疾患者称神经纤维瘤病 I 型（neurofibromatosis, von Recklinghausen'disease, NF1）。神经纤维瘤病 I 型是一种少见的遗传性疾病，属常染色体显性遗传病，25%~50% 的患者有阳性家族史，其特征是皮肤色素沉着斑和多发性神经纤维瘤。患者可在出生后不久皮肤即出现色素沉着斑，呈牛奶咖啡色，逐渐增多或扩大。神经纤维瘤生长缓慢，病程较长，少数病例术后可复发，部分有恶变倾向。

神经纤维瘤包括两个亚型，丛状神经纤维瘤（plexiform neurofibroma, PNF）和不典型神经纤维瘤。

PNF 是一种常染色体显性遗传病,为浸润性神经内、外肿瘤,几乎 100% 见于神经纤维瘤病 I 型患者。约 1/3 的丛状神经纤维瘤发生在头部和颈部。头部丛状神经纤维瘤通常累及三叉神经、舌咽神经或迷走神经。最典型的发病部位是头皮、眼眶、翼腭窝和腮腺。位于头皮和眼眶的丛状神经纤维瘤最常累及三叉神经眼支。腮腺的丛状神经纤维瘤累及面神经的外周分支。颅外丛状神经纤维瘤往往呈多室模型的肿块,且不受筋膜的限制。眼眶丛状神经纤维瘤可造成眶上裂扩大,并蔓延入海绵窦,甚至 Meckel 腔内。不典型神经纤维瘤是 2016 年 WHO 中枢神经系统肿瘤分类新增加的神经纤维瘤亚型,诊断指标为富细胞性、散在核分裂象、细胞形态单一和编织状生长方式,形态学与低级别恶性外周神经纤维瘤恶变有关。研究表明 *CDKN2A* 和 *CDKN2B* 基因缺失与神经纤维瘤恶变有关,而这两个基因的改变常见于伴有神经纤维瘤病 I 型的不典型神经纤维瘤中。

单纯的神经纤维瘤与神经纤维瘤病的神经纤维瘤无论是在发病的部位、形态还是病理表现都几乎一样,只是前者多为单发,以皮肤及皮下组织多见,而后者则以多发者常见,且病变范围广,程度严重,还伴有其他典型征象或其他系统疾病。神经纤维瘤病最先由德国病理学家 Friedrich Von Recklinghausen 在 1882 年报告,因此又被称为 Von Recklinghausen 病,分为 NF1 型(神经纤维瘤病 I 型)和 *NF2* 型(神经纤维瘤病 II 型),即周围型和中枢型神经纤维瘤病,两型主要区别是有不同的突变基因和临床特征。其中神经纤维瘤病 I 型是经典的 Von Recklinghausen 病,也较常见;而神经纤维瘤病 II 型主要指颅内神经纤维瘤病,神经纤维瘤病 II 型主要发生在颅内,发病率约为 1/100 万,多在 20~40 岁之间。神经纤维瘤病 II 型的特征性表现为双侧听神经瘤,表现为听力逐渐下降,同时伴有耳鸣、头痛、平衡失调等。

### (二)病理学表现

**大体**:各部位的神经纤维瘤大体形态差别较大。神经干发生的常呈纺锤形,并可见正常的神经进出于肿块。肿瘤为实质性,切面灰白、光滑、发亮,除紧密脆嫩的瘤组织外,可有胶样物质,有些肿瘤瘤体内有许多大小不等的血管窦腔及疏松的蜂窝状组织,血供丰富。发生于神经干及内脏的肿瘤可见神经外膜构成的包膜囊。

**镜下**:显示肿瘤由增生的神经鞘膜细胞和成纤维细胞组成。肿瘤组织形态取决于肿瘤细胞、黏液和胶原纤维成分的多少。最为特征性的神经纤维瘤表现为核呈波浪状,深染的细长形细胞交织成束,细胞与胶原紧密排列,间质有少量的黏液样物质,病灶基质中偶见肥大细胞、淋巴细胞和少量的黄色瘤细胞(图 5-8-3)。构成神经纤维瘤的细胞成分分化良好,核分裂象罕见。如果存在较多核分裂象、过度表达细胞增生标志如 Ki-67 和 PCNA 或一些肿瘤细胞存在 P53 则提示恶变。

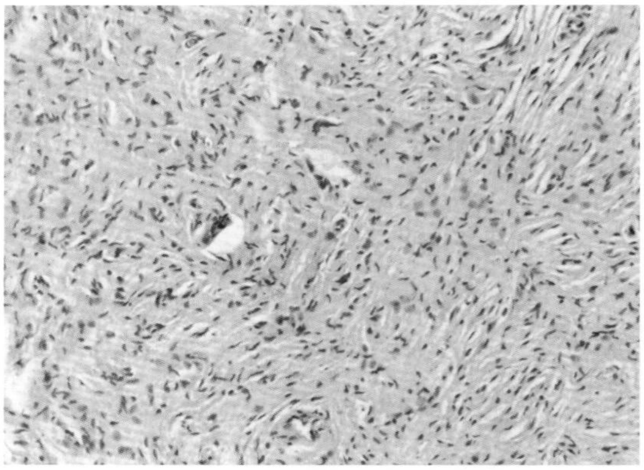

图 5-8-3 神经纤维瘤病理表现
光镜下,示肿瘤细胞核小,无明显的细胞突起
(HE × 100)

**免疫组化**:S-100、vimentin 和 Leu-7 呈阳性反应。

### (三)MRI 表现

局灶型神经纤维瘤是通常位于真皮和皮下,也可位于深部组织。肿瘤多呈纺锤形,$T_1WI$ 上呈中等或稍低信号,$T_2WI$ 呈高信号,部分呈"靶征",增强后多为中心强化,少数为较均匀强化(图 5-8-4)。

弥漫型者可见于任何年龄,多见于儿童和年轻人,仅 10% 发生于神经纤维瘤病 I 型患者。肿瘤多位于躯干、四肢和头颈部,多累及皮肤及皮下组织。肿瘤边界不清,沿结缔组织间隔蔓延,包绕邻近正常结构。同肌肉相比,肿瘤在 $T_1WI$ 上呈等或稍高信号,$T_2WI$ 上呈稍高或高信号,增强后明显强化,肿瘤多呈板状或浸润性生长,少数呈肿块状。

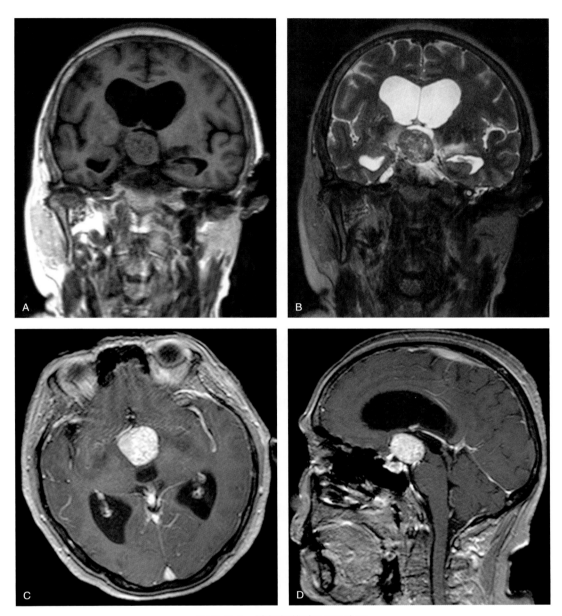

图 5-8-4　神经纤维瘤 MRI 表现

A. T₁WI,示鞍上池团块状等低混杂信号影,邻近第三脑室略受压,且两侧侧脑室明显扩大;
B. T₂WI,示病变呈混杂等高信号;C、D. CE-T₁WI,示病变呈不均匀明显强化,边界清楚

　　丛状型者多见于年龄较小的儿童,常在婴幼儿期即已发生,是对神经纤维瘤病 I 型来说具有特异性的神经纤维瘤种类,可位于表浅部位(皮肤及皮下组织),亦可位于深部,肿瘤呈簇状生长,深部者可向浅表浸润,浅表者亦可累及深部肌肉筋膜。T₁WI 上呈中等或稍低信号。75% 的深部丛状神经纤维瘤在 T₂WI 上呈典型的“靶征”,约 20% 在 T₂WI 上呈不均匀高信号,少数呈均匀高信号。浅表者仅约 1/5 在 T₂WI 上呈典型的“靶征”,多为均匀或不均匀性高信号。增强后轻度均匀性强化或为中心性强化。

　　颅内孤立性神经纤维瘤罕见,其影像学表现与神经鞘瘤类似,不易鉴别,但神经纤维瘤囊变少见。神经纤维瘤病者,椎管内可见多发神经纤维瘤,多位于髓外硬膜下,类圆形或扁平状,大小不一,T₁WI 呈等信号,T₂WI 呈稍高信号,信号均匀,囊变罕见,增强后均匀性强化。

**（四）诊断要点与鉴别诊断**

1. 诊断要点

（1）神经纤维瘤沿着神经走行方向延伸。

（2）病灶内囊变、坏死少见。

（3）$T_1WI$ 上呈中等或稍低信号，$T_2WI$ 呈高信号，部分呈"靶征"，增强后呈明显均匀或不均匀强化。

（4）若肿瘤密度/信号不均，边界不清，累及周围组织，强化不明显，可能为侵袭型或恶变。

2. 鉴别诊断　神经纤维瘤需与神经鞘瘤、神经束膜瘤、脑膜瘤、恶性周围神经鞘瘤相鉴别。

神经鞘瘤在颅内好发于脑桥小脑角区，在外周多见于较大的神经干，特别是四肢的屈侧。较神经纤维瘤更易发生坏死囊变，特别是完全囊变者仅见于神经鞘瘤。

神经束膜瘤常累及四肢神经，特别是坐骨神经及其分支，脊神经与脑神经受累少见。常表现为受累神经的梭形扩张，通常范围较大，保留正常的丛状或束状神经结构。有时两者不易鉴别。

脑膜瘤多呈宽基底紧靠颅骨，常伴有邻近颅骨骨质改变，信号均匀，增强明显强化，可见"脑膜尾征"。

恶性周围神经鞘瘤虽然多数来源于丛状神经纤维瘤，但早期鉴别仍较困难。瘤体通常较大，直径大于5cm，短期内迅速增大、位置较深、边缘分叶状或棘状突起，提示恶性。肿瘤易囊变及出血，密度/信号混杂，可破坏周围组织结构，血供丰富，增强扫描呈不均匀强化。

**（五）治疗和预后**

发生于表皮的神经纤维瘤手术切除，预后较好，但颅内丛状神经纤维瘤和神经主干的神经纤维瘤有恶变的潜能，手术切除后易复发。

# 第九节　脑　膜　瘤

脑膜瘤（meningiomas）是颅内常见肿瘤，发病率仅次于胶质瘤，占颅内原发性肿瘤的13%~26%。脑膜瘤大部分起源于蛛网膜帽状细胞和/或蛛网膜小梁细胞，可发生于颅内任何部位，常见于大脑凸面、矢状窦旁、大脑镰旁、蝶骨嵴、桥小脑角区及小脑幕等部位，也可发生于脑室内，其他部位如眶内，鼻窦内偶见。

2016 年 WHO 中枢神经系统肿瘤病理分型将脑膜瘤分为 3 级 15 个亚型。其中 1 级包括上皮型、纤维型、过渡型、砂粒体型、血管瘤型、微囊型、分泌型、淋巴细胞丰富型、化生型；2 级包括非典型、透明细胞型和脊索样脑膜瘤；3 级包括横纹肌样型、乳头型及间变性（恶性）。WHO Ⅰ级脑膜瘤为良性肿瘤，约占脑膜瘤的 90%，Ⅱ级脑膜瘤是介于良恶性脑膜瘤之间的中间型肿瘤，有复发倾向，占脑膜瘤的 4.7%~7.2%，Ⅲ级脑膜瘤恶性度高，具有高复发及高侵袭性，占脑膜瘤的 1%~3%。

而 2021 年 WHO 中枢神经系统肿瘤分类中脑膜瘤被认为是单一类型，15 个亚型主要体现了不同的形态学特征而未被具体列出。2021 年新版分类强调定义不典型或间变性（即 2 级和 3 级）脑膜瘤的标准应适用于任何潜在亚型。在以前的分类中，脊索样型脑膜瘤和透明细胞型脑膜瘤的复发率高于普通 CNS WHO 1 级脑膜瘤，因此被归为 CNS WHO 2 级；更大规模的前瞻性研究将有助于验证这些建议的 CNS WHO 2 级分类，并提供额外的预后生物标志物。过去横纹肌样型脑膜瘤和乳头型脑膜瘤符合 CNS WHO 3 级，不考虑其他任何恶性肿瘤指征。然而乳头状和横纹肌样特征常伴有其他侵袭性特征，因此最近的许多研究建议这些肿瘤的分级不应仅以横纹肌样细胞学或乳头状结构为基础。

在导致脑膜瘤发生的危险因素中,电离辐射是唯一确定的环境因素。儿童时期接触电离辐射者,患病风险更高。肿瘤发生与接受的放射剂量相关,发病间期可为 20~40 年,而其中的多数脑膜瘤表现有 7 号染色体单体畸形。

脑膜瘤是细胞遗传学上的一组异质性肿瘤,其发生发展与多个基因、分子及信号通路改变有关,目前已发现的脑膜瘤关键生物标志物包括 *NF2*、*AKT1*、*TRAF7*、*SMO*、*PIK3CA*；*KLF4*、*SMARCE1*、*BAP1* 亚型；*H3 K27Me3*；*TERT* 启动子、*CDKN2A/B*。一些分子生物标志物也与脑膜瘤的分类和分级相关,包括 *SMARCE1*(透明细胞亚型)、*BAP1*(横纹肌样和乳头状亚型)、*KLF4/TRAF7*(分泌型亚型)突变、*TERT* 启动子突变和 / 或 *CDKN2A/B* 纯合子缺失(CNS WHO 3 级)、*H3 K27Me3* 核表达缺失(其预后可能更差)和甲基化分析(预后分型)。

脑膜瘤可发生于中枢神经系统的任何部位。90% 以上的颅内脑膜瘤位于幕上,其中约 50% 的脑膜瘤发生于矢状窦旁或脑凸面,这也是最常见的发病部位。其次,15%~20% 的脑膜瘤位于蝶骨嵴。此外,诸如嗅沟、鞍区或鞍旁(包括海绵窦)这样邻近颅底的区域,也是脑膜瘤的好发部位。幕上脑膜瘤的其他相对好发部位还包括脑室(常为脉络丛球)、小脑幕顶部和松果体区。颅后窝脑膜瘤占 8%~10%。其中,桥小脑角区是幕下脑膜瘤的最好发部位,其次为颈静脉孔和枕骨大孔区,通常起源斜坡或颅颈交界处。脑膜瘤很少发生于枕骨鳞部。有 1%~2% 的脑膜瘤位于硬膜外,包括眼眶、鼻旁窦和鼻腔。典型脑膜瘤中,甚至有少数起源于颅骨(尤其是有蛛网膜颗粒的部位),即所谓的板障内或骨内脑膜瘤。

本节将综合 2016 年和 2021 年 WHO 中枢神经系统肿瘤分类指南,以 CNS WHO 分级对脑膜瘤进行分述。

## 一、CNS WHO 1 级脑膜瘤

### (一) 概述

2016 年 CNS WHO 分级为 1 级的脑膜瘤包括上皮型、纤维型、过渡型、砂粒体型、血管瘤型、微囊型、分泌型、淋巴细胞丰富型、化生型 9 个亚型,其中纤维型、上皮型、过渡型较常见,而分泌型、化生型、微囊型及淋巴细胞丰富型少见。2021 年新版分类中对此已作出调整,强调 CNS WHO 2 级和 3 级脑膜瘤的标准同样适用于任何潜在亚型。脑膜瘤好发于中老年人,发病高峰在 45 岁左右,男女比例约为 1:2。不同年龄组间男女发病的比例存在差异,在 35~44 岁年龄组中,绝经前女性患者发生脑膜瘤的概率明显高于男性,发病比率甚至可以高达 3.5~4:1。大多数 CNS WHO 1 级脑膜瘤具有孕激素受体。

脑膜瘤的发生可能与内环境改变及基因变异有关,并非单一因素造成,可能与颅脑外伤、放射性照射、病毒感染等因素有关。这些因素可使细胞染色体突变,或细胞分裂速度增快。

CNS WHO 1 级脑膜瘤属良性肿瘤,生长慢,病程长。临床症状与肿瘤的大小和位置有关,其中仅有不足 10% 的病例有明显临床症状。患者常以头疼和癫痫为首发症状,还可以出现视力、视野、嗅觉或听觉障碍及肢体运动障碍等症状,颅内压增高症状多不明显。

### (二) 病理学表现

大体:CNS WHO 1 级脑膜瘤形态多为圆形或类圆形,少数呈梭形或不规则形,质地较韧,多为灰白色,呈颗粒状,出血、坏死及囊变少见,瘤质变软、色暗红,可见白色钙化砂粒。肿瘤与硬膜紧密相连,可有包膜,表面常有迂曲而丰富的血管。

光镜下:脑膜瘤的组织形态多样,但均有脑膜瘤的基本结构,即脑膜内皮细胞呈漩涡状或同心圆状排列,其中央易发生透明变性或钙化,瘤组织中可见纤维组织、血管组织、脂肪、骨或软骨以及黑色素等。上皮型脑膜瘤多见(图 5-9-1),肿瘤由脑膜内皮细胞呈片状分布,瘤细胞大小较一致,染色质较细,异型不明显,常能看到核内假包涵体。分泌型脑膜瘤可出现"假砂粒体"结构,为一种嗜伊红染色玻璃样球状包涵物,PAS染色强阳性,淀粉酶染色阴性。纤维型脑膜瘤(图5-9-2)主要由梭形细胞构成,肿瘤细胞异型不明显,胞质淡染,胞界较清,核仁较小或不明显,间质可见不等量的胶原纤维,可出现砂粒体结构。当纤维型脑膜瘤含砂粒体较多时与砂粒体型脑膜瘤在病理学上难以区分。其余低级别类型均以某种成分为主。过渡型(图5-9-3)可见上皮型和纤维型混合排列。砂粒体型(图5-9-4)可见脑膜瘤的背景下有大量的砂粒体。血管瘤型(图5-9-5)在脑膜内皮细胞簇之间分布有多数大小不等的血管,血管壁常见玻璃样变,肿瘤细胞有一定的异型性。微囊型(图5-9-6)可见细胞质突起被细胞外液分隔产生一微囊肿的网,肿瘤细胞胞质透明。分泌型(图5-9-7)的组织学特征是出现大小不等的细胞质透明包涵体,称假砂粒体,散在或成簇分布,呈均质状。淋巴细胞丰富型(图5-9-8)在脑膜瘤纤维型的背景下可见多量的淋巴细胞堆积,甚至有生发中心形成。化生型脑膜瘤(图5-9-9)病理特点为肿瘤细胞间可见骨、软骨或脂肪细胞成分,为非特异性的胞质脂质样变而非真正的化生。

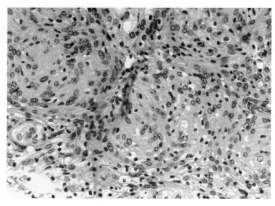

图5-9-1 上皮型脑膜瘤病理表现
光镜下,示肿瘤细胞核为圆形或椭圆形,核仁不明显,胞质嗜酸性,呈大小不等同心圆状或旋涡状排列(HE×400)

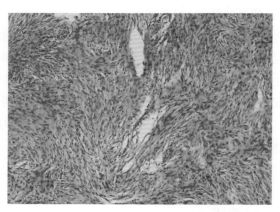

图5-9-2 纤维型脑膜瘤病理表现
光镜下,示梭形肿瘤细胞束状排列(HE×100)

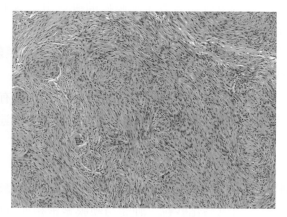

图5-9-3 过渡型脑膜瘤病理表现
光镜下,示肿瘤细胞排列呈分叶状或束状,出现大的旋涡状结构(HE×100)

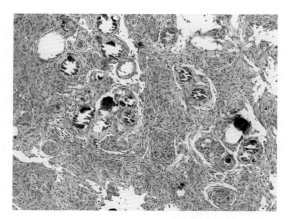

图5-9-4 砂粒体型脑膜瘤病理表现
光镜下,示肿瘤内大量钙化小体(砂粒体)(HE×100)

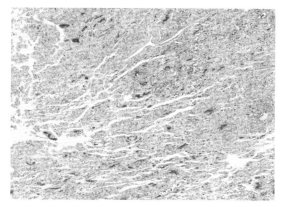

图 5-9-5　血管瘤型脑膜瘤病理表现

光镜下,示肿瘤富含血管,血管腔小,管壁薄,部分管壁透明变性(HE×40)

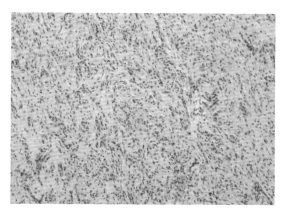

图 5-9-6　微囊型脑膜瘤病理表现

光镜下,示瘤细胞呈纺锤形,可见囊状结构(HE×100)

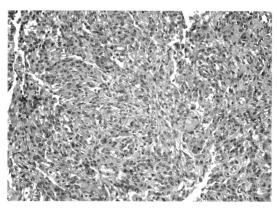

图 5-9-7　分泌型脑膜瘤病理表现

光镜下,示脑膜瘤细胞间散在或灶性嗜伊红物质,称为假砂粒体,为上皮细胞分化形成微腺腔内含 PAS 阳性物质(HE×200)(图片由北京市神经外科研究所神经病理室方静宜研究员提供)

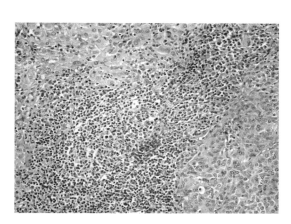

图 5-9-8　淋巴细胞丰富型脑膜瘤病理表现

光镜下,示脑膜瘤细胞间大量淋巴细胞、浆细胞灶状或弥漫浸润(HE×200)(图片由北京市神经外科研究所神经病理室方静宜研究员提供)

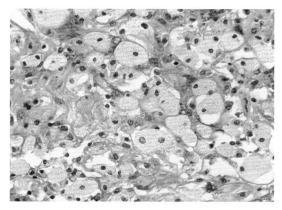

图 5-9-9　化生型脑膜瘤病理表现

光镜下,示脑膜瘤细胞间脂肪成分(HE×400)

(图片由复旦大学附属华山医院放射科陈爽教授提供)

这些肿瘤细胞的有丝分裂指数很低,MIB-1 常常小于 1%。

电镜下:CNS WHO 1 级脑膜瘤的细胞核呈椭圆形,较规则,胞质突起为形状规则饱满的指状突起,其内桥粒数和细胞胶原纤维丝远较高危险性脑膜瘤多。

免疫组化:CNS WHO 1 级脑膜瘤上皮膜抗原(EMA)、波形蛋白(Vimentin)、细胞角质蛋白(CK)、PR 表达阳性,CD34 阴性。

（三）MRI 表现

MRI 平扫,多数 CNS WHO 1 级脑膜瘤 $T_1WI$ 呈等信号,少数为低信号；$T_2WI$ 呈等或稍高信号,FLAIR 序列上呈等信号,DWI 上一般弥散不受限,信号多均匀,少数瘤内出现血管、钙化、囊变及纤维性间隔时,信号可不均匀,明显纤维化或钙化的脑膜瘤在 $T_2WI$ 上呈明显低信号。$T_2WI$ 能清晰显示脑脊液间隙和血管结构,表现为位于肿瘤与脑实质之间的环状高信号,其内常可见流空血管。部分病例可见"日光放射"征,提示硬脑膜血管为肿瘤的供血血管,向肿瘤周边区域走行呈放射状分布。瘤周水肿与肿瘤的大小和级别无关,而与软脑膜的血液供应和血管内皮生长因子的表达有关。因而部分小脑膜瘤能引起明显的瘤周水肿,而部分巨大的脑膜瘤却无瘤周水肿。肿瘤邻近颅骨内板骨质增生或压迫性骨质吸收。增强扫描呈明显均匀强化,合并囊变、坏死或出血时,呈不均匀强化。60% 脑膜瘤相邻硬膜有强化,即脑膜尾征,可能为肿瘤细胞浸润或硬膜反应性改变所致。

上皮型脑膜瘤(图 5-9-10)$T_1WI$ 和 $T_2WI$ 以均匀等信号为主。该型脑膜瘤由类脑膜上皮细胞组成,细胞排列紧密且均匀,间质较少,多无砂粒体,囊变较少,近似正常脑组织,因此以等信号为主。强化多均匀,以中度强化为主。

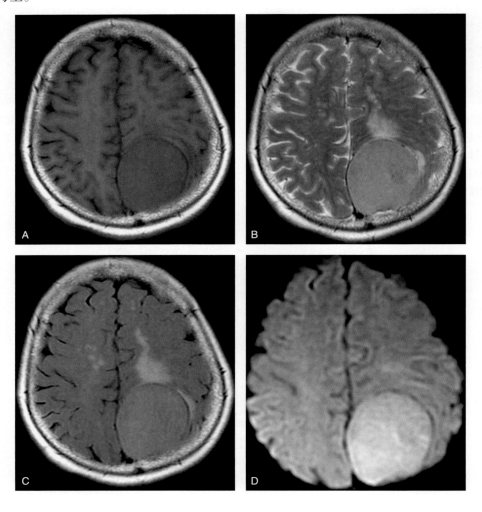

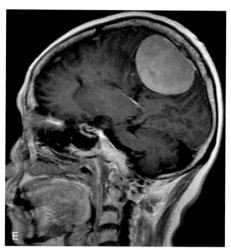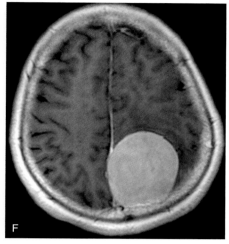

图 5-9-10　上皮型脑膜瘤 MRI 表现

A. $T_1$WI,示左侧顶部占位呈等信号；B. $T_2$WI,示病变呈稍高信号,病变周围可见小片脑水肿信号；
C. FLAIR,示病变呈等信号；D. DWI,示病变呈高信号；E、F. CE-$T_1$WI,示病变呈明显均匀强化

血管瘤型脑膜瘤(图 5-9-11)呈 $T_1$WI 低信号,$T_2$WI 及 FLAIR 序列高信号或混杂高信号,其 $T_2$WI 高信号比例高于其他亚型。分析原因可能是由于血管瘤型脑膜瘤内含有大量不规则血管,其内血流缓慢,具有静止血液的部分特性,因此信号增高。血管瘤型脑膜瘤血供丰富,增强后肿瘤明显强化,部分瘤体内可见血管流空信号。

砂粒体型脑膜瘤(图 5-9-12)$T_1$WI 为稍低或等信号,$T_2$WI 及 FLAIR 序列为稍低信号、等信号和稍高信号,信号混杂,当砂粒体存在于大部分瘤体时,氢质子减少,$T_1$WI 和 $T_2$WI 信号减低。增强扫描呈不均匀强化,瘤体可显著强化。

纤维型脑膜瘤(图 5-9-13)$T_1$WI 呈等或稍低信号,因病灶内纤维玻璃样变或钙化导致水含量减少,间质成分增多,$T_2$WI 上信号较低,也可为混杂信号。可出现瘤周水肿,增强后呈中度强化,部分强化不均匀。DWI 呈等、低或稍高信号或混杂信号。

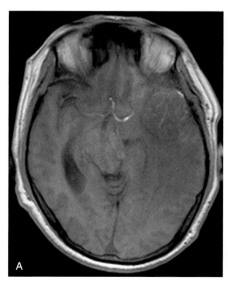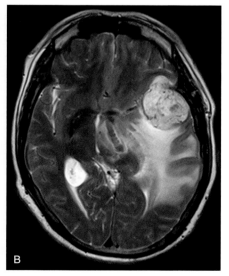

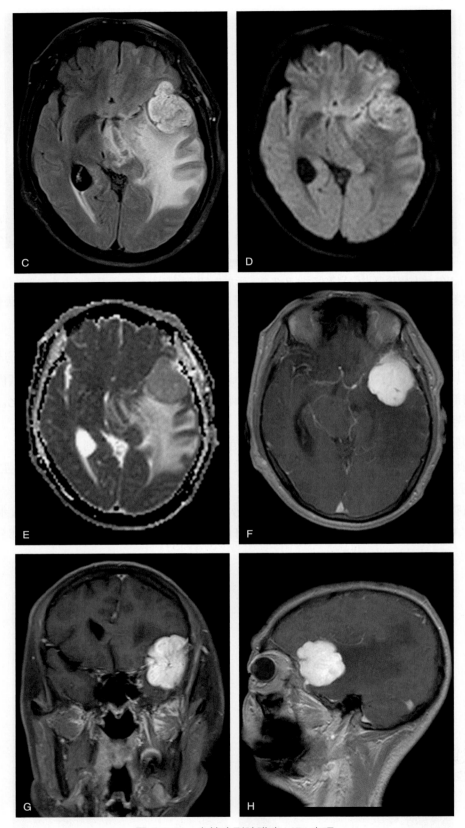

图 5-9-11　血管瘤型脑膜瘤 MRI 表现

A. T$_1$WI,示左侧颞部团块状稍低信号,内见条状血管影;B. T$_2$WI,示病变呈混杂高信号,周围
脑实质见大片状瘤周水肿;C. FLAIR,示病变呈混杂高信号;D~E. DWI 及 ADC,示病变呈
稍高信号;F~H. CE-T$_1$WI,示病变呈明显较均匀强化,水肿区未见强化,可见脑膜尾征

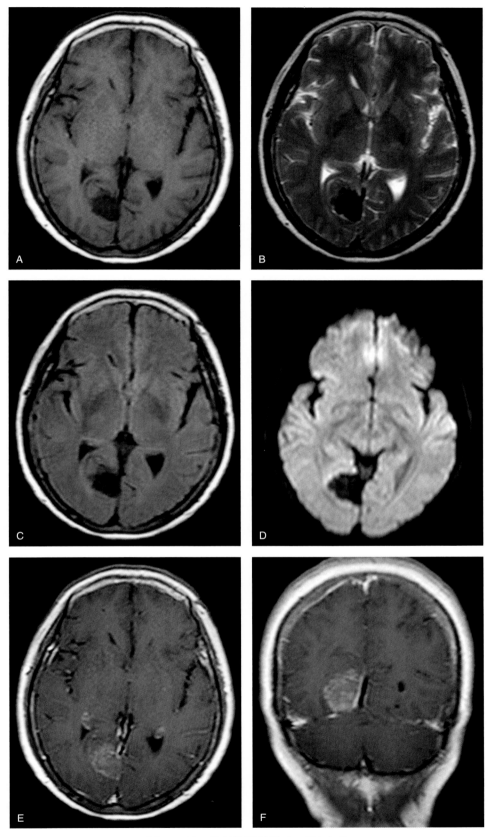

图 5-9-12　砂粒体型脑膜瘤 MRI 表现

A. $T_1WI$,示右侧枕部大脑镰旁不规则团块状低信号；B. $T_2WI$,示病变呈低信号,周围环绕线状高信号；
C. FLAIR,示病变呈低信号；D. DWI,示病变呈低信号；E、F. CE-$T_1WI$ 序列,示病变呈中度较均匀强化

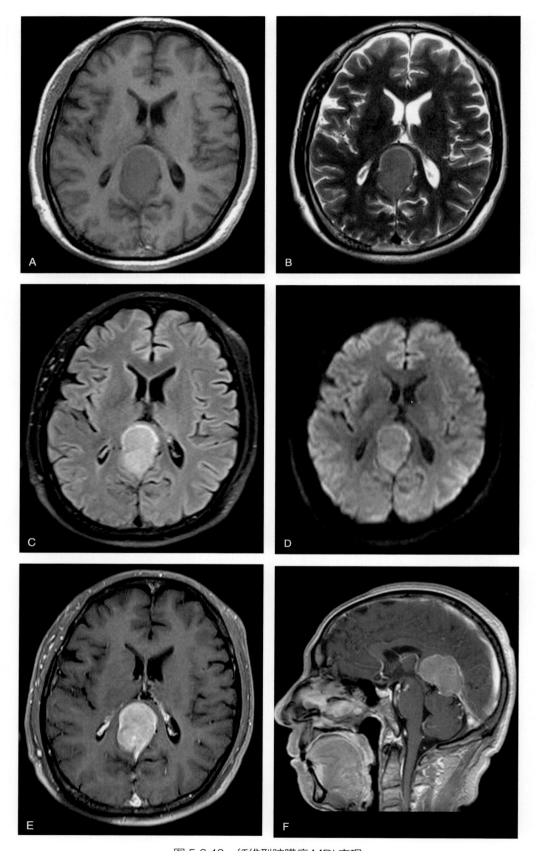

图 5-9-13   纤维型脑膜瘤 MRI 表现

A. T₁WI,示胼胝体压部后方稍低信号；B. T₂WI,示病变呈稍低信号；C. FLAIR,示病变呈稍高信号；
D. DWI,示病变呈稍高信号；E、F. CE-T₁WI,示病变明显均匀强化

过渡型脑膜瘤（图 5-9-14）是纤维型和上皮型脑膜瘤之间的过渡类型，有形成砂粒体倾向，$T_1WI$ 和 $T_2WI$ 以等信号为主，可见 $T_1WI$ 稍低信号或 $T_2WI$ 稍高信号，信号较混杂。过渡型、纤维型和砂粒体型脑膜瘤以轻、中度强化为主，因肿瘤内出现囊变及钙化可呈现不均匀强化。

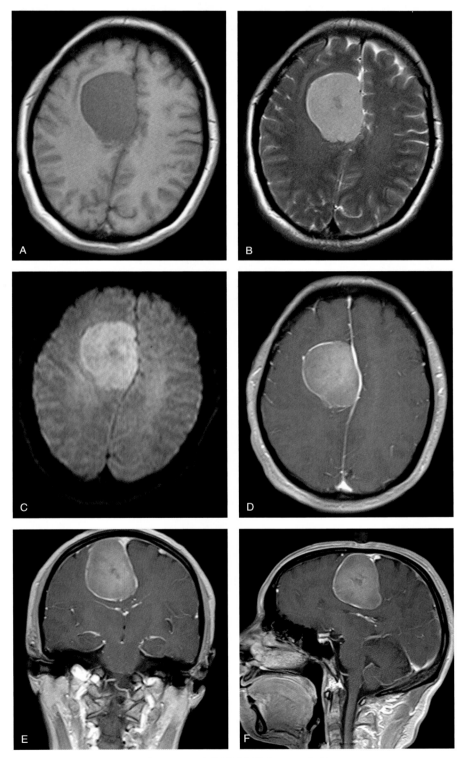

图 5-9-14　过渡型脑膜瘤 MRI 表现

A. $T_1WI$，示右侧额部大脑镰旁类圆形占位呈稍低信号，边界较清；B. $T_2WI$，示病变呈稍高信号，其内可见小片状稍低信号；
C. DWI，示病变呈稍高信号；D~F. CE-$T_1WI$，示病变呈中度强化，其内见小片状低强化区，局部可见脑膜尾征

微囊型脑膜瘤(图 5-9-15)T₁WI 一般为等信号或低信号，T₂WI 一般表现为极高信号，而且瘤内可见分布较均匀的微小囊变，与非良性脑膜瘤片状或者大块状坏死有所不同。

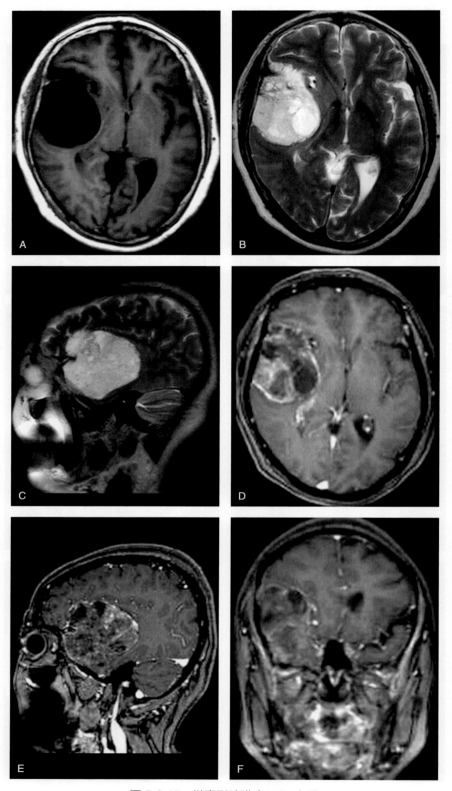

图 5-9-15　微囊型脑膜瘤 MRI 表现

A. T₁WI,示右侧颞部不规则占位呈低信号,边界清；B~C. T₂WI,示病变呈高信号,内见更高信号影；D~F. CE-T₁WI
序列,示病变呈明显不均匀强化,内见囊状未强化灶(图片由浙江大学医学院附属第一医院崔恒医师提供)

　　分泌型脑膜瘤(图 5-9-16)T₁WI 多呈等或等、低混杂信号,T₂WI 及 FLAIR 序列多呈高信号,瘤周水肿比较明显,该特点为分泌型脑膜瘤的一个重要影像表现,可能与肿瘤 PR 表达有关。增强后肿瘤呈明显强化,部分可能囊变。

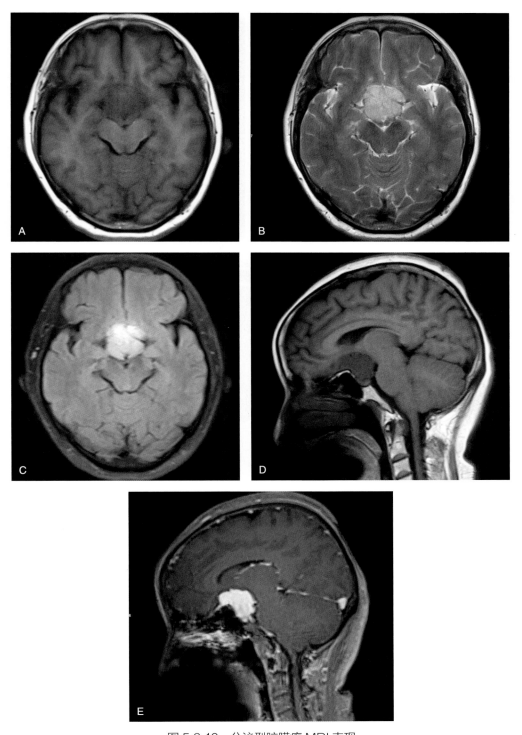

图 5-9-16　分泌型脑膜瘤 MRI 表现

A、D. T₁WI,示鞍内及鞍上不规则占位呈稍低信号;B~C. T₂WI 及 FLAIR,示病变呈稍高信号,边界清;
E. CE-T₁WI,示病变呈明显较均匀强化(图片由兰州大学第二医院周俊林教授提供)

淋巴细胞丰富型(图 5-9-17)脑膜瘤多呈匍匐性生长,形态不规则,边缘不规整,与脑膜关系密切,邻近脑组织可有不同程度受侵,与大量炎性细胞浸润有关,表现与炎症类似。$T_1WI$ 一般呈等或略低信号,$T_2WI$ 及 FLAIR 序列一般呈等或略高信号,瘤周水肿明显,增强扫描呈明显强化,可见脑膜广泛不均匀增厚。

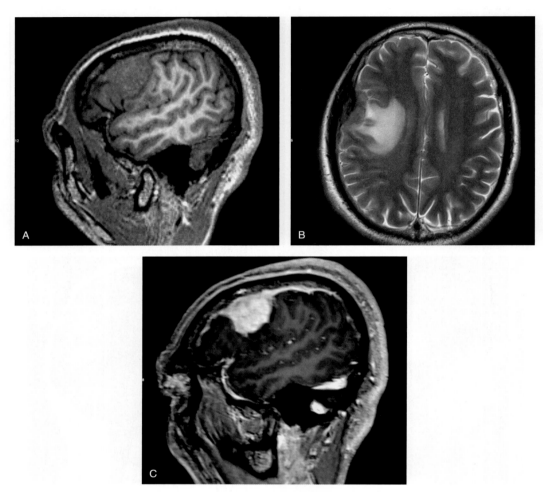

图 5-9-17    淋巴细胞丰富型脑膜瘤影像表现

A. $T_1WI$,示右侧额顶部硬脑膜增厚,局部呈团块状稍低信号,邻近脑实质明显受压;B. $T_2WI$,示病变呈等低信号,周围脑组织见斑片状高信号水肿区;C. CE-$T_1WI$,示病变呈明显强化,增厚脑膜明显强化(图片由兰州大学第二医院周俊林教授提供)

化生型脑膜瘤(图 5-9-18)其信号因化生后组织类型及成分组成不同而差异较大,因此无明显可循的特征性信号特点。部分肿瘤信号不均匀,出现囊变或坏死,具有肉眼可见的囊变和/或坏死的脑膜瘤称为囊性脑膜瘤。

$^1$H-MRS 检查,脑膜瘤 Cho/Cr 比值增高,NAA/Cho 比值减低。尽管谷氨酸-谷氨酰胺(Glx,2.1~2.6ppm)和谷胱甘肽(GSH,2.95ppm)可能是脑膜瘤更具特征性的标志物,但多数脑膜瘤可见增高的丙氨酸峰(Ala,1.48ppm)。脑膜瘤属于脑外肿瘤,不含神经元,NAA 峰明显减低或无 NAA 峰,此为诊断脑膜瘤的重要特征,也是与星形细胞瘤鉴别的关键。

SWI 序列有助于检测肿瘤内的钙化,表现为放大效应所致的"绽放效应"。

PWI:CNS WHO 1 级脑膜瘤各组织亚型 rCBV 平均值由高到低依次为血管瘤型>脑膜上皮细胞型>过渡型>纤维细胞型。

DTI:可显示白质纤维束受压或移位,FA 值稍升高或无明显改变。

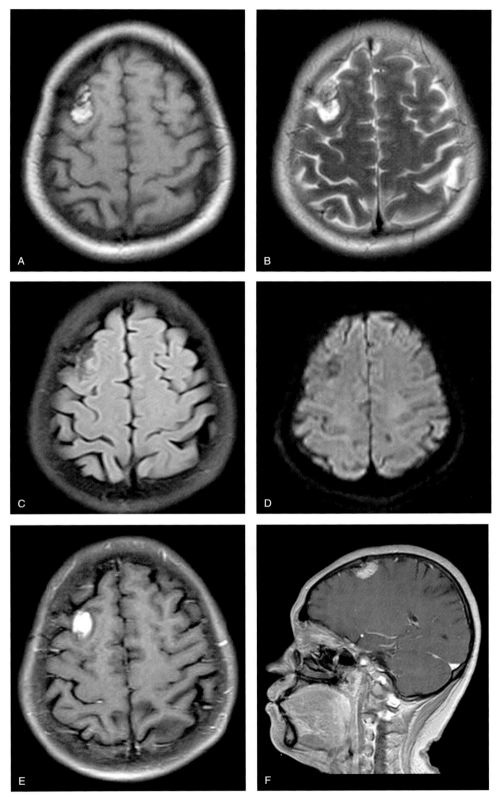

图 5-9-18 化生型脑膜瘤 MRI 表现

A. $T_1WI$,示右侧额部颅板下结节状高信号；B. $T_2WI$,示病变呈混杂高信号；C. FLAIR,示病变呈混杂等低信号；
D. DWI,示病变呈等低信号；E、F. CE-$T_1WI$,示病变明显不均匀强化

**（四）诊断要点与鉴别诊断**

1. 诊断要点

（1）常见于矢状窦旁、大脑镰、脑凸面、鞍结节、小脑幕等处。

（2）具有脑外肿瘤表现特征，瘤周水肿较轻。

（3）$T_1WI$ 多呈等或低信号，$T_2WI$ 呈等信号或稍高信号。

（4）DWI 呈高信号；$^1$H-MRS 示 NAA 峰明显减低或无 NAA 峰，可有特征性丙氨酸峰。

（5）增强扫描明显均匀强化，可见"脑膜尾征"。

（6）坏死、囊变、出血少见，可伴有钙化。

2. 鉴别诊断

（1）非典型或恶性脑膜瘤：影像学上缺乏能可靠鉴别良恶性脑膜瘤的特异性表现，而在统计学上，典型良性脑膜瘤远较非典型或恶性脑膜瘤更加常见。恶性脑膜瘤的典型表现为肿瘤侵犯脑组织，且可呈蘑菇状外形。

（2）鞍区脑膜瘤需与垂体瘤、血管瘤鉴别。①垂体瘤：蝶鞍大小正常，且可见正常垂体显示，脑膜瘤出血、囊变少见，而垂体瘤囊变多见，正常垂体显小，伴实验室检查异常；②发生于硬脑膜或海绵窦内的血管瘤：是真性血管形成性肿瘤，其表现可与脑膜瘤类似，但多数血管瘤在 $T_2WI$ 呈明显高信号，而脑膜瘤呈等信号或稍高信号。此外，血管瘤在 MRI 动态增强扫描上表现为缓慢向中心填充强化。

（3）桥小脑角区脑膜瘤应与听神经瘤鉴别，后者可见内耳道扩大、听神经增粗及囊实性肿块等有利于鉴别。

（4）脑室内的脑膜瘤要与脉络丛乳头状瘤鉴别，后者由于分泌大量脑脊液而引起脑积水，且此病多见于青少年。

（5）原发灶来源于乳腺癌或肺癌的硬脑膜转移，在影像学上难以与脑膜瘤鉴别，病史有助于鉴别。

（6）其他与脑膜瘤有类似表现的疾病。单发硬脑膜肉芽肿和特发性肥厚性硬脑膜炎均为少见病变，多位于颅底或颅底周围，尤其是眼眶、海绵窦和颅后窝。特发性肥厚性硬脑膜炎还可侵犯颅骨，需与扁平状脑膜瘤鉴别。

（7）颅内孤立性纤维性肿瘤：相对少见，肿瘤多毗邻于硬脑膜、静脉窦或脉络丛，在影像学表现上难以与典型脑膜瘤鉴别。

（8）髓外造血：见于慢性贫血或骨髓衰竭性疾病，表现为基于硬脑膜的融合性或多灶性病变，其影像学表现与单发扁平状脑膜瘤或多发脑膜瘤病类似。

**（五）治疗和预后**

手术切除是 CNS WHO 1 级脑膜瘤最有效的治疗手段，全切效果极佳，部分肿瘤也可复发，此时首选方法仍是手术切除。但因其生长位置，部分脑膜瘤不能完全切除，这时可手术后行放疗。许多研究表明，放射治疗对未能全切的脑膜瘤、无法手术的复发脑膜瘤或某些特殊类型的脑膜瘤是有效的。

CNS WHO 1 级脑膜瘤术后平均生存期为 9 年，颅后窝和鞍结节脑膜瘤的术后生存期为 6 年。脑膜瘤的术后 10 年生存率为 43%~78%。手术后死亡的原因主要是未能全切肿瘤、术前患者状态不佳、肿瘤变性或伴有颅骨增厚。肿瘤大小、部位、肿瘤组织学特点、手术切除程度等，均可影响脑膜瘤预后。

## 二、CNS WHO 2 级脑膜瘤

**（一）概述**

2016 年 WHO 中枢神经系统肿瘤分类中 WHO 分级为 Ⅱ 级的脑膜瘤包括非典型脑膜瘤（atypical meningioma）、透明细胞型脑膜瘤（clear cell meningioma）和脊索样脑膜瘤（chordoid meningioma），是介于良恶性脑膜瘤之间的肿瘤,以非典型脑膜瘤居多,透明细胞型、脊索样型少见。2021 年 WHO 中枢神经系统肿瘤分类认为 CNS WHO 2 级脑膜瘤可以发生于任何亚型。CNS WHO 2 级脑膜瘤的临床特点、影像表现、治疗及预后均与常见的良性脑膜瘤有较大差异,前者具有侵袭性强、预后差、术后易复发的特点。

非典型脑膜瘤临床少见,多发于 50~60 岁的老年人,男性高发,男女比例约为 3∶2,和 CNS WHO 1 级脑膜瘤多发于女性不同,这可能与女性脑膜瘤患者的孕酮受体阳性率高于男性有关。目前病因尚不明确,主要与染色体异常有关,其次可能与类固醇激素受体、放射治疗及外伤有关。头痛为非典型脑膜瘤最常见的临床症状,也可伴有肢体障碍、癫痫及局部包块等症状。由于肿瘤易导致脑水肿,颅内高压出现较早。

透明细胞型脑膜瘤罕见,有轻度女性发病倾向,男女比例约为 1∶1.25,文献报道成人以女性多见,儿童及青少年以男性多见,发病年龄为 2 个月 ~84 岁,其中 10~20 岁和 30~40 岁为两个高发年龄段。透明细胞型脑膜瘤临床症状缺乏特异性,多表现为头痛、智力减退、听力下降等,个别病例可出现炎症综合征的表现。

脊索样脑膜瘤比较罕见,青少年及成人均可出现,男女发病率无明显差异,组织学类似脊索瘤,是典型的脑膜瘤区域与脊索样区相混的一种特殊类型脑膜瘤。脊索样脑膜瘤的病因尚不明确,目前研究发现可能与染色体易位有关,该病常合并卡斯特尔曼代病、贫血、发育障碍、多克隆丙种球蛋白血症等。多克隆丙种球蛋白血症和 / 或贫血与这种肿瘤的发生及肿瘤复发有关。脊索样脑膜瘤临床表现主要是肿瘤局部占位所引起的相关症状,如头痛、癫痫、肢体障碍、视力下降等,因其具有侵袭性,可向周围扩展引起相关临床症状。

(二) 病理学表现

非典型脑膜瘤病理表现较为复杂(图 5-9-19),主要包括:①瘤组织呈不规则片状、漩涡状排列,分界不清;②核分裂增高,核分裂象 ≥ 4 个 /10HPF;③瘤细胞丰富、密度高,呈弥漫或片状生长;④小细胞大核,核质比增高,核仁明显;⑤伴微小坏死,或局部 "海绵状" 或 "地图样" 坏死;⑥有异核细胞出现,可见瘤巨细胞;⑦脑组织散在微小浸润。其中,有丝分裂象是非典型脑膜瘤最重要的病理学特征。诊断时前四项是必备条件,后三条至少符合一项。

非典型脑膜瘤光镜下:形态特殊,部分细胞呈梭形紧密或片状平铺分布,或呈多细胞或巨核细胞,易与颅内转移瘤混淆,需结合免疫组化进行鉴别。

非典型脑膜瘤电镜下:可见细胞核边界有明显的切迹,呈不规则的锯齿状,胞质突起不规则,呈发育不良的指突状突起,桥粒数量较典型脑膜瘤减少,细胞胶原纤维丝的数量也明显减少。

免疫组化:大部分 CNS WHO 1 级脑膜瘤均表达 EMA,在高危险性脑膜瘤(CNS WHO 2、3 级)中呈弱阳性或阴性;多数 CNS WHO 1 级脑膜瘤 Vimentin 表达阳性,在高危险性脑膜瘤中表达指数增高,呈弥漫阳性。Ki-67 增殖指数随肿瘤恶性程度增高而逐渐增高。非典型脑膜瘤核增殖抗原(MIB-1)的染色程度明显高于典型性脑膜瘤,且肿瘤分化越差表达越强。

透明细胞型脑膜瘤大体:肿瘤表现为灰白或灰红色,质中,部分有包膜。光镜下肿瘤由含有丰富糖原、胞质透明的多角细胞组成,细胞呈弥漫片状排列,中等大小,形态较一致。间质部分可见条块状玻璃样变性的胶原,很少看到漩涡状结构和砂粒小体(图 5-9-20)。Ki-67 染色,阳性细胞<15%。

脊索样脑膜瘤表现为分叶状,黏液样小叶基质内可见

图 5-9-19　非典型脑膜瘤病理表现
光镜下,示瘤细胞呈乳头状结构,核增大,异型性明显(HE×40)

嗜酸性的空泡细胞,易与脊索瘤混淆。小叶间的间质可见淋巴、浆细胞浸润,肿瘤中常显示有灶状的内皮型脑膜瘤和/或过渡型脑膜瘤的特点,砂粒小体少见(图 5-9-21)。

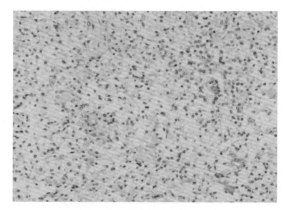

图 5-9-20    透明细胞型脑膜瘤病理表现
光镜下,示肿瘤细胞呈多角形,胞质透明,血管周及间质中可见大量胶原,可见模糊的旋涡结构,典型脑膜瘤特点不明显(HE×100)

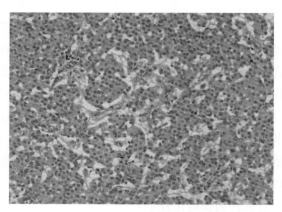

图 5-9-21    脊索样脑膜瘤病理表现
光镜下,示肿瘤细胞嗜伊红,排列成小梁状、团灶状,形成脊索样区,与典型脑膜瘤区混合(HE×100)

### (三) MRI 表现

非典型脑膜瘤巨大,多发生于大脑凸面、矢状窦、大脑镰旁,常呈分叶状,肿瘤内部囊变、坏死多见,信号多较混杂,肿瘤实质部分 $T_1WI$ 信号与 CNS WHO 1 级脑膜瘤类似,$T_2WI$ 信号较 1 级肿瘤更容易表现为高信号,内可见坏死及囊变,肿瘤边缘多不规则;非典型脑膜瘤血供丰富,瘤内血管发育不良,可见不规则流空血管影;多伴有轻至重度的瘤周水肿;可伴邻近颅骨骨质破坏。MRI 增强扫描肿瘤呈明显不均匀强化,可伴不规则短粗的"脑膜尾征"(图 5-9-22)。DWI 上信号增高,ADC 值低于 CNS WHO 1 级脑膜瘤。$^1$H-MRS 上 NAA 峰明显减低或无 NAA 峰,Cho 峰升高,出现特征的 Ala 峰。DTI 可显示白质纤维束受压或移位。PWI 可见 rCBV 增高,尤其是可见瘤周水肿区 rCBV 增高。

透明细胞型脑膜瘤好发于桥小脑角和颅底,形态多不规则,部分可见分叶。MR 上肿瘤 $T_1WI$ 呈等、低混杂信号或稍低信号,$T_2WI$ 及 FLAIR 序列信号往往较高,可出现不同程度的瘤周水肿,增强扫描表现为明显不均匀强化,多伴有囊变、坏死区,部分伴有出血,"短粗脑膜尾征"多见(图 5-9-23)。

脊索样脑膜瘤形态多不规则,可见分叶,广基底与硬脑膜相连。MRI 上 $T_1WI$ 呈低混杂信号,少数呈等信号,$T_2WI$ 及 FLAIR 序列呈稍高或高信号,瘤周水肿呈轻中度,增强扫描实性部分呈明显强化,可见邻近脑膜增厚并强化,"脑膜尾征"多为短粗不规则形(图 5-9-24)。

### (四) 诊断要点与鉴别诊断

1. 诊断要点    CNS WHO 2 级脑膜瘤较 1 级脑膜瘤少见,二者有一定的相似之处,本病的诊断要点如下:

(1)具有脑外肿瘤表现特征,但常伴不同程度瘤周水肿。

(2)肿瘤边缘多不规则,部分呈分叶状生长。

(3)坏死、囊变、出血较 1 级脑膜瘤多见,钙化较 1 级脑膜瘤少见。

(4)可见邻近骨质破坏。

(5)$T_2WI$ 信号多较高。

(6)增强扫描明显不均匀强化,可见"短粗脑膜尾征"。

(7)脊索样脑膜瘤常合并卡斯特尔曼代病、贫血、发育障碍、多克隆丙种球蛋白血症等疾病。

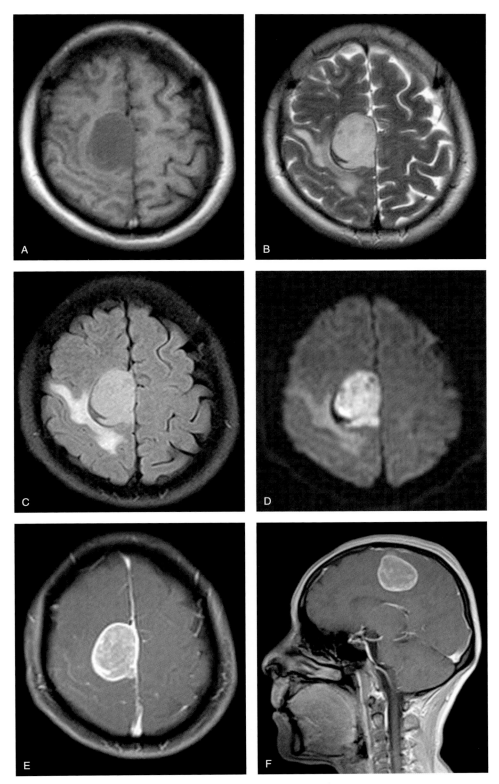

图 5-9-22　非典型脑膜瘤 MRI 表现

A. T₁WI,示右侧额部团块状稍低信号; B. T₂WI,示病变呈高信号; C. FLAIR,示病变呈稍高信号;
D. DWI,示病变呈高信号; E、F. CE-T₁WI,示病变明显强化

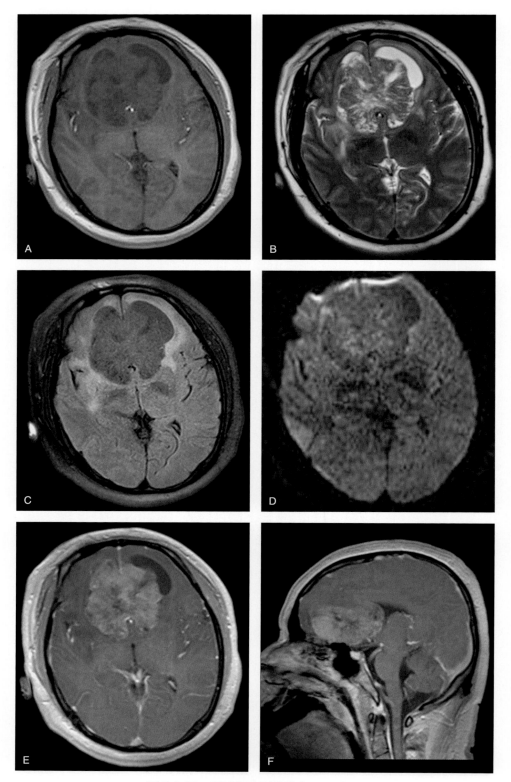

图 5-9-23　透明细胞型脑膜瘤 MRI 表现

A. T₁WI,示额部颅前窝底团块状混杂低信号;B. T₂WI,示病变呈混杂等信号;C. FLAIR,示病变呈低信号;
D. DWI,示病变未见明显弥散受限;E、F. CE-T₁WI,示病变呈不均匀强化,邻近脑膜可见强化

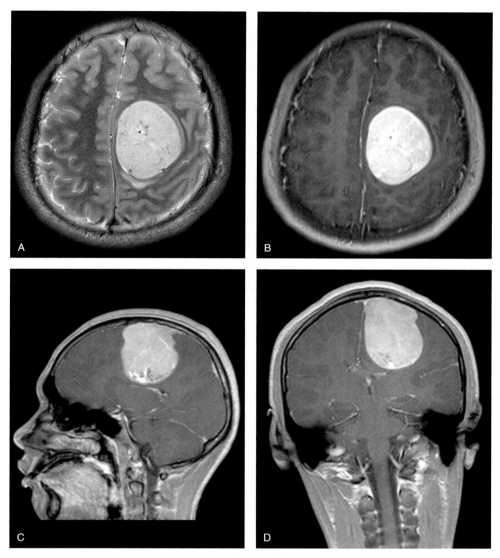

图 5-9-24　脊索样脑膜瘤 MRI 表现

A. $T_2WI$，示左侧额部团块状高信号；B~D. CE-$T_1WI$，示病变呈明显强化，邻近脑膜可见强化

2. 鉴别诊断

（1）CNS：WHO 1 级脑膜瘤：形态多规则，肿瘤信号均匀，边界清晰，分叶少见，可见钙化，坏死及囊变少见，增强扫描呈明显均匀强化，"脑膜尾征"细长。

（2）多形性胶质母细胞瘤：是脑实质肿瘤，当 CNS WHO 2 级脑膜瘤定位困难时，需与之相鉴别。胶质母细胞瘤好发于幕上，男性多见，瘤体常伴坏死、出血，与周围脑组织分界不清。瘤周水肿较 2 级脑膜瘤明显，增强扫描肿瘤呈不规则环状或花环状强化。肿瘤对周围骨质破坏者少见。$^1$H-MRS 示瘤周水肿因肿瘤细胞浸润，Cho 峰明显增高，NAA 峰减低。

（3）孤立性纤维性肿瘤是起源于树突状间充质细胞的梭形细胞，呈浅小分叶状的脑外肿块，宽基底或窄基底与脑膜相连，"脑膜尾征"相对少见，瘤周水肿明显，邻近颅骨侵蚀。增强扫描明显强化，肿块内及周边可见多发增粗迂曲的血管。透明细胞型脑膜瘤和脊索瘤样脑膜瘤多以宽基底附着于硬膜上，"脑膜尾征"多见，多短粗不规则。

（4）脑膜转移瘤：常多发，伴硬脑膜弥漫增厚，常伴邻近颅骨的转移，有原发病灶，结合病史不难诊断。

（5）听神经瘤：是成人桥小脑角区最常见的肿瘤，临床多有耳聋、耳鸣、面部麻木等症状，影像学上可见肿瘤以内耳道为中心向周围生长,内耳道可见扩大。

(6)血管网状细胞瘤:多发于小脑,血供丰富,以"大囊小结节"为典型表现,结节强化明显。

（五）治疗和预后

手术是 CNS WHO 2 级脑膜瘤的首选治疗方案,对于复发病例,若条件允许,可再次行手术治疗。放疗作为降低脑膜瘤术后复发的辅助治疗手段,有助于降低复发率,延长生存期。其他治疗方法,如选择性血管栓塞治疗,适应于一些不适合开颅手术的患者,可减缓或停止肿瘤的生长,缓解临床症状,提高生活质量。也可作为术前的辅助治疗,减少术中出血,降低手术难度,提高预后。

非典型脑膜瘤具有较高的复发率,为 27%~51%,复发的主要临床因素是手术切除的范围,这主要取决于肿瘤的部位、侵犯范围、颅内的邻近结构、患者年龄及后期治疗情况等。

透明细胞型脑膜瘤的复发率为 22%~80%,复发时间不等,个别长达 7 年,软脑膜种植转移、远处转移或中枢神经系统转移也并不少见,尤其儿童患者侵袭性更强。

脊索样脑膜瘤首选手术治疗,可完整、彻底地一次性切除,对于手术无法彻底切除的会在术后长短不等的时间内复发,少数病例瘤组织可去分化,转变为高度恶性,预后差。

## 三、CNS WHO 3 级脑膜瘤

### （一）概述

尽管脑膜瘤多数为良性(CNS WHO 1 级),但有 2%~10% 的脑膜瘤具有恶性肿瘤的特征,相当于 CNS WHO 2 级和 3 级,其中 CNS WHO 3 级脑膜瘤恶性程度高,临床少见。3 级脑膜瘤有生长快、侵袭性强、易复发和转移等恶性肿瘤的特征。2016 年 CNS WHO 分级为 3 级的脑膜瘤包括横纹肌样、乳头型及间变性 3 种亚型,其中间变性脑膜瘤是该级别脑膜瘤中最多见类型,占所有脑膜瘤的 1%~2.8%,组织病理学上表现有明显的恶性细胞和 / 或有丝分裂活性显著增高。2021 年新版 WHO 中枢神经系统肿瘤分类中强调乳头型和横纹肌样脑膜瘤在具有乳头状和横纹肌样特征外常伴有其他侵袭性特征,因此许多研究建议这两种脑膜瘤的分级不应仅以横纹肌样细胞学或乳头状结构为基础。

间变性脑膜瘤好发于中年以上患者,高峰年龄为 50~70 岁,与 1 级脑膜瘤不同,男性较女性稍多见,男女比例约为 1:0.7。常见好发部位依次为大脑凸面(46.9%)、矢状窦旁(25.0%)和蝶骨嵴(12.5%),多发性少见。

乳头型脑膜瘤(papillary meningioma,PM)生长迅速,具有高复发、高侵袭性生长及易转移等特征,该肿瘤极为少见,好发于幕上间隙(主要是大脑凸面和矢状窦旁),幕下较少受累。乳头型脑膜瘤多发生于儿童及年轻人,女性发病率多于男性。

横纹肌样脑膜瘤(rhabdoid meningioma,RM)是脑膜瘤较为罕见的一个亚型,由 Perry 等在 1988 年首次明确提出,并将其定义为具有横纹肌样细胞的脑膜瘤,强调其具有较高的侵袭性,预后较差。横纹肌样脑膜瘤发病年龄较广,无明显性别差异。

临床表现因部位而异,主要为颅内占位引起的颅内高压症状,如头痛、呕吐及视力下降,此外是因肿瘤压迫出现的特定神经功能障碍,如偏瘫、癫痫、脑神经损害等,可转移至颅外,出现其他部位症状。

### （二）病理学表现

大体:间变性脑膜瘤肿瘤较大,呈膨胀浸润性生长,肿瘤内侧面的脑膜常不完整,瘤体切面上多见出血、坏死、囊变。

光镜下:间变性脑膜瘤其肿瘤细胞形态多样,生长活跃,核异型性显著,核大深染,常见肉瘤样改变及大量核分裂象和地图状坏死,丧失良性脑膜瘤结构特点(图 5-9-25)。

乳头型脑膜瘤的瘤细胞以纤维血管为中心呈乳头状紧密排列,瘤内多见核分裂象,增生活跃(图 5-9-26)。

电镜下可见不同分化阶段的瘤细胞：未分化细胞、低分化细胞、中间过渡细胞及瘤巨细胞。胞质突起粗大互相交织，可有桥粒和胶原纤维丝。

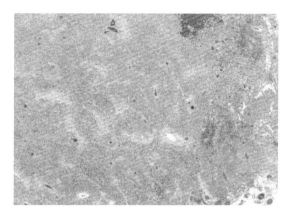

图 5-9-25 间变性脑膜瘤病理表现

光镜下，示瘤组织细胞丰富，结构紊乱，核分裂多见，浸润邻近脑实质（HE×40）

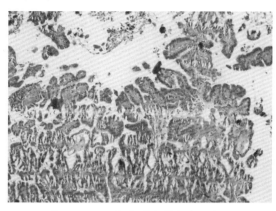

图 5-9-26 乳头型脑膜瘤病理表现

光镜下，示肿瘤细胞排列在纤维血管周围形成假乳头状结构（HE×40）

横纹肌样脑膜瘤的病理表现既有一般脑膜瘤的特征，又有横纹肌样细胞的特征（图 5-9-27）。光镜下横纹肌样细胞核旁常有特征性的均一强嗜酸性的玻璃样包涵体，电镜下该结构为邻近细胞核的中间丝缠绕集结而成。免疫组化 Vimentin、S-100、EMA 阳性。

恶性脑膜瘤的病理诊断标准尚不统一。肿瘤细胞的有丝分裂增多表明肿瘤生长活跃，而非典型的有丝分裂象是恶性脑膜瘤的标志之一；间变是恶性脑膜瘤的另一重要特征，即肿瘤固有的特征结构消失，表现为失去规律的排列顺序，细胞形态怪异，呈片状或带状，伴明显的核异型。脑膜瘤向周围组织浸润或发生颅内外转移是判断恶性肿瘤的重要指标。

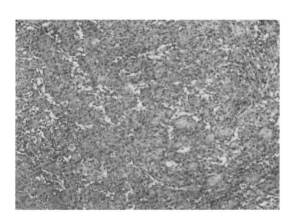

图 5-9-27 横纹肌样脑膜瘤病理表现

光镜下，示肿瘤细胞内假包涵体（HE×40）

### （三）MRI 表现

CNS WHO 3 级脑膜瘤具有以下特征性表现：①由于恶性脑膜瘤向各个方向不均匀迅速生长，且呈侵袭性生长，故肿瘤形态多为不规则分叶状，呈"磨伞征"；②肿瘤与脑组织界限不清，无明显包膜或包膜不完整，可穿破包膜向脑内浸润；③肿瘤生长迅速，瘤内易发生坏死、囊变，因此肿瘤信号混杂，增强扫描呈不均匀强化；④颅骨改变以骨质破坏为主，肿瘤甚至跨颅骨板向外生长；⑤瘤周伴有中、重度脑水肿；⑥增强扫描可见短、粗壮不规则脑膜尾征。

间变性脑膜瘤内部坏死和囊变更为多见，各序列均为等或混杂信号，增强不均匀强化，占位效应显著，可以见到明显的中线移位（图 5-9-28）。乳头型脑膜瘤（图 5-9-29）和横纹肌样脑膜瘤（图 5-9-30）在 MRI 上信号特点类似于间变性脑膜瘤，经常可见局部侵袭和脑侵袭的现象，DWI 呈不均匀稍高信号。

¹H-MRS 检查：CNS WHO 3 级脑膜瘤 Cho/Cr 比值显著高于良性脑膜瘤。

PWI：CNS WHO 1 级脑膜瘤 rCBV 图中心区多呈高灌注，从中心到边缘灌注逐渐移行减低，而 3 级脑膜瘤中心区常见坏死，呈低灌注，高灌注区常位于肿瘤边缘，rCBV 高灌注区的位置有助于更加直观地评价脑膜瘤的良恶性。

DTI：CNS WHO 3 级脑膜瘤由于肿瘤压迫、浸润相邻白质纤维，使之连续性中断，FA 值降低。

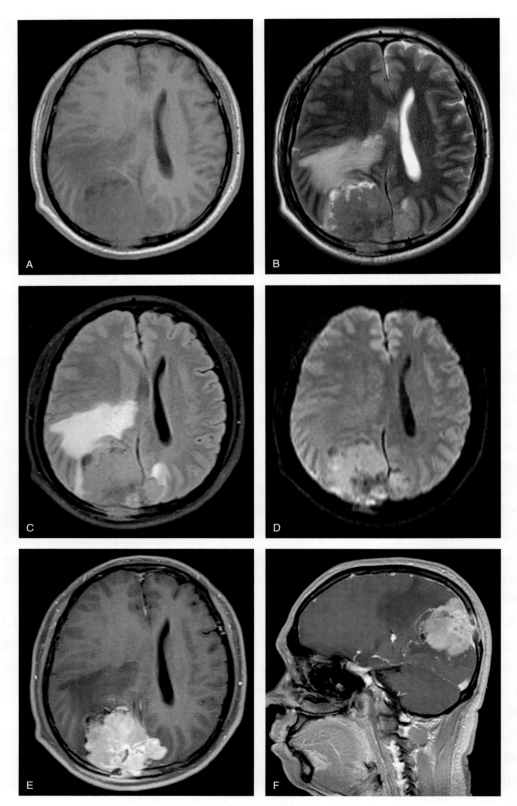

图 5-9-28　间变性脑膜瘤 MRI 表现

A. T$_1$WI,示右侧顶枕叶团块状等信号及斑片状低信号；B. T$_2$WI,示病变呈混杂等高信号,病灶周围可见水肿信号；C. FLAIR,示病变呈等信号；D. DWI,示病变呈稍高信号；E、F. CE-T$_1$WI,示病变呈明显不均匀强化,邻近脑膜可见强化

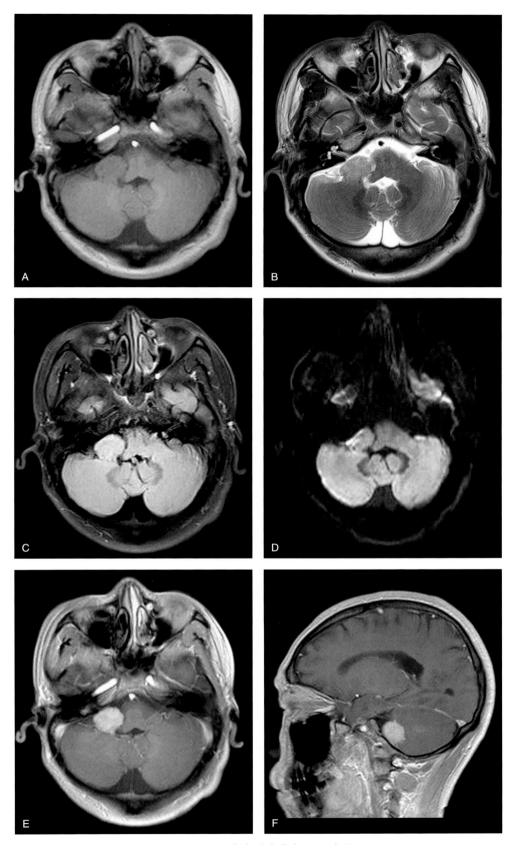

图 5-9-29　乳头型脑膜瘤 MRI 表现

A. T$_1$WI,示右侧颈静脉孔区团块状等信号; B. T$_2$WI,示病变呈等信号; C. FLAIR,示病变呈等信号;
D. DWI,示病变呈等信号; E、F. CE-T$_1$WI,示病变呈明显强化

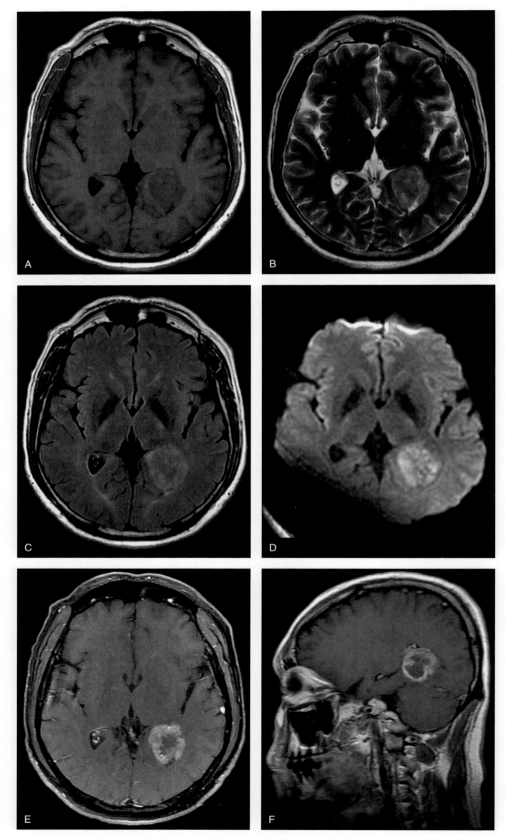

图 5-9-30　横纹肌样脑膜瘤 MRI 表现

A. T₁WI,示左侧颞枕交界、侧脑室枕角团块状等信号；B. T₂WI,示病变呈等信号；C. FLAIR,示病变呈稍高信号；
D. DWI,示病变呈高信号；E、F. CE-T₁WI,示病变呈明显不均匀强化

（四）诊断要点与鉴别诊断

1. 诊断要点

（1）具有脑外肿瘤表现特征，但瘤周水肿多见。

（2）信号不均匀，瘤内坏死、囊变多见，而钙化少见。

（3）肿瘤形态多不规则，呈分叶状或"蘑伞征"，边界多不清。

（4）周围可为弥漫性骨质破坏。

（5）增强扫描呈明显不均匀强化，可见"短、粗壮脑膜尾征"。

2. 鉴别诊断

（1）良性（CNS WHO 1 级）脑膜瘤：表现为信号均匀、边界清楚的肿块，瘤周水肿较轻，15% 左右的病变可见瘤内钙化，但出血、坏死、囊变少见；增强扫描肿瘤呈均匀一致的强化，边缘锐利，可见脑膜尾征。

（2）CNS：WHO 2 级脑膜瘤：与 3 级脑膜瘤均可侵犯脑组织，单纯依靠影像学表现往往难以鉴别二者。

（3）转移瘤：多表现为脑实质内多发病灶伴有显著的瘤周水肿，位于脑灰白质交界处，增强扫描多可见明显强化，结合病史有利于诊断。

（4）胶质母细胞瘤：为脑实质恶性肿瘤，当恶性脑膜瘤向脑内浸润时，需与之相鉴别。胶质母细胞瘤好发于幕上，常见瘤内坏死、出血，占位效应明显，与周围脑组织分界不清。增强扫描肿瘤呈不规则花环状强化。

（五）治疗和预后

手术是 CNS WHO 3 级脑膜瘤的首选治疗方案，脑膜瘤手术的最终目标是完全切除肿瘤的同时切除受累的硬膜和颅骨，术后辅以放疗可降低复发率。术后传统化疗无肯定疗效。手术切除程度是影响术后复发的主要因素，但切除程度不能预防肿瘤复发。由于 CNS WHO 3 级脑膜瘤高复发、高侵袭性生长的生物学特点决定了其预后不良。

# 第十节　间叶性非脑膜上皮来源的肿瘤

2021 年 WHO 中枢神经系统肿瘤分类尽量使间叶性非脑膜上皮来源的肿瘤的术语与 WHO 骨和软组织肿瘤蓝皮书中术语保持一致，目前只包括仅发生在中枢神经系统的肿瘤，或与对应软组织肿瘤相似但经常发生在中枢神经系统的肿瘤；一些常见的软组织肿瘤（如平滑肌瘤）可极罕见地发生于中枢神经系统，但由于其诊断指标与对应软组织肿瘤相同，因此不再归入此类。

## 一、血管母细胞瘤

（一）概述

血管母细胞瘤（hemangioblastoma, HB）又名血管网状细胞瘤，是血管丰富的良性肿瘤，起源于中胚层的血管内皮细胞的胚胎残余组织。血管母细胞瘤占颅内原发性肿瘤的 1%~2.5%，是中枢神经系统少见的真性血管性肿瘤，占颅后窝肿瘤的 7%~12%，是颅后窝较常见的肿瘤，CNS WHO 分级为 1 级肿瘤。血管母细胞瘤可发生于任何年龄，主要见于 30~40 岁，男性多于女性，可有家族史。常见于小脑半球，少部分发生于小脑蚓部、延髓和脊髓。部分患者可合并视网膜血管瘤、肾细胞瘤或胰腺囊肿等，称为 *von Hippel-*

Lindau 病（VHL 病），是一种常染色体显性遗传病，是神经系统的家族性肿瘤综合征。

临床表现缺乏特异性，取决于肿瘤所在的部位，最常见的症状为头晕、头痛。累及脑干主要表现为饮水呛咳，吞咽困难；累及桥小脑角区主要表现耳鸣、听力下降；累及小脑半球及蚓部主要表现为缓慢的颅内压增高，共济失调，眼球震颤。

（二）病理学表现

大体：血管母细胞瘤多呈灰红或灰褐色，与周围组织分界尚清，质地较软，切面可呈囊实性，实性部分为结节状，暗红或樱桃红色，质地较韧，囊腔内含有暗红或黄褐色液体。

镜下：血管母细胞瘤由两种成分构成。一种是丰富的血管和血窦，血管多是不同成熟阶段的毛细血管，小动脉和小静脉偶尔可见，血管内衬扁平内皮细胞，其外周细胞增生。另一种为大量存在于血管网之间富含脂质的间质细胞，该细胞呈圆形、卵圆形或短梭形，呈巢状或片状排列，胞质丰富、淡染或呈空泡状或泡沫状，胞核圆形，大小基本一致，核分裂象罕见（图 5-10-1）。

免疫组化：显示血管内皮细胞和间质细胞 Vimentin 均表达为阳性，且血管内皮细胞均表达 CD34 和 F（11）RAg，但间质细胞均表达为阴性。

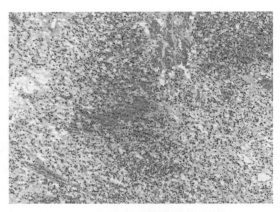

图 5-10-1　血管母细胞瘤病理表现

光镜下，示肿瘤血管丰富，其间见大量呈巢状或片状排列的间质细胞，胞核呈卵圆形，大小基本一致，无核分裂象（HE×40）

（三）MRI 表现

根据血管母细胞瘤病理及 MRI 表现将其分为实质型、大囊小结节型和单纯囊型 3 种类型。实质型好发于中线部位脑桥和延髓，其次为桥小脑角区和小脑半球，典型的大囊小结节型多见于小脑半球，单纯囊型少见。

实质肿块型：可见多发，轮廓较清，信号多不均质，$T_1WI$ 呈等或稍低信号，$T_2WI$ 呈混杂高信号，FLAIR 序列呈高信号。肿瘤内或瘤周可见较多的点状、条状或蛇形流空血管影。实性部分可发生坏死囊变，瘤内可见局灶性高信号，提示陈旧性出血，瘤周常伴不同程度水肿，增强多呈不均匀明显强化（图 5-10-2）。

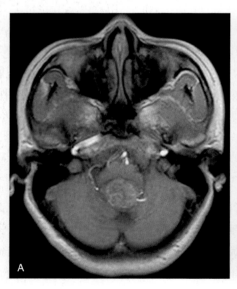
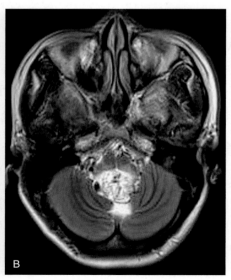

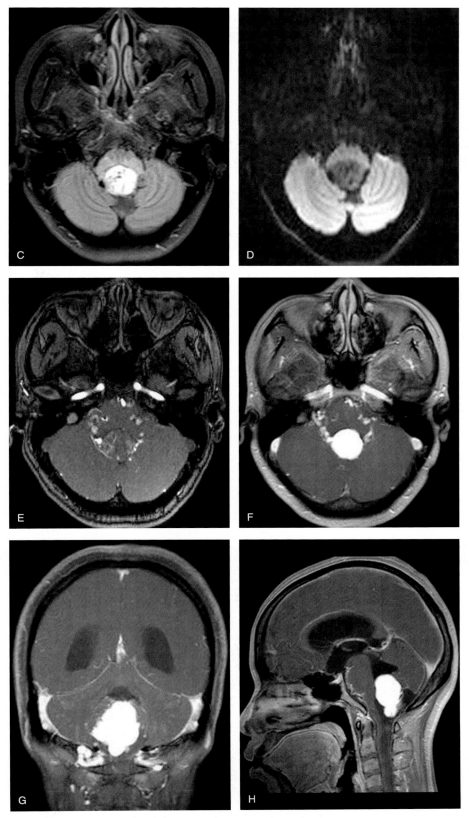

图 5-10-2　血管母细胞瘤 MRI 表现

A. $T_1WI$,示第四脑室下份及小脑蚓部区不规则团块状混杂低信号病灶;B. $T_2WI$,示病灶呈混杂高信号;C. FLAIR,示病灶呈高信号;D. DWI,示病灶呈等信号;E. MRA 原始图,示病变内及周围可见多发迂曲血管影;F~H. CE-$T_1WI$,示病灶明显强化,血管显示更加明显

大囊小结节型：囊性部分于 $T_1WI$ 呈稍高于脑脊液的低信号，$T_2WI$ 呈似脑脊液或稍低于脑脊液信号的高信号，FLAIR 序列信号高于脑脊液，增强后未强化。附壁结节 $T_1WI$ 信号高于囊性部分，$T_2WI$ 低于囊性部分，呈等信号，FLAIR 序列呈高信号，增强后呈明显强化（图 5-10-3）。有时附壁结节内或肿瘤周围有流空血管影。

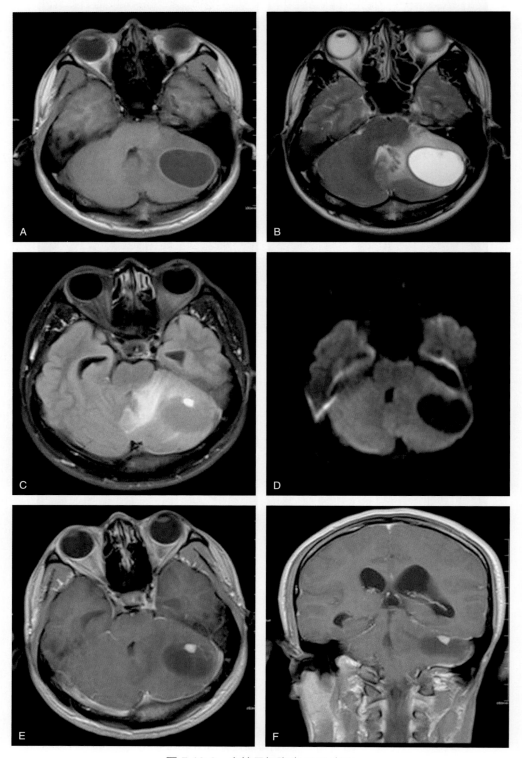

图 5-10-3　血管母细胞瘤 MRI 表现

A. $T_1WI$，左侧小脑半球可见团块状低信号影，其内可见小片状稍高信号；B. $T_2WI$，示病灶混杂高信号；
C. FLAIR，示病灶信号高于脑脊液；D. DWI，示病灶呈低信号；E、F. CE-$T_1WI$，示病灶附壁结节明显强化

单纯囊型少见，$T_1WI$ 呈低信号，$T_2WI$ 呈高信号，增强扫描部分囊壁轻度强化（图 5-10-4）。

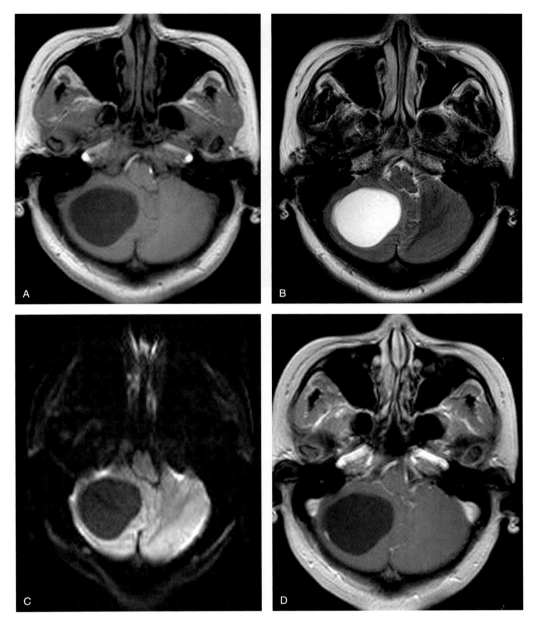

图 5-10-4　血管母细胞瘤 MRI 表现

A. $T_1WI$，示右侧小脑半球类圆形低信号；B. $T_2WI$，示病变呈高信号；C. DWI，示病变呈低信号；
D. CE-$T_1WI$，示囊壁局部强化

DWI 呈低信号，ADC 图呈高信号。

SWI 上肿瘤周围可见低信号。

$^1$H-MRS 检查，血管网状细胞瘤 Lip 峰升高，NAA 峰检测不到，与此类肿瘤间质细胞内含有脂质相符（图 5-10-5）。

PWI 显示血管网状细胞瘤的脑血流量相对较高。

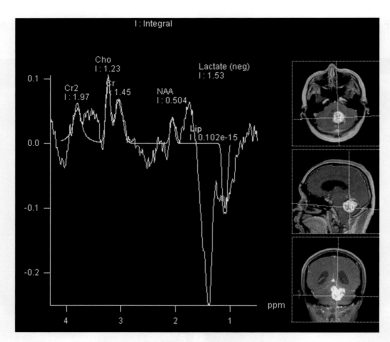

图 5-10-5　血管母细胞瘤 MRS 表现

$^1$H-MRS，示病灶 NAA 峰降低，Lip 峰升高

**（四）诊断要点与鉴别诊断**

1. 诊断要点

（1）小脑半球较常见，小脑蚓部、延髓和脊髓较少见。

（2）任何年龄段均可发生，但主要见于 30~40 岁，男多于女。

（3）大囊小结节型为典型表现，囊性部分 $T_1WI$ 呈稍低信号，$T_2WI$ 呈高信号，附壁结节呈等信号，增强扫描囊液及囊性部分边缘无强化，附壁结节为明显均匀强化。

（4）实质肿块型较少见，$T_1WI$ 呈等或混杂稍低信号，$T_2WI$ 呈混杂高信号，增强扫描呈不均匀明显强化，最主要特征为肿瘤显著强化和异常扩张的血管流空信号。

（5）DWI 呈低信号，ADC 呈高信号。

（6）SWI 上肿瘤周围见低信号。

（7）$^1$H-MRS 见 Lip 峰升高。

（8）PWI 上肿瘤的脑血流量相对较高。

2. 鉴别诊断

（1）高级别星形细胞瘤：血管母细胞瘤呈显著不均质强化，而高级别星形细胞瘤强化程度远不如血管母细胞瘤显著；肿块型血管母细胞瘤内见明显血管流空影。

（2）髓母细胞瘤：多见于儿童，常发生于颅后窝中线部位，血供丰富但坏死囊变及出血少见，DWI 弥散受限，增强呈不均匀显著强化，早期可发生种植转移。

（3）小脑囊性转移瘤：有原发恶性肿瘤或幕上同时有转移瘤存在，发病年龄通常比血管母细胞瘤高，转移瘤多见于 50 岁以上，而血管母细胞瘤多见于 30~40 岁，增强扫描囊性转移瘤的囊壁强化，而血管母细胞瘤囊壁多不强化。

（4）毛细胞型星形细胞瘤：常见于儿童，而血管母细胞瘤常见于成人，毛细胞型星形细胞瘤的实质部分或附壁结节通常较血管母细胞瘤大，血供不丰富，增强扫描时远不如血管母细胞瘤强化显著，毛细胞型星形细胞瘤囊内液体在 $T_1WI$ 的信号强度常较血管母细胞瘤囊性部分高。

（5）小脑单纯囊肿：二者形态和部位相似，但单纯性小脑囊肿囊内液体完全是脑脊液信号，而血管母细胞瘤 $T_1WI$ 上信号常可略高于脑脊液信号，囊周出现水肿或异常血管流空影应考虑血管母细胞瘤，血管母细胞瘤 MR 增强扫描多方位成像有可能出现有较小的附壁结节强化或局部囊壁强化。

### （五）治疗和预后

目前所公认的血管母细胞瘤的首选治疗方法是显微外科手术。对于实性或囊实性肿瘤，术前可行超选择性肿瘤供血动脉栓塞，可有效减少术中出血，有助于肿瘤全切。血管母细胞瘤虽可进行显微外科手术达到治愈，但远期存在复发可能，需要定期随访患者。术后残留或复发的肿物可进行放射治疗及化疗，但疗效依然存在争议。

## 二、孤立性纤维性肿瘤

### （一）概述

孤立性纤维性肿瘤（solitary fibrous tumors，SFT）是一种少见的起源于树突状间充质细胞的梭形细胞肿瘤，好发于浆膜层，多见于胸膜。颅内孤立性纤维性肿瘤和血管外皮细胞瘤（hemangiopericytoma，HPC）临床、影像及病理均有重叠，且有共同的分子基因改变，新的 2016 年 WHO 中枢神经系统肿瘤分类中，将二者合并为一类疾病，采用"孤立性纤维性肿瘤/血管外皮细胞瘤（SFT/HPC）"这一联合术语来命名这类病变，并分为 3 个级别：Ⅰ级有更多的胶原纤维，细胞成分较少，即之前诊断为孤立性纤维性肿瘤的梭形细胞病变；Ⅱ级有较多的细胞成分、较少的胶原细胞的肿瘤，有肥大细胞和"鹿角样"脉管系统，即先前诊断的血管外皮细胞瘤；Ⅲ级与先前诊断的间变性血管外皮细胞瘤一致，每 10 个高倍视野有 5 个或更多的核分裂象。

2021 年 WHO 中枢神经系统肿瘤分类去除"血管外皮细胞瘤"，修订为"孤立性纤维性肿瘤"，与软组织病理诊断术语保持一致。

大多数发生于脑膜的孤立性纤维性肿瘤具有 12q13 染色体上的基因改变，导致 *NAB2* 和 *STAT6* 基因的融合突变。

中枢神经系统孤立性纤维性肿瘤非常少见，但仍然是颅内最常见的原发性非脑膜上皮细胞的间叶性肿瘤，肿瘤富含细胞且血供丰富，其临床生物学行为具有侵袭性，且治疗后复发率高，即使外科手术切除后仍可有远处转移。大多数孤立性纤维性肿瘤附着于硬脑膜，常起源于大脑镰或小脑幕，以额叶、小脑幕、桥小脑角、中线区、颅后窝、颞叶及脊髓等部位多见，可跨越横窦生长。几乎均为单发病灶，肿瘤体积相对较大，直径常大于 4~5cm，甚至可达 10cm。

孤立性纤维性肿瘤是一种交界性肿瘤，10%~20% 为恶性或潜在恶性。本病多见于中老年人，好发年龄为 20~70 岁，平均 50 岁，儿童及青少年少见。无明显性别差异。

颅内压增高症状常见，可有肿瘤压迫所致的神经功能障碍。约 1/4 患者伴有低血糖、杵状指、肺性肥大型骨关节病等副肿瘤综合征表现，术后副肿瘤综合征可消失。

### （二）病理学表现

颅内孤立性纤维性肿瘤多源于脑膜。大部分孤立性纤维性肿瘤是良性肿瘤，仅有少数生物学上表现出侵袭性的特征。

**大体**：孤立性纤维性肿瘤为实性、质韧、血供丰富、有假包膜的肿块，包膜大多完整，坏死、钙化较少见，肿瘤基底部与硬脑膜关系密切。

**光镜下**：孤立性纤维性肿瘤由梭形细胞构成，瘤细胞分布疏密不均，呈短束状、漩涡状或片状排列，胞质稀少，核染色质均匀，无明显的异型性，核分裂象少见，一般无出血及坏死（图 5-10-6）；细胞稀疏区有粗细不等、形状不一的胶原物质沉积；细胞密集，肿瘤间质有较丰富的裂隙状或鹿角状血管，有"血管外皮瘤"的组织学构象。大多数具有孤立性纤维性肿瘤表型的肿瘤为低级别肿瘤，有丝分裂象罕见，Ki-67 指数多在 1%~4% 之间,肿瘤的间变性改变并不常见。

免疫组化:孤立性纤维性肿瘤表达 CD34、CD99、Bcl-2、上皮膜抗原、肌动蛋白,但不表达结蛋白、抗角细胞蛋白抗体及 S-100 蛋白。其中 CD34 是公认的比较特异和准确的免疫标记物。CD34 表达程度与病变的性质有关,非典型性孤立性纤维性肿瘤的 CD34 多阴性或弱阳性表达,而大多数良性孤立性纤维性肿瘤的 CD34 强阳性表达。

（三）MRI 表现

孤立性纤维性肿瘤 $T_1WI$ 多为等信号,$T_2WI$ 及 FLAIR 序列为等、稍低或稍高信号,瘤体内可见"蚯蚓状"迂曲流空血管影,可能为肿瘤鹿角型血管。部分肿瘤 $T_2WI$ 呈高低混杂信号（图 5-10-7）,即所谓的"黑白征"或"阴阳征",其病理基础为低信号的致密胶原纤维,及高信号的黏液变

图 5-10-6　孤立性纤维性肿瘤病理表现
光镜下,示丰富的小梭形细胞呈旋涡状、编织状排列,可见血管及胶原纤维玻璃样变（HE×40）

性及血管间质区域,略高信号的瘤细胞密集区。肿瘤钙化、出血、坏死及囊变少见。增强扫描肿瘤明显均匀或不均匀强化,强化区对应于肿瘤细胞致密区或扩张血管。$T_2WI$ 低信号区有强化,是孤立性纤维性肿瘤的特征性表现。部分肿瘤可有"脑膜尾征"。动态增强扫描多为持续强化或进行性延迟强化,动脉期可见瘤内血管。孤立性纤维性肿瘤不同强化形式与肿瘤血管、肿瘤细胞密集程度及胶原纤维的分布密切相关。

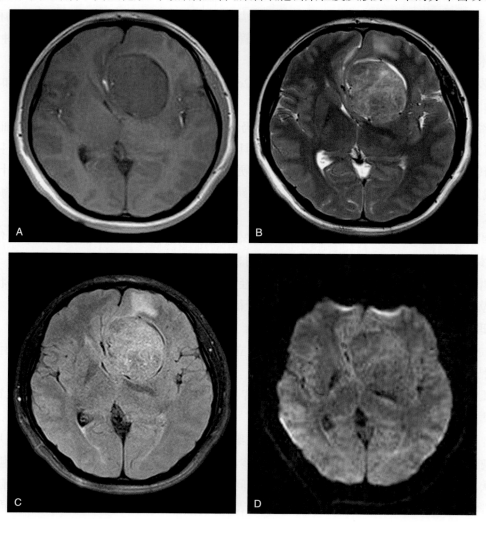

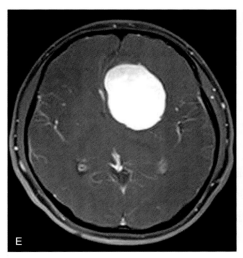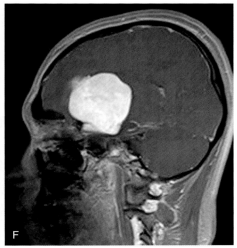

图 5-10-7 孤立性纤维性肿瘤 MRI 表现

A. T₁WI,示左侧前颅中窝团块状等信号;B. T₂WI,示病变呈混杂稍高信号;C. FLAIR,示病变呈稍高信号;
D. DWI,示病变呈等信号;E、F. CE-T₁WI,示病变明显强化

DWI 上肿瘤实性部分多表现为等信号。

PWI 上肿瘤实性部分 rCBV 升高。

$^1$H-MRS 上 Cho 峰、mI 峰增高,Cho/Cr 比值增高,偶见 Lip 峰。

(四) 诊断要点与鉴别诊断

1. 诊断要点

(1)好发于中老年人。

(2)T₂WI 呈高、低混杂信号。

(3)T₂WI 低信号区增强扫描后有强化为特征性改变。

(4)DWI 上弥散受限不明显。

(5)$^1$H-MRS 上 mI 峰增高。

(6)无硬脑膜尾征。

2. 鉴别诊断

(1)脑膜瘤:好发于中年女性,大脑凸面多见,脑膜瘤 T₂WI 呈均匀等信号,钙化相对多见,增强扫描明显均匀强化,相邻颅骨增生较常见,常见"脑膜尾征"。

(2)硬脑膜转移瘤:也可造成颅骨侵蚀,有原发病史,脑膜多呈"饼"状增厚,相对脑膜肿块不明显,T₂WI 上无低信号区域。

(3)脑膜淋巴瘤:突出特征是颅骨两侧大的无钙化的显著强化的软组织肿块,而颅骨本身变化轻微。

(4)神经鞘瘤:囊变坏死多见,其内信号不均匀,有相应的神经系统症状。

(5)少数情况下,颅内的孤立性纤维性肿瘤/血管外皮细胞瘤、恶性间叶性肿瘤可导致严重的低磷血症和代谢性骨病,这种肿瘤源性骨质软化症(osteomalacia-inducing tumor,OIT)可分泌成纤维细胞生长因子 23,导致低磷性骨软化副肿瘤综合征,且病灶有时不易与侵袭性脑膜瘤鉴别。发生于颅内的瘤源性骨质软化症,以磷酸盐尿性间叶性肿瘤和孤立性纤维性肿瘤最为常见,且病变好发于颅前窝。

(五) 治疗和预后

颅内孤立性纤维性肿瘤首选手术切除,可采用外科手术切除加放射治疗,或是采用放射性外科治疗。即使肿瘤经外科手术完整切除,仍会局部复发。良性的颅内孤立性纤维性肿瘤也可远处转移或恶变,恶性孤立性纤维性肿瘤生物学行为无法预测,因此对孤立性纤维性肿瘤患者行长期密切随访是必要的。

### 三、横纹肌肉瘤

#### (一) 概述

横纹肌肉瘤(rhabdomyosarcoma)好发于儿童,尤其是小于10岁的儿童,占儿童恶性肿瘤的5%,恶性程度较高,属于脑膜间质肿瘤。

横纹肌肉瘤起源于向横纹肌分化的原始间充质细胞,而不是横纹肌细胞,由不同分化程度的横纹肌细胞组成。由于横纹肌肉瘤源自未分化的间充质细胞或胚胎肌肉组织,这就解释了为何该肿瘤在儿童期发病率高,及无横纹肌的解剖区域如前列腺、鼻咽部等处也可发生横纹肌肉瘤的原因。

35%~40%横纹肌肉瘤起源于头颈部,如脑膜旁、眼眶等,以脑膜旁最多见;约25%横纹肌肉瘤起源于泌尿生殖道,如膀胱、前列腺、阴道、子宫等;大约20%来源于四肢;剩余的来源于躯干和其他部位。原发脑和脑膜者罕见。

中枢神经系统原发横纹肌肉瘤临床表现多样,如偏瘫、肢体和语言异常等,取决于肿瘤发生的部位和范围。

#### (二) 病理学表现

大体:肿瘤边界不清,质软、脆,血供欠丰富。

组织学上横纹肌肉瘤形态类似于胚胎横纹肌,可分3种类型:胚胎性横纹肌肉瘤(embryonal rhabdomyosarcoma)、腺泡状横纹肌肉瘤(alveolar rhabdomyosarcaom)及多形性横纹肌肉瘤(pleomorphic rabdomyosar)。儿童头颈部横纹肌肉瘤中60%为胚胎性横纹肌肉瘤,好发于黏膜及上皮表面,细胞呈卵圆形或梭形,并可生成明显的肌肉。胚胎性横纹肌肉瘤有葡萄状、梭形细胞性两个亚型,葡萄状横纹肌肉瘤好发于空腔脏器,例如阴道、膀胱及胆管系统;梭形细胞横纹肌肉瘤则好发于睾丸旁区域及头颈部。

光镜下:肿瘤由小细胞组成,呈圆形或多边形,胞质伊红色,核圆形或卵圆形,核仁明显,核分裂象多见(图5-10-8)。

免疫组化:结蛋白(Des)、肌细胞生成素(Myogenin)、波形蛋白(Vimentin)表达阳性。

分子遗传学:胚胎性横纹肌肉瘤存在染色体11p15.5异常。基因图分析示该部位存在胰岛素样生长因子基因(IGF-2),进一步研究显示胚胎性及腺泡状横纹肌肉瘤中都有IGF-2mRNA的高表达,且存在于肿瘤细胞内。研究显示胰岛素样生长因子基因(IGF-2)、癌基因ras和抑癌基因p53在横纹肌肉瘤形成中起重要作用。

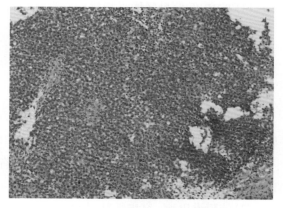

图5-10-8   横纹肌肉瘤病理表现

光镜下,示瘤细胞呈圆形、卵圆形,部分细胞胞质丰富、红染,核偏位,间质黏液样变(HE×40)

#### (三) MRI表现

$T_1WI$呈等或稍低信号,$T_2WI$及FLAIR序列呈等或稍高信号,边界不清,形态不规则,信号不均匀,与肿瘤密集细胞区夹杂黏液间质、瘤内出血及坏死、骨质破坏的残留骨质有关。增强扫描肿瘤呈不均匀强化,胚胎性横纹肌肉瘤可呈多发指环状强化(图5-10-9)。

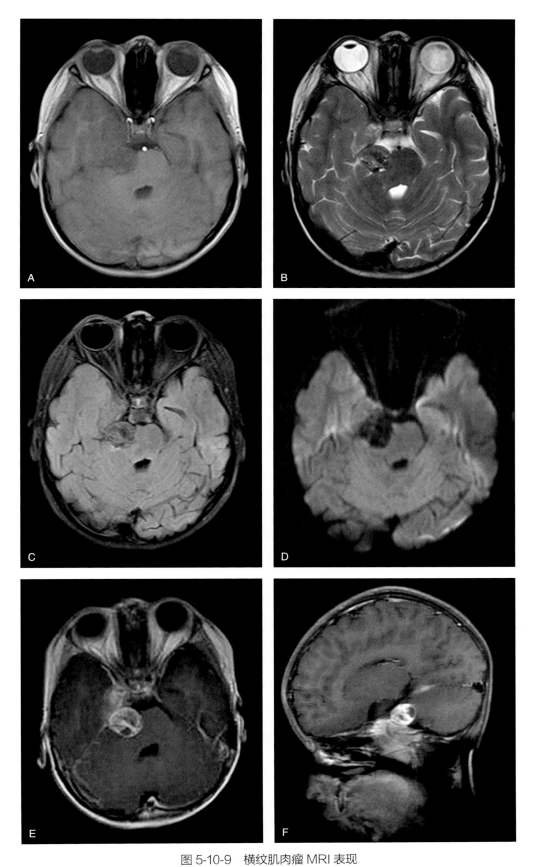

图 5-10-9　横纹肌肉瘤 MRI 表现

A. $T_1$WI,示右侧脑桥小脑角团块状稍低信号；B. $T_2$WI,示病变呈不均匀稍高信号；C. FLAIR,示病变呈稍高信号；D. DWI,示病变部分成分呈稍高信号；E、F. CE-$T_1$WI,示病变明显不均匀强化

（四）诊断要点及鉴别诊断

1. 诊断要点

（1）多发生于 10 岁以下儿童，以头颈部脑膜旁最多见。

（2）T₁WI 上呈等或稍低信号，T₂WI 呈等或稍高信号，边界不清，形态不规则，信号不均匀。

（3）多呈不均匀强化，多发指环状强化为葡萄状横纹肌肉瘤特征表现。

（4）常侵犯邻近骨质，呈溶骨性破坏。

2. 鉴别诊断

（1）神经鞘瘤：多有囊变，MRI 上表现信号不均匀的肿块，内可见出血，增强扫描呈不均匀明显环状强化。

（2）淋巴瘤：MRI 上呈信号均匀的软组织肿块，可伴淋巴结肿大，有融合倾向，较少累及邻近骨质，可包绕周围血管，但极少侵犯血管，增强扫描呈明显均匀强化。

（3）嗅神经母细胞瘤：发病部位与嗅黏膜分布一致，肿瘤囊变多分布在肿瘤周边，增强扫描肿瘤实性部分明显强化。

（4）血管源性肿瘤：内可见钙化、坏死，强化明显，强化程度与血管接近，强化可均匀或不均匀。

（五）治疗和预后

横纹肌肉瘤应采用手术、化疗和放疗相结合的综合治疗，以手术和放疗控制原发病灶，化疗消除残留的微小病灶或预防血行转移的综合治疗。另外，微创手术、自体外周血造血干细胞移植、免疫治疗和其他生物介入疗法也对于提高横纹肌肉瘤的疗效有一定的临床意义。根据肿瘤的大小、位置、组织学分型、局部侵犯、远处转移等，进行个体化系统治疗也很有必要。

预后取决于肿瘤的组织学类型、分期、年龄及生长部位等，年龄小者预后相对较好，据报道横纹肌肉瘤的 5 年生存率：葡萄状肉瘤为 89%，胚胎型为 68%，腺泡型为 52%，其余为 55% 左右。

## 四、血管瘤

（一）概述

骨内原发血管瘤少见，约占所有骨肿瘤的 1%。最常发生于椎体，其次是颅骨，发生于长骨少见。骨血管瘤是发生于骨内的原发性良性血管错构性病变，由来自中胚层异常增生的毛细血管型或海绵状血管型的新生血管组成。发生于颅骨的骨内血管瘤罕见，据文献报道，常见于顶骨和额骨，枕、颞、蝶骨罕见。

颅骨血管瘤破坏颅骨内外板，常突出颅骨外板生长，向颅骨内板方向生长罕见，可压迫脑组织引起神经系统症状。任何年龄均可发生，男女差异不明显，最常发生于脊柱椎体，其次是颅骨。多为单发，当同时累及多个部位或多块骨，或伴有其他器官或软组织血管瘤时，称为骨血管瘤病。

（二）病理学表现

大体：可见骨质增生。

镜下：可见血管的瘤样畸形、薄壁的毛细血管或大血管增生、管腔扩大及血性窦腔形成（图 5-10-10）。

（三）MRI 表现

病灶信号不均，T₁WI 呈等、稍低或稍高混杂信号，T₂WI 呈混杂高信号，瘤体周围可见一低信号黑环，系含铁血黄素沉积所致，瘤体周围无水肿表现，增强扫描可见病灶呈渐进性不均匀强化。DWI 上呈等或低信号（图 5-10-11）。

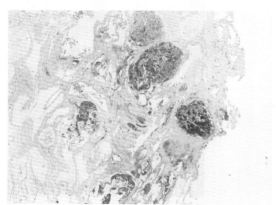

图 5-10-10　血管瘤病理表现

光镜下，示扩张的血管及血性窦腔形成（HE × 40）

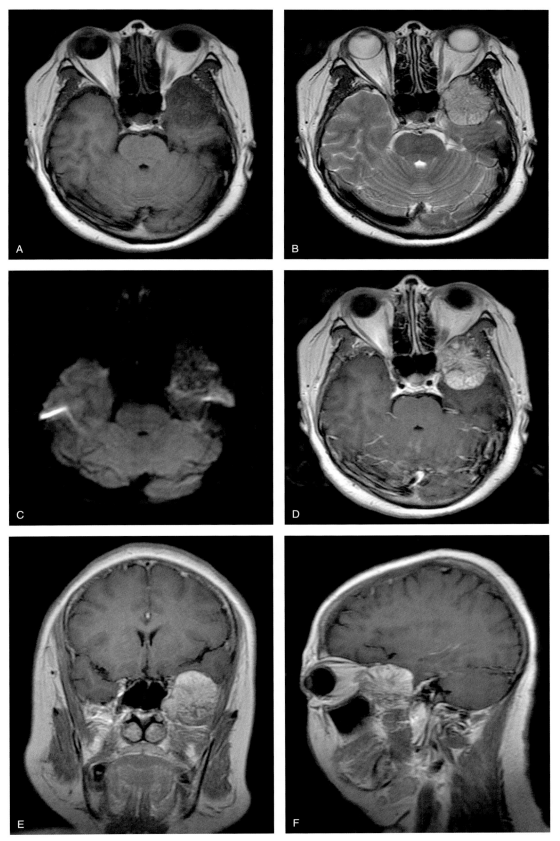

图 5-10-11 血管瘤 MRI 表现

A. $T_1WI$,示左侧颅中窝底团块状稍低信号,边界清;B. $T_2WI$,示病变呈混杂高信号;C. DWI,示病变呈稍低信号;

D~F. CE-$T_1WI$,示病变呈明显不均匀强化

（四）诊断要点及鉴别诊断

1. 诊断要点

(1)常单发,边界清。

(2)$T_1WI$ 呈等、稍低或稍高混杂信号,$T_2WI$ 呈混杂高信号,瘤体周围可见一低信号黑环。

(3)DWI 上呈等或低信号。

(4)增强扫描呈渐进性不均匀强化。

2. 鉴别诊断

(1)脑膜瘤:$T_2WI$ 呈等或稍高信号,低于血管瘤,MR 增强脑膜瘤明显强化,可见"脑膜尾征",伴邻近骨质增生或骨质破坏。

(2)骨瘤:好发于颅骨和颌面骨,病理上一般由成熟骨板和纤维组织构成,可分为致密型和疏松型两种,前者在 $T_1WI$ 和 $T_2WI$ 上均为低信号,后者均表现为高信号,边缘清晰,无软组织肿块和骨膜反应,增强扫描一般无强化。

(3)颅骨嗜酸性肉芽肿:属于网状内皮细胞增生症中的肿瘤样病变。$T_1WI$ 呈低信号,$T_2WI$ 呈不均匀高信号,增强可见不均匀强化。

（五）治疗和预后

无症状的骨血管瘤可不治疗,但需观察。有症状者应予及时治疗。手术有严重出血危险,术前放射治疗可使肿瘤皱缩减少术中出血,也可做血管栓塞治疗。不宜手术者,如无明显的高颅压征象、肿瘤远离垂体及视神经,可首选放射治疗。位于颅盖骨的病变可全切除,位于颅底骨质的病变多难以全切除。术后应定期复查头部影像检查,以决定是否需要放射治疗。

本病预后较好,手术加放疗可获得较长的生存期。

## 五、脊索瘤

（一）概述

脊索瘤(chordoma)起源于胚胎脊索残留组织,是一种临床少见的恶性程度较低的骨原发性肿瘤,发病率低,约占脑内肿瘤的 0.3%。目前有关脊索瘤的发病机制尚处于探索研究阶段,有报道称脊索瘤的发生与染色体 1P 和 3P 位点的丢失有关,部分脊索瘤已被证实存在癌瘤干细胞样的细胞亚群。颅内脊索瘤多源自斜坡中线部位,易侵犯颅底骨质和脑神经的肿瘤,向前可生长到鞍旁或鞍上,可向颅后窝生长累及一侧桥小脑角,或沿中线向后发展而压迫脑干,几乎均累及中轴骨,向下可突入鼻腔或咽后壁。绝大部分出现在骶尾部和蝶枕联合区,少数在其他部位。

颅底脊索瘤常见于 35~60 岁的成人,男性多于女性,男女之比约 2:1。该病临床表现多样,可出现头痛、锥体束征及进行性脑神经麻痹。肿瘤多见于斜坡、蝶鞍,较大时侵及海绵窦、垂体窝,甚至鼻窦等毗邻重要结构,压迫相应脑神经表现相应的临床表现,部分甚至突破硬脑膜、挤压脑干。该病根据发病部位及临床表现可分为三种类型:①鞍内脊索瘤,伴随视交叉移位及垂体功能低下;②鞍旁脊索瘤,伴视束受压、动眼神经麻痹和垂体功能低下;③斜坡区脊索瘤,临床上常有双侧第 6 对脑神经麻痹和脑干受压症状。颅底脊索瘤生长缓慢,且远处转移少见,但局部破坏性强,术后易复发。

（二）病理学表现

大体:典型脊索瘤多见于硬膜外与硬脑膜粘连或突破到硬脑膜下,呈溶骨性、膨胀性生长,体积通常相对较大,边界清楚且有假包膜,质地软韧不一,灰褐色,血供丰富,为胶冻样多结节样肿块,肿块边界外有时仍可见到肿瘤组织,这也许与肿瘤术后复发率高有关。瘤体内可发生出血、坏死及钙化,部分可见局灶性的软骨组织。

镜下：根据肿瘤细胞分化程度和形态学特点分为 3 个亚型，即经典型、软骨型、去分化型。肿瘤细胞呈条索状排列，并有大量的黏液样基质分隔，瘤内常见富含空泡的液滴细胞（图 5-10-12），该细胞是病理诊断脊索瘤的标志。经典型生长缓慢，低分化型脊索瘤生长较快，具肉瘤样结构。软骨型脊索瘤含有类似于透明软骨的间质成分，瘤细胞于间质内构成瘤巢。去分化型脊索瘤所占比例不到 5%，典型的发病部位为骶尾部而不是斜坡。

免疫组化：脊索细胞具有某些软骨和上皮细胞的特性，肿瘤对 S-100 蛋白、细胞角质蛋白（CK）和上皮细胞膜抗原（EMA）反应呈强阳性，说明具有向间叶细胞分化的倾向；另外脊索瘤细胞内 Brachyury 蛋白阳性，可以作为鉴别脊索组织及脊索组织来源的肿瘤的特异性标志物。

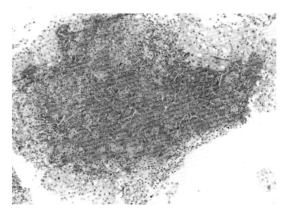

图 5-10-12　脊索瘤病理表现

光镜下，示细胞大小形态不一，呈条索状排列，周围被黏液样基质分隔，瘤内见富含空泡的液滴细胞（HE×40）

### （三）MRI 表现

MRI 平扫可见蝶鞍区、斜坡后上方或海绵窦旁不规则分叶状软组织肿块，边界清楚，无低信号硬化环，颅底骨质常广泛受侵，肿瘤主体部分位于硬膜外，可不同程度突入颅内，并侵入硬脑膜下，造成脑干受压移位，海绵窦内颈内动脉及基底动脉被包绕或推挤移位。

脊索瘤除自身组织成分外，亦有囊变、出血、钙化等多种成分，因此 MRI 上多呈不均匀信号（图 5-10-13），$T_1WI$ 多呈等或低信号，尤其在斜坡黄骨髓的高信号衬托下易见，其内可见斑点状高信号，主要由于瘤内的陈旧性出血或含高蛋白的黏液；$T_2WI$ 及 FLAIR 序列多为明显不均匀高信号，这是因为脊索瘤富含空泡的液滴细胞和黏液细胞间质，使 $T_2$ 弛豫时间较长。动态增强扫描检查具有特征性，绝大多数肿瘤见缓慢持续不均匀强化，延迟期强化不减退，呈"颗粒样""蜂房样"表现，偶见轻度强化或无强化，表明瘤内出现坏死或大量黏液物质。DWI 多弥散不受限。

$^1$H-MRS 提示脊索瘤 NAA 峰消失，Cr 峰显著下降，Cho 峰稍高，Lac 峰偶见。

### （四）诊断要点与鉴别诊断

1. 诊断要点

（1）肿瘤为低中度恶性，多以蝶斜部为中心向周边延伸。

（2）$T_1WI$ 上为混杂低信号，$T_2WI$ 上以高信号为主；颅底不规则的溶骨性骨质破坏，周围正常的骨质无硬化边。

（3）动态增强扫描见持续缓慢不均匀强化，多见"颗粒样""蜂房样"表现。

（4）$^1$H-MRS 提示 NAA 峰消失，Cho 峰稍高，Cr 峰明显降低，有时可见 Lac 峰。

（5）对放化疗不敏感，极易残留复发，预后较差。

2. 鉴别诊断

（1）脑膜瘤：多呈宽基底附着颅底骨，$T_1WI$ 呈稍低信号，$T_2WI$ 呈稍高信号，信号均匀，增强扫描见明显均匀强化，"脑膜尾征"可见，少见骨质破坏。

（2）软骨类肿瘤：其肿瘤区骨质明显破坏，可见软组织肿块，边缘模糊，平扫与脊索瘤鉴别困难，增强扫描一般无或轻度强化。

（3）鼻咽癌：多位于鼻咽腔，向上可侵犯颅底形成软组织肿块及溶骨性破坏，钙化少见，动态增强扫描呈快进快退，而脊索瘤动态扫描持续缓慢不均匀强化，延迟期强化减退不明显。

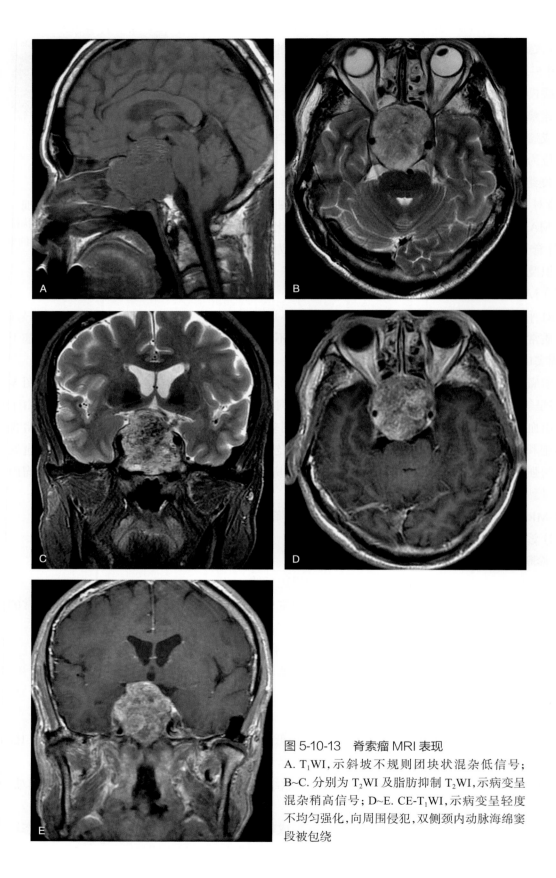

**图 5-10-13　脊索瘤 MRI 表现**

A. T$_1$WI,示斜坡不规则团块状混杂低信号;
B~C. 分别为 T$_2$WI 及脂肪抑制 T$_2$WI,示病变呈
混杂稍高信号;D~E. CE-T$_1$WI,示病变呈轻度
不均匀强化,向周围侵犯,双侧颈内动脉海绵窦
段被包绕

（4）颅咽管瘤：多位于鞍上的囊实性肿块，瘤体一般较大，边界清楚，囊壁常厚薄不均，增强扫描肿瘤实质及囊壁强化，肿瘤钙化概率高，骨质破坏少见，多表现为骨质受压改变，而脊索瘤囊性成分少，钙化亦少见，两者容易鉴别。

（5）垂体瘤：主要位于鞍内，向鞍上生长明显时可见"束腰征"，大垂体瘤可侵犯颅底并可伴有软组织肿块和轻微骨质破坏，小腺瘤出现骨质破坏极少，正常垂体形态消失，而脊索瘤骨质破坏较严重，可见正常或受压垂体。

### （五）治疗和预后

虽然脊索瘤生长缓慢，但也可为致死性疾病，推荐行扩大切除和质子束照射治疗。

治疗原则方面，目前国际上存在 3 种不同观点，第一种认为应尽可能做到全切，对术后有明确残留者考虑放疗；第二种则主张尽可能全切辅以术后常规放疗；另外有学者认为可以在部分切除后施行放疗。但是大多数学者支持颅底脊索瘤的治疗首选手术切除。

神经内镜技术可以减少手术创伤，在颅底自然腔隙存在的条件下，能大范围地暴露病灶，视野清楚。但是当颅底广泛破坏时，为防止脑脊液鼻漏及颅内感染等并发症，又面临着重建问题，目前的重建方法仍不完善，需要不断改进。

根治性切除术后的患者，总的 5 年生存率达 75%。软骨型脊索瘤预后最好，而去分化型脊索瘤进展最快，总体生存率较差。

# 第十一节　黑色素细胞肿瘤

## 一、脑膜黑色素细胞瘤

### （一）概述

脑膜黑色素瘤（meningeal melanocytoma）是一种起自柔脑膜黑色素细胞的良性肿瘤，也可恶变为黑色素瘤，可发生于任何年龄，发病高峰为 50 岁左右，女性发病率高于男性。多位于颅后窝，特别是以脑干腹侧、脑桥小脑池和枕大孔附近多见，通常发生于软脑膜，个别也可发生在硬脑膜。临床上患者常表现为梗阻性脑积水、小脑功能障碍、脑神经损伤。

### （二）病理学表现

大体：黑色素细胞瘤光滑，境界清楚，中等硬度，呈黑色或深棕色，也可为白色、红色。

光镜下：肿瘤细胞丰富，呈梭形条束状排列（图 5-11-1），细胞质内和细胞外有大量黑色素颗粒，并聚集于巨噬细胞内。肿瘤细胞核呈卵圆形、豆形，可见嗜酸性小核仁。核分裂象（0~1）/10HPF，无出血、坏死。细胞分裂不活跃，无核异型性。

电镜下：可观察到黑色素细胞瘤胞体内的黑色素颗粒。

免疫组化：瘤细胞表达 S-100 蛋白、HMB-45、

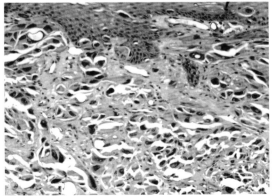

图 5-11-1　脑膜黑色素细胞瘤病理表现
光镜下，示肿瘤内丰富的黑色素，瘤细胞呈束状排列
（HE×400）

Melan A、波形蛋白,不表达胶质纤维酸性蛋白、神经微丝、细胞角蛋白和 EMA,Ki-67 阳性指数很低。

### (三) MRI 表现

黑色素具有顺磁性效应,因此黑色素细胞瘤 $T_1WI$ 呈高信号,$T_2WI$ 呈低信号,为其典型的 MR 表现,具有特征性。增强呈明显强化(图 5-11-2)。少数黑色素细胞瘤由于肿瘤内黑色素颗粒较少而呈现其他信号,如 $T_1WI$ 呈高信号,$T_2WI$ 呈高低混杂信号;$T_1WI$ 呈等信号,$T_2WI$ 呈高信号;$T_1WI$ 呈等信号,$T_2WI$ 呈低信号。

DWI 可呈高信号,当 $T_2WI$ 表现为极低信号时,由于暗化效应,DWI 也可呈低信号。

PWI 上肿瘤可表现为高灌注。

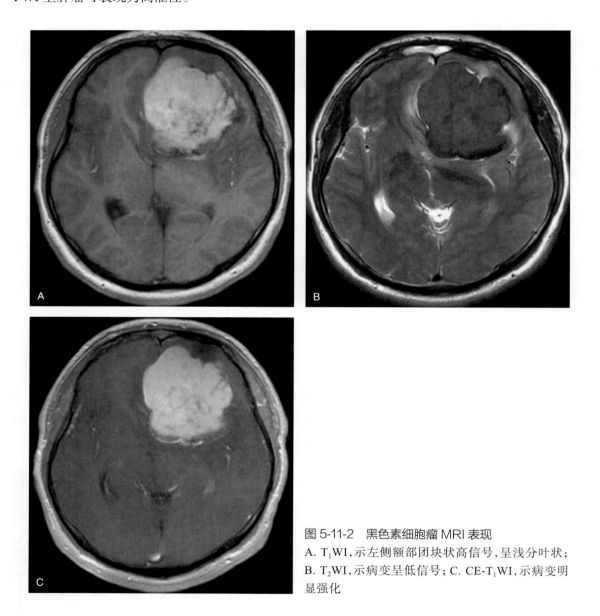

图 5-11-2 黑色素细胞瘤 MRI 表现
A. $T_1WI$,示左侧额部团块状高信号,呈浅分叶状;
B. $T_2WI$,示病变呈低信号;C. CE-$T_1WI$,示病变明显强化

### (四) 诊断要点与鉴别诊断

1. 诊断要点

(1)多发生于软脑膜。

(2)$T_1WI$ 呈高信号,$T_2WI$ 呈低信号,具有特征性。

（3）增强扫描明显强化。

2. 鉴别诊断

（1）脑膜瘤：多以宽基底靠近颅骨或硬脑膜，$T_1WI$、$T_2WI$ 多为等信号，这与黑色素细胞瘤典型的 $T_1WI$ 高信号、$T_2WI$ 低信号表现不同，有利于鉴别。

（2）亚急性期颅内血肿：MRI 能显示含氧血红蛋白、脱氧血红蛋白、正铁血红蛋白和含铁血黄素的演变过程，通过复查可以发现影像图像的变化来鉴别血肿与黑色素细胞瘤。

（五）治疗和预后

手术全切肿瘤是中枢神经系统原发性黑色素细胞瘤的首选治疗方式，术后生存率较高。对于不能完全切除的病例，联合高剂量的放疗或手术能控制肿瘤生长和改善预后。虽然原发性黑色素细胞瘤预后良好，但是少数病例有侵袭性行为，全切除 7 个月至 5 年后仍有复发的可能。

## 二、脑膜黑色素瘤

（一）概述

WHO 2007 年颁布的中枢神经系统肿瘤分类，脑膜肿瘤中的原发性黑色素细胞病变包括恶性黑色素瘤，而 2016 年颁布的中枢神经系统肿瘤分类将其更名为脑膜黑色素瘤，为 CNS WHO 4 级。原发性黑色素瘤占颅内肿瘤的比例不足 0.2%，发病率男多于女，可发生于任何年龄，但多见于 40 岁以下。一般认为原发性黑色素瘤来源于软脑膜的成黑色素细胞。Willis 提出诊断颅内原发性脑膜黑色素瘤的三个基本条件：①皮肤及眼球未发现有黑色素瘤；②上述部位以前未做过黑色素瘤切除手术；③内脏无黑色素瘤转移。

黑色素细胞位于脑基底部，延髓腹侧和颈髓上段周围，而黑色素瘤可发生于颅内任何部位，主要位于软脑膜，少数位于脑实质。临床上以进行性颅内压增高为主要表现，偶可见有脑实质损害症状，如症状性癫痫发作、大小便失禁等。

（二）病理学表现

大体：肿瘤呈黑色、棕褐色甚至灰黑色。

光镜下：肿瘤由上皮样细胞和梭形细胞构成。肿瘤细胞异型性明显，核仁明显，核分裂象多见，胞质可有棕色颗粒（图 5-11-3）。血管周围可出现袖套状浸润。出血、坏死及浸润脑实质常见。

电镜下：黑色素前体及各阶段黑色素小体。

免疫组化：S-100 和 HMB-45 阳性。

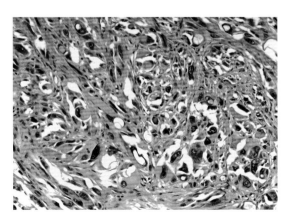

图 5-11-3　脑膜黑色素瘤病理表现
光镜下，示肿瘤异型性明显，核分裂象多见，胞质可有棕色颗粒（HE×400）

（三）MRI 表现

Isiklar 等根据肿瘤内黑色素的不同含量将其 MRI 表现分为 4 型：①黑色素型，$T_1WI$ 呈高信号，$T_2WI$ 及 FLAIR 序列呈低信号，增强明显强化；②非色素型：$T_1WI$ 呈低信号或等信号，$T_2WI$ 呈高信号或等信号，FLAIR 序列呈高或稍高信号，增强明显强化（图 5-11-4）；③混合型：信号比较复杂；④出血型：只表现出不同时期出血的信号。

DWI 呈高或稍高信号，也可呈低信号。

PWI 上呈高灌注。

$^1$H-MRS 显示 Cho 峰增高，NAA 峰降低，可见 Lip 峰。

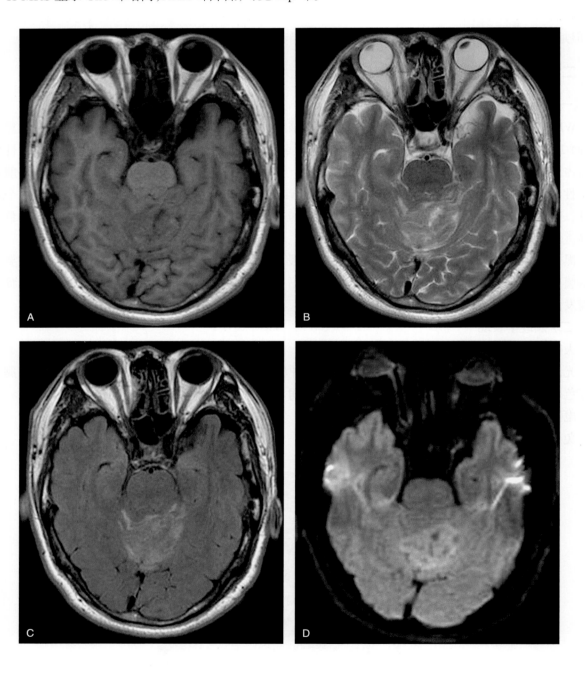

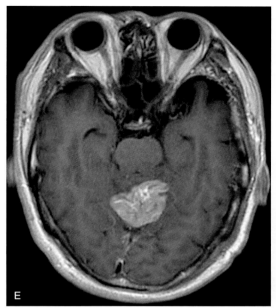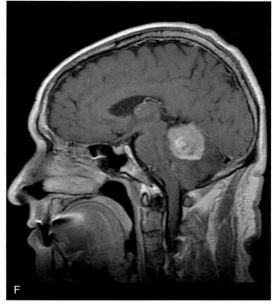

图 5-11-4 脑膜黑色素瘤 MRI 表现

A. T₁WI,示小脑蚓部团块状等信号,邻近组织受压;B. T₂WI,示病变呈等信号;C. FLAIR,示病变呈稍高信号;
D. DWI,示病变呈稍高信号;E、F. CE-T₁WI,示病变明显强化

（四）诊断要点与鉴别诊断

1. 诊断要点

（1）原发性脑膜黑色素瘤三个基本条件：①皮肤及眼球未发现有黑色素瘤；②上述部位以前未做过黑色素瘤切除手术；③内脏无黑色素瘤转移。

（2）典型的脑膜黑色素瘤 T₁WI 呈高信号，T₂WI 呈低信号；不典型时，信号与肿瘤成分有关。

2. 鉴别诊断

（1）脑膜转移瘤：多有脑外恶性肿瘤病史，脑膜强化很少为肿块型。

（2）生殖细胞肿瘤：成人少见，好发于松果体区及鞍上区，肿瘤 T₁WI 常为等信号或稍高信号，T₂WI 为高信号，周围水肿不明显。

（3）胶质瘤：位置较深，常位于白质区，极少累及脑膜。

（4）脑膜瘤：具有典型脑外肿瘤特征，可有脑膜尾征，出血坏死少见，约 15% 的脑膜瘤内可出现钙化。

（五）治疗和预后

原发性脑膜黑色素瘤治疗以手术切除为主，常呈浸润性生长，边界不清，手术不易切除干净，复发率高，对放疗不敏感，预后差，常常在诊断数月内死亡。

## 三、脑膜黑色素瘤病

（一）概述

脑膜黑色素瘤病（meningeal melanomatosis）是广泛累及脑膜的黑色素瘤。于 1859 年首次报道，成人多于儿童，发病高峰为 40 岁左右。常呈弥漫浸润性生长，多以软脑膜病变为主，累及整个脑的软脑膜，尤以脑底部最显著，有时浸润到脑实质内，脑凸面较轻。临床症状多为脊神经根受损表现，如多脑神经损害、颅内压增高、精神症状、认知损害、癫痫、腱反射减低和神根性疼痛等。

患者弥漫性脑膜受累，多表现脑脊液压力增高、蛋白增高、糖降低。因此腰椎穿刺检查对脑膜黑色素瘤病的诊断有重要价值。

（二）病理学表现

大体：脑膜黑色素瘤病的脑膜呈深棕色或弥漫性变黑，也可在脑膜上形成较厚的斑块，大小不一的结节，这是由肿瘤细胞富含黑色素导致。切面见肿瘤不仅随脑沟裂伸延到深部软脑膜，并多在接近软脑膜的脑实质内分散浸润，或在脑实质内形成肿块。

镜下：肿瘤细胞具有显著多形性和异型性，细胞内可见黑色素颗粒，核仁明显，核分裂象多见（图 5-11-5）。

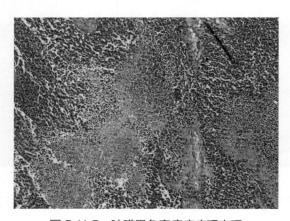

图 5-11-5  脑膜黑色素瘤病病理表现

光镜下，示黑色素细胞浸润脑组织，形状不一，呈梭形、圆形、椭圆形，较密集（HE × 40）

（三）MRI 表现

黑色素瘤内黑色素细胞的含量若大于 10%，MRI 可表现特征性的 $T_1WI$ 高信号、$T_2WI$ 低信号，反之，则不会形成 $T_1WI$ 高信号，局部区域可形成肿块样或结节样病灶，增强扫描实性部分显著强化（图 5-11-6）。不典型时病变可仅累及软脑膜，平扫有时无法显示异常，或仅表现为有脑室扩大等脑积水征象，增强扫描可见软脑膜广泛强化，软脑膜可呈结节状强化，尤以脑底部为著。

（四）诊断要点与鉴别诊断

1. 诊断要点

（1）典型者 $T_1WI$ 高信号、$T_2WI$ 低信号。

（2）不典型者仅可出现有脑室扩大等脑积水征象。

（3）增强扫描时可见软脑膜的广泛强化，可呈结节状、团块状强化，以脑底部病变明显。

2. 鉴别诊断

（1）脑膜转移瘤：多有颅外肿瘤病史，MRI 多表现为脑膜不规则增厚，增厚的脑膜 $T_1WI$ 为等或稍低信号，$T_2WI$ 为稍高信号，不同于典型的黑色素瘤病。

（2）脑膜瘤：$T_1WI$、$T_2WI$ 为等信号，呈宽基底与硬脑膜相连，增强后呈均质显著强化，可见脑膜尾征；肿瘤内多见钙化，坏死、出血少见。

（3）胶质瘤卒中：$T_1WI$ 常为等高信号，$T_2WI$ 为高信号，病灶多位于脑室旁白质或皮层下。

（五）治疗和预后

脑膜黑色素瘤病由于在软脑膜弥漫性生长，常沿脑脊液循环路径播散，因此手术无法彻底切除，且对放疗极不敏感，治疗效果差，预后极差，多在数月内死亡，少数患者由于瘤细胞分化较好可存活数年。随着介入治疗的进展，主要治疗手段为介入化疗，但其疗效仍待积累观察。

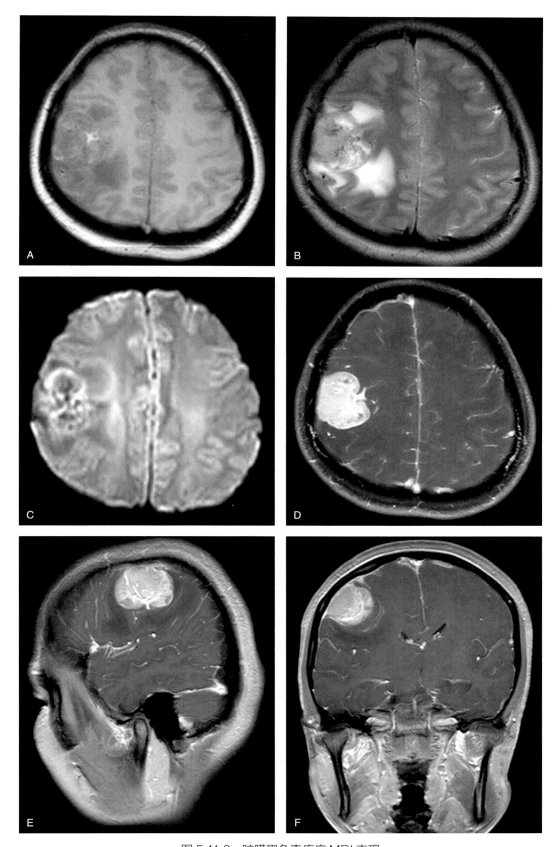

图 5-11-6　脑膜黑色素瘤病 MRI 表现

A. $T_1$WI,示右侧额顶叶团块状稍低信号；B. $T_2$WI,示病变呈高信号,内伴混杂信号,周围见片状高信号水肿区；
C. DWI,呈混杂高信号；D~F. CE-$T_1$WI,示病灶呈不均匀强化

# 第十二节 淋 巴 瘤

## (一) 概述

原发性中枢神经系统淋巴瘤(primary central nervous system lymphomas,PCNSL)是指发生在脑或脊髓,不伴全身其余部位播散的非霍奇金淋巴瘤,主要为 B 细胞起源,其中弥漫性大 B 细胞淋巴瘤(diffuse large B-cell lymphomas,DLBCL)约占 95%,约占中枢神经系统原发性肿瘤发病率的 2.7%。弥漫性大 B 细胞淋巴瘤可见于中枢神经系统任何部位,85% 好发于大脑半球,额颞叶深部、基底节、胼胝体及深部脑室旁白质多见,也可累及丘脑、小脑。常浸润室管膜下组织,经过脑脊液播散,单发或多发。原发性中枢神经系统弥漫性大 B 细胞淋巴瘤可见于颅底中央区、柔脑膜和颅盖穹窿,转移瘤也好发于这些部位。原发性淋巴瘤发生在硬脑膜罕见,多为黏膜相关淋巴组织淋巴瘤或低级别 B 细胞淋巴瘤。

中枢神经系统弥漫性大 B 细胞淋巴瘤 80% 以上的蛋白突变位于 8 个特定基因中(包括 PTEN、CTNNB1、ATM、TP53),表明这些基因在淋巴瘤发生中具有潜在作用。特别是中枢神经系统弥漫性大 B 细胞淋巴瘤与其他实体性脑肿瘤具有相同的特定基因突变(如 TP53 和 SMO)。表观遗传学改变也可能是导致弥漫性大 B 细胞淋巴瘤发病的机制,包括 DAPK1 异常高甲基化。

近年来,随着 AIDS、器官移植以及各种先天免疫缺陷患者的增多,中枢神经系统弥漫性大 B 细胞淋巴瘤的发病率迅速上升。平均发病年龄在非 AIDS 患者中为 59 岁,AIDS 患者中为 34 岁,男女比为 1.5~3:1。临床表现可出现头晕、头痛、肢体无力、偏瘫、恶心、呕吐、视力视野改变、言语障碍、智力异常等症状,个体差异性较大。

## (二) 病理学表现

大体:肿瘤一般为边界不清的肿块,质地可软或硬。可表现为孤立性或多发性颅内肿块、弥漫性脑膜或脑室周围浸润、脊髓硬膜下局灶肿块等。肿瘤特点是多发生于脑脊液通路的邻近部位。切面通常为黄白色,如累及脑室周围,则形成室管膜下层;如脑膜受累则类似脑膜炎表现。肿瘤内囊变、钙化少见。非AIDS 的中枢神经系统弥漫性大 B 细胞淋巴瘤内出血、坏死和新生血管形成少见。

光镜下:肿瘤细胞可见弥漫性浸润生长,瘤细胞形态比较单一,呈中等至大细胞,肿瘤组织与周围脑组织分界欠清。细胞呈圆形或卵圆形,核仁明显,核染色质深浅不一,易见病理性核分裂(图 5-12-1)。细胞弥漫或灶性浸润脑组织,不形成淋巴小结样结构;常见肿瘤细胞呈血管中心性-血管浸润性现象,瘤细胞呈向心性排列在血管周围且浸润血管,有 3 种方式:①浸润小动脉,肿瘤细胞呈靶环状排列,似洋葱皮样层状构型;②肿瘤细胞在小血管周围呈球状浸润,小球中心血管内皮细胞轻度肿胀,肿瘤细胞不进入血管壁;③肿瘤细胞浸润小血管,呈袖套状,部分破坏并侵入血管壁,致管腔狭窄、闭塞。

电镜下:肿瘤细胞缺乏特异的超微结构特征。胞质

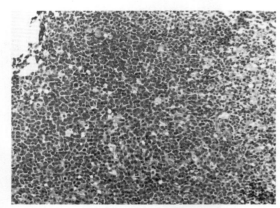

图 5-12-1  原发中枢神经系统弥漫性大 B 细胞淋巴瘤病理表现

光镜下,示等至大细胞,呈圆形或卵圆形,形态单一,细胞质少淡染,染色质分布不均匀。核深染,部分核呈点彩状,可见病理性核分裂(HE×200)

少,有丰富的游离核糖体,巨大的细胞核,突出的核仁,染色质多而分散,常见核分裂象,无连接装置,中间丝或特殊的细胞器。斑片状细胞结构,围绕血管中心,单细胞坏死和巨大的空泡细胞核有明显的核仁提示淋巴瘤可能。

免疫组化:MIB-1 指数高,常超过 50%,显著高于胶质母细胞瘤。绝大多数弥漫性大 B 细胞淋巴瘤 CD20 和 CD45 免疫染色呈阳性。

（三）MRI 表现

中枢神经系统弥漫性大 B 细胞淋巴瘤肿块大多呈圆形或类圆形,多有不同程度的占位效应和血管源性脑水肿,弥漫分布型病变的占位改变不明显。$T_1WI$ 病变呈等或稍低信号,$T_2WI$ 呈等或稍高信号,FLAIR 序列上呈等或稍高信号。较少出现囊变坏死或出血,但肿瘤内若出现明显坏死,$T_2WI$ 上则可见明显高信号。

增强扫描病变为显著均质强化,弥漫分布型呈结节状、斑片状强化;局灶型多呈团块状强化。团块状病变多呈"开环状"类圆形强化,特征明显,称之为"脐凹征""握拳征"或"缺口征"。动态增强扫描早期强化不明显,为缓慢上升型强化。若病灶广泛浸润软脑膜时,引起软脑膜线样强化,若病变在脑室周围,多出现室管膜播散,表现为沿侧脑室边缘的线样强化。

DWI 上多为明显高信号或稍高信号(图 5-12-2),ADC 图呈低信号。

SWI 上信号多均匀,其内无或少见点、条状低信号,与高级别胶质瘤相区别。

$^1$H-MRS 检查,NAA 峰及 Cr 峰降低,Cho 峰明显升高,Cho/Cr 比值高于其他级别的胶质瘤,且可出现特征性明显增高的 Lip 峰(图 5-12-3)。

PWI 上呈轻中度灌注。

DTI 上 FA 值低于胶质瘤。

（四）诊断要点与鉴别诊断

1. 诊断要点

(1)幕上近中线深部脑组织多见,以额叶、基底节区、脑室周围白质为主。

(2)$T_1WI$ 多为等或稍低信号,$T_2WI$ 多为等或稍高信号。

(3)DWI 多为明显高信号,ADC 图呈低信号。

(4)$^1$H-MRS 上 Cho 峰明显增高,并出现特征性 Lip 峰。

(5)增强扫描病变均匀明显强化,可出现"脐凹征"或"握拳征"等。

(6)占位效应不明显,瘤周水肿常较轻,少见囊变、坏死、钙化及出血。

2. 鉴别诊断

(1)脑膜瘤:与脑膜广基相连,肿瘤周围皮层可见受压、移位、变形及相邻脑白质变形扭曲,可出现钙化,Cho 峰显著升高,出现 Ala 峰是其特征,而弥漫性大 B 细胞淋巴瘤钙化少见,出现 Lip 峰。

(2)多形性胶质母细胞瘤:信号多混杂,囊变、坏死和出血常见,增强扫描通常呈不规则不均匀的环形强化,而弥漫性大 B 细胞淋巴瘤的 MR 信号较均匀,坏死和出血较少,增强扫描多呈均匀明显强化。弥漫性大 B 细胞淋巴瘤的实质部分可出现明显的 Lip 峰,有别于多形性胶质母细胞瘤。PWI 可见弥漫性大 B 细胞淋巴瘤的 rCBV 较低,而高级别胶质瘤 rCBV 显著高于弥漫性大 B 细胞淋巴瘤,对于二者鉴别具有较大意义。SWI 上胶质母细胞瘤见多发点、线状低信号,对两者的鉴别具有可靠性。

(3)转移瘤:好发于大脑中动脉供血范围的皮髓交界区,占位效应及瘤周水肿较明显,多呈环形强化,而弥漫性大 B 细胞淋巴瘤好发于近中线深部脑组织,占位效应和瘤周水肿较轻,多为均匀强化。

(4)弓形虫病:HIV/AIDS 患者若为淋巴瘤,则可能有孤立环形强化,而弓形虫病的特征性表现为多发病变。虽然淋巴瘤发生坏死后在增强扫描上可显示为"环伴结节"特征,但是"偏心靶"征多是弓形虫病。

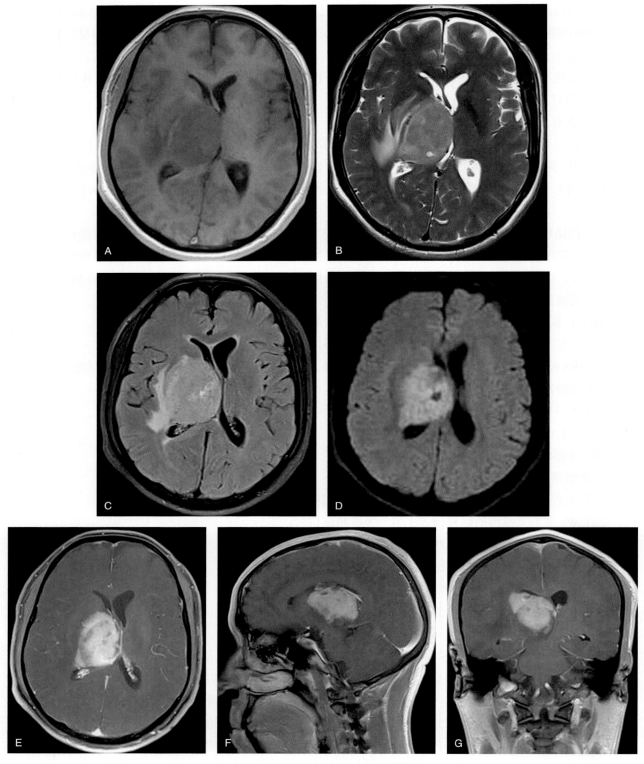

图 5-12-2    中枢神经系统弥漫性大 B 细胞淋巴瘤 MRI 表现

A. T$_1$WI,示右侧丘脑及右侧基底节区团片状稍低信号;B. T$_2$WI,示病变呈稍高信号,周围见少量水肿;C. FLAIR,示病变呈稍高信号;D. DWI,示病变呈高信号;E~G. CE-T$_1$WI,示病变明显强化

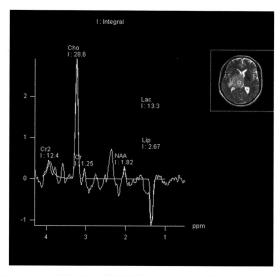

图 5-12-3 中枢神经系统弥漫性大 B 细胞淋巴瘤 MRS 表现

¹H-MRS,示病灶 Cho 峰明显升高,NAA 峰降低,Lip 峰升高

#### (五)治疗和预后

早期诊断对于治疗方式的选择至关重要。由于外科切除肿瘤并不能改善患者预后,故推荐立体定向活检进行确诊和明确肿瘤的组织学分型。

原发性中枢神经系统弥漫性大 B 细胞淋巴瘤的治疗方法有手术切除、全颅脑放疗、化疗及自体造血干细胞移植等。目前认为单纯手术治疗作用有限,不能延长患者生存时间。对放疗敏感,但多在 2 年内复发。放化疗联合可延长生存期,但全颅脑放疗可引发迟发性神经毒性,包括认知功能障碍、共济失调、脑白质病等,对于全颅脑放疗的采用,目前仍存在较大争议。有部分患者即使进行了自体造血干细胞移植,仍不能达到完全缓解并较快复发。

中枢神经系统弥漫性大 B 细胞淋巴瘤的预后明显比全身性同病理类型疾病患者差。由于其为侵袭性肿瘤,未治疗患者的中位生存期仅为几个月。通常,小于 60 岁、有免疫活性患者的预后要好于年老以及伴有获得性免疫缺陷综合征的患者。大脑淋巴瘤病患者预后极差,少有患者生存期能达到 2 年。

# 第十三节　生殖细胞瘤

#### (一)概述

生殖细胞瘤(germioma)由原始的生殖细胞衍生而来,是生殖细胞起源肿瘤中最多见的类型,占原发颅内肿瘤的 0.5%~2%,占儿童原发颅内肿瘤的 9.5%。80%~90% 发生在中线(松果体区>鞍上>两者均发),5%~10% 发生在丘脑和基底节区。多见于儿童和青少年,高峰发病年龄为 10~14 岁,而成人少见。男女之比约 2∶1。颅内生殖细胞瘤在亚洲国家的发病率高于欧洲国家,特别是日本、中国和韩国。

生殖细胞瘤属于恶性肿瘤,可以沿室管膜和脑脊液播散;由于生殖细胞瘤对放疗敏感,试验性放射治疗有效是诊断生殖细胞瘤的一个有力证据。

临床表现与肿瘤发生部位有关,发生在松果体区或第三脑室后部者,主要为双眼上视运动麻痹(Parinaud综合征)、性早熟、脑积水及高颅压症状,上丘受压引起双眼上视困难,下丘受压则致双耳听力丧失等;发生于鞍上区者主要表现为尿崩症、视力障碍、头痛、呕吐等;位于基底节者可有偏瘫、偏盲和偏身感觉障碍的"三偏"症状。肿瘤细胞的脑脊液细胞学很少呈阳性,单纯性生殖细胞瘤很少出现血清脑脊液标志物(甲胎蛋白,β-HCG)升高,但在混合性生殖细胞肿瘤中却很常见。

（二）病理学表现

大体:为无包膜实质性肿块,质地软脆,切面呈黄褐色、白色、粉红色或灰红色,常浸润邻近结构。常见瘤内囊变、小出血灶和脑脊液播散转移。

镜下:组织学表现类似于卵巢无性细胞瘤和睾丸精原细胞瘤。单纯性生殖细胞瘤由较大、形态一致、核仁明显的相对未分化细胞组成,排列成片状、小叶状或巢状,其间有细微的纤维血管间隔。几乎所有的生殖细胞瘤呈双相型,表现为大量以T细胞为主的反应性淋巴细胞混合着核仁明显的大圆形生殖细胞瘤细胞。一些肿瘤表现出可以掩盖肿瘤成分的强烈的淋巴浆细胞反应。生殖细胞瘤偶可引起强烈的肉芽肿反应,类似于结节病或结核。有丝分裂活动常见甚至很明显,但片状坏死少见(图5-13-1)。

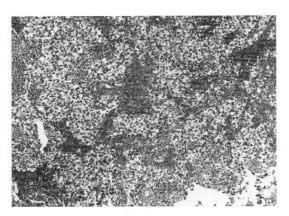

图5-13-1 生殖细胞瘤病理表现

镜下,示瘤细胞体积较大,形态一致,核仁明显(HE×100)

（三）MRI表现

松果体区生殖细胞瘤 $T_1WI$ 上呈等或稍低信号,$T_2WI$ 和 FLAIR 序列上呈等到高信号,发生囊变者信号较不均质,周边水肿不明显。肿瘤常压迫第三脑室后部而导致幕上脑积水。增强扫描病变表现为不均质显著强化。可沿脑脊液及室管膜播散,表现为斑片状或结节状强化。DWI呈高信号,ADC图呈低信号(图5-13-2)。

基底节区生殖细胞瘤可侵及丘脑和额颞深部,$T_1WI$ 呈稍低信号、$T_2WI$ 呈高或稍高信号,境界较清,病灶内可发生囊变、出血,偶见完全囊性肿块,增强扫描表现为不均质强化。DWI呈高信号。瘤周水肿不明显。可伴有沃勒变性及梗阻性脑积水表现。

鞍上生殖细胞瘤多出现垂体柄增粗(>4mm),$T_1WI$ 可见正常神经垂体高信号消失,肿块信号类似于脑皮质信号,$T_2WI$ 肿块信号不一。约半数肿块内可发生囊变。增强呈显著强化。DWI呈高信号。

"炎症性"生殖细胞瘤可在 $T_2WI$ 和 FLAIR 序列上表现为肿瘤周围广泛的高信号,延伸到中脑和丘脑等邻近结构。

$^1$H-MRS检查:NAA峰降低,Cho峰升高,在1.3和0.9ppm处可出现明显宽大的Lip峰。

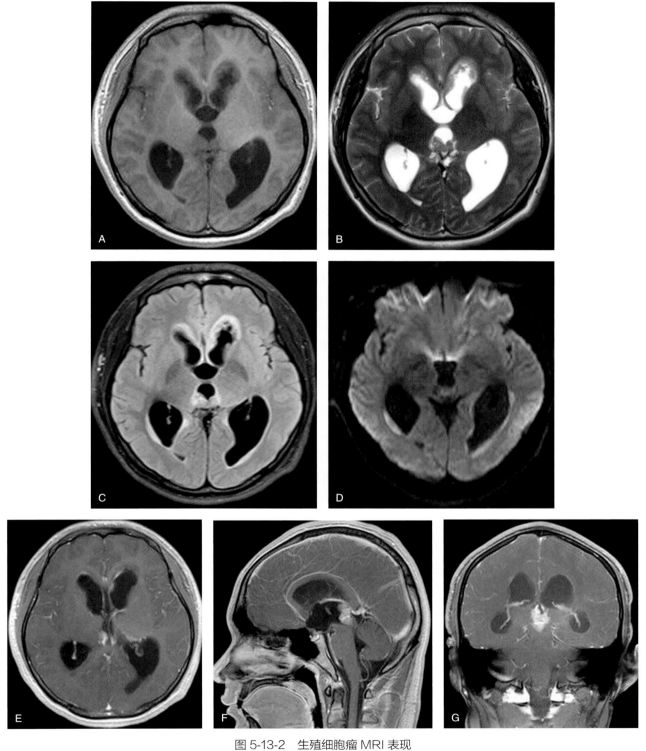

图 5-13-2 生殖细胞瘤 MRI 表现

A. T₁WI,示松果体区第三脑室后方及四叠体下方团块状稍低信号影;B. T₂WI,示病变呈高信号,其内信号欠均匀;
C. FLAIR,示病变呈稍高信号;D. DWI,示病变呈稍高信号;E~G. CE-T₁WI,示病变明显不均质强化

**（四）诊断要点与鉴别诊断**

1. 诊断要点

（1）多发生于儿童及青少年。

（2）多见于幕上中线区周围（鞍上、松果体区）。

（3）$T_1WI$ 多为等或低信号，$T_2WI$ 多为等至高信号。

（4）增强扫描见均质或不均质显著强化。

（5）可通过脑脊液或室管膜播散。

（6）对放射治疗敏感，诊断生殖细胞瘤的有力佐证为试验性放疗。

2. 鉴别诊断

（1）位于松果体区的生殖细胞瘤主要与发生于松果体区的畸胎瘤和松果体细胞瘤进行鉴别。①畸胎瘤：瘤内包含骨骼、脂肪、牙齿，$T_1WI$、$T_2WI$ 均表现为混杂信号，DWI 通常弥散不受限，增强扫描为不均质强化或无强化；②松果体细胞瘤多发生于成人，属 CNS WHO 1 级，境界较为清楚，表现为类圆形或浅分叶状，增强扫描强化程度多较生殖细胞瘤低。生殖细胞瘤多浸润邻近组织，并能沿脑脊液播散。

（2）鞍上区生殖细胞瘤主要与颅咽管瘤、垂体瘤及朗格汉斯细胞组织细胞增生症相鉴别。①颅咽管瘤：主要为囊性及囊实性，肿瘤内容物繁杂不一，MRI 表现亦不一，增强扫描实性部分及囊壁强化，多见蛋壳样钙化；②垂体瘤在 $T_1WI$ 及 $T_2WI$ 上信号强度类似或略低于脑灰质，多发生坏死囊变，正常垂体结构消失。若鞍内肿瘤突向鞍上，冠状位可见束腰征；鞍上池受压、变形甚至闭塞，视交叉多受压变扁和上移；③朗格汉斯细胞组织细胞增生症：两者均多见于儿童，常出现尿崩症，因此仅依据影像学检查不能鉴别两者，但朗格汉斯细胞组织细胞增生症不产生癌蛋白。

**（五）治疗和预后**

组织学检查证实后进行放疗是该病的标准一线治疗方案。尽管 KIT/RAS 和 *AKT1*/mTOR 通路是潜在的治疗靶点，但辅助化疗适用于发生播散转移的病例。也可行外科手术切除，若合并脑积水时可行脑室 - 腹腔分流术减轻症状，但单纯外科手术很难治愈，且能全部切除的机会少，损伤大，易引起肿瘤播散、转移。

化疗用于颅内生殖细胞瘤的治疗越来越受到人们的重视，常用的药物有顺铂、长春新碱、环磷酰胺、依托泊苷、放线菌素 D、甲氨蝶呤、博来霉素等，近来在颅内生殖细胞瘤的治疗上已趋向放射治疗与化疗的联合应用，但是在化疗中要严格注意并发症，如骨髓抑制、白细胞下降等。复发患者通常使用标准剂量化疗和再放疗或高剂量化疗加上自体干细胞移植进行救治。

脑脊液播散转移和直接浸润常见，但单纯性生殖细胞瘤对放疗敏感，治疗后的五年生存率高于 90%。含有合体滋养层巨细胞的生殖细胞瘤，复发率较高且长期生存率低。颅内生殖细胞瘤通常在原位复发，但也有部分患者出现蛛网膜下腔转移，复发的患者预后很差。复发性生殖细胞瘤患者的总生存期高于复发的非生殖细胞瘤性生殖细胞肿瘤。

# 第十四节　畸　胎　瘤

**（一）概述**

畸胎瘤（teratoma）起源于异位的胚胎干细胞，包含三个胚层组织的肿瘤，属于生殖细胞源性肿瘤。畸胎瘤沿外胚层、中胚层和内胚层的细胞类型进行分化，体现了体细胞的发育。畸胎瘤占儿童所有原发性脑肿瘤的 2%~4%,几乎占所有先天性脑肿瘤的 50%。在产前发现的脑肿瘤中,大约 60% 以上是畸胎瘤。畸胎瘤更好发于男性,特别是亚洲人。在年龄分布上有两个发病高峰,10% 发生在 5 岁以前,近一半发生在 5~15 岁。围生期或出生前即能显示肿瘤者,预后不良的风险更高。在诊断时,年龄是一项影响预后的重要因素,而与肿瘤的位置无关。畸胎瘤虽可发生在身体的任何部位,但最常见于骶尾部、性腺、纵隔、腹膜后、颈面部和颅内。畸胎瘤优先累及中线区,颅内病变最常见的发病部位为松果体区或鞍上区。

畸胎瘤有三种公认的类型:良性、分化良好的成熟畸胎瘤(mature teratoma)、未成熟畸胎瘤(immature teratoma)和畸胎瘤恶变(malignant transformation of teratoma)。这三种类型具有某些相同的影像学特点,即密度和 / 或信号明显不均匀的混杂肿块,瘤内囊变和出血常见。颅内畸胎瘤由外胚层、中胚层、内胚层 3 种胚胎成分构成,常含有外胚层来源的毛发、皮肤附件和神经组织,中胚层来源的骨、软骨、牙齿、脂肪与肌肉组织等,内胚层来源的消化道和呼吸道黏膜与腺体成分。

临床症状与肿瘤大小以及发生的部位密切相关,发生于松果体区或鞍区的患者多以颅内压增高症与视觉障碍就诊,松果体区畸胎瘤多累及脑室系统引起脑积水。

(二)病理学表现

大体:畸胎瘤多呈灰白色,呈圆形结节状,质韧或软,表面光滑,边界清楚,常有包膜,畸胎瘤恶变多无完整包膜,与周围结构多无明显粘连,多数血供不丰富,可见囊腔,囊腔内充满白色胶冻样物质或毛发、软骨、角化物等。

镜下:瘤内含大量囊腔样组织,囊壁内衬复层扁平上皮或单层柱状上皮,可伴出血坏死,成熟畸胎瘤内常含有毛发、皮肤组织、脂肪组织、软骨、骨、角化物,间质为增生的纤维结缔组织,或伴炎症细胞浸润(图 5-14-1);未成熟畸胎瘤可见原始神经管组织及灶状分布的疏松黏液样未成熟间叶组织;畸胎瘤恶变见分化成熟的各种腺上皮、软骨、骨和分化不成熟的幼稚间叶组织,并有原始神经上皮组织,恶性成分可为上皮组织、神经上皮或间叶组织等。

免疫组化:畸胎瘤恶变时 AFP 和 β-HCG 呈阳性表达。

(三)MRI 表现

成熟畸胎瘤的形态多为类圆形、分叶状或不规则形,轮廓较清晰,周围水肿轻。肿瘤多为实质性,可含有大小不等

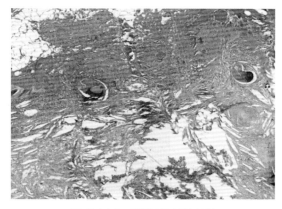

图 5-14-1 畸胎瘤病理表现
光镜下,示瘤内含大量囊腔样组织,可见皮肤组织和脂肪组织(HE×40)

的囊变或坏死区。$T_1WI$ 上肿瘤的实质部分呈等或高信号,信号的高低取决于肿瘤的成分,含有脂质或胆固醇、出血及含高浓度蛋白质液体时呈高信号,囊变和坏死区为低信号,钙化为低信号或略低信号;$T_2WI$ 及 FLAIR 序列上,肿瘤实质部分呈略高、略低、高或混杂信号,钙化呈低信号,囊变区为高信号,常高于肿瘤实质部分,囊变一般较大,也有多发小囊变者,若瘤内含有两个或多个囊,矢状位可呈现葫芦形或蜂窝状,脂肪抑制序列脂肪信号被抑制。增强扫描实质部分不均匀强化(图 5-14-2),少数为较均匀的全部或大部分强化,对于平扫呈高信号的肿瘤,难以判断是否有强化。DWI 呈等低或等高信号。

未成熟畸胎瘤较成熟畸胎瘤信号混杂。$T_1WI$、$T_2WI$ 及 FLAIR 序列均呈混杂信号,牙齿、钙化 $T_1WI$ 与 $T_2WI$ 均呈低信号,脂肪在 $T_1WI$ 与 $T_2WI$ 均呈高信号,囊变 $T_1WI$ 为低信号,$T_2WI$ 呈高信号,出血 $T_1WI$ 为高信号,$T_2WI$ 呈低信号。增强扫描实质部分不均匀强化(图 5-14-3)。肿瘤较大时可发生自发性破裂,包块内容物溢出,引起脑膜炎,增强扫描邻近脑膜强化显著,破裂释放的脂肪滴若进入脑室或蛛网膜下腔,表现为脑室内或蛛网膜下腔脂肪 - 液体平面。DWI 多数弥散不受限,呈等低信号。

颅内畸胎瘤恶变与未成熟畸胎瘤 MRI 表现类似。

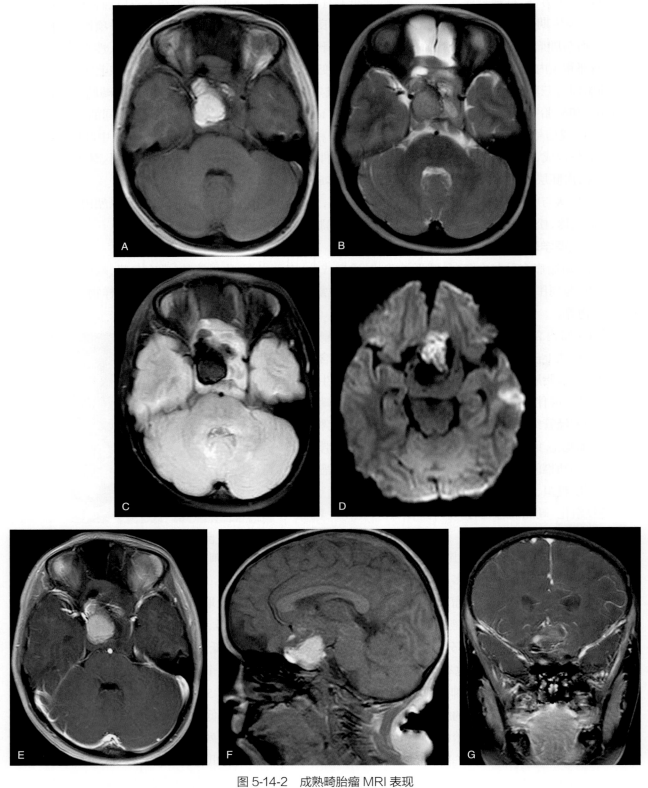

图 5-14-2    成熟畸胎瘤 MRI 表现

A. T₁WI,示鞍区不规则形混杂高信号；B. T₂WI,示病变呈混杂稍高信号,C. FLAIR,示病变呈混杂低 / 高信号；
D. DWI,示病变局部呈高信号；E~G. CE-T₁WI,示病变内点片状轻度强化

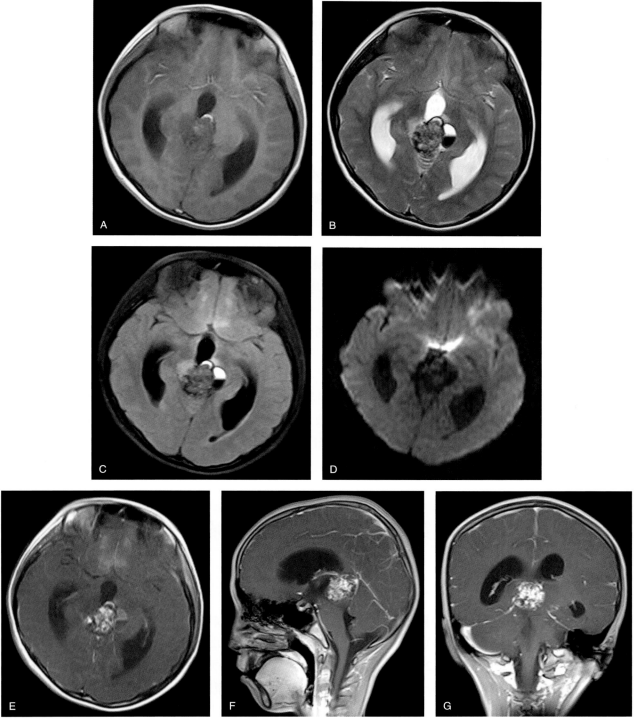

图 5-14-3 未成熟畸胎瘤 MRI 表现

A. $T_1WI$,示第三脑室后部松果体区团块状混杂低信号,边缘可见弧形高信号;B~C. 分别为 $T_2WI$、FLAIR,示病变呈混杂高等低信号;D. DWI,示病变呈低信号;E~G. CE-$T_1WI$,示病变实性部分明显强化

### (四)诊断要点与鉴别诊断

1. 诊断要点

(1)好发于儿童、青少年。

(2)多见于鞍区和松果体区。

(3)囊实性肿块,内含钙化、脂肪、囊变、出血等,$T_1WI$ 及 $T_2WI$ 呈混杂高低信号,DWI 呈等低或等高信号,增强实性部分呈不均匀强化。

2. 鉴别诊断

(1)生殖细胞瘤:好发于松果体区、第三脑室后部,病灶多为类圆形或分叶状实性肿块,少见囊变,内不含脂肪,多见均匀强化。

(2)松果体细胞瘤:成分相对简单,钙化和脂肪成分少见,强化不如畸胎瘤恶变明显,较少伴脑积水。

(3)绒毛膜瘤:罕见,肿块边界不清,常侵犯周围脑组织,病灶内出血常见,另外患者血清 HCG 显著升高有助于诊断。

(4)皮样囊肿:多见于成年人,常发生于鞍旁、半球间裂与四叠体池,组织学上含有外胚层与中胚层两种成分,囊壁较厚,常有钙化,腔内充填油脂样物质,MR 示囊肿壁较厚,内信号不均匀,压脂像信号减低。

(5)颅咽管瘤:主要发生于鞍上,青少年较多见,边缘光滑,囊内信号均匀,囊壁厚薄不均,常见环形或蛋壳样钙化,增强时囊壁或者实性部分明显强化。

(6)胶质瘤:边缘欠清,常伴出血、坏死及囊变,钙化较少,增强扫描多为花环样明显强化,不同程度的瘤周水肿。

### (五)治疗和预后

目前颅内畸胎瘤主要有效的治疗方法以手术切除为主,辅助放、化疗。但由于位置特殊,手术多难以全切。全切者有望治愈,不能全切者可同时行脑脊液分流术缓解梗阻性脑积水。成熟畸胎瘤对放疗不敏感,放、化疗主要针对的是未成熟畸胎瘤内的恶性成分。未成熟畸胎瘤及畸胎瘤恶变预后差,易复发。

# 第十五节　垂 体 腺 瘤

### (一)概述

垂体腺瘤(pituitary adenoma)约占颅内肿瘤的 15%,是中枢神经系统最常见的肿瘤之一,也是最常见的鞍区肿瘤类型,属脑外肿瘤,腺垂体细胞异常结节性增生来源。2021 年新版 WHO 中枢神经系统肿瘤分类中关于垂体腺瘤方面沿用了 2016 年 WHO 中枢神经系统肿瘤分类,按照细胞谱系对其进行划分。此外,2021 年新版纳入了 WHO 内分泌组提出的"垂体神经内分泌肿瘤"这一新术语。垂体腺瘤常发生鞍内,多侵及鞍旁及蝶窦。成人多见,发病高峰年龄在 40~50 岁之间,其中 20~50 岁者约占 85%,女性多于男性。患者进行外科手术治疗的,垂体大腺瘤约 60%,垂体微腺瘤约 40%。但在尸检中,垂体微腺瘤要远比大腺瘤更常见。发现无功能性垂体微腺瘤的尸检病例占 15%~25%。

垂体瘤按其肿瘤大小分为:直径>10mm 的巨腺瘤(macroadenoma)和直径 ≤10mm 的微腺瘤(microadenoma)两类。成人腺垂体中已被证实包含具有多能祖细胞或干细胞样特性的细胞,这在肿瘤发生中可能发挥着关键作用。正常微环境的改变可促发垂体干细胞异常增殖,继而形成垂体腺瘤。

垂体腺瘤的发生是一个多步骤、多病因的过程,大量致癌基因的激活和抑癌基因功能的丧失贯穿肿瘤的起始和进展阶段。此外,某些作用于下丘脑水平或全身的内分泌因子也可导致腺垂体细胞增殖。家族性孤立性垂体腺瘤综合征的患者中,已经证实有芳基烃受体相互作用蛋白基因（AIP 基因）的突变,而此基因突变罕见于散发的垂体腺瘤患者。

大部分垂体腺瘤为散发病例,且好发于成人,仅约 5% 为家族性病例。多发性内分泌腺瘤病（multiple endocrine neoplasia,MEN）1 型、黏液瘤综合征（Carney syndrome）、McCune-Albright 综合征（McCune-Albright syndrome,MAS）、家族性孤立性垂体腺瘤综合征（familial isolated pituitary adenoma syndrome,FIPA）与垂体腺瘤有关,并伴有特定的基因缺陷。

根据是否具有内分泌功能异常分为两类:有功能腺瘤与无功能腺瘤,其中有功能腺瘤占 70%,最多见催乳素瘤,其次是生长激素腺瘤、促肾上腺皮质激素腺瘤和多激素腺瘤,少见促性腺激素腺瘤及促甲状腺激素腺瘤。

有功能腺瘤患者以某种激素分泌过多为临床特征,如当生长激素腺瘤发生于青春期前,由于骨骺尚未融合,大量生长激素导致机体迅速生长,形成巨人症;在成年发病后,生长激素仅能促进短骨和膜化骨生长,导致肢端肥大症。

催乳素瘤多发于青年女性,可出现溢乳、闭经、性功能障碍和不育等症状,高催乳素血症出现于早期患者,闭经 - 溢乳 - 不孕三联征（Forbis-Albright 综合征）为典型临床表现;而男性患者则表现为性腺功能减退和阳痿。

促肾上腺皮质激素腺瘤临床表现一般可分为 Cushing 综合征和 Nelson 综合征,Cushing 综合征典型表现为患者表现为向心性肥胖,以面颈部、躯干部最明显,表现为"满月脸"和"水牛背";Cushing 综合征行双侧肾上腺切除术的患者,10%~30% 在术后 1~16 年发生垂体肿瘤,出现全身皮肤、黏膜的明显色素沉着,临床称为 Nelson 综合征。

促甲状腺激素分泌性腺瘤会导致甲状腺功能亢进。垂体大腺瘤几乎均有占位效应,患者常出现视觉障碍和头痛。垂体腺瘤造成尿崩症少见,因此出现尿崩症时多倾向其他肿瘤。

（二）病理学表现

大体:呈分叶状,多为棕红色,多经鞍膈向鞍上池生长,少数也可向侧方延伸而侵及海绵窦。垂体大腺瘤可伴出血和 / 或囊变。

光镜下:垂体腺瘤由 H-E 染色分为嗜酸性细胞腺瘤、嗜碱性粒细胞腺瘤、嫌色细胞瘤及混合性腺瘤。瘤细胞圆形、椭圆形或多角形,核圆、深染,核分裂象少见,胞质少,含多少不等的细颗粒或胞质较清亮,瘤细胞排列呈弥漫、窦隙、梁索或乳头状,血窦丰富（图 5-15-1）。

免疫组化:MIB-1 指数和 p53 免疫活性都与肿瘤的侵袭性有关,但并不表明肿瘤发生恶性转化。大多数垂体腺瘤的 MIB-1 及 p53 水平低于 3%,表达升高可提示早期复发以及生长迅速。而非典型垂体腺瘤的 MIB-1 指数升高超过 3%、有丝分裂增加、p53 广泛染色,与肿瘤的早期复发和快速生长有关。

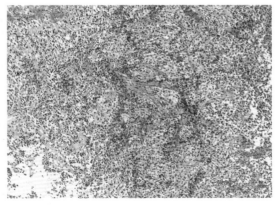

图 5-15-1　垂体腺瘤病理表现
光镜下,示瘤细胞圆形,核圆、深染,胞质少,瘤细胞排列呈窦隙,血窦丰富（HE×40）

（三）MRI 表现

绝大多数垂体腺瘤起源于鞍窝内。少见发病部位包括蝶窦、鼻咽、第三脑室和鞍上池,这些部位的垂体腺瘤被称为异位垂体腺瘤。腺瘤起源于腺垂体,具体的亚部位取决于含肽细胞的正常分布。最常见的两种垂体腺瘤为催乳素瘤和生长激素腺瘤,倾向发生于腺垂体的外侧部分,而 TSH 和 ACTH 分泌性肿瘤则更常见于中线区。

（1）垂体巨腺瘤：占位效应明显，矢状位及冠状位显示较佳。肿瘤突破鞍膈向鞍上生长，呈"束腰征""雪人征""葫芦状"，可压迫垂体柄及视交叉使其变形推移，矢状位可见第三脑室的漏斗隐窝和视交叉隐窝受压变形甚至消失。侵袭性垂体瘤的重要征象是肿瘤向鞍旁侧方生长，垂体与海绵窦间的线状低信号 - 硬脑膜间隙消失是海绵窦受累的特征，颈内动脉受压移位、变形。肿瘤 $T_1WI$ 呈等或稍低信号，$T_2WI$ 呈稍高信号。增强扫描早期垂体巨腺瘤就发生强化，但强化程度低于正常垂体（图 5-15-2）。若肿瘤伴有出血，亚急性早期 $T_1WI$ 呈高信号，$T_2WI$ 呈低信号，亚急性期 $T_1WI$、$T_2WI$ 均为高信号；若出血时间长可出现分层，矢状位上 $T_1WI$ 及 $T_2WI$ 为上层高信号、下层低信号，其上层的高信号是出血后红细胞破裂释放出内容物导致，下层是液化的血肿成分。如肿瘤内发生囊变坏死，$T_1WI$ 为更低信号，$T_2WI$ 为更高信号。

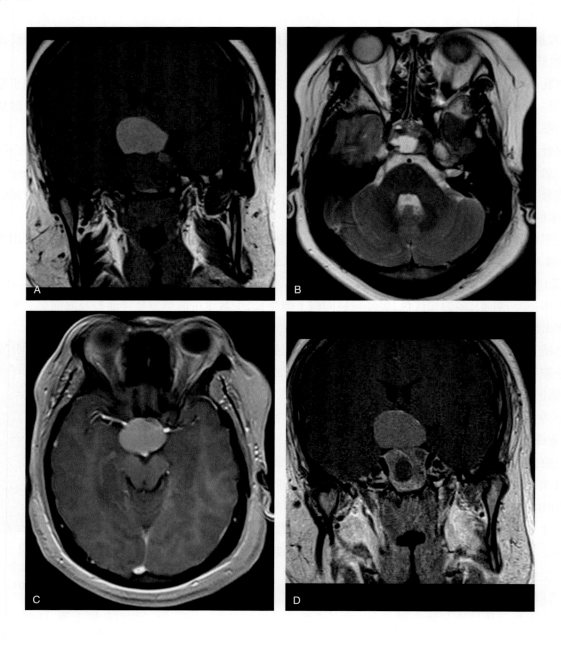

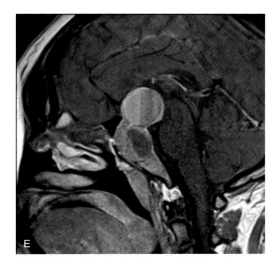

图 5-15-2　垂体巨腺瘤 MRI 表现

A. $T_1WI$,示鞍内及鞍上可见团块状混杂信号,可见分层,上部呈高信号,下部呈等或稍低信号;

B. $T_2WI$,示病变呈混杂稍高信号;C~E. CE-$T_1WI$,示病变下部明显强化,可见"束腰征",包绕双侧颈内动脉海绵窦段

（2）垂体微腺瘤：MRI 显示垂体微腺瘤具有高度特异性和准确性,采用冠、矢状位薄层垂体动态增强可以发现在常规平扫和增强中不能显示的垂体微腺瘤。垂体微腺瘤的 MRI 直接征象为：80%~90% 的肿瘤在平扫 $T_1WI$ 呈低信号,$T_2WI$ 呈高信号,生长激素腺瘤（GH）$T_2WI$ 信号偏低,通常位于垂体一侧。微腺瘤最佳对比在动态增强早期,肿瘤的信号强化程度低于正常垂体（图 5-15-3）,后期病灶的强化程度高于正常垂体。垂体微腺瘤的间接征象较直接征象更有敏感性,间接征象包括：垂体高度增加,垂体上缘膨隆,垂体柄向对侧偏移,鞍底骨质吸收变薄或局部骨质破坏。由于正常垂体柄亦有 17% 出现偏移,因此只有垂体柄偏移方向与垂体内低信号相反时才有诊断意义。

DWI：有研究显示垂体腺瘤质硬者 DWI 为低信号,手术切除率较低；垂体腺瘤质软者 DWI 呈不同程度高信号,易于切除且切除率高。

垂体巨腺瘤在 $^1$H-MRS 上仅可见高耸的胆碱（Cho）峰,当合并腺瘤出血时,其内无任何代谢物的波峰显示。

磁化传递技术（MT）在一定程度上可以鉴别腺瘤有无内分泌功能,从而对治疗方式的选择具有重要指导意义。对有功能的腺瘤术后的随访过程中,若有残余与复发,其 MTR 值增高,与相应的实验室检查结果一致,可作为腺瘤术后复查的评估序列。

PWI,有研究表明垂体腺瘤为高灌注肿瘤（rCBV 范围为 2.42~7.55）。

（四）诊断要点与鉴别诊断

1. 诊断要点

（1）属脑外肿瘤,多位于鞍内,常累及鞍旁、蝶窦。

（2）垂体高度增加,垂体上缘膨隆,垂体柄向对侧偏移,鞍底骨质吸收变薄或局部骨质破坏。

（3）$T_1WI$ 呈等或低信号,$T_2WI$ 呈高信号；肿瘤可突破鞍膈向鞍上生长,呈"雪人征""束腰征""葫芦状"。

（4）MR 增强扫描早期垂体巨腺瘤强化,强化程度低于正常垂体；增强扫描早期,微腺瘤强化程度较正常垂体低,后期病灶的强化程度较正常垂体高。

（5）可有囊变、坏死、出血,少有钙化。

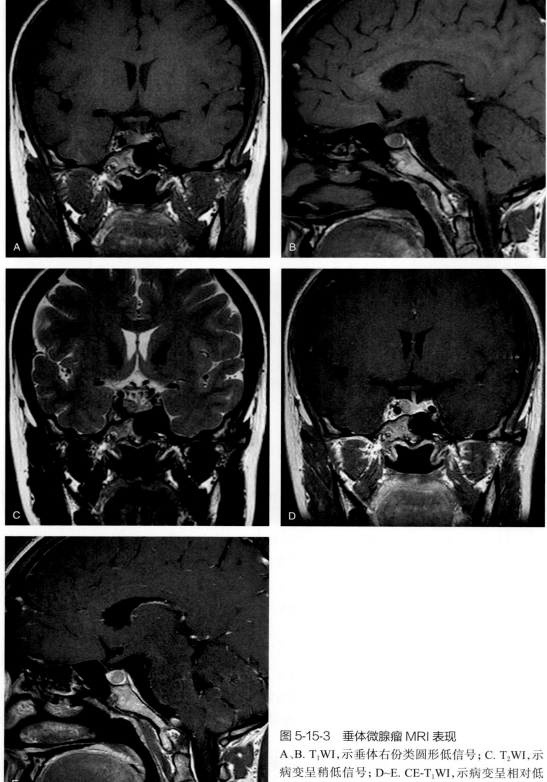

图 5-15-3　垂体微腺瘤 MRI 表现
A、B. T$_1$WI,示垂体右份类圆形低信号;C. T$_2$WI,示病变呈稍低信号;D~E. CE-T$_1$WI,示病变呈相对低信号

2. 鉴别诊断

(1)垂体大腺瘤

①鞍区脑膜瘤:T₁WI、T₂WI 呈等信号,宽基底与硬脑膜相连,增强后呈均质显著强化,可见脑膜尾征;肿瘤内多见钙化,坏死、出血少见;蝶鞍无扩大,正常垂体可见,颈内动脉常受压变窄,多伴脑神经受累症状。②颅咽管瘤:是儿童最多见的鞍上肿瘤,源于 Rathke 囊残余鳞状上皮,多发生鞍上池。MRI 信号混杂,多为囊实性,增强扫描囊壁及实性部分呈中等程度强化。③垂体转移瘤:颅外恶性肿瘤较少转移至垂体柄和/或腺垂体,最多见的原发灶来源于肺和乳腺。多为肿瘤晚期征象,可同时伴随脑内转移瘤。④动脉瘤:常见 Willis 环的偏侧部位,中线区蝶鞍的正上方少见。出现在旁正中区的囊状动脉瘤,常可见边缘钙化,垂体腺瘤则罕见钙化。MRI 上动脉瘤常发生"流空"效应,可伴或不伴沿瘤壁分布的层状血栓。⑤垂体炎:最常见淋巴细胞性,多发生在围生期或产后妇女,也出现在免疫治疗后患者的自身免疫性垂体炎。

(2)垂体微腺瘤:垂体微腺瘤在平扫图像与非肿瘤性垂体内囊肿较难鉴别,如 Rathke 裂囊肿或中间部囊肿。增强扫描垂体微腺瘤可见强化,而囊肿与显著强化的正常垂体组织对比呈明显低信号。出血性垂体微腺瘤可与含有蛋白质性质液体的 Rathke 裂囊肿表现相同,T₁WI 均呈高信号。

(五)治疗和预后

垂体腺瘤可采取手术治疗和非手术治疗,手术治疗有两种手术方式,即经蝶窦或经额部腺瘤切除术。经蝶窦手术较安全,患者出血少、损伤小,术后并发症少,对于可以切除的腺瘤,特别是微腺瘤,经蝶窦手术已成为首选治疗方法;对向鞍外侵犯的肿瘤部分无法切除为其主要缺点。巨腺瘤适用经额部腺瘤切除术,以便在直视下使视神经和视交叉得到充分减压,并切除侵犯鞍外的肿瘤部分,手术损伤较大,术后并发症较多为其缺点。

非手术治疗可采用溴隐亭和放射治疗。溴隐亭可直接作用于垂体和下丘脑,有中枢性多巴胺作用,刺激催乳素释放抑制因子(PIH)分泌增多,从而抑制催乳素的合成和分泌,可使生长激素腺瘤和催乳素腺瘤体积缩小,缺点是需要长期服药,停药后会使肿瘤再次长大。由于放疗会使肿瘤发生肿胀、退变,体积增加,加重视神经受压,因此放疗适用于:①仅有内分泌症状,而视力、视野无明显障碍者;②视神经已行手术减压,为抑制残留肿瘤细胞发展者;③年龄较大不能耐受手术或拒绝手术切除,或肿瘤病灶较大者;④无法进行手术治疗的恶性肿瘤。

# 第十六节 颅 咽 管 瘤

(一)概述

颅咽管瘤是一种缓慢生长的良性肿瘤,CNS WHO 1 级,为鞍区常见肿瘤之一,是颅内最常见的先天性肿瘤,占颅内肿瘤的 2%~4%,居鞍区肿瘤第二位,较垂体瘤的发病率略低。在 2016 年 WHO 中枢神经系统肿瘤分类中,成釉细胞型颅咽管瘤和乳头型颅咽管瘤被认为是颅咽管瘤的亚型(或变种),但鉴于二者不同的流行病学、影像学、组织病理学、遗传学特征和甲基化状态,2021 年 WHO 中枢神经系统肿瘤分类将成釉细胞型颅咽管瘤和乳头型颅咽管瘤列为两种独立的肿瘤类型。颅咽管瘤有两个发病高峰,分别为 10~14 岁和 40~60 岁,男性较女性多,成釉细胞型颅咽管瘤多见于儿童,乳头型颅咽管瘤几乎仅见于成人。颅咽管瘤多单发,可出现在鞍区的任何部位,75% 的颅咽管瘤原发于鞍上,20%~25% 的肿瘤位于鞍上和鞍内,极少见完全位于鞍内的颅咽管瘤。据颅咽管瘤与鞍膈的关系将其分为鞍内型、鞍上型、鞍内鞍上型和脑室内型,多见鞍上型,室间孔可受压引起侧脑室扩大积水,少数可沿鞍区延伸至鞍外,侵及前颅中窝及第三脑室。少部分颅咽管瘤特别为乳头型颅咽管瘤,可大部分或完全源于第三脑室。

颅咽管瘤起源主要有两种学说:第一种为胚胎残余学说:认为颅咽管瘤起源于最初连接 Rathke 囊与口腔颅咽管的胚胎釉质原基。Rathke 囊残余部分能形成肿瘤的起点,因而颅咽管瘤能发生在 Rathke 囊移行的任何部位,范围从犁骨、中线蝶骨至蝶鞍底部,少见部位如颞侧硬膜外、脑桥向第四脑室生长、桥小脑角区、颅外鼻咽部等可发生异位的颅咽管瘤,被认为是闭塞的 Rathke 囊异常移动所致,但是目前尚没有证据显示 Rathke 囊衍生上皮细胞长入脑室内,因此仍不能解释异位于脑室内的颅咽管瘤。第二种为组织化生学说:认为颅咽管瘤是腺垂体结节部垂体细胞鳞状上皮化生的结果。

颅咽管瘤的临床表现复杂多样,主要与该肿瘤发生的部位、大小、病理组织学类型及其生长方式有关,主要表现有颅内压增高,系肿瘤突入第三脑室并侵及室间孔,致室间孔狭窄或闭塞,引发双侧侧脑室扩大积水所致;其次是视力视野损害,由于神经通路受侵所致,左右两侧的损害程度可不对称,此点不同于垂体腺瘤;小儿由于颅内压增高,可致视盘充血或出现视神经萎缩;亦可表现为垂体机能低下和下丘脑症状,前者可致小儿身体发育迟缓,呈垂体性侏儒,第二性征发育不良,下丘脑症状系第三脑室底、丘脑下部早期受累所致,患者可出现尿崩症、体温低下、嗜睡及肥胖性生殖无能,若累及垂体柄及丘脑下部,还可出现闭经-催乳素综合征。某些生长方向特殊的肿瘤,可出现不同临床症状,如肿瘤累及鞍旁可出现第Ⅲ、Ⅳ、Ⅴ等多对脑神经损害等。

（二）病理学表现

颅咽管瘤在组织学上分为成釉细胞型、乳头型及混合型,其中成釉细胞型占大多数(90%),几乎都发生于儿童,成人罕见。

大体:可分为囊性、实性和囊实性三类,其中以实性最为少见,囊性病灶可为单囊或多囊状,囊变区多位于病灶上部;囊壁和肿瘤实性部分可发生钙化,钙化发生率约为 70%。成釉细胞型颅咽管瘤在大体病理上的典型表现是分叶状的囊实性鞍上肿块,且以囊性部分为主。常见多个分为小腔的囊肿,其内为黏稠的富含胆固醇结晶的暗黑色"机油"样内容物。成釉细胞型颅咽管瘤表面常不规则且呈浸润性,黏附于下丘脑等邻近结构。乳头型颅咽管瘤通常为实性肿块,呈菜花样。表面光滑有包膜,不黏附于邻近的脑组织。如肿瘤内含有囊肿,则囊液清亮,与成釉细胞型颅咽管瘤的"机油"样内容物不同。

光镜下:成釉细胞型颅咽管瘤可见典型的鳞状上皮呈栅栏状排列在基膜上,疏松星芒状细胞层形成海绵样网状外观和表层多形细胞层,肿瘤内产生大量湿角化物,常因营养不良而导致钙化;囊内含有大量胆固醇,可见胆固醇裂隙,伴有纤维化和慢性炎性反应组织。乳头型颅咽管瘤几乎仅见于成年人,常侵犯第三脑室,肿瘤缺乏钙化,镜下示由片状的鳞状上皮构成乳头状结构,无栅栏状排列核、湿角化物、钙化及胆固醇裂隙,内层细胞也不形成海绵样网状结构(图 5-16-1)。肿瘤与脑组织分界较清晰,外科手术易于将其全部切除。MIB-1 指数较低。

鉴别成釉细胞型和鳞状乳头细胞型颅咽管瘤可依据以下病理特征:①成釉细胞型常出现在儿童,有钙化、胆固醇裂隙和湿角化物,鳞状细胞呈栅栏状排列,海绵样网状结构由内层细胞组成;②鳞状乳头细胞型成人多见,乳头状结构由鳞状上皮组成,内层细胞不组成海绵状网

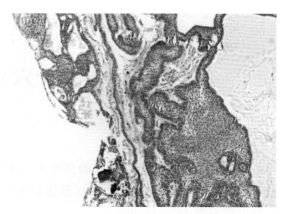

图 5-16-1　颅咽管瘤病理表现
镜下,示肿瘤细胞呈乳头状,典型的鳞状上皮呈栅栏状排列在基膜上(HE×40)

状结构,无钙化、胆固醇裂隙、湿角化物及栅栏状排列核。

（三）MRI 表现

颅咽管瘤 MR 信号复杂与瘤内成分多样相关;囊实性、囊性病灶中,因其囊液的含量及成分差异、囊性和实性比例不同,病灶在 $T_1WI$、$T_2WI$ 上信号不一。

成釉细胞型颅咽管瘤多呈分叶状的大囊性占位,根据蛋白含量的不同,MR 平扫上囊性部分 $T_1WI$ 可呈低、等或高信号,$T_2WI$ 多呈高、稍高信号,FLAIR 序列呈低、稍低信号,也可呈高信号。该型钙化较多见,可沿肿瘤边缘呈蛋壳状钙化,肿瘤实性部分 $T_1WI$ 及 $T_2WI$ 多为混杂信号,点状、斑片状或不规则钙化表现为斑点状及条状低信号,还可见小囊变。注入对比剂后囊壁及实性结节通常发生强化,也可无强化。

乳头型颅咽管瘤为相对小而圆的囊实性肿块,实性部分为主,可出现囊内结节,钙化无或少有。实性部分 $T_1WI$ 呈等或稍低信号,$T_2WI$ 呈等或稍高信号,增强呈不均匀明显强化,囊实性颅咽管瘤的实性部分、囊内结节可见强化,囊性部分边缘多强化,囊内无强化(图 5-16-2)。

混合型颅咽管瘤与成釉细胞型相似,囊内结节强化也可出现。

DWI 上表现为低信号。

SWI 上出血和钙化表现为低信号。

$^1$H-MRS,颅咽管瘤多出现 Lip 峰,无明显的 NAA 峰,缺乏 Cho 峰,是颅咽管瘤内胆固醇及脂质成分的特征性表现。

PWI 显示 rCBV 减低。

（四）诊断要点与鉴别诊断

1. 诊断要点

(1)两个发病高峰,10~14 岁和 40~60 岁。

(2)成釉细胞型颅咽管瘤常发生于儿童,多为囊性或囊实性,多位于鞍上或同时涉及鞍内。

(3)乳头型颅咽管瘤几乎仅见于成年人,肿瘤多呈实性,囊内结节多见,少数囊实性,多位于鞍上。

(4)MR 由于肿瘤内成分多样而信号混杂,呈实性、囊实性、囊性,增强后实性部分、囊内结节及囊壁都可强化。

(5)DWI 呈低信号。

(6)$^1$H-MRS 多无明显的 NAA 峰,Cho 峰缺乏,Lip 峰出现。

2. 鉴别诊断

(1)垂体腺瘤:成年人多见,以鞍内生长为主,蝶鞍扩大,鞍底下陷,多双侧生长使海绵窦受侵,可有"雪人征",少有钙化,增强较均匀。

(2)颅咽管瘤:鞍上多见,少见蝶鞍扩大,鞍底正常,可出现正常垂体位于肿块的下方,肿块囊壁及实性部分可见强化及蛋壳样钙化。

(3)鞍区脑膜瘤:$T_1WI$ 和 $T_2WI$ 呈等信号,可向前生长到颅前窝底,与硬脑膜呈宽基底相连,增强后多见均匀显著强化,可见脑膜尾征,钙化少见,脑膜瘤长轴很少向后倾斜,颅咽管瘤的长轴则常见向后倾斜。

(4)Rathke 囊肿:位于腺垂体和中间部之间,直径通常不超过 10mm,DWI 弥散受限呈高信号,多无强化,术后复发罕见。而颅咽管瘤的囊壁厚并常见强化,多具侵袭性,术后有复发倾向。当 Rathke 囊肿囊壁上皮鳞状上皮化生或合并感染时囊壁增厚并强化,此时与颅咽管瘤鉴别较难。

(5)皮样囊肿:多见颅后窝,边界清晰光滑,$T_1WI$ 和 $T_2WI$ 多为高信号,囊壁罕有强化现象。

(6)表皮样囊肿:常见桥小脑角区,形态多欠规则,特征性表现为见缝就钻,$T_1WI$ 多呈等或低信号,$T_2WI$ 多为高信号,DWI 为明显高信号。

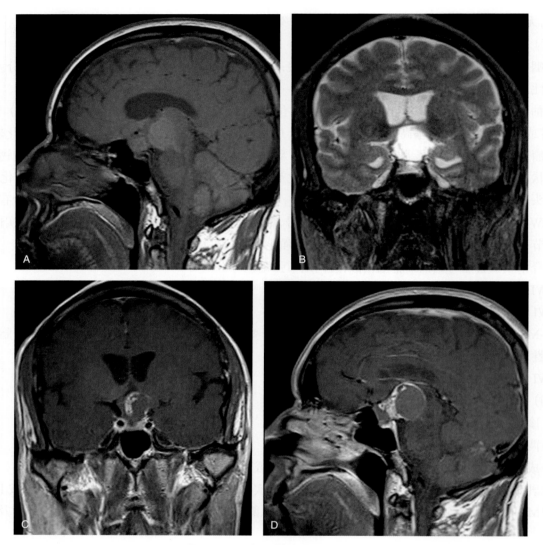

图 5-16-2  颅咽管瘤 MRI 表现

A. $T_1WI$,示鞍内及鞍上团块状不均匀等低信号；B. 脂肪抑制 $T_2WI$,示病变呈混杂高信号；

C、D. CE-$T_1WI$,示病变边缘实性部分呈不均匀强化,囊性部分边缘强化

（7）鞍区动脉瘤：多为球形,边缘清晰锐利,MR 流空现象为其典型特征,若有血栓,则其信号较流空的血液信号稍高,增强扫描动脉瘤强化与血管程度相似。

（五）治疗和预后

颅咽管瘤常采取手术与放射治疗。

若手术能将肿瘤全部切除,解除视神经压迫、缓解颅内高压症状,则患者的预后良好,但是肿瘤能否根治,还与肿瘤所在位置、大小,以及周围结构是否受累等情况有关。儿童患者,其肿瘤与周围组织粘连少,囊性肿瘤形成假包膜较容易切除,其预后较好。

除手术治疗外,还可采用放射治疗,可使肿瘤发生退变,并减少复发；行肿瘤次全切除手术,再行放射治疗较单纯手术治疗的复发率明显降低。

颅咽管瘤生长缓慢,术后易复发。85% 以上的患者确诊后的生存期至少为 3 年。肿瘤全切术后 10 年的复发率可高达 20%~30%,体积大而不能完全切除的肿瘤则复发率明显增高。长期存活的患者中,约有半数出现生活质量降低,主要是下丘脑性肥胖。肿瘤的自发性恶变罕见。大多数发生恶变的颅咽管瘤,发生于那些多次复发和既往接受放射治疗的患者。

# 第十七节　转移性肿瘤

## 一、脑实质转移瘤

### (一) 概述

脑转移瘤是继发性脑肿瘤,可由全身其他各组织器官的原发性肿瘤经血行、淋巴道或脑脊液循环转移至颅内。其发病高峰年龄是 40~70 岁,约 81.6%,男性显著高于女性,占 65.8%。脑实质为最常见的发病部位,约 80%;颅骨和硬脑膜为其次,约 15%;较少出现弥漫性柔脑膜(软脑膜)和蛛网膜下腔浸润转移,仅 5%。脑转移瘤占颅内肿瘤的 20%~40%,其中肺癌占 40%~70%,其次为乳腺癌,占 6.7%~26%,而肾癌、消化道肿瘤、绒癌、黑色素瘤等亦较常见,肝癌、甲状腺癌、前列腺癌、胰腺癌、肉瘤及原发灶未明的肿瘤等较少见。在各种恶性肿瘤的转移器官中,脑转移瘤的发生率居第三位,仅次于肝脏和肺脏转移。

血行转移为脑转移瘤最常见的方式,幕上大脑半球多见,约为 80%,幕上病灶多位于大脑中动脉分布区、颞叶、额叶和顶叶皮质下区域等,以优势半球为主(多为左侧);小脑约为 15%,幕下转移瘤好发于小脑半球,与小脑血液分布特点有关。幕下单发转移瘤与幕上转移瘤相比,发病部位多靠近脑深部及中线旁。脑干为 3%~5%。病灶常见多发,约为 60%,单发转移灶约为 40%。患者一旦发生脑转移,说明恶性肿瘤已到晚期,伴随其他颅外器官的转移为 30%~65%。

70% 以上的脑转移患者都有神经系统方面的症状和体征,临床症状具有多样性,其与病灶大小、部位、占位效应以及患者的敏感性相关。临床表现常表现为头痛、恶心、呕吐、肢体无力等颅内压增高等表现;其次为感觉、运动神经功能的障碍,也有一部分患者以癫痫、失语、意识障碍等症状为主,但也有一部分患者没有明显的临床症状,而是通过颅脑 CT 或 MRI 检查确诊为脑转移。对于颅内单发肿瘤的中老年患者,尤其是年龄大于 50 岁者,如在短时间内出现头晕、头痛合并肢体乏力、恶心、视力减退及肌张力降低等症状,应高度警惕脑转移瘤的可能。原发性肿瘤一旦发生脑转移,其预后极差,未行治疗者平均生存期约为 4 周,所以应及时进行相应治疗来提高患者生存质量。

### (二) 病理学表现

脑转移瘤结节型多见,大多为球形,与周围脑组织分界清,皮质区先出现小转移灶,以后随体积增大向皮质下扩展。转移瘤除黑色素瘤转移灶为黑色外,大多为浅灰白色、粉灰色、黄褐色或鲜肉样外观,某些产黏蛋白腺癌转移灶可见凝胶样外观,质地较软,瘤体可见坏死,可形成较大的液性坏死腔,腔内容物可分清凉液体、黏稠坏死组织或黏液状物质;瘤体内可见点状或大片状出血。瘤内出血随原发性肿瘤类型不同而不同,肾细胞癌、绒毛膜癌以及黑色素瘤瘤内出血常见。其中转移性黑色素瘤是肺癌脑转移瘤发生出血概率的 5 倍。由于脑内不同区域对不同转移瘤的易感性不同,脑实质转移瘤在脑内的分布亦欠均匀,如非小细胞肺癌在顶枕叶最易转移。

与原发性肿瘤相比,虽然转移瘤可表现出更显著的有丝分裂和更高的肿瘤标志物表达,但转移瘤的细胞生物学特性仍与原发性肿瘤类似。大多数转移瘤在常规组织病理学检查上不具特征性表现。免疫组化和基于 miRNA 的新的检测方法可以用来鉴别和确定肿瘤起源。分子水平分析是更进一步的有效方法。在某些情况下,转移瘤含有原发性肿瘤活检中不存在的相关基因改变。原发性肿瘤和脑转移瘤之间存在的基因组异质性与分子不一致性,是使潜在靶向治疗方案复杂化的额外因素。

（三）MRI 表现

脑转移瘤形态多样,大小不一,可呈环状、囊状、结节状或年轮状,$T_1WI$ 多呈等或稍低信号,但黑色素瘤转移因其本身含使 $T_1$ 弛豫时间缩短的物质而呈中高信号,少见亚急性出血性转移瘤且信号不均匀,$T_1WI$ 上病灶为混杂高 - 低信号。$T_2WI$ 及 FLAIR 序列多为高或稍高信号,信号强度与肿瘤类型、有无出血和坏死、瘤体细胞的核质比率有关,如瘤体细胞核质比高,$T_2WI$ 及 FLAIR 序列呈低信号,而囊性、黏液性及中心大量坏死的转移瘤表现为中等高信号。脑实质转移瘤约 60% 与瘤体不成比例,表现为典型的"小病灶大水肿",丘脑、小脑半球、脑干段的病灶多无或水肿较轻。

增强扫描非出血性转移瘤几乎均发生强化且强化方式不同,包括实性均质强化、点状、结节状或环形强化、囊实性强化(图 5-17-1)。同一患者的多发转移瘤强化方式亦不一。据报道,可通过使用双倍甚至 3 倍剂量对比剂进行增强扫描提高检出脑转移瘤的灵敏度,但尚未进行常规使用。对比增强 $T_2$-FLAIR 序列与对比增强反转恢复(inversion recovery,IR)序列和 IR- 快速扰相梯度回波(fast spoiled gradient echo,FSPGR)序列相比,对转移瘤的显示更加敏感。脂肪抑制 $T_1WI$ 增强扫描和磁化传递序列更有利于显示转移瘤。

寻找原发灶以及其他部位的转移灶可通过全身弥散加权成像。多数原发性脑肿瘤 DWI 弥散不受限,为等或低信号,如原发性肿瘤细胞密集则为高信号。

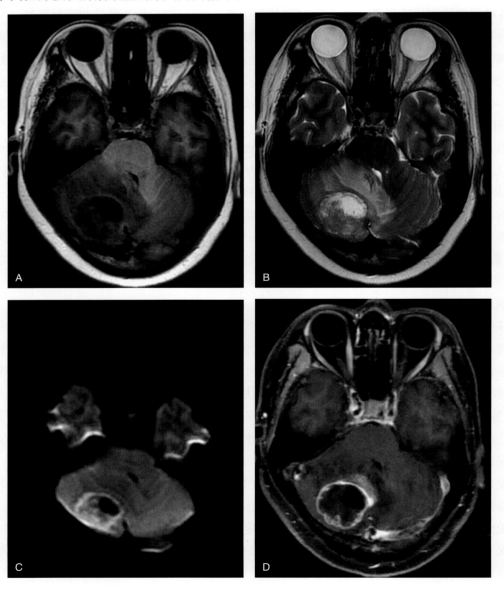

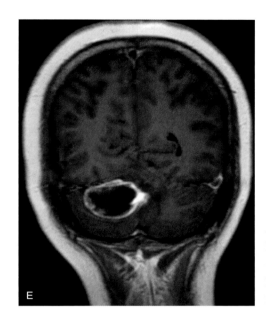

图 5-17-1 脑转移瘤 MRI 表现
A. $T_1WI$,示右侧小脑半球团片状低信号;
B. $T_2WI$,示病变呈混杂高信号;C. DWI,示病
变局部呈高信号,第四脑室及脑桥受压;
D~E. CE-$T_1WI$,示病变不规则环形强化,中间
有囊变坏死区,周围有较大范围水肿区

$^1$H-MRS:实性区脑转移瘤 Cr 峰及 NAA 峰降低,Cho 峰升高,Cho/Cr 比值升高,部分可出现 Lac 峰和 Lip 峰。肿瘤瘤周近侧水肿区波谱大致正常,NAA 峰和 Cr 峰轻度降低,Cho 峰轻度增高;远侧为正常波谱。

PWI:肿瘤实性区 TTP、MTT 缩短,CBF、CBV 增加,瘤周水肿区 CBV 减少,TTP、MTT 延长。有研究表明,相对于单发脑实质转移瘤与高级别胶质瘤的鉴别,rCBV 测量在胶质瘤分级的准确性上更高。目前对应用 PWI 鉴别原发性脑肿瘤与单发脑转移瘤的价值尚存在一定争议。

SWI:黑色素和出血产物都含金属离子,包括铜、锌、铁和锰。近 75% 的黑色素瘤转移呈 $T_1WI$ 高信号或是明显的 SWI 低信号,25% 的病灶两者都有。而其他非出血性和非黑色素瘤性转移瘤在 SWI 上不出现低信号。SWI 上亚急性出血和黑色素均可出现"绽放效应",即明显的信号缺失。

磁化传递成像:能清晰显示小病灶的大小和边界,有助于显示 5mm 以下的小转移灶和 3mm 以下的微小转移灶,对评估脑内转移瘤具有显著的临床价值。

**(四)诊断要点与鉴别诊断**

1. 诊断要点

(1)幕上大脑中动脉分布区多见,额叶、颞叶及顶叶皮质下区域等,小脑、脑干亦可发生。

(2)病灶多为结节状或环形,常见多发。

(3)$T_1WI$ 为等、低信号,$T_2WI$ 为高或稍高信号,多见囊变、出血、坏死。

(4)DWI 常弥散不受限。

(5)增强扫描呈点状、囊实性、结节状、环形强化,液化性坏死区无强化。

(6)$^1$H-MRS 上 Cr 峰及 NAA 峰下降,Cho 显著增高,Lip 峰及 Lac 峰可见。

(7)瘤周水肿明显,"小病灶大水肿"。

2. 鉴别诊断 多发脑转移瘤病灶较易诊断,可见"小病灶大水肿",若单发病灶且表现不典型时需与其他疾病相鉴别。

(1)高级别胶质瘤:易囊变坏死,强化显著,周边水肿明显,瘤周水肿区 DWI 呈等、稍高信号,ADC 值降低,而脑转移瘤瘤周水肿 ADC 值较高。高级别星形细胞瘤瘤周水肿区的 Cho/Cr、Cho/NAA 比值显著高于脑转移瘤,肿瘤实体区 Cho/NAA 比值显著高于脑转移瘤。

（2）脑膜瘤：多单发，实性多见，信号均匀，形态规整，边界清晰，增强扫描呈显著强化。

（3）脑脓肿：可多发或单发，MRI上脑脓肿表现为薄壁环形或囊状病灶，脓肿壁规整、厚薄均匀，脓肿腔偶可见多房状，DWI脓腔可见弥散受限，增强扫描脓肿壁多显著强化，MRS上常出现特征性的亮氨酸峰（AA）和琥珀酸盐峰（Suc）峰。临床常伴感染中毒表现，相关实验室检查有助于确定诊断。

（4）淋巴瘤：脑室周围脑深部白质多见，多呈实性肿块，少见囊变坏死，强化多均匀，多呈"握拳式"强化或"开环式"强化。

（5）寄生虫病：可单发或多发，主要是大囊型脑囊虫，囊虫壁极薄，若能发现囊虫的头节或钙化则有助于进行鉴别诊断，增强扫描强化罕见。

### （五）治疗和预后

临床上，应根据转移瘤的组织学类型、数目和部位的不同来选择治疗方案。治疗目标是预防和缓解症状、提高生活质量、尽可能延长生存期。尽管许多化疗药物的血-脑屏障渗透性有限，手术切除、分次立体定向放射外科治疗、全脑放疗以及免疫治疗或化疗仍然是最广泛的有效选择。

而对于需要手术的患者，其有相应的手术指标：①原发灶明确，脑转移为单发，无其他脏器转移；②位置表浅，位于非重要功能区；③原发性肿瘤已得到控制；④脑部转移出现急性颅内压增高，危及生命，如经手术切除或减压术后病情尚能改善，并延长生存时间者；⑤原发灶不明，需明确肿瘤性质。

肿瘤免疫学的新进展，比如免疫检查点抑制剂（immune checkpoint blockade，ICB）的发现，为肿瘤治疗开辟了有希望的新领域。已经有报道显示，采用免疫检查点抑制剂和放射治疗相结合的方法，显著提高了黑色素瘤、非小细胞肺癌和肾细胞癌的中枢神经系统转移瘤患者的生存率。

脑实质转移瘤的致死率较高，患者确诊后的平均生存期为3~6个月。典型表现为转移瘤数目和大小进行性增加。未经治疗的肺癌脑转移患者，中位生存期约为1个月。较长的生存期与患者年龄轻、全身机能状态好、肿瘤活性较低、原发部位和是否为孤立性病变等有关。

## 二、颅骨及硬脑膜转移瘤

### （一）概述

颅骨转移瘤为其他原发性肿瘤转移到颅骨的肿瘤，属颅内转移瘤的一种。颅骨转移瘤相对较少见，文献报道仅占颅内转移瘤的10%。颅骨转移瘤病灶多发常见，单发较罕见。由于颅盖骨等中轴骨富含红骨髓，癌细胞极易在此停留、生存及繁殖，因此颅盖骨多发，与体内存在Batson椎静脉系统亦有关，椎静脉丛藏于颅盖骨骨松质中的板障静脉，上端穿硬脊膜经枕骨大孔与硬脑膜窦相沟通，向内连接硬脑膜窦；而头皮静脉、硬脑膜窦及椎静脉系统均无静脉瓣膜。主要特征为广泛性颅骨破坏。颅骨转移瘤主要分为溶骨型、成骨型和混合型三种类型；其中常见溶骨型转移瘤，少见成骨型和混合型。

硬脑膜转移瘤发病率较低，是恶性肿瘤患者晚期临床特征之一主要原发灶依次为乳腺癌、前列腺癌、肺癌、头颈部癌、淋巴瘤、白血病等。

早期可无症状，出现症状与肿瘤体积增大，压迫周围组织有关。一旦肿瘤侵犯硬膜和硬脑膜下间隙，会导致颅内压增高、脑膜刺激征及局部神经定位体征。

### （二）病理学表现

颅骨及硬脑膜转移瘤主要经血行转移而来，血行转移亦分腔静脉型、门静脉型、肺静脉型、脊椎静脉型和选择性转移（骨髓型、淋巴型、单核吞噬细胞系统型）等，通过直接侵犯和淋巴转移的颅骨转移瘤罕见。原发灶常见为肺、乳腺、甲状腺、肝、胃、肾、前列腺等，黑色素瘤极少颅骨转移。颅骨及硬脑膜转移瘤镜下病理及免疫组化表现基本与原发性肿瘤相似。

### （三）MRI 表现

颅骨转移瘤在 $T_1WI$ 上多呈低或等信号，$T_2WI$ 上为等或稍高信号，脂肪抑制序列显示更佳，增强扫描可见不同程度弥漫分布、结节状强化。DWI 上多弥散受限，呈高或稍高信号，对于硬化性转移瘤显示欠佳。

单纯硬脑膜转移较小时无占位效应，且信号与邻近脑脊液无明显差别，MRI 平扫常不能发现病变，病变明显时，硬脑膜增厚可呈光滑的弥漫性、结节状或肿块样病变。典型的硬脑膜转移瘤表现为颅骨内板下、大脑表面线状或结节状明显强化灶（图 5-17-2），不随脑沟回起伏，部分呈"双凸"样改变，1/3 的病例可见病灶下方脑组织内的肿瘤侵犯。

DWI 上正常骨显示为低信号，转移瘤呈高信号，可以敏感显示颅骨转移瘤。

### （四）诊断要点与鉴别诊断

1. 诊断要点

（1）颅骨转移瘤以颅盖骨常见，硬脑膜转移幕上多于幕下。

（2）颅骨转移瘤可表现为溶骨型、成骨型和混合型，颅骨骨质破坏为共同特点。

（3）$T_1WI$ 呈等或低信号，$T_2WI$ 呈等或高信号。

（4）增强颅骨转移瘤呈斑片状强化，硬脑膜转移瘤呈结节样、线样强化。

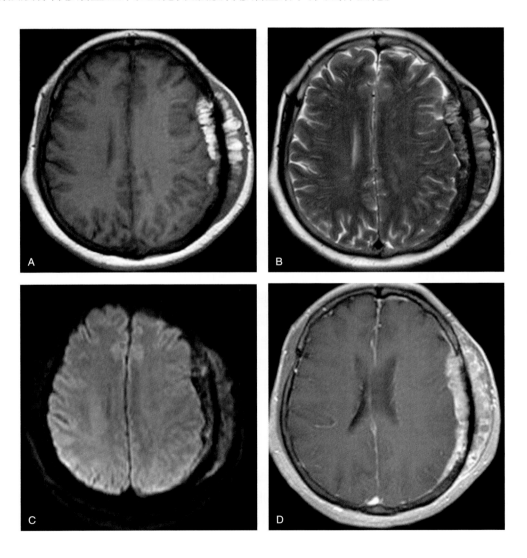

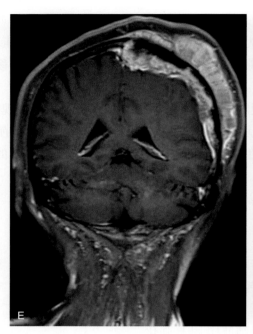
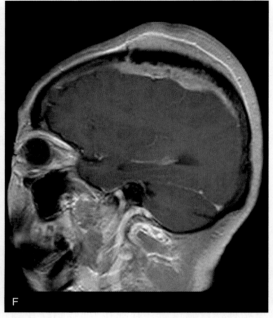

图 5-17-2　颅骨及硬脑膜转移瘤 MRI 表现

A. T$_1$WI,示颅板内外条片状高信号；B. T$_2$WI,示病变呈稍高信号,邻近左侧额顶颞部脑组织受压；

C. DWI,示病变呈稍高信号；D~F. CE-T$_1$WI,示颅骨及硬脑膜明显强化

2. 鉴别诊断

（1）多发性骨髓瘤：在颅骨多表现为骨质疏松伴多发圆形“穿凿样”骨质破坏,边缘清楚,大小较均一,无“开口征”,同时合并有脊椎、肋骨、骨盆的骨质破坏；尿本周蛋白阳性及骨髓涂片中找到瘤细胞有助于确诊。

（2）颅骨成骨肉瘤：骨破坏的同时多伴随骨质增生和明显软组织肿块。

（3）骨嗜酸性肉芽肿：青少年多见,边缘清晰,骨破坏较局限,有轻度硬化,尚可出现典型椎体改变等。

（4）硬脑膜强化模式还可见于非感染性脑膜炎如结节病、Wegner 肉芽肿以及手术后改变等,结合病史容易鉴别。

（五）治疗和预后

手术切除适用于颅骨转移原发性肿瘤小或已手术者,颅骨转移为单发并位于颅盖骨。多数颅骨及硬脑膜转移性肿瘤通常进行放疗或化疗。对颅骨转移瘤进行手术切除有一定的效果,切除范围为全层骨板,周围应至正常颅骨。如肿瘤侵犯硬膜严重或至硬脑膜下,可一并切除肿瘤及硬脑膜,再取自体筋膜进行硬膜修补。颅底骨转移瘤虽富含血运,也应做到尽可能全切或大部切除肿瘤,起充分减压作用,如此患者术后症状和体征才可不同程度改善。恶性肿瘤发生脑膜转移预后极差,术后依照原发瘤的情况或转移瘤病理检查结果进行放、化疗辅助治疗,这对提高患者的生存质量和延缓生命具有显著价值。

### 三、软脑膜转移瘤

（一）概述

软脑膜转移瘤,又称癌性脑膜炎,是指原发病灶的癌细胞弥漫性或多灶性播散至脑和脊髓蛛网膜下腔,以癌细胞选择性浸润软脑膜为特点,无颅内肿块形成的一种中枢神经系统转移瘤。多见于中老年人,亚急性或慢性起病,既可由颅内原发性肿瘤种植而引起,如髓母细胞瘤、室管膜瘤、松果体肿瘤,也可由中枢神经系统以外的肿瘤转移而发生,肺癌居多,其次为乳腺癌、胃癌、黑色素瘤等。

软脑膜转移主要分为血源性转移和脑脊液播散两种转移方式,也可发生淋巴转移或神经周围转移。脑膜的任何部位均可出现,幕上多于幕下转移,以额、顶、颞部常见,这种分布特征与血液供给相关,软脑膜的血液供应主要源于颈内动脉,软脑膜富含血管,瘤细胞进入的机遇和数量较大。脑脊液播散软脑膜转移在中枢神经系统原发性肿瘤更为常见,主要是由于肿瘤细胞脱落进入脑脊液,再沿自然通道播散至蛛网膜下腔,以脑底池多见。

临床特征多为头痛、精神状态的改变、脑神经麻痹、癫痫、神经根痛、二便失禁、低位运动神经元虚弱和感觉异常等。一些症状反映了特异的病变区域,如马尾区产生背痛、双腿无力,括约肌失禁,脑基底部病变产生脑神经症状、CSF 循环受阻产生脑积水症状等,其最常见的体征为脑神经麻痹。目前,脑膜转移瘤的诊断主要依靠病史、临床症状、随访及脑脊液细胞学检查。如患者缺乏症状或脑脊液细胞学检查阴性,临床诊断相当困难,故目前大部分脑膜转移瘤仍只在尸检时发现。

（二）病理学表现

脑膜转移诊断的"金标准"为脑脊液中检出恶性肿瘤细胞,但是假阴性易见。柔脑膜转移瘤表现为被覆线状或小结节状病变,多见于软脑膜、室管膜、蛛网膜下腔及脑室壁等部位,伴随脑室扩大。按照转移瘤的形状可分为 3 型:结节型,转移瘤为圆形结节状;线状增厚型,脑膜转移仅出现脑膜弥漫型增厚;混合型,具有上述二者的特征。

大体:脑膜可为灰白色增厚、混浊,特别是基底部和外侧裂。脑底部脑膜常粘连脑神经。脑室系统可轻 - 中度扩大,脑实质内可出现小灶性癌变,但与周围分界欠清。

镜下:①癌细胞在软脑膜及蛛网膜下腔呈弥漫性浸润,以外侧裂池及脑底池为著,脑底脑神经周围及基底部血管周围均有癌细胞浸润;②脑实质内可见小结节状或散在局灶性癌细胞浸润,癌细胞从蛛网膜下腔沿血管周围间隙向脑皮质浸润;③脑室系统、室管膜及脉络丛组织亦有癌细胞浸润;④癌细胞排列以腺腔样结构为主,癌细胞常在血管周围聚集成团,癌细胞大小形态不规则,并可见巨瘤细胞,也可见单层癌细胞广泛覆盖在软脑膜表面,在脑室中这种单层癌细胞取代了正常的脉络丛上皮。

（三）MRI 表现

脑膜由硬脑膜、软脑膜和蛛网膜构成,软脑膜和蛛网膜统称柔脑膜。软脑膜紧贴脑表面,深入脑沟,蛛网膜紧贴硬脑膜。软脑膜与蛛网膜在脑底部广泛分离构成基底池。软脑膜转移瘤 $T_1WI$ 上呈片状、结节状或线状等或低信号,$T_2WI$ 上呈等或略高信号,FLAIR 序列呈等或高信号,边界不清,增强扫描大致有四种强化形式:①线征:软脑膜线样增厚强化,呈曲线样伸入脑沟或呈细线样沿脑表面分布（图 5-17-3）;②结节征:软脑膜呈结节样局灶强化;③尾征:软脑膜局限性增厚强化,由粗变细呈鼠尾状;④条索征:软脑膜呈条索状或窄带状不均匀强化。

DWI 多弥散不受限。

（四）诊断要点与鉴别诊断

1. 诊断要点

（1）脑膜的任何部位均可见,幕上转移多于幕下,额、顶、颞部常见。

（2）MRI 平扫图像诊断价值有限,增强后呈条索样、结节样、线样强化。

（3）脑膜转移诊断的"金标准"为脑脊液中检出恶性肿瘤细胞,然而假阴性易见。

2. 鉴别诊断　若临床上无明确原发恶性肿瘤,MR 增强扫描见脑膜线样强化时,应与其他脑膜病变相鉴别。感染性脑膜炎包括细菌性、真菌性及结核性脑膜炎等亦可出现软脑膜强化模式。此时需结合临床症状、体征、脑脊液的实验室检查。在排除感染性脑膜炎后出现线样脑膜强化应首先考虑到柔脑膜转移存在,结节状脑膜强化或伴有颅脑转移诊断特异性较高。

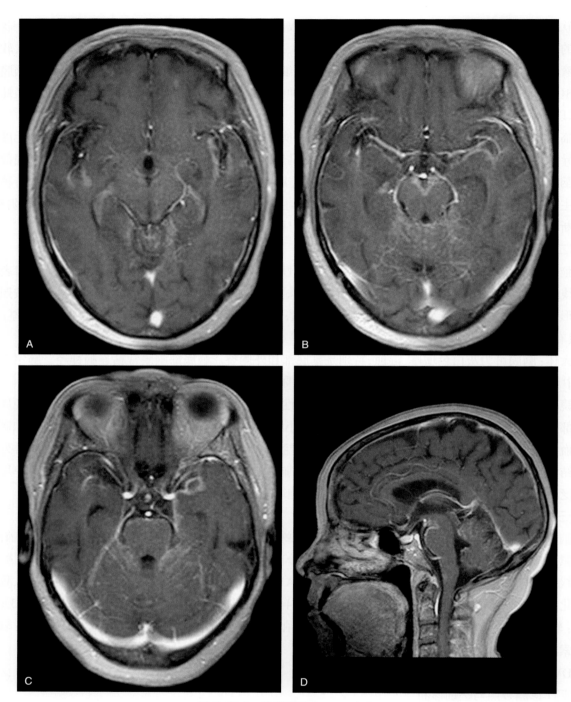

图 5-17-3 软脑膜转移 MRI 表现
A~D. CE-T$_1$WI,示脑底及小脑软脑膜线样强化

（五）治疗和预后

软脑膜转移瘤的治疗目前只能进行姑息性治疗,暂无有效方法,主要包含全身化疗、鞘内治疗、局部放射治疗等,手术的目的在于术中取脑膜组织行病理检查明确诊断和姑息性缓解颅内压力。

恶性肿瘤脑膜转移预后极差,未治疗者的中位生存时间为 4~6 周,治疗反应率低至约 20%,治疗后中位生存期仅 4 个月,平均生存期 4~6 个月,其中乳腺癌、血液恶性肿瘤生存期相对较长。患者常死于进行性的神经功能破坏,预后差的原因为:年龄>55 岁;脑神经侵犯;肺转移;脑脊液蛋白 0.51~1.0g/L,脑脊液糖小于 2.5mmol/L 等。

# 第十八节　其他脑肿瘤和肿瘤样病变

## 一、平滑肌肉瘤

### (一) 概述

平滑肌肉瘤 (leiomyosarcoma) 是一种间叶细胞起源的平滑肌恶性肿瘤,多见于子宫、胃肠道及皮肤血管,颅内原发性平滑肌肉瘤罕见,均为病例报道,发病率逐年上升,占颅内肿瘤的 0.1%~0.7%,发病年龄 4~72 岁,更常见于 HIV 感染或其他免疫缺陷的儿童,无明显性别差异。

平滑肌肉瘤可能来源于血管平滑肌或原始间充质细胞,其发生可能与免疫力下降、获得性或先天性免疫缺陷综合征相关。EB 病毒感染、HIV 感染或免疫功能低下、肿瘤体质及联合应用免疫抑制剂患者可发生平滑肌肉瘤。在美国,平滑肌肉瘤已成为感染 HIV 儿童的第二常见肿瘤。实验室检查无特殊。临床无特异性表现,常见症状为疼痛,可伴有局部软组织肿块。

### (二) 病理学表现

大体:肿瘤边界清晰,色黄白,质地硬,供血一般。

镜下:瘤细胞相对较小,胞质较少,胞核大小不等,深染,多为长圆形,两端圆钝,核周空晕 (图 5-18-1),核分裂象少见,瘤细胞多为漩涡状及栅栏状排列。

免疫组化:结蛋白 (desmin)、肌动蛋白 (actin) 细胞质阳性,波形蛋白 (vimentin)、树突状细胞 (S-100)、人上皮膜抗原 (EMA) 阴性,胶原纤维 VG 染色呈黄色。

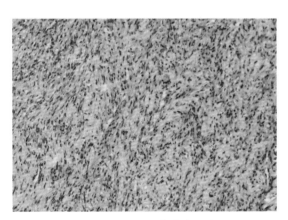

**图 5-18-1　平滑肌肉瘤病理表现**
光镜下,示长梭形细胞束相互交错,瘤细胞呈长圆形,两端圆钝 (HE × 100)

### (三) MRI 表现

MRI 示肿瘤 $T_1WI$ 呈稍低信号,$T_2WI$ 及 FLAIR 序列呈不均匀高信号,内部可见坏死,瘤周可见水肿信号;MRI 增强扫描示肿瘤明显强化,相邻脑膜增厚并强化 (图 5-18-2)。

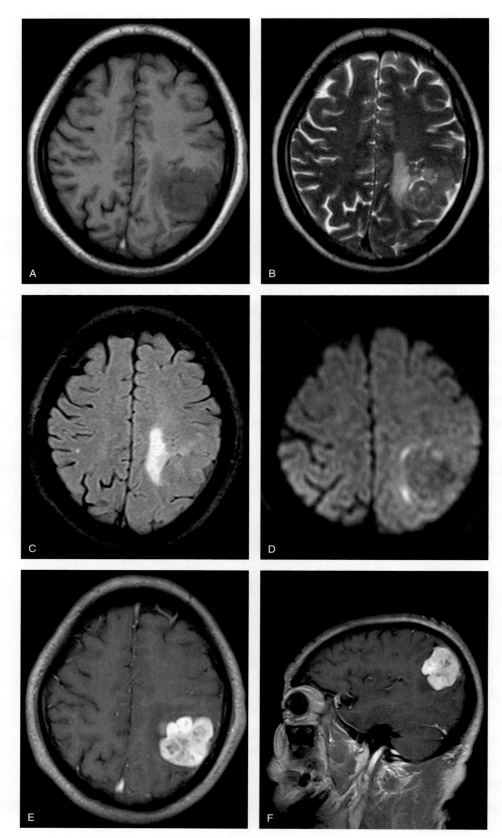

图 5-18-2　平滑肌肉瘤 MRI 表现

A. T$_1$WI，示左侧顶部团块状稍低信号；B. T$_2$WI，示病变呈不均匀高信号；C. FLAIR，示病变呈等信号；
D. DWI，示病变呈等信号；E、F. CE-T$_1$WI，示病变明显强化

（四）诊断要点与鉴别诊断

1. 诊断要点

（1）EB病毒感染、HIV感染或免疫功能低下、肿瘤体质及联合应用免疫抑制剂的患者，出现脑肿瘤应考虑此病的可能。

（2）MRI示肿瘤多呈$T_1WI$稍低信号、$T_2WI$呈不均匀高信号，信号不均匀。

（3）肿瘤明显强化，相邻脑膜增厚并强化。

2. 鉴别诊断

（1）颅内原发平滑肌瘤：$T_1WI$及$T_2WI$多呈低信号，信号均匀，增强扫描呈中度强化。

（2）转移性平滑肌肉瘤：多有原发灶，肿瘤出血、囊变、坏死多见，尤其是囊变，信号不均匀，增强扫描呈明显不均匀强化。

（3）恶性神经鞘瘤：$T_1WI$呈稍低信号，$T_2WI$呈高信号，内部可见$T_1WI$低信号、$T_2WI$高信号影，增强后明显不均匀强化。

（五）治疗和预后

颅内原发性平滑肌肉瘤治疗以手术切除为主，因预后不良，略扩大手术切除范围预后较好，如颅骨缺损大可同时行颅骨修补术，手术后需辅以化疗和放疗。有的可存活2年以上，化疗一般用放线菌素D和环磷酰胺。现有电化学治疗颅内平滑肌肉瘤的报道，认为电化学对肿瘤细胞的杀伤作用随时间的延长而逐渐趋于有效。颅内原发性平滑肌肉瘤预后不良，文献报道最长生存期32个月。

## 二、骨软骨瘤

（一）概述

骨软骨瘤（osteochondroma）又称外生骨疣，是软骨化骨中最常见的肿瘤，起源于软骨细胞或结缔组织，属于良性肿瘤，生长缓慢。肿瘤好发于长骨骺端，颅内骨软骨瘤罕见。颅内骨软骨瘤起自颅底骨，起源于硬脑膜者更罕见，后者由成软骨组织产生软骨，再由软骨通过钙化和骨化作用产生瘤体的松质骨。骨软骨瘤好发于10~50岁。

颅内损害进展较缓慢，临床症状取决于肿瘤生长部位，位于蝶鞍区，压迫视神经可有视力障碍，或出现其他脑神经症状，如听力下降、面瘫等；肿瘤压迫第三脑室致梗阻性脑积水而出现头痛、头晕等颅内压增高症状。

（二）病理学表现

病理上，骨软骨瘤包括：①骨质构成瘤体；②透明软骨构成瘤顶端的帽盖；③纤维组织构成帽盖外侧的包膜。瘤体的骨质是由松质骨和薄的皮质构成，与母骨的骨质相连。软骨帽通过钙化和骨化而产生瘤体的骨质，儿童期，软骨帽覆盖整个骨软骨瘤顶部，是一种类似婴儿软骨的透明软骨，其厚度为数毫米至1cm；成人期，软骨帽呈凹凸不平的残留物，厚3~5mm。

大体：为灰白色碎渣样组织，质地硬，其中有骨性组织。

光镜下：中间为软骨层，由透明软骨组成，细胞呈星形，胞质丰富，基底层软骨细胞较大，呈柱状排列。肿瘤深部为松质骨，小梁间为纤维组织（图5-18-3），血管网较丰富。

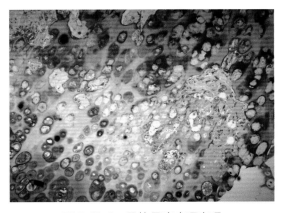

图5-18-3 骨软骨瘤病理表现

镜下，示大部分为分化好的骨小梁，部分为软骨和纤维组织（HE×400）

电镜下：瘤细胞稀少,细胞周围为无定形低电子密度基质。瘤细胞形状不规则,常形成许多不规则的突起,胞质丰富,含大量粗面内质网及糖原颗粒,高尔基体显著,核周多见中间丝,细胞核不规则,核内异染色质少,核仁明显。

### (三) MRI 表现

MRI 上肿瘤的基底外周为与正常母骨相连的线样密质骨,T$_1$WI、T$_2$WI 上呈低信号,内为含脂肪的松质骨,T$_1$WI 呈高信号,T$_2$WI 呈中等信号,并与母髓腔相连续,未钙化的软骨帽外观呈分叶状,内含均匀一致的透明软骨,T$_1$WI 呈低信号,T$_2$WI 呈高信号,钙化的软骨帽 T$_1$WI、T$_2$WI 均表现为带状或菜花状低信号区,软骨帽内纤维分隔和表面纤维膜呈线样低信号。MRI 信号与肿瘤组织中骨组织含量有关,软骨成分较多时,T$_1$WI 呈等或略低信号,T$_2$WI 呈高低混杂信号,其内低信号主要为钙化、骨化组织;若骨组织成分多或软骨组织伴广泛钙化,T$_1$WI、T$_2$WI 均表现低信号。DWI 无弥散受限。增强扫描病灶呈不均匀强化(图 5-18-4)。

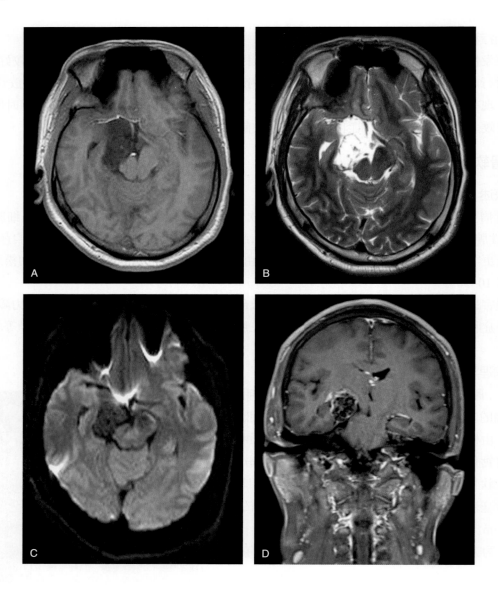

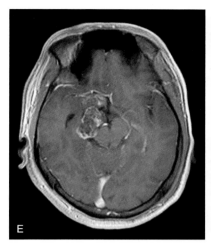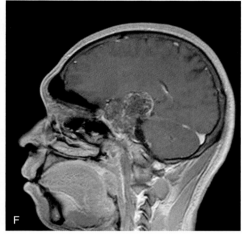

图 5-18-4　骨软骨瘤 MRI 表现

A. T₁WI,示右侧鞍旁、桥前池及脚前池内团块状低信号,内部见小片状高信号;B. T₂WI,示病变呈高信号,内部见小片状、弧形低信号;C. DWI,示病变无弥散受限;D~F. CE-T₁WI,示病变呈不均匀强化,相邻右侧侧脑室、右侧大脑脚及脑桥右份受压变形

### (四)诊断要点与鉴别诊断

1. 诊断要点

(1)发病率低,好发于颅底。

(2)MRI 信号与肿瘤组织中骨组织含量有关。

(3)增强扫描病灶呈不均匀强化。

2. 鉴别诊断

(1)颅底脑膜瘤:可发生明显钙化,但一般不破坏颅骨,非钙化部分强化明显。

(2)脊索瘤:溶骨性骨质破坏,伴软组织肿块,特征性表现为软组织肿块与骨质破坏不成比例。肿块内可见钙化。T₁WI 呈等或略低信号,T₂WI 呈不均匀高信号。增强扫描呈明显不均匀强化。免疫组化上皮细胞标志是脊索瘤的特点。

### (五)治疗和预后

颅底骨软骨瘤一般侵及范围广,手术不易完全切除,残余瘤组织持续生长可累及延髓等生命中枢导致死亡,术后颅底大出血也是导致死亡的主要原因,如采用显微手术可减少或避免肿瘤大出血以及颅底神经、血管等重要结构的损伤。

## 三、血管肉瘤

### (一)概述

广义的血管肉瘤(hemangiosarcoma)包括来自血管内皮细胞和淋巴管内皮细胞的恶性肿瘤。狭义的血管肉瘤仅指来自血管内皮细胞的恶性肿瘤。有人认为是血管内皮和淋巴内皮混合起源。皮肤和软组织为最常见的发病部位,约占成人恶性肿瘤的 1%,颅内的原发性血管肉瘤极为罕见,男女发病比例为 2:1;发病年龄 2 周~72 岁,平均年龄 38 岁。原发于中枢神经系统的血管肉瘤病因目前仍不清楚,可能与外伤、感染、淋巴水肿、放化疗、异物、二氧化钍和含砷的化学物质等有关。

其临床表现与其在中枢系统中的解剖位置有关,起病急,在术前几周内出现颅内压增高和/或神经损害症状,肿瘤生长迅速,症状常突然加重,预后不良,复发率高,生存期短。血管肉瘤在脑部的好发部位为额叶、颞叶、顶叶、枕叶,脑膜处少见。

### (二) 病理学表现

镜下：可见形态大小不一的内皮细胞围成不规则、相互吻合的血管腔,血管腔大小和形态也不均一,呈裂隙状或者扩张为窦状(图 5-18-5)。

免疫组化：CD31、CD34、SMA、Vimentin 呈阳性,尤其是 CD31,可证明血管内皮细胞的存在,亦可提示肿瘤血管形成,符合该病富血供的组织学基础。

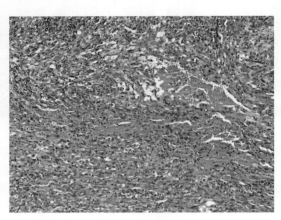

图 5-18-5　血管肉瘤病理表现
光镜下,示肿瘤细胞呈梭形,可见腔隙及血窦形成,核分裂易见(HE × 100)

### (三) MRI 表现

血管肉瘤在 MRI 上信号混杂,$T_1WI$ 呈等、低或混杂信号,$T_2WI$ 及 FLAIR 序列呈混杂高信号,可见不同阶段出血信号,有时伴囊变。瘤周以低信号环与正常组织相区分,水肿信号明显。增强扫描实性部分明显强化。

DWI 上肿瘤多呈低信号,伴有出血时可呈明显高信号(图 5-18-6)。

SWI 对出血敏感,瘤体内可见出血低信号,有时瘤体表现为全部低信号。

PWI 上 rCBF、rCBV 降低。

$^1$H-MRS 显示：实性部分 Cho 值较正常区域稍有减低,但 Cho/NAA 比值较正常区域升高。

### (四) 诊断要点与鉴别诊断

1. 诊断要点

(1)肿瘤组织 $T_1WI$ 呈等信号,$T_2WI$ 及 FLAIR 序列呈混杂高信号,可见不同阶段出血信号,有时伴囊变。

(2)DWI 上肿瘤多呈低信号,伴有出血时可呈明显高信号。

(3)SWI 上瘤体内可见出血低信号,有时瘤体表现为全部低信号。

(4)PWI 上 rCBF、rCBV 降低。

(5)增强扫描时肿瘤明显强化。

2. 鉴别诊断

(1)海绵状血管瘤合并出血：影像表现不易与血管肉瘤鉴别,DWI、$^1$H-MRS 可以提示病变有无实性成分,有助于鉴别。若肿块生长加快或术后短期复发,需怀疑原发或转移性血管肉瘤的可能。

(2)转移瘤合并出血：转移瘤合并出血临床比较常见,病变常为多发,增强扫描呈环形、结节状强化,有原发性肿瘤病史。

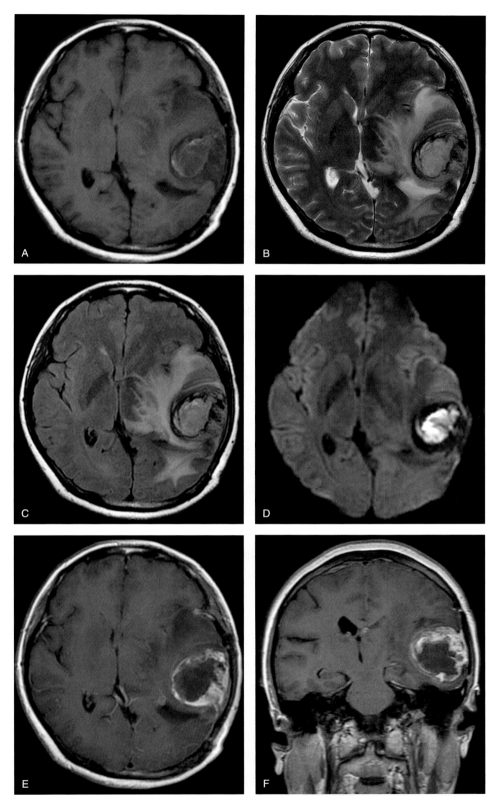

图 5-18-6　血管肉瘤 MRI 表现

A. T$_1$WI,示左侧颞叶不规则团块状低信号,内可见斑片状高信号; B~C. T$_2$WI 及 FLAIR,示病
变呈混杂高信号,周边可见低信号环绕,瘤周可见大片状水肿; D. DWI,示病变中心弥散受限
呈高信号; E、F. CE-T$_1$WI,示病变呈花环状强化

（3）高级别胶质瘤：易出血，且常为单发，但高级别胶质瘤的$^1$H-MRS 中 Cho/NAA 可达 2.87 以上，可作鉴别。

### （五）治疗和预后

原发性血管肉瘤预后很差，目前尚无理想的治疗方法，外科手术仍为主要手段，但术后极易复发及转移，术后辅以放、化疗能降低复发及转移率。

## 四、下丘脑错构瘤

### （一）概述

下丘脑错构瘤（hypothalamic hamartoma，HH）多起源于灰结节和乳头体，由神经元和胶原组织构成，故又称灰结节错构瘤、下丘脑神经元错构瘤，是一种罕见的先天性脑组织发育异常性病变。临床罕见，人群发病率为 1/（5 万~10 万），女性稍多于男性，主要于婴幼儿及儿童期发病，平均发病年龄为 22 个月。1990 年 WHO 对中枢神经系统肿瘤分类修订再版中，将其纳入囊肿和类肿瘤病变。实际上，下丘脑错构瘤是发生于下丘脑下部或灰结节区的异位神经组织，而并非真性肿瘤。

性早熟（precocious puberty，PP）、痴笑性癫痫（gelastic seizure，GS）是下丘脑错构瘤的特征性表现，继而逐步出现一系列临床综合征，包括各种类型的难治性癫痫，行为和精神功能异常，进行性认知功能减退等，个别病例可无症状。

研究认为性早熟的发生机制是下丘脑错构瘤的神经元含有促性腺激素释放激素，不受正常神经生理调节，具有独立的内分泌功能，其通过轴突连接于灰结节，并释放促性腺激素释放激素进入垂体门脉系统而刺激垂体促性腺激素的分泌，引起生长发育增快、第二性征的发育。

痴笑性癫痫的发病机制尚不明确，可能与下丘脑错构瘤内神经元发育不良并异常放电、瘤体分泌致癫痫的神经活性肽、瘤体对邻近组织压迫移位有关，其临床表现为发作性傻笑，一般持续数秒或数十秒而突然停止。临床上若小于 4 岁患儿表现出性早熟或痴笑性癫痫时，应高度怀疑下丘脑错构瘤。

### （二）病理学表现

大体：下丘脑错构瘤为边界清晰的圆形或卵圆形软组织肿块，与正常脑实质类似。

光镜下：下丘脑错构瘤由分化良好的小神经元和大神经元组成，散布于数量不等的胶质细胞中（图 5-18-7）。虽然体积巨大的病变中常有边界清晰的囊肿或囊变区，但病变内的钙化、出血及坏死罕见。

电镜下：可见在神经元核周有各种大小的圆形小体。突起内包含无数清晰的小泡及微管，可见突触结构，偶见有髓鞘轴突，其末端有大量高密度的分泌颗粒，说明下丘脑错构瘤具有一定的神经内分泌功能。

免疫组化：可检测到错构瘤神经元及突起内有内啡肽、促皮质激素释放因子、缩宫素等，而这些成分通常只见于正常下丘脑神经元中，提示错构瘤的一些神经元具有类似于下丘脑神经元的功能。

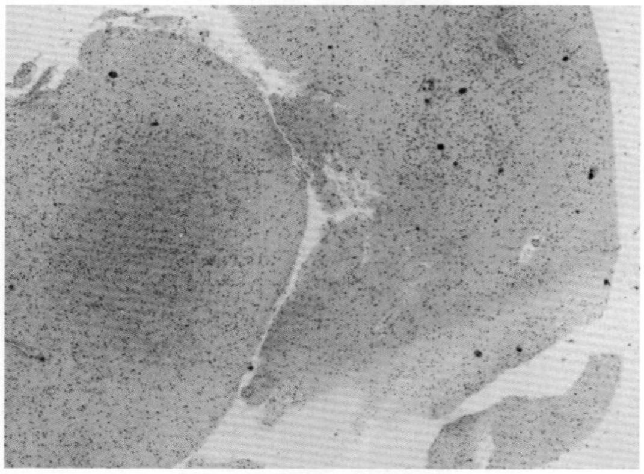

图 5-18-7　下丘脑错构瘤病理表现
光镜下，示病变区由正常的神经元和胶质细胞构成，神经元核周有各种大小的圆形小体（HE×20）

### （三）MRI 表现

位于垂体柄后方、视交叉与中脑之间，灰结节和乳头体区圆形或椭圆形肿物，边界清晰，有蒂或无蒂；向上可突入第三脑室底呈圆形或椭圆形隆起。矢状位 $T_1$WI 上，带蒂的下丘脑错构瘤形如衣领的纽扣，向下突入鞍上池内。肿块信号均匀，大多与脑皮质相似，$T_1$WI 呈等信号，少数病例信号稍低于脑皮质，个别为稍高信号；T₂WI 及 FLAIR 呈等或稍高信号，也可表现为不均匀高信号，这与下丘脑错构瘤内部坏死、出血或钙化有关；增强扫描病灶无强化。MRI 对于下丘脑错构瘤合并其他发育异常有较高的检出率，如胼胝体缺如、视 - 隔发育不全、灰质异位、微小脑回畸形、大脑半球发育不良、脑积水、小脑蚓部缺如等。

DWI 呈等或低信号（图 5-18-8）。

¹H-MRS：NAA 峰轻度下降，Cho 峰轻度升高，mI 峰升高，提示同正常灰质比较，错构瘤中神经元的密度减少，胶质成分增加。

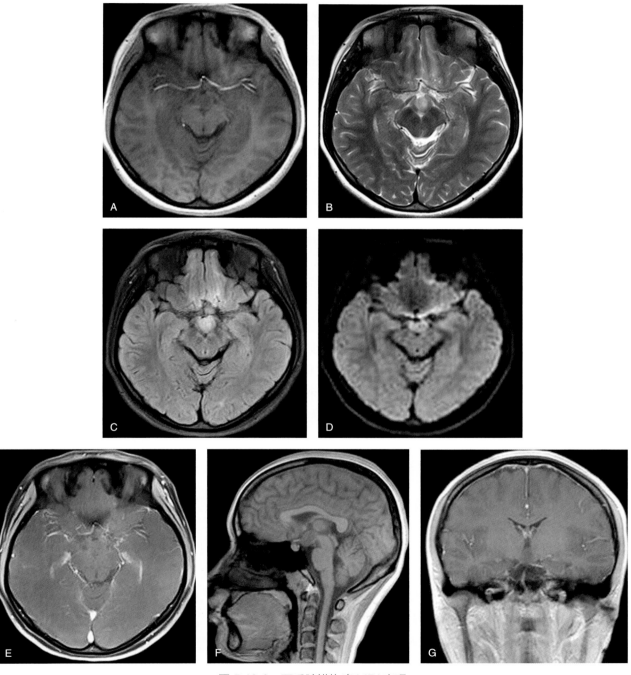

图 5-18-8 下丘脑错构瘤 MRI 表现

A、B. T₁WI、T₂WI，示鞍上结节状等信号；C. FLAIR，示病变呈稍高信号；D. DWI，示病变呈等信号；
E~G. CE-T₁WI，示病变无强化

（四）诊断要点与鉴别诊断

1. 诊断要点

（1）下丘脑错构瘤多位于垂体柄后方、视交叉与中脑之间，灰结节和乳头体区。

（2）MR 平扫肿块信号均匀，$T_1WI$ 呈等信号，$T_2WI$ 呈等或高信号，增强扫描无强化。

（3）$^1H$-MRS 示下丘脑错构瘤 mI 峰升高，NAA/Cr 比值明显下降。

2. 鉴别诊断

（1）下丘脑胶质瘤：发病多在 2~10 岁，平扫与下丘脑错构瘤信号相似，增强后病灶不同程度强化。

（2）颅咽管瘤：常发生于儿童，临床表现主要为颅内高压、视力、视野损害，瘤体可呈囊性或囊实性，囊壁常厚薄不均，瘤体常伴蛋壳状钙化，增强后肿瘤实性部分及伴有慢性炎症的囊壁强化。

（3）生殖细胞瘤：增强后也可明显强化，且对放射治疗敏感，易发生蛛网膜下腔种植转移。

（4）脑膜瘤：增强后病灶呈显著强化，且可引起鞍结节或前床突的骨质改变。

（五）治疗和预后

对于单纯性早熟的下丘脑错构瘤患儿通过药物治疗完全可治愈。治疗单纯性早熟药物主要为促性腺素释放激素类似物（GnRHA），目前常用的这类药物有布舍瑞林等，但需服药至青春期，费用昂贵。

对于以痴笑性癫痫为临床表现的下丘脑错构瘤，目前仍以手术治疗为主，下丘脑部位手术最困难的是手术入路的选择及术后并发症的防治。

普通放射治疗对下丘脑错构瘤无效。γ- 刀对伴有痴笑或癫痫大发作的患儿疗效较好且无病死率，致残率低；对性早熟患儿理论上有效，但缺乏相应的临床资料；对以癫痫为主且手术难度较大或者肿瘤未能全切除者可以作为很好的补充。

## 五、皮样囊肿

（一）概述

颅内表皮样囊肿（cranial epidermoid cyst）比较少见，是先天性胚胎期残余组织或迷走组织发生的病灶，占颅内原发性肿瘤的比例不足 0.5%。大部分皮样囊肿见于儿童，内含有皮肤附件，如毛发、毛囊、汗腺、皮脂腺等中胚层组织，易被误以为起源于外胚层和中胚层，实际起源于胚胎早期的外胚层。多位于中线区，主要在鞍区、鞍旁、桥小脑角区或鼻额部，其次为小脑蚓部或第四脑室。

鞍旁皮样囊肿临床表现最常见的是癫痫和头痛，亦可因皮样囊肿自发破裂导致的化学性脑梗死、血管痉挛、脑膜炎甚至脑积水。

（二）病理学表现

大体：DC 为厚壁单房性囊肿，内衬复层扁平上皮。切面观，DC 通常含有稠厚的油脂样物质、角质碎屑和皮肤附属器，如毛囊等。有时可见脂质和胆固醇成分漂浮于蛋白质中。

镜下：DC 不仅有良性角化鳞状上皮，还含皮肤附件，大小不等，界限清晰，常伴有钙化。囊壁由单层上皮和胶原构成，厚薄不均，较厚部分存在皮肤结构，含有毛囊、皮脂腺和纤维脂肪组织，有些可见成熟骨。囊内为黏稠的、难闻的黄色物质，由皮脂腺分泌物和脱落上皮构成，呈浓厚的干酪样；有时可见毛发和 / 或牙齿。颅内 DC 可合并其他先天畸形，如脑裂畸形、持续性皮肤窦道等，囊肿可自发破裂或因颅内高压致破裂，破裂后有毛发和脂肪滴沿蛛网膜下腔播散（图 5-18-9）。

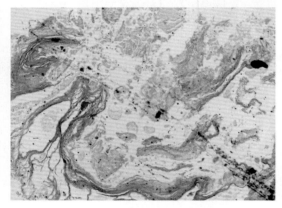

图 5-18-9　皮样囊肿病理表现

光镜下，示蓝染无结构物及角化物，皮脂腺与囊壁相连（HE×40）

## （三）MRI 表现

皮样囊肿呈囊状，多为类圆形或不规则形，边界清楚，合并感染时边界模糊。在 $T_1WI$ 上呈均匀稍低、高或混杂高信号；$T_2WI$ 上由于其内含有毛发等不同成分，多呈不均匀高信号。脂肪抑制 FLAIR 序列上可见高信号消失，增强扫描囊内无明显强化，部分囊壁可见轻度强化；当囊肿含有高浓度蛋白或合并出血时，MRI 可表现为 $T_1WI$ 与 $T_2WI$ 均为高信号。当皮样囊肿体积较大致破裂时，可见沿蛛网膜下腔分布的或脑室内的脂肪滴，继发化学性脑膜炎时会引起软脑膜强化。

DWI 上因含有黏稠的脂性物质，细胞排列紧密，多呈高信号（图 5-18-10）。

$^1H$-MRS 可出现宽大 Lac 峰。

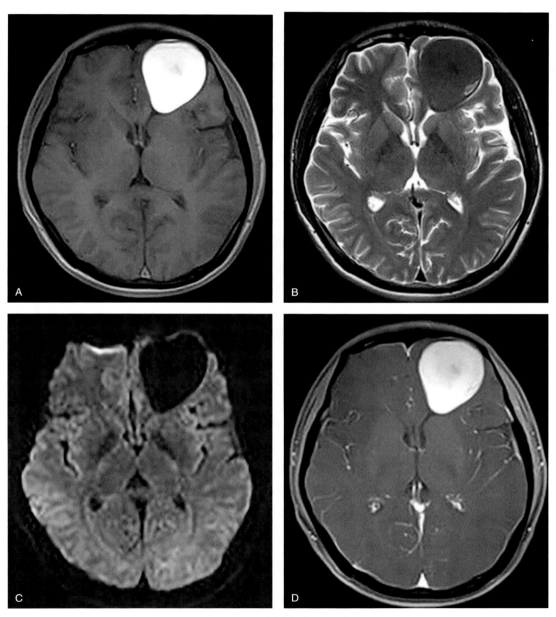

图 5-18-10　皮样囊肿 MRI 表现

A. $T_1WI$，示左侧额叶类圆形高信号，边界清；B. $T_2WI$，示病变呈稍低信号；C. DWI，示病变呈低信号；
D. CE-$T_1WI$，示病变未见明显强化

（四）诊断要点与鉴别诊断

1. 诊断要点

（1）中线部位常见，主要在脑桥小脑角区、鞍区、鞍旁或鼻额部，其次为小脑蚓部或第四脑室。

（2）$T_1WI$ 呈稍低或高信号，$T_2WI$ 呈不均匀高信号。

（3）增强扫描无显著强化，部分囊壁可见轻度强化。

（4）肿瘤破裂时可见沿蛛网膜下腔分布的或脑室内的脂肪滴。

2. 鉴别诊断

（1）表皮样囊肿：起源于外胚层，常位于桥小脑角区或中线旁部位，囊壁仅含表皮，不含皮肤附件，较皮样囊肿多见，囊内容物一般不含脂肪组织。钻缝样生长，MR 信号类似于脑脊液，边界清楚，DWI 呈高信号，且病变具有向邻近蛛网膜下腔蔓延生长等特点。

（2）颅咽管瘤：好发于鞍上，多见于青少年，肿瘤大多数为囊性或囊实性，肿瘤实质部分钙化呈块状或砂粒状，囊壁厚薄不均，可出现钙化，囊壁钙化灶呈蛋壳状，增强扫描可见肿瘤实体及伴有慢性炎症的囊壁强化。

（3）畸胎瘤：最常见于松果体区，其次为鞍上和第三脑室，内包括骨、脂肪、牙齿、毛发和皮肤。$T_1WI$ 上呈低或高信号，$T_2WI$ 呈等或低信号，增强实性部分可呈不规则强化。

（4）脂肪瘤：多见于中线区，胼胝体压部、四叠体和小脑上蚓部等，多单发，境界清晰，信号同脂肪，可有瘤壁钙化和胼胝体发育不良。

（五）治疗和预后

目前颅内表皮样囊肿的首选治疗方法为显微手术切除。肿瘤全切适用于囊肿与周围结构粘连不紧时；若囊肿与周围结构粘连紧密，先行囊内切除再剥离囊壁，防止囊内容物流入蛛网膜下腔，当粘连过于紧密时，切记勿强行剥离，以免损伤周围血管、神经。近年来文献报道神经内镜辅助显微手术治疗可减少显微镜直视下的盲区，最大限度地切除肿瘤，减少对重要结构的牵拉，使复发及发生术后并发症的概率降低。

皮样囊肿生长缓慢，手术死亡率低于 2.6%，死亡原因主要为术后无菌性脑膜炎，术后一般恢复良好。术后放疗既不能缩小肿瘤也不能预防肿瘤的复发，因此效果不大。

## 六、表皮样囊肿

（一）概述

颅内表皮样囊肿（epidermoid cyst）又称胆脂瘤（cholesteatoma）、上皮样瘤、珍珠瘤等，可分为先天性和获得性两种，先天性表皮样囊肿发生率低，约占颅内肿瘤的 2%，是胚胎发育过程外胚层残余组织异位所致的一种良性肿瘤；获得性表皮样囊肿少见，主要由外伤或医疗操作引起皮肤表面细胞碎片异位形成。囊肿可位于硬脑膜下、硬膜外、脑室或脑实质，最多见于硬脑膜下，约一半的表皮样囊肿位于桥小脑角区，亦可见于鞍区、大脑纵裂、脑室内及颅骨板障等。好发于 20~40 岁，无明显性别差异。

肿瘤多呈椭圆形或结节状，生长缓慢，边界清晰，生长特点为"见缝就钻"；表皮样囊肿多无临床症状，少数有症状，包括占位效应、脑神经病或癫痫发作，偶见表皮样囊肿破裂引起的肉芽肿性脑膜炎。

（二）病理学表现

大体：表皮样囊肿呈圆形或椭圆形，大小不一，境界清楚，是内衬良性角化鳞状上皮的囊肿，表面光亮如同珍珠，故也称"珍珠瘤"。

镜下：囊内容物主要是细胞碎屑、蛋白、脂肪酸和胆固醇结晶，但无真皮附属物。囊肿有厚薄不一的包膜，包膜由疏松的结缔组织构成，内衬复层扁平上皮细胞。囊肿由囊壁不断增生的鳞状上皮和上皮角化向囊内堆积，进而囊肿膨大，可推挤、包绕邻近的神经、血管结构（图 5-18-11）。

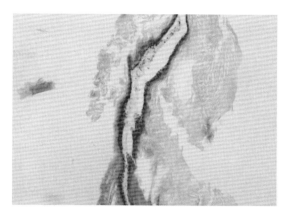

图 5-18-11 表皮样囊肿病理表现

光镜下,示角化复层扁平上皮细胞(HE × 40)

### (三) MRI 表现

表皮样囊肿多呈不规则或椭圆形,壁薄,少见钙化,边界清楚,瘤周无水肿,少有合并感染或破裂。$T_1WI$ 呈低信号,$T_2WI$ 呈高信号,FLAIR 序列呈混杂信号或高信号,增强扫描病灶不强化或轻微强化。少数"白色表皮样囊肿"因含大量尿蛋白成分或出血,$T_1WI$ 呈高信号,$T_2WI$ 呈高或低信号。

表皮样囊肿若生长在内耳道和中耳内,可引起内耳道扩大,若生长于板障时,表现为 $T_1WI$ 介于脑脊液和脑实质之间的低信号,$T_2WI$ 呈混杂高信号,其内部可见团片状高信号影,增强扫描病变较小者无明显强化,病变较大者囊肿内部不强化,周围见淡薄线样强化。

DWI 呈中等或明显高信号(图 5-18-12)。

$^1$H-MRS 上见增高的 Lac 峰。

3D- 稳态构成干扰序列(3D-CISS):表现为信号不均,高信号脑脊液衬托下的低信号充盈缺损,沿脑室、脑池或包绕神经血管走行。

### (四) 诊断要点与鉴别诊断

1. 诊断要点

(1)小脑脑桥角最多见,颅骨板障亦可见,也可发生于第四脑室、鞍内、鞍旁、大脑半球和脑干。

(2)MR 平扫多为不规则 CSF 样信号的囊性肿物,境界清楚,$T_1WI$ 多呈低信号,$T_2WI$ 呈高信号,少数囊壁可伴钙化。

(3)增强扫描病灶无强化,偶见囊壁轻微强化。

(4)DWI 呈高信号。

(5)$^1$H-MRS 上出现增高的 Lac 峰。

2. 鉴别诊断

(1)蛛网膜囊肿:多呈圆形或椭圆形,形态规则,与脑脊液信号类似,在 FLAIR 和 DWI 上均为低信号,而表皮样囊肿 DWI 呈高信号,具有特异性。

(2)皮样囊肿:多沿中线分布,囊壁较厚且易钙化,含皮肤附属器,因含脂肪成分,$T_1WI$ 上呈稍低或高信号,$T_2WI$ 呈不均匀高信号。

(3)畸胎瘤:最常见于松果体区,其次为鞍上和第三脑室,其内含骨、脂肪、牙齿、毛发和皮肤。$T_1WI$ 上呈低或高信号,$T_2WI$ 呈等或低信号,增强可见不规则强化。

(4)颅咽管瘤:增强 MRI 扫描颅咽管瘤见囊壁强化,DWI 呈低信号改变,而表皮样囊肿 DWI 呈明显高信号,一般无强化。

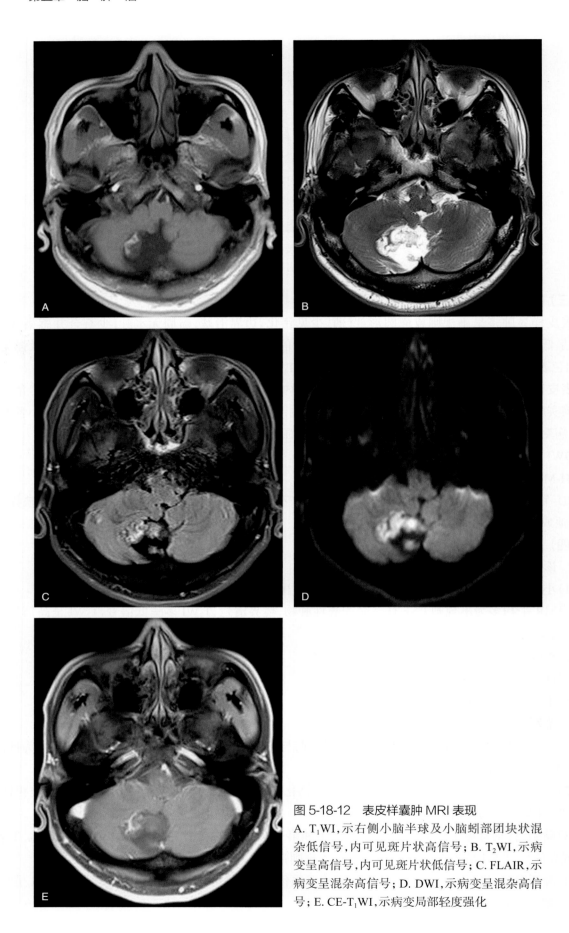

图 5-18-12  表皮样囊肿 MRI 表现

A. $T_1WI$,示右侧小脑半球及小脑蚓部团块状混杂低信号,内可见斑片状高信号; B. $T_2WI$,示病变呈高信号,内可见斑片状低信号; C. FLAIR,示病变呈混杂高信号; D. DWI,示病变呈混杂高信号; E. CE-$T_1WI$,示病变局部轻度强化

（5）神经上皮囊肿：一般较小，边缘清楚，呈圆形或椭圆形，DWI 呈低信号。

（五）治疗和预后

目前颅内表皮样囊肿首选治疗方法是显微手术切除。肿瘤全切适用于囊肿与周围结构粘连不紧；若囊肿与周围结构粘连紧密时，则主张先行囊内切除再剥离囊壁，防止囊内容物流入蛛网膜下腔，当粘连过于紧密时，切记勿强行剥离，以免损伤周围神经及血管。术后一般恢复良好。

### 七、蛛网膜囊肿

（一）概述

蛛网膜囊肿（arachnoid cyst，AC）指脑脊液样无色清亮液体被包裹在蛛网膜所构成的囊状结构内而形成的占位性病变，又名脑膜囊肿，是颅内非肿瘤性占位的一种。多数蛛网膜囊肿内含清亮、无色液体。囊壁由血管胶原组织和扁平蛛网膜细胞构成。囊肿大小不一，大者可引起明显占位效应。大多数蛛网膜囊肿为散发病变，不合并其他综合征。文献报道，少数蛛网膜囊肿可合并 Acrocallosal 综合征、Aicardi 综合征以及 Pallister-Hall 综合征。

大多数蛛网膜囊肿为脑膜发育异常所致。胚胎期的内脑膜未能融合，并保持分离的状态，形成重复的蛛网膜。囊壁内的细胞分泌脑脊液，并积聚在两层膜之间。少见情况下，蛛网膜囊肿也可为获得性病变，如出血、感染或手术。蛛网膜囊肿的形成与硬脑膜下血肿相关，但是因果关系还是巧合尚无定论。外伤后硬脑膜下血肿破裂可形成蛛网膜囊肿。相反，蛛网膜囊肿破裂形成自发性硬脑膜下血肿罕见。

蛛网膜囊肿是最常见的颅内先天性囊肿，约占颅内占位性病变的 1%。约 2% 的患者在影像学检查时被偶然发现。蛛网膜囊肿可发生于任何年龄，约 75% 见于儿童和青年人，以儿童发病率最高，无明显性别差异。大宗临床病例研究显示蛛网膜囊肿常为单发，病变位于左侧是右侧的 2 倍，大约 90% 位于幕上，幕上最常见的部位在颅中窝，尤以侧裂池最多。桥小脑角是第二位好发部位，约占 10%。其他包括颅后窝、鞍上池、四叠体池、大脑半球也有报道。

蛛网膜囊肿一般无明显临床症状。蛛网膜囊肿的临床症状常与年龄、囊肿大小及位置有关。多数于儿童期即发病，症状与体征的出现与以下三种因素有关：脑皮质的刺激作用、脑实质的压迫萎缩情况及脑脊液的梗阻程度。刺激症状常见者为癫痫发作，压迫萎缩致损害症状为神经功能障碍；常慢性起病，个别因囊内出血而突然发病。当囊肿进行性增大压迫周围神经结构或阻碍正常脑脊液循环通路可出现症状：①高颅压表现：囊肿的增大引起占位效应或并发梗阻性脑积水所致，颅后窝的蛛网膜囊肿占位效应最明显；②癫痫反复发作；③局灶性神经功能缺失；④头围增大或颅骨不对称畸形：多见于婴幼儿；⑤鞍上囊肿可以有内分泌症状、点头症、视觉障碍。也有少数早期无任何症状体征，在外伤或体检行 CT 检查时偶然被发现。

（二）病理学表现

大体：蛛网膜囊肿边界清晰，囊内含有类似脑脊液样的清亮无色液体。囊肿由纤薄的透明膜包裹，囊内缺乏分隔。

镜下：蛛网膜囊肿的囊壁由一层至数层变异的蛛网膜细胞组成，这些细胞较正常的蛛网膜细胞修长而且囊壁细胞数目增生。囊壁内衬上皮为单层扁平上皮（图 5-18-13），与正常的蛛网膜表面被覆上皮一致，囊壁纤维结缔组织样增生，囊肿内横贯小梁缺失。在组织学上，蛛网膜囊肿的内衬上皮与正常的蛛网膜差别不大，囊壁以纤维结缔组织增生为主，蛛网膜囊肿是上皮源性囊肿。

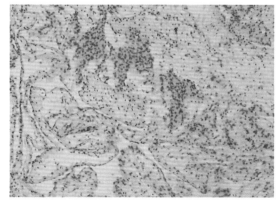

图 5-18-13 蛛网膜囊肿病理表现
光镜下，示囊壁内衬单层扁平上皮（HE×40）

超微结构显示部分蛛网膜囊肿囊壁细胞间存在桥粒连接,胞内具有囊泡、吞饮陷窝、溶酶体等结构。囊液的理化特性与脑脊液类似,少数可有囊液黄变、蛋白增高或迁移的白细胞等,可能是由于囊内出血或感染等致病因素。

（三）MRI 表现

蛛网膜囊肿 $T_1WI$ 呈均匀低信号,$T_2WI$ 呈明显高信号,与脑脊液信号类似(图 5-18-14)。若囊内出血或继发感染,$T_1WI$ 及 $T_2WI$ 囊肿均为高信号。蛛网膜囊肿多境界清楚,一般占位效应不明显,周围脑组织无水肿,部分可见脑组织受压移位,增强无强化。

DWI 多为均匀低信号,若囊内出血或继发感染时,信号混杂。

SWI 可见蛛网膜囊肿内磁敏感信号,当囊内合并出血时,可见其内出血成分呈点状、片状低信号。

PWI 上蛛网膜囊肿无肿瘤新生血管,血流灌注量无明显增加。

DTI:蛛网膜囊肿一般显示正常,有时可显示白质纤维束的受压移位改变。

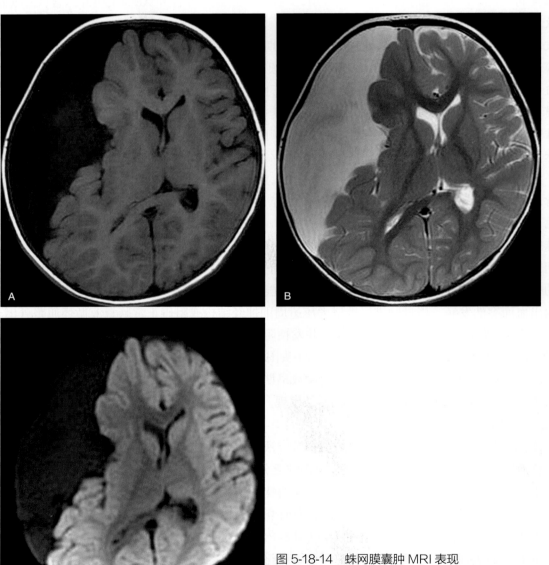

图 5-18-14　蛛网膜囊肿 MRI 表现
A. $T_1WI$,示右侧额顶颞部颅板下大片状低信号,邻近脑组织及脑室明显受压移位变形;B. $T_2WI$,示病变呈均匀高信号;C. DWI,示均匀低信号

（四）诊断要点与鉴别诊断

1. 诊断要点

（1）幕上颅中窝多见，以侧裂池为主。

（2）$T_1WI$ 上呈均匀脑脊液样低信号，$T_2WI$ 呈脑脊液样高信号。

（3）DWI 呈低信号。

（4）增强扫描无强化。

（5）可有占位效应，病灶邻近脑组织及脑室受压移位变形。

2. 鉴别诊断

（1）表皮样囊肿：常位于中线或中线旁，好发于桥小脑角池、鞍上池或鞍旁、四叠体池、颅中窝底、枕大池以及脑室内，沿邻近脑沟、裂、池"塑形性"生长，$T_1WI$ 表皮样囊肿呈不均匀稍低信号，信号强度介于脑脊液和脑实质之间，囊肿内可见斑点状或颗粒状的中等信号区；$T_2WI$ 表皮样囊肿呈明显高信号，与脑脊液信号强度相似，甚至高于脑脊液信号，而且信号强度不均匀，高信号内可见斑点状低信号区。重要的鉴别关键点为蛛网膜囊肿在 FLAIR 序列和 DWI 上呈低信号而表皮样囊肿在 FLAIR 序列和 DWI 上呈高信号。

（2）脑穿通畸形囊肿：单侧或双侧发病，位于皮层或皮层下，发病部位常与脑动脉供血区一致。病灶大小不一，囊内充满脑脊液样液体。囊壁薄，邻近白质胶质增生或海绵变性，邻近的颅骨可因慢性脑脊液搏动而变形。脑穿通畸形囊肿为脑实质内囊性病变，囊肿与脑室和 / 或蛛网膜下腔相通，同侧脑室扩大，脑池增宽合并外部性脑积水，可伴有不同程度脑发育不全和 / 或局部脑组织萎缩。囊壁为瘢痕和增生的胶质构成，其壁多不光整，且较僵硬，常见脉络膜丛向囊腔内移入并钙化。并与邻近的脑室相通，常伴局部脑室扩大，周围无水肿和占位效应。但蛛网膜囊肿位于脑外，并向内使脑实质受压。

（3）大枕大池：枕大池蛛网膜囊肿与大枕大池的鉴别重点在于，前者呈膨胀性，相邻颅骨内板往往有相应的压迹，局部颅骨变薄、膨隆，小脑体积变小、脑回变窄，第四脑室或相邻的脑池变形，重者尚有幕上脑积水的表现。大枕大池的特点则是小脑半球、蚓部及第四脑室都正常，无脑积水、小脑受压及颅骨改变。

（五）治疗和预后

无症状的蛛网膜囊肿通常无需治疗，有症状者可选择手术治疗，包括内镜下切除、颅骨去骨瓣减压术或外科造袋术，或是可控瓣膜的囊肿 - 腹腔分流术。分流术后，60% 的蛛网膜囊肿可完全消失；其中约 50% 的患者不再依赖分流装置，此时可移除分流器。

蛛网膜囊肿手术干预指征应参考以下标准进行综合分析：①蛛网膜囊肿为交通性或非交通性；②囊肿是否生长；③周围神经血管的压迫及移位情况；④患者的症状和体征，尤其是症状体征的发展趋势是否呈进行性恶化。以上标准尤以第四条最为重要。目前较统一的手术适应证为：①有明确的高颅压表现，局部脑组织受压移位；②合并梗阻性脑积水；③合并囊内出血或硬脑膜下出血；④有明确的局灶性神经功能缺失；⑤药物控制无效或反复发作的癫痫症状者。另外，年龄因素亦必须充分考虑。

蛛网膜囊肿与死亡率增加不相关。偶然发现的蛛网膜囊肿大多数可稳定存在多年，即使增大也非常缓慢。蛛网膜囊肿的增大与发病年龄年轻化有显著相关性，若初诊时年龄大于 4 岁，则蛛网膜囊肿很少增大。颅内蛛网膜囊肿出血，无论是外伤性还是自发性出血均罕见，但出血可导致囊肿突然增大。囊肿的存在可增加冲击剪切力，是囊肿出血的危险因素。最新的研究表明，囊肿的位置和形状不会增加囊内出血的风险。

## 八、朗格汉斯细胞组织细胞增生症

（一）概述

朗格汉斯细胞组织细胞增生症（Langenhans cell histiocytosis，LCH），是一组原因不明的以朗格汉斯细胞增生为共同特点的少见疾病，原称为组织细胞增生症 X。朗格汉斯细胞组织细胞增生症发病率为 1/200

万~1/20万,可在任何年龄出现,主要为婴儿和儿童,男性多于女性。本病可累及多部位、多器官。以全身多系统、器官受累为主,具有多发性及此起彼伏等特点。朗格汉斯细胞组织细胞增生症可通过颅底、颅面骨或脑膜的直接侵犯累及中枢神经系统,中枢神经系统受累少见。骨骼系统最多累及,其次为淋巴结、皮肤、女性生殖系统、消化系统和肺,最常受累的部位为颅面骨及颅底骨(55%),其次是下丘脑-垂体区(50%)、脑膜(30%)以及脉络丛(5%),近1/3的病例与白质脑病表现类似,常伴基底节和/或齿状核的退行性改变。

朗格汉斯细胞组织细胞增生症病因尚不明确,可能与免疫力低下、溶剂接触、青霉素使用、家族性甲状腺疾病等有关。所有朗格汉斯细胞组织细胞增生症患者均存在 RAF-MEK-ERK 通路的激活,50%~60%的患者发生 BRAF V600E 基因突变,25% 的病例存在编码 MEK1 的 MAP2K1 基因突变。

依据临床主要分为三种类型,即汉-许-克病(Hand-SchùHand-Schuller-Christian 氏病),莱特勒-西韦病(Letterer-Siwe disease)及骨嗜酸性肉芽肿(eosinphilic granuloma of bone)。三种亚型有共同的病理特点,彼此可相互转化,无严格界限。

临床表现多样,因累及部位和范围而异。朗格汉斯细胞组织细胞增生症的临床症状包括自愈性骨骼病变和危及生命的多系统疾病。该病最常见的表现为皮肤和骨骼病变,20%~50% 的病例累及神经系统。虽然孤立性朗格汉斯细胞组织细胞增生症可以发生,但大多数中枢神经系统朗格汉斯细胞组织细胞增生症被诊断为多系统疾病。中枢神经系统朗格汉斯细胞组织细胞增生症最常见的症状是中枢性尿崩症(central diabetes insipidus,CDI),见于近一半的多系统性朗格汉斯细胞组织细胞增生症患者,还可伴有生长激素缺乏症、促性腺激素缺乏症、促甲状腺激素缺乏症。其他中枢神经系统相关症状包括颅内压增高、脑神经麻痹、癫痫发作、视力障碍、共济失调和神经认知障碍。

### (二)病理学表现

大体:病灶呈黄白色,可表现为分散的硬脑膜结节,也可为颗粒状且边界欠清的脑实质浸润。

光镜下:病理变化分增生期、肉芽肿期、黄色瘤期、纤维瘤期。朗格汉斯细胞组织细胞增生症的基本病理是朗格汉斯细胞异常增生、浸润,呈簇状或片状分布,伴多少不等的嗜酸性粒细胞、中性粒细胞、淋巴细胞、泡沫细胞等,细胞质呈弱嗜伊红染色,沟状核膜明显,核仁不明显。细胞呈簇状分布,可发生部分细胞异型性(图5-18-15)。

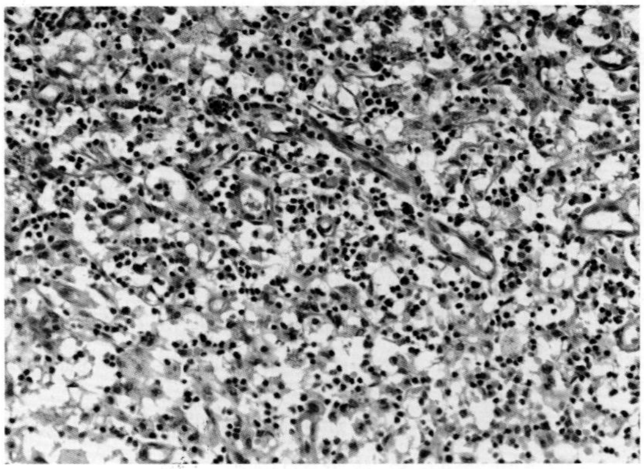

电镜下:朗格汉斯细胞内可见五层棒状的特殊结构,似网球拍样,称为 Birbeck 颗粒,出现率为朗格汉斯组织细胞增生症的 50%~70%。

图 5-18-15　朗格汉斯细胞组织细胞
增生症病理表现
光镜下,示朗格汉斯细胞异常增生,呈簇状分布
(HE×100)

免疫组化:S-100 蛋白和细胞表面 CD1a 呈阳性。CD1a 可作为朗格汉斯细胞组织细胞增生症的特异性标志物之一。

### (三)MRI 表现

累及脑部的朗格汉斯细胞组织细胞增生症以下丘脑-垂体柄表现为著。①累及垂体时,MRI 表现为垂体柄增粗大于 3mm 并失去逐渐变细的形状,呈 $T_1WI$ 等或稍低信号,$T_2WI$ 稍高信号,增强后明显均匀强化,可伴有神经垂体 $T_1WI$ 高信号消失,增强后显著均匀强化。②脑神经变性改变较少见,$T_2WI$ 和 FLAIR 序列上出现小脑齿状核、脑桥、苍白球、大脑脚黑质等灰质核团双侧对称性融合状高信号,并可伴脑萎缩等。③脑实质结节罕见,偶见单发或多发结节,多均匀强化,无明确坏死、钙化。可出现以侧脑室为中心的周围结节状强化,部分病灶可位于脉络膜丛、脑膜区、侧脑室壁,增强后显著强化。

累及颅骨或头皮软组织者,病灶呈单发或多发异常信号影。骨质破坏呈 $T_1WI$ 等或稍低信号,$T_2WI$ 稍

高信号,FLAIR 序列等信号,增强后明显均匀或不均匀强化(图 5-18-16)。病变内存在载脂组织细胞时,可表现为邻近颅盖骨穹窿或颅底病变的软组织肿块,病灶呈 $T_1WI$ 稍高信号。

DWI 上呈等信号。

PWI 上 rCBV 升高。

$^1$H-MRS 显示 Cho/NAA 无明显增高。

(四)诊断要点与鉴别诊断

1. 诊断要点

(1)累及颅骨或头皮软组织时,$T_1WI$ 呈等或稍低信号,$T_2WI$ 呈高信号,增强后明显强化。

(2)脑部表现以下丘脑-垂体柄为著,可见垂体柄结节状增粗,信号均匀,增强后明显强化。

(3)脑神经变性改变。

(4)脑实质结节罕见。

2. 鉴别诊断

(1)下丘脑-垂体柄朗格汉斯细胞组织细胞增生症需与鞍区肿瘤、垂体微腺瘤、Rathke 囊肿等相鉴别。鞍区肿瘤如脑膜瘤、错构瘤、生殖细胞瘤等,鉴别的关键是正常垂体的存在。Rathke 囊肿位于垂体前后叶之间,神经垂体高信号存在,增强扫描无强化,而朗格汉斯细胞组织细胞增生症主要是垂体柄增粗表现,可伴神经垂体 $T_1$ 高信号消失。垂体微腺瘤位于腺垂体,动态增强早期强化较周围正常腺垂体弱,有延迟强化,神经垂体高信号存在。

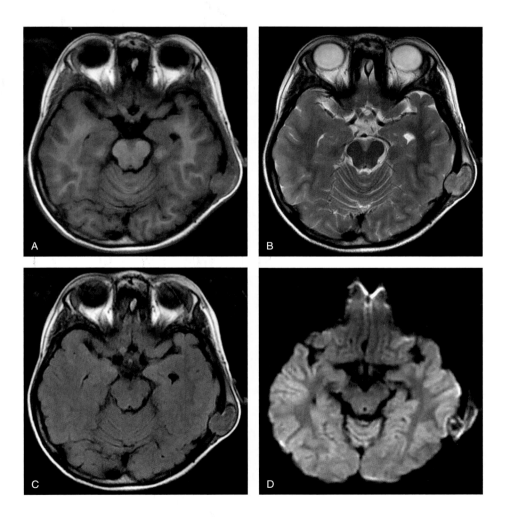

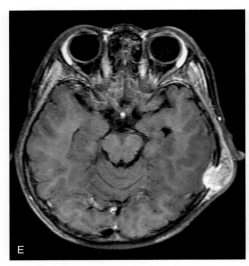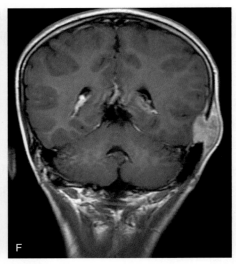

图 5-18-16　朗格汉斯细胞组织细胞增生症 MRI 表现

A. T₁WI,示左侧颞骨团块状稍低信号,皮肤软组织向外隆起;B. T₂WI,示病变呈稍高信号;C. FLAIR,
示病变呈等信号;D. DWI,示病变呈稍高信号;E、F. CE-T₁WI,示病变明显强化

(2)颅骨朗格汉斯细胞组织细胞增生症需与血管瘤、转移瘤、骨髓瘤等鉴别。血管瘤病变区骨质膨胀,
呈"栅栏状"或"日光放射状"骨质破坏,显著强化。转移瘤发病年龄较大,多有原发性肿瘤病史。骨髓瘤
好发于 50 岁以上男性,单发或多发,穿凿样颅骨骨质破坏为典型表现;多发性骨髓瘤多表现为广泛骨质疏
松,尿中本周蛋白呈阳性。

（五）治疗和预后

治疗方法的选择取决于临床症状、发病部位以及病变范围,包括外科手术切除、放疗和化疗。朗格汉
斯细胞组织细胞增生症临床症状可较轻,并可有自限自愈的修复过程,合理的化疗对修复更有促进作用,
有尿崩症症状者可用 1- 去氨 -8-D 精氨酸加压素治疗。

典型朗格汉斯细胞组织细胞增生症的预后随患者发病年龄以及病变单发、多发还是播散性的不同
而异。单骨病变患者预后最好,病情自发缓解的患者相对多见。尽管伴有多系统疾病的幼儿死亡率接近
15%~20%,但该病的总体生存率尚好。

神经退行性朗格汉斯细胞组织细胞增生症通常是一种进行性疾病,大约 25% 的患者在 6 年后出现神
经认知症状。

恶性朗格汉斯细胞组织细胞增生症虽存在但罕见,非典型器官受累和快速进展的临床病程是其特点。

恶性朗格汉斯细胞组织细胞增生症虽存在但十分少见,其特点为非典型器官受累和快速进展的临床
病程。

## 九、窦组织细胞增生伴巨大淋巴结病

（一）概述

窦组织细胞增生伴巨大淋巴结病(sinus histiocytosis with massive lymphadenopathy,SHML)为病因
不明的罕见良性组织增殖性疾病,又称罗萨伊 - 多尔夫曼病(Rosai-Dorfman disease,RDD),由 Rosai 和
Dorfman 于 1969 年详细报道。Rosai-Dorfman 病可在任何年龄发生,约 80% 的 Rosai-Dorfman 病患者最
初确诊时年龄不足 20 岁。主要发生在淋巴结,最常见的表现是双侧颈部无痛性肿大淋巴结,发生在淋巴
结以外者少见,中枢神经系统累及的更为少见,仅约占结外病变的 4%。无 *BRAF V600E* 基因突变。

Rosai-Dorfman 病病因不明,据推测病因可能与人类疱疹病毒(HHV-6)、Epstein-Barr 病毒(EBV)、人类

免疫缺陷病毒（HIV）等病毒感染和免疫缺陷相关。原发性中枢神经系统 Rosai-Dorfman 病，为仅有中枢神经系统病变的 Rosai-Dorfman 病，无发热、颈部淋巴结肿大、体重下降等全身症状，临床表现为头痛、癫痫等中枢神经系统占位性病变所引起的神经系统症状，确诊可通过手术切除或活检。

（二）病理学表现

镜下：Rosai-Dorfman 病的组织病理学特点为"伸入现象（emperipolesis）"，即组织细胞的胞质内存在完整的淋巴细胞和浆细胞，又称"伸足现象"，表现为纤维间质中含有大量中等大小的空泡组织细胞，散在的慢性炎症细胞分布于周围（图 5-18-17）。但在中枢神经系统 Rosai-Dorfman 病中伸足现象较少见。

免疫组化：特征性表现为 S-100 阳性，CD68 阳性，CD1a 阴性。

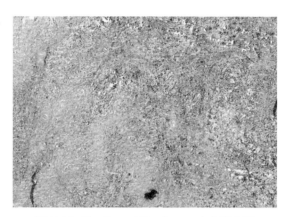

图 5-18-17　Rosai-Dorfman 病病理表现
光镜下，示部分脑组织伴出血、坏死，并见较多组织细胞、淋巴细胞浸润（HE×20）

（三）MRI 表现

颅内 Rosai-Dorfman 病多表现为颅内脑实质外的单发或多发肿块，与硬脑膜及大脑镰、小脑幕等结构相连。最好发于幕上，其次好发于鞍区，也可位于小脑等。

大致分为以下五型：

（1）硬脑膜型：最为常见。表现为累及硬脑膜的实性团块，有时也表现为扁平状、条带状肿块（类似硬脑膜下血肿），或仅表现为硬脑膜局部增厚，$T_1WI$ 呈等或低信号，$T_2WI$ 呈等或低信号。

（2）硬脑膜 + 柔脑膜型：同时累及硬脑膜、柔脑膜，除了硬脑膜型的表现外，还可见肿块与脑实质相邻一侧边界不清，脑实质内可见明显水肿。增强扫描显示病变边缘可见"伪足样"改变，沿脑沟向脑实质内延伸，提示柔脑膜受累。

（3）脑实质型：幕上病变最常见于额叶，幕下病变最常见于小脑半球，病变均发生在大脑半球或小脑半球深部，其中位于大脑半球病灶周围均有明显水肿，发生在小脑半球及脑干病灶水肿不明显。$T_1WI$ 呈常呈等或低信号，$T_2WI$、FLAIR 序列呈不均匀低信号，边界较清楚，增强扫描呈明显较均匀强化，也可呈不规则强化，少数情况下，可发现多发的脑神经和周围神经强化。有时可合并出血。DWI 上部分呈高信号，也可呈等或低信号（图 5-18-18）。

SWI 上病变呈低信号。

$^1$H-MRS 示 NAA 峰、Cho 峰降低，NAA/Cr 比值降低，Cho/Cr 比值升高。

PWI 显示病灶的 rCBV、rCBF 降低，另有研究发现 CD34、CD31 抗体强阳性的病灶也可显示出灌注增加。

DTI：FA 值增高。

（4）鞍区型：病变位于鞍区及鞍上，最好发于垂体柄，还可侵犯垂体、视交叉等结构。病变信号表现与硬脑膜型类似，增强扫描多为均匀强化，也可呈环形强化。

（5）脑室型：可表现为脑室内的孤立性病变，亦可表现为多发病变。

累及颅骨时可见骨质破坏，伴软组织肿块形成，增强扫描呈明显均匀强化，邻近硬脑膜局限增厚强化，邻近脑组织受压。

（四）诊断要点与鉴别诊断

1. 诊断要点

（1）$T_1WI/T_2WI$ 多呈等或低信号，信号偏低。

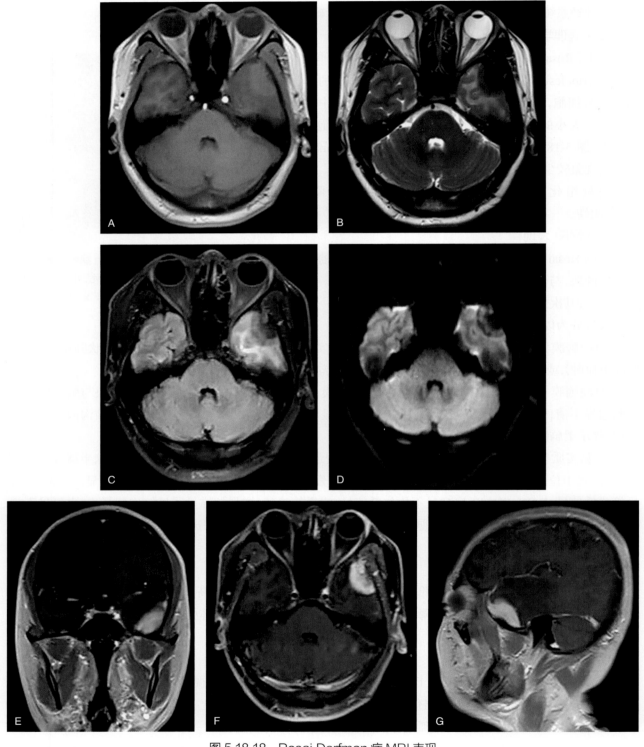

图 5-18-18  Rosai-Dorfman 病 MRI 表现

A. $T_1WI$,示左侧颞叶片状等信号；B. $T_2WI$,示病变呈低信号；周围伴有水肿；C. FLAIR,示病变呈稍低信号；D. DWI,示病变呈等及低信号；E~G. CE-$T_1WI$,示病变呈均匀明显强化

（2）DWI 部分呈高信号。

（3）增强显著均匀强化。

2. 鉴别诊断

（1）脑膜瘤：$T_2WI$ 多呈等信号或高信号，而 Rosai-Dorfman 病表现为等 - 低信号，特别是病变中心为 $T_2WI$ 低信号，周边为等信号时更具有鉴别诊断意义；脑膜瘤多位于中线一侧，而部分 Rosai-Dorfman 病好发于中线区或以中线为轴左右对称分布；脑膜瘤内常发生钙化，Rosai-Dorfman 病多无钙化；脑膜瘤常引起邻近颅骨骨质增生性改变，文献报道 Rosai-Dorfman 病偶可累及颅骨，多呈溶骨性破坏。

（2）淋巴瘤：多发生脑表面和脑深部近中线位置，DWI 弥散受限，增强后可见"握拳征""尖角征"。

（3）转移瘤：常表现为广泛多发的病灶，内部坏死多，周边侵犯明显，增强扫描呈明显不规则强化或环形强化，内部坏死区域不强化。

另外，以硬脑膜为基底以及鞍区 / 鞍上受累的神经结节病，其他以硬脑膜为基底的肿块如浆细胞肉芽肿、感染性肉芽肿（例如结核），以及 IgG4 相关性疾病也可与 Rosai-Dorfman 病有类似表现。需依靠组织病理学活检确诊。

（五）治疗和预后

多认为 Rosai-Dorfman 病是一种良性病变，预后良好，约 40% 的患者可自行缓解或口服激素治疗后缓解，然原发于中枢神经系统的 Rosai-Dorfman 病未发现自行缓解。在系统性 Rosai-Dorfman 病累及中枢神经系统的病例中，曾有研究表明中枢神经系统 Rosai-Dorfman 病通过激素、化疗和放疗等方式减小或消失。

（任　琦　汪卫建　许　珂　文宝红　白　洁　钱银锋　王效春　刘　哲　张红燕

李文才　方静宜　周　剑　杨　健　张　勇　程敬亮）

# 第六章
# 脑部感染性疾病

病原微生物侵犯中枢神经系统(central nervous system,CNS)的脑、脑膜、室管膜及血管等引起的急性或慢性炎症性(或非炎症性)疾病即为中枢神经系统感染性疾病。颅内感染性疾病的病因复杂,主要病原微生物包括病毒、细菌、真菌、螺旋体、寄生虫、立克次体和朊蛋白等。其临床表现多样,早期诊断、及时治疗可明显改善患者预后。

MRI软组织对比分辨率最高,可多方位成像,发现病变较CT敏感。作为应用最广泛的神经影像学检查方法之一,MRI已成为颅内感染性疾病的首选影像学检查方法。常规MRI可以清楚显示颅内感染性病变的部位和范围,对于临床早期诊断、早期治疗具有重要意义。近年来随着MRI新技术的发展,为颅内感染病变的定性诊断提供了更多有价值的诊断信息。总之,在颅内感染性疾病的诊断中,影像学检查特别是MRI常起重要作用。虽然大部分颅内感染性疾病的影像学表现不具有特异性,但是根据影像学所见,再结合病史、临床症状和体征及实验室检查,可作出准确诊断。

## 第一节　化脓性感染

### 一、脑脓肿

#### (一) 概述

脑脓肿(brain abscess)是脑实质内的局灶性化脓性感染,最常因链球菌和葡萄球菌等细菌感染引起,也可与分枝杆菌、真菌或寄生虫等感染有关。尽管脑脓肿可见于任何年龄与性别,但绝大多数发生于30~50岁的男性,约四分之一的患者小于15岁。脑脓肿的年发病率为(0.3~1.3)/100 000,免疫缺陷患者的发病率高于正常人。

脑脓肿多源于邻近组织的直接蔓延、血行播散或创伤。幕上脑脓肿多见,最常见于额、顶叶,位于幕下者约14%。由鼻窦炎、耳部及牙源性感染直接蔓延者占近半数,因此其发病部位可能提示原发感染的位置,如额叶脓肿常伴有额窦、筛窦感染,颞叶或垂体脓肿可与蝶窦感染有关,耳源性感染一般引起颞叶或小脑脓肿。远隔部位的血行播散约占25%,脓肿常发生于灰白质交界区且多发,主要位于大脑中动脉供血区。创伤及外科手术所致者约占10%。败血症、心内膜炎、糖尿病、先天性心脏病和外伤性手术易引起化脓性脑脓肿。而新生儿和小儿的脑脓肿通常为化脓性脑膜炎的并发症。

脑脓肿的临床表现多变,可从无痛发展到暴发性疼痛,也可表现为发热、头痛(常为局限性)和局灶性神经缺失组成的三联征,但不具有特异性。30%~60%的患者出现癫痫发作,其他症状和体征还包括项背强直和颅内压增高表现,如呕吐,精神状态改变和视乳头水肿。若脓肿破裂,患者头痛加重,意识模糊,从嗜睡状态可迅速进展为幻觉和昏迷状态。脑脓肿常需要联合抗生素和手术治疗。以往脑脓肿的术前诊断主要依靠CT,随着MRI技术的发展以及新抗生素的出现,脑脓肿的早期检出率增加,疗效明显改善,除外破裂入脑室者,患者的死亡率已减少至10%以下。

（二）病理学表现

大体:病原体侵入脑实质后,发生急性局限性炎症,病变无明显边界,初期可有中心液化、点状出血和灶周水肿。随着炎症进展,病灶中心坏死,并融合形成脓液,周围炎性肉芽组织生成,灶周水肿加重。一般感染后6~14天初步形成环绕坏死中心的边界清楚的纤维包膜。伴随结缔组织增生和胶原增多,包膜逐步增厚,周边水肿及占位效应减轻,中心空腔缩小。由于脓肿壁的脑表面侧较脑深部更厚,脑实质内脓肿增大后易破入脑室。

镜下:脑脓肿的发展一般历经四个阶段:早期脑炎期、晚期脑炎期、早期包膜形成期和晚期包膜形成期。早期脑炎期(3~5天):急性炎症但无脑组织破坏,3天后血管舒张,炎细胞(多形性炎细胞、淋巴细胞和巨噬细胞)浸润感染脑组织。晚期脑炎期(5~14天):神经纤维进行性坏死,被炎细胞、巨噬细胞和肉芽组织环绕,伴有神经胶质细胞增生。早期包膜形成期( >14天):病灶中心坏死液化,周边肉芽组织增生,纤维包膜生成(图6-1-1)。晚期包膜形成期(数周至数月):纤维包膜增厚,形成由肉芽组织、胶原纤维、巨噬细胞组成的脓肿厚壁。

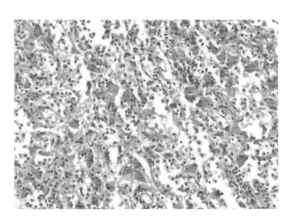

图6-1-1　脑脓肿病理表现
光镜下,示脑组织慢性炎伴炎性渗出、坏死及纤维肉芽组织增生,
部分淋巴细胞及浆细胞增生高度活跃(HE × 100)

（三）MRI 表现

脑脓肿通常位于幕上,位于幕下者约14%。病变一般从5mm到数厘米大小不等,不同阶段脓肿的影像表现不同。

脑脓肿的发展一般历经四个阶段:早期脑炎期、晚期脑炎期、早期包膜形成期和晚期包膜形成期。早期脑炎期病灶边界不清,$T_1WI$上呈混杂低信号,$T_2WI$上呈高信号,其内偶可见出血引起的$T_1WI$点状高信号,病变呈斑片状强化。晚期脑炎期病变中心液化性坏死,$T_1WI$呈低信号,$T_2WI$呈高信号,边缘在$T_1WI$上呈等或稍高信号,$T_2WI$上呈低信号,周围见片状$T_2WI$高信号水肿影,具有占位效应,病灶周边呈显著不规则强化。早期包膜形成表现为坏死区周围出现一较薄的带状$T_1WI$等或高信号、$T_2WI$上低信号影(图6-1-2),此征象为包膜期脑脓肿的特征性表现,可能由胶质、出血或顺磁性物质所致。增强扫描显示较薄的脓肿壁明显强化,且边界清晰。晚期包膜形成期,脓肿壁较前增厚呈显著环形强化,而近脑室侧的脓肿壁相对最薄,病灶中心空腔缩小,周边水肿和占位效应减轻,有时可见"子"病灶。

另外,MRI增强扫描能较好地显示脑脓肿的多种并发症。如有子脓肿,表现为脓肿周围多发小脓肿。当脓肿破入脑室时,可造成脑积水、脑室炎及室管膜炎,表现为脑室扩大和脑室边缘强化。如发展为脉络丛炎,可见脉络丛增大并显著强化。当脓肿侵及脑膜时,引起弥漫性脑膜强化。

DWI:DWI呈高信号、ADC图呈低信号是脑脓肿的典型表现,与脓液中含有细菌、炎性细胞、坏死组织以及蛋白分泌物相关。

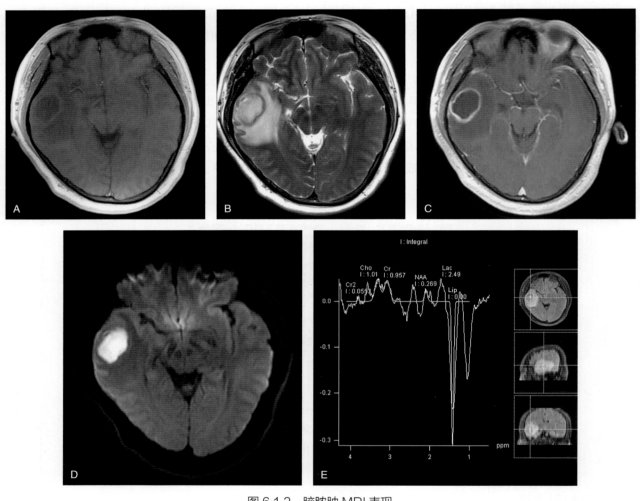

图6-1-2　脑脓肿MRI表现

A. $T_1WI$,示右侧颞叶团片状病变,其中心呈低信号,边缘呈等信号;B. $T_2WI$,示病变中心呈不均匀高信号,边缘呈低信号,周围可见片状脑水肿;C. CE-$T_1WI$,示病变呈显著环形强化,近脑室侧的脓肿壁相对稍薄,邻近脑膜亦可见小条状强化;D. DWI,示病变呈明显高信号;E. [1]H-MRS,示右侧颞叶病变区出现明显Lac峰

[1]H-MRS:包膜期脓腔内缺乏正常脑组织的代谢产物,如NAA、胆碱和胆酸;但胞质氨基酸(AA)和乳酸/脂质(Lac/Lip)水平升高,伴或不伴有乙酸和琥珀酸增高。AA是诊断脑脓肿的关键性标志,然而检测不到AA峰并不能排除脑脓肿的可能。

PWI:脑脓肿中心为液化性坏死,rCBV减低,脓肿壁rCBV增高,但不及高级别胶质瘤增高明显,肿瘤周围水肿区rCBV无显著改变。

SWI：可显示脑脓肿壁的"双环征"，脓肿外侧缘可见低信号环，内侧缘可见相对于脓腔呈高信号的环。

DTI：脓腔及脓壁的 FA 值明显增高，但周围的水肿带无明显增高。

（四）诊断要点与鉴别诊断

1. 诊断要点

（1）脑炎期：病变边界不清，$T_1WI$ 呈混杂低信号、$T_2WI$ 呈高信号。

（2）包膜期：包膜 $T_1WI$ 呈等 / 高信号、$T_2WI$ 呈低信号环，脓肿中心 $T_1WI$ 呈低信号、$T_2WI$ 及 DWI 呈高信号。

（3）增强扫描：脑炎早期为斑片状强化，脑炎晚期呈明显不规则周边强化，包膜早期为边界清楚的薄壁环形强化，包膜晚期呈厚壁环形强化，脓肿腔塌陷。

（4）脑炎期病变周围水肿、占位效应逐渐加重，包膜晚期时水肿、占位效应减轻。

2. 鉴别诊断

（1）多形性胶质母细胞瘤：MRI 平扫 $T_1WI$ 呈低或混杂信号，$T_2WI$ 呈不均匀高信号。增强扫描呈显著环形强化，但与脑脓肿相比，强化环厚薄不均，内缘不规整或有结节状突出，伴明显瘤周水肿和占位效应。DWI 上弥散受限不及脑脓肿明显。SWI 上胶质母细胞瘤不出现双环征，是鉴别脑脓肿和脑肿瘤的特异性影像学特征。同时肿瘤内出血可显示为多发点、线状低信号，而脑脓肿内出血相对少见。MRS 上胶质母细胞瘤的 NAA 峰和 MI 峰明显下降，Cho 峰明显升高，两者坏死区域内 Lac 峰和 Lip 峰均升高。PWI 上胶质母细胞瘤的 rCBV 升高。

（2）脑转移瘤：多见于老年人，常多发，单发转移瘤与脑脓肿、恶性胶质瘤等较难鉴别。脑转移瘤者常有肿瘤病史，脑部病变的病程较短，好发于灰白质交界处，$T_1WI$ 呈等或低信号，$T_2WI$ 信号与原发性肿瘤有关。增强后呈环形、实性或结节样强化，环形强化较多见，与脑脓肿相比，转移瘤一般壁较厚，内壁不光滑，外壁较规则，周围水肿更显著。DWI 取决于原发性肿瘤的细胞密度，一般无弥散受限。转移瘤可见颅内出血，老年人可自发性出血，SWI 上表现为多发低信号。PWI 上，转移瘤的 rCBV 增高。

（3）脱髓鞘疾病：可表现为环形强化，如多发性硬化、急性播散性脑脊髓炎，但环常不闭合，呈半月形或马蹄形强化。病变大小与占位效应不成正比，往往表现为病变较大但占位效应不明显。

（4）脑血肿：吸收期可表现为环形强化，一般有外伤和血管疾病的病史。$T_1WI$ 呈等或低信号，$T_2WI$ 呈高信号，血肿周边由于含铁血黄素沉积形成 $T_2WI$ 低信号环。MRA 和 MRV 可分别显示潜在的血管畸形和静脉窦血栓，而脑脓肿很少出现血管异常。SWI 上，脑血肿吸收期表现为血肿周围明显的低信号环。

（5）亚急性期脑梗死：一般有卒中病史，病变分布于血管走行区，增强扫描大多为脑回样强化，偶见环形强化。MRI 增强和 DWI 相互补充可用于检测亚急性期脑梗死，亚急性期早期 DWI 仍为高信号，病变强化程度较低，当进入亚急性期后期时，DWI 信号逆转，病变呈脑回样显著强化。SWI 能显示灌注减低区域内引流静脉增多增粗，呈明显低信号。

（五）治疗和预后

多学科联合的治疗方法是成功治疗脑脓肿的关键，包括神经影像评估、药物治疗和外科手术等。当脓肿直径<2.5cm、临床条件较好、病因明确时可行药物治疗，包括抗生素、甾体类及抗惊厥药物治疗。当脑脓肿对单纯药物治疗反应欠佳时，需进行外科引流。部分脑脓肿需要进行紧急引流手术，因此推荐早期行神经外科会诊。而且由于细菌培养往往呈阴性，引流手术不但可以治疗还能明确病因。颅内多发脓肿时，推荐通过抽吸最大和 / 或具有占位效应的脓肿以快速缓解病变引起的颅内压增高。抽吸容易实施，但缺

点是往往需要反复进行。近 70% 的患者出现医源性脑膜炎和脑室炎。如抽吸失败,需开颅移除病变;若脓汁浓稠且为多房脓肿,则须行手术切除。

手术切除可能会增加周围脑组织损伤、神经后遗症和癫痫等潜在风险。颅内多发脓肿、手术切除>2.5cm 或有占位效应的脓肿后及手术风险较大的患者,预后较差。

## 二、化脓性脑膜炎

### (一) 概述

化脓性脑膜炎(purulent meningitis)又称细菌性脑膜炎,是化脓性细菌感染导致的脑膜炎症,是临床中最常见的重型脑膜炎。最常见的 3 种致病菌是脑膜炎双球菌、流感嗜血杆菌和肺炎球菌(占 80%),但新生儿的感染多来自产道,克雷伯阴性杆菌和 B 型链球菌是主要的病原菌(占 70%)。致病菌的分布与年龄有关,除新生儿外,婴幼儿多为脑膜炎双球菌,小儿(1~7 岁)多为流感嗜血杆菌,儿童多为脑膜炎双球菌,成人多为肺炎球菌。

脑膜炎按照部位可分为硬脑膜炎、柔脑膜炎和室管膜炎,柔脑膜炎包括蛛网膜炎和软脑膜炎;按照发病时间可分为急性脑膜炎和慢性脑膜炎。

化脓性脑膜炎的感染途径多样,包括血源性感染、邻近感染病灶的直接蔓延和穿刺损伤引起的直接种植(最少见)。血源性感染最为常见,由远处感染蔓延而来,如心源性、牙源性感染等,部分可通过缺少血 - 脑屏障的脉络丛进入中枢神经系统;直接蔓延次常见,可由鼻窦炎、耳炎、眼眶感染或颅底骨折所致。

临床中,化脓性脑膜炎可发生于任何年龄,但在儿童中枢神经系统感染中最常见的就是脑膜炎。不同致病菌所致化脓性脑膜炎的临床表现基本相同,通常有呼吸道感染或咽炎等前驱症状。成人起病急剧,最常表现为发热、头痛、颈背僵硬、恶心和呕吐,可伴有神经功能损害的症状。小儿的发病速度更快,感染数小时内即可出现发热、呕吐、躁动、抽搐和囟门膨出,脑膜炎双球菌感染者可出现皮肤瘀点及紫癜。约 30% 的患者出现癫痫发作。

血常规检查示白细胞总数增加,以中性粒细胞为主(占 80%~90%)。脑脊液生化检查是化脓性脑膜炎的重要诊断依据。腰椎穿刺检查示脑脊液压力增高,颜色混浊或呈脓性,蛋白含量升高,糖及氯化物含量降低,其中糖降低更显著。脑脊液细胞数量增多,急性期以中性粒细胞为主,慢性期以淋巴细胞为主。脑脊液免疫球蛋白测定可发现 IgG、IgM 明显增高。约 50% 的患者的脑脊液涂片或培养可发现致病菌。

### (二) 病理学表现

大体:化脓性脑膜炎的致病菌虽不同,但大体病理表现基本一致。细菌侵入脑膜后,发生急性炎症性改变,软脑膜血管充血水肿,类似于蛛网膜下腔出血的表现。邻近脑组织充血水肿,可表现为皮层水肿。脑脊液逐渐浑浊并充满脑池、脑沟等部位,大量脓性渗出物覆于脑表面,浅表的软脑膜和室管膜因纤维蛋白渗出物覆盖而呈颗粒状。

镜下:脑膜见渗出性改变,渗出液含有中性粒细胞、纤维蛋白和细菌,早期以中性粒细胞为主,后期以淋巴细胞和浆细胞为主。蛛网膜下腔内充满脓性渗出物,渗出范围内的小血管充血并阻塞,见纤维蛋白样坏死和血栓形成。感染可延伸入血管周围间隙和脑室,血管周围可有大量炎性细胞浸润。

### (三) MRI 表现

MRI 早期多无异常发现。随着病情进展,脑池、脑裂和脑沟的化脓性渗出物在 $T_1WI$ 上呈高于正常脑脊液的等信号,$T_2WI$ 上呈高信号,DWI 上部分可呈高信号。病变多见于颞顶叶脑膜、纵裂池和侧裂池,可以侵犯脑室形成脑室炎。增强可见伸入脑沟的软脑膜强化,多数较光滑(图 6-1-3),少数软脑膜强化呈小结节状或局限性。T<sub>2</sub>-FLAIR 增强序列对软脑膜强化的显示较敏感,有研究发现其与 T<sub>1</sub>WI 增强相比,敏感性相似,但特异性更高,可作为 T<sub>1</sub>WI 增强对感染性柔脑膜病变评价的补充。

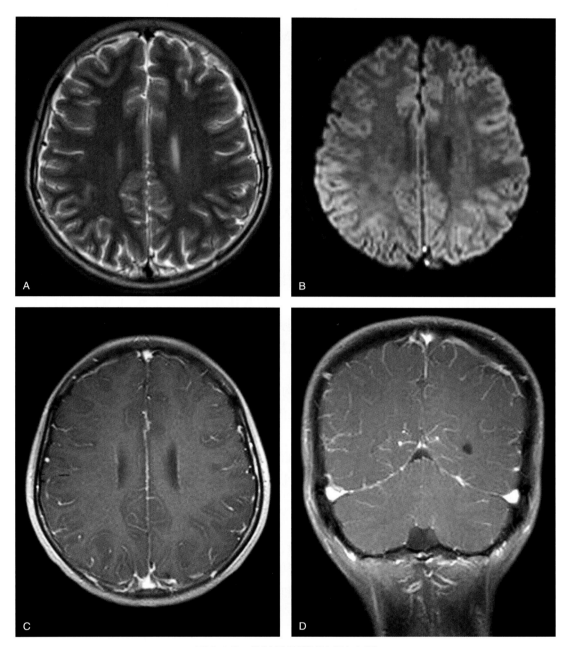

图 6-1-3　化脓性脑膜炎 MRI 表现
A. T<sub>2</sub>WI,示脑内未见明显异常信号; B. DWI,示顶部左侧大脑镰旁点状高信号;
C、D. CE-T<sub>1</sub>WI,示软脑膜弥漫性强化并深入脑沟

化脓性脑膜炎较易引起多种并发症。其中脑炎和脑梗死在 T<sub>2</sub>WI 上均为高信号,早期不易区分,脑炎晚期常演变为边界清晰的脓肿,而动脉梗死具有沿血管分布的特点。DWI 可帮助诊断急性脑梗死,而亚急性脑梗死的脑回样强化特征亦有助于鉴别。静脉性脑梗死好发于皮层下上矢状窦旁、脑干或颞叶,约 25% 伴有脑出血。合并脑炎时,SWI 可帮助检出脑实质内的出血,呈不规则的点条状低信号。

硬脑膜下积液 / 积脓均呈新月形,积液与脑脊液信号相似,而积脓因蛋白含量高在 T<sub>1</sub>WI 上呈等 / 高信号；积脓邻近脑膜增厚并强化，而单纯积液不强化，积液边缘钙化是较少见的晚期表现。

脑膜炎并发的脑积水可为交通性或梗阻性，儿童明显多于成人。脑室梗阻可造成脑室周围脑脊液聚集，并可经室管膜播散，在 $T_2WI$ 显示为脑室周围高信号区。脑室周围高信号亦见于无脑积水的脑室管膜炎，但其增强后可见室管膜强化。交通性脑积水的 MRI 表现为颅底和幕上的蛛网膜下腔增宽并强化，脑室扩大。

### （四）诊断要点与鉴别诊断

1. 诊断要点

（1）临床表现为发热、头痛和脑膜刺激症状，有化脓性细菌感染的病史。

（2）脑脊液生化检查是化脓性脑膜炎的确诊依据，可见白细胞明显增多、蛋白质含量增高，糖和氯化物降低，部分可检出相关病原体。

（3）MRI 平扫早期一般无异常发现，后期脑沟、脑裂及脑池内见 $T_1WI$ 等信号、$T_2WI$ 高信号脓性渗出物，DWI 上部分呈高信号，增强后软脑膜强化并伸入脑沟，脑膜强化是化脓性脑膜炎最重要的影像诊断依据。

2. 鉴别诊断

（1）脑膜转移：是化脓性脑膜炎最主要的鉴别诊断。脑膜转移包括硬脑膜转移、蛛网膜/蛛网膜下腔转移和软脑膜转移。病灶大多表现为 $T_1WI$ 上与灰质相比呈等信号，$T_2WI$ 上与白质相比呈高信号。增强扫描脑膜强化方式多样，可呈光滑增厚、结节状、小房状、分叶状或团块状。脑膜转移的最佳诊断线索是脑膜强化伴有颅骨或脑膜破坏或浸润。硬脑膜转移由于细胞致密在 DWI 上可显示弥散受限。

（2）结核性脑膜炎：多累及基底池，累及浅表脑沟较少。基底池脑膜炎合并脑外结核或者合并脑实质内病变都是诊断结核最有用的线索。$T_1WI$、$T_2WI$ 上渗出物与脑脊液相比呈等或高信号，增强扫描脑膜显著强化，以基底池为著，部分呈结节状强化。

（3）病毒性脑膜炎：具有自限性，常累及大脑表面的软脑膜，可伴有病毒性脑炎表现。增强扫描可见沿脑沟池分布的线样强化，多无脑积水表现。而化脓性脑膜炎可伴有脑脓肿、硬脑膜下积脓等表现，明确诊断还需结合实验室检查及组织细胞学检查。

### （五）治疗和预后

化脓性脑膜炎的治疗主要包括抗生素药物选择、地塞米松的联合使用、补液治疗、支持疗法与对症治疗等。成人化脓性脑膜炎的死亡率为 20%~30%，新生儿为 15%~60%。出现脑积水和硬脑膜下积脓等并发症时，可行外科手术治疗，若并发脑梗死、脑水肿和脑室炎，预后较差。在儿童脑膜炎中，较常遗留由迷路炎引起的听力损害。

抗生素必须选择对病原菌敏感且在 CSF 中能够达到高浓度者，以便快速杀菌达到无菌化。静脉抗生素治疗方案的选择与患者年龄相关，新生儿的经验性用药为氨苄西林加头孢噻肟；大于 1 个月者，选择第三代头孢菌素头孢曲松或头孢噻肟加万古霉素。嗜血杆菌脑膜炎患儿推荐使用地塞米松。无菌性及部分治疗后脑膜炎，和小于 6 周的患儿均不宜使用糖皮质激素。对颅内压增高者，应给予脱水药及皮质激素药物，以减轻炎症和脑水肿。治疗过程中应加强支持疗法，维持水电解质平衡。如果全身用药疗效不佳，可联合鞘内注射治疗。

# 第二节　病毒性感染

## 一、单纯疱疹病毒性脑炎

### （一）概述

单纯疱疹病毒性脑炎（herpes simplex virus encephalitis，HSE）是一种单纯疱疹病毒（herpes simplex virus，HSV）引起的中枢神经系统急性病毒感染性疾病，因其特征性病理表现为脑组织的出血性坏死，故又称为急性坏死性脑炎或出血性脑炎，是散发性致死性脑炎最常见的病因。国外发病率为(4~8)/10万，占所有病毒性脑炎的10%~20%，目前国内尚无准确的流行病学资料。

单纯疱疹病毒是一种嗜神经性的双链DNA包膜病毒，根据病毒血清型不同分为两类：HSV-1型和HSV-2型。约90%以上的单纯疱疹病毒性脑炎由HSV-1型病毒引起，其主要见于成年人，多经呼吸道或唾液接触传播。HSV-2型主要引起生殖器疱疹，由其引起的单纯疱疹病毒性脑炎不足10%，主要见于新生儿，通常为分娩时胎儿被产道分泌物感染引起。

发病无季节性倾向，任何性别和年龄均可发病，约2/3以上病例为40岁以上的成人。潜伏期2~21天，平均6天。约1/4患者有口唇疱疹史，前驱期可有发热、头痛、肌痛、恶心、呕吐以及咽喉痛、腹泻、全身不适等症状。发病后体温可高达38~41℃，持续1周左右后出现神经系统症状，常见症状有头痛、恶心、脑膜刺激征。约1/3患者出现部分性或全身性癫痫发作，可为首发症状，典型部分性发作提示颞叶损伤；约2/3患者出现精神症状，可为首发或唯一症状，如言语错乱、烦躁或淡漠、反应迟钝等；约4/5患者有局灶性神经损害症状，如偏瘫、偏身感觉障碍、失语等；约1/3患者出现脑神经功能障碍，如眼球协同功能障碍、展神经麻痹等。病情常于数日内迅速进展，多数患者出现意识障碍，如意识模糊或谵妄，病情加重后可出现嗜睡、昏睡、昏迷或去皮质状态，部分患者早期即发生昏迷，重症患者可因广泛脑实质坏死，脑水肿引起颅内压增高并脑疝形成而死亡。存活者往往遗留行为记忆障碍、难治性癫痫等后遗症，与单纯疱疹病毒易侵犯边缘结构有关。婴幼儿常表现为非特异性症状，如癫痫、多囊性脑软化、小头畸形，甚至死亡。

实验室及辅助检查依据：①脑脊液（cerebrospinal fluid，CSF）病原学检查：单纯疱疹病毒特异性IgM、IgG抗体和HSV-DNA呈阳性；②脑电图：常出现单侧或双侧颞、额区周期性弥漫性高波幅慢波；③脑脊液常规检查：压力正常或轻度增高；淋巴细胞增多，可有红细胞计数增多，除外腰椎穿刺损伤后提示出血性坏死性脑炎；蛋白质呈轻、中度升高，糖与氯化物正常。

### （二）病理学改变

大体：分为两期，第一期即发病初期，为发病后一周内，主要表现为双侧额颞叶不对称性脑实质炎性反应、水肿，病变部位脑回增宽、脑沟变窄，脑膜充血、可见渗出；第二期即坏死出血期，主要表现为额颞叶脑实质的出血、坏死。

镜下：基本病理改变是急性出血坏死性脑炎。电镜下，脑膜和脑组织内的血管周围可见大量淋巴细胞及浆细胞套袖样浸润，神经细胞弥漫性变性坏死，小胶质细胞增生。神经细胞和胶质细胞核内出现嗜酸性Cowdry A包涵体，是最具特征性的病理改变。

免疫组化：可见病毒抗原、HSV-1抗体。

（三）MRI 表现

单纯疱疹病毒性脑炎发病部位具有一定的特异性,虽双侧大脑半球均可弥漫性受累,但以颞叶内侧、额叶眶面的边缘系统和扣带回最为明显,分布常不对称,深部灰质核团,如基底节区,往往不受累。

MRI 阳性表现通常较 CT 早 24~48 小时。MRI 典型表现为双侧颞叶、额叶眶面、岛叶皮质和扣带回的异常信号,$T_1WI$ 上呈低信号,可见皮层肿胀伴灰白质分界模糊,$T_2WI$ 上皮层和皮层下区域呈高信号,白质区相对正常,FLAIR 图像信号对比更为明显(图 6-2-1)。亚急性期病变内合并出血时,于 $T_1WI$ 和 $T_2WI$ 上显示为高信号影。增强扫描病变早期可见斑片样轻度强化,脑回样增强多见于症状出现 1 周后。

DWI:阳性表现可早于 $T_2WI$ 和 FLAIR 序列,病变呈明显高信号,且显示范围较 $T_2WI$ 稍广泛(图 6-2-2)。随病情发展,DWI 信号逐步减低,ADC 值逐步增高。早期,ADC 值降低与神经元变性、坏死引起的能量代谢障碍有关,$Na^+$-$K^+$ 泵功能失调,$Na^+$ 内流增加导致细胞毒性水肿。随后 ADC 值升高,主要与血管源性脑水肿、脱髓鞘、神经元坏死及炎性细胞浸润导致细胞外间隙扩大有关。ADC 值降低和升高区域常并存,提示不同区域病灶处于不同病理阶段。

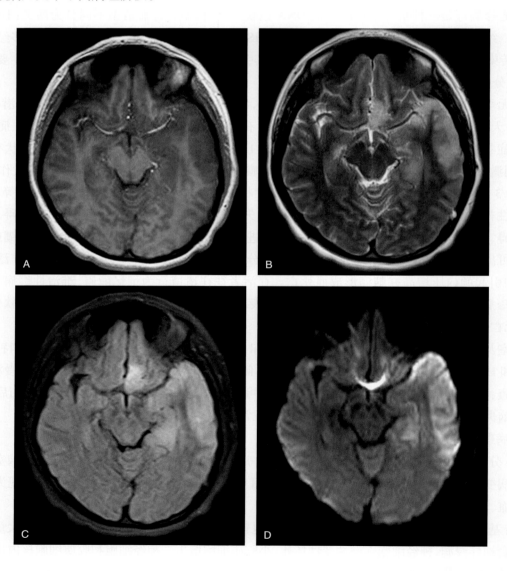

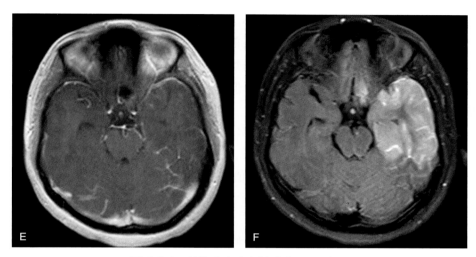

图 6-2-1 单纯疱疹病毒性脑炎 MRI 表现

A. $T_1WI$,示左侧额叶底部、左侧颞叶及海马片状低信号;B. $T_2WI$,示病变呈高信号;C. FLAIR,示病变与正常脑实质对比更明显,呈高信号;D. DWI,示病变弥散受限呈高信号;E. CE-$T_1WI$,示病变区域条片状轻度强化信号影,邻近脑膜强化;F. CE-$T_2$-FLAIR,示病变区域强化对比更为明显

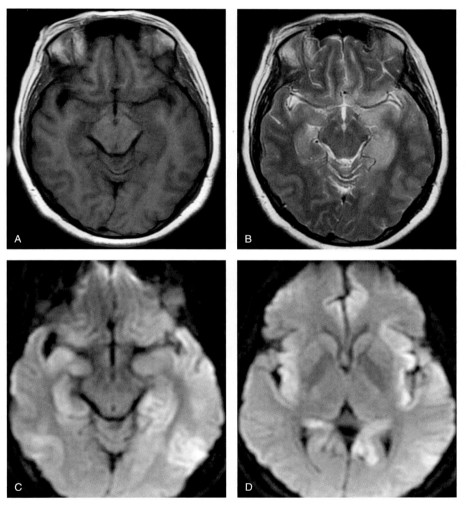

图 6-2-2 单纯疱疹病毒性脑炎 MRI 表现

A. $T_1WI$,示双侧颞叶、海马片状低信号;B. $T_2WI$,示病变呈高信号,双侧病变不对称;C、D. DWI,示病变呈高信号,病变范围较 $T_2WI$ 显示更广泛

SWI：能够更好地显示平扫序列没有显示的微小出血灶，表现为病变内的点状、小斑片状低信号。

$^1$H-MRS：病变区 Cho 峰、Cr 峰和 NAA 峰降低，部分出现 Lac 峰升高。病毒性脑炎的主要病理改变是病毒对脑实质细胞的损害，神经元呈弥漫性或局灶性变性、坏死，伴随着正常膜结构的破坏，Cho 峰、NAA 峰降低，同时因能量代谢障碍导致 Cr 峰降低。但也有少部分病例出现 Cho 峰升高，可能与炎性组织脱髓鞘、免疫系统细胞增殖和大量胶质增生有关。

PWI：急性期时，大脑半球灰质区的病灶灌注增高。非急性期时，病灶灌注减低。

DTI：白质纤维示踪成像显示部分白质纤维中断、缺失，而无推压移位等改变。病程早期，病变区平均 FA 值较正常区域略高，病程中晚期，病变区平均 FA 值较正常区域明显降低。

（四）诊断要点与鉴别诊断

1. 诊断要点

（1）口唇或生殖道疱疹史；起病急，病情重，有发热、咳嗽等前驱症状；常出现癫痫、精神行为异常、局灶性神经系统损害体征。

（2）脑脊液病原学检查：单纯疱疹病毒特异性 IgM、IgG 抗体和 HSV-DNA 呈阳性。

（3）好发部位为边缘系统（颞叶内侧和额叶眶回），深部灰质核团往往不受累；多为双侧，但不对称；T₂WI 和 FLAIR 显示脑回肿胀，表现为皮层及皮层下高信号，而白质相对正常；DWI 边缘系统弥散受限。

（4）亚急性期病变内出现出血更支持诊断。

2. 鉴别诊断

（1）急性脑梗死：大脑中动脉或前动脉闭塞可导致额、顶、颞叶的脑梗死，MRI 上显示该区域脑回肿胀，而与单纯疱疹病毒性脑炎的 MRI 表现类似。两者间的鉴别点在于：脑梗死无全身中毒症状及脑脊液炎性改变；发病短期内病情达到高峰，往往出现对侧肢体瘫痪症状；病变区域符合血管供血区，灰白质同时受累，深部灰质核团可受累。

（2）胶质瘤：额叶或颞叶的低级别胶质瘤可无明显肿块形成，表现为团片状异常信号，而与单纯疱疹病毒性脑炎的 MRI 表现类似。两者间的鉴别点在于：胶质瘤患者发病相对缓慢，无发热，脑脊液无炎性改变；局部占位效应明显；$^1$H-MRS 检查示 Cho 峰升高。

（五）治疗和预后

早期诊断和治疗是降低本病死亡率的关键，主要治疗方案为抗病毒治疗，辅以免疫治疗和对症支持治疗。首选抗病毒药物为阿昔洛韦、更昔洛韦。免疫治疗主要应用干扰素和转移因子，糖皮质激素的应用争议较大，病情危重时酌情使用。当合并细菌或真菌感染时应根据药敏结果选用适当的抗生素治疗。对症支持治疗对重症及昏迷的患者至关重要，注意维持水、电解质的平衡和营养支持，保持呼吸道通畅，必要时可给予静脉高营养或少量输血，高热者给予物理降温、抗惊厥；颅内压增高者及时予以脱水降颅内压治疗。

单纯疱疹病毒性脑炎的预后取决于疾病的严重程度和治疗是否及时。未行抗病毒治疗、治疗不及时不充分或病情严重者，多预后不良，死亡率可高达 60%~80%。如早期及时给予足量抗病毒药物治疗或病情较轻，则多数患者可被治愈。但约 10% 的患者将遗留不同程度的行为和／或记忆障碍、难治性癫痫等后遗症。因本病病死率高，预防本病不容忽视，出现口唇、皮肤或黏膜、生殖道等部位疱疹时，应予以重视并及时治疗。

## 二、巨细胞病毒性脑炎

巨细胞病毒性脑炎（cytomegalovirus encephalitis）是人类巨细胞病毒（human cytomegalovirus，HCMV）感染引起的中枢神经系统病毒感染性疾病。巨细胞病毒是人类疱疹病毒组中最大的一种病毒，其进入细胞内后会导致细胞增大，所以称为巨细胞病毒。

巨细胞病毒在人群中的感染非常广泛,中国成人感染率达 95% 以上,初次感染常在 2 岁以下,通常呈隐性感染,免疫系统正常的人群感染后几乎无临床症状或症状轻微,但当发生宫内感染时或免疫功能低下的人群感染时往往后果严重,甚至致命。

根据感染获得方式和感染人群,可分为先天性感染和继发性感染。因两者的临床、影像学表现差异极大,下面将分别介绍该病。

### 【先天性巨细胞病毒脑炎】

（一）概述

先天性巨细胞病毒感染为世界上最常见的先天性病毒感染,是美国宫内感染的最常见原因,通常见于妊娠期妇女的初次宫内感染,32%~40% 初次感染的母体人群会通过胎盘导致胎儿的先天性感染,母体内潜伏性感染的复发也可引起胎儿先天性感染,但发生率仅约 1.5%。根据两大权威机构对 2 007 例先天性巨细胞病毒感染的研究表明,在工业化国家中,出生时巨细胞病毒感染的发病率为 0.6%~0.7%,其中 11%~13% 的患者会出现典型症状。

先天性巨细胞病毒感染的临床症状差异极大,主要决定因素为感染时的胎龄。大多数患儿无临床表现,10% 的患儿出现全身性症状,如:胎儿宫内发育迟缓、黄疸、肝脾大,血小板减少性紫癜等。中枢神经系统症状有小头畸形、肌张力减低或增高、癫痫、感觉神经性耳聋等。PCR 检测巨细胞病毒 DNA 呈阳性。

（二）病理学改变

大体:显示脑组织整体体积过小,脑白质体积减小,生发中心区坏死,神经胶质细胞和神经元数量减少。

镜下:特征性病理表现为细胞增大,细胞核肿胀,核内见嗜伊红病毒内容物,外周有晕环包绕,称为"枭眼征",可发生于神经元、少突胶质细胞、室管膜细胞、室管膜下星形细胞、内皮细胞。其他病理改变有生发基质细胞斑片状和局灶性细胞坏死;血管炎性改变和血栓形成,血管和室管膜下营养不良性钙化。有时可在脊髓、脊神经和视网膜中观察到巨细胞病毒的核内包涵体。

免疫组化:可见巨细胞病毒抗原、抗体。

（三）MRI 表现

先天性巨细胞病毒感染的特征性影像学表现包括小头畸形、脑室扩大、颅内钙化、皮层异常和髓鞘形成延迟或破坏。中枢神经系统病变的差异较大,其严重程度和表现取决于感染时的胎龄。胎龄小于 18 周时感染,将导致神经元和神经胶质细胞减少,表现为无脑回、小脑变小、巨脑室;胎龄 18~24 周时感染,将导致皮层脑回异常;胎龄 24~36 周时感染,将导致髓鞘形成延迟或破坏,脑室周围囊肿形成;围生期感染将导致髓鞘成熟延迟,白质局灶性损害,星形胶质细胞增生。

皮层脑回异常可表现为无脑回、巨脑回、弥漫细小脑回、脑裂畸形等。脑室扩大,脑室内粘连表现为脑室内线样分隔。室管膜下钙化在 $T_1WI$ 上呈低信号或等信号,$T_2WI$ 上呈低信号。室周囊肿表现为脑室周围边界清晰的囊性病变,多见于颞极,$T_1WI$ 上呈低信号,$T_2WI$ 上呈高信号,FLAIR 序列呈低信号。白质异常则表现为脱髓鞘改变或胶质增生,主要发生于顶叶深部脑白质,$T_1WI$ 呈低信号,$T_2WI$ 呈高信号,边界不清（图 6-2-3）。

SWI 可显示室管膜下钙化,呈点状、小斑片状低信号。

$^1$H-MRS 检查示病变区 NAA 峰降低。

（四）诊断要点与鉴别诊断

1. 诊断要点

（1）母体宫内巨细胞病毒感染史。

（2）PCR 检测巨细胞病毒 DNA 阳性。

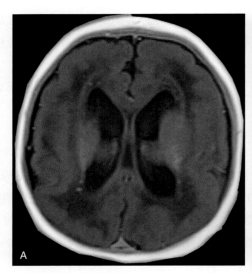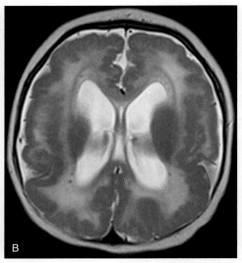

图 6-2-3    先天性巨细胞病毒脑炎 MRI 表现

A. T$_1$WI,示双侧大脑半球深部白质片状低信号,脑沟浅小,脑回呈锯齿状,双侧侧脑室旁见点状高信号;
B. T$_2$WI,示双侧大脑半球深部白质内片状高信号,双侧侧脑室旁见点状低信号。(图片由郑州大学第三附属医院马帧医师提供)

(3)胎儿发育迟缓、小头畸形、脑回发育异常、室管膜下钙化/囊肿、髓鞘异常等 MRI 表现。

2. 鉴别诊断

(1)弓形虫病:发病率为巨细胞病毒的 1/10,巨颅畸形较小颅畸形常见,脑皮质发育异常相对少见,偶见脑组织钙化。

(2)先天性淋巴细胞性脉络丛脑膜炎:也可出现室周多发钙化灶,影像学表现与巨细胞病毒感染相似,鉴别点在于本病常出现室管膜炎所致的导水管阻塞,大头畸形较小头畸形常见。

(五)治疗和预后

先天性巨细胞病毒脑炎的治疗原则是积极抗病毒和对症支持治疗。已获得批准的抗巨细胞病毒药物有更昔洛韦和膦甲酸。对症治疗指当患者出现高热、抽搐、精神错乱及躁动不安时,可分别给予降温、控制痫性发作、镇静等措施,颅内压增高时可用脱水剂。

本病病死率高,受感染的胎儿除流产、死产外,常发生先天畸形。严重者在出生后数天或数周内死亡;幸存者中 90% 留有后遗症,如智力障碍、运动障碍、生长迟缓、癫痫、听力障碍(神经性耳聋)、视力障碍(视神经萎缩)等。即使治疗有效,也难免留下后遗症,因此预防显得尤为重要。

**【继发性巨细胞病毒脑炎】**

(一)概述

继发性巨细胞病毒感染主要是由于机体免疫功能低下或长期进行免疫抑制治疗,致使体内潜伏的巨细胞病毒被激活而发病,最常见于获得性免疫缺陷综合征(acquired immune deficiency syndrome,AIDS)和器官移植术后免疫抑制剂应用的患者。发病人群中男性多于女性。感染初期通常无症状,病变严重程度随宿主免疫缺陷程度不同而不同。继发性巨细胞病毒脑膜脑炎的患者部分可无症状,部分在数天或数月内出现发热、神志改变、谵语、记忆丧失和进行性痴呆等亚急性症状,也可出现意识混乱、步态障碍、反射亢进等症状。

(二)病理学改变

大体:可见脑室扩大及室管膜炎性改变。

镜下:典型病理表现为室管膜下出现含有病毒核的巨细胞病毒。

免疫组化:可见巨细胞病毒抗原、抗体。

（三）MRI 表现

继发性巨细胞病毒感染主要表现为脑室室管膜炎和脑膜脑炎。

脑室室管膜炎表现为脑室扩大，脑室内出现液 - 液分层征象，脑室周围可见片状 $T_1WI$ 低信号、$T_2WI$ 高信号影，增强扫描脑室周围可见强化信号影。

脑膜脑炎表现为脑皮质及脑实质内局限性片状 $T_1WI$ 低信号、$T_2WI$ 及 FLAIR 序列高信号影（图 6-2-4），边界不清，增强扫描软脑膜增厚并显著强化，表现为脑沟内多发线样强化信号影，脑实质内局灶性病变多不强化。

巨细胞病毒感染亦可引起视网膜炎，MRI 增强扫描可显示增厚并强化的脉络膜、视网膜。

PWI：病变区域的 rCBV 较正常区域略增高。

$^1$H-MRS：乳酸峰（Lac）升高，出现明显的脂质峰（Lip）。

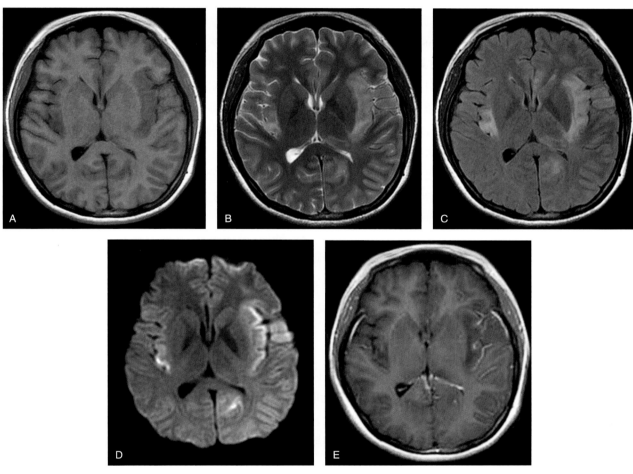

图 6-2-4　继发性巨细胞病毒脑炎 MRI 表现

A. $T_1WI$，示右侧岛叶、左侧颞岛叶、左侧禽距皮层斑片状低信号；B~D. 分别为 $T_2WI$、FLAIR 及 DWI，示病变呈高信号；E. CE-$T_1WI$，示脑沟内线样强化

（四）诊断要点及鉴别诊断

1. 诊断要点

（1）常见于获得性免疫缺陷综合征患者和免疫抑制剂应用的患者。

（2）脑室室管膜炎表现：脑室扩大，脑室周围异常信号并强化。

（3）脑膜脑炎表现：脑皮质及脑实质内异常信号，脑沟内线样强化。

2. 鉴别诊断

(1)人类免疫缺陷病毒脑炎：两者均可出现脑室周围白质斑片样 $T_2WI$ 高信号，人类免疫缺陷病毒脑炎常伴有脑萎缩，增强扫描脑室周围异常信号无强化。而巨细胞病毒脑炎增强扫描室管膜可见显著强化，脑室内信号不均匀。

(2)进行性多灶性白质脑病(progressive multifocal leukoencephalopathy，PML)：脑白质内也可出现 $T_2WI$ 高信号，但皮层下"U"形纤维受累重于脑室周围白质，最常见于额顶枕叶。

(五)治疗和预后

继发性巨细胞病毒脑炎治疗原则是积极抗病毒和对症支持治疗，预防尤为关键。免疫功能低下的人群应注重免疫功能的提升。

### 三、病毒性脑膜炎

(一)概述

病毒性脑膜炎(virus meningitis)又称无菌性脑膜炎或浆液性脑膜炎，为多种病毒侵犯神经系统交叉作用引起的软脑膜急性炎症，多同时累及脑实质而形成病毒性脑炎。任何年龄均可发生，尤以儿童好发，大多数患者具有病程自限性。能够引起脑膜炎的病毒有：柯萨奇病毒、ECHO 病毒、腮腺病毒、淋巴细胞脉络丛脑膜炎病毒、单纯疱疹病毒、水痘 - 带状疱疹病毒、虫媒病毒、EB 病毒等。本病大多数为肠道病毒感染，其中 ECHO 和柯萨奇病毒最多见，约占 50%。其次为腮腺炎病毒及淋巴细胞脉络丛脑膜炎病毒，少数为疱疹性病毒包括单纯疱疹病毒及水痘 - 带状疱疹病毒。

病毒经肠道或呼吸道进入淋巴系统繁殖，然后随血流感染颅外部分脏器，此时患者可出现发热等全身症状，在病毒血症后期可进入中枢神经系统，出现神经系统症状。若宿主对病毒抗原产生的免疫反应较强烈，将进一步引发脱髓鞘、血管及血管周围脑组织损害。

本病通常起病急骤，主要临床表现为发热、剧烈头痛、抽搐、颈项强直，并伴有恶心、呕吐、皮疹、腹痛、腹泻、肌无力及肌肉酸痛等全身中毒症状，严重者可出现脑疝。患者年龄越大，症状越严重。外周血中白细胞多正常，脑脊液压力正常或轻度增高，脑脊液蛋白质和白细胞含量升高。部分患者脑脊液病毒核酸检测可呈阳性，病毒培养及特异性抗体测试阳性。恢复期血清特异性抗体滴度高于急性期 4 倍以上具有诊断价值。

(二)病理学表现

大体：脑部一般无特异性表现，偶可见脑表面血管充盈及脑水肿。

镜下：病变主要位于软脑膜，蛛网膜下腔内可见单核细胞浸润，浅层脑组织可见血管周围炎症细胞浸润，血管周围神经细胞可发生变性、髓鞘崩解和坏死，但深层脑组织及脊髓组织无炎性改变和神经细胞坏死的证据。合并脑炎的部分患者可出现明显的脱髓鞘病理表现，但相关神经元和轴突却相对完好。这种病理特征，代表病毒感染所激发的机体免疫应答，提示"过敏性"或"感染后"脑炎的病理学特点。

(三)MRI 表现

MRI 平扫往往无明显异常表现，增强扫描后可见沿脑沟、脑回分布的菲薄的线条样强化(图 6-2-5)，提示为软脑膜的异常强化。病变易累及脑实质形成病毒性脑炎，以灰质受累为主，主要位于皮层，可对称或不规则分布，可伴有不同程度的脑水肿。通常在 $T_1WI$ 呈稍低信号，$T_2WI$ 呈稍高信号，增强扫描后可无强化，也可出现不同程度的不规则强化。

(四)诊断要点与鉴别诊断

1. 诊断要点

(1)好发于儿童。

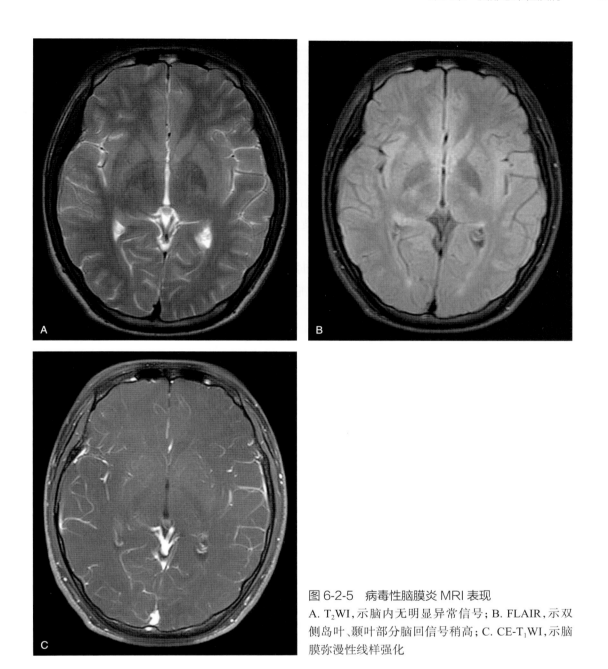

图6-2-5　病毒性脑膜炎 MRI 表现
A. $T_2WI$,示脑内无明显异常信号；B. FLAIR,示双侧岛叶、颞叶部分脑回信号稍高；C. CE-$T_1WI$,示脑膜弥漫性线样强化

（2）通常起病急骤,发热、剧烈头痛、颈项强直,并伴有全身中毒症状。

（3）MRI 平扫往往无异常,增强扫描可见沿脑沟回分布的菲薄线条样强化。

（4）常不同程度的侵犯脑实质,出现病毒性脑炎相应的影像学表现。

2. 鉴别诊断

（1）细菌性脑膜炎：病变较广泛,脑沟内可见脓性渗出物,DWI 上可呈高信号,增强后增厚的脑膜呈线样强化。常伴有脑脓肿、硬脑膜下积脓等 MRI 表现。明确诊断还应结合实验室检查及组织细胞学检查。

（2）结核性脑膜炎：多累及基底池,累及浅表脑沟较少,常伴有幕上脑积水。而病毒性脑膜炎合并脑积水者少见。MRI 增强扫描后脑膜呈线样显著强化,部分呈结节状、环形强化。可伴有结核性肉芽肿和脓肿表现。结核性脑膜脑炎患者多有脑外结核病灶或结核病接触史,结合病史两者鉴别不难,确诊需依据病原学检查。

（3）真菌性脑膜炎：大多数真菌性脑膜炎易侵犯基底池脑膜,部分真菌性脑膜炎还可累及脑表面的脑膜,MR 增强表现为软脑膜的线样、结节样或肿块状强化。真菌性脑膜炎可伴有真菌肉芽肿、脓肿,可合并脑积水和脑梗死等影像表现,确诊需依据病原学检查。

### (五) 治疗和预后

病毒性脑膜炎,由柯萨奇或 ECHO 病毒所引起者,治疗主要包括对症治疗、支持治疗和防治并发症。一般选择静脉滴注地塞米松用以控制炎性反应,早期适量应用脱水剂可减轻脑水肿症状。对于考虑尚难排除单纯疱疹病毒或水痘 - 带状疱疹病毒感染者,应及时应用抗病毒药物。

不同病毒引起的临床症状、病情严重程度和预后均不尽相同。对出现呼吸困难、吞咽障碍及抽搐的患者应对症使用呼吸机、鼻饲饮食及药物。经过及时治疗,病程多呈良性,具有自限性(多小于 2 周,一般不超过 3 周),预后较好,多无并发症。大部分患者可被治愈完全康复,但少数患者可遗留继发性癫痫、肢体活动不利、智能发育迟缓等后遗症。

因此,尽早明确颅内感染病因,有利于赢得治疗时间,阻止病变快速恶化,减少并发症和后遗症。病毒性脑炎的预后与所感染的病毒类型密切相关。单纯疱疹病毒感染者预后较差,肠道病毒感染者的病程具有自限性,一般预后较好。

# 第三节　寄生虫感染

## 一、脑猪囊尾蚴病

### (一) 概述

脑猪囊尾蚴病(cerebral cysticercosis)是人类中枢神经系统最常见的寄生虫感染,由猪绦虫的囊尾蚴所致,多经粪口传播摄入虫卵而发病。在流行地区,其为获得性癫痫最常见的病因,是大多数发展中国家重要的公共卫生问题。近年来,随着全球化的进程,脑猪囊尾蚴病在发达国家的发生率也有所上升。

脑猪囊尾蚴病可发生于任何年龄,但有症状者多集中在 15~40 岁,性别或种族间无明显差异。患者多出现皮下结节,囊虫补体结合试验或间接血凝试验呈阳性。最常见的神经系统症状为癫痫,其次为颅内高压。虽然脑猪囊尾蚴病可引起慢性脑膜炎和蛛网膜炎,但通常无脑膜刺激征、发热或其他炎症反应。脑猪囊尾蚴病性血管炎可引起腔隙性脑梗死、进行性中脑综合征(progressive midbrain syndrome),后者为桥前池和脚间窝蛛网膜炎累及在其内穿行的旁正中丘脑大脑脚动脉分支所致。

根据发病部位,猪囊尾蚴病可分为脑实质型、脑室型、脑膜型、混合型。根据影像学表现,脑猪囊尾蚴病可分为四期:小囊形成期、胶样囊泡期、肉芽肿结节期、钙化结节期。根据临床表现、影像学表现和脑脊液分析,又可分为活动型和非活动型。活动型包括蛛网膜炎(伴有或不伴脑积水)及血管炎(伴有或不伴梗死)。

### (二) 病理学表现

大体:脑囊虫常为小的半透明状囊泡,单发或成簇状,头节内陷。多位于灰白质交界区、基底节、小脑、蛛网膜下腔、脑池及脑室系统。囊泡大小各异,位于脑实质者多在 1cm 左右,头节大小 1~4mm。位于蛛网膜下腔的囊泡可较大,达数厘米。

镜下,脑实质内囊虫的囊壁大致分四层:最内层为坏死物,有巨噬细胞、异物巨细胞和成纤维细胞。向外依次是胶原纤维层、炎细胞层(以淋巴细胞和嗜酸性粒细胞为主)、反应性胶质细胞增生区。囊虫头节有带钩的顶突和肌性吸盘。

病理上分为四期:①小囊形成期:幼虫形成小附壁结节,向小囊内突出,此期为活体寄生虫,很少或无炎症反应,可持续数年或退变。②胶样囊泡期:幼虫开始退变,头节裂解引发明显炎症反应和胶质增生,最终形成纤维包裹。囊液变混浊呈胶样。③肉芽肿结节期:囊壁回缩并形成肉芽肿样结节,可钙化,周边水肿减轻。囊周不同程度的胶质增生是此期最常见的病理表现(图6-3-1)。④钙化结节期(非活动期):病变缩小完全钙化,周围无水肿。

由于虫卵的反复感染,近一半的患者可同时具有两种以上不同的病理表现。

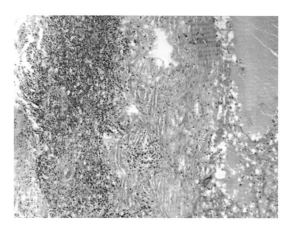

图 6-3-1　脑猪囊尾蚴病病理表现
光镜下,示局部多核巨细胞增生呈慢性肉芽肿性炎(HE × 50)

(三) MRI 表现

脑实质型最为常见,病灶呈类圆形、多发,多位于皮髓质交界区及基底节区,部分可形成单个大囊。不同时期影像表现有所不同,可同时存在,分述如下:

1. 小囊形成期(活体幼虫)　囊液在 $T_1WI$ 和 $T_2WI$ 上信号与脑脊液相似,FLAIR 序列上呈等 / 低信号。囊壁薄而光滑,可有轻度强化或无强化。头节呈孤立状偏心分布,$T_1WI$ 上相对于脑白质呈等或低信号,$T_2WI$ 上呈等或高信号,FLAIR 序列上呈高信号。病变周围水肿较轻。DWI 上囊腔内液体常呈低信号,而头节多呈高信号(图6-3-2A~E)。

2. 胶样囊泡期(退变幼虫)　囊虫死亡,头节缩小,灶周水肿明显。囊液蛋白成分增多并形成胶样物质,$T_1WI$ 上信号较脑脊液高,FLAIR 序列上呈高信号。囊壁增厚并强化(图6-3-2F~I)。头节位于囊壁边缘呈结节样强化。出现特征性"白靶征"($T_2WI$ 囊液和周围水肿呈高信号,头节为低信号);和"黑靶征"($T_1WI$ 头节为高信号,囊液和周围水肿呈低信号)。

3. 肉芽肿结节期(恢复期):囊腔皱缩,囊腔在 $T_1WI$ 上呈低信号,$T_2WI$ 上呈等或低信号,灶周水肿减轻。增强后可有结节状或环形强化。

4. 钙化结节期(痊愈期):病灶钙化于各序列上均呈低信号,$T_1WI$ 上部分病灶内可见等信号,灶周无水肿。$T_2^*GRE$ 序列成像上钙化的头节呈黑色圆点样。

有报道显示 $^1$H-MRS 检查中,病灶区 NAA 峰和 Cr 峰降低,Cho 峰升高,可出现乳酸盐、琥珀酸盐、丙氨酸峰。

脑室型:以第四脑室多见,病变较大呈圆形,囊壁菲薄不易观察,FLAIR 序列上囊壁呈高信号,有助于检出脑室内病变。间接征象为脉络丛移位。病变可引起室管膜炎,导致梗阻性脑积水。增强扫描囊壁强化,可伴室管膜强化。

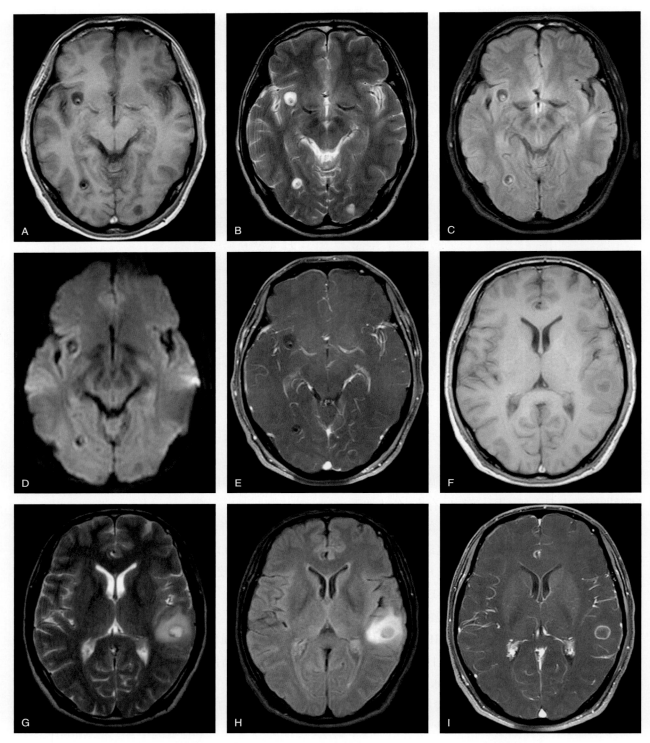

**图 6-3-2　脑实质型猪囊尾蚴病 MRI 表现（A~E 为小囊形成期，F~I 为胶样囊泡期）**

A. T$_1$WI，示右侧岛叶、双侧枕叶灰白质交界区类圆形低信号，囊壁薄而光滑，囊内可见一等、低信号的头节，周围无明显水肿；B. T$_2$WI，示病灶呈高信号，头节呈等信号，周围无明显水肿；C. FLAIR，示病灶内头节和囊壁呈高信号，囊内容物呈低信号；D. DWI，示头节为点状稍高信号，囊内液体呈低信号；E. CE-T$_1$WI，示病灶部分囊壁轻度强化；F. 同一患者 T$_1$WI，示左侧颞叶灰白质交界区类圆形稍低信号（较脑脊液信号稍高），周围见片状水肿；G. T$_2$WI，示病灶头节呈低信号，囊内容物及周围水肿呈高信号，呈"黑靶征"；H. FLAIR，示病灶囊内容物呈稍高信号；I. CE-T$_1$WI，示病灶囊壁呈环形明显强化

脑膜型:好发于脑底池及外侧裂池,呈分支状或葡萄状,$T_1WI$ 呈低信号,$T_2WI$ 呈高信号(图 6-3-3)。可引起慢性蛛网膜炎及粘连,导致蛛网膜下腔扩大变形,出现交通性脑积水。增强扫描囊壁环形强化,伴脑底池异常强化。

混合型:上述两种或两种以上表现同时存在。

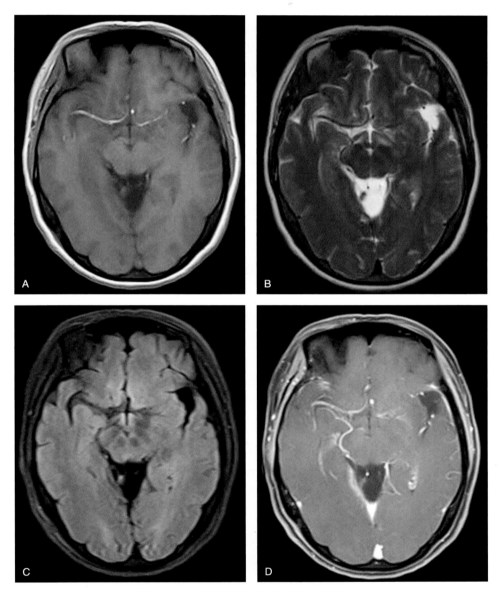

图 6-3-3 脑膜型脑猪囊尾蚴病 MRI 表现

A. $T_1WI$,示左侧外侧裂池、四叠体池区域囊片状低信号影,四叠体池病灶内可见等信号头节;
B. $T_2WI$,示病灶呈高信号,头节呈等信号;C. FLAIR,示病灶呈低信号,头节呈稍高信号;
D. CE-$T_1WI$,示四叠体池病灶头节轻度强化,病灶邻近脑膜强化,左侧外侧裂池病灶未见明显强化

## (四) 诊断要点与鉴别诊断

### 1. 诊断要点

(1)有"米猪肉"食用病史或皮下、肌肉内查见囊虫。

(2)血清或脑脊液脑囊虫免疫学检查阳性。

(3)薄壁囊肿伴偏心"圆点"样头节。

(4)病灶时期不同表现不同,多时相病灶可共存。典型影像学特征有:"白靶征""黑靶征"、钙化等。

2. 鉴别诊断

(1)脑脓肿:囊壁呈 $T_2WI$ 等信号,DWI 囊内呈明显高信号,ADC 值降低。脑脓肿者全身症状较重,常有发热、脑脊液检查白细胞增多等表现。

(2)结核球:常伴脑基底部脑膜炎及不同程度脑积水,易发生钙化,增强呈结节样或多发厚壁环形强化,可见"靶征",灶周水肿轻。临床上常有脑外结核史及全身结核中毒症状。

(3)囊实性脑肿瘤:如毛细胞型星形细胞瘤、血管网状细胞瘤等,其囊壁为肿瘤组织,可有囊肿和壁结节,强化多较明显。

(4)蛛网膜囊肿:主要与脑膜型脑猪囊尾蚴病相鉴别,蛛网膜囊肿常为单发病灶,其成分和信号与脑脊液类似,无强化。

(5)扩大的血管周围间隙:在所有序列中与脑脊液信号相同,无明显占位效应。

(6)其他寄生虫感染:多无头节。但需注意发生在大脑基底池的脑猪囊尾蚴病表现为簇状囊肿,头节可以不显示,此时需仔细观察其他部位的病变是否有头节存在,并结合血清或脑脊液囊虫免疫学检查。

(五)治疗和预后

脑猪囊尾蚴病的治疗以药物治疗为主。口服阿苯达唑可减少寄生虫本身损害及癫痫发作。如出现颅内压增高,需进行脱水、抗过敏治疗。对于病灶较局限或位于脑室内,可进行手术切除。脑积水者常需要行脑脊液分流术。不同类型的感染其预后也不尽相同。

## 二、脑棘球蚴病

棘球蚴病(echinococcosis)是指感染棘球绦虫的幼虫棘球蚴而导致的疾病,是一种全球性的人畜共患性疾病。多在畜牧业发达地区流行,在我国主要集中在北部或西北部,是内蒙古、新疆、西藏、青海、宁夏等游牧民族聚集区的地方病和常见病。近年来随着城市内养犬者的增加,城市居民的发病率有所上升。在棘球蚴病高发地区,人群的易感率为 1% 左右。棘球绦虫种类多样,可引起不同类型的棘球蚴病,目前我国常见的类型有脑细粒棘球蚴病(cerebral cyst echinococcosis,CCE)和脑泡型棘球蚴病(cerebral alveolaris echinococcosis,CAE)。脑棘球蚴病的发病率占全身棘球蚴病的 1%~4%,其中脑细粒棘球蚴病较多。

确诊本病需进行病原学检查,在活检或手术切除的病灶中检出棘球蚴囊壁、子囊、头钩或原头节者可确诊本病。若患者不适宜手术,可结合相关实验室检查。采用酶联免疫法和金标渗滤法同时检测患者体内抗棘球蚴囊液抗原(EsCF)、囊液半纯化抗原 B(EgB)、头节抗原(EgP)、泡球蚴抗原($Em^2$)四个抗原的抗体水平,是目前常用的棘球蚴病辅助实验室检查方法,简称棘球蚴八项检查。

### 【脑细粒棘球蚴病】

(一)概述

脑细粒棘球蚴病是指细粒棘球绦虫的幼虫细粒棘球蚴感染脑部引起的疾病。儿童多于成人,占 80% 左右。细粒棘球蚴可寄生于脑内任何部位,多见于大脑中动脉供血区,额顶叶好发。

本病以原发性感染多见,最主要的传染源为犬,即棘球绦虫的终宿主。肝脏是人体细粒棘球蚴病最常累及和最先累及的部位。少数六钩蚴可经肝血窦进入血液循环,沿颈内动脉进入脑内,进而生长发育形成棘球蚴囊肿。脑细粒棘球蚴病按病变形态不同分为单纯囊肿型和多子囊型。

脑细粒棘球蚴病早期多缺乏明显症状和体征,棘球蚴囊肿较大时可产生压迫症状,如头痛、恶心、呕吐、视乳头水肿等,亦可出现局灶性症状如偏瘫、偏身感觉障碍、失语、癫痫发作等。

（二）病理学表现

大体:单纯棘球蚴囊肿呈乳白色半透明状,表面平滑光整有光泽,囊壁厚度均匀,1~3mm。多子囊型棘球蚴囊肿除了一个大的母囊外,内部还有多发大小不等的子囊,子囊与母囊结构类似,也呈乳白色半透明状。

镜下:棘球蚴囊肿的囊壁由外囊及内囊两部分组成。外囊因宿主对棘球蚴的免疫反应而形成,是一层由新生成纤维细胞组成的纤维结缔组织包膜,周围可见浆细胞及多核巨噬细胞浸润。内囊即虫体本身,分为外层的角质层和内层的生发层。角质层不含细胞结构,由生发层的细胞分泌物形成。生发层主要由生发细胞构成,是胚蚴的增殖基地。生发层内面长有许多细小颗粒状的育囊及雏囊。育囊内含有多个呈卵圆形白色颗粒状的原头蚴(图 6-3-4)。棘球蚴囊肿内充满水样囊液。

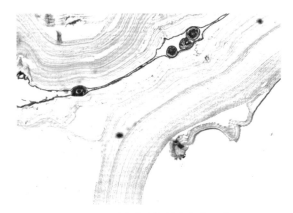

图 6-3-4　脑细粒棘球蚴病病理表现
光镜下,示不含细胞结构的角质层,生发层内见原头节(HE × 200)

（三）MRI 表现

单纯囊肿型:表现为单发或多发的囊性病灶,囊液呈 $T_1WI$ 低信号、$T_2WI$ 高信号,囊壁厚薄均匀、连续一致,在 $T_2WI$ 上呈低信号,FLAIR 序列上囊液呈低信号。增强扫描囊壁一般不强化(图 6-3-5),合并感染时可轻度强化。

多子囊型:表现为母囊内多发大小不等的子囊,子囊多排列于母囊周边,呈"车轮"样或"玫瑰花瓣"样,$T_1WI$ 上母囊及子囊均呈低信号,但子囊信号较母囊更低,子囊壁常显示不清,$T_2WI$ 上母囊及子囊均呈高信号,壁均呈稍低信号,增强扫描病变一般不强化(图 6-3-6),合并感染时可呈环形强化。

DWI:脑细粒棘球蚴病囊壁及囊腔内均呈低信号。

MR 水成像:单纯囊肿型病灶呈类圆形高信号,边缘光整;多子囊型则呈葡萄串样或玫瑰花瓣样高信号。

$^1$H-MRS 检查:有文献报道,病灶囊液区的 NAA 峰、Cr 峰、Cho 峰下降,Lac 峰和 Ala 峰升高,可以出现乙酸盐峰、琥珀酸盐峰和丙酮酸峰。

PWI:病灶内部呈低灌注状态。

（四）诊断要点与鉴别诊断

1. 诊断要点

(1)有传染源、易感动物接触史或流行地区居住史。

(2)小儿好发,额顶叶多见,占位效应不显著,瘤周水肿轻。

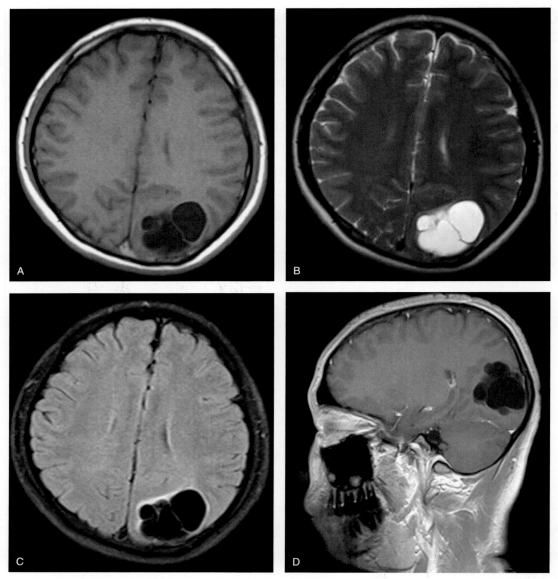

图 6-3-5　脑细粒棘球蚴病（单纯囊肿型）MRI 表现

A. T₁WI，示左侧顶叶多囊样低信号病灶，周边可见等信号包膜；B. T₂WI，示病变呈高信号，周边亦可见稍低信号囊壁；C. FLAIR，示病灶呈低信号，周边可见少量高信号影；D. CE-T₁WI，示病灶未见明显强化

（3）单发或多发囊性病灶，囊壁厚薄均匀一致，多子囊型出现"车轮征""玫瑰花瓣征"。

（4）T₂WI 囊壁呈稍低信号，增强扫描多无强化，合并感染者囊壁可有强化。

2. 鉴别诊断

（1）蛛网膜囊肿：为颅内最常见的囊性病变，一般位于脑实质外蛛网膜下腔内，形态多不规则。而棘球蚴囊肿多位于脑实质内，呈较规则的类圆形，蛛网膜病变罕见。

（2）表皮样囊肿：又称胆脂瘤，是颅内较常见的一种囊性病变。其多见于桥小脑角区或脑沟裂池系统内，形态欠规整，脑实质内表皮样囊肿占比不到 10%。表皮样囊肿的特征性 MRI 表现是 DWI 上呈高信号，而棘球蚴囊肿在 DWI 上呈低信号。

（3）脑脓肿：一般起病较急，有明确的细菌感染史，而棘球蚴病一般起病缓慢，有流行地区居住史或传染源、易感动物接触史。脑脓肿的囊壁呈环形明显强化，内壁光整，囊内容物呈 DWI 上明显高信号。而棘球蚴囊肿的囊壁多不强化，DWI 上一般为低信号。

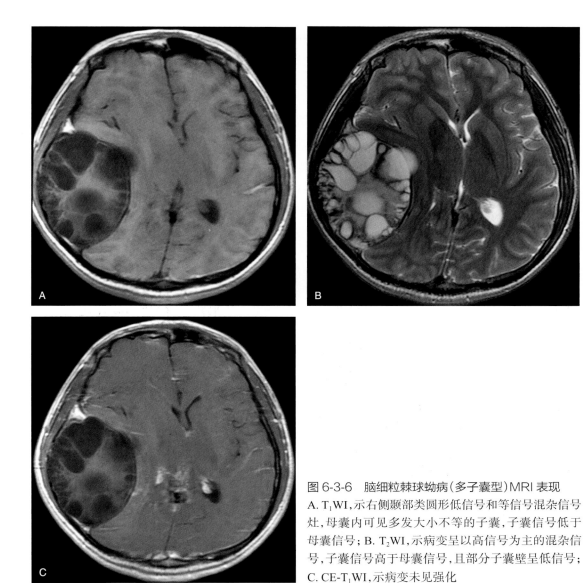

图 6-3-6　脑细粒棘球蚴病(多子囊型)MRI 表现
A. T₁WI,示右侧颞部类圆形低信号和等信号混杂信号灶,母囊内可见多发大小不等的子囊,子囊信号低于母囊信号;B. T₂WI,示病变呈以高信号为主的混杂信号,子囊信号高于母囊信号,且部分子囊壁呈低信号;C. CE-T₁WI,示病变未见强化

（五）治疗和预后

目前,脑细粒棘球蚴病的治疗手段仍以手术为主,确诊后应及时进行手术,以防并发破裂后引发过敏性休克。手术方式通常为囊完整切除术或内囊穿刺摘除术。对于术后复发或手术不能完全切除者,应辅以药物治疗。以阿苯达唑为代表的苯并咪唑类化合物是目前临床上常用的抗棘球蚴药物,此外吡喹酮、中草药及一些新型抗棘球蚴药物的应用也越来越广泛。

脑细粒棘球蚴病的预后一般取决于棘球蚴囊肿的部位、多少、大小及有无并发症。如手术能完全摘除且无破坏感染,则预后良好。如外伤或手术导致棘球蚴囊肿破裂,则可导致过敏性休克、多发种植,甚至死亡。

**【脑泡型棘球蚴病】**

（一）概述

脑泡型棘球蚴病是指多房棘球绦虫的幼虫泡状棘球蚴感染脑部引起的疾病。多房棘球绦虫的终宿主主要为狐,其次是犬,家犬被认为是多房棘球绦虫传播的重要终宿主。脑泡型棘球蚴病的发病率较低,仅占泡型棘球蚴病全身转移的 1%~3%。

病变往往多发,可见于脑内任何部位,但好发于血供较丰富的皮髓质交界区,与脑泡型棘球蚴病几乎全部来源于肝泡型棘球蚴病的血行转移有关。这点与脑细粒棘球蚴病不同。但两者的临床表现类似。

（二）病理学表现

大体:呈块状或结节状,表面为淡黄色或灰白色结节样,切面似实质性肿瘤,质地细腻,呈黄褐色或灰白色,可见多发大小不等的囊泡,似海绵样。病灶无包膜,边缘不规则,可见突向外生长的小结节。

镜下:脑组织内散在分布大小不等的泡状棘球蚴小囊泡,大小为10~290μm,呈圆形、树枝状或裂隙状,一般仅可见角质层,偶尔有单细胞性生发层(图6-3-7)。囊泡周围见嗜酸性粒细胞浸润,伴有典型的纤维组织增生及肉芽组织形成,囊泡散在或成簇地包埋于纤维组织内,囊泡间的脑组织还可发生凝固性坏死。因人体并非适宜的中间宿主,故感染时罕见原头节。

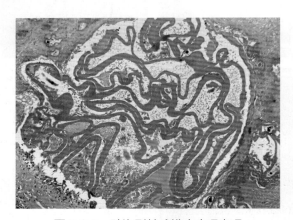

图6-3-7　脑泡型棘球蚴病病理表现
光镜下,示红染平行的板层结构,外层为角质层,内层为生发层(红染的平
行的板层结构),并可见生发囊和子囊,子囊内见坏死的原头蚴,包裹外层
系由宿主形成的纤维膜,囊周可见上皮样细胞、异物巨细胞(HE×100)

泡状棘球蚴呈出芽式生长,且大多为外生性。因此母囊的囊壁上可见多发的小疣状突起,逐步向外生长延伸,同时形成多个小囊泡,囊泡增大后形成子囊和孙囊并进一步向外增殖,浸润、破坏或挤压邻近组织,病灶与邻近组织分界不清。这种"类肿瘤"似的生长方式为泡状棘球蚴病所特有,因此其又被称为"虫癌"。

（三）MRI表现

脑泡型棘球蚴病的好发部位是血供丰富的皮层区或皮层下区,常表现为类圆形或不规则形肿块(图6-3-8),呈浸润性生长,$T_1WI$上呈等或稍高信号,$T_2WI$上呈以低信号为主的混杂信号,内部夹杂多发大小不等的高信号小囊泡影,此乃脑泡型棘球蚴病的独有特征性表现。增强扫描后病灶多呈不规则周边强化。原因可能是病灶内小囊泡周围纤维组织增生及周边脑组织的炎性反应,导致血-脑屏障破坏。

$^1$H-MRS:病灶区NAA峰、Cho峰不同程度降低,出现明显的Lip峰,伴或不伴Lac峰(图6-3-9)。

MR水成像:可清晰显示病灶内部及周围多发大小不等的囊泡样高信号。

PWI:病灶内部呈低灌注状态。

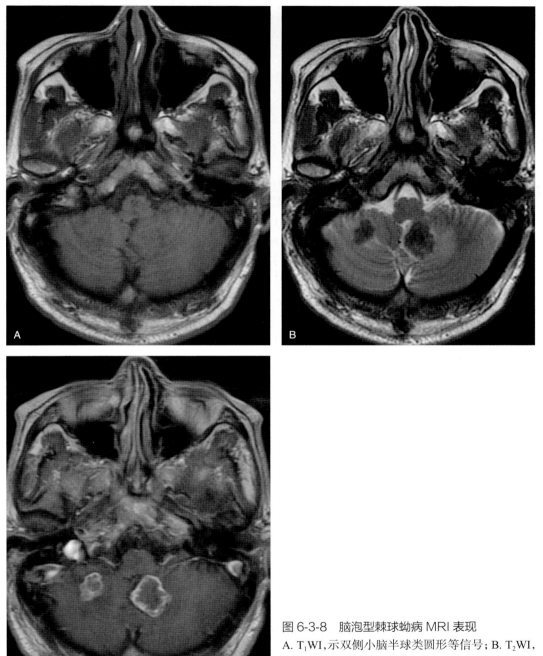

图 6-3-8　脑泡型棘球蚴病 MRI 表现

A. T$_1$WI,示双侧小脑半球类圆形等信号; B. T$_2$WI, 示病变呈低信号,中央可见多发大小不等的点状高信号小囊泡,周围见斑片状水肿; C. CE-T$_1$WI, 示病变呈环形强化

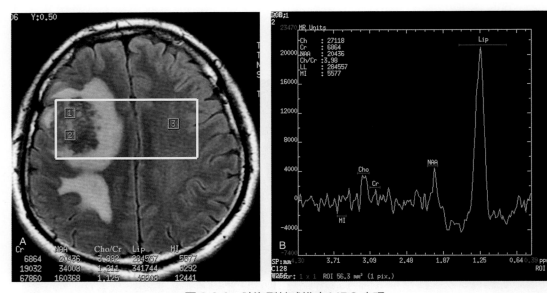

图 6-3-9 脑泡型棘球蚴病 MRS 表现

A. $^1$H-MRS FLAIR 定位像,示右侧额叶片状稍高信号;B. MRS 谱线,示 NAA 峰、Cho 峰及
Cr 峰不同程度降低,1.3ppm 处可见高尖 Lip 峰

**(四)诊断要点与鉴别诊断**

**1. 诊断要点**

(1)有传染源、易感动物接触史或流行地区居住史。

(2)脑实质内单发或多发病灶,多发生于皮层区或皮层下区,有一定占位效应,与周围组织分界不清。

(3)特征性 MRI 表现:T$_2$WI 呈以低信号为主的混杂信号,内部夹杂多发大小不等的高信号囊泡影。

(4)增强扫描呈不规则环形强化。

**2. 鉴别诊断**

(1)脑转移瘤:为脑部常见肿瘤,与脑泡型棘球蚴病类似,好发部位均为皮髓交界区。转移瘤合并出血时,T$_2$WI 上也可呈低信号,而易与脑泡型棘球蚴病混淆。转移瘤具有小病灶大水肿,中心易出现液化性坏死的特征性表现。而脑泡型棘球蚴病以 T$_2$WI 低信号的病灶内部夹杂多发大小不等高信号囊泡影为特征性表现。同时,两者病史不同,转移瘤钙化少见,棘球蚴病钙化相对常见。

(2)颅内结核球:与脑泡型棘球蚴病的影像学表现有一定的共同之处,均表现为多发大小不等的结节,T$_2$WI 上均多呈低信号,增强扫描呈环形强化,病灶内可出现钙化。但结核球通常有肺结核或其他部位结核的病史,而脑泡型棘球蚴病多继发于肝泡型棘球蚴病,T$_2$WI 上可见不同于结核球的特征性小囊泡影。另外磁共振水成像技术对囊泡结构的显示优于常规 MRI,利于两者的鉴别。

(3)星形细胞瘤:是颅内原发性肿瘤中最常见的类型,多数单发,而脑泡型棘球蚴病常多发。星形细胞瘤在 T$_2$WI 上多呈稍高信号,仅合并出血时病灶内部可见低信号。加之棘球蚴病多具有肝泡型棘球蚴病的病史,二者易于鉴别。

**(五)治疗和预后**

同脑细粒棘球蚴病。

### 三、脑弓形体病

#### （一）概述

脑弓形体病（cerebral toxoplasmosis）是刚地弓形虫感染引起的脑部疾病，是 AIDS 患者最常见的中枢神经系统机会性感染。刚地弓形虫是一种专性细胞内寄生虫，人类、鸟类、哺乳动物都可以成为其中间宿主。弓形虫感染人体的途径主要有两种：经胎盘先天性感染、经粪-口获得性感染。感染弓形虫的风险因素有很多：喂养猫或接触猫的粪便及被污染的土壤，食用生肉、生蛋或未灭菌的奶制品，食用未洗净的果蔬，饮用未处理的水等。弓形虫的终宿主是猫科动物，只有在终宿主体内才会进行有性繁殖，而在中间宿主体内只进行无性繁殖。有性繁殖仅在终宿主肠黏膜上皮细胞内发生造成局部感染，而无性繁殖常造成宿主全身性感染。

先天性脑弓形体病患者大部分在出生时处于亚临床状态或没有症状，给诊断带来困难。由于母体弓形虫感染产生的抗体无法通过胎儿的血-脑屏障，因此相对于获得性感染，先天性脑弓形体病往往较严重。妊娠早中期可致流产、死产，妊娠晚期可致早产。典型的先天性脑弓形体病三联征为：脑积水、脑钙化灶和视网膜脉络膜炎。多伴有全身性感染，如发热、呕吐、腹泻、黄疸、皮疹、肺炎、肝脾及淋巴结肿大等。晚期常有后遗症，如小头畸形、智力低下、视神经萎缩、眼球震颤等。

获得性脑弓形体病多为无症状的隐性感染，只要宿主免疫功能正常，疾病可处于长期静止状态。但对于 AIDS 等免疫功能低下的患者，寄生虫在体内可大量增殖，出现局部坏死及播散，导致严重脑损害。

实验室检查：血清循环抗原检测和血清特异性抗体检测具有高度敏感性，但对于免疫缺陷患者，抗体阴性也不能排除弓形虫感染。

#### （二）病理学表现

先天性弓形虫病为母体弓形虫病胎盘内感染所致，经脐静脉引起胎儿寄生虫血症，继而引发肺炎、脑炎、心肌炎和肝炎。弓形虫侵及脑实质和脑室系统时，引起局灶性或弥漫性坏死，坏死灶中可检出弓形虫和包囊。慢性期可见胶质细胞增生及散在钙化，邻近小血管周围见炎性细胞渗出。

获得性脑弓形体病多表现为急性弓形虫脑炎，与患者的免疫功能有关。轻症者以血管周围炎细胞渗出和胶质细胞增生为主。重症者可见脑灰白质组织坏死、大量炎细胞渗出，可检出弓形虫及包囊。免疫组化可显示弓形虫原虫抗原标记。

#### （三）MRI 表现

1. 先天性脑弓形体病　早期：呈脑炎、脑膜炎改变，表现为双侧大脑半球皮层、灰白质交界区、基底节区多发异常信号，呈 $T_2WI$ 稍高信号，病变形态不规则，分布常不对称。增强扫描可出现线样或结节样强化。

晚期：病灶坏死区出现钙化，呈 $T_2WI$ 低信号，常位于室管膜下或脑实质内，呈多发结节样或线条状。某些学者认为钙化灶的部位和特点在一定程度上与宫内感染发生的时期有关。20 周以前感染者常表现为基底节区大的致密钙化灶，20~30 周内感染者多在侧脑室旁出现小钙化灶，30 周以后感染者常表现为脑实质内弥漫性钙化。

除以上急慢性感染的表现外，脑积水亦是本病常见的影像学表现。典型的先天性脑弓形体病三联征为：脑积水、脑钙化灶和视网膜脉络膜炎。

MRI 还可显示感染所致的脑发育异常。如小头畸形、髓鞘形成延迟及脑发育不全、憩室样畸形、神经元移行异常等。由于寄生虫进入脑内的时期不同，脑弓形体病可表现为多处病灶、多期病变同时存在。

2. 获得性脑弓形体病　获得性弓形虫感染的病变主要为局灶性或弥漫性坏死性炎症，可形成坏死性肉芽肿。病变好发于基底节区、丘脑、灰白质交界区等部位，分布不对称，大小各异，直径多在 2~3cm。

T₁WI 上表现为边界不清的低信号灶,偶见高信号,可能为富蛋白物质或凝固性坏死所致,未治疗者很少出现灶内出血。在 T₂WI 上表现为低信号环或实性结节,环内及环周见高信号水肿区,FLAIR 序列对病变显示更佳,约 30% 可见偏心性"靶"征,为肉芽肿结节的表现(图 6-3-10)。增强扫描可呈环形、结节样或偏心"靶"样强化,代表不同形态的弓形虫肉芽肿,如出现"靶"征则高度提示脑弓形体病,表现为强化环内的强化结节。但相当多病例的影像学表现并不特异,与其他原因引起的肉芽肿性病变难以鉴别(图 6-3-11)。

DWI:病灶坏死中心弥散不受限,呈低信号。

PWI:病灶区 rCBV 降低。

¹H-MRS:出现明显升高的 Lip 峰。

**(四)诊断要点与鉴别诊断**

1. 诊断要点

(1)好发于免疫缺陷患者。

(2)血清特异性抗体和血清循环抗原检测阳性。

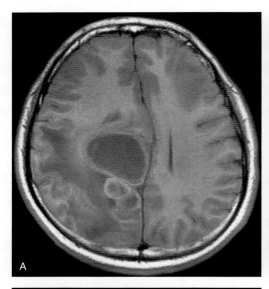

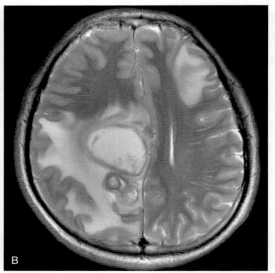

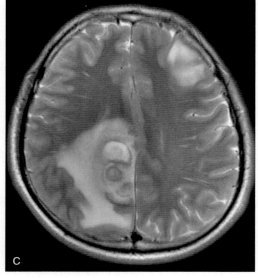

图 6-3-10　脑弓形体病 MRI 表现

A. T₁WI,示脑实质内多发环形低信号区,大小不等,壁呈等信号,囊内信号欠均匀,病灶周围可见大片指状水肿区,占位效应明显;B. T₂WI,示囊内高信号,囊内可见碎屑样等信号区,部分病变内可见低信号,周边水肿显示更为清晰。此例患者为 AIDS 患者,部分结节内有少量含铁血黄素沉积为抗弓形虫药物治疗所致;C. 抗弓形虫治疗后复查 T₂WI,示病灶有所缩小,水肿较前减轻,可见囊内偏心结节样等信号,为"靶"征,代表肉芽肿结节,为脑弓形体病较为特异的征象。

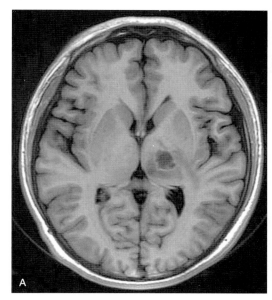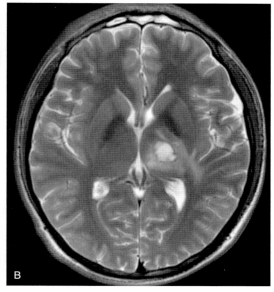

图 6-3-11　脑弓形体病 MRI 表现

A. T₁WI,示左侧丘脑类圆形低信号区,壁不光滑,呈等信号,囊内信号欠均匀,病灶周围可见水肿;

B. T₂WI,示囊内呈高信号,囊壁呈低信号,囊周水肿呈稍高信号

（3）好发部位为基底节区、丘脑、灰白质交界区。

（4）T₂WI 环状低信号,偏心"靶"征。

2. 鉴别诊断

（1）淋巴瘤：在 AIDS 患者的颅内单发占位性病变中,淋巴瘤发生的概率大于脑弓形体病。淋巴瘤细胞密度大、出血坏死少,DWI 呈明显的高信号,增强扫描多均匀强化,可与脑弓形体病相鉴别。此外,淋巴瘤虽为乏血供肿瘤,PWI 呈低灌注,但仍高于弓形虫病的灌注。

（2）其他机会性感染：脑弓形体病与其他的肉芽肿性病变影像表现类似,如其他寄生虫感染、结核病等。应用抗弓形虫药物后病变出现缩小、水肿减轻、病灶内出血等改变则多提示脑弓形体病,确诊仍依靠病原学检查。

（3）其他引起颅内钙化的疾病：婴幼儿期发生颅内钙化的病因很多,见于多种遗传和代谢性疾病,如结节性硬化（常有室管膜下钙化但很少伴脑积水和脑发育畸形）、碳酸酐酶Ⅱ缺乏症、Fahr 病等,仅凭影像学检查较难鉴别,需密切结合病史与临床表现进行诊断。

（五）治疗和预后

弓形虫病常用的一线治疗药物为磺胺嘧啶和乙胺嘧啶,由于乙胺嘧啶可导致叶酸缺乏,需加用亚叶酸钙。孕妇忌用乙胺嘧啶和磺胺嘧啶,可改用阿奇霉素或螺旋霉素。免疫功能低下者治疗疗程需延长。

预后好坏取决于组织、器官受累的严重程度以及宿主的免疫功能状态。严重的先天性感染者预后很差,长期生存率与中枢神经系统受累程度相关。免疫功能缺陷患者易出现全身播散、预后差。

# 第四节　真菌性感染

## 一、曲霉菌病

### (一) 概述

曲霉菌病(aspergillosis)指由曲霉菌感染导致的一类真菌感染性疾病。曲霉菌是一种深部条件致病性真菌,广泛分布在自然界中,但仅有少数几种可使人致病。

临床上最常见的是肺部和鼻旁窦的曲霉菌感染。颅内感染较为少见,主要有以下几种感染途径:①通过外伤或手术的伤口直接感染;②自肺部通过血行播散侵入脑和脑膜;③由耳、鼻旁窦以及眼眶的感染直接蔓延至脑部。

曲霉菌毒力较低,常感染免疫功能低下的人群,而不易侵袭免疫功能正常者的脑部。曲霉菌经鼻旁窦可直接侵犯海绵窦及其邻近结构,例如 Willis 环受侵后可引起动脉炎、血栓形成和脑梗死。但是多数情况下,是肺部感染后经血行途径播散入侵颅内,曲霉菌易侵犯血管而引起梗死和出血。

脑曲霉菌病患者的临床表现特异性不强,主要为头痛、发热、偏瘫和意识障碍。首发症状多为头痛,病变局限于脑膜时与一般脑膜炎症状相似,出现偏瘫、失语等症状时提示脑实质受损。颅内压增高时可导致视乳头水肿。

中枢神经系统曲霉菌感染者脑脊液或脓液培养的阳性率极低,导致脑曲霉菌病的诊断困难,应反复进行脑脊液培养,最好行病理活检以明确诊断。

### (二) 病理学表现

**大体:**病灶常位于大脑前、中动脉供血区,可侵犯灰白质、基底节区、脑干等。病变早期表现常与出血性梗死相似,可有纤维化、脓肿或肉芽肿形成。

**镜下:**主要特征为血管壁可见曲霉菌菌丝浸润;血管内血栓形成,致梗死或出血;炎症细胞浸润。曲霉菌菌丝直径 $2\sim7\mu m$,粗细均匀,有分隔,呈分支状。H-E 染色呈蓝紫色,用 PAS 染色或六铵银染色效果更佳,可显示菌丝。

曲霉菌感染颅内组织能够引起多种类型的病理改变,如脑炎、脑膜炎、脑脓肿、肉芽肿、脑出血、脑梗死、曲霉菌性动脉瘤等。相对于脑膜,曲霉菌更易侵犯脑实质。慢性病灶可见纤维组织增生,主要为淋巴细胞和单核细胞浸润,故病灶周边炎性反应较轻。

### (三) MRI 表现

与侵犯脑膜相比,曲霉菌更易于侵犯脑实质。曲霉菌性脑膜脑炎表现为:脑内单发或多发病变,$T_1WI$呈稍低信号,$T_2WI$呈稍高信号,病变边界欠清楚,可伴有水肿。增强扫描病灶内可见多发线样强化,提示可能存在菌丝,为特征性影像表现之一。

脑曲霉菌病表现为多发肉芽肿时,脑内可见散在分布的结节样病灶(图 6-4-1),$T_1WI$ 呈稍低信号,$T_2WI$ 呈稍高信号,增强扫描呈环形或结节样强化,影像学表现不具特异性。

脑曲霉菌病表现为单发脓肿时,病变于 $T_1WI$ 上呈低信号,$T_2WI$ 上呈外层低信号、中央高信号,呈典型的"靶征"。部分病灶的脓肿壁与中央坏死区间可见不规则环状 $T_2WI$ 低信号,结合病理考虑为曲霉菌生长必需的铁质所产生的影像,提示曲霉菌的繁殖正处于活跃阶段。此特征性低信号环有助于颅内曲霉菌感染的诊断。增强扫描部分病灶呈薄壁环形强化,部分呈不规则、不连续环状强化,形成"开环征",是其特征表现之一。

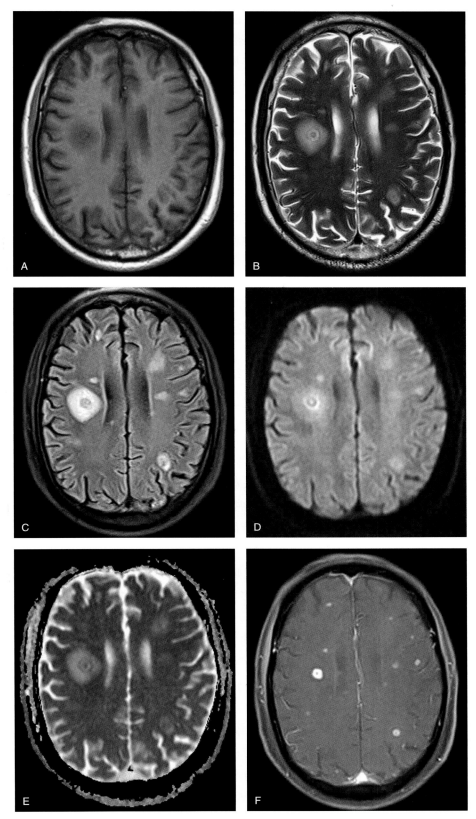

图 6-4-1　曲霉菌病 MRI 表现

A. T₁WI，示双侧额顶叶多发结节样低信号，右侧额叶病灶较大；B. T₂WI，示病变呈不均匀高信号，右侧额叶及左侧顶叶较大病灶呈现"靶征"，伴周围高信号水肿；C. FLAIR，示病变呈不均匀高信号；D. DWI，示病变呈环状或结节样高信号；E. ADC，示病变弥散受限区域呈相对低信号；F. CE-T₁WI，示病灶呈环状或小结节样明显强化

脑曲霉菌病表现为多发脑脓肿时,受累脑组织呈蜂窝状混杂信号,大部分于 $T_1WI$ 上呈低信号,$T_2WI$ 呈稍高信号,增强扫描呈葡萄状强化。侵犯脑膜时脑膜弥漫性不均匀增厚伴强化。此外,曲霉菌易侵犯血管内膜引发动脉炎,从而继发血栓形成和脑梗死,多见于大脑前、中动脉分布区,常为缺血性脑梗死,少数为出血性脑梗死。若曲霉菌继续侵犯血管,可形成曲霉菌性动脉瘤和脑出血,梯度回波等序列可见病灶周围含铁血黄素沉积。

DWI 上,曲霉菌性脑脓肿常表现为中心低信号,周边高信号,呈环形弥散受限,中央区低信号可能为凝固性坏死所致。

SWI 上,病灶多呈环形低信号伴中心信号,而细菌性脑脓肿可见特征性"双环征",有助于两者鉴别。

MRS 可用于评估曲霉菌感染灶的代谢状况,监测治疗效果。有研究发现,适当治疗后,乙酸盐、氨基酸和琥珀酸盐通常于一周内分解,乳酸则可能由于巨噬细胞的参与而持续升高。

（四）诊断要点与鉴别诊断

1. 诊断要点

(1) 多有其他部位曲霉菌感染史。

(2) 曲霉菌性脑膜脑炎增强扫描病灶内可见多发线样强化,提示可能存在菌丝,这是其特征性的表现之一。

(3) 曲霉菌性肉芽肿或脓肿形成时,增强扫描呈结节样或环形强化;单发脓肿可表现为特征性"开环征";多发脓肿呈葡萄状强化。DWI 上部分呈高信号。

(4) 曲霉菌易侵犯血管引起脑梗死或出血。

2. 鉴别诊断

(1) 脑转移瘤:多有脑外恶性肿瘤的病史,脑曲霉菌病多有其他部位曲霉菌病感染史,二者有所不同。脑转移瘤 MRI 表现为脑内多发病灶伴明显水肿,好发于皮髓交界区,可呈结节状、环形、不规则花环状明显强化,合并脑膜转移者出现软脑膜和硬脑膜的异常强化,可侵犯颅骨。而曲霉菌性肉芽肿或脓肿形成时,增强扫描呈结节样或薄壁环形强化,部分呈现特征性"开环征",多发脓肿呈葡萄状强化,与转移瘤表现不同。

(2) 高级别星形细胞瘤:多表现为脑实质内不规则形占位,边界欠清晰,占位效应和瘤周水肿明显,增强扫描病灶内可见明显不规则形强化,与曲霉菌的多发线样强化不同。曲霉菌易伴发脑梗死或出血,而胶质瘤多不伴有脑梗死。

(3) 细菌性脑脓肿:单发相对较常见,壁厚薄较均匀,增强扫描为连续环形强化。而曲霉菌脓肿多发相对较常见,增强扫描呈薄壁强化,部分出现"开环征",多发脓肿常呈葡萄样强化。SWI 上,细菌性脑脓肿可出现特征性"双环征",有助于两者鉴别。但确诊仍需依靠病原学检查。

（五）治疗和预后

中枢神经系统真菌感染的治疗原则是有效控制致病危险因素、有效使用抗真菌药物和对真菌脓肿、肉芽肿等积极进行手术干预。脑曲霉菌病的首选治疗药物是伏立康唑,次选大剂量两性霉素 B 脂质制剂。有学者认为由于曲霉菌具有血管侵袭性而导致药物不易于到达感染部位,因此推荐手术清除病灶并联合两性霉素 B 大剂量(每日最大剂量可达 2ml/kg)治疗,亦可手术清除并联合伏立康唑、卡铂汾净或泊沙康唑治疗。

对于免疫功能正常者来说,脑曲霉菌病虽然是一种罕见疾病,但是其死亡率高,预后不佳,具有诊断最困难、病情最严重以及治疗最棘手三大特点。患者预后不仅与诊断及时与否、治疗是否有效有关,更是与免疫状态关系密切,因此早诊断、积极治疗并尽力改善患者免疫状态可明显改善预后。

### 二、隐球菌病

#### （一）概述

新型隐球菌性脑膜脑炎（cryptococcus neoformans meningoencephalitis）简称脑隐球菌病，是新型隐球菌感染脑膜和／或脑实质所致。隐球菌病（cryptococcosis）是一种亚急性或慢性深部真菌病，约 80% 发生于肺部和中枢神经系统。脑隐球菌病的感染途径主要是由肺部感染经血行播散至中枢神经系统，其次是邻近组织（眼眶、耳、鼻腔和鼻旁窦）感染后直接向颅内蔓延。病灶较常累及基底节区、大脑半球各脑叶及小脑。

新型隐球菌是一种条件致病菌，中枢神经系统感染多发生于免疫功能低下者，也可见于免疫功能正常者（约占 50%）。近年来，随着免疫抑制剂及抗生素的广泛使用、器官移植和骨髓移植等新技术的不断发展、AIDS 等各种慢性消耗性疾病的逐年增多，以及隐球菌血清学和病原学检测诊断水平的不断提高，隐球菌病的发病率呈逐年上升的趋势。据统计，美国有 5%~10% 的 AIDS 患者罹患隐球菌性脑膜炎，而我国以散发的非 AIDS 人群为主。

隐球菌病可见于任何年龄，但好发于 20~40 岁，男性较多，呈散发性分布。几乎一半的隐球菌病患者可无明显症状，全身反应不剧烈。部分患者早期可出现头痛、发热、恶心、呕吐、脑膜刺激征、情感淡漠、反应迟钝等症状，以逐渐加剧的头痛为特征性表现。脑实质受损者出现偏瘫、失语等症状。颅内压增高时可引起视乳头水肿。脑隐球菌病病情较重，疗程较长，预后较差，病死率高。脑脊液墨汁染色阳性，培养检出隐球菌可确诊本病。

#### （二）病理学表现

大体：脑肿胀、脑膜血管充血，软脑膜增厚不透明，以外侧裂池周围和脑底部为著，蛛网膜下腔内见胶样渗出物。脑切面上外侧裂和纹状体周围可见散在多发的囊状间隙，直径 2~3mm，内为胶样物。脑室扩大。约半数病例脑实质内可出现呈皂泡样改变的多发囊肿，最常见于基底节区。

镜下：病灶内可检出隐球菌，其为外有胶质样荚膜的酵母型菌，呈圆形或椭圆形，直径 2~20μm。隐球菌 H-E 染色呈淡红色，较难观察。而高碘酸 - 雪夫（PAS）染色、阿利新蓝（AB）染色或六胺银（Gomori）染色则清晰可见。隐球菌瘤主要由单核细胞、上皮样组织细胞及多核巨细胞等构成，病变周围常伴有纤维组织和／或胶质纤维增生，肉芽肿坏死物中可见隐球菌。陈旧性病灶内菌体较大，芽生状态少见，但可见一侧胞壁塌陷呈"碗"或"盔"形的退变菌体。

#### （三）MRI 表现

新型隐球菌性脑膜脑炎可侵犯脑膜和／或脑实质，早期以脑膜受累多见，亚急性期或慢性期则多侵犯脑实质。脑膜受累者，MRI 平扫可见脑沟、脑表面、脑底池区脑膜增厚，$T_2WI$ 上呈稍高信号。增强后脑膜呈条状或线样强化，部分呈结节样强化。

脑实质受累者，早期双侧基底节区、中脑、皮层下、深部白质等部位出现点状、类圆形或椭圆形病灶，$T_1WI$ 呈稍低信号，$T_2WI$ 呈高信号，FLAIR 序列上部分病灶呈高信号，部分呈低信号，增强扫描多不强化（图 6-4-2）。

随着病变进展可演变为胶样假性囊肿，以双侧基底节区最为多见，病灶呈小类圆形，边界清晰，$T_1WI$ 呈低信号，$T_2WI$ 呈高信号，并伴有血管间隙扩大。因新型隐球菌能够分泌缩短 $T_1$ 弛豫时间的酸性黏多糖物质，所以在 $T_1WI$ 上部分病灶呈等信号，增强扫描脑实质内的胶样假性囊肿多不强化或呈轻度环形强化。扩大的血管间隙和胶样假性囊肿是脑隐球菌病的特征性表现。

病灶继续进展可形成隐球菌瘤，表现为脑内单发或多发的类圆形或结节状病灶，$T_1WI$ 多呈稍低或等信号，$T_2WI$ 呈等或高信号，病灶信号不均匀，灶周水肿明显，可伴有脑室、脑池等受压等占位效应，多个病灶间可相互融合,也可聚集成堆但彼此之间不融合,形成"葡萄征"或"串珠征";增强扫描病灶呈环状或结节状强化。

此外,可出现脑室扩大,皮质萎缩,脑血管受累,脑梗死等改变。在抗隐球菌治疗过程中,病灶将逐步缩小,但过程很缓慢,半年到一年后仍可见残留病灶。

SWI:胶样假性囊肿和隐球菌瘤的包膜呈低信号,与炎症反应产生的顺磁性自由基相关。

DWI:胶样假性囊肿囊腔中央呈稍高信号,可能与隐球菌产生的酸性黏多糖及高蛋白含量、高黏稠度有关。病灶边缘呈低信号,可能是由包膜中的顺磁性物质引起。

$^1$H-MRS:病灶内 NAA 峰、Cr 峰、Cho 峰、mI 峰降低,Lip 峰升高。

PWI:病灶中心区域的 rCBV 减低,病灶边缘轻微升高。

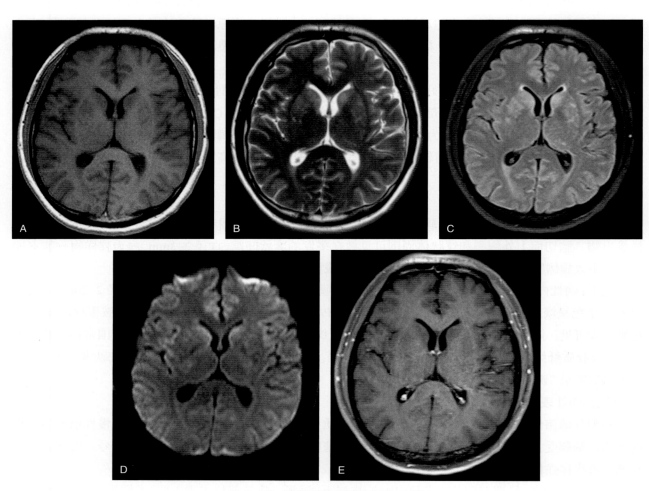

图 6-4-2 脑新型隐球菌病 MRI 表现

A. T$_1$WI,示双侧基底节区点片状低信号影;B. T$_2$WI,示病变呈点片状高信号;C. FLAIR,示病变呈点片状高信号;
D. DWI,示病变呈稍高信号;E. CE-T$_1$WI,示病变未见明显强化

(四)诊断要点与鉴别诊断

1. 诊断要点

(1)多发生于免疫功能低下者。

(2)脑膜受累者表现为脑膜增厚并强化。

（3）脑实质受累者，以扩大的血管间隙和胶样假性囊肿为特征性影像学表现，好发于基底节区，$T_1WI$ 呈低信号，$T_2WI$ 呈高信号，无明显占位效应及灶周水肿，增强扫描胶样假性囊肿可不强化或呈轻度环形强化。

（4）病变可进一步发展为隐球菌瘤，$T_1WI$ 多呈稍低或等信号，$T_2WI$ 呈等或高信号，灶周水肿明显，多个病灶可相互融合或聚集形成"串珠征"或"葡萄征"，增强扫描呈环状或结节状强化。

（5）脑脊液墨汁染色阳性和脑脊液培养检出病原菌可明确诊断。

2. 鉴别诊断

（1）结核性脑膜脑炎和结核球：结核性脑膜脑炎好发于颅底软脑膜，增强扫描可见脑膜不同程度的增厚并呈线样、结节样异常强化，而隐球菌性脑膜炎除累及基底池的脑膜外，也常累及脑表面脑膜。结核球易合并钙化，而隐球菌瘤较少合并钙化，且具有扩大的血管间隙和胶样假性囊肿的特征性影像表现。多数脑隐球菌病的全身炎性反应不重，而脑结核病患者的全身中毒症状明显，且有脑外结核病灶或结核病接触史。

（2）获得性脑弓形体病：最常见的类型为脑内多发结节样肉芽肿病变，影像特征为"同心靶征"或"偏心靶征"，灶周水肿明显。脑弓形体病较少累及脑底池脑膜系统，且脑积水少见。而隐球菌脑病多累及基底池和脑表面的脑膜，且多合并脑积水。

（五）治疗和预后

治疗中枢神经系统隐球菌感染需要进行标准的抗真菌治疗，同时积极控制颅内压增高。早期往往需要行脑室或腰穿引流术来降低颅内压。有时需使用免疫抑制和高剂量地塞米松来改善不断增加的炎症反应并降低颅内压。有文献报道，深部真菌感染与免疫功能密切相关，单纯应用抗真菌药物的效果较差且复发率高。因此，近年来有抗真菌药物联合免疫治疗的方案被提出。

超过 50% 的隐球菌性脑膜炎患者会出现高颅压，确诊 2~4 周内病死率最高，与颅内压明显增高密切相关。因此对高颅压的积极处理有助于降低此类患者的病死率。但内科治疗效果常较差，主要采用外科手段，如通过腰穿间断释放脑脊液、腰部导管引流、侧脑室引流或脑室 - 腹腔闭式分流术等。目前脑隐球菌病的治愈率仅为 50%~80%，病死率仍高达 25%~60%。脑隐球菌病的治疗仍任重而道远，有待进行更深入的研究探索。

# 第五节　其他炎症

## 一、痛性眼肌麻痹综合征

### （一）概述

痛性眼肌麻痹（painful ophthalmopegia syndrome）又称托洛萨 - 亨特综合征（Tolosa-Hunt syndrome，THS），1954 年 Tolosa 首先报道一例，1961 年 Hunt 报道 6 例，是指各种原因引起的眶后或海绵窦附近的炎性病变，其也可能是免疫功能异常引起的非特异性炎症，也有人认为是眶内炎性假瘤的一种变异。

发病年龄 3~75 岁，以 50 岁左右居多，儿童少见；性别间无显著差异。病前多无明显诱因，少部分患者有上呼吸道感染、发热等前驱症状，常以眼球后剧痛为首发症状。主要特征是单侧眼球后剧痛、后眼肌

（Ⅲ、Ⅳ、Ⅴ、Ⅵ脑神经）麻痹、海绵窦增宽、眼球突出、反复发作、类固醇治疗有效。病变范围多累及一侧海绵窦、眶尖、邻近硬脑膜，表现为眶尖肿块，颅中窝硬脑膜增厚。其中以动眼神经麻痹最常见，相应的症状包括上睑下垂、瞳孔扩大、调节麻痹。病情常反复，血沉增快，其他全身症状少。症状可自然缓解，病程数天至一年不等，仅极少数病例脑神经麻痹呈不可逆性。首次发病数月或数年后复发者约占50%，可发生在同侧、对侧，亦有双侧。激素治疗效果较好，预后良好。

（二）病理学表现

Tolosa-Hunt综合征主要表现为眶上裂或海绵窦部非特异性炎症或肉芽肿，累及海绵窦内血管神经。

急性期主要是水肿和轻度炎性细胞浸润，镜下可见病灶内大量淋巴细胞、浆细胞和嗜酸性粒细胞。亚急性期和慢性期可见大量纤维血管基质形成，病变逐渐纤维化。

（三）MRI表现

病变处于急性期时，炎性细胞浸润，MRI示一侧海绵窦增大（图6-5-1），导致两侧海绵窦不对称，眼眶内和海绵窦区可见软组织肿块，$T_1WI$上多呈等信号，$T_2WI$上呈等或稍高信号，信号均匀，DWI呈等信号，增强后呈明显均匀强化，受累硬脑膜亦明显强化呈条索状；蝶鞍、眶壁、岩骨骨质一般无破坏。

病变处于亚急性期或慢性期时，主要是纤维血管基质增生，$T_2WI$上病变呈低信号或等信号，信号欠均匀，DWI呈等信号，增强扫描呈中度强化，受累硬脑膜明显强化呈条索状；蝶鞍、眶壁、岩骨骨质一般无破坏。

（四）诊断要点与鉴别诊断

1. 诊断要点

（1）一侧球后或眼眶剧烈疼痛。

（2）脑神经受损，表现为Ⅲ、Ⅳ、Ⅴ、Ⅵ脑神经受损症状，视神经也可受损。

（3）多累及一侧海绵窦、眶尖和邻近硬脑膜，肿块在$T_1WI$上多呈等信号，$T_2WI$上呈等、低或稍高信号，信号较均匀，增强后呈中度至明显强化。

（4）类固醇激素治疗有效。

2. 鉴别诊断

（1）颈内动脉海绵窦瘘：临床有眶部肿胀、可闻及血管杂音、有外伤史等。海绵窦血栓形成者临床有眶部肿胀等。影像学检查二者均有海绵窦增大、眼上静脉扩张迂曲，但Tolosa-Hunt综合征眼眶内和海绵窦区可形成肿块，而颈内动脉海绵窦瘘无肿块形成；Tolosa-Hunt综合征对激素治疗敏感，海绵窦瘘不用激素治疗，有助于鉴别诊断。

（2）颅底脑膜炎：脑膜炎病变范围广泛，多累及脑膜、脑实质，而Tolosa-Hunt综合征主要累及一侧海绵窦、眶尖区域的硬脑膜，二者有所不同。

（五）治疗和预后

本病对激素治疗特别敏感。宜采用大剂量糖皮质激素静脉滴注，其后口服可维持2~3个月或更长；复发者应酌情加大剂量。一般头痛恢复较快，脑神经麻痹恢复相对缓慢，个别完全无改善者可考虑放射治疗。病程数日至数月不等，有自愈倾向；部分病例呈缓解-复发病程。

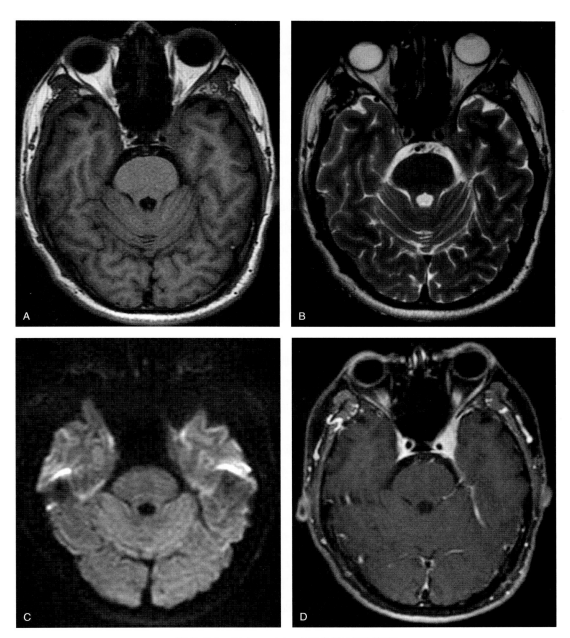

图 6-5-1　Tolosa-Hunt 综合征 MRI 表现

A~C. 分别为 $T_1WI$、$T_2WI$ 及 DWI,示双侧海绵窦不对称,左侧海绵窦及眶尖可见团块状等信号影;

D. CE-$T_1WI$,示病变明显强化,邻近颅中窝硬膜强化

## 二、淋巴细胞性垂体炎

### (一) 概述

淋巴细胞性垂体炎(lymphocytic hypophysitis,LH)指自身免疫反应引起的垂体炎症性疾病,也称为自身免疫性垂体炎,是一种极少见的垂体病变。本病的组织学特点是腺垂体有弥漫性淋巴细胞浸润,因此命名为淋巴细胞性垂体炎。1962 年 Goudie 和 Pinkertonu 首次报道 1 例 22 岁的女性患者,同时有腺垂体炎和慢性淋巴细胞性甲状腺炎。目前已有超过 100 例的报道,近年发病率有逐渐上升的趋势。

本病好发于围生期妇女,男性少见,通常发生于分娩后一年之内,因此有学者认为,自身免疫可能与妊娠相关。妊娠时(特别是晚期妊娠),垂体肿大、血流模式改变,从而使垂体抗原释放;另外妊娠还会导致机体产生自身免疫反应。曾有学者报道本病发生于颅内感染后,故本病的自身免疫反应可能与病毒感染有关。

患者的垂体多数增大,少数病程较长者可出现垂体萎缩。临床上主要表现为压迫症状和垂体功能减退症状。垂体增大向鞍上生长可引起相应压迫症状,约半数患者有头痛、视力减退,视野缺损也较常见。垂体功能减低可以是单一垂体分泌激素的缺乏,也可以是多种激素同时缺乏。各种垂体激素都可出现缺乏,但以促肾上腺皮质激素不足最为常见,因而患者常有继发性肾上腺皮质功能减退的表现,如乏力、倦怠、全身不适、食欲减退、恶心等。促甲状腺激素不足可引起继发性甲状腺功能减退,促黄体生成素/促卵泡生成激素分泌减少可引起继发性性腺功能减退,产生闭经、性欲减退等症状,催乳素减少可引起产后无乳。此外,神经垂体也可受累,从而产生中枢性尿崩,出现烦渴、多饮、低渗尿。

### (二)病理学表现

大体:垂体呈不同程度肿大,肿大的垂体质地坚韧,颜色从灰白色到黄色不等。

光镜下:最显著的特点是弥漫性淋巴细胞浸润,其中大多数为 B 细胞,T 细胞较少,局部形成多数具有生发中心且分化成熟的淋巴小结结构。神经垂体和腺垂体结构完全破坏,垂体细胞绝大多数已萎缩或消失,边缘部位可见散在残存的 CK 和 Syn(+)的垂体细胞或腺垂体结构。

电镜下:可见垂体腺细胞和淋巴细胞共存,垂体腺细胞呈嗜酸性变,其溶酶体和分泌颗粒出现融合现象,线粒体肿胀。

免疫组化:CH(+),ACTH 和 Prol(-);局部垂体细胞呈腺瘤样增生,Syn(+),CEA(-);间质中纤维结缔组织大量增生,其中夹杂数量较多散在分布的 CD68(+)的组织细胞和 GFAP(+)的胶质细胞。

### (三)MRI 表现

淋巴细胞性垂体炎根据临床表现和影像学表现可分为淋巴细胞性腺垂体炎、漏斗 - 神经垂体炎及全垂体炎。典型 MRI 表现为垂体弥漫性增大、上缘膨隆、视交叉可受压或直接受累(图 6-5-2)。增大的垂体于 $T_1WI$ 上呈等信号,$T_2WI$ 呈稍高信号,增强后多均匀明显强化,部分情况下腺垂体可出现囊变坏死,导致强化信号不均。垂体柄受累可增粗,但多无明显偏斜,神经垂体受累表现为正常神经垂体的 $T_1WI$ 高信号区消失。海绵窦受累,鞍旁、小脑幕区及颅前窝底硬脑膜的异常增厚强化也是该病的特征性表现之一,提示病变较广泛。有文献提到病变可沿下丘脑基底部向下丘脑延伸呈"舌状"改变、出现多条脑膜尾征和显著强化,这可能是淋巴细胞性垂体炎与其他垂体病变相鉴别的重要征象。

### (四)诊断要点与鉴别诊断

1. 诊断要点

(1)围生期妇女多见,通常发生于分娩后一年内。

(2)临床上多有垂体和/或甲状腺功能减退症状。

(3)MRI 显示垂体增大,垂体柄增粗;增大的垂体 $T_1WI$ 呈等信号,$T_2WI$ 信号稍高,增强扫描呈明显均匀或不均匀强化。

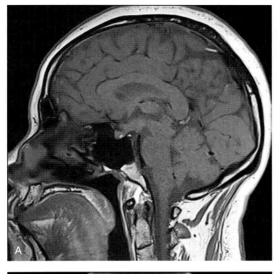
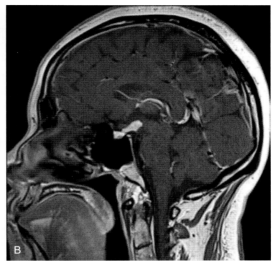
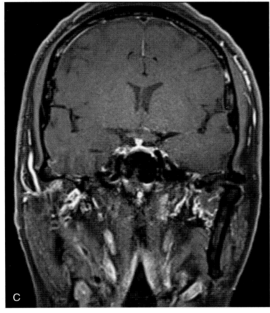

图 6-5-2　淋巴细胞增生性垂体炎 MRI 表现

A. $T_1$WI,示垂体柄明显增粗,垂体稍饱满,视交叉受累,神经垂体正常高信号消失,前后叶间区域见点状高信号;B~C. CE-$T_1$WI,示垂体及垂体柄明显强化,垂体柄明显增粗,但未见明显偏斜,垂体前后叶间区域异常信号呈相对低强化

2. 鉴别诊断

(1)垂体腺瘤:临床表现上,功能性垂体腺瘤多表现为垂体功能激素分泌亢进,其余激素降低或正常,而淋巴细胞性垂体炎往往是垂体功能激素分泌减少。MRI 上,典型的垂体腺瘤常表现为不对称性垂体增大,病变边界较淋巴细胞性垂体炎清晰,垂体柄常向一侧偏移。良性垂体腺瘤多不影响神经垂体,神经垂体 $T_1$WI 高信号存在,且多不会引起邻近硬脑膜的强化。

(2)颅咽管瘤:颅咽管瘤有两个发病高峰:5~15 岁及>50 岁人群,前者更多见,无明显性别差异,而淋巴细胞性垂体炎多见于围生期女性。颅咽管瘤病变大多数位于鞍上区,垂体正常结构存在,垂体柄多正常。同时,钙化为颅咽管瘤的特征性表现。

(3)生殖细胞瘤:鞍上区的生殖细胞瘤临床表现主要为尿崩症和垂体功能低下,MRI 可见垂体柄增粗,神经垂体 $T_1$WI 高信号消失,上述表现与淋巴细胞性垂体炎相似。但生殖细胞瘤多发生于儿童,脑脊液和血清中绒毛膜促性腺激素和甲胎蛋白水平升高,对放射治疗敏感等特征有助于鉴别。

（五）治疗和预后

目前,本病缺乏特异性治疗手段。压迫症状严重者可行手术治疗,但有可能加重垂体功能减退症状,对垂体功能减退者应给予相对应的激素补充治疗。理论上讲,本病为自身免疫性疾病,可应用糖皮质激素制剂和免疫抑制剂治疗。近年国外有报道显示,药理剂量的糖皮质激素可使增大的垂体缩小,改善垂体功能。

（宋承汝　颜林枫　文宝红　崔光彬　王　俭　张　勇　程敬亮）

# 第七章
# 传染性疾病的脑部改变

传染性疾病是指由各种致病性病原生物所引起的,能在正常人群中引起流行的感染性疾病,病原体包括病毒、细菌、真菌、寄生虫等。传染性疾病一直伴随着人类社会的发展历史,其具有发病急、传播快、病死率高等特点,而传染性疾病引起的脑部改变通常是其主要的致死原因之一。

CT 检查对传染性疾病引起的脑部改变的检出有一定价值,但非常有限。MRI 具有多参数成像、任意方位断层成像、高对比度成像、无骨伪影干扰等优点,近年来,磁共振弥散加权成像、波谱成像、灌注加权成像等新技术的出现,为颅内传染性疾病的诊断、鉴别诊断、疾病的发展、临床治疗效果的评价提供了依据。

## 第一节 颅 内 结 核

颅内结核(intracranial tuberculosis)常继发于肺、骨及泌尿生殖系统结核,由结核分枝杆菌通过血行播散至中枢神经系统(脑膜、脑血管及脑实质)引起。按照结核病发病部位并结合临床与影像学特点,中华医学会结核病学分会《颅内结核影像学分型专家共识》将颅内结核影像学分为三种基本类型:脑膜结核、脑实质结核和混合型颅内结核。

### 一、脑膜结核

#### (一)概述
脑膜结核(meningeal tuberculosis)指结核病灶累及脑膜,包括硬脑膜、软脑膜、基底池脑膜及室管膜等。脑膜结核常出现脑梗死、脑萎缩及脑积水等继发性改变。

#### (二)病理学表现
大体:病理改变包括结核性脑膜增厚(狭义的结核性脑膜炎)、脑膜结核球(结核结节)、硬脑膜下(外)结核性脓肿。主要表现在基底池脑膜、软脑膜及室管膜上,常伴不同程度的脑实质炎症或结核病灶。未经抗结核治疗的病例中,表现为急性过敏性炎症变化,脑膜浑浊、粗糙,失去光泽,大量白色或灰黄色渗出物沿着脑底部、延髓、脑桥、脚间池、大脑外侧裂、视交叉等处蔓延,以脑底部与脑外侧裂最为显著,脑膜上有多数散在的粟粒样灰黄色或灰白色小结节;室管膜和脉络丛组织充血,覆有少量渗出物,脑脊液生成增加,表现为脑室系统稍扩大。

镜下:见基底池脑膜、软脑膜、室管膜及血管周围有弥漫性细胞浸润,主要为单核细胞、淋巴细胞及少量中性粒细胞。

（三）MRI 表现

1. 基底池、侧裂池和软脑膜增厚　表现为基底池、脑裂和脑沟内被增厚的脑膜充填，$T_1WI$ 表现为高于脑脊液且与脑实质相仿的信号，$T_2WI$ 表现为低于脑脊液但等于或者略高于脑实质的信号，表面欠光整，疾病后期可见点状钙化，$T_1WI$ 和 $T_2WI$ 均呈低信号。增强扫描呈明显强化，均质或不均质强化，或者线样强化。软脑膜的增厚可以是薄线样，也可以是不均匀增厚。

增厚脑膜邻近的脑实质可出现炎性水肿，表现为不强化的长 $T_1$ 长 $T_2$ 信号。外侧裂脑膜的增厚常包绕大脑中动脉水平段，引起供血区域继发的缺血以及梗死表现。基底池的病灶可造成脑脊液流动障碍，导致继发性脑积水。结核性室管膜炎主要表现为脑室壁的局限性增厚，增强后明显强化（图 7-1-1）。室管膜粘连时可见不同程度的脑室扩张及扭曲变形。增厚的室管膜内有时可见不强化的干酪样坏死区域。

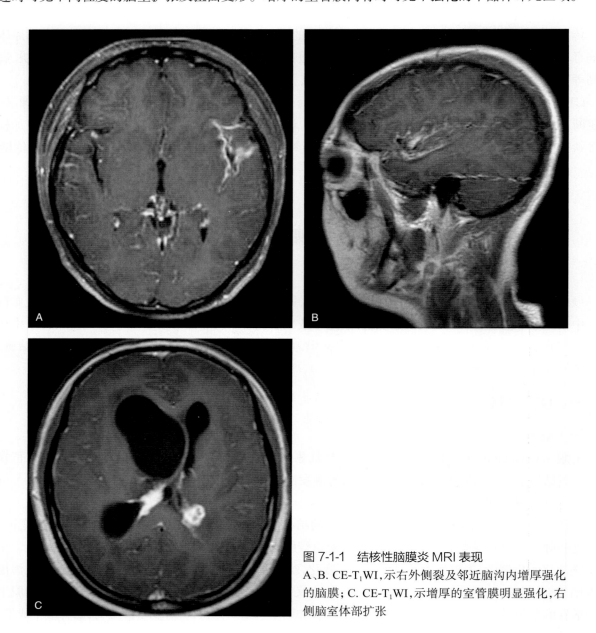

图 7-1-1　结核性脑膜炎 MRI 表现
A、B. CE-$T_1WI$，示右外侧裂及邻近脑沟内增厚强化的脑膜；C. CE-$T_1WI$，示增厚的室管膜明显强化，右侧脑室体部扩张

2. 脑膜结核球　发生在基底池脑膜、室管膜和软脑膜的结核球可单发，但多发常见，且常呈簇状分布。可表现为单纯结核球，但通常与增厚的脑膜在同一部位出现，且融合在一起。脑膜结核球由肉芽肿的

环和干酪样坏死的中心构成,为圆形或不规则形态,很少独立存在,多与增厚的脑膜融合在一起,故 $T_1WI$ 上难以区分结核球和增厚的脑膜。干酪样坏死中心 $T_1WI$ 呈低信号, $T_2WI$ 呈高信号(完全液化)或低信号(未液化),也可呈混杂信号(部分液化)。增强扫描肉芽肿环明显强化,干酪样坏死中心不强化。DWI 上干酪样坏死呈低信号。

3. 硬脑膜下或硬膜外结核性脓肿　硬脑膜下脓肿表现为颅骨内板下新月形病灶,硬膜外脓肿则表现为颅骨内板下双凸透镜形态的病灶。脓腔 $T_1WI$ 呈低信号, $T_2WI$ 呈高信号,脓肿壁 $T_1WI$ 呈等信号, $T_2WI$ 呈等信号或略高信号。增强扫描后脓肿壁明显强化,脓腔不强化。DWI 上脓腔呈高信号。

（四）诊断要点与鉴别诊断

1. 诊断要点

(1)缓慢发病的结核病史,全身症状。

(2)脑脊液蛋白升高,糖与氯化物降低。

(3)基底池、侧裂池和软脑膜的增厚 $T_1WI$ 呈等信号, $T_2WI$ 呈稍高或高信号,后期可见点状钙化, $T_1WI$ 和 $T_2WI$ 均呈低信号。增强扫描后呈明显强化。

(4)脑膜结核球 $T_1WI$ 呈低信号, $T_2WI$ 呈高信号(完全液化)或低信号(未液化),也可呈混杂信号(部分液化)。DWI 上干酪样坏死呈低信号。增强扫描肉芽肿环明显强化,干酪样坏死中心不强化。结核球常与增厚的脑膜融合在一起,成簇分布。

(5)硬脑膜下和硬膜外脓肿脓腔 $T_1WI$ 呈低信号, $T_2WI$ 呈高信号;脓肿壁 $T_1WI$ 呈等信号。 $T_2WI$ 呈等或稍高信号。DWI 脓腔呈高信号。增强后脓肿壁明显强化。

2. 鉴别诊断

(1)细菌性脑膜炎:多为炎性渗出物覆盖于脑表面脑膜,基底池侵犯比结核性脑膜炎少见,病灶钙化少见,增强扫描可见脑膜线样或脑回样异常强化。

(2)病毒性脑膜炎:具有自限性,病变常累及大脑表面的软脑膜,增强扫描可见沿脑沟池分布的线样强化,多无脑积水表现。

(3)隐球菌性脑膜炎:除累及基底池的脑膜外,脑表面的脑膜多易受累,表现为脑沟池内沿脑表面分布的线样强化或结节样强化,二者表现不同。多数脑隐球菌病的全身炎性反应不重,而结核性脑膜炎患者多发热及全身中毒症状明显,且有脑外结核病灶或结核病接触史。

(4)脑膜转移:可广泛可局限,增强扫描表现为脑膜不同程度地增厚并呈线样、结节样异常强化。脑膜转移多有脑外恶性肿瘤的病史,而脑膜结核多有相应部位明确的感染病史。

（五）治疗和预后

切断与开放性结核患者的接触。卧床休息,加强护理,应用抗结核药物治疗,多采用链霉素、异烟肼、利福平和吡嗪酰胺联合治疗。糖皮质激素是有效的抗脑膜结核辅助疗法。降低颅内高压。可以用脑代谢活化剂。

早期确诊并系统治疗者预后良好,延误治疗或治疗不系统者,常导致严重后遗症如肢体瘫痪、抽搐及脑积水等症状。脑膜结核治愈后复发率一般为 5%~10%。

## 二、脑实质结核

（一）概述

脑实质结核(brain parenchymal tuberculosis)指结核病灶累及脑实质,包括结核结节、结核球、结核性脑炎和结核性脑脓肿等。

（二）病理学表现

结核结节是由类上皮细胞、朗格汉斯巨细胞、加上外周局部集聚的淋巴细胞和少量反应性增生的成纤维细胞构成的特异性肉芽肿。典型者中央常有干酪样坏死。

结核球为大于 0.5cm 的结核结节,有纤维组织包膜,与周围脑组织分界清晰,周围脑组织有水肿和星形细胞增生,血供少。瘤体中心为干酪样坏死物,周围环绕胶质组织、上皮样细胞、多核巨细胞和单核细胞组成的包膜,坏死中心和整个包膜中可检测到结核分枝杆菌。极少数结核球进展为厚壁结核性脑脓肿。

结核性脑炎病理改变主要表现为脑白质弥漫性水肿及灰质神经元丢失。脑实质出血多数表现为点状出血、少数呈弥漫性或大片状出血。

结核性脑脓肿由结核性肉芽肿坏死液化形成。周围为结核肉芽组织和反应性胶质增生,中央为结核性脓肿。结核结节、结核球、结核性脑脓肿是三个相关的发展过程。

(三) MRI 表现

1. 结核结节　表现为粟粒样结节,大小不一,可单发,可多发,也可成簇分布,也可以与环状病灶融合在一起。$T_1WI$ 呈等或略低信号,$T_2WI$ 呈等或略高信号,干酪样坏死的中心在高场强的磁共振图像中呈低信号。病灶周缘可有水肿带,在 $T_2WI$ 和 FLAIR 序列上呈高信号。增强扫描病灶明显均匀强化,周围水肿带不强化。由于水肿带的遮盖,部分体积较小的病灶只见水肿表现,不易观察病灶本身,增强后才可见粟粒状或者小结节状强化的病灶。

2. 结核球　表现为呈多种信号改变的肉芽肿环和不同信号的干酪样坏死中心组成,可呈圆形、类圆形或不规则形,常为多发,可成簇分布。$T_1WI$ 上干酪样坏死中心呈低信号,肉芽肿环呈等信号或略高信号,周围可见低信号水肿区。$T_2WI$ 上,当干酪样坏死(未液化的凝固性坏死)的中心表现为低信号时,肉芽肿环为高信号,周围可见高信号水肿区,水肿与肉芽肿环之间可见细线样低信号间隔;当干酪样坏死中心(液化的干酪样坏死)为高信号时,肉芽肿的环则表现为低信号,外周被高信号的水肿区包绕。二者的肉芽肿环均明显强化。当中心干酪样坏死部分液化时,$T_2WI$ 呈混杂信号。当成簇分布而且肉芽肿环较厚时,$T_1WI$ 和 $T_2WI$ 均表现为等信号,只有增强扫描才能分辨出明显强化的肉芽肿环与不强化的干酪样坏死中心。

结核球内的干酪样坏死虽然在未液化($T_2WI$ 低信号)和液化($T_2WI$ 高信号)之间有信号差异,但在 DWI 图像上均无弥散受限,呈低信号。

PWI:有研究发现颅内结核球实质区灌注低于正常脑组织。

$^1$H-MRS:结核球实质区 NAA 峰明显降低,Cho 峰、Lip 峰升高;水肿区 NAA 峰仅轻度减低,Lip 峰轻度升高;干酪样坏死区 NAA 峰、Cr 峰降低,Cho 峰升高,可出现 Lac 峰。

3. 结核性脑炎　主要为脑白质内的炎性反应和脱髓鞘改变,呈手掌样改变,$T_1WI$ 呈低信号,$T_2WI$ 呈高信号,有占位效应,多数病灶本身不强化,有时可见脑回样强化或片状强化,内无强化的结核结节或结核球。

4. 结核性脑脓肿　表现为脑实质内的环状病灶,由脓腔和脓肿壁组成,脓腔在 $T_1WI$ 上呈低信号,$T_2WI$ 上呈高信号;脓肿壁在 $T_1WI$ 上呈等信号,$T_2WI$ 上呈等或略高或低信号,外缘可见线状低信号包绕,周围为大片高信号的水肿区,增强扫描脓肿壁明显强化,脓液无强化。中心液化的结核球与结核性脑脓肿通过常规 MRI 平扫及增强扫描不易鉴别,需通过 DWI 来鉴别二者,结核球的液化中心无弥散受限,呈低信号;而结核性脑脓肿的脓液弥散受限,呈高信号,ADC 图呈低信号(图 7-1-2)。

(四) 诊断要点与鉴别诊断

1. 诊断要点

(1)结核结节:$T_1WI$ 呈等或略低信号,$T_2WI$ 呈等或略高信号,增强扫描明显强化,周围可见水肿信号。可单发,可多发,也可成簇分布,也可以与环状病灶融合在一起。

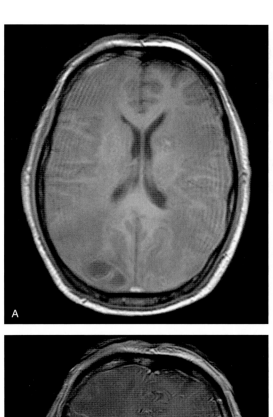
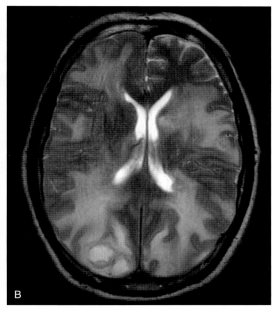
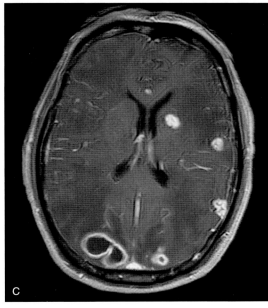

图 7-1-2 结核性脑脓肿 MRI 表现
A. T₁WI,示左侧额顶叶、双侧枕叶、左侧基底节区异常信号,脓肿壁呈等信号环,中心低信号为脓腔,周围见低信号水肿包绕;B. T₂WI,示脓肿壁呈等信号,中心脓腔呈高信号,周围水肿呈高信号;C. CE-T₁WI,示脓肿壁呈明显强化,脓腔无强化

（2）结核球：肉芽肿环 $T_1WI$ 上呈等信号或稍高信号, $T_2WI$ 上呈低信号,周围见轻度脑水肿。当中心为固态干酪样坏死时, $T_1WI$ 为略低或等信号, $T_2WI$ 上呈低或低、等混杂信号。当中心为液性干酪样坏死时,表现为长 $T_1$、长 $T_2$ 信号,钙化在 $T_1WI$ 和 $T_2WI$ 上一般为低信号。DWI 呈低信号。增强扫描多呈结节状、环形强化。

（3）结核性脑炎： $T_1WI$ 呈低信号, $T_2WI$ 呈高信号,周围见大片指压样水肿,增强扫描多不强化。

（4）结核性脑脓肿：常规 MRI 表现与结核球表现类似,DWI 脓腔呈高信号。

2. 鉴别诊断

（1）脑转移瘤：以中老年人多见,常有原发性肿瘤病史,脑水肿明显,多为结节状、环形强化。

（2）胶质瘤：虽呈环形强化,但壁常厚薄不均。

（3）脑寄生虫：尤其是脑囊虫一般为多发,边界清晰,灶周水肿轻,偏心头节有助于诊断。

（4）颅内结核脓肿：需与化脓性脑脓肿鉴别,化脓性脑脓肿幕上多见,可含气体及液体。

（五）治疗和预后

脑实质结核经抗结核治疗后，结核灶可缩小，钙化，乃至完全吸收。但由于蛛网膜粘连和脑实质受损害，多遗留有脑萎缩和脑积水等后遗症。脑实质结核球，是结核病中较为严重的类型。若结核球中央有干酪样坏死与液化，则可进一步恶化为结核性脑脓肿，病灶周围伴明显脑水肿。

## 三、混合型颅内结核

混合型颅内结核是指脑膜结核和脑实质结核出现于在同一例患者中，或以脑膜结核为主，或以脑实质结核为主，影像学表现具有相应表现（图 7-1-3），临床预后较差。

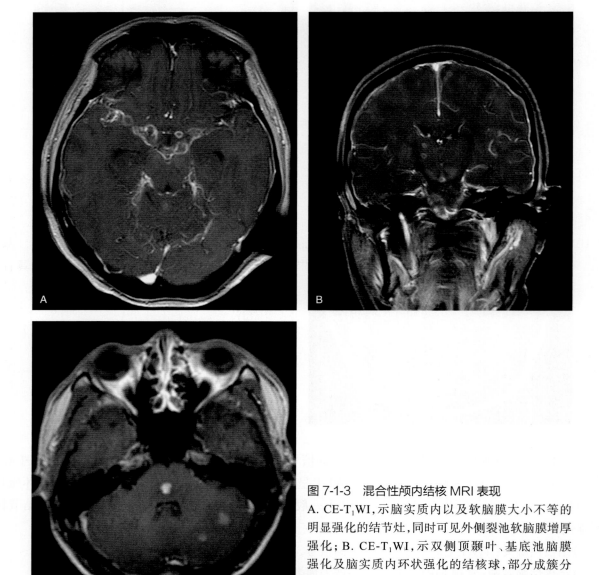

图 7-1-3　混合性颅内结核 MRI 表现

A. CE-$T_1$WI，示脑实质内以及软脑膜大小不等的明显强化的结节灶，同时可见外侧裂池软脑膜增厚强化；B. CE-$T_1$WI，示双侧顶颞叶、基底池脑膜强化及脑实质内环状强化的结核球，部分成簇分布；C. CE-$T_1$WI，示脑桥和左侧小脑半球脑实质内结节状强化灶

# 第二节　HIV 所致神经系统改变

## 一、HIV 原发性感染

HIV 直接感染中枢神经系统可引起脑损害相关疾病,称为颅内 HIV 原发性感染,包括 HIV 相关性脑炎和 HIV 相关性无菌性脑膜炎。巨噬细胞吞噬 HIV 后,可通过血 - 脑屏障直接侵犯脑实质和脑膜,引起非化脓性脑炎和 / 或脑膜炎。研究发现,HIV 更易侵犯中枢神经系统,可引起一系列神经系统病变,包括脱髓鞘性病变或周围血管病变等,是目前导致 AIDS 患者死亡率上升的主要原因之一。

**【HIV 脑炎】**

（一）概述

HIV 脑炎（human immunodeficiency virus encephalitis,HIVE）是 AIDS 对中枢神经系统损害的直接后果,不属于机会性感染,发病率是 AIDS 机会性感染的 3 倍,占 AIDS 神经系统并发症的 34%~47%。HIV 脑炎最常见于中青年患者,其次是婴儿（垂直传播）,感染的任何时期均可发病,但最常见于疾病晚期。HIV 痴呆综合征是 HIV 脑炎最主要的临床表现,可表现为智力减退,认知、运动及行为方面的功能障碍等,部分患者还可出现偏瘫、截瘫或癫痫发作,此外常伴脑神经麻痹,第 V、Ⅶ 或Ⅷ脑神经受累多见。

HIV 脑炎的主要发病机制包括以下：① HIV 侵犯神经系统血管内皮细胞,破坏血 - 脑屏障;②巨噬细胞和小胶质细胞受 HIV 感染后具有毒性作用,从而损伤神经;③ HIV 诱发自身免疫反应;④ HIV 具有嗜神经性从而损害神经元;⑤ HIV 产生的 gp120 包膜蛋白损害神经系统;⑥儿童 AIDS 患者自身发育不完善,更易受 HIV 感染。目前认为,广泛的免疫激活和炎性反应是 HIV 对中枢神经系统损害的主要机制,更易累及基底节、脑干、深部白质区,额颞叶和海马沟回等区域,但较少累及枕叶。

（二）病理学表现

大体：HIV 脑炎的脑组织可正常,也可明显萎缩,以额叶、颞叶为著,晚期可出现脑室扩张,脑总量减少。脑白质最先受累,接着可侵犯基底节、脑灰质、脑干和小脑,严重者可出现大片状脑坏死。

镜下：HIV 脑炎主要表现为结节性脑炎和多核巨细胞脑炎。结节性脑炎的特征性表现为病变内广泛分布的小胶质细胞增生聚集形成的小结节浸润;多核巨细胞脑炎表现为脑组织内多核巨细胞浸润。故小胶质细胞结节和多核巨细胞浸润是 HIV 脑炎的病理诊断依据。受累的脑白质内可见散在灶性脱髓鞘和空泡变性。

（三）MRI 表现

本病好发于脑室周围和半卵圆中心区深部白质,呈 $T_1WI$ 低信号,$T_2WI$ 高信号,病变可呈弥漫性或斑片状融合,边界不清,增强扫描无明显强化（图 7-2-1）,侵犯脑膜时可有脑膜的线样异常强化。疾病中晚期主要表现为全脑或局限性脑萎缩。最常累及额叶、基底节和脑干。病变常累及双侧,但多不对称。此外还可见非出血性脑梗死。

DWI 上侧脑室周围深部白质内弥漫性或斑片状融合的高信号。

$^1$H-MRS 表现为病灶区的 Lip 峰和 Lac 峰的升高,NAA 峰明显降低,NAA/Cr 比值明显减低,Cho 峰和 mI 峰升高,Cho/Cr 比值升高。

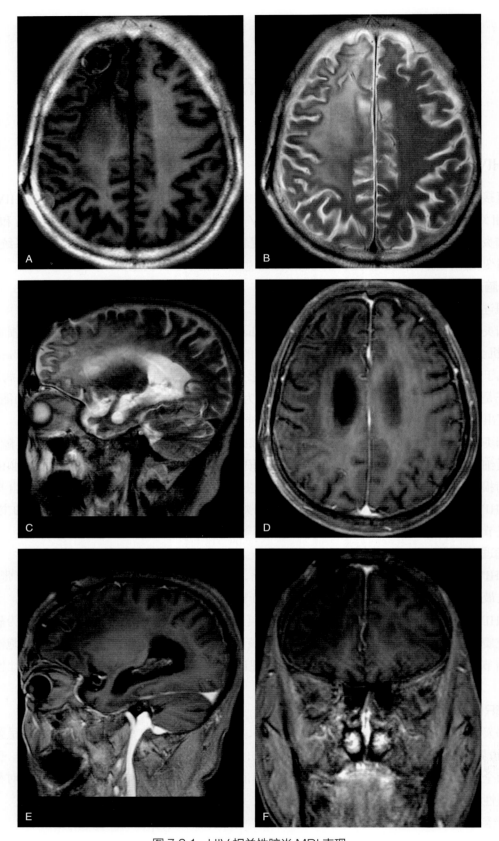

图 7-2-1  HIV 相关性脑炎 MRI 表现

A. T$_1$WI,示右侧额颞顶叶、左侧额叶片状低信号; B~C. T$_2$WI,示病变呈高信号; D~F. CE-T$_1$WI,
示病变无强化(图片由浙江大学医学院附属第一医院崔恒医师提供)

（四）诊断要点与鉴别诊断

1. 诊断要点

（1）HIV 阳性的患者，中青年多见，临床上主要表现为进行性加重的痴呆。

（2）白质深部或脑室周围多发斑片状病灶，多为双侧，但通常不对称，多无明显水肿及占位效应，局灶性或弥漫性萎缩，皮层灰质受累为主。

（3）$T_1WI$ 呈低信号，$T_2WI$ 呈高信号；增强扫描脑实质内病灶无明显异常强化，可伴有脑膜异常强化。

（4）DWI 上双侧侧脑室周围深部白质内弥漫性或斑片状融合的高信号。

（5）$^1$H-MRS 上病灶区 Lip 峰和 Lac 峰升高，Cho 峰和 mI 峰升高，NAA 峰明显降低，NAA/Cr 比值明显减低，Cho/Cr 比值升高。

2. 鉴别诊断

（1）HIV 相关巨细胞病毒性脑炎：巨细胞病毒性脑炎是 AIDS 患者最常见的机会性感染之一，病理学特征为累及皮质的小神经胶质结节，而 HIV 脑炎的病理特征除小神经胶质结节外还有多核巨细胞浸润。巨细胞病毒性脑炎多有局灶性神经系统受损，可表现为运动神经障碍等症状，且常伴多器官同时出现巨细胞病毒感染的病史。巨细胞病毒性脑炎常累及室管膜，部分可导致脑灰质、白质的广泛破坏，增强扫描脑实质内病灶呈结节状强化，脑室周围和室管膜下可呈线状强化。

（2）AIDS 合并进行性多灶性白质脑病（progressive multifocal leukoencephalopathy，PML）：PML 以成年人多见。PML 病灶主要分布在顶枕叶和额叶，不对称，呈进行性扩大、融合，病灶主要位于皮质下白质，多远离侧脑室周围。但早期 PML 与 HIV 脑炎影像学表现类似，二者难以鉴别。PML 表现为局灶性运动感觉障碍。PML 晚期出现脑萎缩。

（3）亚急性海绵状脑病（subacute spongiform encephalopathy，SSE）：SSE 是由朊病毒感染所致的罕见散发的中枢神经系统疾病，临床上以进行性痴呆、共济失调、肌阵挛及特征性周期性脑电图变化为特点。影像学表现为双侧额颞叶和基底节等散在的片状病灶，可伴有进行性脑萎缩。典型亚急性海绵状脑病在 $T_2WI$ 和 DWI 上表现为双侧基底节区对称的异常高信号，并特征性地表现为沿皮层脑回分布的脑回状改变，与 HIV 脑炎易于鉴别。

（4）亚急性硬化性全脑炎（subacute sclerosing panenc ephalitis，SSPE）：SSPE 是由变异麻疹病毒持续性中枢神经系统感染引起的缓慢进展的疾病。SSPE 常具有典型的脑电图表现，为发作性每秒多次高波、双相波同时出现。二者影像学表现类似，均为大范围的皮质萎缩或散在分布的脑白质病灶，但 SSPE 病灶多为对称性分布，而 HIV 脑炎病灶多不对称。

（五）治疗和预后

高效反转录病毒药物组织的联合治疗可作用于 HIV 复制的不同阶段，能够最大限度地抑制 HIV 复制，是最有效的病因治疗方法，总的治疗原则为杀灭或抑制 HIV 病毒、抗感染、抗肿瘤和增强机体免疫力治疗。我国自抗病毒治疗以来，AIDS 患者的死亡率明显降低，生存质量也得到了明显的改善。

**【HIV 相关性无菌性脑膜炎】**

（一）概述

HIV 相关性无菌性脑膜炎（aseptic meningitis）是 HIV 感染后经血行播散至中枢神经系统所致。HIV 具有嗜神经性，可直接感染中枢神经系统，一类病毒感染神经元和胶质细胞而发生脑炎，而另一类病毒感染主要导致脑膜、脉络丛和室管膜炎。无菌性脑膜炎是指除细菌或真菌以外的致病因子所致的脑膜炎症，其主要特征是脑膜刺激症状和脑脊液细胞增多。HIV 相关性无菌性脑膜炎可见于除 AIDS 晚期以外的任何时期，常急速起病，临床上常有剧烈头痛、发热、神志障碍、颈项强直、眼球运动时疼痛、畏光等表现，一般 2~4 周后可自行消失，慢性患者症状可反复出现。

（二）病理学表现

HIV 相关性无菌性脑膜炎的细胞学检查可见脑脊液内细胞计数增多,脑脊液内可见浆细胞及淋巴细胞浸润。

（三）MRI 表现

MR 平扫表现为小脑天幕或大脑凸面脑膜的带状增厚,$T_1WI$ 呈低信号,$T_2WI$ 呈高信号,增强扫描可见沿脑沟回分布的线条样或条状强化。慢性期可表现为幕上脑室扩张、积水。

（四）诊断要点及鉴别诊断

1. 诊断要点

（1）HIV 阳性患者,伴有发热、颈项强直、意识淡漠等神经精神症状。

（2）MR 平扫可见脑膜带状或线样增厚,增强扫描可见沿脑沟回分布的线样异常强化,慢性期可伴有脑室扩张、积水表现。

2. 鉴别诊断

（1）HIV 合并结核性脑膜炎:结核性脑膜炎常累及脑底池脑膜,而无菌性脑膜炎则可累及全脑任何区域的脑膜,且结核性脑膜炎可引起结核性血管内膜炎导致脑梗死,而无菌性脑膜炎多不伴发脑梗死。

（2）HIV 合并真菌性脑膜炎:真菌性脑膜炎一般表现为软脑膜的不规则结节样或块状增厚并明显强化,而无菌性脑膜炎多表现为软脑膜菲薄的线样强化。

（五）治疗和预后

同 HIV 脑炎的治疗及预后。除积极控制 HIV 病毒感染外,还应进行相应的对症支持治疗。

## 二、颅内机会性感染

机会性感染（opportunistic infections,OI）是指条件性致病菌在人体免疫功能受损、防御功能低下时所发生的炎症性疾病。条件性致病菌可在健康人体中长期存在,并不引起疾病或仅引起轻度自限性疾病或局灶性感染,但在免疫功能缺陷情况下常发生严重性播散性疾病或呈持续性反复性发作,可危及生命。HIV 是一种反转录病毒,进入人体后使人体发生免疫功能缺陷,且呈进行性加重甚至完全丧失,从而导致机会性感染的发生,且较其他更为复杂严重。

美国疾病控制中心（CDC）列举的机会性感染病原体可分为病毒、细菌、真菌、寄生虫四类,在 AIDS 合并的机会性感染中达 30 多种。AIDS 并发机会性感染病原体种类繁多,常发生混合性播散性感染,且常为体内原有或潜在性感染的复燃,治疗非常困难。常见的病原体有弓形虫、隐球菌、乳头多瘤空泡病毒、巨细胞病毒、单纯疱疹病毒、马尔尼菲青霉菌、马红球菌、结核分枝杆菌和梅毒螺旋体等,每种机会性感染表现与非 AIDS 相关性感染类似。本节主要介绍 HIV 相关性脑弓形体病的 MRI 表现。

（一）概述

脑弓形体病（toxoplasmic encephalitis,TE）是由弓形虫（toxoplasma）感染引起的人兽共患病,引起局灶性或弥漫性坏死性炎症,为 AIDS 患者的中枢神经系统最常见的机会性感染,发生率为 10%~30%,也是导致 AIDS 患者死亡的常见原因之一。

HIV 相关性脑弓形体病呈亚急性起病,临床表现和影像学检查无明显的特异性。有精神状态改变、妄想行为、发热、头痛、嗜睡,甚至昏迷等脑弥漫性损害体征,可在几天或几周内死亡;脑膜受累者可有脑炎;可形成"假性脑肿瘤",出现一过性颅内高压的症状;偏瘫、癫痫发作、视力障碍、神志不清、意识错乱;发热及脑膜刺激征较少见。

（二）病理学表现

大体:表现为边界模糊的坏死性脓肿,边缘可见充血带,内含质软的浅黄色内容物。

镜下：包括凝固性坏死、具有包囊的弓形虫、大量游离的弓形体以及轻微的宿主炎症反应。凝固性坏死伴不典型单核细胞炎性反应，成片的淋巴细胞、浆细胞、嗜酸性粒细胞浸润，嗜酸性粒细胞较少见，并与增生的胶质细胞一起构成肉芽肿样结构。还可见弓形虫脓肿，即以细胞碎屑为中心的坏死病变，周围是水肿及炎性脑组织；坏死组织外周有特征性逗号状的滋养体及多发大小不等的假囊；血管异常，包括血管周围及血管壁内单核细胞、淋巴细胞浸润；内皮细胞肿胀，血栓形成，管壁纤维素样坏死及管腔纤维化而闭塞。

### （三）MRI 表现

MRI 平扫常表现为基底节区、丘脑和皮髓质交界区单发或多发病变。$T_1WI$ 上一般呈低信号，偶尔可见由于病变内凝固性坏死或出血所致的周边稍高信号。$T_2WI$ 上显示为高低信号交替的同心环状病变，病变中心的 $T_2WI$ 高信号提示为组织学上的坏死性脓肿，周围可见明显水肿。当弓形虫病脓肿机化时，高信号逐渐消失，最终与脑白质等信号。增强扫描常呈单发或多发类圆形结节状、环状、环靶状或肿块样不均匀强化（图 7-2-2），与周围低信号的水肿分界清楚，环形强化伴较小的偏心性壁结节，构成"偏心靶"征，强化的结节为向心性增厚血管的汇聚，而强化的边缘为坏死性脓腔边缘的炎性血管所致。

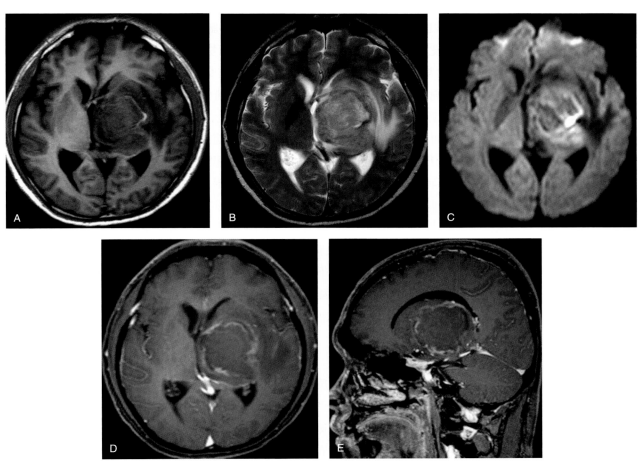

图 7-2-2 HIV 相关性脑弓形体病 MRI 表现

A. $T_1WI$，示左侧基底节区团块状等低信号，边缘见高信号线影，占位效应明显，周边见低信号水肿带；B. $T_2WI$，示病变呈稍高信号，周边见低信号；C. DWI，示病变呈稍高信号，$T_1WI$ 高信号线影呈高信号；D~E. CE-$T_1WI$，示病灶边缘强化，中间部分未见强化（图片由浙江大学医学院附属第一医院崔恒教授提供）

DWI 表现为结节状、环状或靶状高信号。

$^1$H-MRS 表现为病灶内常见的脑代谢物（如 NAA、Cr、Cho 和 mI）峰降低或完全缺如，NAA/Cr、NAA/

Cho 比值显著降低,急性期 NAA/Cr 比值比缓解期更低,Cho/Cr 比值升高,可见明显的 Lip 峰,可合并 Lac 峰。抗弓形虫治疗后,NAA/Cr 可完全恢复至正常水平,部分患者 Cho/Cr 比值下降,亦可持续升高。

PWI 上呈低灌注并有着显著的低 rCBV 值。

（四）诊断要点与鉴别诊断

1. 诊断要点

（1）多为双侧多发斑片状、片状病灶,好发于基底节区和皮髓质交界区;灶周水肿明显,可有一定占位效应。

（2）T_1WI 多呈等或稍低信号,T_2WI 多呈等或稍高信号;增强扫描呈环状、结节状强化,部分病灶可见"偏心靶征",具有特异性。

（3）DWI 上多呈稍高信号。

（4）PWI 呈低灌注。

（5）$^1$H-MRS 上 NAA、Cr、Cho 和 mI 峰均降低,Cho/Cr 比值升高,可见明显的 Lip 峰,也可合并 Lac 峰。

（6）组织、体液或有核细胞中找到游离的或细胞内滋养体可以确诊。

2. 鉴别诊断

（1）HIV 相关颅内非霍奇金淋巴瘤:表现为多发病灶,多位于幕上脑实质深部近中线区,瘤周水肿轻,占位效应不显著;且病灶中心易发生囊变、坏死,增强扫描呈非均匀团块状、地图状强化,内部的坏死区不强化。而 HIV 相关性脑弓形体病常为多发,多侵犯基底节区和皮髓质交界区,周围水肿明显,增强扫描可表现为结节状、环形、环靶征样异常强化,"靶征"通常为 HIV 相关性脑弓形体病的特征性表现。

（2）脑转移瘤:病灶周围水肿明显,可有结节、环形异常强化。但是,脑转移瘤的发生部位表浅,绝大部分病灶位于大脑灰白质交界区,而 HIV 相关性脑弓形体病优先感染脑深部结构,病变多分布于基底节区及脑室周围的白质区,而且"环靶征"是其特异性的征象。脑转移瘤患者大部分有脑外恶性肿瘤病史,结合病史可以作出诊断。PWI 上脑转移瘤实性部分呈高灌注,而 HIV 相关性脑弓形体病呈低灌注,二者容易鉴别。

（3）HIV 相关性脑结核病:病灶周围水肿明显,多有结节、环形和靶征强化,二者常规影像鉴别困难。但是,脑结核病最常见的类型为脑膜脑炎型,常累及脑底池脑膜,增强扫描表现为环池、基底池、外侧裂池等脑底池系统的脑膜增厚并明显强化,且结核分枝杆菌大量的干酪性渗出物沉积于脑底池系统常导致幕上脑积水,而脑弓形体病最常见的类型则表现为脑内多发的结节样病变,较少累及脑底池脑膜系统,且较少造成幕上脑积水。脑结核病形成肉芽肿或结核球时与脑弓形体病的影像学表现类似,鉴别诊断需结合临床病史。

（五）治疗和预后

抗病毒治疗是治疗 AIDS 的关键。随着高效抗反转录病毒联合疗法的应用,抗 HIV 的疗效得到大大提高,患者的生活质量和预后有了显著改善。

合并弓形虫病的 AIDS 患者,如果不进行治疗,则中枢神经系统的弓形虫感染可为致命性疾病,如及早进行治疗则可治愈。接受治疗的患者通常在 2~4 周内即出现病情的明显好转。而在社会经济落后的国家,患者平均生存时间仅为 28 个月。

### 三、继发性颅内肿瘤

（一）概述

AIDS 患者免疫力低下,免疫系统防御、杀伤肿瘤细胞的能力明显减弱,因此常继发肿瘤性病变。AIDS 常见的继发性肿瘤主要有淋巴瘤、Kaposi 肉瘤和转移瘤,其中非霍奇金淋巴瘤是 AIDS 患者神经系统最常见的继发性肿瘤。AIDS 引起的霍奇金淋巴瘤主要见于淋巴结,以颈部淋巴结和锁骨上淋巴结最为常见,形成颅内肿瘤者罕见。AIDS 引起的 Kaposi 肉瘤多为全身性播散,脑内很少发生,罕见。AIDS 继发性颅内转移瘤与非 AIDS 患者的颅内转移瘤影像学表现并无明显区别。本章节主要介绍 AIDS 相关颅内非霍奇金淋巴瘤。

AIDS 相关颅内非霍奇金淋巴瘤好发于疾病晚期,可见于任何年龄,多见于中年男性,额叶最常累及,其次是顶叶、颞叶、枕叶,少数累及脑干、胼胝体、小脑,可单发,也可多发。

AIDS 相关颅内非霍奇金淋巴瘤的病因和发病机制尚未阐明,多数学者认为 EB 病毒感染是主要的原因,EB 病毒可使 B 细胞激活,使其逃避机体的免疫监视而发展为淋巴瘤。AIDS 相关性颅内非霍奇金淋巴瘤多由弥漫大 B 细胞构成,98% 为高级别,呈明显侵袭性,WHO 为 Ⅲ 或 Ⅳ 级。

临床表现常与肿瘤所在的位置有关,主要症状有头痛、呕吐、视乳头水肿和偏瘫、感觉减退,少数患者表现为脑干、脑神经、小脑损害相关症状和癫痫、精神障碍等。

### (二)病理学表现

AIDS 相关颅内非霍奇金淋巴瘤大体表现为灰白色实质性肿块,边界较清,形状不规则,大小不等。与全身性淋巴瘤易侵犯软脑膜不同,AIDS 相关颅内非霍奇金淋巴瘤好发于大脑实质,亦可累及脑干和脊髓。大小不一,小到显微镜下可见的种植灶,大到巨大的团块样肿块,可单发,也可多发。多发的淋巴瘤病变中,有半数为双侧受累。广泛的播散性病变罕见。肿瘤常生长很快,伴中央坏死。AIDS 相关颅内非霍奇金淋巴瘤多为高度恶性,免疫母细胞型或小无裂细胞型占 60%。其镜下表现详见非霍奇金淋巴瘤章节。

### (三)MRI 表现

常多发,且肿瘤内多可见坏死。$T_1WI$ 上呈等或低信号,$T_2WI$ 上呈等或稍高信号,增强扫描后肿瘤呈非均匀团块状、环形、地图状明显强化,中央的坏死区不强化。动态增强扫描早期强化不明显,呈缓慢上升型强化。DWI 上肿瘤的实性部分呈高信号。

### (四)诊断要点与鉴别诊断

1. 诊断要点

(1)多发生于幕上脑实质深部近中线区,常多发。

(2)$T_1WI$ 上多呈等或稍低信号,$T_2WI$ 上可呈稍高信号,中央可合并液化、坏死。

(3)增强扫描肿瘤呈非均匀团块状、环形、地图状明显强化,中央的坏死区不强化。

(4)DWI 上肿瘤的实性部分呈高信号。

2. 鉴别诊断

(1)非 AIDS 原发脑内淋巴瘤:单发多见,多位于幕上脑实质深部近中线区,瘤周水肿轻,占位效应不显著;为实体肿瘤,DWI 上呈明显高信号;增强扫描早期呈明显均匀强化,坏死、囊变、出血及钙化少见。

(2)HIV 相关脑弓形体病:常为多发,多侵犯基底节区和皮髓质交界区,周围水肿明显。增强扫描可表现为结节状、环形、环靶征样强化,"靶征"通常为特征性表现。

(3)脑转移瘤:患者大部分有中枢神经系统以外恶性肿瘤病史,多位于灰白质交界处,位置表浅,典型的转移瘤周围水肿十分明显。

### (五)治疗和预后

针对患者的主要症状采取综合治疗和个体化治疗。依据 $CD4^+T$ 淋巴细胞和病毒载量的检测结果,确定免疫系统功能受损害的程度,从而制定不同的治疗方案。当 $CD4^+T$ 淋巴细胞>200/μl,免疫功能损害轻,给予在抗反转录病毒(anti-retrovirus,AR)治疗加抗癌化疗及对症支持治疗;当 $CD4^+T$ 淋巴细胞<200/μl,则予以免疫功能重建,AR 治疗及对症支持治疗,不宜进行抗癌化疗。因为抗肿瘤药物将加剧免疫损害和感染,另外抗肿瘤药物、AR 治疗、抗感染等药物间的相互影响还值得进一步研究。

# 第三节　神 经 梅 毒

神经梅毒（neurosyphilis，NS）是指梅毒螺旋体（treponema pallidum，TP）侵犯中枢神经系统，引起神经组织变性或血管病变，主要见于三期梅毒患者。神经梅毒早期主要累及脑脊膜、脑脊液、脑和脊髓的血管，晚期主要累及脑实质和脊髓。

神经梅毒通常无明显临床症状，且临床表现差异很大。通常表现为脑脊膜炎相关症状和体征；累及血管时可导致脑梗死；脑神经受累时可有神经萎缩或神经麻痹症状；脑膜纤维化时可致阻塞性脑积水；脑实质受累可发生麻痹性痴呆，进行性认知功能减退，甚至痴呆。

神经梅毒根据病理类型不同可分为无症状型、脑膜型、脑膜血管型、脑实质型（脊髓痨和麻痹性痴呆）和树胶肿型。无症状型神经梅毒指存在脑脊液异常而无神经症状或体征，约占临床诊断的神经梅毒病例的1/3，影像学检查一般显示脑实质无明显异常。脑萎缩是神经梅毒最常见的非特异表现，几乎所有患者都会出现不同程度的弥漫性脑萎缩，多以额颞叶为主。

## 一、脑膜梅毒

### （一）概述

无菌性脑膜炎是早期神经梅毒的常见表现之一，通常以颅底部脑膜病变最明显，表现为脑膜增厚，蛛网膜下腔渗出物增多，颅内压增高，脑神经受累，有或无发热、精神异常、头痛、恶心、呕吐、颈项强直、凯尔尼格征阳性，脑神经麻痹以听神经麻痹最常见。

### （二）病理学表现

大体：脑膜梅毒一般以脑底部的脑膜病变较为严重，常波及脊髓的上颈段及脑神经。脑切面可见脑室系统对称性扩大，脑室壁可表现为颗粒性室管膜炎。

镜下：增生的纤维结缔组织中有大量淋巴细胞、浆细胞和单核细胞浸润。

### （三）MRI 表现

MRI 示脑膜广泛增厚且明显强化，多见于下丘脑、脑干、鞍上池和侧裂池周围的脑膜。$T_2WI$ 上基底池内脑脊液信号较脑室内信号高提示可能存在梗阻。第四脑室外侧孔及正中孔因纤维结缔组织封闭时可出现梗阻性脑积水。脑膜梅毒一般以脑底部的脑膜病变较为严重，常波及脊髓的上颈段及脑神经。脑神经受累是急性脑膜神经梅毒的特点，易受累神经依序为前庭蜗神经、面神经、视神经和动眼神经。

### （四）诊断要点与鉴别诊断

1. 诊断要点　神经梅毒诊断主要根据病史、神经系统症状和体征、周围血和脑脊液梅毒试验。患者脑脊液细胞数正常或偏高，以单核淋巴细胞为主，蛋白增高，如脑膜受累，蛋白则明显增加。影像表现为脑膜广泛增厚且明显强化时，可诊断脑膜梅毒。

2. 鉴别诊断　脑膜梅毒主要与病毒性或细菌性脑膜炎相鉴别，影像表现无特异性，鉴别主要依赖临床病史和实验室检查。

### （五）治疗和预后

青霉素是治疗神经梅毒最有效的药物，治疗中应注意早期、足量、规则的原则，规范治疗预后良好。

### 二、脑膜血管梅毒

#### （一）概述

约 10% 神经梅毒病例为脑膜血管梅毒，发病高峰在感染后 4~7 年。脑膜血管梅毒最主要的临床表现是缺血性脑血管病，可急性、亚急性或慢性起病，表现为头痛、眩晕、一过性瘫痪、癫痫、嗜睡等，精神异常表现为性格改变、情绪不稳定甚至痴呆。

#### （二）病理学表现

大体：神经血管梅毒主要侵犯脑底动脉环、豆纹动脉、基底动脉，增生性动脉炎造成小动脉管腔闭塞，脑实质可发生软化和梗死。

镜下：增生的纤维结缔组织中有大量淋巴细胞、浆细胞和单核细胞浸润，脑膜血管内膜增厚，管腔狭窄或闭塞，管壁增厚伴有炎症细胞浸润。

#### （三）MRI 表现

脑膜血管梅毒可导致多发小梗死灶，大小不一，呈斑片状、点状、边缘模糊，梗死灶多见于额叶、颞叶、顶叶，基底节和半卵圆中心，亦可呈大片状梗死。不同时期脑梗死 MRI 表现不同。超急性期，$T_2WI$ 和 FLAIR 序列上表现为高信号，$T_1WI$ 表现为等或稍低信号，DWI 上呈高信号，ADC 呈低信号。急性期 $T_1WI$ 上脑梗死区表现为低信号，$T_2WI$、FLAIR 序列上表现为高信号，DWI 上呈高信号，ADC 呈低信号。亚急性期 $T_1WI$ 上脑梗死区表现为低信号，$T_2WI$、FLAIR 序列上表现为高信号，DWI 上，梗死灶一般表现为等信号或高信号，有时也可表现为低信号或其他不规则信号，ADC 呈低信号、等信号或高信号。慢性期 $T_1WI$ 上梗死灶表现为低信号，$T_2WI$ 上表现为高信号，边界清楚，FLAIR 序列上早期也表现为高信号，而随着病程的延长，表现为不均匀的高低混杂信号，DWI 上病变区呈低信号，ADC 呈高信号。增强后新鲜病灶呈斑片样及脑回样强化。慢性期无明显强化。

#### （四）诊断要点与鉴别诊断

1. 诊断要点　神经梅毒患者，多发小梗死灶，增强后新鲜病灶呈斑片样及脑回样强化。

2. 鉴别诊断　脑膜血管梅毒引起的脑梗死主要需与动脉粥样硬化所致脑梗死鉴别。动脉粥样硬化所致脑梗死多边界清楚，范围广泛但集中，与大的供血动脉支配的范围相一致，累及皮质，水肿期占位效应明显，增强扫描呈脑回样强化，且多有高血压、糖尿病等血管病高危因素。梅毒的血管炎常累及动脉的小分支，梗死范围不大，但较为弥散。

#### （五）治疗和预后

脑膜血管神经梅毒的治疗主要以青霉素为主。如不治疗，最终可发展为脊髓痨或麻痹性痴呆。

### 三、脑实质型梅毒

#### （一）概述

脑实质型梅毒包括麻痹性痴呆和脊髓痨。

麻痹性痴呆属于晚期梅毒，是神经梅毒最严重的一种类型，占神经梅毒的 10%~12%。麻痹性痴呆皮层受累不仅可表现为脑萎缩，出现智力及情感障碍，也可表现为皮层异常放电，既往曾有文献报道 20% 的麻痹性痴呆可合并癫痫发作。

脊髓痨主要累及瞳孔运动结构、脊髓背根及后柱。最常见和最早出现的三联征为瞳孔异常、下肢反射消失和龙贝格征阳性。起病隐匿，早期表现为闪电样疼痛（下肢最多见）、感觉异常、瞳孔变化和反射消失。随着病情的发展，感觉性共济失调（主要累及下肢）成为主要症状。

（二）病理学表现

主要病理表现包括脑萎缩（额叶、颞叶显著）、脑室扩大、颗粒性室管膜炎。

（三）MRI 表现

早期颞叶、额叶、岛叶、胼胝体压部等部位可出现长 $T_1$ 长 $T_2$ 信号病灶，FLAIR 呈高信号。晚期麻痹性痴呆多表现为脑萎缩，尤以额叶、颞叶前部为著。另外 $T_2$WI 可见双侧苍白球区对称性低信号，考虑是神经梅毒基底节铁沉积的表现。增强常无明显强化（图 7-3-1），$^1$H-MRS 显示 NAA、Cho 和 Cr 峰均降低。SWI 上双侧基底节区可见低信号。

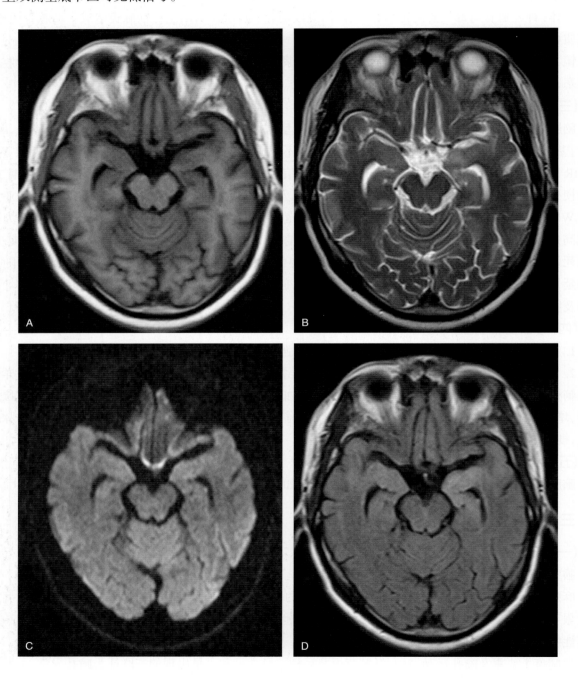

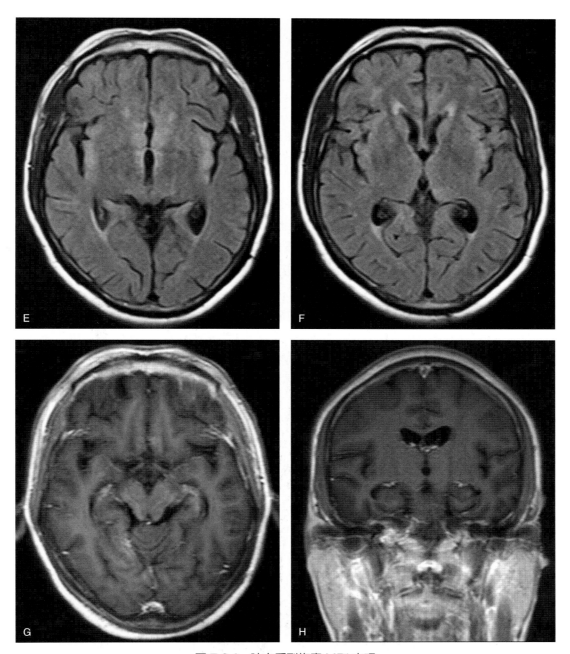

图 7-3-1 脑实质型梅毒 MRI 表现

A. T$_1$WI，示双侧颞叶深部片状近似对称等低信号影；B. T$_2$WI，示病变呈高信号；C. DWI，示病灶呈等信号；D~F. FLAIR，示双侧岛叶、第三脑室周围、颞叶深部、海马及左侧丘脑近似对称高信号；G~H. CE-T$_1$WI，示病变无明显强化（图片由温州医科大学附属第一医院杨运俊教授提供）

（四）诊断要点与鉴别诊断

1. 诊断要点　神经梅毒患者，伴有记忆力下降、精神行为紊乱、认知功能减退等症状，影像表现以颞叶、额叶、海马、胼胝体萎缩为主，且脑白质萎缩较脑皮质萎缩明显。

2. 鉴别诊断　阿尔茨海默病（Alzheimer disease，AD）所致的脑萎缩多为双侧大脑半球对称性脑萎缩，范围广泛，主要表现为灰质、白质和海马体积缩小，脑室和脑脊液所占颅内体积百分比增大。

（五）治疗和预后

目前神经梅毒最有效的治疗仍为大剂量足疗程使用水溶性青霉素。WHO 推荐每 4 小时静脉滴注水溶性青霉素 400 万 U,共治疗 14 天或普鲁卡因青霉素 240 万 U 肌内注射每天 1 次,加丙磺舒 500g 口服,疗程 14 天。

### 四、树胶肿性神经梅毒

#### (一) 概述

梅毒性树胶肿可见于感染后的任何时期,是由于硬脑膜或软脑膜强烈的局限性炎症反应而形成的树胶样肿块,可单发或多发,见于软脑膜和脑实质内,常位于大脑凸面。

#### (二) 病理学表现

大体:树胶样肿呈灰红褐色,质硬似胶样,中央有坏死,与结核结节相似。

镜下:见中央不完全性凝固性坏死,可有弹力纤维保留,周边有类上皮细胞增生和异物巨细胞形成,伴单核细胞、淋巴细胞、浆细胞浸润,最外层为神经胶质细胞增生,单核细胞浸润血管形成脉管炎,周围常为大面积水肿带,偶尔为血管炎引起的片状梗死灶,邻近脑膜常因炎症反应而增厚。

#### (三) MRI 表现

树胶肿病灶可出现在脑组织任何部位,属于脑内病变,常位于大脑凸面,也可见于颅后窝、脑桥、中脑、桥小脑角、胼胝体等。病变呈单发或多发。$T_1WI$ 呈低或等信号,$T_2WI$ 呈高信号,FLAIR 呈低信号,DWI 呈等或低信号(图 7-3-2),可有占位效应,病灶最大病变层面显示其边缘与周围脑膜以钝角相交。病灶周围可有大片状水肿信号。增强后病灶呈结节样或环状强化。邻近脑膜强化,即"脑膜尾"征,代表脑膜受累。

#### (四) 诊断要点与鉴别诊断

1. 诊断要点　神经梅毒患者,大脑凸面等部位的单发或多发肿块,结节状或环状强化,邻近脑膜强化,应高度怀疑梅毒性树胶肿,确诊需依赖实验室检查。

2. 鉴别诊断

(1) 脑膜瘤:属于脑外肿瘤,起源于脑蛛网膜,病变压迫邻近结构,邻近处可有骨质增厚。典型的 MRI 表现呈等 $T_1$ 等 $T_2$ 信号,明显、均匀强化,脑膜尾征常见。

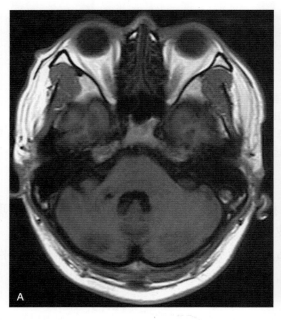
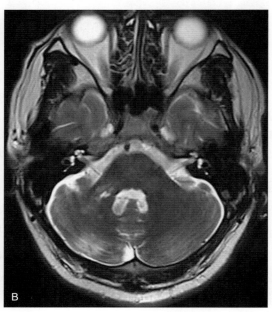

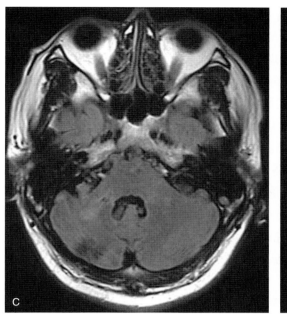
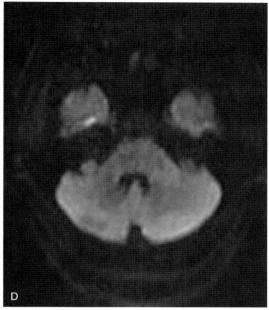

图 7-3-2 树胶肿性神经梅毒 MRI 表现

A. $T_1WI$,示右侧小脑半球斑片状低信号；B. $T_2WI$,示病变呈高信号；C. FLAIR,示病变呈低信号；
D. DWI,示病变等低混杂信号

（2）淋巴瘤：常位于大脑深部,幕上比幕下多见,幕上以额叶最多见,枕叶最少见；幕下小脑比脑干多见。

（五）治疗和预后

树胶肿性神经梅毒患者存在严重的颅内压增高或脑疝征象或进行性加重的神经功能障碍时,应立即手术；反之首先应用青霉素和地塞米松联合治疗。

# 第四节 流行性乙型脑炎

（一）概述

流行性乙型脑炎（epidemic encephalitis B）简称乙脑,是由嗜神经的乙型脑炎病毒（encephalitis B virus）引起、经蚊虫传播的一种急性传染病。该病毒于 1934 年首次在日本分离成功,故也称为日本脑炎（Japanese encephalitis）。

乙脑是人畜共患的自然疫源性疾病,人和动物感染乙脑病毒后可出现病毒血症称为传染源,其中猪为主要传染源。蚊虫是乙脑的主要传播媒介。人群对乙脑病毒普遍易感,但感染后出现典型乙脑症状的多数为隐性感染。病后免疫力强而持久。本病有严格的季节性,常见于 7、8、9 三个月。

流行性乙型脑炎病变主要累及中枢神经系统灰质,范围广泛,但以丘脑、基底节、大脑皮质为著,小脑皮质、延髓及脑桥次之,脊髓病变最轻,常仅限于颈段脊髓。

典型患者的病程分为 4 期：

1. 初期 病初第 1~3 日,此时为病毒血症期。常急性起病,1~2 日内体温高达 38~39℃,伴头痛,恶心、呕吐,有意识障碍,如精神倦怠和嗜睡。小儿可有呼吸道症状或腹泻。极重型患者迅速出现高热、频繁抽搐,深度昏迷而进入极期。

2. 极期　病程第 4~10 日。进入极期后,突出表现为全身毒血症状及脑部损害症状。持续高热是乙脑患者必有的表现,体温高达 39~40℃。大多数人在起病后 1~3 日出现不同程度的意识障碍,如嗜睡、浅昏迷、深昏迷。惊厥或抽搐多见于第 3~5 日。呼吸衰竭是乙脑的主要死亡原因,可由呼吸中枢损害、脑水肿、脑疝、低钠性脑病等原因引起,表现为呼吸表浅、节律不齐、双吸气、叹息样呼吸、潮式呼吸以至呼吸暂停。其他常见表现还包括颅内压增高、脑膜刺激征等,部分乙脑患者可发生循环衰竭,表现为血压下降,脉率细速。

3. 恢复期　极期过后体温在 2~5 日降至正常,昏迷转为清醒,有的患者有一短期精神“呆滞阶段”,以后言语、表情、运动及神经反射逐渐恢复正常。个别重症患者表现为低热、多汗、失语、瘫痪等,但经积极治疗,多可在 6 个月内恢复。

4. 后遗症期　虽经积极治疗,部分患者在发病 6 个月后仍留有神经、精神症状,称为后遗症。以失语、强直性或扭转性痉挛、癫痫及精神障碍等最为多见。

（二）病理学表现

大体:脑膜充血,脑水肿明显,脑回增宽,脑沟变窄。

镜下:①血管变化和炎症反应:血管高度扩张充血,使血液瘀滞,血管周围间隙增宽,脑组织水肿,有时可见环状出血。淋巴细胞、单核细胞和浆细胞等炎症细胞浸润多以变性坏死的神经元为中心,或围绕血管周围间隙形成血管套。②神经细胞变性、坏死:病毒在神经细胞内增殖,导致细胞损伤。严重者神经细胞可发生核固缩、溶解、消失。③软化灶形成:本病最终可形成特征性的镂空筛网状软化灶。④胶质细胞增生:小胶质细胞增生明显,于小血管旁或坏死的神经细胞附近形成小胶质细胞结节。另外也可见少突胶质细胞和星形胶质细胞的增生。

（三）MRI 表现

乙脑常累及丘脑、脑干、基底节区、海马、大脑皮质、小脑皮质下白质及脊髓,其中以丘脑、中脑大脑脚和基底节区最多见。双侧丘脑近似对称性病变为乙脑特征性的 MRI 表现,呈斑片状 $T_1WI$ 低信号或等信号,$T_2WI$ 高信号,FLAIR 序列呈高信号(图 7-4-1),可同时累及相邻部位或其他部位。丘脑和基底节病变中偶可见出血,可表现为病变内点状或小片状高信号;MRI 增强扫描可见脑膜强化,脑实质病变不强化或轻度强化。恢复期及后遗症期表现为脑积水、软化灶及脑萎缩。

DWI 上急性期病变呈高信号。

[1]H-MRS:乙脑多表现为 NAA 峰不同程度下降,Cho 峰及 Cr 峰则保持稳定,Lac 峰升高,少数可见 MI 峰。NAA 峰明显下降的患者可能出现后遗症,而 NAA 峰轻度下降的患者及时规范治疗多可痊愈。

（四）诊断要点与鉴别诊断

1. 诊断要点

(1)多发生于丘脑、中脑大脑脚和基底节区。

(2)$T_1WI$ 呈斑片状低信号或等信号,$T_2WI$ 呈高信号,FLAIR 序列呈高信号。

(3)DWI 上早期病灶表现为高信号。

(4)MRS 多表现为 NAA 峰不同程度下降,Lac 峰升高。

2. 鉴别诊断

(1)病变累及基底节 - 丘脑区时主要与肝豆状核变性、克雅氏病、Werincke 脑病等相鉴别:肝豆状核变性主要表现为双侧豆状核、大脑导水管周围灰质及大脑脚的异常信号。克雅氏病主要为双侧尾状核、壳核对称性 $T_2WI$ 高信号改变;Werincke 脑病典型改变为第三脑室和导水管周围对称性 $T_2WI$ 高信号等。结合临床表现和实验室检查可以比较容易将上述疾病与乙脑相鉴别。

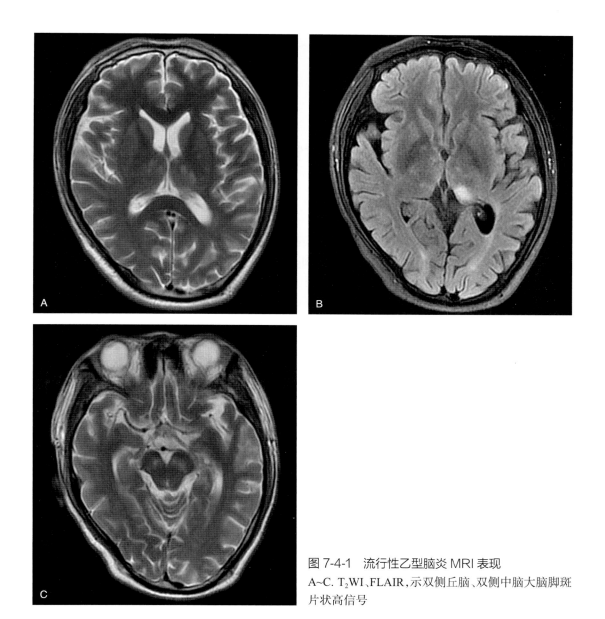

图 7-4-1 流行性乙型脑炎 MRI 表现
A~C. T₂WI、FLAIR,示双侧丘脑、双侧中脑大脑脚斑
片状高信号

(2)病变累及双侧大脑半球白质时应与多发性硬化相鉴别:临床上,后者症状多具有反复加重与缓解或缓慢进展的特点。

(3)发生于颞顶叶较大面积的乙脑可类似脑梗死:伴出血时可类似出血性脑梗死,但脑梗死灶常按血管分布区分布,累及单侧为主,且患者年龄偏高,起病急骤,具有卒中的症状和体征,与脑炎的临床表现明显不同。

(4)当乙脑局部脑组织坏死水肿,出现明显占位效应时可类似于脑胶质瘤:脑胶质瘤增强扫描多为花环样、团块状强化。

(五) 治疗和预后

疾病早期可进行一般治疗、物理或药物降温治疗,发生惊厥或抽搐时需要根据原因采取针对性措施:①由高热所致者应降温治疗;②呼吸道分泌物阻塞所致缺氧者应及时吸痰,保持呼吸道通畅;③脑水肿或脑疝者,应立即应用脱水剂治疗;④低钙血症者应及时补充钙剂;⑤脑性低钠血症者用生理盐水滴注。发生呼吸和循环衰竭时需要进行紧急处理。

轻型及普通型患者经过正规治疗后大多顺利恢复,幼儿及老年重型患者病死率高,重症患者病死率在20%以上,而且重型存活者有 5%~10% 发生后遗症。

# 第五节　流行性脑脊髓膜炎

## (一) 概述

流行性脑脊髓膜炎(简称流脑)是由脑膜炎奈瑟菌经呼吸道传播而引起的化脓性脑膜炎,多见于冬春季节,儿童易患。主要临床表现包括突发高热、剧烈头痛、频繁呕吐、皮肤黏膜瘀点、瘀斑及脑膜刺激征,严重者可呈暴发型发作,出现败血症休克和脑实质损害。

流脑病原菌主要经飞沫由呼吸道直接传播,传染源主要为患者和带菌者,患者在潜伏期末和发病期均有传染性,但传染期一般不超过 10 天。

流脑的病情轻重不一,一般可表现为 3 个临床类型,即普通型、暴发型和慢性败血症。普通型约占 90%,按照发展过程,又可分为上呼吸道感染期、败血症期、脑膜炎期、恢复期 4 个阶段。皮疹主要见于败血症期,12~24 小时多数发展至脑膜炎期,主要表现为中枢神经系统症状和体征,经治疗后体温逐渐降至正常,皮肤瘀点、瘀斑消失,神经系统检查正常,患者进入恢复期。暴发型流脑的特点是起病急骤、病情变化快、病死率高,如得不到及时治疗可于 24 小时内死于呼吸衰竭、循环衰竭、DIC 和脑疝。

## (二) 病理学表现

脑膜炎期主要病变发生于软脑膜和蛛网膜,早期表现为脑膜血管充血、出血、炎症和水肿,后期脑脊液内可出现大量外渗的纤维蛋白、中性粒细胞及血浆。颅底脓液粘连压迫,以及化脓性病变的直接侵袭,可引起多个脑神经损害,包括视神经、展神经、动眼神经、面神经和听神经等,这种损害甚至为永久性。暴发性脑膜脑炎病变主要发生于脑实质,引起脑组织充血、出血、水肿及坏死,严重者可发生脑疝。

## (三) MRI 表现

MRI 表现早期无特异性,随着病情进展可见硬脑膜下积液,幕上脑积水。软脑膜及蛛网膜下腔化脓性炎症表现为病变区脑沟及蛛网膜下腔模糊,在 $T_1WI$ 上呈中等偏低信号,FLAIR 序列上呈中等偏高或高信号。增强扫描后脑膜、蛛网膜可见异常线样强化(图 7-5-1)。脑实质炎症者可见脑实质内斑片状 $T_2WI$ 稍高信号。

## (四) 诊断要点与鉴别诊断

1. 诊断要点

(1) 有流脑流行病学史。

(2) 临床表现、脑脊液检查、细菌学或流脑特异性血清免疫学检查符合化脓性脑膜炎表现,伴有皮肤黏膜瘀点和瘀斑。

(3) MRI 显示幕上脑室扩大,硬脑膜下积液以及脑膜异常强化。

2. 鉴别诊断

(1) 流行性乙型脑炎: MRI 上中脑、丘脑、基底节异常信号为特征。

(2) 结核性脑膜炎: MRI 显示脑底部脑池信号增高,增强扫描可见脑膜增厚不规则异常强化。

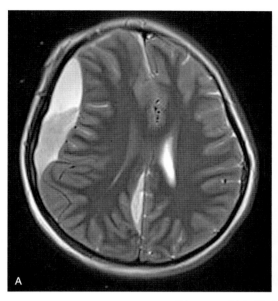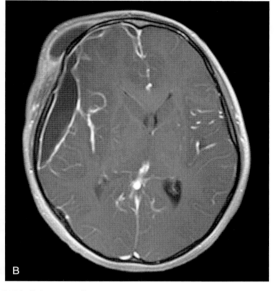

图 7-5-1　流行性脑脊髓膜炎 MRI 表现

A. $T_2$WI,示右侧额顶部、大脑镰硬脑膜下积液；B. CE-$T_1$WI,示右侧额顶叶硬脑膜、软脑膜呈线样强化

（五）治疗和预后

一旦怀疑普通型流脑,应在 30 分钟内给予抗菌治疗。尽早、足量应用细菌敏感并能透过血 - 脑屏障的抗菌药物,主要选择青霉素、氯霉素和头孢菌素。对于暴发型流脑,在尽早应用抗菌药物的同时,迅速纠正休克,高度怀疑有 DIC 者宜尽早应用肝素,毒血症症状明显者应用肾上腺皮质激素等。脑膜脑炎型还应防治脑水肿、脑疝和呼吸衰竭的发生。

普通型流脑如能早期诊断,及时合理治疗则预后良好。暴发型流脑预后差,病死率较高。2 岁以下幼儿及高龄患者预后差。

（薛康康　李　莉　文宝红　杨运俊　李宏军　张　勇　程敬亮）

# 第八章
# 脑脱髓鞘性疾病

脱髓鞘是指髓鞘形成后发生的髓鞘破坏,由于髓鞘形成细胞变性或髓鞘损伤导致髓鞘板层分离、肿胀、断裂、崩解成脂质小滴,进而完全脱失。广义的脱髓鞘疾病主要包括三类:原发性脱髓鞘疾病、髓鞘形成不良性疾病和继发性脱髓鞘疾病。本章主要介绍原发性脱髓鞘及髓鞘形成不良性疾病。

X线片及脑血管造影无诊断价值,CT和MRI可显示脑脱髓鞘性病变,并能作出定位与定量诊断,MRI明显优于CT,特别是多参数和多序列成像及多种新技术,能够为脱髓鞘疾病的诊断、治疗监测、评估预后提供帮助。脱髓鞘疾病与其他疾病有类似表现,常需要结合病史、临床表现、脑脊液、血清学检查等进行鉴别诊断。

## 第一节　异染性脑白质营养不良

### (一) 概述

异染性脑白质营养不良(metachromatic leukodystrophy,MLD)是一种由芳香基硫酸酯酶-A(arylsulfatase A,ARSA)减少或缺失引起的破坏性溶酶体贮积症,导致中枢神经系统和周围神经系统等组织的溶酶体内神经鞘脂类脑硫脂沉积,从而导致髓鞘分解和再利用障碍,是一种少见的常染色体隐性遗传性疾病,致病基因定位于22号染色体。硫酸酯酸性甲酚紫染色不呈紫色而呈黄褐色,可见特征性褐色异染性物质,该病也由此而得名。国外报道本病的发病率为(1.4~1.8)/10万人。

按照症状出现的时间,本病可分为晚婴型、少年型及成人型三种临床类型,其中晚婴型最严重且最常见。晚婴型患者(发病年龄<30个月)早期临床表现为步态的异常和斜视,随着年龄的增长而出现语言障碍、痉挛以及智力落后,通常在4岁以内死亡。少年型(发病年龄2.5~16岁)比较少见,病情进展缓慢,通常表现为学习落后。成人型(发病年龄>16岁)少见,病情较轻,临床表现为精神症状以及进展性皮质脊髓束、皮质延髓束和锥体外系症状。

### (二) 病理学表现

大体:异染性脑白质营养不良累及的脑组织可表现正常或轻度脑萎缩。疾病早期脑室周围白质表现为浅灰色样变。

镜下:主要组织病理学特征为脱髓鞘,既可累及中枢神经系统,也可累及外周神经系统。脱髓鞘区内轴索严重破坏,内囊、脑干、基底节锥体束亦可受累,不累及弓状纤维,脑灰质不受影响,可有轻度脑萎缩。甲苯胺蓝染色后病变区显示红紫色异染颗粒组织学分析显示芳香硫酸酶-A阳性。脱髓鞘区域无炎症的病理表现,此为特征性表现。

（三）MRI 表现

异染性脑白质营养不良的脱髓鞘改变在 MRI 上表现为脑内对称性的 $T_1WI$ 低信号、$T_2WI$ 及 FLAIR 高信号（图 8-1-1），早期常为脑室周围白质内的融合状、对称性、蝴蝶形高信号，病程晚期累及皮层下"U"形纤维和小脑，最后发展为广泛性脑萎缩。疾病进展呈离心性发展，脱髓鞘逐渐累及胼胝体（压部）、枕顶叶白质、额叶白质和颞叶白质，最终进行性皮质下脱髓鞘累及皮层下"U"形纤维。晚期可累及其他部位如胼胝体、锥体束和内囊。髓静脉周围的白质形成正常髓鞘岛，受累和未受累的髓鞘交错呈条纹状，可形成显著的"虎纹征"、即大片融合的高信号内出现线状低信号，从侧脑室表面到外周。一半以上的患儿会累及胼胝体（膝部和压部）和内囊后肢，部分累及脑干锥体束。增强扫描病灶无强化。

DWI：有时显示脱髓鞘进展区呈稍高信号。

DTI：活动性脱髓鞘区域可见扩散率降低。核心脱髓鞘区、退化区或慢性脱髓鞘区可见扩散率增加。

$^1$H-MRS：NAA 峰降低,mI 峰增高。

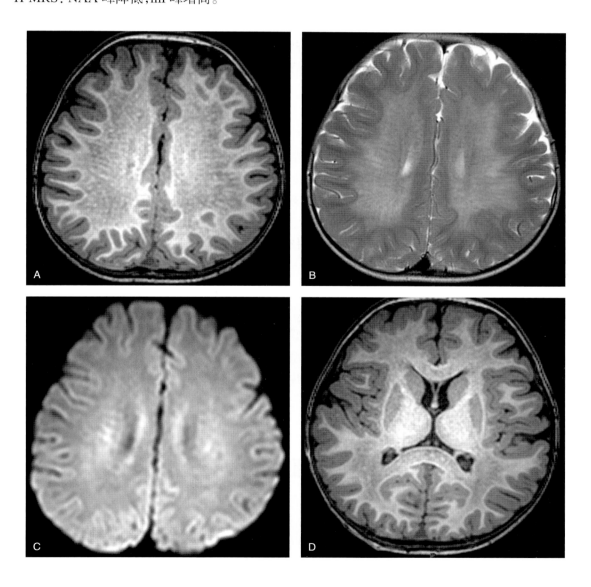

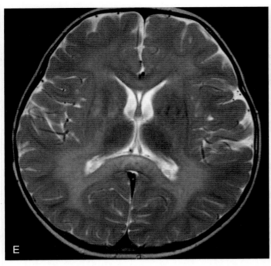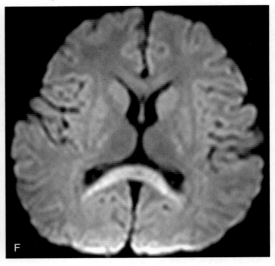

图 8-1-1　异染性脑白质营养不良 MRI 表现

A. T₁WI，示双侧大脑半球白质片状对称性低信号；B. T₂WI，示病变呈高信号，内出现线状低信号，呈"虎纹样"改变；C. DWI，示病变区散在斑点状高信号；D. T₁WI，示双侧大脑半球白质及胼胝体片状对称性低信号；E. T₂WI，示病变呈高信号；F. DWI，示胼胝体压部病变呈高信号

（四）诊断要点与鉴别诊断

1. 诊断要点

(1) 早期：脑室周围白质内的融合状、对称性、蝴蝶形 T₁WI 低信号、T₂WI 及 FLAIR 高信号。

(2) 晚期可累及其他部位如胼胝体、锥体束和内囊。

(3) 从侧脑室表面到外周大片融合的高信号内出现线状低信号，可形成显著的"虎纹征"。

2. 鉴别诊断　球形细胞脑白质营养不良：起病急，患者多于 1 岁以内死亡，病变早期可见基底节区、丘脑、放射冠、内囊后肢、大脑皮质、脑干及小脑齿状核斑片状或点状病灶，两者早期影像学表现有所不同。病变晚期影像学表现相似，可通过实验室检查鉴别。

（五）治疗和预后

目前对于多数异染性脑白质营养不良患者来说，仍没有一种完全治愈性的治疗方式。主要为对症支持治疗、物理治疗。骨髓移植是目前治疗异染性脑白质营养不良中枢神经系统病变唯一有效的方法，最好在症状出现前做。晚婴型病程短，为 3~10 年。少年型病程为 10~20 年。成人型病程为 20~30 年。基因治疗及酶替代疗法这些新兴的治疗方式也正在开展一些临床试验。

# 第二节　球形细胞脑白质营养不良

（一）概述

球形细胞脑白质营养不良（globoid cell leukodystrophy，GLD），又称 Krabbe 病，是一种罕见的常染色体隐性遗传病，致病基因已定位于 14q24.3-q32.1，是 β - 半乳糖脑苷脂酶（galactosylceramidase，GALC）缺陷所致的溶酶体病，发病率在 1/20 万 ~1/10 万之间。主要病理改变为脑室旁和半卵圆中心脑白质脱髓鞘。

镜下可见病灶区白质内血管周围簇状分布的异常巨细胞,胞质丰富、内含大量的半乳糖脑苷脂。其特征性表现为脱髓鞘病灶中有特征性的"球形"细胞。

本病根据发病年龄可分为早发型和迟发型。早发型是最主要的亚型,常于 3~6 个月发病,表现为极度易激惹和喂养困难,预后极差,患儿生存年限一般不超过 2 年。迟发型球形细胞脑白质营养不良:包括婴幼儿组(发病年龄为 6 个月 ~3 岁)、少年组(发病年龄 3~8 岁)、青年及成人组(发病年龄大于 8 岁)。迟发型球形细胞脑白质营养不良的预后亦不佳,多在确诊后 2~7 年间发展为严重残疾,甚至死亡。

确诊本病主要依赖于测定外周血白细胞或皮肤纤维原细胞内的 GALC 是否降低。早孕期绒毛染色体检查也被用于该病的筛查检测中。

### (二)病理学表现

大体:可见脑白质被质韧、有弹性的透明物质取代,侧脑室额角旁和胼胝体可见假囊肿形成。脑组织表现为进行性萎缩,伴白质变薄、脑室扩张和脑沟增宽。脑室周围白质呈"浅灰色样",而皮层下"U"形纤维不受累。视神经和其他周围神经可表现为增粗和纤维变性。

镜下:可见细胞结构破坏,髓鞘和少突胶质细胞缺失,代之以广泛的星形胶质细胞增生,可见很多特征性的多核巨噬细胞,即球形细胞,是球形细胞脑白质营养不良的特点,胞质内可见 PSA(+)的异常胞质内含物(PSA 染色用于显示糖原及多糖物质)。

### (三)MRI 表现

MRI 可早期显示球形细胞脑白质营养不良的白质病变。早发型球形细胞脑白质营养不良病变主要位于半卵圆中心及脑室周围白质,呈弥漫性分布,常可累及胼胝体、内囊、视交叉、脑干和小脑白质(图 8-2-1),$T_1WI$ 上呈低信号,$T_2WI$ 及 FLAIR 序列上呈高信号,DWI 呈高信号。$T_2WI$ 上脑白质异常的高信号中常可见辐射状的低信号条带影,与异染性脑白质营养不良时出现的"虎纹征"非常类似,但出现的机制并不相同,球形细胞脑白质营养不良时出现的低信号影被认为与富含脂质的球样细胞沉积于脑室周围相关,而异染性脑白质营养不良时出现的低信号影被认为是残存的血管周围正常的髓鞘组织。球形细胞脑白质营养不良也可累及视交叉及脑神经。迟发型球形细胞脑白质营养不良的病灶往往比较局限,以锥体束受累最为明显,主要累及脑室周围白质、胼胝体及枕叶区,小脑几乎不受累。

DTI:病变区 FA 值较对照组降低,而 RD 值则较对照组升高。

$^1$H-MRS:病变区 NAA 峰降低,Cho 峰轻度升高,出现 Lac 峰。

### (四)诊断要点与鉴别诊断

1. 诊断要点

(1)早发型球形细胞脑白质营养不良病灶多呈弥漫性,可累及中央半卵圆区和脑室周围的白质,并扩展至胼胝体、内囊和小脑白质;迟发型球形细胞脑白质营养不良病灶较局限,一般不累及小脑。

(2)球形细胞脑白质营养不良也可出现"虎纹征",但机制与异染性脑白质营养不良不同。

(3)早期阶段可出现丘脑、放射冠、尾状核等区域的对称性 $T_1WI$ 低信号,$T_2WI$ 及 FLAIR 序列上呈高信号,DWI 呈高信号。

(4)外周血白细胞或皮肤成纤维细胞中 GALC 活性下降是确诊多数球形细胞脑白质营养不良的生化指标。

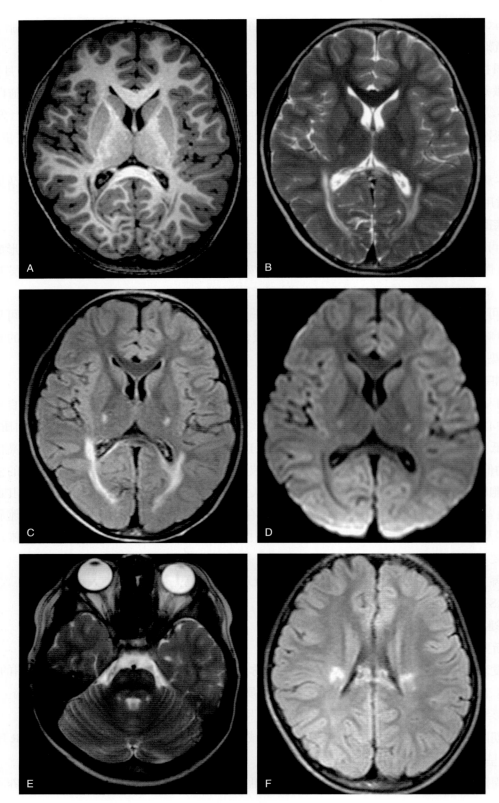

图 8-2-1  球形细胞脑白质营养不良 MRI 表现

A. T$_1$WI,示双侧脑室后角旁白质、双侧内囊后肢对称片状低信号；B. T$_2$WI,示病变呈高信号；C. FLAIR,示病变呈高信号；
D. DWI,示双侧内囊后肢病变呈高信号,侧脑室旁病变呈低信号；E. T$_2$WI,示脑干皮质脊髓束斑片状高信号；F. FLAIR,示
双侧放射冠、胼胝体对称片状高信号

2. 鉴别诊断

（1）异染性脑白质营养不良：侧脑室旁白质病变广泛，有虎纹或豹斑征，不累及基底节有利鉴别。

（2）GM1 神经节苷脂贮积症：也有丘脑钙化及白质病变，但白质病变为髓鞘化迟缓，眼底有樱桃红斑有利于鉴别。

（五）治疗和预后

目前尚无治愈性治疗方法，主要是支持和对症。婴儿型在症状出现之前可进行造血干细胞移植。然而在临床症状出现前进行造血干细胞移植才对早发婴儿型有效，但长期疗效也并不理想。基因治疗的效果似乎不容小觑，且有研究表明基因疗法与干细胞疗法存在协同效应，但这类技术几乎还停留于实验室阶段。早发婴儿型进展快、通常 2 年之内死亡。发病越晚，生存时间越长。成年型常 20 岁之后发病，不影响寿命。早期存在齿状核、小脑白质受累的患儿，生存时间较短。酶替代疗法似乎可以改善球形细胞脑白质营养不良患者的病情进展，但如何穿越血 - 脑屏障仍有待进一步解决。

# 第三节　肾上腺脑白质营养不良

（一）概述

肾上腺脑白质营养不良（adrenoleuko dystrophy，ALD）为一组较少见的先天性遗传代谢疾病，也是最常见的溶酶体病之一，致病基因定位于 Xq28，属于 X 连锁遗传病。肾上腺脑白质营养不良的发病率为（0.5~1）/10 万，其中 95% 为男性，5% 为女性杂合子。肾上腺脑白质营养不良病变以累及中枢神经系统和肾上腺为主要特征，分为新生儿肾上腺脑白质营养不良、X 连锁肾上腺脑白质营养不良（X-ALD）和肾上腺脊髓神经病。X 连锁肾上腺脑白质营养不良目前认为是由于溶酶体过氧化物酶的缺乏，导致极长链脂肪酸在细胞内异常堆积，特别是脑白质、脊髓、肾上腺及睾丸内，导致细胞和血浆中极长链脂肪酸水平升高，出现弥漫性神经脱髓鞘和肾上腺皮质功能不足的临床表现。

肾上腺脑白质营养不良根据不同的临床表现可分为儿童脑病型、肾上腺神经脱髓鞘型和单纯肾上腺皮质功能减退型（Addison 病）三类。儿童脑病型（常 4~8 岁时起病）约占 35%，大多数为男性。临床表现通常为行为变化和学习能力下降，这些症状通常持续进展并加重，如出现进行性智力和运动能力倒退、书写困难及失语、视力障碍等。个别病例会以惊厥为首发症状。90% 的儿童脑病型有肾上腺功能异常表现。肾上腺神经脱髓鞘型（多在 20 岁后或中年起病）占 40%~45%，临床表现为双下肢无力、僵硬，精神异常，通常缓慢加重或进展停滞，70% 的肾上腺神经脱髓鞘型均有肾上腺功能异常表现。单纯肾上腺皮质功能减退型约占 10%，起病年龄为 2 岁至成年期，最常见于 7 岁时出现肾上腺功能不足，包括难以解释的呕吐、乏力或突发昏迷，部分患者可出现皮肤色素加深。

（二）病理学表现

肾上腺脑白质营养不良患者可见枕叶、顶叶及颞叶白质对称性大片状脱髓鞘病灶，可累及小脑、脑干和视神经，偶累及脊髓，周围神经不受累。肾上腺脑白质营养不良脱髓鞘病灶可分为 3 个不同的区域。中央带为伴有星形胶质细胞增生的脱髓鞘坏死核心，有时出现空洞。中间带为坏死区外周的活动性脱髓鞘和血管周围炎症。最外带为活动期脱髓鞘性病变，但无血管周围炎性细胞。病变从外到内，破坏加重。肾上腺脑白质营养不良患者还伴有肾上腺皮质萎缩、睾丸间质纤维化和输精管萎缩等。脑内和肾上腺中含有大量长链脂肪酸。

### （三）MRI 表现

肾上腺脑白质营养不良在脑中的病灶呈由后向前、由下向上的趋势对称性发展，通常起自双侧侧脑室三角区周围，继而向颞、额叶发展，最后累及半卵圆中心，但额叶病灶可不对称。中央区呈 $T_1WI$ 更低信号、$T_2WI$ 更高信号，增强扫描无强化。中间区为白质脱髓鞘和炎症反应最活跃的区域，$T_1WI$ 呈稍低信号，$T_2WI$ 呈高信号，增强扫描呈环状强化。外周区 $T_1WI$ 信号改变不明显，$T_2WI$ 呈高信号，增强扫描不强化。肾上腺脑白质营养不良胼胝体压部病灶呈"蝶翼状"改变（图 8-3-1），左右相连，病灶边缘可呈"花边状"强化。肾上腺脑白质营养不良最典型的 MRI 为双枕叶对称蝴蝶形病灶，累及顶叶、颞叶及胼胝体压部，使病变双侧相连。肾上腺脑白质营养不良晚期多伴有脑萎缩。

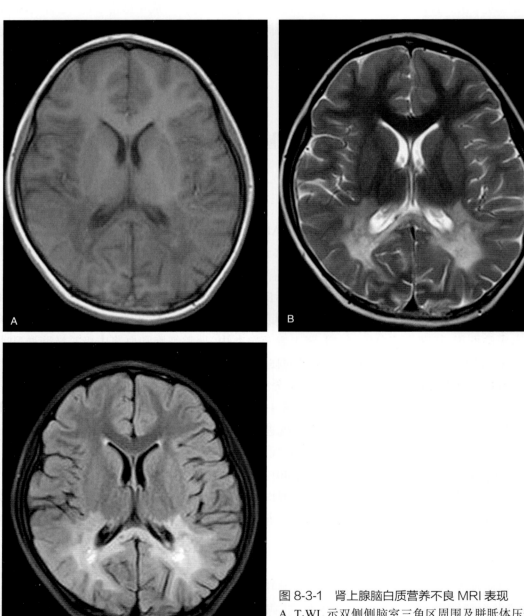

图 8-3-1　肾上腺脑白质营养不良 MRI 表现
A. $T_1WI$，示双侧侧脑室三角区周围及胼胝体压部片状低信号；B~C. 分别为 $T_2WI$ 及 FLAIR，示病灶呈高信号，呈"蝶翼状"

DWI：炎症反应区域 DWI 信号较高，而 ADC 较低。

¹H-MRS：Cho 峰升高、NAA 峰降低、mI 峰升高。

DTI：有研究发现从病变周围到中心 ADC 值逐渐增加，FA 值逐渐下降，呈一个渐进性的变化过程，与病理组织学分区一致。

（四）诊断要点与鉴别诊断

1. 诊断要点

（1）男性，儿童多见。

（2）病变起自双侧侧脑室三角区周围白质，从后向前，从下向上发展，对称分布，病灶常通过胼胝体压部相连，呈"蝶翼状"。

（3）T₁WI 上呈低信号，T₂WI 及 FLAIR 序列上呈高信号，活动性脱髓鞘区增强后可呈花边样强化。

（4）绝大多数患者血浆长链脂肪酸含量明显增高。

2. 鉴别诊断

（1）急性播散性脑脊髓炎：中青年多见，多见于感染或接种疫苗后，非对称性白质及基底节斑点状异常信号／密度，病变多无强化。

（2）多发性硬化：中青年女性多见，非对称性白质斑点状异常信号／密度，病灶呈多相性，环形强化或不强化。

（3）播散性坏死性脑白质病：局限性对称性髓鞘破坏，但始于侧脑室前角周围白质，并由前向后蔓延。

（4）Alexander 病：起病早，均在 1 岁以内，病程短，首先累及额叶皮层下白质，向后上发展，后期可累及基底节，患者多死于婴儿期或儿童期。

（五）治疗和预后

肾上腺脑白质营养不良目前仍缺乏特异性的治疗方式。异基因造血干细胞移植仅用于早期脑型肾上腺脑白质营养不良患者，可以阻止病情进展。当临床上出现肾上腺功能不足时可用肾上腺皮质激素替代治疗。食用富含不饱和脂肪酸的饮食，避免食用含长链脂肪酸的食物。患者服用 Lorenzo 油（油酸三甘油酯与芥子酸三甘油酯按 4∶1 混合）替代普通食用油可缓解其神经系统病变的程度和进展，且血浆长链脂肪酸水平也可显著下降。

不同类型的肾上腺脑白质营养不良患者预后不同。以肾上腺神经脱髓鞘为首发症状的男性患者最常于 20~30 岁出现，通常 50 岁之前死亡。儿童脑型患者可在 2~5 年进展为植物人状态，导致死亡。

# 第四节　海绵状脑白质营养不良

（一）概述

海绵状脑白质营养不良（spongiform leukodystrophy），又称脑白质海绵状变性或 Canavan 病，是一种罕见的常染色体隐性遗传病，致病基因位于 17p13-peter。海绵状脑白质营养不良主要是由于天冬氨酸酰基转移酶（aspartoacylase，ASPA）缺乏，致使乙酰天冬氨酸（NAA）在脑内堆积，致使脑脊液、血液和尿液中 NAA 含量明显增高，最终导致中枢神经系统和骨骼肌病变。

海绵状脑白质营养不良可分为新生儿型、婴儿型及少年型三种类型。新生儿型少见，出生不久即发现肌张力低,吸吮和吞咽困难,多于数周内死亡。婴儿型最常见,常于出生后6个月出现发育迟缓、巨脑、肌张力低下,常有视神经萎缩、失明,以后肌张力转而增高,转为痉挛瘫,常伴智力低下、语言落后,病情进行性加重,多于幼年死亡。少年型一般5岁后起病,表现为进行性智力、运动障碍,视力可能减退,可伴抽搐,有些患儿无明显智力障碍及巨脑。

海绵状脑白质营养不良患者可进行下列检查确诊:①血、尿、产前检查羊水中NAA;② MRI、MRS;③上皮成纤维细胞培养查ASPA活性;④基因检测。

（二）病理学表现

海绵状脑白质营养不良的典型病理表现为脑白质疏松变色,内可见多发海绵状的空泡液体。海绵状脑白质营养不良伴髓鞘水肿,星形细胞肿胀,内含肿胀的异常线粒体,最终导致脱髓鞘和胶质细胞减少。晚期出现脑萎缩。电镜下可见脑白质髓鞘板呈空泡样改变,星形胶质细胞肿胀,并可见异常肿胀的线粒体。

（三）MRI表现

新生儿/婴儿型（重型）表现为头颅增大,呈巨脑征,脑白质和基底节弥漫对称性异常信号,$T_1WI$上呈低信号,$T_2WI$及FLAIR序列上呈高信号。早期累及皮层下"U"形纤维,表现为白质肿胀,继而向大脑半球深部白质扩展,枕叶病变常较颞叶、额叶重,一般不累及胼胝体和内囊。基底节可早期受累,苍白球几乎均受累,而壳核不受累。丘脑受累较常见。小脑及脑干较少受累,小脑齿状核可以受累。增强扫描不强化。DWI可为高信号,ADC值可减低。病变晚期可出现脑萎缩。$^1$H-MRS显示NAA峰显著升高,Cho和Cr峰下降,以及异常增高的Lac峰（图8-4-1）。

少年型（轻型）Canavan病的脑白质呈局限性皮层下白质和/或基底节异常信号,基底节高信号类似线粒体肌病,MRI有时表现正常。

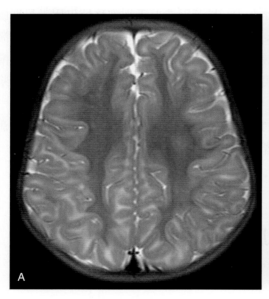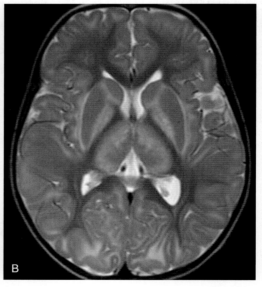

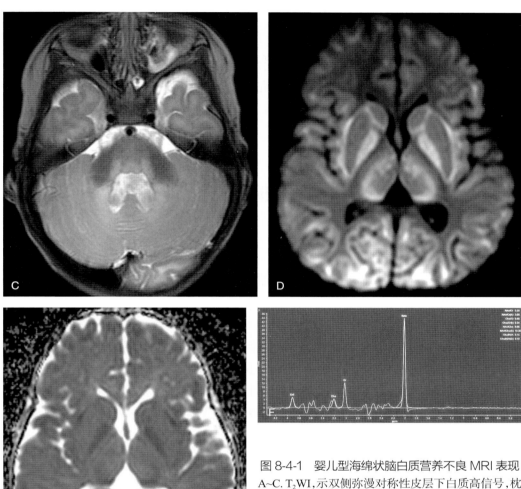

图 8-4-1　婴儿型海绵状脑白质营养不良 MRI 表现
A~C. T$_2$WI,示双侧弥漫对称性皮层下白质高信号,枕叶较前部重,中央白质及胼胝体、内囊后肢未见受累。苍白球、丘脑、内囊前肢、外囊、脑干、桥臂、小脑齿状核可见受累;壳核未见受累; D. DWI,示病变区呈高信号; E. ADC 图,示病变区信号减低; F. $^1$H-MRS,示 NAA 显著升高

（四）诊断要点与鉴别诊断

1. 诊断要点

(1)临床表现以巨颅巨脑、肌张力初期减低,后期增高,发育障碍为特征。

(2)MRI 上皮层下脑白质呈弥漫性 T$_1$WI 低信号,T$_2$WI 及 FLAIR 序列上高信号。

(3)苍白球及丘脑易受累,而壳核、尾状核一般不受累,丘脑受累常见。

(4)$^1$H-MRS 检查显示病变部位 NAA 峰明显升高。

(5)血、尿 NAA 含量增高。

2. 鉴别诊断

(1)Alexander 病:也可累及皮层下"U"形纤维,但以额叶为主,增强扫描可强化,DWI 为低信号,$^1$H-MRS 无 NAA 升高。

(2)Van der Knaap 病:常出生后 2 年出现发育延迟、共济失调、发音困难等,影像表现明显而临床症状较轻。影像表现为皮层下白质几乎完全脱髓鞘,而深部白质尤其是胼胝体和枕叶以及苍白球、丘脑不受累,DWI 呈低信号,而 $^1$H-MRS 无 NAA 升高。

（五）治疗和预后

海绵状脑白质营养不良的治疗目前尚无有效的治疗方式。临床上现以对症治疗为主。利用锂离子降低 NAA 含量、酶替代疗法、基因治疗目前尚处于研究阶段。多数患儿 5 岁内死亡,极少数存活到少年或成年。

# 第五节　亚历山大病

（一）概述

亚历山大病（Alexander disease）是一种罕见的常染色体隐性遗传病,致病基因为 *GFAP* 基因,是目前已知的星形胶质细胞的唯一原发性疾病。*GFAP* 基因突变损伤星形胶质细胞从而导致致死性脑白质病变。

根据其发病年龄及临床表现分为婴儿型、少年型和成人型。婴儿型（0~2 岁发病）最为常见,约占 51%,典型临床表现为头围增大、发育迟滞、运动智力倒退等,惊厥发作较常见,相对进展较快。少年型（2~12 岁发病）主要表现为构音困难、吞咽困难等假性球性麻痹症状,通常无巨颅征,病情进展过程比婴儿型慢。成人型（12 岁以后发病）约占 24%,可表现为吞咽困难、构音障碍、共济失调、肢体痉挛等,认知功能倒退及惊厥少见,41% 的成人型患者有腭肌痉挛表现。

（二）病理学表现

婴儿型大体病理改变主要表现为颅脑体积增加,脑硬化,呈均匀白色,皮质呈带状结构,质地松软,似胶冻状,后期大脑明显萎缩。组织学检查可见弥漫性脱髓鞘改变和白质稀疏,少量弓形纤维,不同数量的 Rosenthal 纤维密布在血管周围、室管膜下及软脑膜周围。电镜下,Rosenthal 纤维与受累的星形细胞胞质突内的胶质丝相融合。

成人型病理特征与多发性硬化相似。

（三）MRI 表现

MRI 上婴儿型及少年型 Alexander 病首先出现广泛脑白质异常,以额叶为主,可累及皮层下 "U" 形纤维,继而累及颞、顶、枕叶白质、基底节、脑干及小脑等。室管膜下 Rosenthal 纤维可堵塞脑室系统,形成梗阻性脑积水。

成人型 MRI 的主要表现与婴儿型不同,主要表现为延髓和上段颈髓明显萎缩及 $T_2$WI 上高信号,部分成人型患者脑白质可表现正常。英国学者 Van der Knaap 2001 年认为 Alexander 病符合以下 5 条 MRI 诊断标准中的 4 条即可确诊:①广泛脑白质异常（以额叶为主）;②脑室旁 $T_1$WI 高信号,$T_2$WI 上低信号;③基底节和丘脑异常;④脑干异常（尤其是中脑和延髓）;⑤一个或多个结构（包括脑室周缘、额叶白质、视交叉、穹窿、基底节、丘脑、齿状核和脑干）强化。Yoshida 2011 年提出了基于综合征和 MR 受累部位的新分类:脑型、延髓型、中间型。

DWI:一般无弥散受限（图 8-5-1）。

DTI:脑室周围受累白质的 MD 值增加。

$^1$H-MRS:病变区 NAA 峰降低,部分病例出现异常的 Lac 峰或 mI 峰增高。

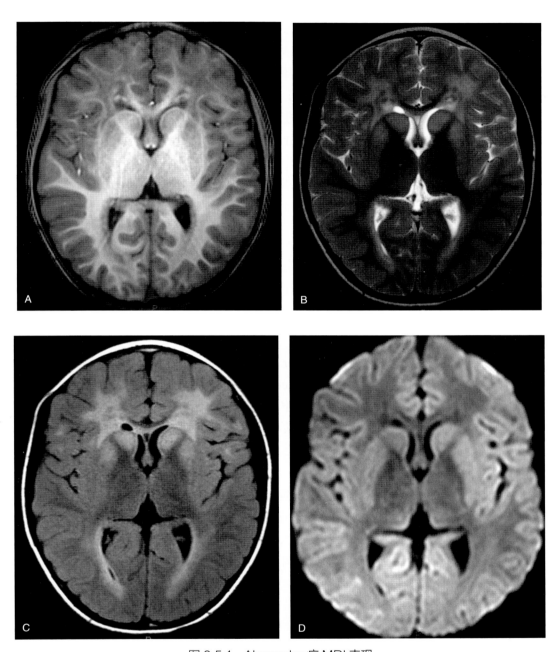

图 8-5-1　Alexander 病 MRI 表现

A. T₁WI, 示双侧尾状核头、壳核前部、额叶白质、侧脑室后角旁对称片状低信号；B. T₂WI, 示病变呈高信号；
C. FLAIR, 示病变呈高信号；D. DWI, 相应区域未见异常信号

## （四）诊断要点与鉴别诊断

### 1. 诊断要点

（1）广泛脑白质异常（以额叶为主），$T_2$WI 上高信号。

（2）脑室旁 $T_1$WI 高信号，$T_2$WI 低信号。

（3）基底节和丘脑异常。

（4）脑干异常。

（5）一个或多个结构（包括脑室周缘、额叶白质、视交叉、穹窿、基底节、丘脑、齿状核和脑干）强化。

满足上述 5 条标准中符合 4 条即可确诊为 Alexander 病。

2. 鉴别诊断    鉴别诊断主要包括巨头婴儿的各种原因：海绵状脑白质营养不良患者特征为痴呆出现早、视神经萎缩存在，MRS 检查 NAA 峰明显增高，病理学检查无 Rosenthal 纤维。Tay-Sachs 病的首发症状为听觉过敏，疾病初期肌张力低下、视网膜可见樱桃红斑和特异性氨基己糖苷酶缺乏。

（五）治疗和预后

Alexander 病患者目前无特效治疗方法，主要进行营养、抗感染和抗癫痫等各种支持、对症治疗。现在，国外学者提出了两项可能实现的治疗 Alexander 病的策略，但仍处于试验研究阶段：①减少 GFAP 的表达和积聚；②减少 GFAP 毒性而造成的下游效应。Alexander 病预后较差，婴儿型多 10 岁前死亡，少年型可能存活到中年，成人型预后稍佳，部分患者可长期维持生命。

# 第六节  佩 - 梅病

## （一）概述

Pelizaeus-Merzbacher 病（Pelizaeus-Merzbacher disease，PMD）简称佩 - 梅病，是一种罕见的 X 性连锁隐性遗传病，由编码蛋白脂质蛋白质 1（proteolipid protein 1，PLP1）基因突变致病，基因定位于 Xq22.2。佩 - 梅病是由于髓鞘不能正常形成，而非其他遗传性脑白质营养不良那样脱髓鞘改变。由 *PLP1* 突变造成的疾病统称为 PLP1 相关性疾病，按临床表现从重到轻和发病年龄的不同分为 6 型：先天型佩 - 梅病、中间型佩 - 梅病、经典型佩 - 梅病、无 PLP1 综合征、复杂型痉挛性截瘫（spastic paraplegia，SPG2）及单纯型 SPG2。

佩 - 梅病绝大多数为男性患病，典型的临床表现为：眼球震颤、肌张力低下、共济失调及进行性运动功能障碍等。三型佩 - 梅病患者发病年龄及病情严重程度各不相同：①先天型佩 - 梅病出生时起病，临床症状重，智力运动发育明显落后，多数于儿童期死亡，一般不超过 30 岁；②经典型佩 - 梅病是最常见的一种类型，多于生后数月至 5 岁发病，运动发育迟缓，可伴认知功能损害，患者多在 30~70 岁死亡；③中间型佩 - 梅病的临床表现介于先天型和经典型之间。

## （二）病理学表现

佩 - 梅病的典型病理学表现为髓鞘缺失区与髓鞘完好区相间，呈"虎纹"样改变。先天型佩 - 梅病可见大脑萎缩明显，冠状切片显示灰白质分界不清，脑室扩张，内囊、胼胝体发育不良，大脑和脊髓髓鞘常规染色无正常髓鞘，而脊神经根和脑神经髓鞘正常，少突胶质细胞完全缺如；经典型佩 - 梅病，大脑轻度萎缩，内囊髓鞘不对称，常规髓鞘染色示受累大脑白质的髓鞘纤维呈岛状，脑干和小脑的髓鞘纤维几乎完全正常，少突胶质细胞出现在髓鞘正常的地方，如脑干、髓鞘岛内等；中间型佩 - 梅病介于前两型之间。

## （三）MRI 表现

MRI 显示佩 - 梅病的髓鞘化形成过程异常，表现为髓鞘形成明显落后于同龄人。佩 - 梅病患儿与正常同龄儿相比呈髓鞘信号"反转"现象，似新生儿样，表现为大部分脑白质未髓鞘化，在 $T_1WI$ 上呈低信号，$T_2WI$ 上呈不均匀或均匀性高信号（图 8-6-1），异常脑白质 ADC 值增高，而皮层正常。佩 - 梅病患儿显示视束、视反射和内囊后肢信号正常。患儿大脑萎缩，尤其是胼胝体。佩 - 梅病可在半卵圆中心出现"虎纹征"：在 $T_2WI$ 上白质髓鞘缺失区呈斑片状高信号，血管周围髓鞘保存完好的区域呈条带状低信号。不同临床分型和基因分型患者中锥体束和小脑白质受累各异。

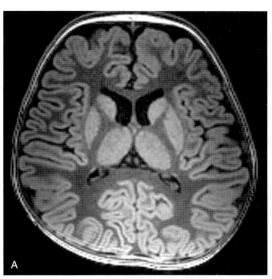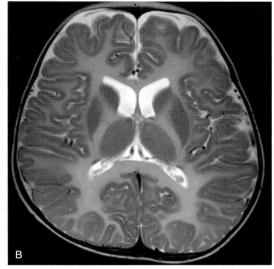

图 8-6-1　Pelizaeus-Merzbacher 病 MRI 表现

A. $T_1WI$,脑白质呈弥漫性低信号,脑白质髓鞘化程度明显落后；B. $T_2WI$,示脑白质弥漫性高信号

重复突变型佩 - 梅病患儿 NAA 峰明显增高,而其他突变类型的佩 - 梅病,尤其是 PLP1 基因缺失型突变的佩 - 梅病患儿 NAA 峰则降低。点突变型及重复突变型佩 - 梅病患儿 Cho 峰降低。重复突变型佩 - 梅病除 NAA 峰增高外,还可见 Cr 峰、mI 峰和 Gln 峰增高。

（四）诊断要点与鉴别诊断

1. 诊断要点

（1）患儿,男性,以眼球震颤起病,主要表现为眼球震颤、肌张力低下、共济失调及进行性运动功能障碍。

（2）MRI 可见髓鞘延迟化表现：髓鞘信号"反转"现象,大部分脑白质未髓鞘化呈 $T_1WI$ 上低信号,$T_2WI$ 信号增高。

（3）"虎纹征"。

（4）基因检测结果显示 *PLP1* 基因突变。

2. 鉴别诊断

（1）佩 - 梅样病（Pelizaeus-Merzbacher-like disease,PMLD）：常染色体隐性遗传性疾病,男女发病无显著差异,与佩 - 梅病的临床表现和 MRI 表现均非常相似,只能依赖于基因分析进行鉴别。

（2）消融性白质脑病：是常染色体隐性遗传疾病,临床表现是以运动障碍起病,可有共济失调、癫痫发作和视神经萎缩,但没有眼球震颤。MRI 可表现为大脑白质的弥漫性囊变液化,似脑脊液信号,早期皮层下白质、脑干及小脑白质正常。

（五）治疗和预后

佩 - 梅病目前仍无特效治疗方式,主要仍以支持治疗为主,如抗癫痫药物、辅助运动支持等,脊柱侧弯可行手术治疗。脐血移植治疗效果有待观察。佩 - 梅病目前仍为致死性疾病,先天性佩 - 梅病多数于儿童期死亡,一般不超过 30 岁,症状最轻的经典型患者也多在 30~70 岁死亡。

# 第七节 急性播散性脑脊髓炎

## （一）概述

急性播散性脑脊髓炎（acute disseminated encephalomyelitis，ADEM），亦称急性散在性脑脊髓炎，是一种广泛的特发性累及中枢神经系统的急性脱髓鞘疾病，较为罕见，年发病率为(0.2~0.8)/10万。大多数患者发病前有感染史或疫苗接种史。所有年龄均可发生，约80%的患者为10岁以下儿童，无明显性别差异。儿童多见的原因尚未完全查明，可能是由于儿童的中枢神经系统髓鞘发育不成熟，免疫应答与成人不同。医源性因素如肾移植、组织提取物的应用等也可导致急性播散性脑脊髓炎的发生。

国际儿童多发性硬化研究组（international pediatric multiple sclerosis study group，IPMSSG）将急性播散性脑脊髓炎定义为首次发生的脱髓鞘疾病，急性或亚急性起病，可伴有行为异常和／或意识障碍，常累及脑和脊髓的多个区域。

患者的临床表现为多神经体征，提示中枢神经系统的广泛受累，可出现急性偏瘫，偏身感觉障碍，脑神经麻痹，视神经炎，言语障碍，癫痫，共济失调，单侧或双侧锥体束征，脊髓受累等，多伴有意识障碍；发热和脑膜刺激征亦常见，脑干受累或意识障碍可继发呼吸衰竭。另外，与其他中枢神经系统脱髓鞘病相比，急性播散性脑脊髓炎更易出现周围神经病，在成人较为突出。

急性播散性脑脊髓炎的典型临床病程为2~4周，可呈自限性，儿童多预后良好。其分为单相型、复发型和多相型。单相型最为常见，为一次发病，治愈后无复发；复发型为首次急性播散性脑脊髓炎出现3个月之后或经完整的激素治疗1个月之后，发生新的急性播散性脑脊髓炎，但该复发只是时间上的复发，不是空间上的复发，症状体征与首次相同，影像学表现仅有旧病灶的扩大，无新病灶的出现。多相型为首次急性播散性脑脊髓炎出现3个月之后或经完整的激素治疗1个月之后，出现新的急性播散性脑脊髓炎，且不仅是时间上的复发，还在空间上出现新的病灶，因此症状、体征以及影像学检查都提示有新病灶出现的征象。

## （二）病理学表现

大体：急性播散性脑脊髓炎脑内病灶呈多发、非对称性分布，部分病灶有融合倾向，以半卵圆中心受累为主，可见于各脑叶、视神经、视交叉和脑干。脊髓白质亦可出现严重脱髓鞘与坏死，颈胸腰段脊髓均可受累。

镜下：病理特点为中枢神经系统四周小中静脉广泛受累的局限性炎症性脱髓鞘，镜下可见炎性细胞的浸润而形成"血管套袖"，大部分炎性细胞是单核细胞，有时也可是中性粒细胞以及含有脂质的吞噬细胞，病程晚期可出现星形细胞增殖或胶质增生。病灶大小从0.1mm到数毫米不等，均位于小中静脉周围，此特征有助于急性播散性脑脊髓炎的病理学诊断。

## （三）MRI表现

MRI典型表现为双侧脑白质内多发的非对称性的斑片状或大片状病灶，以大脑半球及双侧侧脑室旁明显，可累及各脑叶、小脑、脑干及脊髓，病灶周围水肿轻，部分可垂直于脑室分布呈"直角脱髓鞘征"。病变在$T_1WI$上呈低信号，$T_2WI$及FLAIR序列上呈高信号，信号较均匀，边界较清晰。增强扫描急性期病灶多呈点片状、结节状或环形强化，也可无强化（图8-7-1）。可伴有部分神经强化。慢性期可发生脑萎缩，以白质为著，表现为脑沟裂池的加深加宽，脑室扩张。

DWI：急性期病灶呈高信号。

PWI：该病与一般炎性病变不同，相对脑血容量（rCBV）可降低或正常。

¹H-MRS：病变区 NAA 峰降低。

（四）诊断要点与鉴别诊断

1. 诊断要点

（1）发病前多有感染或疫苗接种史，儿童多见。

（2）临床表现为中枢神经系统多灶性神经功能异常。

（3）脑白质内多发的非对称性病灶，灶周水肿轻。T₁WI 上呈低信号，T₂WI 及 FLAIR 序列上呈高信号，急性期病灶多呈点片状、结节状或环形强化，可伴有部分神经强化。

（4）皮质激素等激素治疗有效。

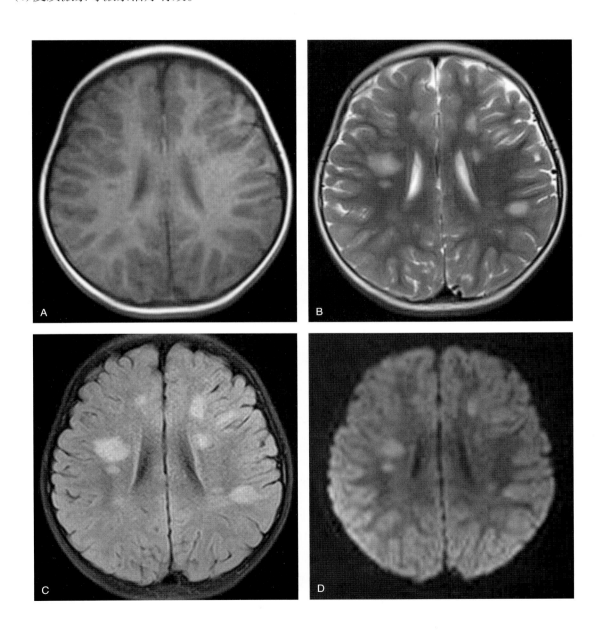

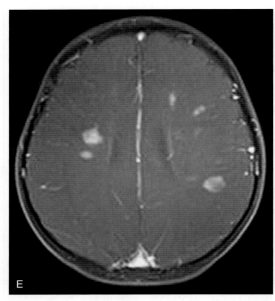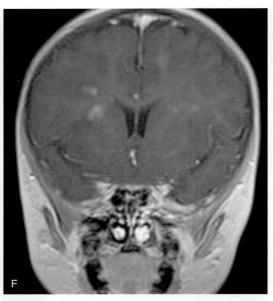

图 8-7-1　急性播散性脑脊髓炎 MRI 表现

A. $T_1WI$,示双侧半卵圆中心、侧脑室旁多发斑片状低信号,大小不等;B~C. 分别为 $T_2WI$、FLAIR,示病变呈高信号;
D. DWI,示部分病变呈高信号;E、F. CE-$T_1WI$,示病变呈结节状强化

**2. 鉴别诊断**

(1)多发性硬化:两者均表现为多部位的中枢神经系统白质损害,表现为脑室旁白质病灶,起病较急,激素治疗均有效。两者主要鉴别点见表 8-7-1。多发性硬化脑实质损伤的症状更突出,而急性播散性脑脊髓炎除脑损害外还可出现视神经、脊髓和周围神经等损害。

表 8-7-1　急性播散性脑脊髓炎与多发性硬化鉴别诊断表

|  | 急性播散性脑脊髓炎 | 多发性硬化 |
| --- | --- | --- |
| 诱因 | 感染史或疫苗接种史 | 无 |
| 发病年龄 | 儿童多见 | 青年女性多见 |
| 直角脱髓鞘征 | 可见 | 常见 |
| 增强扫描 | 单一 | 新旧并存 |
| 病程特点 | 单相型(最常见)、复发型和多相型 | 多时相 |
| 预后 | 儿童预后良好 | 反复发作 |

(2)进行性多灶性脑白质病:多为机体免疫功能低下时出现的中枢神经系统亚急性脱髓鞘疾病,与接触过 JC 病毒关系密切。其病灶好发于顶枕皮层下白质内,远离脑室周围,呈不对称分布,有逐步融合增大趋势,增强扫描多无明显强化。

(3)视神经脊髓炎:是视神经与脊髓同时或相继受累的急性或亚急性脱髓鞘性病变,在脑部多累及水通道蛋白周围脑室 - 导水管 - 中央管旁组织,如丘脑、间脑、第三、四脑室及侧脑室旁,累及间脑和丘脑时可出现意识及认知障碍。视神经脊髓炎患者水通道蛋白 4 抗体(AQP-4Ab)多为阳性,影像学的密切随访对鉴别诊断具有重要意义。

（五）治疗和预后

急性播散性脑脊髓炎属于自身免疫性疾病,治疗上应早期、足量地使用皮质激素,以抑制炎性脱髓鞘,但在治疗过程中需注意激素的适时减量与维持治疗。甲泼尼龙较地塞米松抑制效果更显著,能有效消除水肿、减轻患者脊髓炎性病变。病情较重者可联合丙种球蛋白进行治疗,使患者病变部位受损减轻,促进康复过程。

儿童患者预后良好,大部分可完全康复,死亡少见,常见死亡原因为病灶伴有出血或严重颅内高压。康复的时间多为 1 周~6 个月,可遗留神经功能的缺损,表现为运动障碍、感觉异常、认知下降、视力损害、癫痫等。

# 第八节　多发性硬化

（一）概述

多发性硬化(multiple sclerosis,MS)是一种最常见的中枢神经系统脱髓鞘性疾病,病因不明。多发性硬化好发年龄为 20~35 岁,儿童少见,0.3%~0.4% 发生于 12 岁前,50 岁以上占 10%。多发性硬化女性多于男性。

多发性硬化大多数呈急性或亚急性发病,30% 呈慢性发病。50% 以上多发性硬化患者表现为单侧或双侧肢体无力或麻木,25% 表现有视神经炎,其他临床症状包括共济失调、脑干症状(复视、眼花、恶心等)和膀胱功能障碍。绝大多数多发性硬化患者呈复发缓解交替进行,病情数年后常演变为进行性加重。

（二）病理学表现

大体:多发性硬化脑白质内可见多发散在斑块,以脑室周围室管膜下分布为主,少数位于脑灰质,新鲜斑块呈粉红色,有水肿,陈旧斑块呈灰色到棕色,因为质地硬而称为硬化。多发性硬化常可见轻度脑萎缩。

镜下:急性斑块可见血管周围淋巴细胞浸润、髓鞘染色消失、出现髓鞘碎片、神经脂肪球释放、少突胶质细胞减少等。活动性斑块中心脱髓鞘并胶质增生,缺乏少突胶质细胞,周围可见增多的含脂巨噬细胞。非活动性斑块可见胶质增生,少突胶质细胞明显减少或消失。

（三）MRI 表现

1. 急性期　多发性硬化脑内病灶好发于侧脑室周围及深部脑白质,尤其是侧脑室前角和枕角附近,也可位于半卵圆中心,少数患者也可见于脑干和小脑等部位。脑内多发性硬化病灶大小不等,大多数无占位效应,直径小于 1.5cm,少数病灶可以融合形成较大病灶,直径达数厘米,有占位效应。多发性硬化可表现为典型的"直角脱髓鞘征",即病灶垂直于侧脑室呈圆形、椭圆形或斑片状。病灶呈 $T_1WI$ 低信号,$T_2WI$ 及 FLAIR 序列高信号,DWI 上呈高信号,ADC 值升高,增强扫描后可见斑点状、斑片状强化,部分呈开环状强化(图 8-8-1)。

$^1$H-MRS:病变区 Cho 峰明显升高,mI 峰和 Lac 峰升高,Cr 峰降低,NAA 峰降低,可出现 Lip 峰。

2. 稳定期　病变区呈 $T_1WI$ 低信号,$T_2WI$ 及 FLAIR 序列高信号,DWI 上呈等信号,增强扫描后无强化(图 8-8-2)。$^1$H-MRS:病变区 NAA 峰降低,病变周围白质 NAA 峰也降低。Cho 峰及 Cho/Cr 比值趋向于正常,无 Lip 峰和 Lac 峰。

3. 恢复期    病变呈软化改变,呈长 $T_1$ 长 $T_2$ 信号,FLAIR 序列及 DWI 呈低信号,增强扫描无强化。部分患者可伴脑萎缩。

侧脑室旁病变在严重情况下可融合成带状,病灶与侧脑室壁呈垂直分布,与脑室周围白质内的小血管走行方向一致。病灶在 $T_2WI$ 上呈高信号,边界清楚,在 $T_1WI$ 上新鲜病灶呈低信号,陈旧病灶呈等信号。增强扫描后新鲜病灶可出现结节状或环形强化,陈旧病灶不强化。

DTI 可以鉴别急慢性病灶。超急性期病灶 MD 降低,FA 升高。急性期病灶 MD 明显升高,FA 明显降低。慢性期则出现 MD 增加,FA 降低,变化幅度不如急性期明显。DTT 显示白质纤维数量可减少。

## (四) 诊断要点与鉴别诊断

1. 诊断要点

(1) 多发性硬化临床过程呈复发缓解交替进行。

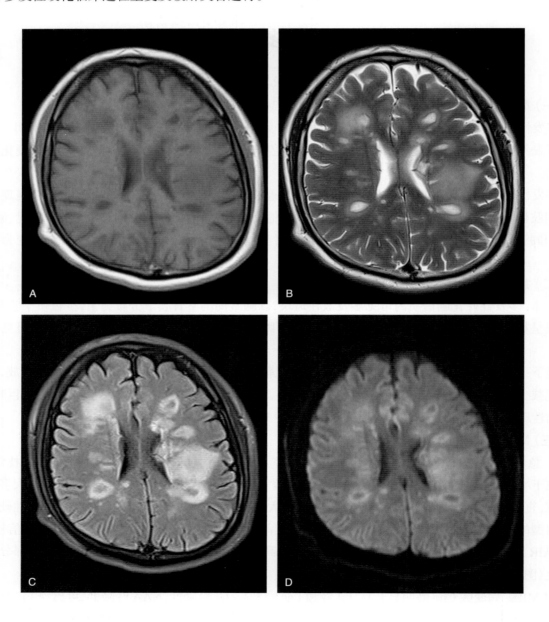

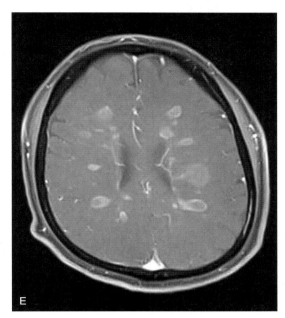

图 8-8-1　多发性硬化急性期 MRI 表现

A. $T_1WI$,示双侧侧脑室旁多发垂直于侧脑室的椭圆形低信号病变；B~D. 分别为 $T_2WI$、FLAIR
及 DWI,示病变呈高信号；E. CE-$T_1WI$,示病变呈不均匀开环状、斑点状强化

（2）MRI 上双侧侧脑室周围多发异常信号,长轴与侧脑室垂直,以前角、后角为著,病灶新旧不一,$T_1WI$
呈低信号,$T_2WI$ 呈高信号,急性期 DWI 呈高信号,增强后可强化,稳定期呈等低信号。

2. 鉴别诊断

（1）皮层下动脉硬化性脑病：脑室旁和半卵圆中心白质的大片状异常信号,形态不规则,围绕侧脑室,
其边缘多模糊不清,并伴有脑深部的腔隙性软化灶,无占位效应,增强扫描无强化。多数患者可出现脑
萎缩。

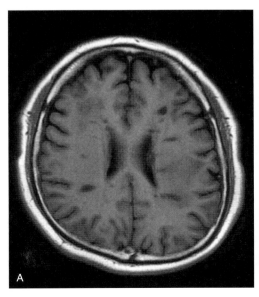

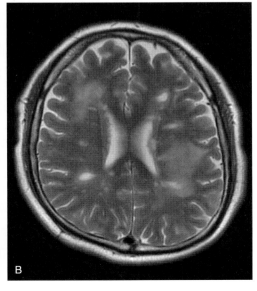

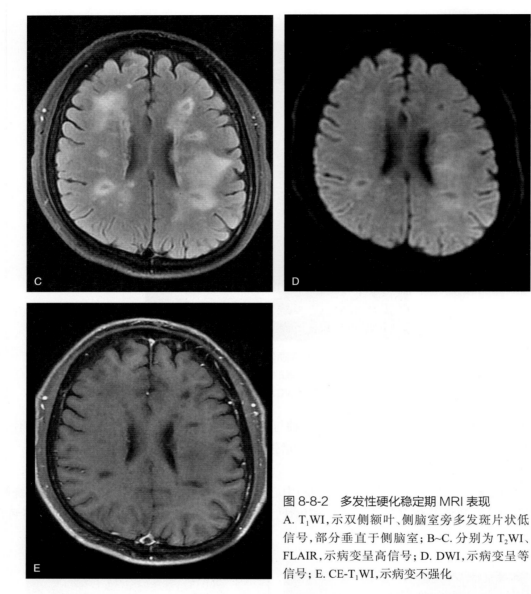

图 8-8-2　多发性硬化稳定期 MRI 表现
A. $T_1WI$,示双侧额叶、侧脑室旁多发斑片状低信号,部分垂直于侧脑室;B~C. 分别为 $T_2WI$、FLAIR,示病变呈高信号;D. DWI,示病变呈等信号;E. CE-$T_1WI$,示病变不强化

（2）多发性脑梗死：多次发生的脑梗死可急性与陈旧性并存。MRI 上新鲜梗死病灶边界不清晰,周围有水肿,并有轻度占位效应,陈旧性梗死灶轮廓清晰,常伴同侧脑萎缩。梗死灶的形态与血管支配区的分布一致,多呈楔形、三角形或扇形,尖端指向脑深部。脑梗死起病 2~3 周之内增强扫描可见环状或脑回状强化,而陈旧性梗死灶无强化。

（3）脑炎：可累及脑的任何部位,但以颞叶受累最为常见,$T_1WI$ 呈低信号,$T_2WI$ 呈高信号,多为单侧,周围有水肿带,有占位效应,急性期病灶可强化。

（五）治疗和预后

多发性硬化的治疗包括急性发作期治疗和缓解期治疗。

急性发作期治疗：首选大剂量甲泼尼龙冲击治疗,原则为大剂量、短疗程治疗。

缓解期治疗：复发型多发性硬化疾病治疗目标在于抑制和调节免疫,控制炎症,减少复发;进展型多发性硬化需要控制复发并进行神经保护和神经修复。

急性发作后患者至少可部分恢复,但复发的频率和严重程度难以预测。提示预后良好的因素包括女性、白色人种、40 岁以前发病、单病灶起病、临床表现视觉或感觉障碍、最初 2~5 年的低复发率等,出现锥体系或小脑功能障碍提示预后较差。尽管最终可能导致某种程度功能障碍,但大多数多发性硬化患者预后较乐观,约半数患者发病后 10 年只遗留轻度或中度功能障碍,病后存活期可长达 20~30 年,但少数可于数年内死亡。

# 第九节　同心圆性硬化

## (一) 概述

同心圆性硬化(concentric sclerosis)是一种罕见的脑白质脱髓鞘疾病,又称 Balo 病同心圆性硬化,多数认为是多发性硬化的一种特殊类型或某一阶段,病因不明,可能与病毒感染后的免疫反应有关。同心圆性硬化病灶内髓鞘脱失带与髓鞘保存带呈同心圆层状交互排列,形似树木年轮或大理石花纹状而得名。同心圆性硬化好发于青壮年女性,急性或亚急性发病,临床病程无特异性,半数有低热、乏力、头痛等前驱症状,1~3 周症状达顶峰,多数患者以明显精神障碍为首发症状,并可出现失语、癫痫、轻偏瘫或四肢轻瘫、尿便失禁,部分可有意识障碍,甚至呈去皮层状态,查体可见轻偏瘫、肌张力增高、腱反射亢进和病理反射等。

## (二) 病理学表现

大体:呈灰白交替,直径 2~5cm。

光镜下:特征性病理改变为脱髓鞘区与髓鞘保存区交替排列的同心圆性改变。

电镜下:这些髓鞘相对保存区也有改变。

## (三) MRI 表现

同心圆性硬化好发于额、颞及顶叶脑白质,偶见于小脑、脑干和脊髓,常于双侧或单侧大脑半球可见多发病灶。MRI 上病变呈特征性的"多层环状"改变(图 8-9-1),通常为 3~5 层,$T_1$WI 上呈等低信号交替,低信号为脱髓鞘区,等信号为髓鞘相对保存区,$T_2$WI 及 FLAIR 序列呈等高信号交替,脱髓鞘呈高信号环,髓鞘相对保存区呈等信号,增强扫描时等信号部分强化,典型表现为多层环状强化。DWI 上呈多层环状高低信号交替,脱髓鞘区弥散受限呈高信号,髓鞘相对保存区呈低信号。

[1]H-MRS:急性期病灶 NAA 峰降低,Cho 峰和 Lip 峰升高,可以出现 Lac 峰。

## (四) 诊断要点与鉴别诊断

1. 诊断要点

(1)多见于青壮年女性,急性或亚急性发病。

(2)好发于额、颞及顶叶脑白质,偶见于小脑、脑干和脊髓,常于双侧或单侧大脑半球可见多发病灶。

(3)病变呈特征性的"同心圆"改变,$T_1$WI 呈多层环状等低信号交替;$T_2$WI 及 FLAIR 序列呈等高信号相间的多层环状,增强扫描呈多层环状强化,DWI 呈多层环状高低信号交替。

2. 鉴别诊断

(1)急性播散性脑脊髓炎:好发于儿童,多有病毒感染或疫苗接种病史,表现为脑深部和皮层下白质内多发散在长 $T_1$ 长 $T_2$ 信号病灶,DWI 呈高信号,增强后可表现为结节状、斑片状或脑回状强化。

(2)多发性硬化:好发于 20~40 岁中青年,病程呈复发缓解交替进行,病变常位于侧脑室周围白质,尤其在前角和后角旁、皮质下,病灶与侧脑室壁常呈垂直排列。增强扫描后新鲜病灶可出现强化。

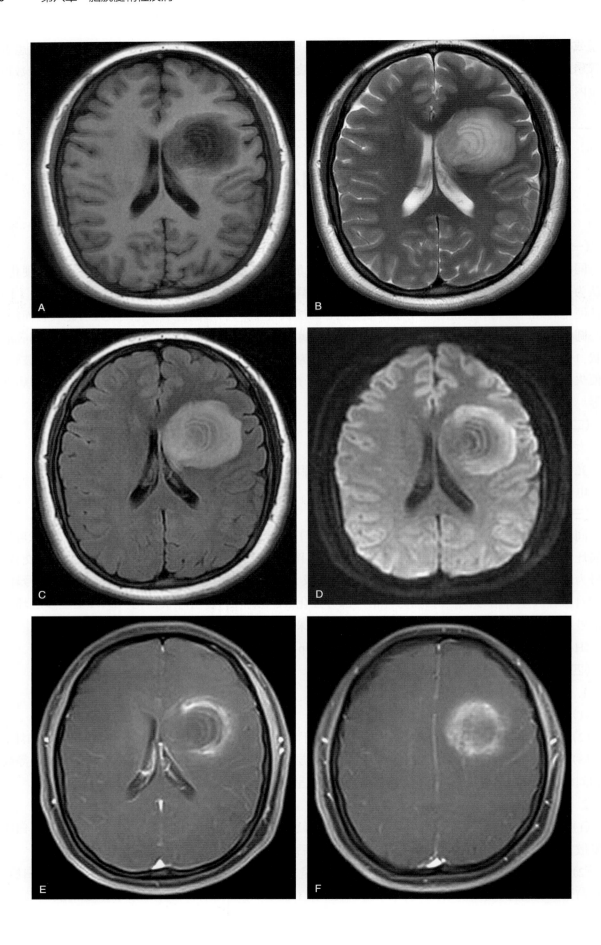

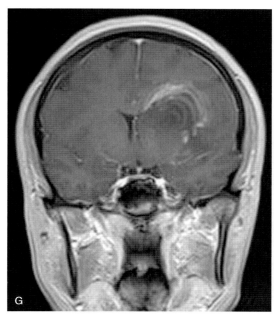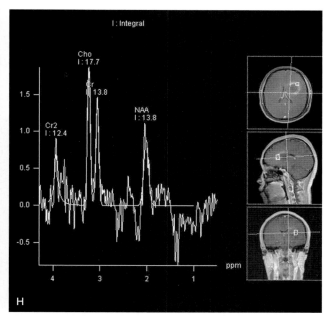

图 8-9-1 同心圆性硬化 MRI 表现

A. T$_1$WI,示左侧额叶、侧脑室旁多层环状呈等低信号交替病变;B~C. 分别为 T$_2$WI 及 FLAIR,示病变呈等高信号相间的多层环状;D. DWI,示病变呈高低信号相间的多层环状;E~G. CE-T$_1$WI,示病变呈多层环状强化;H. $^1$H-MRS,示病变 NAA 峰降低,Cho 峰升高

## (五)治疗和预后

同心圆性硬化尚无特异疗法,主要以肾上腺皮质激素治疗为主,辅以抗癫痫药、抗精神病药物等对症治疗。经过合理治疗,通常数月后病情可改善,部分死于并发症,少数死于脑疝。本病预后与治疗早晚、正规与否有很大关系,一般在半年内无缓解者,疗效差。

# 第十节　弥漫性硬化

## (一)概述

弥漫性硬化(diffuse sclerosis)又称为 Schilder 弥漫性硬化或 Schilder's 病,是一种广泛性脑白质脱髓鞘疾病,好发于儿童及青少年,男性较多。多呈亚急性、慢性进行性恶化病程,罕见改善,极少出现缓解-复发,以进行性视力障碍、精神紊乱和痉挛性瘫痪为主要临床表现。

本病目前大多数被认为是自身免疫性疾病,半数患者病灶内可伴淋巴细胞浸润,脑脊液中 IgG 升高,类固醇激素和环磷酰胺治疗有效。

## (二)病理学表现

弥漫性硬化患者可见大脑半球白质内广泛脱髓鞘病灶,分布常不对称,多以单侧枕叶为主,病灶边界清晰。新鲜病灶可见血管周围巨噬细胞和淋巴细胞浸润,星形细胞增生肥大,晚期病灶可见胶质细胞增生。部分病例类似于多发性硬化,脱髓鞘病灶可发生于脑干、小脑、脊髓等部位。

（三）MRI 表现

病灶常位于顶枕叶脑白质,分布不对称,常以单侧为著,呈 $T_1WI$ 低信号,$T_2WI$ 及 FLAIR 序列高信号(图 8-10-1),边界可清楚或不清楚,增强扫描一般无强化,少数病灶边缘部分可出现强化。晚期可表现为脑萎缩。

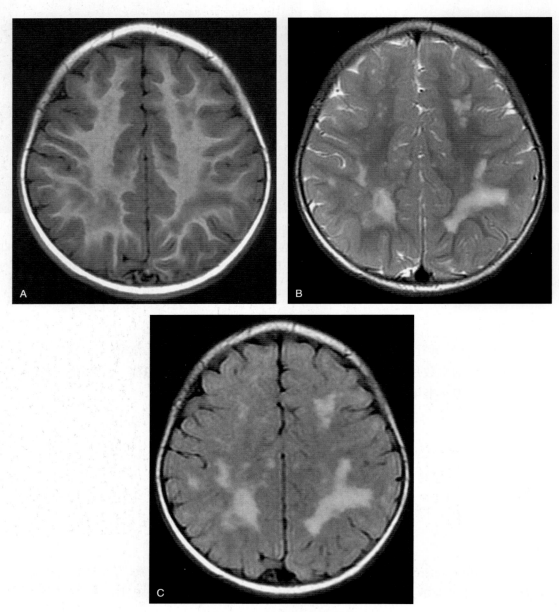

图 8-10-1　弥漫性硬化 MRI 表现

A. $T_1WI$,示双侧额顶叶不规则片状低信号;B~C. 分别为 $T_2WI$ 及 FLAIR,示病变呈高信号

（四）诊断要点与鉴别诊断

1. 诊断要点

(1)好发于儿童或青少年,呈亚急性、慢性进行性恶化病程。

(2)临床表现以进行性视力障碍、精神紊乱和痉挛性瘫痪为主。

(3)白质脱髓鞘以顶枕叶为主,双侧不对称,呈长 $T_1$ 长 $T_2$,病灶边界较清。

2. 鉴别诊断　肾上腺脑白质营养不良：属于性连锁遗传疾病，仅累及男性，病灶通常起自双侧侧脑室三角区白质，从后向前，从下向上发展，对称分布，向颞、额叶发展，最后累及半卵圆中心，常通过胼胝体压部相连，呈"蝶翼状"改变，增强后可呈"花边状"强化。

（五）治疗和预后

弥漫性硬化尚无有效的治疗方法，主要采取对症及支持疗法。文献报道糖皮质激素和环磷酰胺可使部分病例临床症状有所缓解。本病预后不良，常呈进行性恶化进程，多数患者在数月至数年内死亡，平均病程 6.2 年，部分可存活十余年。

# 第十一节　脑桥中央髓鞘溶解症

（一）概述

脑桥中央髓鞘溶解症（central pontine myelinolysis, CPM）是一种罕见的中毒性脱髓鞘疾病，以脑桥基底部出现对称性脱髓鞘为特征，多见于严重营养不良、长期饮酒、电解质紊乱等情况。

脑桥中央髓鞘溶解症病因尚未完全阐明，与严重的电解质紊乱如低钠血症有关，可能由于低钠血症时脑组织处于低钠状态，快速补充高渗盐水可使血浆渗透压迅速升高而造成脑组织脱水，血 - 脑屏障遭到破坏，毒性物质透过血 - 脑屏障导致髓鞘脱失，而脑桥基底部则可能是对代谢紊乱的敏感区域，最常见于迅速纠正低钠和高渗透压血症的过程。

脑桥中央髓鞘溶解症好发于 35~60 岁，主要临床表现为常在各种慢性消耗性疾病的基础上迅速发生下肢瘫或四肢瘫，伴有明显的假性延髓性麻痹症状，如构音障碍、吞咽困难等，以及不同程度的意识障碍等，早期脑桥外的脱髓鞘性病变可导致意识的改变及精神行为异常。

（二）病理学表现

脑桥中央髓鞘溶解症病理学上主要表现为脑桥基底部中央对称性、孤立性脱髓鞘，病灶中央部几乎所有髓鞘均被破坏，但神经细胞与轴突相对完整，无炎性反应，脑桥病变从中缝向两侧发展，边界清楚，直径数毫米或波及整个脑桥基底部、被盖部，周围可见吞噬细胞和星形胶质细胞反应。脑桥周围部分不受累是本病的特征。慢性病变可有胶质增生。约 10% 的病例脑桥外可有脱髓鞘改变，包括丘脑、基底节、皮层下白质、胼胝体和小脑。

（三）MRI 表现

MRI 可早期显示脑桥中央髓鞘溶解症病变，发病 1 周内即可显示，第 2~3 周最为明显。脑桥中央髓鞘溶解症病变呈长 $T_1$ 长 $T_2$ 信号，位于脑桥基底的中央部分，病变前方及侧方仅存一薄层脑组织未受累，而后界可延伸至被盖的腹侧，但不累及脑桥被盖，病灶在纵向上可从中脑低位区域延伸到展神经核、展神经水平的脑桥下部，不累及脑桥的最下部与延髓交界处。MRI 轴位上病变常呈对称的环形、"凸"字形或片状，在矢状位上呈椭圆形（图 8-11-1），冠状位上呈蝙蝠形，病变边界清楚，可呈弥漫性改变，但周围无水肿及占位效应，病变可累及脑桥被盖或中脑。增强后病灶一般不强化。

超早期脑桥中央髓鞘溶解症（24 小时内）病灶于 DWI 上呈高信号，早期脑桥中央髓鞘溶解症病灶 DWI 呈高信号，ADC 图呈低信号，而非急性期脑桥中央髓鞘溶解症病灶在 DWI 上周边呈高信号，中心呈稍低信号，ADC 图呈高信号。

[1]H-MRS：急性期病灶 Cho 增加或降低，Cho/Cr 比值增加，NAA 峰降低。慢性期 NAA 和 Cho 均降低。

PWI：早期血管舒张导致 CBV 升高，随后由于胶质细胞增生 CBV 降低。

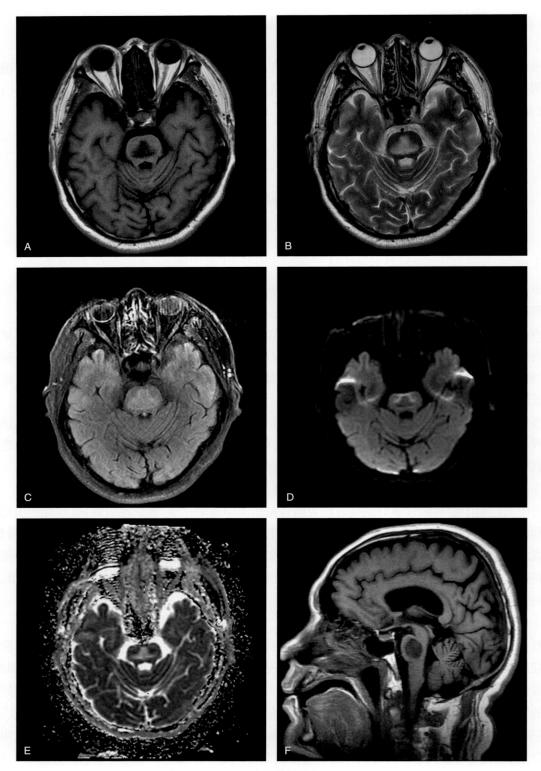

图 8-11-1　脑桥中央髓鞘溶解 MRI 表现

A. T₁WI，示脑桥均匀低信号，呈"凸"字形；B. T₂WI，示病变呈高信号；C. FLAIR，示病变呈稍高信号；D. DWI，示脑桥病变周边呈高信号，中心呈稍低信号；E. ADC 图，示病变呈高信号；F. 矢状位 T₁WI，示病变呈椭圆形低信号

（四）诊断要点与鉴别诊断

1. 诊断要点

（1）多由严重营养不良、电解质紊乱等基础病变导致。

（2）表现为脑桥基底部中央对称性、孤立性脱髓鞘，从中缝向两侧发展，边界清楚，可波及整个脑桥基底部、被盖部。

（3）MRI 上病灶成长 $T_1$ 长 $T_2$ 信号，增强后不强化。

2. 鉴别诊断

（1）脑干肿瘤：多见于青年人，多有明显占位效应，多位于脑干中部，可伴有部分囊变坏死，常引起脑干增粗、变形，且范围可超出脑桥并累及延髓或中脑，还可引起邻近脑池、脑室受压变形，增强后病变呈均匀或不均匀强化。

（2）脑干梗死：以中老年人多见，常伴动脉硬化等病史，病变范围多不规则，位于脑干一侧，常与脑干血管走行一致，病变边缘可散在短 $T_1$ 出血灶。

（3）脑干脑炎：起病急，常有发热、意识障碍等，脑干病变呈 $T_1WI$ 低信号，$T_2WI$ 高信号，脑脊液检查可确诊。

（五）治疗和预后

脑桥中央髓鞘溶解症和低钠血症关系密切，正确处理低钠血症可减少本病的发生。以对症和支持治疗为主，需积极处理原发病与预防并发症。电生理和 MRI 表现与预后无关，多数患者预后差，大多数生存者遗留永久性神经系统损害，一般 3~10 天内发展为假昏迷状态，常于 2~3 个月内死亡，6 个月存活率仅为 5%~10%，但也有临床可恢复者。

# 第十二节　脑室周围白质软化症

（一）概述

脑室周围白质软化症（periventricular leukomacia，PVL）主要与缺血缺氧及感染有关，常见于早产儿及有窒息史的足月儿，是造成早产儿脑瘫，尤其是痉挛性脑瘫的主要原因。病变主要发生在侧脑室周围，表现为侧脑室扩大，脑白质量明显减少，由于病灶常为双侧性，故双侧侧脑室多同时扩大，少数病例也可因病灶位于一侧或以一侧为主，表现为单侧侧脑室扩大为主。由于侧脑室周围有软化萎缩，故扩大的侧脑室外缘常不规则、不光滑，这种不规则、不光滑是本病引起脑室扩大的特征。另外，本病均表现有脑白质量减少及脑白质内斑片状软化病灶，脑白质减少严重时表现为部分区域白质消失，脑皮质与脑室侧缘接近甚或相连。

脑室周围白质软化症病因复杂，可能与脑血管发育不完善、脑血管自主调节功能受损、代谢因素及围生期高危因素有关，这些因素均可导致脑室周围白质软化。脑室周围白质软化症患者症状与脑室周围白质病变程度及部位相关，侧脑室三角区及孟氏孔附近白质受累时可引起痉挛性瘫痪，侧脑室三角区距状沟旁视皮质受累时引起皮层盲，听辐射受累时可引起听力及语言障碍。

（二）病理学表现

本病的病理学特征主要是脑组织缺血缺氧、侧脑室三角部和孟氏孔区脑组织水肿、凝固性坏死，同时合并巨噬细胞反应并形成囊腔，继而囊腔挛缩形成瘢痕和胶质增生，弥漫性或局限性的胶质损伤使髓鞘化延迟,以脑室周围和半卵圆中心为主的白质减少。严重病例脑室周围白质几乎大部分由囊腔取代,同时介于囊性软化区与脑室之间的室管膜被破坏,使囊腔突入脑室,致使脑室呈不规则扩张,局部呈幕状突起,甚至形成憩室样改变。

### (三) MRI 表现

病变主要位于侧脑室周围,表现为侧脑室扩大,白质显著减少,髓鞘化延迟,脑皮质与脑室侧缘之间距离变小甚至消失,若软化灶累及室管膜下时,扩大的侧脑室外缘常不规则,不光整。脑白质内软化灶呈显著长 $T_1$ 长 $T_2$ 信号、FLAIR 序列及 DWI 上呈低信号,瘢痕形成、胶质增生呈长 $T_1$ 长 $T_2$ 信号、FLAIR 序列高信号、DWI 等信号。少数病例仅见侧脑室扩大变形,而脑室旁未见明显异常信号,可能是病灶体积小,坏死囊变后与脑室相通。基底节、脑干及小脑的形态及信号一般无异常。

脑室周围白质软化症可根据病变在 MRI 上的侵犯范围和信号特点分为轻、中、重度。

轻度:侧脑室三角区周围白质减少,侧脑室三角区及枕角形态欠规则,脑室壁不光滑,侧脑室三角区或额角周围可见小片状长 $T_1$ 长 $T_2$ 信号,其余部位脑灰白质信号正常(图 8-12-1)。

中度:脑白质明显减少,侧脑室三角区、额角、体部周围、半卵圆中心等区域可见散在的片状及条片状长 $T_1$ 长 $T_2$ 信号,可有小的软化或囊变灶,脑沟、脑裂增宽,侧脑室扩大(以三角部和枕角为著),可同时伴有胼胝体形态和信号的异常(图 8-12-2)。

重度:脑白质几乎完全消失,双侧侧脑室显著扩大变形,半卵圆中心可见较大囊腔,外侧裂和顶叶部位的脑灰质贴近侧脑室。

### (四) 诊断要点与鉴别诊断

1. 诊断要点

(1)常见于早产儿及有窒息史的足月儿。

(2)病变主要位于侧脑室周围,表现为侧脑室扩大,白质显著减少,髓鞘化延迟,脑皮质与脑室侧缘之间距离变小甚至消失,若软化灶累及室管膜下时,扩大之侧脑室外缘常不规则,不光整。

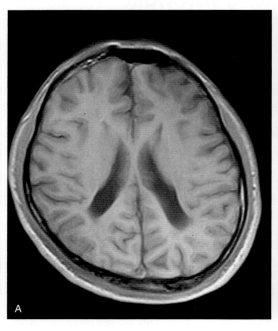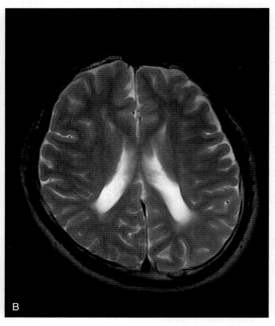

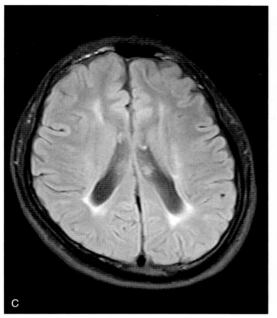
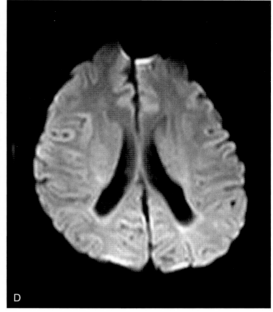

图 8-12-1　轻度脑室周围白质软化症 MRI 表现

A. $T_1WI$,示侧脑室三角区周围白质减少,侧脑室额角及枕角形态欠规则,其周围见斑片状低信号;
B~C. 分别为 $T_2WI$ 及 FLAIR,示病变呈高信号; D. DWI,示病变呈等信号

（3）MRI 上软化灶呈长 $T_1$ 长 $T_2$ 信号、FLAIR 序列及 DWI 低信号、瘢痕形成、胶质增生呈长 $T_1$ 长 $T_2$ 信号、FLAIR 序列高信号、DWI 等信号。

2. 鉴别诊断

（1）脑积水：患者脑室增大,形态圆钝,重者脑沟、裂甚至变窄、消失。

（2）单纯胼胝体发育不良：脑室周围及半卵圆中心白质无减少,可合并脂肪瘤。

（3）脑裂畸形：多表现为侧脑室外壁局限性峰状突起,并与脑表面裂隙相连,裂隙多发生在中央前回或后回,可并发灰质异位、胼胝体缺如、透明隔缺如等。

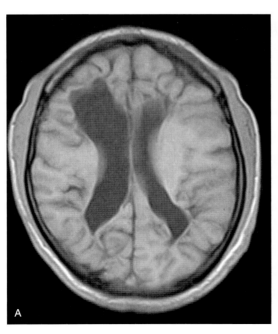
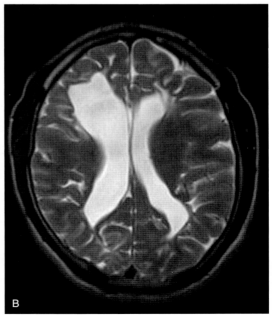

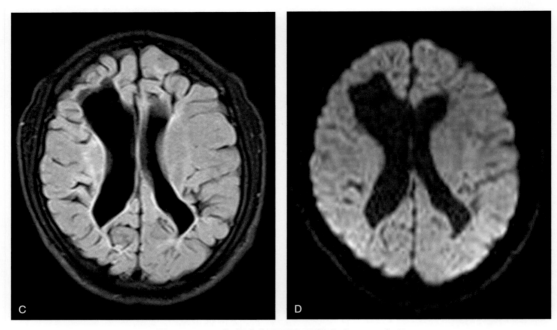

图 8-12-2　中度脑室周围白质软化症 MRI 表现

A. T₁WI,示脑白质明显减少,侧脑室三角区、额角周围见斑点状低信号,脑沟、脑裂增宽,侧脑室扩大,形态不规则;
B. T₂WI,示病变呈高信号;C、D. 分别为 FLAIR 及 DWI,示病变呈低信号

（五）治疗和预后

脑室周围白质软化症治疗主要应预防早产、宫内感染,加强产儿科合作,减少重度窒息儿的出生,对患儿应采取综合治疗原则,提供足够的氧和葡萄糖,控制感染,维持正常的血压和血气,维持酸碱平衡以及限制液体入量等。脑室周围白质软化症的预后与脑室周围软化灶的部位和范围有关,一般局限于侧脑室前角、直径在 2~3mm 以内的预后良好,而直径大于 3mm 或多发性病灶则严重神经后遗症发生率极高。

# 第十三节　脱髓鞘假瘤

（一）概述

脑内脱髓鞘假瘤（demyelinating pseudotumor,DPT）是一种少见的独特的中枢神经系统脱髓鞘病,又称假瘤样炎性脱髓鞘（tumor-like inflammatory demyelinating disease,TIDD）,但并非真正意义上的肿瘤,以神经纤维的髓鞘破坏、脱失为主要病理特征,好发于 20~50 岁,以青年及中年女性居多,偶见于儿童。

脱髓鞘假瘤的病因及发病机制目前尚不清楚,有研究发现可能与病毒感染或接种疫苗及应用化学药物有关,有观点认为脱髓鞘假瘤是多发性硬化与急性播散性脑脊髓炎之间的过渡类型,也有观点认为是多发性硬化的一种特殊类型。脱髓鞘假瘤实验室检查大多正常,少数低热患者可有白细胞升高和脑脊液蛋白含量升高。

脱髓鞘假瘤多为急性或亚急性起病,临床表现缺乏特异性,常有头痛、头晕、恶心、呕吐等高颅压症状,也可表现为单个或单侧肢体运动或感觉异常等脑实质受损的局灶性定位症状和体征,大多数患者经激素治疗有效。

（二）病理学表现

脱髓鞘假瘤病变区可见不同程度的脱髓鞘、星形细胞增生以及巨噬细胞浸润（图 8-13-1）。免疫组化 CD68 阳性，可以鉴别巨噬细胞和肿胀的星形细胞，可与星形细胞瘤鉴别。

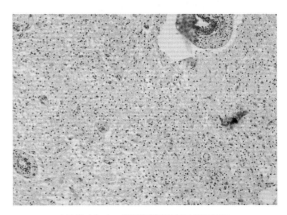

图 8-13-1　脱髓鞘假瘤病理表现
光镜下，示脑组织内多灶性水肿疏松区，其内可见胶质细胞
增生及大量巨噬细胞浸润（HE×40）

（三）MRI 表现

脱髓鞘假瘤病变主要位于幕上深部脑白质，也可位于胼胝体、基底节、丘脑、脑干或小脑，还可出现在脊髓，以颈段脊髓较为常见。病灶可见特征性的"垂直征"：垂直于侧脑室分布。病灶常可单发，也可多发，T₁WI 上呈稍低或低信号，T₂WI 呈稍高或高信号，FLAIR 序列呈高信号或环形高信号，占位效应和水肿较轻。大多数脱髓鞘假瘤增强后有较明显强化，强化方式多样，可呈环形、结节样或斑片样强化，最典型表现为"开环样强化"，环的强化部分表示脱髓鞘的边界，好发于白质侧，且开环缺口一般会朝向灰质区或侧脑室旁，中心无强化的核心部位代表一个炎症的慢性期。DWI 上急性期病灶呈高信号或中心低信号外周环形高信号（图 8-13-2）。

¹H-MRS：有研究发现病灶区 NAA 峰降低，Cho 峰、Lac 峰和 Lip 峰升高，并出现明显升高的 Glx 峰。

PWI：脱髓鞘假瘤病灶区 rCBV 低于肿瘤性病变。

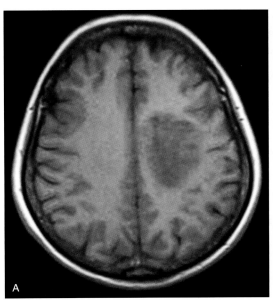
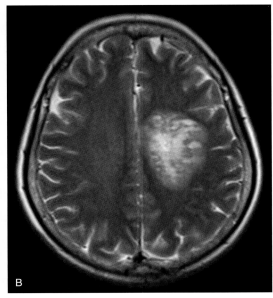

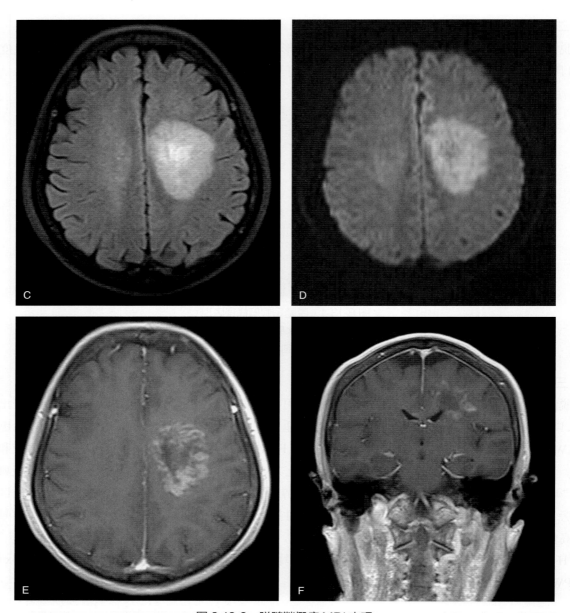

图 8-13-2　脱髓鞘假瘤 MRI 表现

A. T₁WI,示左侧半卵圆中心团片状低信号;B. T₂WI,示病变呈高信号,周围可见轻度水肿;C. FLAIR,示病变中心呈高信号,周围呈稍高信号;D. DWI,示病变周边呈高信号,中心呈稍低信号;E、F. CE-T₁WI,示病变呈轻度不规则环形强化

### (四) 诊断要点与鉴别诊断

1. 诊断要点

(1) 好发于中青年,呈急性或亚急性起病。

(2) 病灶好发于白质,可单发或多发,灶周水肿和占位效应较轻。

(3) 病灶常垂直于侧脑室,增强后表现为典型的"开环样强化"。

(4) 急性期 DWI:呈高信号或中心低信号外周环形高信号。

(5) ¹H-MRS:示病灶区 NAA 峰降低,Cho 峰、Lac 峰和 Lip 峰升高,并出现明显升高的 Glx 峰。

(6) 激素冲击治疗有效,病变明显缩小或消失。

2. 鉴别诊断

(1) 多发性硬化:好发于 20~40 岁中青年,病程呈复发缓解交替进行,病灶多位于侧脑室周围白质,与侧脑室壁常呈垂直排列,新旧病灶常同时存在,增强扫描后新鲜病灶可出现强化。

(2)急性播散性脑脊髓炎:好发于儿童,多有病毒感染或疫苗接种病史,表现为脑深部和皮层下白质内多发散在长 $T_1$ 长 $T_2$ 信号病灶,DWI 呈高信号,增强后可表现为结节状、斑片状或脑回状强化。

(3)脑脓肿:常伴发热病史,病变包膜形成期增强后可见完整、边缘清晰的环状强化,中央脓液 DWI 上弥散受限呈明显高信号。

(4)胶质瘤:低级别胶质瘤占位效应轻,灶周水肿轻,一般强化不明显,与脱髓鞘假瘤鉴别容易。高级别胶质瘤好发于中老年人,形态多不规则,信号不均匀,周围水肿明显,可见出血、坏死,病程进展相对较慢,常表现为明显不规则花边状强化,而脱髓鞘假瘤则多见于青少年,呈开环形强化,病灶垂直于侧脑室,内部信号多较均匀,DWI 上呈高信号。胶质瘤 MRS 显示病灶 Cho 峰升高及 NAA 峰降低的程度较 DPT 高,且 PWI 呈高灌注。皮质激素试验性治疗可鉴别两者:脱髓鞘假瘤病灶明显缩小甚至消失,而胶质瘤改变不明显,甚至进展。

(5)淋巴瘤:DWI 多呈等或稍高信号,MRS 检查可见高耸的脂质峰,典型的强化为"握拳征"。

(6)转移瘤:多有原发性肿瘤病史,好发于老年人,常为多发,病灶主要分布于灰白质交界区,瘤周有明显水肿,具有"小病灶、大水肿"的特点,增强扫描呈结节状、环状强化,环壁完整,厚而不规则,随诊病灶数量增多、增大,激素治疗无效。

**(五)治疗和预后**

脱髓鞘假瘤主要治疗方法为激素治疗,主要为大剂量甲泼尼龙和免疫球蛋白联合冲击治疗,部分激素治疗效果不佳者可行手术切除。

# 第十四节 进行性多灶性白质脑病

**(一)概述**

进行性多灶性白质脑病(progressive multifocal leukoencephalopathy,PML)是一种进行性脱髓鞘疾病,以侵犯脑白质为特征,由乳多空病毒科的 JC 病毒和 SV-40 病毒感染所致,病毒可直接破坏少突胶质细胞髓鞘,造成严重的多阶段性脱髓鞘性病变。

进行性多灶性白质脑病主要见于全身性单核吞噬细胞系统疾病患者,包括白血病、淋巴瘤、结核、红斑狼疮、肾移植后、巨球蛋白血症、结节病以及接受免疫抑制治疗的患者,其中以获得性免疫缺陷综合征(AIDS)最为常见,少数病例并无上述疾病存在。

AIDS 合并进行性多灶性白质脑病在临床上大约占 85%,病原体是乳头多瘤空泡病毒,属于乳多空病毒属。大多数人感染乳头多瘤空泡病毒后无明显症状,但在如 AIDS 等机体免疫反应低下或是免疫缺陷的宿主体内可被激活,选择性地侵犯少突胶质细胞而致病,引起进行性的有髓神经纤维脱髓鞘改变、少突胶质细胞内包涵体和星形胶质细胞增生,严重者可以累及灰质。

进行性多灶性白质脑病好发于 50~70 岁患者,男性多见,多表现为进行性脑损害征象,如偏瘫、失语、共济失调、视力障碍、精神异常、智力减退或痴呆等,进行性多灶性脑白质病多于发病后 3~6 个月内死亡,部分可数年后死亡。

**(二)病理学表现**

进行性多灶性白质脑病患者可见大脑半球白质多发病变,部分融合,部分病变发生坏死并形成腔或囊肿,以顶枕叶为著,也可累及丘脑、基底节、脑干,小脑罕见,一般不累及脊髓。镜下表现为脱髓鞘病灶,遍及白质,在皮质下区的白质尤为明显,小的脱髓鞘斑汇合成较大的脱髓鞘区。在脱髓鞘病灶内轴索存在,少突神经胶质细胞和髓鞘消失,而围绕病灶的少突神经细胞常增大并含有大的嗜酸性核包涵体,且结构模糊不清。在大多数病例中,病变区的星形细胞有特征性的改变:细胞核异常增大或呈多小叶核,在巨大星形神经胶质细胞内也可见嗜酸性包涵体,具有明显有丝分裂的奇异的巨大型细胞被认为是癌变细胞,脱髓鞘病灶周围有大量的嗜酸性细胞浸润。

(三) MRI 表现

病变常位于顶枕叶、额叶皮层下白质内,也可位于丘脑和基底节,幕下罕见。$T_1WI$ 上,大的病灶呈低信号,小的病灶信号改变不显著,$T_2WI$ 呈高信号,边界不清楚。病灶大小不一,从皮层下到融合的半球病灶均可,通常为双侧受累,不对称,无占位效应,增强后多数情况下病灶不强化,少数病灶也可有强化表现(图 8-14-1)。

典型的 MRI 表现为顶枕叶较大面积的长 $T_1$ 长 $T_2$ 信号,位于皮层下脑白质外缘清晰并呈扇形。有时病变可呈环状,在 $T_2WI$ 上出现较多,中央为低信号,四周为高信号。病程晚期可出现脑萎缩征象。

DWI:急性期病灶中心呈低信号,周边弥散受限,呈边界不清的高信号环,随着时间推移信号逐渐减低。

$^1$H-MRS:病灶 NAA 峰下降,Lac 峰、Lip 峰升高,最终所有代谢物均下降。

DTI 检查病灶 FA 值下降,在 DWI 和常规 MRI 序列检查出病灶之前就可显示病灶 FA 值降低。

SWI 显示疾病早期白质病灶邻近皮层或皮层下 U 纤维呈低信号表现,可能与铁沉积有关。

(四) 诊断要点与鉴别诊断

1. 诊断要点

(1)病变通常位于皮层下白质,好发于顶枕叶,额叶,也可累及丘脑、基底节、脑干,小脑罕见,一般不累及脊髓。

(2)病灶常可融合,呈 $T_1WI$ 低信号,$T_2WI$ 高信号,DWI 上急性期病灶中心呈低信号,周边呈边界不清的高信号环,增强后多数不强化,无占位效应。

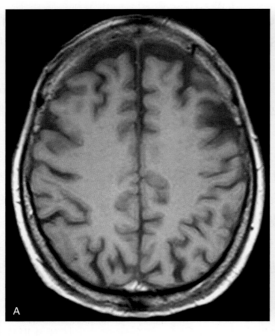
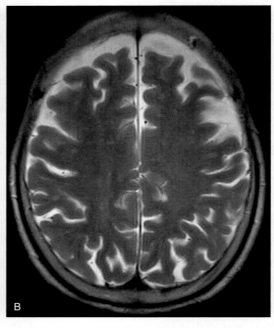

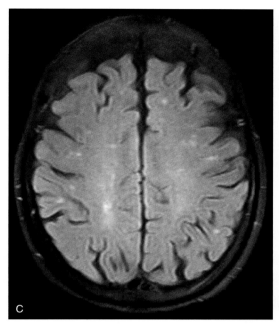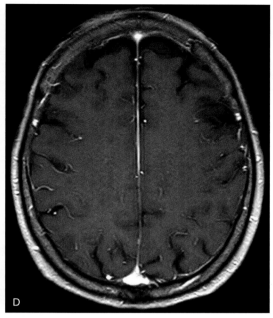

图 8-14-1　进行性多灶性白质脑病 MRI 表现

A. $T_1WI$,未见明确病灶；B~C. 分别为 $T_2WI$ 及 FLAIR,示双侧额顶叶皮层下白质内多发点状高信号,边界欠清；
D. CE-$T_1WI$,示病灶无明显强化

2. 鉴别诊断

（1）HIV 脑炎：HIV 脑炎主要表现为全脑功能丧失症状。HIV 脑炎病灶信号类似于进行性多灶性脑白质病,但病灶分布更对称,且好发于脑室旁。

（2）多发性硬化：病程表现为复发与缓解交替进行,呈进行性加重。多发性硬化病灶呈 $T_2WI$ 高信号,无占位效应,主要位于侧脑室周围,以侧脑室前角、后角为著,病灶新旧不一,急性期病灶可强化。

（3）肾上腺脑白质营养不良：病灶常对称分布,好发于枕、顶、颞叶脑白质,部分累及皮层下弓形纤维,视神经、视束、穹窿柱、海马联合、扣带回后部以及胼胝体受损严重。MRI 平扫可见双侧侧脑室三角区周围白质对称性异常信号,病变起自双侧侧脑室三角区白质,从后向前,从下向上发展,对称分布,病灶常通过胼胝体压部相连,呈"蝶翼状"。

（五）治疗和预后

进行性多灶性白质脑病目前尚缺乏有效治疗方法,当前对 AIDS 相关性进行性多灶性白质脑病首选高效抗反转录病毒方案治疗（highly active anti-retroviral therapy,HAART）,该方案将其 1 年生存率由 10% 提高至 50%,部分可存活数年。

（薛康康　陈　苑　吴梦琳　文宝红　张雪宁　张　勇　程敬亮）

# 第九章
# 遗传代谢性疾病

遗传性代谢紊乱或先天性代谢异常是由于基因突变所致,可导致生物化学物质的合成、降解改变,新陈代谢的累积破坏会影响神经元和神经胶质细胞等脑细胞的生化过程,并导致脑和其他器官的损伤。

遗传代谢性疾病是一大组疾病,包括多种疾病,常无特异性症状,诊断十分困难。随着生化学及影像学的发展,使其分类逐渐完善。引起代谢性脑病的原因很多,包括氨基酸、有机酸、脂肪酸、糖等代谢异常,以及线粒体功能障碍等,从而导致高氨血症、高血糖、低血糖、高钙血症、酸中毒和能量缺乏,引起脑功能障碍。除病因多样外,代谢性脑病的发病机制也不尽相同,包括脑血流改变、脑水肿、神经递质异常、代谢毒物蓄积、能量代谢的衰竭、细胞去极化等。临床表现为不同程度的意识障碍、精神症状、全身性或局灶性运动障碍、智力障碍等,通常无定位体征。

CT检查可作为筛选影像学检查方法,但价值有限。MRI可以无创定量测量大脑的生理和形态完整性,对大脑的代谢状态进行检测和监测,是遗传代谢性脑部疾病首选的影像检查方法。$^1$H-MRS可活体定量分析代谢物浓度,通过测量大脑中各种化学物质产生的信号,探索遗传代谢性脑部疾病生化过程和调节异常。DWI和DTI对于脑白质病有一定临床意义,PWI可对疾病的进展和预后进行预测。

## 第一节　肝豆状核变性

### (一)概述

肝豆状核变性(hepatolenticular degeneration,HLD),是一种遗传性铜代谢障碍所致的肝硬化和脑部以基底节变性为主的疾病。其基本代谢缺陷为肝不能正常合成铜蓝蛋白和胆汁排出铜量减少,导致铜盐在体内异常蓄积,造成相关的病理变化。属于常染色体隐性遗传,以铜在多种组织中异常堆积为特征,发病率为1/40 000~1/30 000,无明显性别倾向,致病基因携带者为1/150~1/90。肝豆状核变性可在任何年龄起病,大多数在5~35岁之间,肝病症状多发生于20岁前,而神经系统症状多发生于20~30岁,约3%的患者在40岁之后出现症状,6岁以前罕见。肝豆状核变性是至今少数几种可治的神经遗传病之一,关键是早发现、早诊断、早治疗。

本病为常染色体隐性遗传性疾病,其致病基因腺苷三磷酸酶转运铜的β多肽(ATP7β)定位于染色体13q14.3-q12.1,ATP7β基因的变异位点繁多,且具有种族特异性,近年来研究发现除ATP7β以外其他基因如COMMD1、XIAP、Atox1等也与该病相关。ATP7β基因突变导致相应ATP酶功能减弱或消失,血浆铜蓝蛋白(ceruloplasmin,CP)合成减少,与白蛋白疏松结合的铜离子显著增加,并逐渐蓄积在肝、脑、肾、角膜等处,引起各器官形态结构变化与功能改变,包括进行性加重的肝硬化、锥体外系症状、精神症状、肾损害及角膜色素环(Kayser-Fleischer ring,K-F 环)等。

铜在多种组织中存在异常沉积,最常见的是肝脏和脑,角膜 K-F 环为特征性表现,约 95% 神经系统异常或精神异常的患者同时伴有角膜 K-F 环,血清 CP 水平下降,24 小时尿铜及肝脏铜含量上升。

（二）病理学表现

肝豆状核变性异常铜沉积可分为 3 期,1 期指初期铜在肝脏内沉积,2 期指肝脏内铜急性再分配,并释放到循环系统,3 期指铜在脑和其他肝外组织慢性积聚。脑损害是由铜沉积、慢性缺血、血管病变及脱髓鞘改变所致,可广泛累及全脑各个部分,过量的铜在全脑内沉积,常呈双侧对称,壳核(好发于外缘)最明显,其次为苍白球及尾状核、丘脑(腹外侧核),部分病例也可出现中脑、脑桥、小脑,皮层和皮层下受累。

大体:大脑半球呈不同程度萎缩,表现为脑室扩大、脑沟增宽等,基底节见豆状核色素沉着加深,可见软化空洞灶。

光镜下:可见基底节水肿,壳核内大小细胞体和髓鞘纤维显著减少或完全消失,异常血管增生及广泛胶质增生,出现变性星形细胞(Alzheimer Ⅰ 型细胞)和 Opalski 细胞,可有大脑皮质深部视锥细胞层受累。整个基底节、脑皮髓质均可见相同的病理改变。

（三）MRI 表现

表现为基底节区对称性 $T_1WI$ 低信号,某些治疗前的患者病变信号强度可有增高,可能与铜的顺磁性效应有关,苍白球出现高信号则多伴有肝功能异常。$T_2WI$ 及 FLAIR 序列信号不一,可呈对称性高信号、混杂信号或低信号,最常见于壳核,呈双侧对称、同心圆的薄层状高信号,低信号考虑与铁含量增加有关。亦可见于导水管周围灰质、脑桥背侧部、延髓、小脑齿状核、大脑(尤其额叶)和小脑白质,增强后病灶无强化,无占位效应(图 9-1-1)。基底节病变常呈不均匀裂隙状受累,可以囊变。脑干出现特征性的"熊猫脸"征,指中脑水平轴位 $T_2WI$ 中脑被盖部高信号的背景下,红核信号正常;轴位 $T_2WI$ 于脑桥层面可见小"熊猫脸"征;两者合称为双熊猫征。

DWI 上,部分呈高或稍高信号,随病情进展弥散不受限。在神经系统症状起病后,ADC 值随即下降,随后可能因为坏死、海绵状变性等增高。

$^1$H-MRS:由于神经元的丢失,在基底节、顶枕叶皮质、额叶白质 NAA/Cr 比值下降,基底节 mI/Cr 比值下降,苍白球 Cho/Cr 比值下降。另外行门体分流手术的患者,mI/Cr 比值下降,呈肝性脑病的病变模式。

病灶的信号特征与患者年龄、病程等有关,在出现症状前,患者 MR 通常正常。成人相对于儿童,可能无壳核受累,且 $T_2WI$ 苍白球和黑质可能呈低信号;铜螯合治疗后随着临床症状改善,病灶信号也可有变化。

（四）诊断要点与鉴别诊断

1. 诊断要点

（1）多为青年起病,常有家族史,肝脏和脑最常受累,角膜可见 K-F 环。

（2）病灶最常见于壳核,其次为尾状核、丘脑和苍白球,两侧对称,呈不均匀裂隙状病灶。

（3）病变在 $T_1WI$ 上多呈低信号,$T_2WI$ 上呈高信号或混杂信号。

（4）DWI 上呈高信号,随病程进展信号异常可改善。

（5）MRS 上 NAA/Cr 下降,mI/Cr 下降,苍白球 Cho/Cr 下降。

（6）增强扫描无强化,无占位效应。

（7）常伴有脑萎缩。

（8）无症状患者 MR 表现通常正常,治疗后病灶信号可有变化。

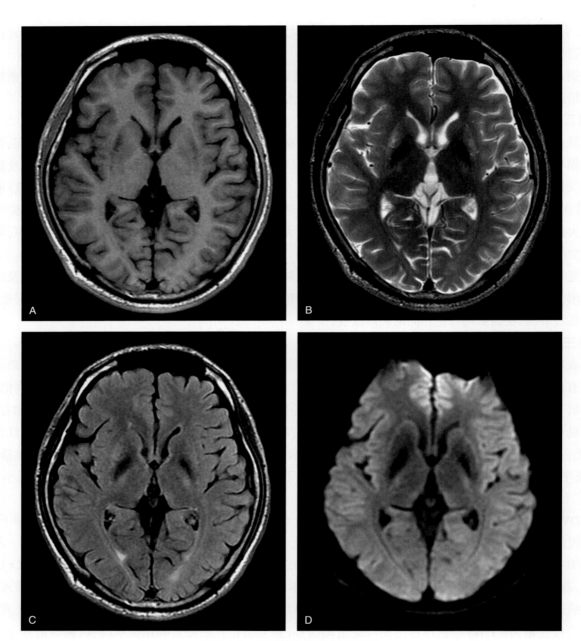

图 9-1-1　肝豆状核变性 MRI 表现

A. $T_1WI$,示双侧基底节对称性低信号；B~C. 分别为 $T_2WI$ 及 FLAIR,示病变呈高信号；D. DWI,示病变部分呈稍高信号

　2. 鉴别诊断

　（1）Leigh 病：即亚急性坏死性脑脊髓病,婴幼儿期起病,呈对称性、海绵状脑部病灶,多数为双侧对称性受累,部位包括脑干、基底节（尤其壳核）和大脑白质。

　（2）Creutzfeldt-Jakob 病：见于成人,进行性痴呆。基底节、丘脑和大脑皮质 $T_2WI$ 对称性高信号,逐渐进展,DWI 呈高信号。

　（3）日本脑炎（Japanese encephalitis,JE）：又称为乙型脑炎,夏季流行,好发于学龄期儿童。基底节区及丘脑后内部均匀性 $T_2WI$ 高信号,后者为 JE 特异性表现,肝豆状核变性该部位未受累。

　（4）有机酸尿症：对称性弥漫性白质病变,脑脊液间隙增宽,基底节 $T_2WI$ 高信号,可有尾状核和 / 或豆状核萎缩。

　（5）缺血缺氧性脑病：壳核、尾状核、丘脑和皮层的对称性长 $T_1$ 长 $T_2$ 信号病变,伴 DWI 高信号。

(6)甲醇中毒:有明确服用甲醇病史。壳核、尾状核、脑白质双侧对称性 T$_2$WI 高信号,也可累及脑白质。

(7)渗透性脱髓鞘综合征:与快速纠正低钠血症有关,中央髓鞘溶解主要累及脑桥,脑桥外髓鞘溶解常累及基底节,极少情况下累及中脑,呈长 T$_1$ 长 T$_2$ 信号,DWI 呈等或稍高信号。

### (五)治疗和预后

本病为至今少数几种可治的神经遗传病之一,关键是早发现、早诊断及早治疗。一旦确诊本病,应坚持终身治疗,早期确诊,予以驱铜治疗,可防止肝脏及神经系统症状的发展,甚至可改善症状。进行低铜和高蛋白饮食,避免含铜量高的食物,其他的包括对症治疗。药物治疗包括青霉胺、三亚基四胺、四硫钼酸铵、锌剂等;对于肝功能严重失代偿的患者,可考虑肝移植。伴有肝脏衰竭、门静脉高压及进行性脑功能障碍的患者预后较差。未经治疗的患者多在症状发生后数年内死亡。

# 第二节 线粒体脑肌病

## 一、线粒体脑肌病伴高乳酸血症和卒中样发作

### (一)概述

线粒体脑肌病伴高乳酸血症和卒中样发作(mitochondrial encephalomyopathy with lactic acidosis and stroke-like episodes,MELAS)是一组导致发作性恶心、呕吐、永久或可复性卒中样发作(偏盲症和轻偏瘫)以及一些全身性线粒体病症状和体征的疾病。线粒体脑肌病伴高乳酸血症和卒中样发作呈母系遗传,80% 病例在 tRNALEU$^{(UUR)}$ 基因 3242 核苷酸位点上有点突变。该病是一种全身系统代谢性疾病,以中枢神经系统、骨骼肌受累为主。患者常于 40 岁以前发病,儿童期和青少年期发病最多。发病时血清和脑脊液内乳酸水平常升高。临床表现有癫痫发作、卒中样发作及其造成的亚急性脑功能障碍,可致精神衰退和痴呆、呕吐、乳酸酸中毒及近端肌无力性肌病等其他异常。

### (二)病理学表现

线粒体脑肌病伴高乳酸血症和卒中样发作脑组织病理改变具有两个特征:大脑皮质多灶性损害,呈灶状、分层样坏死性改变,局部脑组织海绵状变性、神经元变性或消失。病变主要累及双侧半球后部皮质,多位于顶部,皮层 3、4 层神经元变性或消失,小血管增生显著,格子细胞浸润(CD68+),神经胶质酸性蛋白染色见星形细胞增生显著。

铁质沉积为其另一特征,以基底节区,尤其是苍白球多见,丘脑、齿状核也可出现海绵状改变,并累及大脑皮质及脊髓的后索和侧索。

### (三)MRI 表现

急性期患者的 MRI 表现为受累脑区肿胀,T$_1$WI 上呈低信号,T$_2$WI 及 FLAIR 序列上呈高信号,常见于顶叶、枕叶偏后部脑实质,以皮层受累为主(图 9-2-1)。连续随访复查可显示病变区域的消退(图 9-2-2)和再发,随后,受累的皮层发生萎缩(图 9-2-3)。DWI 上,病变区表现为沿皮层分布的线样高信号,与急性期脑梗死 DWI 高信号略有不同,这是由于患者脑皮质发生细胞毒性水肿,水分子弥散受限所导致的。DWI 较常规序列对检出早期病灶具有更高的灵敏性,可较早地显示病灶,急性期病灶表现为高信号,同时并可见脑回肿胀,随着病程演变,DWI 信号逐渐减低。

¹H-MRS 显示新发病灶内明显的 Lac 峰,而陈旧病变 Lac 峰不明显,有研究报道 Lac 峰的出现稍早于 DWI 的信号改变。另有研究发现线粒体脑肌病伴高乳酸血症和卒中样发作患者 T₂WI 和 DWI 高信号区域内 NAA/Cr 比值降低,Lac/Cr 比值升高,并且在患者临床症状得到缓解后其 Lac/Cr 比值仍持续升高。

ASL:急性期检查显示受累脑组织局部血流增加,呈高灌注状态(图 9-2-4)。

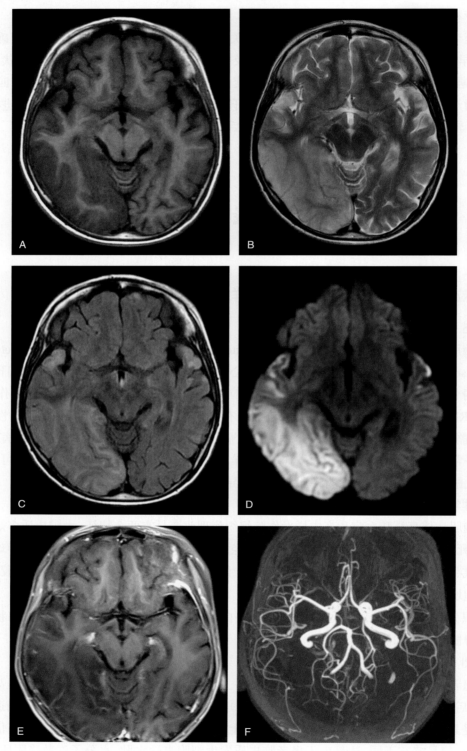

图 9-2-1　线粒体脑肌病伴高乳酸血症和卒中样发作 MRI 表现

A. T₁WI,示右侧颞枕叶、左侧颞叶片状低信号,皮层肿胀;B~C. 分别为 T₂WI 及 FLAIR,示病变呈高信号;D. DWI,示病变呈明显高信号;E. CE-T₁WI,示右侧颞枕叶、左侧颞叶病变呈脑回样轻度强化;F. MRA,示脑血管未见明显异常

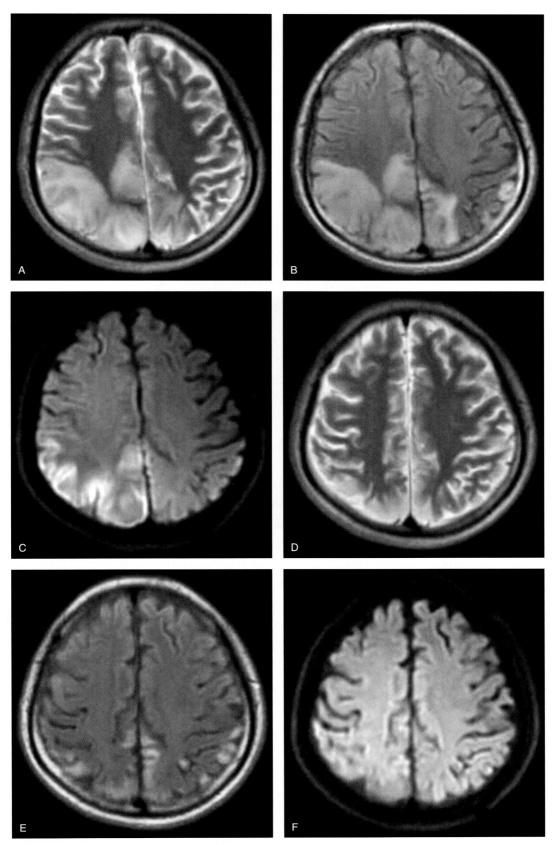

图 9-2-2 线粒体脑肌病伴高乳酸血症和卒中样发作随访 MRI 表现

A、B. 分别为 $T_2WI$、FLAIR，示双侧顶叶皮层肿胀，呈高信号；C. DWI，示沿脑回分布的高信号。一年后复查，
D~E. 分别为 $T_2WI$、FLAIR，示皮层肿胀消失，遗留沿皮层分布高信号；F. DWI，示皮层高信号消失

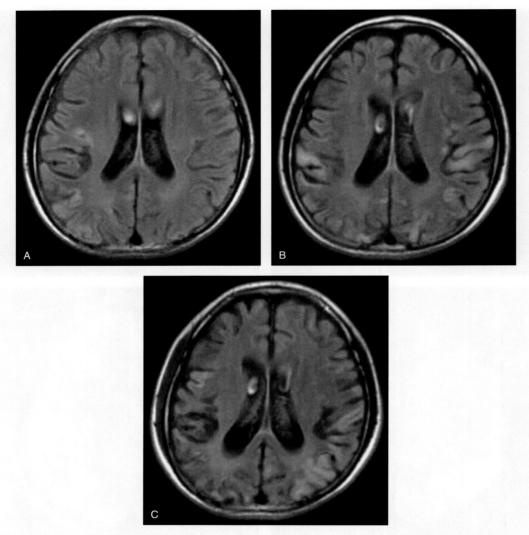

图 9-2-3　线粒体脑肌病伴高乳酸血症和卒中样发作随访 MRI 表现

A. 第 1 次 MR 检查，FLAIR，示右侧顶枕叶皮层异常信号；B. 6 个月后复查，FLAIR，示右侧顶叶皮层异常信号范围较前增多，左侧顶枕叶出现异常信号；C. 14 个月后复查，FLAIR，示双侧病变范围均较前增大，脑沟脑裂较前增宽，皮层萎缩

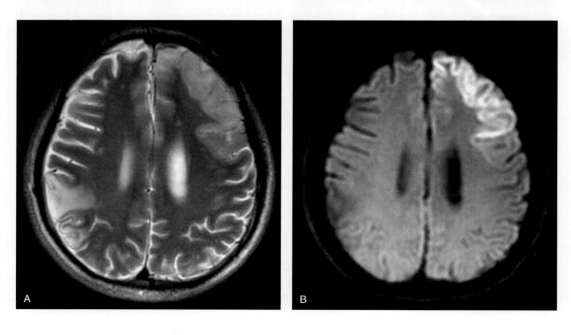

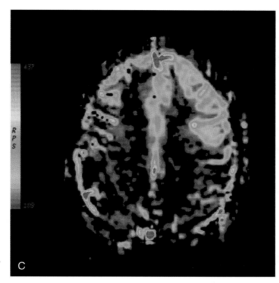

图 9-2-4 线粒体脑肌病伴高乳酸血症和卒中样发作 ASL 表现

A、B. 分别为 $T_2WI$、DWI，示左侧额叶皮层高信号；C. ASL，示左侧额叶皮层脑血流量增高

（四）诊断要点与鉴别诊断

1. 诊断要点

（1）好发于青壮年、儿童，临床症状以多种综合征表现为主，常有卒中样表现。

（2）病变多发生于顶颞叶、额叶及枕叶。$T_1WI$ 呈低信号，$T_2WI$ 呈高信号，FLAIR 序列呈高信号。

（3）DWI 呈高信号。

（4）病灶多累及灰质，不按血管供血区域分布，血管造影基本正常。

（5）病灶分布有多发性、游走性及多变性。

（6）新发病变 $^1$H-MRS 出现明显 Lac 峰，陈旧病变 Lac 峰较不明显。

2. 鉴别诊断 脑梗死：病灶在 MRI 可同样表现为 $T_1WI$ 低信号、$T_2WI$ 高信号、FLAIR 序列高信号及 DWI 高信号，但线粒体脑肌病伴高乳酸血症和卒中样发作的病灶分布多位于颞、顶、枕叶的脑回处，常多发，与卒中病灶按脑血管分布不同，线粒体脑肌病伴高乳酸血症和卒中样发作病变不限定于某一特定的血管分布区，MRA 显示局部脑血管正常。且前后多次复查可见线粒体脑肌病伴高乳酸血症和卒中样发作病灶具有游走性及多变性。这种病变的进展方式和血管交界区分布的特点有助于线粒体脑肌病伴高乳酸血症和卒中样发作与梗死或血栓形成的鉴别。

（五）治疗和预后

临床对于线粒体脑肌病伴高乳酸血症和卒中样发作患者除对症治疗外，所采用的治疗药物主要包括各种维生素和辅助因子，如 ATP、叶酸、维生素 D、泛癸利酮和肌苷等。应避免使用干扰呼吸链的药物，如丙戊酸钠、巴比妥类、四环素、氯霉素等；运动及感染可加重乳酸酸中毒，此时可采用 $NaHCO_3$ 进行治疗；维生素 $B_2$ 对累及脂质代谢的患者有较好疗效。对于丙酮酸羧化酶缺少的患者，高蛋白、高糖类、低脂肪饮食可代偿受损的糖异生，减少内源性毒物产生。一般而言，发病早、症状多者预后较差；于成年发病、症状少者预后相对较好。

## 二、亚急性坏死性脑脊髓病

（一）概述

亚急性坏死性脑脊髓病（subacute necrotizing encephalomyelopathy，SNE）是一种罕见的线粒体脑肌

病,最早由 Leigh 于 1951 年报道,故被称为 Leigh 病或 Leigh 综合征(Leigh syndrome,LS)。该病是由不同线粒体酶缺陷导致 ATP 生成减少,造成中枢神经系统进行性退行性损害的致死性遗传性疾病,属于神经变性疾病的范畴。Leigh 综合征最常见于婴幼儿,偶尔也有青少年和成年人患病。其发病率相对较低,国内外报道较少。

本病有 3 种遗传方式,分别是常染色体隐性遗传、母系遗传和性连锁遗传,最常见的是常染色体隐性遗传。目前经证实的线粒体酶缺陷至少有以下几种:丙酮酸脱氢酶复合物、呼吸链复合物 I、呼吸链复合物 IV(细胞色素 C 氧化酶,COX)及 ATP 合成酶。其中核基因缺陷是 Leigh 综合征的主要原因,常见为 *NDUFS7* 突变导致呼吸链复合物 I 亚单位异常;此外,mtDNA *T8993G* 突变导致 ATP 合成酶缺陷为最常见的母系遗传类型;SURF-1 基因突变会造成 COX 缺陷,是常染色体隐性遗传较为常见的病因之一。

本病可分为婴幼儿型和成人型,前者占绝大多数。临床症状依其病变部位不同表现为:癫痫发作、精神运动迟缓、视神经萎缩、脑神经麻痹和共济失调、异常呼吸节律、眼球震颤、斜视、吞咽困难和肌张力障碍等。肌肉及脑组织活检、血清及脑脊液检查,以及 MRI、MRS 等影像学检查方法有助于本病的诊断并与其他类型线粒体脑肌病相鉴别。

（二）病理学表现

大体:大脑外观常无明显异常,偶可见局灶性色素沉着。

镜下:其典型病理改变表现为局灶性、对称性的变性坏死区,脱髓鞘及胶质细胞增生,以及毛细血管增生,病变区神经元消失,呈海绵样空腔,常见于间脑、脑干、基底节区、小脑等部位。多数患者脑干、壳核受累而乳头体不受累。既往多数报道认为病变常累及脑干的黑质、前庭神经核、展神经核、舌下神经核,也可同时累及脊髓灰质或纹状体,或广泛累及大脑及小脑皮质。神经肌肉活检除可发现脱髓鞘改变外,少部分病例还可见破碎样红纤维和线粒体包涵体,肌膜下或肌束间大量线粒体增生。免疫组化分析能发现 COX 缺乏。

（三）MRI 表现

MRI 主要表现为多发对称性长 $T_1$ 长 $T_2$ 信号影,边界较清,双侧对称的壳核受累是 Leigh 综合征的必备特征,常见部位为基底节区的纹状体及苍白球、脑干的脑桥、延髓、导水管周围灰质。此外,病变还可见于丘脑及小脑,脑白质病变相对罕见,乳头体则通常不受累。随着病程进展,软化灶形成,FLAIR 序列病灶可呈低信号改变,增强扫描通常不强化。

DWI 上,由于病变早期或急性期水分子弥散受限,造成细胞毒性水肿,DWI 通常呈高信号,随病程延长可演变成等信号。

$^1$H-MRS 上,通常表现为 Lac 峰升高和 NAA 峰降低(图 9-2-5)。病变区 Lac 含量明显增高,提示能量代谢缺陷。

PWI 上,双侧壳核及尾状核病变区呈高灌注,但其他区域如双侧丘脑背内侧核并无高灌注,这可能与病变的不同期相有关。

DTI 上,双侧视束、外侧膝状体及双侧视辐射 FA 值明显减低,双侧视辐射纤维束略变细。

（四）诊断要点与鉴别诊断

1. 诊断要点

（1）发病年龄较小,通常 2 岁时起病。

（2）同时累及双侧壳核、尾状核、丘脑及脑干等。

（3）病灶特点呈多发性、对称性。

（4）MRI 上病灶表现为长 $T_1$ 长 $T_2$ 信号,FLAIR 序列随病程变化可呈高 / 低信号改变,增强扫描通常不强化。

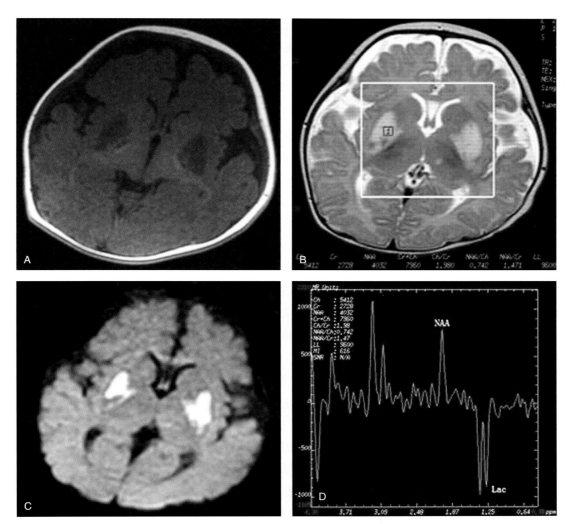

图 9-2-5　亚急性坏死性脑脊髓病 MRI 表现

A. T₁WI,示双侧基底节对称性低信号;B~C. 分别为 T₂WI 及 DWI,示病变呈高信号;
D. ¹H-MRS,示 NAA 峰下降,并出现倒置的 Lac 峰

(5)DWI 上病变早期通常呈高信号,逐渐演变呈等信号。

(6)¹H-MRS 检查病变区 Cho 峰升高、NAA 峰减低及显著的 Lac 峰可提示本病的诊断。

(7)PWI 提示双侧壳核及尾状核病变区呈高灌注。

(8)DTI 上双侧视束、外侧膝状体及双侧视辐射 FA 值明显减低,双侧视辐射纤维束略变细。

2. 鉴别诊断

(1)Wernicke 脑病:多发生于妊娠期妇女、慢性胃肠疾患或手术后的患者,因维生素 B₁ 缺乏所致,精神症状明显,下丘脑及乳头体受累较多见,一般不累及双侧豆状核。Wernicke 脑病通常不累及基底节区、视神经、脑干等部位。

(2)代谢障碍性疾病:常见的如肝豆状核变性,也称为 Wilson 病。该病由于铜在脑、肾、骨骼等肝外组织沉积,表现为尿铜升高、血浆铜蓝蛋白降低,以不同程度的肝细胞损害、脑退行性病变和角膜 K-F 环为其临床特征。发病年龄一般较 Leigh 综合征晚,MR 主要表现为双侧壳核及苍白球的长 T₁ 长 T₂ 信号,伴有体积萎缩、软化灶及空腔形成,也可累及丘脑、脑干等部位。角膜 K-F 环是其与 Leigh 综合征最重要的鉴别点。

(3)儿童急性坏死性脑病:该病常急性发病,临床症状较重、预后差,可表现为对称性累及丘脑、脑干及

壳核的长 $T_2$ 信号病灶,形成出血灶及病灶明显的强化是本病较为特征的表现。

(4)一氧化碳中毒:可表现为双侧豆状核、尾状核头部对称性长 $T_1$ 长 $T_2$ 信号,缺氧严重者双侧大脑皮质可受累,急性期 DWI 可呈高信号,结合病史一般不难诊断。

(五)治疗和预后

Leigh 综合征发病早、预后差。典型的 Leigh 综合征一般是婴儿或儿童起病,经数周或数月死亡,绝大多数患儿死于 2 岁之前,普通感染即可导致病情的急性恶化。目前尚无有效的治疗手段,只能对症治疗,积极补充热量,营养支持以及包括多种维生素、左旋肉碱、泛癸利酮等的综合疗法。其产前诊断及预防的研究尚处于初级阶段。但疾病的早期发现、诊断以及尽早的对症治疗依然很关键,可以有效地缓解症状、延长患儿生存时间。

### 三、卡恩斯 - 塞尔综合征

#### (一)概述

卡恩斯 - 塞尔综合征(Kearns-Sayre syndrome,KSS)是一种以慢性进行性眼外肌麻痹、视网膜色素变性和心脏传导功能障碍三联征为主要特征的线粒体脑肌病。最早由 Kearns 和 Sayre 于 1958 年报道。卡恩斯 - 塞尔综合征可累及眼、肌肉、神经系统、心脏、肾脏和内分泌腺体等多器官与系统,多为散发,个别为线粒体遗传、常染色体显性或隐性遗传。

发病机制为线粒体 mtDNA 碱基片段缺失、发生基因突变,使其编码氧化代谢过程的线粒体酶或载体蛋白合成障碍,能量物质无法进入线粒体或不能被充分利用,导致线粒体内生成的三磷酸腺苷减少,引起细胞功能障碍。

临床上 20 岁前发病,可伴有智力发育迟缓、认知功能障碍、卒中样发作、锥体外系症状、小脑共济失调和 / 或脑脊液蛋白增高,心脏表现包括心室间传导时间延长、房室传导阻滞和束支传导阻滞等传导障碍和慢性心力衰竭,其他可见肌无力、感音性神经耳聋、视力障碍、进行性痴呆及内分泌系统受累等表现。慢性进行性眼外肌麻痹表现为双上睑下垂、眼外肌全部瘫痪,但未累及瞳孔。视网膜色素变性表现为视网膜上皮细胞脱失、色素斑形成、视神经萎缩、眼底血管变细、视力受损。

卡恩斯 - 塞尔综合征的诊断主要依靠临床表现、实验室检查,最终确诊需要肌肉活检和基因检测。根据卡恩斯 - 塞尔综合征患者的临床表现是否满足三联征,分为完全型和不完全型卡恩斯 - 塞尔综合征,完全型卡恩斯 - 塞尔综合征符合慢性进行性眼外肌麻痹、视网膜色素变性和心脏传导功能障碍三联征,不完全型卡恩斯 - 塞尔综合征仅为慢性进行性眼外肌麻痹或伴有其他一项。

#### (二)病理学表现

肌肉病理改变:光镜下 Gomori 法三色染色可见大量的破碎红纤维。细胞色素 C 氧化酶(COX)染色可见散在分布的 COX 缺失纤维;SDH 染色见有破碎红纤维的肌纤维肌膜下氧化酶染色加深。电镜下可见异常线粒体数目增多,线粒体嵴排列紊乱,有时线粒体内可见晶状格包涵体。

#### (三)MRI 表现

双侧大脑白质内可见对称性 $T_1WI$ 低信号、$T_2WI$ 及 FLAIR 序列高信号,以皮层下脑白质受累为主要表现,皮层下 "U" 形纤维早期受累,脑室旁白质早期正常,以额、顶叶皮质下白质及小脑白质为主,后期累及深部核团也受累,特别是中脑背部、丘脑和苍白球,胼胝体压部与内囊后肢可受累。急性期病变在 DWI 呈高信号(图 9-2-6)。$^1H$-MRS 显示乳酸水平升高。

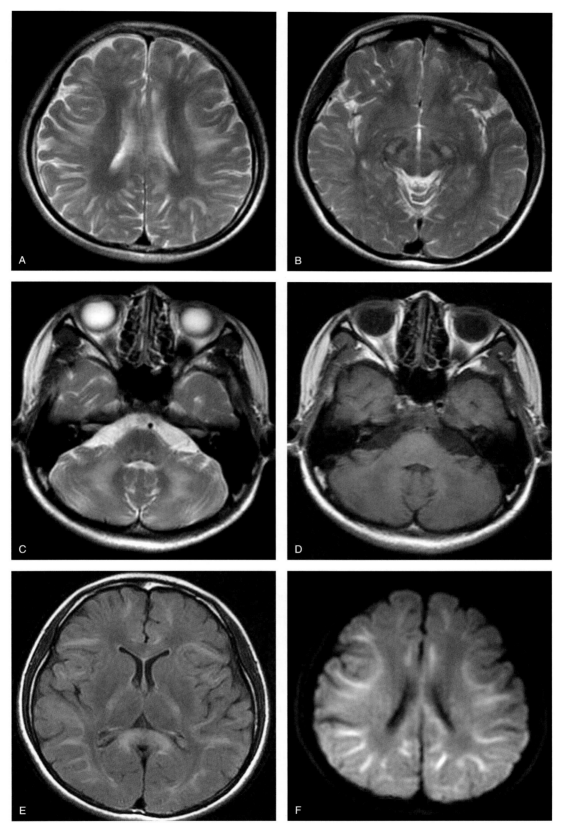

图 9-2-6　卡恩斯 - 塞尔综合征的 MRI 表现

A~C. T₂WI,示双侧大脑半球皮层下白质、双侧大脑脚、脑桥背侧及双侧小脑半球白质对称性高信号；D. T₁WI,示病灶呈低信号；E. FLAIR,示皮层下白质、双侧内囊后肢及胼胝体压部呈高信号；F. DWI,示皮层下白质呈高信号

**（四）诊断要点与鉴别诊断**

1. 诊断要点

（1）以皮层下脑白质受累为主要表现，以额、顶叶皮质下白质及小脑白质为主，胼胝体压部与内囊后肢可受累；其次为脑干受累。

（2）苍白球、丘脑和中脑背部受累。

（3）基底节区可见钙化。

2. 鉴别诊断　与其他弥漫脑白质鉴别存在困难，需要结合临床症状，当皮质下白质受累并累及脑干、丘脑或苍白球时，应首先考虑卡恩斯-塞尔综合征。MRI 改变需与 L-2-羟基戊二酸尿症（L-2-HGA）鉴别，两种在白质及基底节区的异常改变相似，但卡恩斯-塞尔综合征不累及小脑齿状核，而后者受累。

**（五）治疗和预后**

目前对卡恩斯-塞尔综合征尚无有效的治疗方法，主要包括以下几方面：①对症治疗：卡恩斯-塞尔综合征是一种累及多系统的疾病，基于不同器官受损，进行针对性的治疗。心脏病变常是卡恩斯-塞尔综合征主要的致死病因，其中又以房室传导阻滞最多见，可植入心脏起搏器。②药物治疗：主要为改善能量代谢的药物，包括各种维生素和辅助因子，如 ATP、叶酸、维生素 D、泛癸利酮和肌苷。③饮食及营养治疗：卡恩斯-塞尔综合征患者应予以高蛋白、高糖类、低脂肪饮食，能代偿受损的糖异生和减少脂肪产生，可减少内源性毒物产生。④基因治疗：是目前可以期待的卡恩斯-塞尔综合征的根治方法。

卡恩斯-塞尔综合征是一种进行性疾病，其预后基于临床症状而各异。部分患者在 20 岁前因房室传导阻滞导致突发性晕厥而猝死，部分可存活至 30~40 岁。

## 四、戊二酸尿症 1 型

**（一）概述**

戊二酸尿症 1 型（glutaric aciduria type 1，GA1），又称戊二酸血症 1 型或线粒体戊二酰辅酶 A 脱氢酶（glutaryl-coenzyme A dehydrogenase，GCDH）缺乏病。戊二酸尿症 1 型是一种常染色体隐性遗传的遗传性代谢性疾病，由线粒体酶-戊二酰辅酶 A 脱氢酶缺乏所致。戊二酰辅酶 A 脱氢酶是赖氨酸、羟赖氨酸、色氨酸代谢所必需的酶，错义突变（Chr 19p13.2）导致氨基酸替换，不足导致神经传递失衡。妊娠后 3 个月及产后戊二酸积聚可导致苍白球、齿状核和白质退行性改变。

戊二酸尿症 1 型在新生儿中的患病率约为 1∶100 000。大多数戊二酸尿症 1 型患儿在出生时表现为巨头畸形。85% 的患儿在 1 岁以内发病，常在 1 岁前后出现急性脑病、癫痫、肌张力障碍、舞蹈症、呕吐和/或角弓反张。这些突发症状常由发热性疾病、免疫接种或手术诱发。约 25% 的患者在潜伏期仅出现肌张力障碍，无上述危象。疾病晚期以永久性运动和精神障碍为特征。

患者可发展成急性 Reye 样脑病，伴有酮症酸中毒和呕吐。典型表现为低血糖症伴尿内有机酸升高。但即使是处于代谢危象的患者，血清和尿液代谢物也可能完全正常。

**（二）病理学表现**

过量的戊二酸具有神经毒性，最常累及基底节和脑白质。镜下典型表现为神经元丢失、髓鞘分裂和空泡形成所致的海绵样变以及髓鞘内积液。

**（三）MRI 表现**

经典型戊二酸尿症 1 型的影像学表现包括三大特征：①巨颅；②双侧大脑外侧裂增宽；③双侧基底节对称性病变。

严重的戊二酸尿症 1 型还可导致大脑半球白质的弥漫性异常，如中央白质和脑室周围白质。常见小脑齿状核 $T_2WI$ 和 FLAIR 序列高信号，该高信号也可累及纹状体、黑质、丘脑和齿状核。

处于代谢危象的戊二酸尿症 1 型婴儿,通常表现为急性纹状体坏死,典型表现为双侧基底节弥漫性肿胀,在 $T_2WI$ 和 FLAIR 序列上呈高信号、DWI 上弥散受限。在危象期,苍白球和齿状核可表现正常。

慢性戊二酸尿症 1 型表现为脑脊液间隙增宽和大脑萎缩。脑组织体积缩小,可导致脑表面穿行至上矢状窦的皮质硬脑膜桥静脉撕裂,继发硬脑膜下血肿。

$T_1WI$ 增强扫描上病变不强化。

急性期或危象期 DWI 可见苍白球弥散受限。

$^1H$-MRS 可见 NAA 峰降低,Cho/Cr 比值增高,危象时有乳酸水平的升高,但这些表现并不具有特异性。

（四）诊断要点与鉴别诊断

1. 诊断要点

（1）巨颅。

（2）双侧大脑外侧裂增宽。

（3）双侧基底节对称性病变。

（4）基因确诊。

2. 鉴别诊断

（1）头部外伤时发生的硬脑膜下出血:病史明确,常伴有骨折,而戊二酸尿症 1 型不伴有骨折,且硬脑膜下血肿合并有脑脊液间隙扩大,并可见特征性的苍白球及其他脑实质 $T_2WI$、FLAIR 序列和 / 或 DWI 异常信号。

（2）其他造成婴儿及儿童巨头畸形和颅中窝囊肿样间隙的疾病:脑积水、1 岁以内的良性蛛网膜下腔扩张（benign expansion of the subarachnoid space,BESS）、正常变异的良性家族性巨头畸形、颅中窝蛛网膜囊肿（单侧多见）,以及其他一些遗传性代谢性疾病,如黏多糖病（除 Morquio 病之外的所有黏多糖病均可见脑脊液样黏多糖的硬脑膜沉积）、Canavan 病和 Alexander 病。

（五）治疗和预后

对戊二酸尿症 1 型患者进行治疗时,需要限制赖氨酸和色氨酸的摄入,并注射或口服肉碱。

# 第三节　神经节苷脂沉积病

神经节苷脂沉积病（gangliosidosis）是一组罕见的常染色体隐性遗传病。神经节苷脂广泛存在于人体各种细胞中,以神经组织中含量最高。神经节苷脂水代谢中不同酶的缺乏引起不同物质在神经组织中的沉积,主要为婴幼儿发病。人脑内至少含有 10 种不同结构的节苷脂,其降解必须在溶酶体中水解酶的作用下进行,其中任何一种酶的缺陷都将造成节苷脂在溶酶体的沉积,进而破坏细胞和脏器,即为神经节苷脂沉积病,随着病情发展,临床症状体征多样,以中枢神经系统为主。根据酶缺乏的不同,主要分为 GM1 神经节苷脂沉积病和 GM2 神经节苷脂沉积病两大类。

## 一、GM1 神经节苷脂沉积病

### （一）概述

GM1 神经节苷脂沉积病的发病率为 1/20 000~1/10 000。位于 3 号染色体的 β- 半乳糖苷酶 -1（GLB1）

基因是其致病基因，*GLB1* 突变导致 β- 半乳糖苷酶活性明显降低。GM1 需在溶酶体中经酸性 β- 半乳糖苷酶作用降解，β- 半乳糖苷酶缺陷导致 GM1 神经节苷脂降解障碍，在全身组织尤其是神经系统的溶酶体中沉积，导致细胞和脏器损害的降解。

根据临床特点，本病可分三型：Ⅰ 型为婴儿型，最为常见，多在出生后至 6 个月起病，表现为面容异常、骨结构不良、肝脾大、肌张力低下、智力低下和癫痫，多在 2 岁以内死亡；Ⅱ 型为晚婴型或青少年型，多在 7 个月 ~3 岁起病，表现为进行性精神运动迟滞，继而出现癫痫样发作、痉挛状态和运动失调，发病后几年内死亡；Ⅲ 型为成人型或慢性型，多在 3~30 岁发作，表现为慢性进行性肌张力障碍、构音障碍、共济失调、肌阵挛和锥体外束征，其存活期因人而异。

GM1 神经节苷脂沉积病患者临床症状无特异性表现，少数患者可见面部畸形、眼底樱桃红斑及骨骼异常，临床诊断困难。其确诊需依据外周血白细胞、皮肤培养成纤维细胞或肝脏等组织的 β- 半乳糖苷酶活性测定。

（二）病理学表现

光镜下：H-E 染色可见皮质神经元高度肿胀，呈"气球样"变，神经细胞核偏心性分布，PAS 染色可见胞质内淡红色沉积物颗粒。

电镜下：神经元胞质内可见大量膜性胞质小体（membransous cytoplasmi body，MCB）和少量斑马体（zebra body，ZB）沉积，还可见到胶质细胞水肿、细胞器减少、线粒体变小及神经毡疏松，膜性胞质小体形态为多层规则排列的电子密度高低相同的同心圆状膜性小体，各膜层之间排列紧密，斑马体数量较少，膜层排列形似斑马皮纹。

（三）MRI 表现

婴儿型多表现为丘脑 $T_1WI$ 高信号，$T_2WI$ 低信号，部分病例双侧苍白球可见 $T_2WI$ 高信号；髓鞘化延迟，$T_2WI$ 上白质可见弥漫性高信号（图 9-3-1）。

青少年型可表现为丘脑 $T_1WI$ 高信号，$T_2WI$ 低信号，也可表现为仅双侧苍白球 $T_2WI$ 上异常信号（高信号或低信号）；髓鞘化延迟，$T_2WI$ 上白质可见多发异常高信号。

$^1$H-MRS 表现为白质、基底节和丘脑内的 NAA 峰下降和肌醇（mI）峰明显增高，在 2.07ppm 处出现 N-乙酰己糖胺（N-acetylhexosamine，NAHeX）峰。

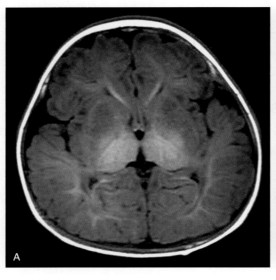
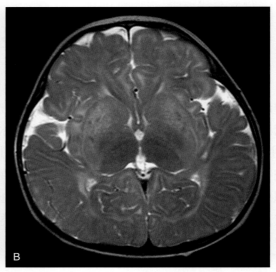

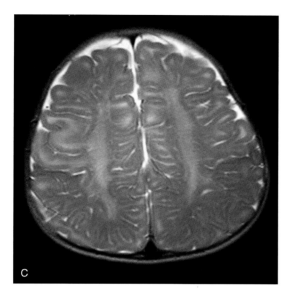

图 9-3-1　GM1 神经节苷脂沉积病 MRI 表现
A. T₁WI，示双侧丘脑高信号，双侧壳核呈低信号；
B. T₂WI，示双侧丘脑低信号，双侧壳核呈高信号，另可见脑白质广泛高信号；C. T₂WI，示双侧大脑半球白质弥漫性高信号

（四）诊断要点与鉴别诊断

1. 诊断要点

（1）少数患者可有面部畸形、眼底樱桃红斑。

（2）婴儿型多表现为丘脑 $T_1WI$ 高信号，$T_2WI$ 低信号，白质 $T_2WI$ 弥漫高信号；青少年型可表现为丘脑 $T_1WI$ 高信号，$T_2WI$ 低信号，也可表现为仅双侧苍白球 $T_2WI$ 上异常信号，白质多发异常信号。

（3）确诊依赖于血白细胞、皮肤培养成纤维细胞或肝脏等组织的 β- 半乳糖苷酶活性测定。

2. 鉴别诊断　黏多糖贮积症：患者一般病程较长，MRI 可提供额外诊断信息，β- 半乳糖苷酶活性测定可确诊。

（五）治疗和预后

迄今本病尚无有效治疗方法，预后不良。发病越早进展越快，患儿免疫力低下，骨髓、肝、脾、肺等多脏器神经节苷脂沉积，容易合并肺部感染、多脏器损害，常于 2 岁内死亡。临床治疗主要为对症处理，可延长患儿存活期。

## 二、GM2 神经节苷脂沉积病

（一）概述

GM2 神经节苷脂沉积病是由于 β- 氨基己糖胺酶（β-Hexosaminidase，β-Hex）或 GM2 激活蛋白缺陷所致。β-Hex 酶缺乏时，GM2 分子所结合的 N- 乙酰半乳糖不能被水解，造成 GM2 降解障碍，沉积在体内。β-Hex 有两种同工酶，即己糖胺酶 A（Hex A）和己糖胺酶 B（Hex B），两者均由两条多肽链组成：Hex A 为 α 和 β 两条肽链，Hex B 则为两条 β 肽链，α 和 β 的编码基因分别位于 15q23~24 和 5q13。α 肽链基因突变即导致 Hex A 活性降低，导致 Tay-Sachs 病；β 肽链基因突变时，Hex A 和 Hex B 的活性均降低，导致 Sandhoff 病。Tay-Sachs 病和 Sandhoff 病均罕见，发病率分别约为 1/222 000、1/422 000~1/384 000。

Tay-Sachs 病和 Sandhoff 病的临床表现类似，根据发病年龄及临床症状可分为经典婴儿型和少年 / 亚急性型。经典婴儿型较常见，出生时往往正常，4 个月左右可出现对声音刺激特别敏感的症状，表现为声音诱发的突发惊厥和四肢伸展性痉挛。4~6 个月时出现精神运动发育倒退，对外界反应淡漠，肌张力减退，锥体束征阳性，此后肢体逐渐痉挛。8~9 个月时可有眼震、失明、眼底可见樱桃红斑。2 岁常有癫痫发作和脑电图异常表现，但无外周神经受累征象，无骨骼、面容的改变。随病情进展，逐渐痴呆，3~5 岁死于恶病质。少年 / 亚急性型少见，发病平均年龄为 5.3 岁，发病初期最主要的临床表现为步态、语言障碍、共

济失调,行为和精神症状、肌无力、智力障碍、锥体外系征同样常见,多数患者在发病 10 年内死亡。直接测定其血白细胞 Hex 的活性可明确诊断。

（二）病理学表现

同 GM1 神经节苷脂沉积病。

（三）MRI 表现

丘脑 $T_1WI$ 上呈高信号,$T_2WI$ 上呈高信号或混杂信号。Tay-Sachs 病患者可见双侧壳核、尾状核和苍白球 $T_2WI$ 高信号,$T_1WI$ 呈低信号或高低混杂信号。Tay-Sachs 病可见丘脑腹侧核 $T_2WI$ 低信号,DWI 高信号,可作为一个与其他疾病的鉴别特征。早期脑白质发育落后,随后出现弥漫性、缓慢进展的白质 $T_2WI$ 高信号,以侧脑室周围白质为主,也可以累及锥体束和小脑白质,但胼胝体不受累(图 9-3-2)。白质病变在 Tay-Sachs 和 Sandhoff 病均可出现。年长的 Sandhoff 患者丘脑可见 $T_2WI$ 低信号和萎缩。晚期,出现大脑和小脑萎缩,白质异常、基底节和丘脑 $T_2WI$ 低信号。

关于 GM2 神经节苷脂沉积病 $^1$H-MRS 的研究较少,但具有特征性,表现为白质、基底节和丘脑内的 NAA 峰下降和肌醇(mI)峰明显增高,在 2.07ppm 处出现 N- 乙酰己糖胺(NAHeX)峰。

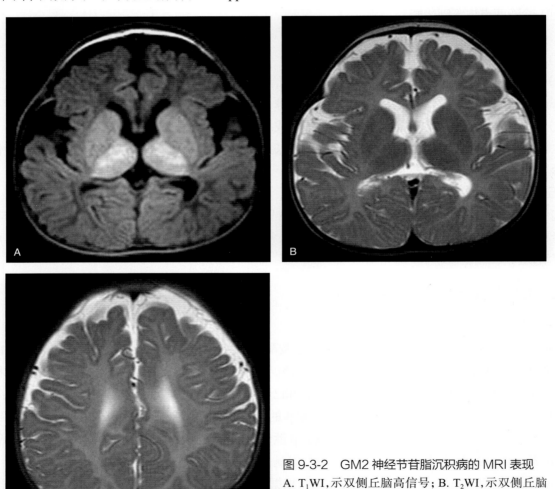

图 9-3-2　GM2 神经节苷脂沉积病的 MRI 表现
A. $T_1WI$,示双侧丘脑高信号；B. $T_2WI$,示双侧丘脑信号略减低；C. $T_2WI$,示双侧大脑半球白质弥漫性信号增高,白质髓鞘化严重落后

（四）诊断要点与鉴别诊断

1. 诊断要点

（1）典型临床症状：患儿出生时正常,4 个月左右可出现对声音刺激特别敏感,8、9 个月可出现眼震、失

明，有眼底樱桃红斑。

(2)MRI 可见丘脑 $T_2WI$ 高信号。

(3)血白细胞 Hex 的活性测定可确诊。

2. 鉴别诊断

(1)球形脑白质营养不良：丘脑可出现 $T_2WI$ 高信号，但无基底节核团的异常信号，可累及胼胝体。

(2)先天感染或钙磷代谢异常：可出现基底节钙化，通常这类病的钙化范围较大，可累及皮层和白质。

(3)有机酸血(尿)症和线粒体病等：基底节可出现 $T_2WI$ 高信号，但这类疾病没有钙化或钙化以基底节为主，丘脑少见，另外线粒体脑肌病有血或尿乳酸增高，而 GM2 没有。

(五)治疗和预后

本病无特殊治疗方法，预后差，临床治疗主要为对症处理，可延长患儿存活期。GM2 神经节苷脂沉积病 I 型平均病程 2 年，II 型患者起病晚，可活至 10~15 岁。

# 第四节 苍白球黑质变性

(一) 概述

苍白球黑质变性又称哈勒沃登 - 施帕茨病(Hallervorden-Spatz disease)或婴儿晚期神经轴索营养不良，最早由 Hallervorden 和 Spatz 于 1922 年报道，后以两人名字命名此病。Hallervorden-Spatz 病为遗传性铁代谢障碍性疾病，其遗传方式为常染色体隐性遗传，多见于青少年，往往 20 岁之前发病。临床表现变异很大，双下肢痉挛性瘫，肌张力障碍和肌强直是本病最突出的特点。主要表现为锥体外系功能障碍，首先出现的是下肢肌强直，肌张力障碍及舞蹈 - 手足徐动等症状，早期即可有锥体束征，出现痉挛性瘫，腱反射亢进及巴宾斯基征阳性等；逐渐进展累及上肢，面部及延髓肌；有些患者出现舌肌张力障碍，眼睑痉挛或身体背屈成弓形，引起吞咽困难，口齿不清。20%~25% 的患者可有色素性视网膜炎和惊厥，以及进行性智力损害。部分患者可出现痴呆。晚期患者不能起床，多数在起病 10 年内因并发症死亡。病理生理改变为铁盐在中枢神经系统异常沉积导致神经变性疾病。该病与泛酸盐激酶 2(PANK2)基因、磷脂酶 A2 第VI型(PLA2G6)基因突变有相关性，*PANK2* 基因所编码的泛酸激酶为辅酶 A 生物合成的关键酶。

Hallervorden-Spatz 病可分为儿童型和成人型，其中儿童型较多见。儿童型多于 6~12 岁起病，在对有尸检结果的病历资料研究中发现，57% 的患者在 10 岁前发病，81% 的患者在 15 岁之前发病，仅 7% 的患者于 22 岁后发病。半数病例有家族史，病程 10 年左右，多数在 20~30 岁死于并发症。成人型又称为晚发型，多于 55 岁左右发病，个别在 30 岁后发病，常有家族史，临床表现与帕金森病表现类似，静止性震颤，强直少动，易跌倒，声音低沉，发音缓慢，小步，美多巴治疗效果不明显，少数患者怕光，吞咽不便，大小便失禁，智力减退，甚至痴呆，病程多达 10 余年，起病后 10~20 年仍能行走。

(二)病理学表现

Hallervorden-Spatz 病的病理基础是铁盐主要沉积在星形细胞、小胶质细胞及神经元细胞内外。铁沉积引起神经轴索损害、细胞变性、空泡形成，轴索肿胀导致球形体形成。

苍白球、黑质(特别是前部分)和红核可见深棕色色素沉着；颗粒状和不定形的铁、钙混合沉积物附着在小血管壁上或游离于组织中；大多数受累组织神经细胞变性并大量消失，神经纤维脱髓鞘样改变，神经突触变性，神经胶质细胞轻度增生，脑干神经细胞及小脑齿状核细胞亦可累及；有时可发现黑质内存在神经原纤维缠结及 Lewy 体。

　　肿胀的轴突片段存在是其另一个特点,这与神经轴突营养不良的病理改变相似,故一些神经病理学者认为 Hallervorden-Spatz 病是一种少年型神经轴突营养不良病,但因铁沉积在后者中不明显,此观点尚未得到一致认可。

（三）MRI 表现

　　$T_1WI$ 上苍白球呈高信号,前内侧为低信号,$T_2WI$ 上双侧苍白球呈低信号,前内侧为高信号,双侧对称,称为"虎眼"征,是 Hallervorden-Spatz 病的特征性表现(图 9-4-1)。SWI 上双侧苍白球可见对称性低信号,较 $T_2WI$ 更为敏感。$^1$H-MRS 检查:有研究表明患者苍白球 NAA 峰比健康人明显下降。DTI 上双侧苍白球区 FA 值和 MD 升高,是由铁沉积干扰局部磁场所致,但白质纤维仍正常。有学者发现在苍白球区域,"虎眼征"$T_2WI$ 高信号区的 FA 值低于低信号区,但仍高于健康人群组。

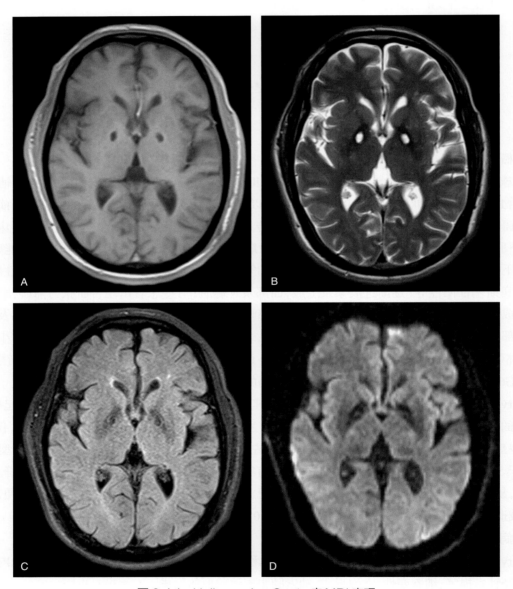

图 9-4-1　Hallervorden-Spatz 病 MRI 表现

A. $T_1WI$,示双侧苍白球信号增高,前内侧为低信号,呈对称性分布;B. $T_2WI$,示双侧苍白球为明显低信号,前内侧可见高信号,呈"虎眼征";C. FLAIR,示双侧苍白球为低信号,前内侧异常信号呈低信号;D. DWI,示双侧苍白球呈低信号,前内侧呈等信号

（四）诊断要点与鉴别诊断

1. 诊断要点

（1）$T_1WI$ 上苍白球呈高信号，或表现为边缘低信号中心高信号。$T_2WI$ 上双侧苍白球呈低信号，低信号的前内侧见点状高信号，双侧对称，称为"虎眼"征，为该病的特征性表现。

（2）SWI 上双侧苍白球呈对称性低信号，相位图上双侧苍白球呈低信号，双侧苍白球中央区呈高信号，呈典型的"虎眼"征。

（3）$^1$H-MRS 检查苍白球 NAA 峰明显下降。

（4）DTI 上双侧苍白球区 FA 值和 MD 升高。

2. 鉴别诊断

（1）一氧化碳中毒性脑病、甲醇中毒性脑病等代谢中毒性疾病：均可表现为双侧苍白球对称性病变，但均表现为双侧苍白球 $T_2WI$ 信号增高，无 $T_2WI$ 低信号改变，结合相关病史即可明确诊断。

（2）进行性核上性麻痹：有特征性的核上性凝视麻痹，存在智力障碍和步态异常，多为中老年患者发病，MRI 显示中脑萎缩。

（3）肝豆状核变性：为遗传性铜代谢障碍引起的肝硬化和脑变性疾病，患者有肝硬化病史，血浆铜蓝蛋白显著降低，可见角膜色素环 K-F 环，$T_2WI$ 上双侧豆状核呈高信号改变。

（4）少年型亨廷顿病：以弥漫性脑萎缩为主，颅脑 MRI 常可见尾状核头部和壳核萎缩。

（五）治疗和预后

本病目前主要为对症治疗，尚无肯定有效的治疗方法。去铁酮可提高患者的耐受性，并在 MRI 复查中发现苍白球铁含量减少，但临床症状并无明显改善。采用左旋多巴或巴氯芬对症治疗可缓解部分症状。药物治疗无效并严重影响生活质量的患者，可考虑行立体定向双侧丘脑切开术或苍白球损毁术，以改善肌张力，但其远期不良反应和并发症不容忽视。在目前尚无有效针对病因治疗的情况下，早期对 Hallervorden-Spatz 病患者采取局部肌内注射肉毒毒素，可显著改善患者临床症状，提高生活质量。本病预后不良，病程一般 5~10 年，多于成年早期死亡。

# 第五节　黏多糖贮积症

（一）概述

黏多糖贮积症（mucopolysaccharidosis，MPS），是一组遗传代谢性疾病。该组疾病是由于人体细胞的溶酶体内降解黏多糖的水解酶发生突变导致其活性丧失，黏多糖不能被降解代谢，最终贮积在各种细胞组织内，造成多组织多器官损害。目前国内黏多糖贮积症的发病率及其疾病谱尚不清楚。国外研究表明，黏多糖贮积症的群体发病率为 1/400 000~1/25 000，新生儿发病率约为 1/10 000，男女比例为 3~4：1，且不同国家或地区其疾病谱分布存在较大差异。

黏多糖贮积症根据酶的缺陷以及临床表现不同可分为 8 型，涉及 11 种水解酶，除 II 型为 X 连锁隐性遗传外，其余均为常染色体隐性遗传，故常无阳性家族史。除 I 型和 VI 型相对常见外，余各型罕见。黏多糖贮积症在各型中均可出现面容丑陋、骨骼畸形、关节活动受限、心脏瓣膜病、肝脾增大、耳鼻喉病变、角膜混浊及视网膜和视神经损害。此外，III 型主要为类肝素 -N 硫酸酶缺乏，使类肝素堆积，可产生严重的智力低下并伴精神运动异常，但对骨骼的改变较轻。IV 型主要为角质素堆积，骨骼畸形较为严重，发现年龄较晚,智力可有轻度异常。酶活性测定是诊断各型黏多糖贮积症的重要依据。此外,黏多糖贮积症各型均可累及神经系统,主要表现为智力障碍及神经发育迟缓,本节主要介绍黏多糖贮积症神经系统的 MRI 表现。

（二）病理学表现

黏多糖在结缔组织细胞、平滑肌细胞、血管内皮细胞、单核巨噬细胞及神经细胞等细胞内外贮积,造成的主要病理学改变有以下几个方面:

1. 细胞内的包涵体　黏多糖在结缔组织内大量沉积,经过特殊染色、固定后,于胞质内出现边界清晰的空泡,称为包涵体或 Reilly 小体,呈气球样外观,含有该小体的细胞称为 Hurler 细胞或 Gargoyle 细胞。

2. 胶原合成及沉淀增加　结缔组织细胞内除含有 Hurler 细胞外,还有一种较小的颗粒细胞,该细胞内的颗粒含有多量胶原纤维。

3. 脑脊液中黏多糖含量增高　部分类型的患者,脑脊液中黏多糖含量可高达 7~15 倍,并可造成严重的智力障碍。

神经系统的大体改变:表现为脑组织呈不同程度的弥漫性萎缩,脑膜增厚、不透明,可有脑积水,侧脑室增大。脑组织切面呈筛孔样外观。

镜下:可见神经元细胞肿胀、空泡样变,内有脂样沉积物颗粒,轻度嗜苏丹性,PAS 染色强阳性,尼氏染色红色,轴索和树突呈圆形或椭圆形变。随着病情的进展,可有神经元细胞减少和星形胶质细胞增生。电子显微镜下可见神经元胞质中的沉积物常聚结为分层结构,称为"斑马体"。

（三）MRI 表现

1. 脑积水与脑萎缩　脑室系统扩大,弥漫性脑沟增宽,枕大池明显扩大,且脑萎缩程度与年龄不符;脑积水可能为黏多糖沉积于脑膜致使脑脊液循环不畅,导致交通性脑积水。神经细胞及血管内皮细胞黏多糖沉积共同作用使得神经元减少及脑组织体积减小,导致脑萎缩。

2. 血管周围间隙扩大　表现为脑室周围及半卵圆中心区、胼胝体、基底节区多发小点状病灶,$T_1WI$ 呈低信号,$T_2WI$ 呈高信号,FLAIR 序列为低信号,以脑后部为著,呈放射状分布,与血管周围间隙分布一致(图 9-5-1)。病变边界清楚,通常小于 5mm,增强扫描未见明显强化。随病情进展病灶逐渐增大,数目增多且分布更为广泛。

3. 脑白质改变　脑室周围白质可见弥漫性 $T_1WI$ 低信号,在 $T_2WI$ 上呈高信号,病理学上为髓鞘形成不良及神经元溶酶体内黏多糖大量聚集。有学者认为脑白质异常与神经发育迟缓显著相关,MRI 可用于估计智力迟钝的程度,监察疾病的进程。

4. 脑膜增厚　齿状突后方颅颈交界处的黏多糖沉积可导致脑膜增厚,并伴枕骨大孔或局部椎管狭窄及不同程度的脊髓受压,部分病例也可见神经根受压。增强可见颅颈连接处韧带和硬脑膜增强的血管翳。

5. 其他表现　脑灰白质分界不清;胼胝体结构不清,信号不均,提示发育不良。前额突起,蝶鞍变浅,呈横置的"J"形;齿状突发育不良、寰枢椎半脱位及脊髓异常信号。此外,部分患者还可见气道狭窄、扁平颅底、颅骨发育不良等。

（四）诊断要点与鉴别诊断

1. 诊断要点　黏多糖贮积症的发病率低,各型均可累及神经系统。本病累及神经系统的诊断要点如下:

(1)脑积水及脑萎缩。

(2)血管周围间隙扩大,表现为脑实质内多发病变,$T_1WI$ 呈低信号,$T_2WI$ 上呈高信号,边界清,多为圆形、卵圆形及纺锤形。

(3)脑室周围白质可见弥漫性 $T_2WI$ 高信号。

(4)脑膜增厚及局部椎管狭窄。

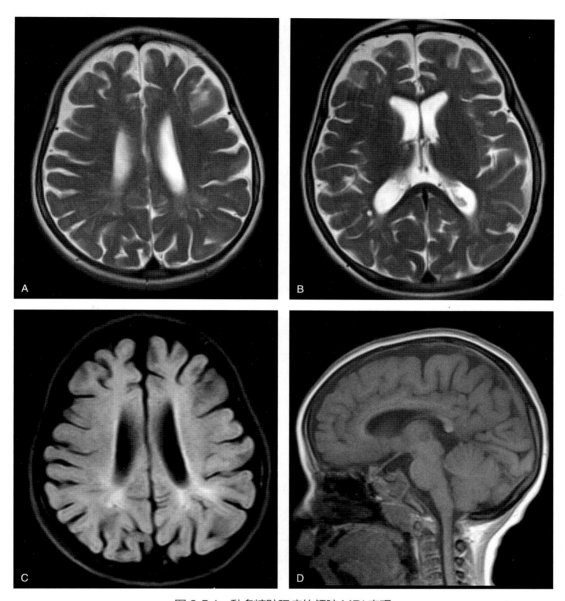

图 9-5-1　黏多糖贮积症的颅脑 MRI 表现

A、B. T$_2$WI,示双侧半卵圆中心、侧脑室后角旁多发小囊状高信号,脑灰白质分界欠清。幕上脑室系统稍增宽;
C. FLAIR,示脑室周围白质片状高信号;D. 矢状位 T$_1$WI,示齿状突体积较小,周围软组织增多

（5）头颅增大,"J" 形蝶鞍,齿状突发育不良等表现。

2. 鉴别诊断

（1）脑积水：可见脑室扩大及脑室周围白质异常信号,但后者为融合性斑片状,无血管周围间隙扩大。

（2）脑实质性脑猪囊尾蚴病：为小囊性病变,影像学上可见头节,血清免疫学试验可确诊。

（3）脑炎：病变多累及皮质或以皮质为主,无血管周围间隙明显扩大。

此外,上述疾病均无黏多糖贮积症的骨骼改变。

（五）治疗和预后

黏多糖贮积症目前最主要的治疗方法是造血干细胞移植和酶替代疗法,前者对部分类型有一定的疗效,但对部分类型效果较差,且一旦出现了临床症状或体征,也只能稳定或减慢疾病的进程;酶替代疗法虽然安全有效,耐受良好,但费用昂贵,且不能透过血 - 脑屏障,因此无法对中枢神经系统起作用。外科手术主要用于治疗某些躯体和器官的缺陷,如骨骼畸形、心脏瓣膜置换、角膜移植、严重的脊髓压迫等。

黏多糖贮积症患者的寿命明显缩短,平均预期寿命一般为 10~20 岁。其死亡原因主要为冠状动脉、主动脉瓣损害及肺部感染。早期诊断能够有效减少体内黏多糖的堆积,有助于患者症状的改善,从而改善患者的生活质量,延长生命。

# 第六节　苯丙酮尿症

## (一) 概述

苯丙酮尿症(phenylketonuria,PKU)是一种最为常见的先天性氨基酸代谢病,血苯丙氨酸浓度 ≥1 200μmol/L(或 20mg/dl)。由于先天性苯丙氨酸羟化酶(phenylalanine hydroxylase)缺失或功能低下,使苯丙氨酸不能正常代谢为酪氨酸,过多的苯丙氨酸及其代谢产物蓄积在体内,导致神经系统异常和骨骼结构损害,同时尿液中出现大量苯丙氨酸及苯丙酮酸等物质,故称为苯丙酮尿症。本病为单基因常染色体隐性遗传病,绝大多数由位于 12q24.1 上的苯丙氨酸羟化酶基因突变引起,群体中杂合子频率为 1/100~1/70,男女发病率无明显差异。

主要的神经系统临床表现包括智力障碍、癫痫发作、痉挛性瘫痪、严重的精神发育迟滞等,其中智力发育低下尤为明显,患儿在出生 4~9 个月即可出现智力发育迟缓,96%~99% 未经治疗的患儿出现智力低下。其他临床表现包括皮肤和毛发颜色逐渐变浅,虹膜色素减少、身体有特殊的发霉样或鼠尿样气味、身高低于正常同龄儿等。

本病根据临床表现可分为经典型、重症型、一过性型。①经典型:在患儿中占 95%。1 岁时出现明显智力低下,并常伴癫痫发作,锥体束征阳性,皮肤白皙,毛发浅黄,虹膜色淡,有鼠尿样气味,身高发育迟缓,孤独内向;②重症型:1%~3% 的患儿于 1 岁时发生严重的脑损害,智力严重低下近于痴呆,并出现脑瘫;③一过性型:少部分患儿可表现为一过性高苯丙氨酸血症,不造成明显的神经系统伤害,不需治疗。

## (二) 病理学表现

未经治疗的苯丙酮尿症患者脑部可出现累及大脑灰质及白质的弥漫性病变,包括大脑发育障碍及脑白质广泛病变。前者主要表现为大脑灰质、白质、基底节及背侧丘脑广泛的神经元缺失、钙化及异常血管形成,大脑皮质分层不全,灰质异位,灰、白质囊性变和萎缩,黑质和蓝斑色素消失,树突分枝和突触数目减少。后者主要表现为白质的弥漫性髓鞘病变并伴胶质细胞增生、海绵状空泡形成。

## (三) MRI 表现

对称性非占位性白质异常信号是苯丙酮尿症在 MRI 上的特征性脑部表现(图 9-6-1),个体间病变范围及分布差异较大。病变最常见于双侧侧脑室周围顶枕叶白质内,$T_1WI$ 上多为等或低信号,边界可清或不清,部分脑白质病变在 $T_1WI$ 上可呈高信号改变,以双侧基底节、额枕叶白质多见。在 $T_2WI$ 上主要表现为脑室周围条状或斑片状高信号,部分也可表现为脑白质内弥漫性高信号病灶,沿胼胝体向前后延伸,并向双侧放射冠白质呈对称性扩展,在 FLAIR 序列上呈更为明显的高信号病灶。DWI 上脑室旁白质呈高信号,ADC 值减低。$^1$H-MRS 提示苯丙酮尿症患者苯丙氨酸水平升高。

为更好地评价苯丙酮尿症患者的脑部病变程度,可根据 MRI 表现将病变分为 6 级:

0 级:正常或 MRI 未发现明显异常。

1 级:微小的脑室旁病变,呈偶发性、孤立性病变(直径<5mm)。

2 级：顶枕部白质弥漫性病变范围 ≤ 30%，伴散在、孤立的白质病变（直径<5mm）。

3 级：顶枕部白质弥漫性病变范围占 30%~50%，伴小到中等大小的孤立性脑白质病变（直径 5~10mm），可伴有透明隔发育不良。

4 级：顶枕部白质弥漫性病变范围占 50%~75%，伴中等大小的孤立性脑白质病变，可伴有透明隔发育不良和胼胝体发育不良。

5 级：顶枕部白质弥漫性病变范围>75%，伴中等大小的孤立性脑白质病变，可伴有透明隔和胼胝体的发育不良。

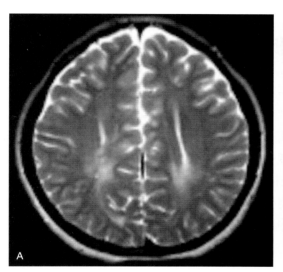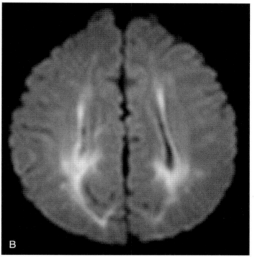

图 9-6-1　苯丙酮尿症 MRI 表现

A. $T_2WI$，示双侧侧脑室周围白质高信号，双侧侧脑室后角周围为著；B. DWI，示病变呈显著高信号

### （四）诊断要点与鉴别诊断

1. 诊断要点

（1）MRI 上白质病变常表现为 $T_1WI$ 等或低信号，$T_2WI$ 及 FLAIR 序列高信号。

（2）病灶沿胼胝体向前后延伸并向双侧放射冠白质对称性扩展。

（3）脑室旁白质的 ADC 值减低。

（4）$^1$H-MRS 苯丙氨酸峰值水平升高。

2. 鉴别诊断

（1）脑室旁周围白质软化：患者常有缺血缺氧性脑病病史，MRI 可见脑室周围白质 $T_2WI$ 上信号增高，体积减小等。

（2）肾上腺脑白质营养不良：出生后完全正常，具有正常智力，在学龄期前后发病，神经系统机能迅速进行性衰退，可伴肾上腺机能低下表现。病变主要位于大脑半球后部的深部白质内，属脱髓鞘性病变，其活动性脱髓鞘性病变区域位于大片状病灶的前缘和外围，在 MRI 上表现为带状或环状等信号区域，其外围有水肿带，增强扫描可见病灶前缘呈带状或环状强化。

（3）Zellweger′s 综合征：表现为广泛的脑白质髓鞘成熟延迟，在 $T_2WI$ 上呈高信号，新皮质发育不良/多小脑回畸形、萎缩，晚期大脑、小脑脱髓鞘。

### （五）治疗和预后

苯丙酮尿症的治疗原则：①提供适量的苯丙氨酸维持其正常成长；②保证摄入足够营养素，使患儿保持良好的营养状态；③保证患儿对治疗的最佳依从性；④同时考虑到患儿的生活质量。

苯丙酮尿症患者在生后第 1 个月即开始低苯丙氨酸饮食治疗,四氢生物蝶呤(BH4)缺乏症患儿采用低苯丙氨酸饮食治疗虽能降低苯丙氨酸浓度,但不能阻止神经系统症状的持续发展,必须同时给予 BH4 及其他药物。在疾病早期即采取严格限制苯丙氨酸饮食的治疗方法可有效预防神经系统损害,但过度限制苯丙氨酸摄入也会影响患儿智能发育,须根据患儿情况及时调整饮食。

未经治疗的苯丙酮尿症患者可出现严重的精神发育迟滞,在儿童时期严格控制饮食可以显著改善预后,生长发育可同正常儿童一样。

# 第七节　枫　糖　尿　症

## (一) 概述

枫糖尿症(maple syrup urine disease,MSUD)是一种由支链 α- 酮酸脱氢酶复合体(branched-chainα-ketoacid dehydrogenase complex,BCKDH)功能减低引起的罕见的代谢性疾病,以急性代谢紊乱、酮尿、癫痫、智力运动发育落后或枫糖样体味为主要特征。枫糖尿症是一种常染色体隐性遗传病,支链 α- 酮酸脱氢酶复合体等位基因变异型的任何一个编码基因突变均可导致支链 α- 酮酸脱氢酶复合体活性减低,使得支链氨基酸代谢通路异常,包括亮氨酸、异亮氨酸、缬氨酸及其衍生的支链酮酸在内的支链氨基酸在患儿体内蓄积,引起骨骼肌和脑组织的毒性改变。

神经毒性的可能机制为脑内必需氨基酸被竞争性替代或清除,导致脑内多种重要蛋白质和多巴胺等神经递质合成减少;亮氨酸不能氧化脱羧为酮体,影响髓磷脂合成,从而导致髓鞘形成障碍;影响三羧酸循环,干扰大脑的能量代谢,细胞能量不足影响 $Na^+/K^+$ ATP 泵功能而出现脑水肿。患儿表现为神经发育障碍和发育落后、脑病、喂养困难、尿液枫糖味。全世界新生儿枫糖尿症的发病率在 1/185 000 左右,在某些族群中发病率高达 1/150,我国的发病率尚不明确。

按照发病年龄、症状严重程度和对维生素 $B_1$ 治疗反应可将枫糖尿症分为五种亚型:经典型、间歇型、中间型、维生素 $B_1$ 反应型及二氢硫辛酰胺酰基脱氢酶($E_3$)缺乏型。①经典型:最为常见,也是最严重的亚型,约占 70%。往往于新生儿期发病,又称为新生儿型,其余各型发病年龄不定。大多数出生后 24 小时内无明显异常,于生后 1 周内出现喂养困难、反应迟钝、嗜睡、角弓反张、张力异常、昏迷、中枢性呼吸衰竭等症状。尿中逐渐出现特异性的枫糖样味儿。血支链氨基酸升高、血液异亮氨酸、尿支链酮酸等升高。②间歇型:早期生长发育正常。发作呈间歇性,正常的时候血支链氨基酸正常,发作时候临床表现和各项指标同经典型。③中间型:耵聍有枫糖味儿、生长低下、喂养困难、兴奋、发育迟滞、脑病。生化改变同经典型,症状较轻。④维生素 $B_1$ 反应型:同中间型相似,维生素 $B_1$ 治疗效果好。⑤ $E_3$ 缺乏型:此型极为罕见,临床表现类似中间型,但由于 $E_3$ 亚单位的缺陷,患儿除支链 α- 酮酸脱氢酶活力低下外,其丙酮酸脱氢酶和 α- 酮戊二酸脱氢酶功能亦受损,故伴有严重乳酸酸中毒。本型患儿限制蛋白和脂肪摄入,应用大剂量维生素 $B_1$ 等治疗均无效。

## (二) 病理学表现

大体:急性期死亡婴儿病例表现为重度脑水肿,脑体积增大,脑重量增加,脑回增宽变平。

镜下:显示已髓鞘化区域存在海绵样变,未髓鞘化区域不受影响。受累部位包括脊髓、延髓、脑桥背侧、中脑、小脑白质、小脑桥臂、放射冠中央区、内囊后肢以及基底节。苍白球由于其髓鞘化致密,海绵样变更为明显。海绵样变的形成是由于髓鞘周期内线髓鞘分裂、髓鞘内空泡化形成。无髓鞘崩解,也无嗜苏丹的崩解产物。在海绵样变的白质区存在显著的星形细胞胶质增生。未治疗的月龄稍大的婴儿病例同样可见脑水肿表现。病理改变为髓鞘化延迟和已髓鞘化白质区域海绵样变、星形细胞胶质增生。髓鞘量减少,但是没有发现髓鞘分解。少突胶质细胞数量减少,没有吞噬细胞或嗜苏丹崩解产物,髓鞘异常可以发生在所有区域,灰质结构正常。治疗后的婴儿和儿童髓鞘化正常,白质海绵样变可以很轻微。$E_3$ 缺乏型同 Leigh 相似,病变发生在基底节、丘脑和脑干。

（三）MRI 表现

新生儿枫糖尿症脑病的主要表现为白质显著水肿,以髓鞘化的白质水肿为主,呈弥漫或局灶性,特别是大脑及小脑深部白质、脑干背侧、大脑脚、内囊后肢,可明显水肿,偶尔可见苍白球异常,DWI 呈显著高信号,ADC 较正常下降 20%~30%（图 9-7-1）。DWI 是新生儿枫糖尿症脑病最佳的检出方法。未经及时治疗的病例会出现广泛髓鞘形成不良与脑白质稀疏,皮质萎缩。严重者可出现双侧基底节区对称性变性、坏死及囊变。本病的轻型,在婴儿晚期或幼儿早期发病,主要表现为髓鞘缺乏造成的大脑白质、内囊、脑干背侧的损伤,合并丘脑、苍白球及中脑异常。[1]H-MRS 可见在 0.9ppm 处有一个明显的波峰,可能与异常累积的支链氨基酸中的甲基有关。

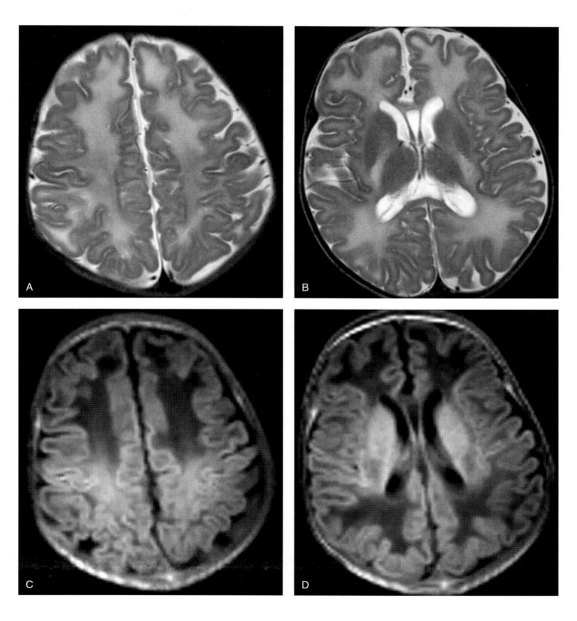

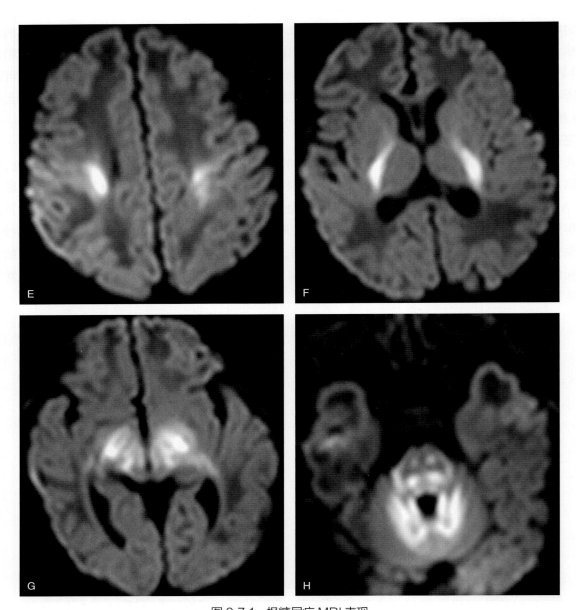

图 9-7-1    枫糖尿症 MRI 表现

A、B. T<sub>2</sub>WI,示双侧大脑半球白质、内囊后肢对称性片状高信号;C、D. T<sub>1</sub>WI,示病变呈低信号;
E~H. DWI,示双侧大脑半球白质、内囊后肢、大脑脚、脑干及小脑深部白质对称性高信号

（四）诊断要点与鉴别诊断

1. 诊断要点

（1）临床表现为特殊尿味及汗味,智力低下、脑瘫等,血氨基酸分析亮氨酸、异亮氨酸、缬氨酸增高。

（2）MRI 上正常足月儿髓鞘化过程中的相应部位,如小脑深部白质、脑桥背部等存在异常信号,呈双侧对称性长 $T_1$、长 $T_2$ 信号。

（3）DWI 上表现具有特异性,呈显著高信号,ADC 较正常下降。

（4）<sup>1</sup>H-MRS 在 0.9ppm 处有一个明显的波峰。

2. 鉴别诊断    本病患儿常出现神经系统症状,应注意与其他中枢神经系统疾病相鉴别。患儿尿及汗液有特殊气味,DWI 上广泛高信号具有特征性,结合相关实验室检查有助鉴别。

（五）治疗和预后

和大多数遗传代谢病相似，枫糖尿症的病因在于毒性物质在体内的蓄积，故早筛查，早阻断毒性物质沉积，与疾病的转归和预后极为相关。枫糖尿症可通过限制毒性产物上游物质摄入及补充相应辅酶进行治疗，部分症状可治愈或缓解，颅脑损伤在一定情况下也可逆，但预后差异较大。目前对枫糖尿症患者的治疗，包括急性期和慢性期治疗、肝移植治疗以及其他综合治疗。

枫糖尿症患儿早期诊断、合理治疗、长期维持良好代谢状况对其预后有着决定性影响。

# 第八节　卷发综合征

（一）概述

卷发综合征又称 Menkes 病（Menkes disease，MD），是一种罕见的先天性铜代谢异常疾病，其遗传方式为 X 连锁隐性遗传，由 ATP7A 基因突变引起，位于 Xq13.3，可导致多系统受累，以进行性神经系统变性和结缔组织异常为临床特点，由 Menkes 等于 1962 年首先报道。多见于男性患儿，极少数女性受累。基因缺陷导致体内铜代谢障碍，经肠道吸收铜障碍，引起肝和脑组织内的铜含量降低，而肾与肠组织内铜含量增高。铜相关性酶缺陷引起多样化损害，如细胞色素 C 氧化酶缺陷可引起患者的神经系统损害，赖氨酰氧化酶可引起结缔组织和血管发生损害，酪氨酸酶可影响头发和皮肤色素含量，维生素 C 氧化酶致骨骼改变，多巴胺 β- 羟基化酶异常使血儿茶酚胺水平降低等。

根据临床症状可将 Menkes 病分为经典型和轻型。①经典型，见于婴儿期，多在 2~3 个月起病，患儿在出生后几周内发育可正常，2~3 个月时出现生长发育如抬头、坐、站等的消失或发育停滞、肌张力低、智力低下及癫痫发作等，患者毛发粗糙、僵硬、易扭结；②轻型，多在青少年期起病，也有成年早期发病者，神经系统表现较轻。

（二）病理学表现

光镜下可见毛发 180° 扭曲、横向断裂、纵向撕裂，并有结节和肿胀，但是有部分典型病例毛发外观亦可正常。脑组织呈弥漫性萎缩，局灶性神经元变性，小脑 Purkinje 细胞脱失，异常树枝状突起增生（垂柳影样）或突起局限性肥大处树突增多，局灶性轴突肿胀（鱼雷样变），灰质内颗粒细胞层细胞明显减少，分子层中可见嗜伊红球形小体，以及电子显微镜下线粒体增多。

（三）MRI 表现

经典型 Menkes 病的早期脑部 MRI 可表现正常。随病变进展，出现一系列特征性改变，如血管迂曲、白质发育落后、白质异常信号、脑萎缩等，白质异常信号表现为 $T_1WI$ 低信号，$T_2WI$ 高信号，以颞叶为主。颅内血管迂曲是 Menkes 病最为突出的表现之一（图 9-8-1）。白质发育落后是 Menkes 病常见的影像学表现，多落后 1~2 个月龄。脑萎缩可见于大脑和 / 或小脑，并可随年龄增加而有进展，硬脑膜下可见积液或积血（图 9-8-2）。基底节区可见异常信号：$T_2WI$ 高信号，DWI 高信号，ADC 值减低，MRS 示乳酸峰增高。

（四）诊断要点与鉴别诊断

1. 诊断要点

（1）MR 可以有颅内血管迂曲、脑白质发育落后、脑白质异常、脑萎缩、硬脑膜下积液或积血、基底节异常等表现。

（2）MRA 检查有颅内血管迂曲的特征性表现。

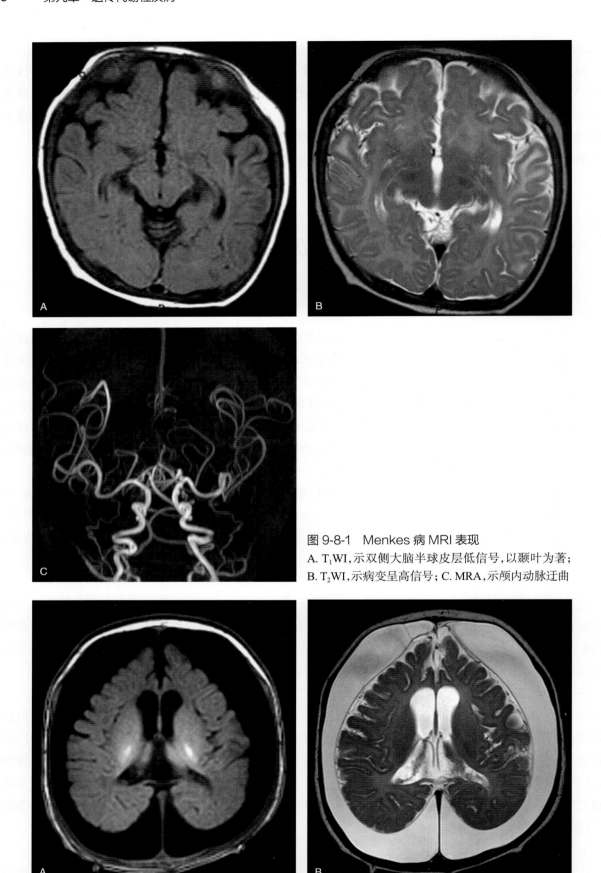

图 9-8-1 Menkes 病 MRI 表现
A. T₁WI,示双侧大脑半球皮层低信号,以颞叶为著;
B. T₂WI,示病变呈高信号;C. MRA,示颅内动脉迂曲

图 9-8-2 Menkes 病 MRI 表现
A、B. 分别为 T₁WI 及 T₂WI,示脑萎缩,脑白质髓鞘化迟缓,双侧大脑半球大量硬脑膜下积液

2. 鉴别诊断

(1) 儿童震荡综合征(shaken baby syndrome):当 Menkes 病表现为双侧大量硬脑膜下积液时需要与其鉴别,两者都可以表现为生长受限、癫痫合并硬脑膜下积血和骨的改变,仔细的临床检查包括头发、皮肤的检查有助于正确诊断。

(2) 其他脑白质病:当 Menkes 病表现为广泛性脑白质病变时则需与疱疹性脑炎、Leigh 综合征、肾上腺脑白质发育不良等脑白质疾病鉴别,结合详尽的病史、毛发的异常、实验室检查血清铜及铜蓝蛋白减低、MRI 及 MRA 检查,必要时行基因检测等,不难作出正确诊断。

(五) 治疗和预后

研究表明,早期应用组胺铜对有些 Menkes 病患者有一定疗效,但进一步的治疗仍在研究之中。目前,国内 Menkes 病的治疗仍限于对症治疗,包括抗癫痫药物的应用、胃造口导管置入术以维持能量摄入、营养支持以及在经典型 Menkes 病患者出现膀胱憩室炎时进行手术。预防性地使用抗生素可能阻止膀胱炎的发生。典型患者多在 3 岁以内死亡,少部分可生存至 20 岁。

(陈 苑　文宝红　肖江喜　程敬亮)

# 第十章
# 神经变性疾病

神经变性疾病(neurodegenerative diseases)是以选择性功能不全和神经元进行性减少伴细胞内外错构蛋白异常聚积为特征的一组慢性神经退行性疾病。神经变性过程可涉及整个神经元,也可影响髓鞘等其他成分,但无明显的特异性组织和细胞反应。病因不明,发病机制复杂,是遗传性或原因不明的多因素共同作用引起神经系统有害物质堆积,正常神经元结构被破坏,导致神经元功能紊乱和变性死亡并引起相应的临床症状。

根据病变的部位、范围及受累神经功能等特性,将神经变性疾病分为四类:①痴呆类:如 AD、唐氏综合征、皮克病、额颞叶痴呆、路易体痴呆;②运动障碍类:如 PD、进行性核上性麻痹、多系统萎缩、皮质基底节变性;③运动不能类:如肌萎缩侧索硬化、脊髓空洞症;④特殊病原体传播性疾病类:如朊蛋白病、克雅氏病。临床表现复杂多样,多种疾病常有交叉,主要为运动神经、自主神经系统功能障碍或认知障碍。

神经变性疾病的 X 线检查、脑血管造影意义不大。CT 检查在神经变性疾病中的价值有限,尤其是在早期的诊断中多无阳性征象,疾病晚期主要表现为脑萎缩,对于急性运动功能障碍起病的神经变性疾病可首选 CT,以排除出血或梗死导致的偏侧肢体障碍;CT 对于慢性运动功能障碍性神经变性疾病,除排除肿瘤和脑积水外无特殊诊断价值。

MRI 是神经变性疾病的主要检查手段。常用的 MRI 技术有 $T_1WI$、$T_2WI$、DTI、DWI、MRS、基于体素的形态学测量等。常规检查序列可显示脑萎缩、脱髓鞘等。不同脑变性疾病有其不同的 MR 特点。MR 功能成像可更早地显示神经变性疾病患者神经系统微结构、代谢及神经功能改变,有助于深入理解疾病的病理生理机制。常规 MR 结合功能成像可用于病变程度的判断和疗效的评估,为临床提供有价值的信息。

## 第一节　亨　廷　顿　病

### (一) 概述

亨廷顿病又称 Huntington 舞蹈症或大舞蹈症,是一种遗传性神经退行性疾病,1872 年由美国医学家 George Huntington 首次发现并报道。大脑神经元的进行性缺失是该病的特征性表现,导致精神认知障碍和进行性加重的舞蹈症,该病生存期为 15~20 年。

该病人群发病率因种族和地域的不同而表现出明显差异,发病率在欧美国家较高,在亚洲人群中相对较低,我国目前尚缺乏确切的流行病学统计数据。这种发病率的差异可能与 *IT15* 基因 *CAG* 动态突变易感性有关。该病的发病年龄为 30~50 岁,中位年龄为 40 岁,无明显性别差异。

位于常染色体上 4p16.3 的 *IT15* 基因的 CAG 重复序列异常扩展是 Huntington 舞蹈症的致病原因。该病具有明显的遗传早现特征,即子代的发病年龄较上代提前,症状的严重程度较上代明显,此外 CAG 重复次数与发病年龄之间存在负相关,即 CAG 重复次数越多,发病年龄越早。特征性临床表现为"三联征",即舞蹈样不自主动作、精神异常和进行性痴呆,还可伴有吞咽困难、共济失调和构音障碍。

青少年亨廷顿舞蹈症(juvenile Huntington disease,JHD)是指发病年龄小于 20 岁的 Huntington 舞蹈症患者,患者在临床上较少表现为舞蹈症症状,尤其是发病年龄小于 10 岁者,更可能表现为帕金森病症状,如步态障碍、肌张力障碍、肌强直和运动迟缓等。此外癫痫症状也更易出现。

(二)病理学表现

基底节区纹状体的萎缩和细胞死亡是 Huntington 舞蹈症的主要病理特征。首先是皮质和纹状体进行性和有选择性的神经元脱失,其中壳核和尾状核受累最重,脑萎缩为其主要表现,脑萎缩的严重程度可能与 CAG 重复次数有关,CAG 重复次数越多,纹状体体积缩小程度越重,临床进展越快。尾状核萎缩并发生脱髓鞘改变,伴有明显的胶质细胞增生,尾状核的头部严重萎缩导致侧脑室前角的下外侧缘变扁平甚至凹陷,失去其正常形态,脑室普遍扩大,引起基底节的 γ- 氨基丁酸能退化,致使运动功能发生异常。大脑皮质萎缩,特别是Ⅲ、Ⅴ和Ⅵ层的锥体神经细胞和小神经元脱失,无胶质细胞增生。神经细胞缺失还可累及下丘脑、丘脑腹外侧核、楔束核、薄束核、橄榄体和间脑核等部位。

神经元中出现 Huntington 聚集体和核内包涵体是 Huntington 舞蹈症神经组织学的一种标志性特征,聚集体和包涵体的主要成分是由含延长多聚谷氨酰胺序列的 Huntington 多片段聚集形成的纤维状蛋白质,没有包膜,大小为 5~7μm。

(三)MRI 表现

MRI 能清晰地显示基底节(图 10-1-1)、大脑皮质的萎缩和"蝴蝶征"。常规 MR 表现为长 $T_1$ 长 $T_2$ 信号,没有特异性。但在病情进展过程中,MRI 除了能很好地显示尾状核头部的萎缩以外,还能较早地显示皮层及皮层下的萎缩。$T_1WI$ 在该疾病的早期就能够观察到纹状体的变化;疾病越严重,苍白球和壳核的铁沉积和体积缩小的程度越严重,在疾病早期主要累及尾状核,继发则累及壳核和苍白球。

DWI:尾状核和壳核的 ADC 值明显增大,晚期则导致整个脑实质 ADC 值增大。

SWI:与幅值图相比,相位图能够更敏感地显示局部皮层下结构铁沉积,信号下降。壳核、苍白球和前扣带回的铁水平与体积成反比,中央旁小叶和颞枕部的铁含量与皮质结构直接相关。疾病发展明显受铁的动态平衡影响。

DTI:在疾病早期,由于皮质下连接选择性的退化导致 FA 值的增加,但当组织变性进行性加重,表现为 FA 值降低,RD、AD 和 MD 值增加。

$^1$H-MRS:基底节区的 Cho/Cr 比值明显增高,NAA/Cr 比值明显降低,表明基底节区神经元的大量缺失及神经胶质细胞的增生。代谢物的动态变化可用于监测药物的疗效。

(四)诊断要点与鉴别诊断

1. 诊断要点

(1)MRI 表现为基底节萎缩,以尾状核头部萎缩最明显,双侧侧脑室前角扩大。

(2)DWI 表现为壳核及尾状核的 ADC 值升高,严重时整个脑白质 ADC 值升高。

(3)SWI 显示基底节区信号下降。

(4)DTI 在疾病早期表现为基底节区 FA 值的增加,疾病晚期表现为 FA 值降低而 AD、RD 和 MD 值增加。

(5)$^1$H-MRS 显示基底节区 NAA/Cr 比值下降,Cho/Cr 比值升高。

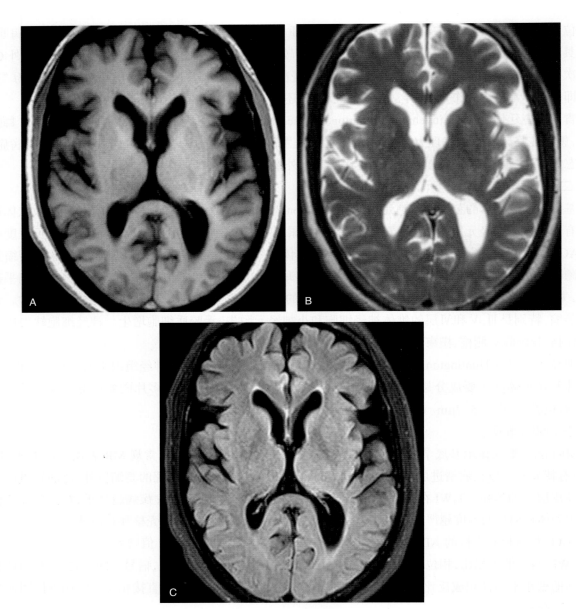

图 10-1-1　Huntington 舞蹈症 MRI 表现

A~C. 分别为 $T_1WI$、$T_2WI$ 及 FLAIR，示双侧尾状核头部对称性缩小，双侧侧脑室扩大，以前角为著

2. 鉴别诊断

（1）帕金森病：青少年 Huntington 舞蹈症，尤其是在发病年龄小于 10 岁的患者可表现出帕金森病的症状。帕金森病患者可表现为黑质网状带和致密带的体积减小，$T_2WI$ 中黑质信号升高。基因诊断和典型的影像表现"蝴蝶征"有助于对青少年 Huntington 舞蹈症与帕金森病进行鉴别诊断。

（2）Leigh 综合征：壳核、尾状核和被盖 $T_2WI$、FLAIR 及 DWI 上呈高信号。

（3）肝豆状核变性：晚期肝豆状核变性尾状核和脑干萎缩，尾状核、壳核、中脑、脑桥对称性高信号，以及尾状核和壳核不规则 $T_2WI$ 低信号。

（五）治疗和预后

目前对 Huntington 舞蹈症没有特别的治疗方法，原则上以对症治疗为主，但无法阻止疾病的进展。丁苯那嗪可以改善患者的不自主运动症状，但有明显的副作用，能够加重患者的抑郁等精神症状；多巴胺能稳定剂可能对改善患者的运动症状有作用。

目前有关改善症状、阻止或逆转疾病发展进程的治疗研究比较多,但大多数处于临床前阶段。基因靶向治疗和自噬治疗等在动物模型中的研究已经不断取得进步,为 Huntington 舞蹈症的治疗提供了新的方向。

# 第二节　沃　勒　变　性

### (一) 概述

沃勒变性(Wallerian degeneration,WD)是指神经元的细胞体或近端轴突损伤后,其远端轴突发生髓鞘的脱失、分离和崩解,属于渐进性继发性改变,中枢及周围神经系统都可以发生。该病于 1850 年由 Waller 首先报道。

Wallerian 变性的病因十分多样,神经元胞体或近段轴突发生病变均能够导致该病,比如脑出血、脑梗死、脑肿瘤、脑外伤、脑动静脉畸形、脱髓鞘性病变、脑白质病等,常见原因有脑出血、脑梗死、脑肿瘤及脱髓鞘性病变。

常发生在皮质脊髓束、皮质脑桥束、皮质延髓束等神经纤维束,也可发生在视辐射、听辐射等其他脑神经束,其中最常受累的是皮质脊髓束。因为 90% 的皮质脊髓束在锥体交叉,而且 10% 的皮质脊髓束不发生交叉,故同侧的脊髓前索或对侧的脊髓侧索均可受累。

由于该病好发于锥体束,因此其临床表现主要为明显的锥体束征,包括肌张力增高、反射亢进、偏侧瘫痪、巴宾斯基征阳性等。多数学者认为,Wallerian 变性与原发灶的大小和部位有关,即原发灶的范围越大越容易引起变性,反之亦然。同时,患者运动功能的恢复程度与锥体束受累的严重程度有关,即锥体束变性越严重患者的预后就越差,反之亦然。

### (二) 病理学表现

在损伤后的数天内,膜结构及轴突骨架崩解,髓鞘脱失,小胶质细胞及巨噬细胞浸润,最终受累的神经纤维束发生萎缩。Wallerian 变性的病程包括几个发展阶段,而且在不同阶段中,其生物化学和组织病理学特征均不相同。

有学者将其分为 I ~ IV 期:第 I 期(发病 4 周内):其特点是轴突发生物理性崩解,髓鞘产生细微的化学性改变,该过程进展缓慢,发病 20 天内可发现髓鞘分解所产生的脂质碎片 -Marchi 物质。第 II 期(发病 4 周后):其特点是第 I 期中所产生的髓鞘碎片大多数会在 3 个月内快速分解成结构简单的脂质及中性脂肪,并由吞噬细胞吞噬清除。第 III 期(发病 10 周后):髓鞘结构基本消失,增生的神经胶质细胞填充到变性的髓鞘及轴索所在的区域。第 IV 期(发病数年后):由于受累部位神经元的坏死,导致相应部位发生明显萎缩。

### (三) MRI 表现

特征性表现是与原发病灶(出血或梗死等)相连的条状异常信号,此异常信号经由放射冠,依次穿过内囊膝部或后肢的前半部、大脑脚及脑桥基底部。条状异常信号与锥体束走行一致,可以是断续或连续的。MRI 能够观测 Wallerian 变性的疾病改变过程。

MRI 表现与其组织代谢、病理变化的发展过程关系密切。$T_2WI$ 对脱髓鞘性病变敏感;不同层面因切面位置的不同,其异常信号的形态也不同,其中冠状位能够充分地显示变性的白质纤维束。第 I 期:常规 MRI 一般没有明显的征象。第 II 期:受累的锥体束表现为短 $T_1$ 短 $T_2$ 信号,这可能与神经髓鞘蛋白降解,但髓鞘内部的脂质成分尚完整,变性组织中脂质-蛋白比例增大,组织疏水性明显增加有关。第Ⅲ期:受累的锥体束表现为长 $T_1$ 长 $T_2$ 信号,FLAIR 序列呈高信号,这可能是由于髓鞘脂质破坏、胶质增生、病变组织的亲水性增加。第Ⅳ期:脑干发生明显的非对称性萎缩,受累的锥体束表现为长 $T_1$ 长 $T_2$ 信号。

DWI:Wallerian 变性发生一周内可表现为受累的锥体束明显弥散受限,即 DWI 呈高信号,ADC 图呈低信号。但是 DWI 仅在急性期表现为阳性征象(图 10-2-1)。

[1]H-MRS:有研究对发病后 3 个月至 3 年的单侧脑损伤且同侧锥体束出现 Wallerian 变性的 15 例患者进行 [1]H-MRS 检查后发现,其脑损害后同侧大脑脚锥体束走行区的 NAA/Cr 比值减小,Cho/Cr 比值增大。NAA 峰下降表明锥体束走行区的神经元发生不同程度的坏死和功能障碍。Cho 峰升高反映出细胞膜功能的改变、髓鞘的形成、破坏以及胶质的增生。[1]H-MRS 改变有助于锥体束 Wallerian 变性患者的病程评价和预后监测。

DTI:显示锥体束的数量减少,排列稀疏,严重者可出现中断及破坏。病变侧大脑脚、脑桥基底部的皮质脊髓束 FA 值明显小于健侧。

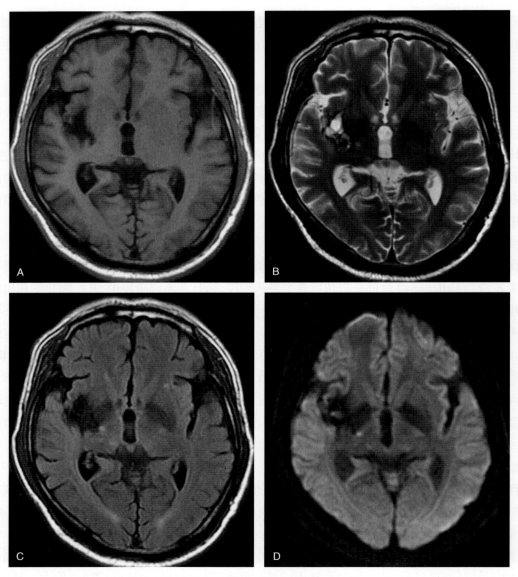

图 10-2-1 Wallerian 变性 MRI 表现

A. $T_1$WI,示右侧内囊后肢点片状低信号;B~D. 分别为 $T_2$WI、FLAIR 及 DWI,示病变呈高信号

（四）诊断要点与鉴别诊断

1. 诊断要点

（1）Ⅰ期常规 MRI 一般没有明显的征象，DWI 呈高信号。

（2）Ⅱ期表现为 $T_1WI$ 高信号，$T_2WI$ 低信号。

（3）Ⅲ期表现为 $T_1WI$ 低信号，$T_2WI$ 及 FLAIR 序列高信号。

（4）Ⅳ期表现为脑干非对称性萎缩，以患侧为著。

（5）DTI 显示锥体束减少，严重者可见中断、破坏，FA 值降低。

2. 鉴别诊断

（1）脑梗死：范围一般较局限，边界较清晰，累及的脑区与某一血管供应区相一致，病变呈楔形或扇形，而 Wallerian 变性多沿下行纤维束分布即原发脑损伤与受累神经纤维束不在同一动脉供血区。

（2）肌萎缩侧索硬化症：双侧对称性，且没有梗死、出血等病因。

（五）治疗和预后

Wallerian 变性是不可逆性改变，继发于神经元的损伤。临床上尚无有效的治疗方法，目前的治疗主要是针对原发病，延缓疾病进展。

# 第三节　阿尔茨海默病

（一）概述

阿尔茨海默病（Alzheimer disease，AD），是老年人常见的一种神经退行性疾病，在 20 世纪初由德国神经病理学家 Alzheimer 最先报道。由于全世界人口老龄化进程加快，Alzheimer 病患病人数量不断上升，目前该病是西方国家中最常见的痴呆类型，占全部痴呆的 50%~75%，并且是中老年人主要的致死疾病。在我国，Alzheimer 病的发病率也在逐年上升。有研究结果显示，我国 65 岁以上人群中 Alzheimer 病患病率为 5%，约有 500 万患者，85 岁以上患病率 ≥20%。

Alzheimer 病在病理、病因及临床上均具有独有的特征。Alzheimer 病患者起病比较隐匿，临床表现主要为认知功能减退、生活能力下降和精神行为异常等，是一种不断进行和发展的致死性病变，病程为 5~10 年。Alzheimer 病目前尚无明确的病因和发病机制，认为是一种复杂的病理过程，由多种致病因素导致，包括神经递质障碍、炎症反应、免疫功能紊乱、氧化应激与自由基损伤、遗传基因及细胞凋亡等。有研究发现年龄是 Alzheimer 病的重要危险因素，在 65~85 岁的老年人中，其年龄平均每增加 5 岁，Alzheimer 病的患病率增加 1 倍。女性的患病率高于男性。且目前有研究显示，经济状况越差、受教育程度及社会地位越低者，其罹患 Alzheimer 病的概率越大。

Alzheimer 病的神经病理学特征为脑内大量老年斑（senile plague，SP）和神经原纤维缠结（neural fibrillary tangles，NFT）的形成，导致神经细胞的丧失，表现为脑灰白质的丧失和萎缩。病变开始于内嗅皮质，逐渐扩展到海马、颞叶皮质，再至后顶区，最终累及额叶皮质。目前，Alzheimer 病诊断的"金标准"取决于神经病理学结果，但在临床上多应用"美国国立神经病学、语言障碍及卒中研究所和阿尔茨海默病及相关疾病协会（NINCDS-ADRDA）"所制定的诊断标准进行可能性诊断，即主要依靠患者的病史、临床症状、精神量表检查和相关的辅助检查进行综合判断。

（二）病理学表现

老年斑和神经原纤维缠结是 Alzheimer 病的主要神经病理学变化，此外还包括神经元丢失、突触密度减少及大脑的萎缩。目前研究认为，Alzheimer 病的临床症状及神经元的丢失和神经原纤维缠结的解剖分布有关。此外有基因研究结果显示，Alzheimer 病的主要病因可能与淀粉样物质的代谢紊乱相关。

Alzheimer 病患者神经原纤维的病理改变依次累及嗅区 - 海马邻近的内颞叶边缘区、新皮质联络区和第一感觉运动区。神经元细胞骨架中的微管成分被破坏，最终形成神经原纤维缠结。老年斑（神经炎性斑）是 Alzheimer 病的第二个病理改变，其核心是浓厚的 β 淀粉样物质，周围是营养不良的神经突和炎细胞。

（三）MRI 表现

Alzheimer 病的 MRI 结构成像主要表现为全脑整体弥漫性萎缩、脑室扩大及脑沟、脑池增宽加深（图 10-3-1），以海马、海马旁回及颞叶皮质为著，$T_2WI$ 信号增高。

DWI 上，有研究证实在海马体积减小前，便可检测出 ADC 值的增大。

在 $T_2WI$、$T_2^*WI$ 及 SWI 上，Alzheimer 病患者的淀粉样斑块均呈低信号，这是由于斑块内含有内源性铁沉积。

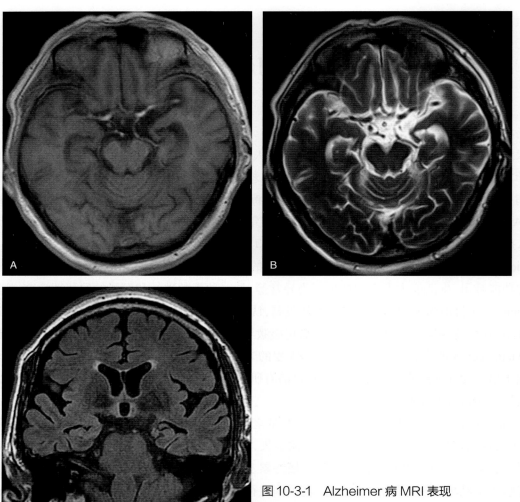

图 10-3-1　Alzheimer 病 MRI 表现
A、B. 分别为横轴位 $T_1WI$、$T_2WI$，示弥漫性脑萎缩，双侧海马体积缩小，双侧脑室下角扩大；
C. 冠状位 FLAIR，示双侧萎缩的海马信号增高

$^1$H-MRS：在 Alzheimer 病患者的早期，表现为 mI/Cr 比值升高、Glx 峰降低。在中晚期，表现为 NAA/Cr 比值降低、mI/Cr 及 mI/NAA 比值升高。

DSC-PWI 及 ASL：表现为海马、感觉运动区和双侧颞顶叶皮质的局部脑血流量（rCBF）明显降低。

DTI：白质纤维束数量明显减少，FA 值降低。

DKI：可以对 Alzheimer 病患者进行定量评估与诊断，并能够准确反映出 Alzheimer 病患者脑实质的微观结构改变及神经精神状态。有研究显示颞叶皮层下白质的 MD 值可用于 Alzheimer 病的诊断。

BOLD-fMRI：Alzheimer 病患者在记忆编码过程中及其他集中于外界刺激过程的认知要求的任务执行中可出现活动异常，且在静息状态默认网络内在功能连接减弱。

（四）诊断要点与鉴别诊断

1. 诊断要点

（1）MRI 平扫表现为脑萎缩征象，以海马及颞叶为著，$T_2$ 信号增高。

（2）DWI 表现为 ADC 值增高。

（3）SWI 显示累及区域的脑实质信号减低。

（4）MRS 上 NAA 峰及 Glx 峰降低，mI 峰升高。

（5）PWI 及 ASL 显示双侧颞顶叶皮质、感觉运动区和海马 rCBF 降低。

（6）DTI 表现为 FA 值降低。

（7）BOLD-fMRI 可发现脑网络结构异常改变。

2. 鉴别诊断

（1）血管性痴呆（vascular dementia，VD）：通常急性起病，症状常表现为波动性进展或阶梯性恶化，既往常伴有高血压、动脉粥样硬化、糖尿病病史或卒中史等，有神经系统定位体征，MRI 主要表现为皮质下及皮质缺血灶、脑室旁白质高信号，PWI 或 ASL 上皮层和皮层下可见血管分布区域局灶、多发、不对称性的低灌注灶。而 Alzheimer 病除了可见于灰质，还常见于白质。同时，常见海马及内嗅区皮质的萎缩。PWI 或 ASL 上呈双侧额顶叶或顶叶对称性低灌注或单侧颞顶叶低灌注区域。

（2）额颞叶痴呆（frontotemporal demensia，FTD）：是一类家族性神经变性疾病，以额颞叶变性为主要特征，早期即可表现出比 Alzheimer 病更明显的进行性运动及语言功能损害，但其记忆力和视力障碍症状比 Alzheimer 病患者出现得晚。FTD 在影像学上表现为额颞叶前部的双侧对称性局限性萎缩，当双侧萎缩不对称时，以左侧萎缩为著，同时可伴有局部脑血流量减少。

（3）路易体痴呆（dementia with Lewy body，DLB）：是仅次于 Alzheimer 病的常见痴呆类型，其临床特点可概括为三主征，即帕金森综合征、进行性痴呆合并波动性认知障碍、以视幻觉为突出表现的精神症状。与 Alzheimer 病相比，DLB 言语流畅性、视觉感知及操作任务完成等方面损害更为严重，但其短中期的记忆及再认功能相对保留。与 Alzheimer 病相比，DLB 患者的海马及颞叶萎缩不显著，海马和颞叶中部结构相对保留、壳核萎缩。

（五）治疗和预后

Alzheimer 病目前没有特效的治疗方法，也不能有效地遏制其进展，患者通常经过 8~10 年的发展，最终多死于继发感染、营养不良及血栓形成等并发症。但对 Alzheimer 病患者积极进行早期支持、对症等综合性治疗及病因的干预治疗，对于延缓患者疾病的进展、提高患者的日常生活质量非常重要。目前临床的治疗药物主要有非甾体抗炎药、胆碱酯酶抑制剂、雌激素替代药、$\beta_2$ 分泌酶抑制剂、抗氧化剂及钙通道拮抗剂等。

# 第四节　帕　金　森　病

## （一）概述

帕金森病（Parkinson's disease,PD）是仅次于阿尔茨海默病的第二种常见的神经退行性疾病,主要见于 50 岁以上的中老年人。帕金森病患者最常见的临床症状有静止性震颤、运动迟缓及肌强直等。随着疾病的发展,大部分患者常表现出认知和行为障碍,如抑郁、焦虑、易激动、发音困难及痴呆等。

帕金森病按运动症状可分为震颤为主型和无震颤为主型两个亚型。帕金森病起病比较隐匿,病情发展缓慢迁延,呈进行性加重,疾病后期会逐步丧失正常生活的能力。随着我国人口老龄化问题的日益加剧,帕金森病的发病率逐年升高,给家庭和社会都带来了严重的精神和经济负担。

帕金森病患者的影像学研究有助于其早期诊断和鉴别诊断,能够为患者的病情评估及治疗评价提供参考依据,进而能够尽早发现并及时进行临床治疗,帮助改善帕金森病患者的生活质量,延长患者的生命。

## （二）病理学表现

帕金森病最重要的病理表现是黑质中多巴胺能神经元的丢失和纹状体中多巴胺含量的下降,并且与神经元中 Lewy 小体的形成有关。帕金森病最初的病变部位是黑质和黑质纹状体通路,病理变化是中脑黑质致密带、脑桥蓝斑区色素细胞丧失及迷走神经背核神经元减少。基底节的输入通路是黑质致密带,提供多巴胺至纹状体,输出通道是网状带,其将传输信号从基底节传送到大脑各区域。主要的解剖和功能改变分为三个区域:中脑黑质（多巴胺神经元丢失）、基底节（多巴胺的损耗）、大脑皮质（脑功能重组）。

## （三）MRI 表现

早期帕金森病患者常规 MRI 通常没有异常表现,但随着病情的进展,可出现脑内各个结构体积的减小,比如嗅球、额颞叶皮质的萎缩等。这种脑内相关结构的体积改变可采用 $T_1$ 结构像进行扫描,并运用基于体素的形态学测量（VBM）方法进行分析和量化。帕金森病患者可表现为黑质网状带和致密带的体积减小,$T_2WI$ 中黑质信号升高。但由于在常规 MRI 中,很难准确分辨黑质的边界,故常规 MRI 序列评估黑质改变的价值有限。

DWI:早期帕金森病患者即可发生半数以上多巴胺能神经元的丧失,组织细胞的结构、功能及代谢发生异常,导致水分子弥散活动异常,ADC 值随之发生改变。有研究报道显示帕金森病患者的基底节区及黑质的 DWI（图 10-4-1）及 ADC 图呈低信号,但 ADC 值高于健康对照组。

DTI:FA 值大小能够反映神经髓鞘的完整性及多巴胺能神经元丢失的具体情况。有研究发现,早期帕金森病患者即可发现其双侧黑质的 FA 值明显降低,以黑质尾部为著,且受累肢体的对侧黑质 FA 值较同侧下降更显著。此外还发现 FA 值与帕金森病患者的症状严重程度具有明显的相关性。另有研究显示,帕金森病患者胼胝体膝部的 FA 值明显降低,提示双侧大脑额叶间轴突连接发生了变性。

SWI:较常规 MR 序列能够更清晰地显示帕金森病患者脑内结构的铁质沉积情况。帕金森病患者由于脑内铁代谢紊乱,导致黑质、纹状体等部位的铁质沉积明显增加,故 SWI 上帕金森病患者的黑质等部位的信号明显降低。

磁化传递技术:可在疾病发展的早期发现不同脑组织结构内磁化传递的改变,这可能与神经元的丢失和胶质增生有关。有研究发现帕金森病患者的基底节区、黑质等部位磁化转移率的改变与它们的潜在病理障碍有关。

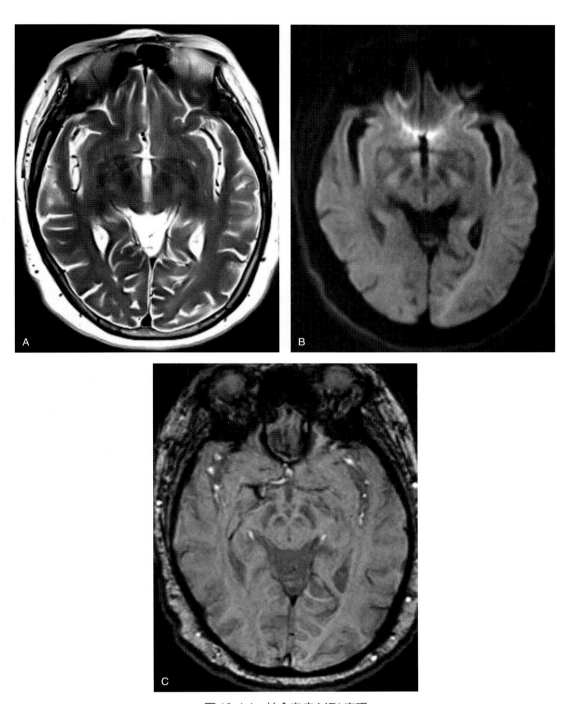

图 10-4-1 帕金森病 MRI 表现

A. T₂WI,示双侧中脑红核和黑质呈稍低信号;B~C.分别为 DWI、SWI 图,示红核、黑质呈低信号

¹H-MRS:目前多数研究结果显示早期帕金森病患者在基底节区可表现为 NAA/Cr 比值的下降。

(四) 诊断要点与鉴别诊断

1. 诊断要点

(1)帕金森病为中老年发病,病程呈缓慢进行性。

(2)常具备以下两个或两个以上症状,如静止性震颤、肌强直、运动迟缓、姿势步态异常等。

(3)疾病晚期,常出现额颞叶等脑皮质的萎缩。

(4)T₂WI 上黑质信号升高。

（5）基底节区及黑质的 ADC 值升高。

（6）DTI 上可表现为黑质区的 FA 值降低。

（7）SWI 上黑质呈低信号。

（8）$^1$H-MRS 上早期帕金森病患者 NAA/Cr 比值下降。

2. 鉴别诊断

（1）进行性核上性麻痹（progressive supranuclear palsy，PSP）：表现为痴呆、步态异常及运动迟缓等，但该病多呈急性进展，常伴有中脑萎缩和垂直眼震等表现，并且对多巴胺治疗无效。PSP 在常规 MRI 检查中即可显示中脑体积明显减小，导水管扩张，四叠体池和脚间池增大。$T_2$WI 上可见中脑被盖、顶盖、红核及基底节区信号增高。由于 PSP 患者的中脑被盖萎缩明显，中脑上缘显示平坦或凹陷，被盖部外侧缘较凹陷，在轴位上呈"喇叭花征"，在正中矢状位上呈"蜂鸟征"。上述特征性改变反映了 PSP 的特征性萎缩改变，可用于 PSP 的诊断以及与帕金森病的鉴别。

（2）多系统萎缩（multiple system atrophy，MSA）：MSA 临床上除具有帕金森病的锥体外系症状外，尚有多种小脑及锥体系统、自主神经系统损害的临床表现，多呈散发性，且对左旋多巴治疗不敏感。MSA 分为以帕金森病样症状为主的 MSA-P 型（MSA with predominant Parkinsonism，MSA-P）和以小脑性共济失调为主要表现的 MSA-C 脑型（MSA with predominant cerebellar ataxia，MSA-C）。MSA 的特征性征象是桥"十字征"及壳核"裂隙征"。脑桥"十字征"多见于 MSA-C 型患者，为轴位 $T_2$WI 所显示的脑桥十字形异常高信号影。壳核裂隙征多见于 MSA-P 型患者，为冠状位 $T_2$WI 所显示的核背外侧面线性高信号影。

（3）皮质 - 基底节变性（corticobasal ganglion degeneration，CBGD）：CBGD 患者除可表现为帕金森病样运动症状外，还可表现为皮质复合感觉消失、失语及认知障碍等，对左旋多巴治疗无效。CBGD 在 MRI 上表现为大脑额顶叶皮质的不对称性萎缩，而帕金森病患者在疾病晚期则显示额颞叶等脑皮质的萎缩，在 SWI 上可见纹状体、黑质信号减低。

（五）治疗和预后

目前帕金森病仍以药物治疗为主，治疗药物包括左旋多巴、金刚烷胺、抗胆碱药等。患者经过一段时间的治疗后，这些药物会失去部分药效，并且通常会产生副作用。对于早期药物治疗有效，而长期治疗效果显著下降，且出现异动症的患者，可以考虑手术治疗，手术方法主要有脑深部刺激术（deep brain stimulation，DBS）及神经核毁损术。手术治疗不能根治，但能明显改善患者的症状，提高生活质量，术后也仍需药物治疗。康复治疗能够对帕金森病患者的上肢功能、平衡及体力等进行针对性锻炼，对于维持或提高患者的独立性及生活质量有一定的帮助。此外有学者提出多巴胺细胞替代的胚胎细胞移植来治疗帕金森病。但目前仍存在供体来源有限，远期疗效不肯定和免疫排斥等问题，仍需进一步研究和探索。

帕金森病是一种进展缓慢的神经系统变性疾病。若能早发现早治疗，多数患者的症状能够明显改善。部分患者在出现帕金森病症状时，疾病已经发展到中晚期，此时药物治疗并不能有效延缓疾病的进展，严重时可由于肌强直、全身僵硬而卧床。因此帕金森病患者的早期诊断和治疗尤为重要。

# 第五节　脊髓小脑性共济失调

（一）概述

脊髓小脑性共济失调（spinocerebellar ataxia，SCA），是一种由小脑、脑干、脊髓变性而导致的以共济失调为主要临床表现的神经系统退行性疾病，以累及小脑结构为主，属于脊髓小脑变性（spinocerebellar degeneration，SCD）疾病。脊髓小脑性共济失调属于常染色体显性遗传，普通人群发病率为（1~5）/10万。脊髓小脑性共济失调发病年龄为30~50岁，具有明显的遗传早现趋势。流行病学研究表明，脊髓小脑性共济失调的发病率、不同亚型的分布受国家、地区和种族等因素影响极大，存在奠基者效应。其中，中国大陆汉族人群中最常见的脊髓小脑性共济失调亚型是脊髓小脑性共济失调3型（SCA 3）又称为Machado-Joseph病。

脊髓小脑性共济失调患者中，脊髓小脑性共济失调致病的重要分子学基础是胞嘧啶-腺嘌呤-鸟嘌呤（CAG）的扩增突变导致多聚谷氨酰胺的大量合成（CAG是编码谷氨酰胺的密码子）。各亚型基因中CAG重复扩增超过一定临界值即可导致相应临床症状。脊髓小脑性共济失调的其他分子学发病机制还包括细胞传导通路功能紊乱、铁通道蛋白变异及功能紊乱及基因非编码序列的重复扩增等。

脊髓小脑性共济失调的临床表现主要有进行性小脑性共济失调、吞咽困难、构音障碍、意向性震颤、锥体系和/或锥体外系征、视力下降、眼外肌麻痹等。还可伴有精神障碍、智力低下等症状。

### （二）病理学表现

大体：病理改变是小脑、脑干和脊髓的萎缩，以小脑萎缩为著，病变同时可累及脑神经、交感神经、脊神经、丘脑及大脑皮质等多种结构。

光镜下：表现为神经细胞脱失、白质脱髓鞘和轴索变性导致的神经组织萎缩。

电镜下：在神经元细胞核、细胞质及神经纤维轴突中，发现各种聚合物。

各型脊髓小脑性共济失调的组织病理学和分子病理学改变形式虽然复杂多样，但大多数与多聚谷氨酰胺大量合成导致的神经系统变性有关。多聚谷氨酰胺链具有进一步聚合的特性，这与蛋白质结构的错折叠相关，产生淀粉样聚合物，进而形成含有细胞内包涵体的病变神经细胞。

### （三）MRI表现

亚临床期和疾病早期的脊髓小脑性共济失调患者在MRI上尚无特征性表现。对于典型的脊髓小脑性共济失调患者，在$T_1WI$和$T_2WI$上主要表现为小脑蚓部、中脑和脑桥的萎缩，第四脑室、脑沟及脑池的扩大（图10-5-1）。脊髓小脑性共济失调患者除了累及小脑灰质结构外，还可以累及小脑白质区，在$T_2WI$、PDWI、FLAIR序列上可表现为不同程度的信号升高。其中，少数脊髓小脑性共济失调患者还可显示小脑中脚及基底节区$T_2WI$高信号。

DWI：多数患者在大脑半球、脑桥及小脑等区域表现为DWI低信号、ADC图高信号。

$^1$H-MRS：小脑及脑桥等受累部位NAA峰下降。

MR 3D-容积分析：不同分型的脊髓小脑性共济失调患者的萎缩特征不尽相同，但也存在不同程度的重叠。脊髓小脑性共济失调2型以小脑和脑干萎缩表现为主；而脊髓小脑性共济失调3型尾状核及壳核的容积减少更明显。

基于体素的形态学分析（voxel-based morphometry，VBM）：能够自动化并客观量化地评估各型脊髓小脑性共济失调的解剖结构变化。有研究者发现，脊髓小脑性共济失调6型患者主要表现为大脑半球及小脑蚓部的灰质体积减小；而脊髓小脑性共济失调3型患者则主要表现在脑桥和小脑蚓部。脊髓小脑性共济失调6型患者没有显著的白质体积减小；而脊髓小脑性共济失调3型患者则在小脑齿状核旁及小脑脚均表现出了白质体积的减小。

### （四）诊断要点与鉴别诊断

1.诊断要点

（1）常累及小脑、脑干和脊髓，以小脑为著。

（2）MRI平扫可明确显示小脑及脑干的萎缩。

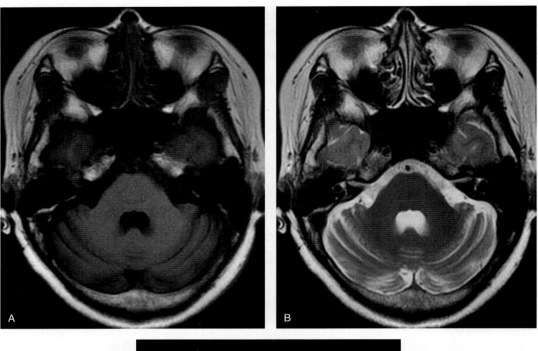

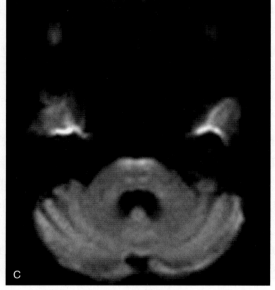

图 10-5-1　脊髓小脑性共济失调 MRI 表现

A、B. 分别为 $T_1WI$ 及 $T_2WI$，示小脑及脑干萎缩，小脑脑沟、枕大池、环池均增宽；C. DWI，示第四脑室扩大，
小脑中脚呈稍低信号

（3）DWI 上呈信号减低。

（4）NAA 峰降低；Cr 峰及 Cho 峰无明显改变。

2. 鉴别诊断

（1）多系统萎缩 - 小脑型（MSA-C）：在 MRI 上可有类似的小脑萎缩征象，但其还可显示脊髓小脑性
共济失调中少有的其他征象：①颅后窝 PDWI 及 $T_2WI$ 异常信号，如小脑中脚的高信号和脑桥"十字征"；
②基底节区的异常高或低信号。

（2）橄榄体脑桥小脑萎缩：也能够表现出小脑萎缩的征象，但其通常还伴有明显的脑干萎缩，尤其是脑
桥萎缩。

（3）Friedreich's 共济失调（FRDA）：虽然也能显示小脑的萎缩，但萎缩程度比较轻，其主要为脊髓的萎缩表现；典型脊髓小脑性共济失调患者主要显示小脑的萎缩，而脑干及大脑等区域显示相对完好。因此，结合容量分析及 VBM 等检查对上述结构的萎缩情况进行定量分析，有助于鉴别诊断。

（五）治疗和预后

临床上对脊髓小脑性共济失调患者尚无非常有效的治疗方法，目前多采取相应的对症治疗。蛋白酶阻滞剂是一种可能有效的治疗方案，如半胱天冬酶阻滞剂，能够阻滞多聚谷氨酸蛋白形成包涵体。但针对不同脊髓小脑性共济失调分型的特异性蛋白酶抑制剂，仍需进一步的研究和探索。此外，在动物模型中已经成功完成了小脑的神经干细胞移植，该方法未来有望成为脊髓小脑性共济失调的一种有效治疗方式。

由于多聚谷氨酰胺合成异常，脊髓小脑性共济失调 1 型、脊髓小脑性共济失调 2 型和脊髓小脑性共济失调 3 型患者主要表现为渐进性的神经系统功能障碍，并最终由于脑干的功能障碍而致死。也有部分脊髓小脑性共济失调患者虽然表现出显著的运动功能障碍，但由于仅累及小脑，故其寿命不受明显影响。研究显示大多数脊髓小脑性共济失调患者于发病后的 21~25 年死亡。

# 第六节　皮质 - 纹状体 - 脊髓变性

（一）概述

皮质 - 纹状体 - 脊髓变性（Creutzfeldt-Jakob disease，CJD）又称传染性海绵状脑病，是由变异朊蛋白感染所致的一种中枢神经系统变性疾病。临床上可分为散发型、变异型、遗传性及医源型，其中以散发型最常见，占 85%~95%，遗传性次之，医源型最少。遗传性发病年龄比散发型年轻，病程则更长。皮质 - 纹状体 - 脊髓变性的发病率约为 1/100 万，发病年龄多在 50~70 岁，没有性别差异，中位生存期为 5 个月，大约 80% 的患者在发病后 1 年内死亡。临床表现主要有迅速进展性痴呆、共济失调和肌阵挛等，具有传播性、进展快和病程短等特征。

变异型皮质 - 纹状体 - 脊髓变性于 1996 年被确定，由于食用罹患牛海绵状脑病（BSE）的动物所致，患者以青年为主，平均发病年龄为 29 岁（17~51 岁），中位生存期约为 13 个月。其前驱异常神经症状通常能持续超过 6 个月。神经症状包括运动障碍、共济失调及痴呆等。

该病由 Creutzfeldt 及 Jakob 分别于 1920 年和 1921 年首次报道。目前普遍认为本病是由朊蛋白异常变构所致。羊瘙痒病朊粒蛋白（PrPsc）是由正常朊蛋白（PrPC）错误折叠所致的异构体，具有致病性，主要为 β 片层结构，不溶于水，不能被蛋白酶水解，大量沉积后形成淀粉样变性。皮质 - 纹状体 - 脊髓变性的病因主要有家族性遗传、牙科处置、硬脑膜移植、使用垂体生长激素和食物等。

脑电图诊断散发型皮质 - 纹状体 - 脊髓变性特异性高达 92%。约 2/3 的散发型皮质 - 纹状体 - 脊髓变性患者在疾病后期可表现为特征性脑电图表现，即周期性尖锐复合波。显示脑电图阳性的中位时间约 12 周。变异型皮质 - 纹状体 - 脊髓变性患者可显示非特异的慢波异常，但也有不少患者即使到晚期也无异常脑电图表现。也有报道显示变异型皮质 - 纹状体 - 脊髓变性患者的脑电图在晚期也会出现类似周期性尖锐复合波。

（二）病理学表现

大体：病程短者一般无明显异常；病程长者常可表现为弥漫性或局限性灰质萎缩，海马结构基本正常。

光镜下：海绵状变性，伴有不同程度反应性星形细胞的增生和神经元的缺失。海绵状变性为弥漫或局灶性的类圆形空泡，呈桑葚状或簇状分布，部分空泡可发生融合，常位于脑皮质层的神经毡内，也可见于小脑的分子层。

电镜下：可以出现海绵状变性及管泡结构。海绵状变性的空泡是由膜包裹的，其内含有卷曲结构和次级囊泡，直径 5~25μm，突触间隙不清，神经细胞内线粒体肿胀。管泡结构是神经元突起内的小泡结构，直径为 27~30nm，体积小，密度高。此外电镜下还可见到自噬泡及髓样空泡等，但不具有特异性。变异型皮质 - 纹状体 - 脊髓变性在电镜下可观察到特征性的淀粉样斑块，其内可见小神经胶质细胞。

免疫组化：CD68 和 HLA-DR 可用于皮质 - 纹状体 - 脊髓变性和 AD 的鉴别诊断。磷酸化 tau 蛋白和总 tau 蛋白、脑脊液中的 14-3-3 蛋白均是诊断散发型皮质 - 纹状体 - 脊髓变性的重要生物标记物。上述生物标记物结合应用能够明显提高诊断散发型皮质 - 纹状体 - 脊髓变性的准确性。脑脊液中的 14-3-3 蛋白结合升高的总 tau 蛋白浓度，其诊断散发型皮质 - 纹状体 - 脊髓变性的特异性可高达 96%，敏感性可达 84%。

（三）MRI 表现

皮质 - 纹状体 - 脊髓变性常累及灰质、基底节区和丘脑，主要表现为灰质萎缩，呈等或稍长 $T_1$ 长 $T_2$ 信号，在 FLAIR 序列上呈高信号，增强扫描没有明显强化。FLAIR 序列因不受脑脊液的影响，能够更敏感地显示病灶的信号改变。深部灰质核团可为双侧或单侧，其中尾状核是其最早和最常累及的部位，晚期可累及壳核。变异型皮质 - 纹状体 - 脊髓变性的典型特征为"曲棍球棒征"或"丘脑枕结征"，即双侧丘脑枕和背侧丘脑信号较壳核对称性增高。

DWI：大脑皮质呈异常高信号，称为"彩带征"。双侧基底节区和丘脑多呈对称性高信号。DWI 显示皮层信号异常比 FLAIR 序列更敏感。DWI 对散发型皮质 - 纹状体 - 脊髓变性的诊断具有较高的准确性，表现为两个及以上不同脑灰质的异常高信号，或壳核及尾状核的异常高信号。DWI 诊断皮质 - 纹状体 - 脊髓变性的敏感性和特异性明显高于常规 MRI（图 10-6-1）。而 DWI 可与 FLAIR 序列联合用于散发型皮质 - 纹状体 - 脊髓变性的诊断。此外，研究发现基底节及枕叶的 DWI 高信号和基底节 ADC 值与患者的临床症状和病程有显著的关联。

DTI：尾状核和丘脑枕区 MD 值明显降低，FA 值没有显著改变。

$^1$H-MRS：基底节区 NAA/Cr 比值下降，且与病程有关。

（四）诊断要点与鉴别诊断

1. 诊断要点

（1）病变部位为大脑皮质和 / 或丘脑、基底节区。

（2）$T_2$WI 及 FLAIR 上呈高信号，可见"曲棍球棒征""丘脑枕结征"。

（3）DWI 上呈高信号，皮层区出现"彩带征"。

（4）MRS 上 NAA/Cr 比值减小。

（5）DTI 上 MD 值减低，FA 值无改变。

（6）tau 蛋白升高、脑脊液 14-3-3 蛋白阳性。

（7）散发性皮质 - 纹状体 - 脊髓变性脑电图呈周期性尖锐复合波。

2. 鉴别诊断

（1）阿尔茨海默病：典型影像表现为全脑弥漫性萎缩，以海马和颞叶为著，而皮质 - 纹状体 - 脊髓变性患者很少发生脑萎缩。另外，在皮质 - 纹状体 - 脊髓变性患者中常可见到双侧壳核或尾状核信号增高，阿尔茨海默病患者则无此征象。

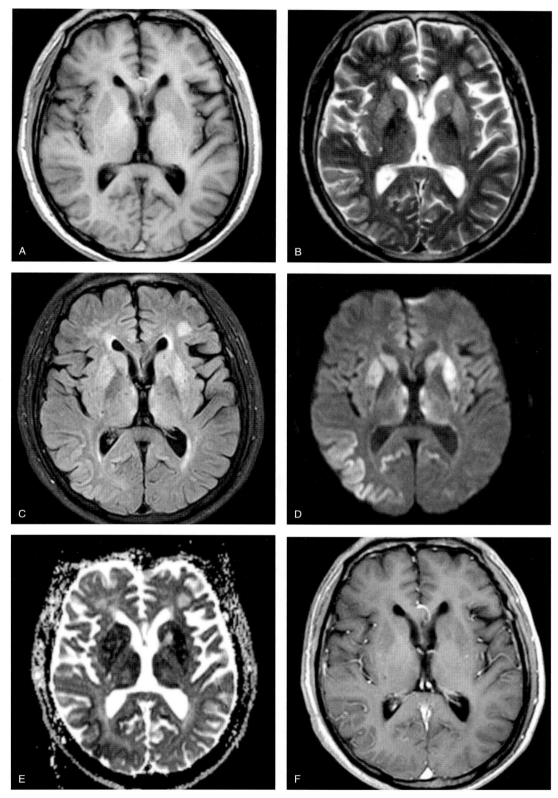

图 10-6-1 皮质 - 纹状体 - 脊髓变性 MRI 表现

A. T$_1$WI,示双侧基底节、丘脑及双侧顶枕叶稍低信号;B~D. 分别为 T$_2$WI、FLAIR 及 DWI,示病变呈高信号;
E. ADC 图,示病变呈低信号;F. CE-T$_1$WI,示病变无强化

(2)路易体痴呆(dementia with Lewy Bodies,DLB):皮质 - 纹状体 - 脊髓变性患者皮质区可见特征性

的"彩带征",基底节区DWI呈见高信号,而DLB通常没有这些征象,可以此鉴别。

(3)额颞叶痴呆(frontotemporal Dementia):在疾病的早期,即可表现出特征性的行为及性格的改变,当出现锥体外系症状如震颤、刻板、运动不能等类似散发型皮质-纹状体-脊髓变性,大部分病例在MRI上可见额颞叶体积减小。

(4)病毒性脑炎:病变早期,脑组织水肿,病变主要侵犯灰质,常表现为脑组织的弥漫性肿胀,而皮质-纹状体-脊髓变性脑组织一般无肿胀。病毒性脑炎MRI表现为脑内对称或不规则分布的呈长$T_1$长$T_2$信号的单发或多发病灶,DWI上呈高信号。而皮质-纹状体-脊髓变性病灶常位于大脑皮质和/或基底节区、丘脑,DWI及FLAIR序列上灰质区可见"彩带征"。增强扫描病毒性脑炎可见弥漫或脑回样强化,皮质-纹状体-脊髓变性则没有明显强化。大多数病例常出现脑膜脑炎相关性头痛及发热,有时可伴发癫痫。记忆力损害比皮质-纹状体-脊髓变性更迅速。细胞计数增多及脑脊液蛋白含量升高等炎症表现是重要特征,而皮质-纹状体-脊髓变性缺乏这些特征。

(五)治疗和预后

抗精神病药氯丙嗪及抗疟疾药奎纳克林能够通过血-脑屏障,可有效地抑制PrPSc的转化,可用于皮质-纹状体-脊髓变性患者的治疗,但奎纳克林不能阻止疾病的进展,仅能在短期内改善患者的临床症状。非阿片类镇痛药氟吡汀为天冬氨酸拮抗剂,能够减少神经元的损伤,对于治疗皮质-纹状体-脊髓变性认知功能障碍有一定的效果。有动物及体外研究发现,异种朊蛋白可以有效抑制PrPSc的转化,能够延缓其临床症状和运动缺陷,同时能够有效延长生存期。这提示重组仓鼠朊蛋白或其他非人类朊蛋白也许能够用于治疗人朊蛋白疾病。本病目前来说仍然是一种致死性的疾病,尚没有非常有效的治疗方法。

# 第七节　橄榄体脑桥小脑萎缩

(一)概述

橄榄体脑桥小脑萎缩(Olivopontocerebellar Atrophy,OPCA)是一组原因不明的以脑桥腹侧、下橄榄核及小脑皮质的神经元缺失为共同特点的神经变性疾病。1891年由Menzel首先报道,1900年由Dejerine和Thomas首次命名。主要发生于大于20岁的成年人,男女发病比例无明显差别,主要临床表现包括进行性的步态和肢体的共济失调伴有构音障碍、眼肌运动失调、帕金森症状、自主神经功能失调,部分患者可伴有皮质脊髓束损害等症状。

1954年Greenfield将橄榄体脑桥小脑萎缩分为遗传性(familial olivopontocerebellar atrophy,FOPCA)和散发性(sporadic olivopontocerebellar atrophy,SOPCA)两种类型,后者相对前者更为多发,发病年龄更大、病程短且临床表现更为轻微。遗传性橄榄体脑桥小脑萎缩表现为常染色体显性或隐性遗传,现已归入遗传性脊髓小脑性共济失调(spinocerebellar ataxia,SCA);散发性橄榄体脑桥小脑萎缩目前原因尚不明确,可能与病毒感染、神经生化紊乱、自由基损伤、血供、酶代谢异常、肿瘤及免疫因素有关,1969年由Graham和Oppenheim等提出将其归入多系统萎缩(multiple system atrophy,MSA),因其在病理上少突胶质细胞和残存的神经元内可见到嗜银性胞质包涵体。

橄榄体脑桥小脑萎缩是一种罕见的多系统变性疾病,起病隐匿,呈慢性进行性,临床表现以小脑共济失调及脑干受损症状为主,早期临床表现缺乏特异性,明确诊断需依靠神经病理学典型表现,但是临床实践中很少应用,主要依靠神经影像学检查来辅助诊断。

（二）病理学表现

大体：病理表现主要为延髓下橄榄核、脑桥及小脑的萎缩，有时可累及基底神经核、大脑皮质、黑质、蓝斑、脊髓前角、脊髓中间外侧核等结构。

镜下：病理改变以小脑、脑桥及下橄榄核神经元的缺失、神经纤维脱髓鞘伴反应性胶质增生为主要表现，小脑浦肯野细胞明显减少和萎缩，颗粒层变薄。其特征性的病理表现是皮质下运动区、内外囊、皮质脊髓束、小脑中脚等胶质细胞和神经元胞质内及核内存在神经胶质细胞胞质包涵体（glial cytoplasmic inclusions，GCI），GCI 的形成是变性过程的早期阶段，可破坏髓磷脂并造成 α- 突触核蛋白的积聚，从而导致神经元的变性。GCI 表现为以 α- 突触核蛋白为主要成分的嗜酸性包涵体，该包涵体内含有细胞骨架蛋白如泛素、相关微管蛋白及微管相关蛋白 1、2、5 等，其密度与神经元变性程度和病程密切相关。光镜下 H-E 染色该包涵体表现为界清、均质磨玻璃样结构，形状多样，多为球形、三角形、方形或新月形，直径 4~20μm，因其具有嗜银性，故用银渗透染色法可使其显色，用改良的 Bielschowsky 技术染色，该小体表现为深黑色，偶尔边缘可见小突起。

免疫组化：显示 α 和 β 微管蛋白阳性，tau 蛋白、热休克蛋白 Hsc70 和 Hsp70 可显示阳性，朊蛋白相关 14-3-3 蛋白早期即可表现为阳性；胶质纤维酸性蛋白、神经微丝蛋白和双螺旋纤维可为阴性。小脑中 4 羟基壬烯醛（HNE）可表现为阳性，并且和神经元的变性有关。

（三）MRI 表现

MRI 主要表现为脑干变细，以脑桥前后径变小为著；小脑中脚变窄，小脑蚓部、齿状核及小脑半球萎缩，体积变小，沟裂增宽，横径增宽，半球小叶变细变直，呈枯树枝状；脑池及脑室扩大，以第四脑室、桥前池及延髓前池扩大最为明显。同时也可伴有额顶叶大脑皮质萎缩，但萎缩程度明显轻于小脑、脑桥。

在疾病晚期，$T_2WI$ 脑桥和小脑中脚信号增高，其中脑桥内可见十字形或纵行线样高信号即所谓的"十字征"或"纵线征"，被视为橄榄体脑桥小脑萎缩的特征性表现，只是疾病不同时期的表现不同。病理基础可能为脑桥神经元及桥小脑横行神经纤维变性以及神经胶质增生使其含水量增加，而小脑上脚的纤维和锥体束受损害，形成 $T_2WI$ 上脑桥的异常高信号影。有研究表明"十字征"在 PDWI 上的检出率优于 $T_2WI$，添加 PDWI 对于发现橄榄体脑桥小脑萎缩的"十字征"有一定作用。另外，因中脑被盖萎缩及中脑被盖前后径缩小引起的脚间池长度的相对增加，可出现"蜂鸟征"（图 10-7-1）。

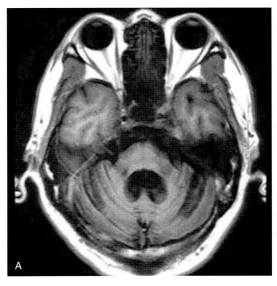
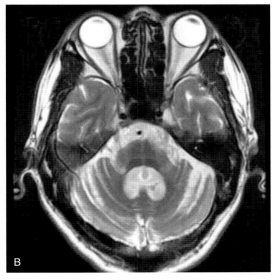

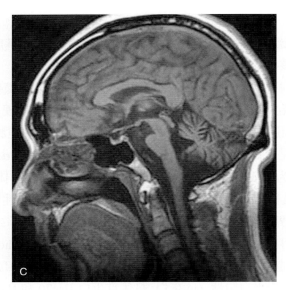

图 10-7-1　橄榄体脑桥小脑萎缩 MRI 表现

A. T₁WI, 示脑桥低信号的"十字征"; B. T₂WI, 示脑桥高信号的"十字征"; C. 矢状位 T₁WI, 示"蜂鸟征"

DWI: 橄榄核、脑桥基底节和小脑中脚信号减低, ADC 图信号增高, 可能与神经元死亡脱失、髓鞘变性和胶质增生有关。

MRA: 显示椎 - 基底动脉系统纤细。

¹H-MRS: 有研究发现在橄榄体脑桥小脑萎缩患者中脑桥和延髓的 MI 浓度增高, 而 NAA 浓度降低, 并且脑桥 Mi/Cr 值与疾病严重程度呈正相关。脑桥的 NAA/Cr 比值明显降低。而小脑的 NAA/Cr 及 NAA/Cho 比值降低。

DTI: 幕上和幕下广泛脑白质区域 FA 值减少和 MD 值增高, 而且上述改变与共济失调等级评分 (scale for assessment and rating of ataxia, SARA) 量表及病程呈正相关。

（四）诊断要点与鉴别诊断

1. 诊断要点

（1）病变主要累及小脑、脑桥及延髓。

（2）MRI 上表现为脑干萎缩变细, 小脑萎缩, 半球小叶变细变直, 呈枯树枝状, 第四脑室、桥前池及延髓前池扩大。

（3）病变晚期, T₂WI 特征性表现为脑桥内可见"十字征"或"纵线征", 有时可见中脑萎缩, 矢状位上呈"蜂鸟征"。

2. 鉴别诊断

（1）纹状体黑质变性（striatonigral degeneration, SND）: 低场 MRI T₂WI 或 PDWI 上可见壳核外环高信号（裂隙征）及背外侧低信号, 而橄榄体脑桥小脑萎缩表现为中晚期 MRI 上小脑及脑干的明显萎缩, 依此可以鉴别。

（2）Shy-Drager 综合征（Shy-Drager syndrome, SDS）: 又称特发性直立性低血压, 是一种自主神经系统及中枢神经系统广泛变性的疾病。该病症状和橄榄体脑桥小脑萎缩相似, MRI 也可表现为脑萎缩, 但 Shy-Drager 综合临床上有直立性低血压表现, MRI 上脑萎缩主要为大脑、小脑、脑干非特异性萎缩, 而橄榄体脑桥小脑萎缩主要表现为小脑、脑桥萎缩, 另外, Shy-Drager 综合在 T₂WI 上可见壳核信号减低, 特别是沿壳核边缘部降低显著。有时橄榄体脑桥小脑萎缩与 Shy-Drager 综合鉴别困难, 结合临床、诱导电位、密切随访可为鉴别提供进一步的帮助。

（3）进行性核上性麻痹（progressive supranuelear palsy，PSP）：中晚期患者的 MRI 可观察到中脑萎缩，第三、四脑室的扩大，小脑上脚的萎缩变性，形成所谓蜂鸟征，故也需与该病进行鉴别。进行性核上性麻痹相对于橄榄体脑桥小脑萎缩而言，发病年龄更晚，从临床症状的出现到死亡进展迅速，而且患者常常在数年内的生活存在严重残疾。橄榄体脑桥小脑萎缩患者 rADC 值在脑桥、小脑中脚、小脑白质及小脑齿状核明显比 PSP 高，在进行性核上性麻痹患者 rADC 值在苍白球及中脑明显增高，据此可以鉴别。

（五）治疗和预后

目前尚无有效办法阻止变性疾病的进展，橄榄体脑桥小脑萎缩亦属于变性疾病的一种，至今仍无有效治疗方法，而且对症治疗也是有限的，静脉注射免疫球蛋白可以一定程度改善患者的功能。本病预后较差，大多数患者病情迅速恶化，起病后生存时间常短于 10 年，晚期患者常因长期卧床出现肺部感染等并发症而死亡。但若能早期发现和及时对症治疗仍可延缓病情进展并提高患者的生活质量。

（张春艳　文宝红　曹代荣　程敬亮）

# 第十一章
# 其他疾病引起的脑部病变

## 第一节  中毒性脑病

### 一、农药中毒

#### (一) 概述

1. 农药杀虫药中毒  近代农业广泛使用农药来获得高产和丰收,其中以杀虫药应用范围最广。目前我国农业杀虫药的使用以有机磷类为主,急性有机磷农药中毒(acute organophosphorus insecticides poisoning,AOIP)是我国农村最常见的急性中毒,常因在生产及使用过程中防护不周和使用不当所引起。在日常生活中,因误服、自杀、投毒等非职业性原因造成的有机磷中毒也很常见。急性有机磷农药中毒能够造成全身多脏器的损伤,当出现中枢神经系统功能的损害时,患者通常病情比较危重。

有机磷农药中毒的主要中毒机制为抑制神经系统中的乙酰胆碱酯酶,可与其酯解部位结合形成磷酸化胆碱酯酶。后者结构稳定,不能分解乙酰胆碱,可导致神经递质 - 乙酰胆碱的积蓄,从而引起中毒效应。临床上主要表现为烟碱样症状、毒蕈碱样症状及中枢神经系统症状。其中脑部损伤可引起急性中毒性脑病,临床表现包括烦躁、神志不清、抽搐、谵妄等,严重者可发生中枢性呼吸衰竭。

2. 杀鼠药中毒  杀鼠药是指一类能够杀死啮齿类动物,可用于杀灭鼠类的药物化合物。杀鼠药中毒的常见原因主要有误食、误服;有意投毒或服毒;二次中毒;杀鼠药在加工生产过程中,经呼吸道吸入或皮肤接触进入体内。

毒鼠强是最具代表性的兴奋中枢神经系统的杀鼠药。毒鼠强对中枢神经系统有强烈的兴奋性,中毒后可表现强烈的惊厥,其致死量是一次口服 0.1~0.2mg/kg。Simyhies 等研究证实惊厥的主要原因是毒鼠强拮抗 γ- 氨基丁酸(GABA)。因其稳定性及剧烈的毒性,非常容易造成二次中毒,目前尚没有解毒药物。毒鼠强中毒性脑病的临床表现有突发性意识障碍、阵发性或持续性抽搐、癫痫样大发作,甚至发生角弓反张、去皮质强直和小便失禁,继而转为抑制,能在数分钟内死于呼吸麻痹。

#### (二) 病理学表现

1. 农药杀虫药中毒  急性中毒在早期主要表现为中枢神经系统的弥散充血,严重时可见脑实质脱髓鞘、水肿变性、灶性小出血点;中期可见各部位的神经细胞发生尼氏体溶解、空泡变性和皱缩等,危重者神经细胞核内可出现浓缩、结痂等不可逆性的改变;晚期常见胶质细胞的反应性增生。光镜下,脑组织结构疏松,神经元、胶质细胞及毛细血管周围间隙明显增宽,胞体体积减小,染色不均匀,并可出现胶质细胞的增生。

2. 杀鼠药中毒  光学显微镜下表现为脑皮质组织发生缺氧性改变,脑实质和软脑膜的血管扩张、淤血、小灶性出血,且神经元细胞缺失,多角形细胞和胶质纤维增多,脑组织轻度水肿,细胞排列紊乱,胞内发生核空泡样变。缺氧性改变进行性加重。电镜下表现主要有神经元细胞胞质致密,嵴减少,线粒体肿胀,内质网扩张,排列紊乱,呈凋亡样改变,凋亡神经元数量随时间延长而增加,胶质细胞也可发生凋亡。

（三）MRI 表现

1. 农药杀虫药中毒　早期可出现脑水肿,MRI 主要显示为脑实质内大片状异常信号影,在 $T_1WI$ 上呈低信号,$T_2WI$ 上呈高信号,DWI 示明显弥散受限,ADC 值下降,上述改变反映了细胞毒性脑水肿(图 11-1-1)。同时可见脑灰白质分界模糊,脑回增宽,脑沟、裂变窄。大脑皮质及双侧基底节区可见短 $T_1$ 信号出血灶。中毒恢复期 MRI 表现不具有特异性,常累及苍白球、尾状核、丘脑、中脑及小脑,严重者皮质可见软化灶,可有脑萎缩表现。

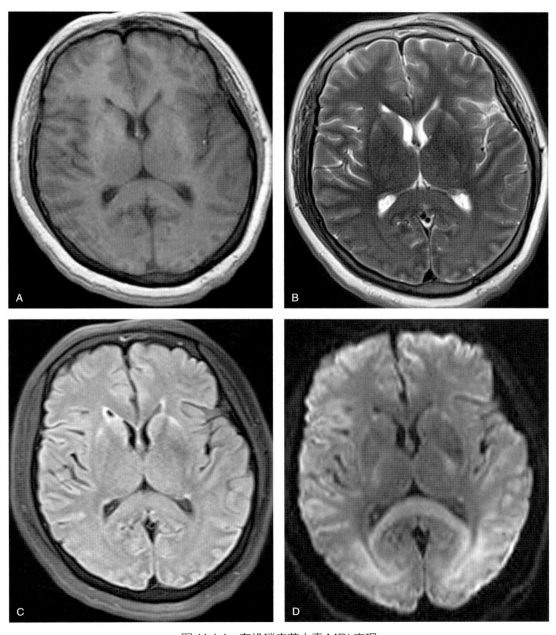

图 11-1-1　有机磷农药中毒 MRI 表现

A. $T_1WI$,示双侧额顶枕颞叶、侧脑室旁、内外囊区及胼胝体斑片状稍低信号;B~C. 分别为 $T_2WI$、FLAIR,示病变呈高信号;D. DWI,示病变弥散受限呈高信号

2. 杀鼠药中毒　急性期可出现脑水肿,MRI 上显示为脑实质大片状长 $T_1$ 长 $T_2$ 信号影,灰白质分界模糊,脑回增宽,脑沟裂变窄。蛛网膜下腔出血常见于前后纵裂池和天幕等处,呈短 $T_1$ 信号。慢性期可见明显脑萎缩征象。

（四）诊断要点与鉴别诊断

1. 诊断要点

农药杀虫药中毒：

（1）有机磷杀虫药接触史。

（2）中毒早期常表现为脑水肿,影像检查可见脑沟裂变窄,脑室减小,脑实质密度减低或信号异常,灰白质分界模糊。

（3）病程较长者,可见脑沟裂增宽、脑室增大等脑萎缩的征象。

（4）临床监测到全血胆碱酯酶的活力明显降低,更易确诊。

杀鼠药中毒：

（1）杀鼠药误吸、误服和密切接触史。

（2）脑干刺激的癫痫大发作及严重阵挛性惊厥。

（3）急性期多表现为脑水肿,MRI 显示脑沟及脑裂变窄,脑室减小,脑实质密度下降或信号异常,脑灰白质分界模糊。

（4）慢性期可见脑萎缩征象。

2. 鉴别诊断

农药杀虫药中毒：

（1）中暑：经常发生在高温环境里,环境湿度较大,临床上表现为热痉挛、热衰竭和热射病。特别是在热浪期,昏迷且伴有体温过高者应考虑中暑可能。

（2）脑梗死：患者常有高血压、高脂血症及高血糖等危险因素,或伴有心脏病及心房颤动史;查体还可见锥体束征阳性、偏瘫等定位征象;脑 MRI 可见到病灶与定位体征一致的影像学改变;没有显著的血清酶学变化。

（3）出血性脑血管病：昏迷患者,常有原发性高血压,起病一般较急,可见剧烈头痛和呕吐,血压上升明显,也可出现眩晕、意识障碍偏瘫、锥体束征阳性等;还可见脑膜刺激征;腰穿显示脑脊液压力显著上升。

（4）糖尿病酮症酸中毒昏迷：患者有糖尿病病史,一般可有严重的感染、高热及呕吐史;口腔内有烂苹果味,血糖、尿糖明显升高,尿酮体呈强阳性,血酮体大于 4.8mmol/L;血气分析可表现为代谢性酸中毒;血浆渗透压升高显著。

杀鼠药中毒：

主要需与农业杀虫药中毒相鉴别,依据临床症状和药物接触史,一般较易鉴别,其他需要鉴别的疾病与农业杀虫药中毒鉴别诊断类似,不再赘述。

（五）治疗和预后

农药杀虫药中毒：

（1）迅速清除毒物：急诊早期应该尽可能地清除患者体内的毒物,对于预后影响重大。吸入中毒者,应该迅速离开中毒现场。经皮肤污染者需要尽快换掉污染衣物,并用肥皂水反复清洗被污染的毛发、皮肤及指甲等部位。经口服中毒者则需尽早催吐、洗胃和导泻。

（2）特效解毒药物的应用：应用原则为早期、联合、足量、重复用药。胆碱酯酶复活剂是常用的解毒药物,但有些患者对其疗效不佳,可采用阿托品治疗。胆碱酯酶复活剂与阿托品两药联合使用,效果更佳,此时阿托品需要适当减量,以避免阿托品中毒。

（3）对症治疗：对症治疗的重点是维持心肺功能的正常运转，保持呼吸道的通畅，正确氧疗，必要时进行机械通气。脑水肿可用糖皮质激素和脱水药。轻度中毒患者预后良好，一般能够完全恢复。重症患者如若昏迷时间过长，则提示预后不良。

杀鼠药中毒：

（1）彻底洗胃，是最有效的清除毒物方法。

（2）及时准确判断杀鼠药的成分，如为氟乙酰胺类，可尽快足量应用乙酰胺解毒。

（3）镇静控制抽搐：可物理降温从而控制高热症状，重症中毒的儿童如若发生反复惊厥、昏迷或呼吸抑制，可使用纳洛酮。

（4）对症治疗：尽早采取措施和药物，预防患者发生脑水肿、肺水肿和水电解质的失衡。同时需要预防感染，防止发生并发症。严密观察患者的生命体征，注意保护各个重要器官的功能。

## 二、急性一氧化碳中毒

### （一）概述

急性一氧化碳中毒（acute carbon monoxide poisoning，ACOP），是急性中毒死亡的最主要原因，也是急诊内科最常见的急症之一。其发病率和死亡率均较高。一氧化碳（carbon monoxide，CO）为无刺激性的无色无味气体，是生活和生产中最常见的窒息性气体。在生活中，急性一氧化碳中毒的高危人群主要包括从事烧窑、炼焦、炼钢等工作的作业人员，室内燃煤取暖和浴室使用燃气热水器的人员和直升机飞行员等。

急性一氧化碳中毒无特异性的临床表现，皮肤、黏膜呈"樱桃红色"的表现和发绀虽然比较典型，但在临床上并不常见，因此和其他疾病相鉴别比较困难。轻度中毒患者可只出现流行性感冒的症状，重度中毒者可出现昏迷甚至死亡。头痛是一氧化碳中毒最常见的症状，包括钝痛、锐痛、间歇性疼痛、持续性疼痛等。

急性一氧化碳中毒患者有3%~30%在中毒症状缓解以后，经过2~60天的"假愈期"可再次发生严重的脑损伤，临床上称为急性一氧化碳中毒迟发性脑病（delayed encephalopathy after carbon monoxide poisoning，DEACMP）。急性一氧化碳中毒迟发性脑病的临床表现多样，没有特异性，主要有锥体外系功能障碍、严重的精神行为异常、轻度认知功能障碍等，有时也可表现为痴呆、癫痫、精神病、视力损伤、大小便失禁和帕金森综合征等症状。

### （二）病理学表现

一氧化碳中毒脑损伤的主要病理学改变，在急性期为脑白质的点状出血灶，以胼胝体为著；中毒48小时后常显示脑灰白质的板层状或局灶性变性及坏死。其中苍白球可出现典型的双侧对称性软化灶。脑损伤亦可累及第三脑室侧壁、下丘脑、纹状体、丘脑及脑干等部位。显微镜下神经元呈缺血性改变，主要表现为胞体减小，胞核固缩，尼氏体消失和脱髓鞘。

急性一氧化碳中毒迟发性脑病的病理改变除了神经元变性坏死之外，还与胶质细胞的增生、组织纤维化关系密切。变性坏死的神经元被组织纤维化和增生的胶质细胞替代，形成白质脱髓鞘、胶质瘢痕及软化灶等。

### （三）MRI 表现

1. 急性一氧化碳中毒　双侧苍白球呈长 $T_1$ 长 $T_2$ 信号，FLAIR 序列上呈明显高信号，DWI 弥散受限，ADC 值可见下降（图 11-1-2）；双侧大脑灰质和白质区脑水肿明显，灰质与白质分界模糊；侧脑室旁白质内可见广泛的缺血性脱髓鞘性病变；广泛的脑萎缩。有研究显示，在 MRI 增强扫描上，可见到患者的动脉边缘带灰质呈脑回状强化、双侧基底节可见局灶性强化。

$^1$H-MRS：受累白质区 NAA 峰下降，Cho 峰增高，常可见 Lac 峰明显升高。

DTI：显示脑白质纤维束的变化，受累区域的 FA 值可见下降。

静息状 fMRI 研究显示：急性一氧化碳中毒患者脑功能出现异常活动。

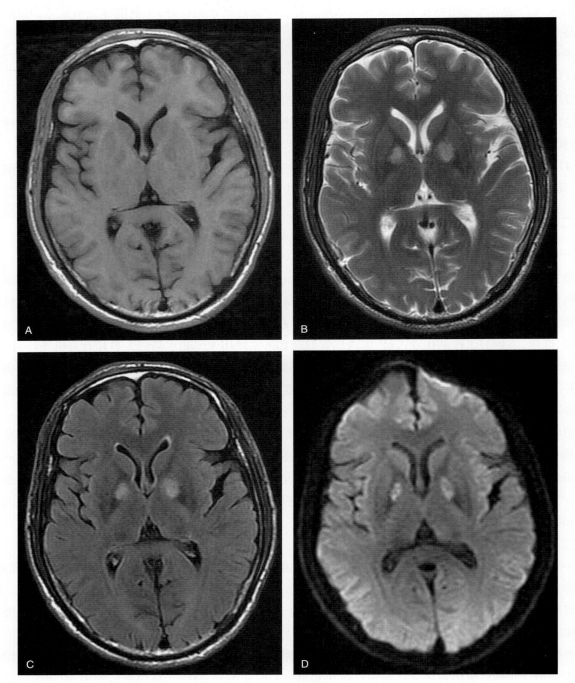

图 11-1-2　急性一氧化碳中毒 MRI 表现

A. $T_1WI$，示双侧苍白球对称性低信号；B~D. 分别为 $T_2WI$、FLAIR 及 DWI，示病变呈对称性高信号

2. 急性一氧化碳中毒迟发性脑病　脑水肿逐渐消失，MRI 上表现为梗死、软化灶和脱髓鞘。可见脑室周围和基底节区对称性长 $T_2$ 信号，皮层下 U 纤维、胼胝体、外囊及内囊、海马常可见受累，DWI 示病变区弥散受限呈高信号，ADC 值下降（图 11-1-3）。晚期可见脑萎缩。

SWI：显示双侧苍白球呈明显低信号。

$^1$H-MRS：受累白质区 NAA 峰下降，Cho 峰增高，常可见 Lac 峰明显升高。

DTI：显示脑白质纤维束的变化，受累区域的 FA 值可见下降。

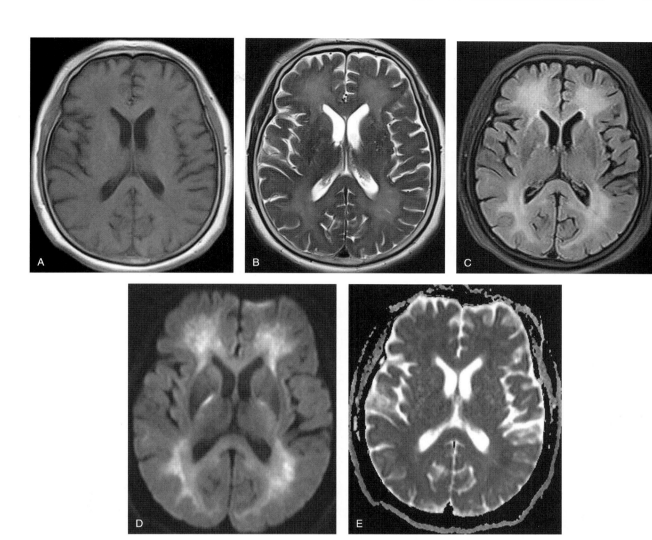

图 11-1-3　急性一氧化碳中毒迟发性脑病 MRI 表现
A. $T_1WI$,示双侧额颞枕叶、双侧侧脑室旁、胼胝体片状低信号；B~D. 分别为 $T_2WI$、FLAIR 及 DWI,示病变呈高信号；
E. ADC 图,示病变呈低信号

（四）诊断要点与鉴别诊断

1. 诊断要点

急性一氧化碳中毒：

（1）参考急性一氧化碳中毒国家诊断标准《职业性急性一氧化碳中毒诊断标准》；高浓度一氧化碳吸入病史；中枢神经损害症状及体征；血液中碳氧血红蛋白测定。

（2）影像学改变：急性一氧化碳中毒 MRI 上双侧苍白球呈长 $T_1$ 长 $T_2$ 信号；广泛性的脑萎缩。

急性一氧化碳中毒迟发性脑病：

（1）急性一氧化碳中毒病史,有明确的假愈期。

（2）典型临床症状有精神症状、帕金森病、痴呆及肌张力增高等。

（3）脑 MRI 改变主要发生在侧脑室旁和半卵圆中心；苍白球可见对称性病变；此外常累及海马、皮层下 U 纤维、胼胝体、皮质海绵状改变。晚期发生脑萎缩。

2. 鉴别诊断

急性一氧化碳中毒：根据一氧化碳吸入史、临床表现和实验室检查,临床一般较易确诊,需鉴别的疾病同农业杀虫药中毒,不再赘述。

急性一氧化碳中毒迟发性脑病：

(1) 急性一氧化碳中毒性脑病：常表现为智力障碍、去皮质状态、帕金森病等，但是没有假愈期，是急性期的延续。

(2) 多梗死性痴呆：常表现为神经系统的功能障碍以及痴呆，颅脑 CT 显示白质密度降低及脑梗死，没有急性一氧化碳中毒史及假愈期表现。

(3) 帕金森综合征：起病及进展通常较缓慢，常可见搓药丸样震颤表现。可有震颤、肌张力增高及痴呆症状，没有急性一氧化碳中毒史及假愈期。

(五) 治疗和预后

急性一氧化碳中毒：

1. 使患者迅速脱离现场，及时吸入新鲜空气，解开腰带、领口等，清除口鼻的分泌物，保持呼吸道的通畅。

2. 氧气治疗　患者需立即进行氧气的吸入治疗。对于伴有昏迷、晕厥和神经功能障碍者，或血液一氧化碳 Hb 浓度>大于 25% 的患者和浓度>15% 的孕妇，均需尽早采用高压氧治疗。

3. 对症支持治疗　患者需要绝对卧床休息，从而减少耗氧量。对无法自主呼吸的患者及时给予机械通气治疗。对于乳酸水平和血清 pH 值异常者，需使用纠正酸碱平衡紊乱的药物。还应依据患者的病情适当给予解痉、解除脑水肿、改善呼吸及脑部血液循环等对症支持治疗。

轻中度急性一氧化碳中毒患者大部分可在数日内痊愈，个别患者可遗留周围神经损伤、神经症或迟发脑病。重度急性一氧化碳中毒患者，其预后受多种因素的影响，比如一氧化碳暴露时间、是否有基础病、抢救和治疗是否及时等。

急性一氧化碳中毒迟发性脑病：

目前临床治疗上常采取高压氧联合血管扩张剂、糖皮质激素、抗帕金森病药物和神经细胞营养剂等的综合疗法。该疗法的治愈率约为 81.6%，但尚有约 20% 的患者症状不能完全得到消除或缓解，有些甚至生活不能自理，给家庭和社会带来了极大的经济和生活负担。急性一氧化碳中毒迟发性脑病病程较长、迁延难愈。

## 三、酒精中毒

(一) 概述

据 2004 年世界卫生组织统计，全球饮酒人数大约有 20 亿，7 000 多万人因饮酒而导致患有各种疾病。有研究显示人类每天饮酒量大于 40g，就可以引起脑组织的损伤。酒精中毒会导致机体的营养代谢发生紊乱，从而致使中枢神经系统受损，称为酒精中毒性脑病。其临床表现多样，主要有注意力不集中、共济失调、反应迟钝、自发性少语、记忆力障碍、定向力及眼球运动障碍等一系列的精神和意识障碍表现。本病还可以导致韦尼克脑病（Wernicke encephalopathy，WE）。韦尼克脑病是由多种原因引起维生素 $B_1$ 缺乏导致的严重代谢性脑病，其最常见的病因之一就是慢性酒精中毒，临床上主要表现为三联征，即精神及意识障碍、共济失调和眼肌麻痹。

(二) 病理学表现

大体：可见到脑组织萎缩，脑重量下降。

光镜下：可见神经细胞减少、神经元变性缺失、树突减少、胞体缩小、髓鞘脱失和轴突结构异常。

电镜下：急性重症酒精中毒后，Hirakawa 等人发现大鼠的神经细胞及胶质细胞可表现水肿征象，同时毛细血管内皮细胞的线粒体亦出现水肿，其结果表明高剂量的乙醇能够造成脑组织的循环障碍，干扰脑组织及细胞内的水平衡，从而导致细胞的毒性水肿。但 Biller 等人研究结果却发现摄入大量乙醇后，脑组织的总体水容量没有显著变化。

（三）MRI 表现

急性酒精中毒在 MRI 上显示为双侧大脑半球脑白质区的对称性 $T_1$ 长 $T_2$ 信号，增强扫描可见病灶呈明显强化（图 11-1-4）。

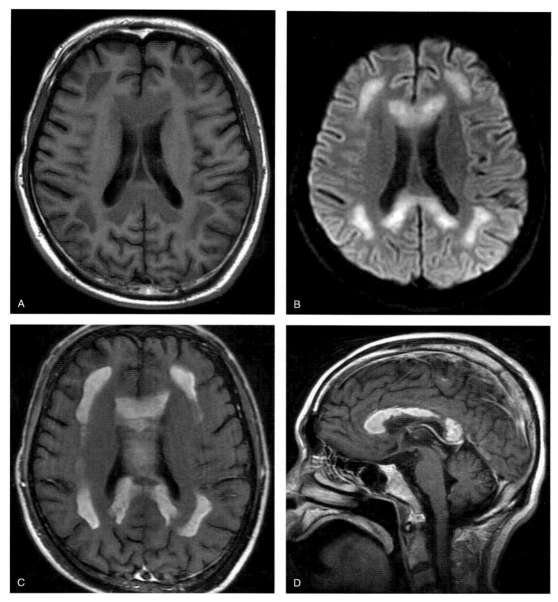

图 11-1-4　急性酒精中毒性脑病 MRI 表现

A. $T_1$WI，示双侧额顶叶、胼胝体对称性低信号；B. DWI，示病变呈高信号；C、D. CE-$T_1$WI，示病变明显强化

慢性酒精中毒在 MRI 上，表现为不同程度的脑萎缩，多发腔隙性脑梗死及脑白质的脱髓鞘，呈长 $T_1$ 长 $T_2$ 信号，FLAIR 序列呈高信号。其中小脑主要表现为小脑蚓部的萎缩。韦尼克脑病的典型 MRI 表现是第三、四脑室旁及导水管周围、四叠体、乳头体和丘脑等部位对称性异常信号，呈长 $T_1$ 长 $T_2$ 信号，FLAIR 序列上呈明显的高信号。增强扫描呈明显强化，乳头体强化最具特征性。胼胝体变性 MRI 表现是胼胝体在急性期呈膨胀性改变，慢性期其压部和膝部萎缩、变薄。胼胝体内可见长 $T_1$ 长 $T_2$ 信号，病灶在急性期呈明显强化，慢性期不强化。

DWI：急性酒精中毒者，脑组织细胞出现毒性水肿，DWI 弥散受限呈高信号，ADC 图呈明显低信号。

$^1$H-MRS：脑组织 NAA/Cr 比值明显减小。

DTI：酒精依赖患者胼胝体压部、膝部、半卵圆中心脑白质纤维束的完整性受损。

fMRI：酒精依赖患者部分脑区（如颞叶和多巴胺系统）的神经活动可明显增强。

（四）诊断要点与鉴别诊断

1. 诊断要点

（1）长期饮酒史、精神和意识障碍症状。

（2）慢性酒精中毒性脑病的特征性表现包括：脑梗死、脑萎缩、白质脱髓鞘、韦尼克脑病及胼胝体变性。

（3）韦尼克脑病患者在第三、四脑室旁，导水管周围，四叠体、乳头体及丘脑等部位可见异常信号改变。

（4）胼胝体变性：急性期呈膨胀性改变，慢性期呈萎缩性改变 MRI 上呈长 $T_1$ 长 $T_2$ 信号，FLAIR 上呈明显高信号。

（5）急性期 DWI 上弥散受限呈高信号。

（6）$^1$H-MRS：脑组织 NAA/Cr 比值明显减小。

（7）DTI：胼胝体压部和膝部、半卵圆中心白质纤维束的完整性明显受损。

（8）fMRI：酒精依赖患者颞叶及多巴胺系统的神经活动显著增加。

2. 鉴别诊断

脑梗死：有糖尿病、原发性高血压病及高脂血症等高危因素，或者有心房颤动病及心脏病史；查体可见锥体束征阳性、偏瘫等定位体征；脑部有病灶和定位体征相一致的影像学变化；没有显著的血清酶学变化。

（五）治疗和预后

对于急性中毒患者，轻症患者无需特殊治疗，必要时可对兴奋躁动者加以约束。共济失调的患者需要多休息，避免活动造成外伤。昏迷患者的治疗重点是维持患者生命脏器的功能：①保持呼吸道通畅，供氧充足，必要时可进行人工呼吸和气管插管；②注意血压和脉搏，维持循环功能，可静脉输入 5% 的葡萄糖盐水；③心电图监测，避免发生心肌损害及心律失常；④维持体温正常；⑤维持水、电解质、酸碱平衡；⑥保护大脑功能，缓慢静脉注射纳洛酮能够有效缩短患者的昏迷时间，可重复给药。严重者可采用血液透析促使体内乙醇的尽快排出。可用小剂量地西泮对过度兴奋和烦躁不安者进行镇静。

韦尼克脑病患者可注射维生素 100mg，具有明显的疗效。同时需要注意补充血容量及电解质。同时应对沉溺于嗜酒的患者进行戒酒治疗和精神心理治疗。

急性酒精中毒患者如果经过治疗后，其生存超过 24 小时者多能完全恢复正常。但昏迷时间长，有基础病变者，或血液中乙醇浓度大于 87mmol/L 者，预后通常比较差。长期嗜酒会导致中毒性脑、周围神经、心肌和肝等病变以及营养不良，患者预后常与病变的类型及程度密切相关。

## 四、阿片类药物中毒

（一）概述

阿片类药物具有很强的止咳、镇静、镇痛、解痉、麻醉、止泻等作用。其主要制剂有吗啡、哌替啶、海洛因等。吗啡是人工合成的盐酸盐结晶，呈白色，无臭，可溶于水。其对中枢神经系统的作用是先兴奋后抑制，因抑制大脑的高级中枢而发生昏迷，随后可抑制呼吸中枢。哌替啶是人工合成的镇静剂，其作用仅是吗啡的 1/10~1/8，但成瘾性及耐受性很强，使用后可产生镇痛、镇静、兴奋不安和抑制呼吸等作用。海洛因是罂粟类植物碱半合成的阿片类毒品，危害非常大。其镇痛作用、成瘾性和毒性均明显大于吗啡。

近年来，由于海洛因滥用而造成的神经系统损害已经成为越来越被关注的问题。海洛因中毒性脑病，又称为海洛因海绵状白质脑病(heroin spongiform leukoencephalopathy, HSLE)是因吸食海洛因导致的神经系统并发症之一。Wolters 等于 1982 年首先报道。海洛因能够引起肺通气障碍,呼吸中枢被抑制,机体缺氧严重。脑缺氧后可以使硫酸芳香酯酶的代谢活跃,导致神经元变性和脱髓鞘改变。海洛因中毒性脑病主要表现是白质的空泡样变性,不涉及灰质。

海洛因引起的神经系统常见并发症主要表现为意识障碍、呼吸抑制及针尖样瞳孔等急性海洛因中毒症状。根据其临床表现,海洛因中毒性脑病可分为三期:早期:单纯性小脑受累期,表现为小脑共济失调、构音困难、表情淡漠、运动不灵及反应迟钝;中间期:累及锥体束和小脑,持续 2~4 周。小脑损害的症状明显加重,同时表现出假性延髓性麻痹、四肢瘫痪、痉挛性偏瘫等锥体束损害的体征,还有肌阵挛发作、手足徐动症、舞蹈症等锥体外系症状;终末期:意识障碍期,可表现出无动性缄默、角弓反张、弛缓性瘫痪、肌张力降低、出汗、呼吸不规则、高热等自主神经症状,可出现昏迷甚至死亡。经对症治疗后,大多数患者的病情都能够得到好转或控制,少数患者会进入终末期。

(二)病理学表现

大体:可见脑白质的肿胀、囊变。病灶可对称性累及双侧小脑半球、大脑半球后部、内囊后肢、脑干和胼胝体压部等皮质下的运动纤维。

光镜下:受累白质结构疏松,形成大量小空泡,并能融合成较大的空腔。

电镜下:少突胶质细胞和轴突呈多发空泡性变性,内质网扩张,线粒体肿胀。髓鞘不同层之间可见液体聚积和空泡形成,髓鞘多被涡轮状空泡所裂解。导致细胞外间隙显著扩大。

(三)MRI 表现

MRI 平扫示病变呈双侧、对称性蝶翼状分布,常累及脑室周围白质、小脑白质、胼胝体体部和压部、内囊膝部及后肢、顶枕叶白质等。$T_1WI$ 上表现为低信号,$T_2WI$ 及 FLAIR 序列上呈高信号(图 11-1-5)。增强扫描病变没有明显强化。

DWI 示病变区弥散受限呈高信号,对应 ADC 图也呈高信号。

$^1$H-MRS:NAA 峰下降,Cho 峰下降,Lac 峰明显升高。

DTI:受累白质区的 FA 值明显降低。

(四)诊断要点与鉴别诊断

1. 诊断要点

(1)有海洛因接触史,尤其是烫吸史。

(2)急性、亚急性起病。多数在吸食海洛因期间或戒断后复吸时发病。

(3)首发症状主要表现为小脑受损。进一步加重时可产生锥体和锥体外系受累症状。

(4)MR 上,$T_1WI$ 上表现为低信号,$T_2WI$ 及 FLAIR 序列上呈高信号,DWI 上呈高信号,增强扫描不强化。

(5)$^1$H-MRS 检查,NAA 峰下降,Cho 峰下降,Lac 峰明显升高。

(6)DTI 显示受累脑白质区域的 FA 值明显下降。

2. 鉴别诊断

(1)多发性硬化(MS):MRI 常表现为脑白质内多发长 $T_1$ 长 $T_2$ 信号灶,可见于胼胝体、脑室旁及脑干等部位,而海洛因中毒性脑病病变范围更加广泛,且呈对称性。

(2)一氧化碳中毒:有明确的吸入一氧化碳病史;双侧苍白球对称性异常改变为其特征性影像学表现。血液中碳氧血红蛋白测定有助于诊断。

(3)AIDS:表现为脑内散在分布的大小不等呈长 $T_1$ 长 $T_2$ 信号灶,由于吸毒者是 AIDS 的易感人群,因此需要进行血清 HIV 抗体检测,结果若为阴性,则予以排除。

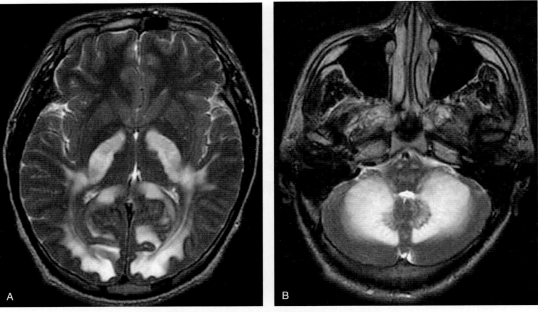

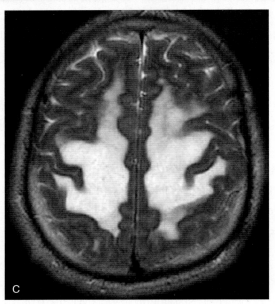

图 11-1-5　海洛因中毒性脑病 MRI 表现

A~C. $T_2$WI,示双侧小脑半球、小脑中脚、脑桥、基底节及皮层下白质区广泛高信号病灶

（五）治疗和预后

（1）清除毒物：首先需要确定中毒途径,从而迅速排出毒物。口服吸毒者,需要彻底洗胃及灌肠。注射吸毒者,及时在注射部位上方扎紧止血带,局部可采取冷敷,可以延缓其吸收,注意间歇放松扎带。

（2）特效方法：烯丙吗啡能够对抗吗啡的作用。纳洛酮能够及时逆转并改善患者的昏迷等毒性作用。

（3）对症支持治疗：维持水电解质及酸碱血气平衡,保持足够尿量,调整体循环容量。纠正非心源性肺水肿。营养支持疗法。强化护理措施。

目前对于海洛因中毒性脑病没有特异性的治疗方法。其预后与吸毒剂量大小和时间长短有关,严重者则造成不可逆性改变。

# 第二节　狼疮脑病

## （一）概述

系统性红斑狼疮（systemic lupus erythematosus，SLE）是一种累及全身各脏器和组织的免疫性疾病，当出现中枢神经系统的病变时称为狼疮脑病（lupus erythematosus encephalopathy，LEE），也称为中枢神经系统狼疮。狼疮脑病是狼疮危象的主要死亡原因之一，也是系统性红斑狼疮最严重的并发症。目前没有统一的诊断标准，其起病方式、临床表现及严重程度均差异较大，并且通常难以进行脑组织活检，导致诊断、治疗以及发病机制探究十分困难。

神经精神狼疮的发病机制与多种因素有关，包括中枢神经系统炎性因子的产生、血-脑屏障破坏、自身抗体介导的血管和神经元受损以及加速的动脉粥样硬化。其中，抗磷脂抗体、血管病变以及炎性因子是促进局灶性神经精神狼疮如运动障碍性疾病、脊髓病变、脑血管病、脑神经病变以及癫痫的发病机制，而抗神经元抗体、抗核糖体抗体、炎性因子、抗磷脂抗体等自身抗体和血管病变则是促进弥漫性神经精神狼疮如认知功能障碍、精神病以及急性意识错乱的发病机制。神经精神狼疮的临床表现和发病机制复杂多样，不能用单一机制解释其所有的临床症状。

狼疮脑病的临床表现非常多样，包括精神症状和神经症状，神经系统损害以癫痫最为常见，其次是脑神经麻痹、脑血管病、无菌性脑膜炎颅内高压和横贯性脊髓炎等。精神异常以精神病样反应表现为主，如妄想、恐惧、木僵、视听幻觉和被控制感等；器质性脑病综合征表现有意识障碍、注意力涣散、定向力减退、异常行为和记忆力差等；情感障碍及神经质反应，如抑郁、轻躁狂、癔症、焦虑、疑病等。罕见的中枢受损表现包括小脑共济失调、帕金森病、无菌性脑脊髓膜炎和下丘脑功能紊乱等。目前认为，横贯性脊髓炎、癫痫、卒中、短暂性脑缺血发作、精神症状以及无菌性脑膜炎等表现对本病最具有临床诊断价值。

## （二）病理学表现

狼疮脑病病理改变为非炎症性的血管病变及广泛分布的微小缺血灶，伴有血管周围的渗出、血管壁增厚、内皮细胞增生、透明样变和胶质增生。这一改变可能是自身抗原抗体直接作用于神经细胞膜，细胞质的产物和细胞介导的自身反应，免疫复合物损伤血管、血管周围结构以及抗磷脂抗体和血管病变引发的血栓形成等多种因素的结果。这些小血管的病变不仅能够引发邻近脑组织和脑膜的变性、炎症、脱髓鞘、水肿、坏死，还能因缺血而导致脑变性、梗死及萎缩。

## （三）MRI 表现

MRI 表现为皮层下白质内斑点及片状病灶，出血、白质脱髓鞘、脑梗死和脑萎缩。病灶显示为 $T_1WI$ 等、低信号，如伴出血则为高信号，$T_2WI$ 呈低、高或混杂信号，FLAIR 序列呈高信号，病灶边缘往往不清晰，病灶有无强化与系统性红斑狼疮临床的活动与否无关，强化的病灶主要表现为周边线、点状强化灶。片状病灶的分布以双侧基底节及额、枕、顶叶多见，常同时累及灰白质，形态常不规则，与动脉的供血分布区不吻合，没有明显的占位效应，可双侧受累。点状病灶的分布也以额顶叶和基底节多见，以皮层下白质受累为主。脑萎缩常表现为皮质弥漫性萎缩，多见于病程较长的患者。

DWI：高信号是狼疮脑病首次发病较典型的 MRI 特征，反映了细胞的毒性水肿，混杂信号则反映了由细胞毒性水肿向血管源毒性转化的过程。但 DWI 表现与狼疮脑病患者症状之间没有明显的相关性（图 11-2-1）。

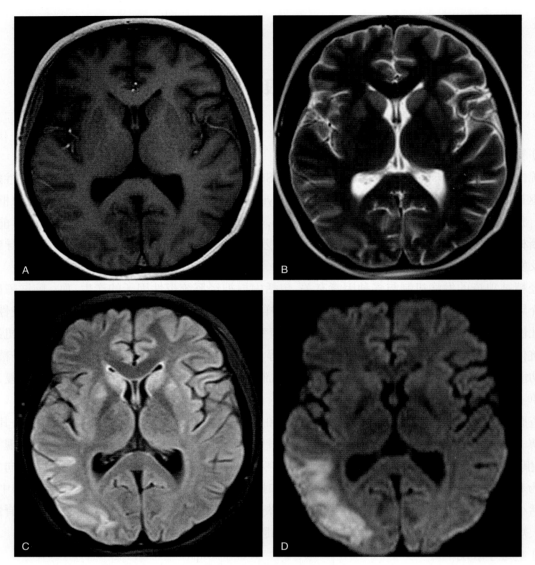

图 11-2-1 狼疮脑病 MRI 表现
A. T₁WI,示右侧枕叶及双侧基底节区多发斑片状稍低信号,以右侧枕叶为著;B~D. 分别为 T₂WI、FLAIR 及
DWI,示病变呈高信号

PWI:大多数患者表现为 rCBF 降低。

¹H-MRS:NAA 峰值降低,Cho 峰值增高,NAA/Cho 比值降低。

DTI:据文献报道,8 例急性狼疮脑病患者额顶叶和胼胝体白质内的 FA 值降低。也有文献报道,狼疮脑病患者的弥散异常仅仅局限于胼胝体。就目前的证据而言,FA 与 MD 值可以用于狼疮脑病与非狼疮脑病的区分。

fMRI:有研究发现患者在记忆任务中,额顶叶能够表现出更多的激活区,表明其需要更多的皮质通路来补充经典通路的功能受损。

(四)诊断要点与鉴别诊断

1. 诊断要点

(1)明确系统性红斑狼疮病史。

(2)出现神经精神异常。

(3)皮层下白质内斑点及片状长 T₁短、长或混杂 T₂信号,不强化或周边呈点线状强化。

（4）初次发病 DWI 呈高信号。

（5）$^1$H-MRS：NAA 峰值降低，Cho 峰值增高，NAA/Cho 比值降低。

（6）PWI、SPECT 显示局部脑组织 rCBF 降低。

2. 鉴别诊断

（1）脑梗死：通常合并有动脉狭窄或闭塞，病变部位与动脉的供血区域一致，脑灰白质同时受累，冠状面扫描病灶分布呈楔形，治疗后病灶吸收较慢，且患者年龄一般比较大，常伴有高血压、高脂血症和动脉硬化等危险因素。

（2）多发性硬化：异常信号常见于侧脑室、室管膜下区及第三脑室周围，活动期有明显的占位效应，增强后可见强化。

（3）单纯疱疹性脑炎：多见于双侧颞叶，常累及扣带回和脑干，对激素治疗无效。其点状病灶较难与腔隙性脑梗死灶相鉴别，一般需要依据患者的年龄、临床表现及治疗的情况进行综合判断。

（五）治疗和预后

目前狼疮脑病有多种治疗方式，常概括为以下两个方面。

联合冲击疗法：近年来普遍认为大剂量激素和环磷酰胺冲击治疗狼疮脑病是较为有效的方法，甲泼尼龙或环磷酰胺的单冲击治疗及甲泼尼龙与环磷酰胺联合冲击法治疗狼疮脑病的疗效明显优于标准激素治疗法。且目前认为联合冲击疗法优于单药冲击疗法，两药联合冲击治疗既能够抑制抗炎反应，改善临床症状，迅速控制系统性红斑狼疮活动期的血管炎，还可以减少激素的用量，缩短用药时间，并且减少不良反应，明显改善预后。

鞘内注射甲氨蝶呤和地塞米松疗法：该疗法效果好，药力集中，不良反应轻微，是当前治疗狼疮脑病安全和有效的方法。目前认为，该疗法主要适用于全身激素治疗效果不佳，合并有真菌感染或全身感染的结核而不宜使用大剂量激素冲击的狼疮脑病患者。

目前本病不能够根治，但经过积极治疗可以使疾病症状得到缓解。

# 第三节　神经白塞综合征

（一）概述

白塞综合征（Behet syndrome）是一种特发的、病因未明、累及多系统的炎症性疾病，以反复发作的口腔及外生殖器溃疡、眼葡萄膜炎和皮肤损害为特征，又称为眼、口腔、生殖器综合征。临床上这三项主要征象常常并非同时出现，容易引起误诊和漏诊。本病可导致全身多种脏器受累，如关节、皮肤、动静脉、肺、胃肠道、肾和神经系统。其发病年龄的高峰期是 16~40 岁。我国发病人数女性多于男性，但男性患者神经系统、血管和眼受累较女性多并且病情一般较重。本病受累广泛，全身各系统均可，但多种临床表现同时出现比较少见，病程较长。当白塞综合征导致神经系统受损时，则称为神经白塞综合征（neuro-Behet syndrome）。神经白塞综合征常见于 30 岁左右的男性，主要侵犯中枢神经系统，或者形成静脉窦血栓。典型临床症状有上运动神经损害无力、脑干和小脑症状、头痛、认知和行为障碍。还可表现为周围神经病、单发性视神经炎、锥体外系症状、无菌性脑膜炎、心理障碍等。

（二）病理学表现

颅内小血管炎是神经白塞综合征的基本病变。病理特点为：①大体改变是脑组织水肿及脑干萎缩；

②光镜下改变：以胶质细胞增生与软化、载脂巨噬细胞和静脉周围炎为表现的局灶反应，可累及基底节、内囊、脑干、大脑脚；③中枢神经系统弥漫的炎症反应，主要累及脑膜和脊髓，较少累及大脑皮质。

（三）MRI 表现

神经白塞综合征急性期，病灶呈等或长 $T_1$ 长 $T_2$ 信号，累及基底节区、中脑、脑桥、小脑及脑室周围白质；尤其是脑桥和中脑的锥体束最常受累，"锥体束征"是其特征性表现。出现急性血管源性脑水肿时，DWI 呈高信号，ADC 值升高；进展期也可发生急性脑梗死，表现为细胞毒性水肿，DWI 呈高信号，ADC 值降低；病变区可呈不同程度的强化（图 11-3-1），慢性期病变 DWI 呈等或低信号，ADC 值正常或升高，没有明显强化（图 11-3-2）。

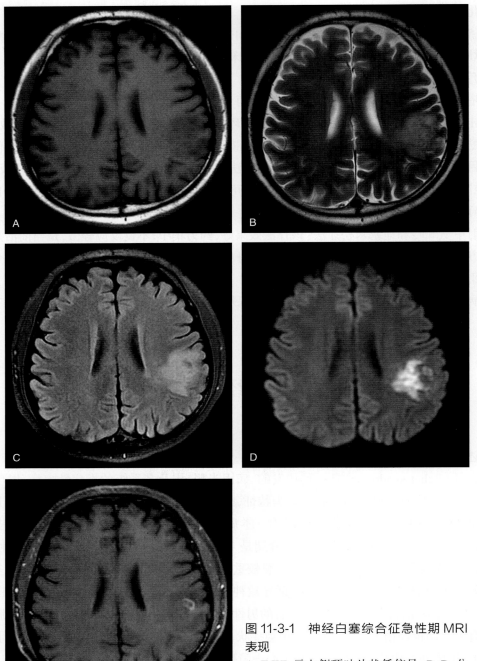

图 11-3-1　神经白塞综合征急性期 MRI 表现

A. $T_1$WI，示左侧顶叶片状低信号；B~D. 分别为 $T_2$WI、FLAIR、DWI，示病变呈高信号；E. CE-$T_1$WI，示病变部分强化

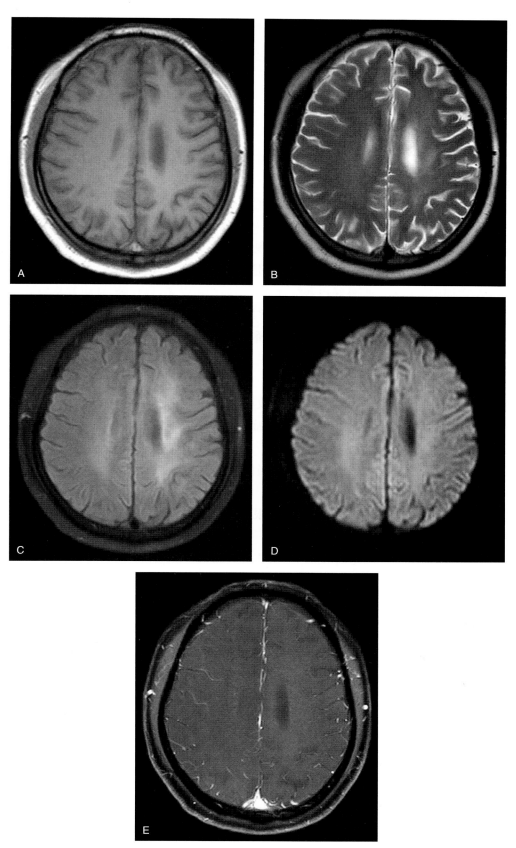

图 11-3-2 神经白塞综合征慢性期 MRI 表现

A. T$_1$WI,示脑实质无异常;B~C 分别为 T$_2$WI、FLAIR,示双侧侧脑室旁片状高信号;
D. DWI,示病变呈等信号;E. CE-T$_1$WI,示病变无强化

$^1$H-MRS 可显示 MRI 正常的神经白塞综合征患者 NAA/Cr 比值显著降低,治疗好转后该比值可恢复正常。

**（四）诊断要点与鉴别诊断**

1. 诊断要点

（1）有白塞综合征病史。

（2）有神经系统的症状和体征。

（3）符合以下一项以上：①神经影像学检查提示中枢神经实质受累；②脑脊液检查提示压力增高或无菌性脑膜炎。

（4）上述异常表现不能用已知的系统性或其他神经疾病解释。

2. 鉴别诊断

（1）多发性硬化：多发性硬化患者视力损害多为视神经炎,神经白塞综合征患者常表现为眼葡萄膜炎、口腔和阴部溃疡,男性患者多于女性,基底节和脑干是最常受累部位,葡萄膜炎可导致视力受损。主要累及白质,尤其是脑室周围的白质。而神经白塞综合征灰白质均可受累,以丘脑、基底节及脑干多见。

（2）系统性红斑狼疮：以动脉分布区受累为主,常累及中枢神经系统皮质,且病变多分布于非室周区。而神经白塞综合征的病变多位于基底节区、中脑、脑桥、小脑及脑室周围白质,其激素治疗有效及治疗后影像学病灶的可逆变化有助于与之鉴别。

**（五）治疗和预后**

目前神经白塞综合征没有有效的治疗方法,有效药物较多,但停药后常常复发。预后较差,免疫抑制剂和激素治疗有效。治疗的目的主要在于控制临床症状,减缓疾病进展,防止重要脏器损害,从而提高生活质量。包括一般治疗、局部治疗、药物治疗。

一般治疗包括及时控制口腔部感染,急性期适当休息和避免刺激性食物。必要时给予相应的支持治疗,消化道症状明显时需要禁食。

局部治疗包括局部用冰硼散治疗口腔溃疡等；眼葡萄膜炎需到眼科进行专科诊治；生殖器溃疡要保持局部清洁,防止并发感染。

药物治疗包括应用糖皮质激素、沙利度胺、非甾体抗炎药、免疫抑制剂、秋水仙碱等。

# 第四节　放射性脑病

**（一）概述**

放射性脑病（radiation encephalopathy,REP）是一种由各种原因放疗所致的脑组织放射性反应综合征,是放疗后临床发生的相对严重的并发症之一,常损伤患者的神经功能,使患者的生活质量明显下降,严重者甚至导致患者致残或死亡。故早期发现及诊断放射性脑病,在可逆期对患者实施合理化治疗,具有非常重要的临床意义。

按病变部位可将放射性脑病分为白质型、灰质型和混合型,其中脑白质损伤最常见。患者的临床表现依据其损伤部位和程度不同而有所差别。在病情的分期上,目前尚未达成统一,现主要依据放疗后症状出现的时间,分为三期,即：急性期、早期迟发性反应（又称亚急性期）及晚期迟发性反应期,但对具体时间的划分临床上没有统一的标准。

1. 急性期　有学者定义为放疗后数小时内,也有人认为放疗后几天至 2 周、1 个月内或 3 个月内。此期患者在临床上无明显症状或仅表现为颅内压增高,如呕吐、恶心、头痛、嗜睡和烦躁不安等,该期预后比较好,经过积极治疗脑组织的损伤能够完全恢复。

2. 早期迟发性反应期　有报道定义为放疗后几周至 3 个月内,也有报道认为 3 个月到 1 年内或 1~6 个月,临床上可表现为一些神经系统的症状,如神经麻痹、运动失调等,该期预后较好。也有学者认为在此期脑组织内发生小血管性改变,即使通过积极的治疗,患者的症状可明显改善或消失,但脑组织的损伤仍呈不可逆性渐进性发展。

3. 晚期迟发性反应期　放疗后 3 个月以上、6 个月、1 年甚至几十年,脑组织的放射性损伤是进行性、不可逆甚至致命性的损害。按临床表现可分为脑干受损型、颞叶受损型、颅内高压型。此期还可按累及的范围分为两种类型:弥漫性脑白质损伤和局限性放射性坏死,二者可以分别或同时存在。此期在临床上没有十分有效的治疗方法,积极治疗只能缓解其症状。

（二）病理学表现

急性期及早期迟发性反应期的病理改变主要有血管通透性增加、血管内皮肿胀、组织游离水增加、小血管壁增厚、血管源性脑水肿等。

晚期迟发性反应期病理改变种类较多,主要有大动脉放射损伤、局限性放射性坏死、钙化性微血管病、弥漫性脑白质损伤和脑萎缩。①大动脉放射损伤:为晚期迟发性反应期的重要标志,表现有小血管的纤维蛋白样坏死及大动脉的粥样硬化,常伴血管狭窄及闭塞。②局限性放射性坏死:表现为神经细胞凝固性坏死、溶解或消失、空洞形成伴反应性胶质细胞增生,白质较灰质严重;局部血管壁增厚、呈玻璃样变性、管腔闭塞;受损小动脉支配区脑白质脱髓鞘,以脑室旁白质及半卵圆中心为著,甚至邻近脑组织广泛水肿及成片脑组织坏死,偶伴出血。③钙化性微血管病:多见于豆状核及基底节皮层穿支血管之间的边缘带,少数可见皮层钙化。镜下可见小血管内钙盐沉积,周围可包绕钙化性脑坏死灶。④弥漫性白质损伤:表现为血管源性脑水肿、毛细血管通透性增加、血管内皮损害、脑白质广泛脱髓鞘、神经元变性、反应性胶质增生等。⑤脑萎缩:大部分放疗后病例出现不同程度的脑萎缩,表现为脑室扩张和脑沟增宽。

（三）MRI 表现

急性期及早期迟发性反应期:MRI 平扫病变呈等或长 $T_1$ 长 $T_2$ 信号,常累及大脑脚、双侧基底节和深部脑白质,增强无明显强化,治疗后随访病灶可消失。

晚期迟发性反应期:①局限性放射性坏死:MRI 平扫 $T_1$WI 上病变多呈低信号,少数也可呈低、等或混合信号,病灶边界模糊,灶周可见明显水肿。有时可见指样广泛水肿,有不同程度的占位效应,坏死、出血常见。增强扫描病变可见地图样、片状或环形不均匀强化(图 11-4-1A);②弥漫性脑白质损伤:MRI 平扫 $T_1$WI 病变呈均匀等或略低信号(图 11-4-1B),少数病变可因出现坏死、囊变及出血而导致信号不均。$T_2$WI 呈高信号(图 11-4-1C),边界欠清晰,形态不规则,常双侧对称累及脑室周围脑白质及半卵圆中心。增强后病变可见花环状、环状或不规则斑片状强化(图 11-4-1D),常提示脑白质坏死;③钙化性微血管病:呈等或长 $T_1$ 短 $T_2$ 信号,常见于豆状核、基底节与皮层穿支血管之间的边缘带,有时皮层也可见钙化;④脑萎缩:表现为脑沟增宽和脑室扩大等,约 60% 的脑肿瘤放疗后存活患者可有此表现。

DWI:放射性脑病因病程不同在 DWI 上表现多样。常表现为 DWI 高信号,ADC 图低信号,晚期的液化性坏死灶表现为低信号,ADC 值升高。

PWI:放射性坏死部位表现为低灌注区,而液化性坏死区则没有脑血流灌注,水肿区的 MTT 显著延长,rCBV 明显降低。放疗后 MRI 阴性的脑组织也存在异常的微循环变化,表现为 rCBF 减小及 MTT 延长,能够较灵敏地反映早期放射性脑病。

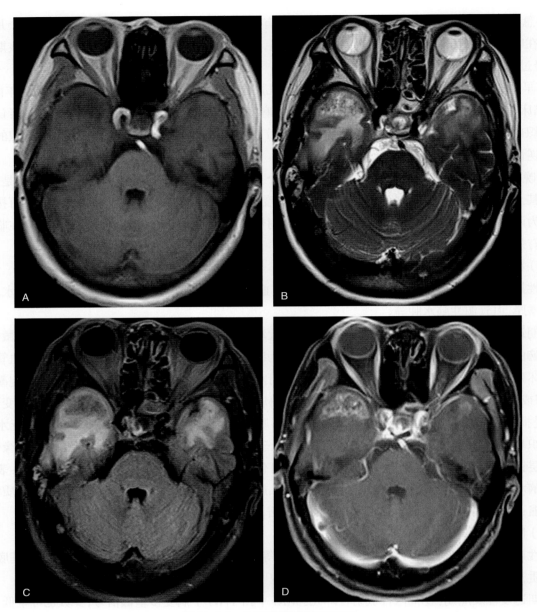

图 11-4-1　放射性脑病 MRI 表现

A. T$_1$WI,示双侧颞叶斑片状低信号;B. T$_2$WI,示病变呈混杂高信号,病灶周围可见大片长水肿信号;
C. FLAIR,示病变呈混杂高信号;D. CE-T$_1$WI,示病变呈明显不规则强化

$^1$H-MRS:急性期及早期迟发性反应期,NAA/Cr、NAA/Cho 比值降低,MI/Cr 比值增高,后者可作为局部放射性损伤的早期征象。晚期迟发性反应期,NAA/Cr、NAA/Cho 比值降低,坏死区 Lac/Cr 比值升高;Cho/Cr 比值显著下降。NAA 含量进行性下降则反映了病变进行性加重。

DTI:脑白质损伤时可见 FA 值减小和 MD 值增大。

SWI:晚期迟发性反应期微血管受损明显加重,血管壁结构被破坏,血红蛋白渗出,导致出血灶形成,SWI 上呈低信号。

（四）诊断要点与鉴别诊断

1. 诊断要点

（1）有原发性肿瘤放射治疗史。

（2）存在潜伏期,病灶在放射野内,MRI 表现、受损症状和体征与放疗部位相符。

(3)MRI 上呈等或长 $T_1$ 长 $T_2$ 信号,增强后病变呈片状、环形或不规则不均匀强化。

(4)PWI:放射损伤部位呈低灌注。

(5)¹H-MRS:NAA/Cr、NAA/Cho 比值降低,mI/Cr 比值增高是局部放射性损伤的早期指征,坏死区 Lac/Cr 比值升高。

(6)DTI:脑白质损伤时 FA 值下降。

(7)排除肿瘤复发和转移。

2. 鉴别诊断

(1)肿瘤复发:肿瘤复发病灶为富血供高灌注,而放射性脑病为低灌注的脑组织,肿瘤复发时因肿瘤的血供增加及新生血管的产生,rCBV 显著增大,而放射性脑病 rCBV 减小,MTT 延长。肿瘤复发时 NAA/Cr 比值减小,Cho/Cr 比值增高,呈明显肿瘤性病变的特点,而放射性脑病 NAA/Cr、Cho/Cr、NAA/Cho 比值均减小。

(2)脑转移瘤:常位于灰白质的交界处,MRI 上呈长 $T_1$ 长 $T_2$ 信号,增强后表现为环状或结节状明显强化,而放射性脑病通常不强化。此外二者的 PWI 表现也不同,放射性脑病为低灌注,而脑转移瘤为高灌注。且脑转移瘤患者大多有中枢神经系统以外恶性肿瘤病史。

(3)脑脓肿:MRI 呈长 $T_1$ 长 $T_2$ 信号,增强后为环形强化,而放射性脑病发生囊变时病变没有明显强化。此外脑脓肿在 DWI 上显著弥散受限,而放射性脑病囊变时 DWI 上呈低信号。

(五)治疗和预后

放射性脑病目前缺乏非常有效的治疗手段,一般进行对症治疗,改善患者的症状,如采用甘露醇和糖皮质激素脱水,减轻脑水肿,使用扩张血管药物改善血供等。此外有研究发现高压氧疗是放射性脑病的一种有效辅助手段。另外,当患者药物治疗效果欠佳,影像学表现为局部的脑坏死及占位改变时,应考虑手术切除坏死灶,降低颅内压。因放射性脑病一旦发生,神经损害不可逆,病情常反复或加重,预后不良,故采取有效的防御措施是防治放射性脑病的根本。

# 第五节 肝性脑病

## (一)概述

肝性脑病(hepatic encephalopathy,HE)是以代谢紊乱为基础的中枢神经系统神经精神综合征,一般由急、慢性肝病或门-体分流引起。临床表现可以从认知功能障碍、人格变化、行为异常及扑翼样震颤到意识障碍、昏迷,最终可导致肝性脑病死亡,是肝脏疾病患者死亡的重要原因之一。

肝性昏迷是肝性脑病中程度严重的一期。轻微肝性脑病(minimal hepatic encephalopathy,MHE)是指没有明显的临床症状,但存在运动和认知功能障碍,严重影响患者的预后及生活质量。在 2014 年最新版《肝性脑病的实践指南》中将轻微肝性脑病和临床型肝性脑病 1 期合并为隐匿性肝性脑病(covert hepatic encephalopathy,CHE)。轻微肝性脑病的发病率高达 20%~80%,并且轻微肝性脑病患者更易发展成临床型肝性脑病,因此轻微肝性脑病的早期诊断和干预治疗非常重要。

肝性脑病的主要原因是各种原因导致的急性肝功能衰竭和肝硬化。我国引起肝功能衰减和肝硬化的主要病因是肝炎病毒,其次是肝毒性物质及药物,如乙醇、化学制剂等,此外还能见于严重感染导致肝功能衰竭、妊娠急性脂肪肝、自身免疫性肝病等。肝性脑病常发生于中老年男性,儿童也可发病。若对轻微肝性脑病不进行有效的治疗，半年后约有 40% 的患者可出现智力减退，进展成临床型肝性脑病；而临床型肝性脑病的死亡率高达 50%。故早期诊断肝性脑病并进行积极有效的干预措施对改善患者的预后十分重要。

（二）病理学表现

大体：脑外观可无异常，冠状切面纹状体可见小软化灶，有时纹状体体积明显萎缩。大脑皮质可见条状棕色萎缩带。

镜下：大脑皮质深部发生神经细胞和纤维变性，微小间隙形成，导致假分层坏死。基底节亦可形成微小空洞。皮质脊髓束常见星形胶质细胞增生和脱髓鞘改变。脑内还可见星形胶质细胞增生、多发腔隙状态、中央前回贝茨细胞明显减少。

（三）MRI 表现

急性肝性脑病主要表现为 $T_2WI$ 和 FLAIR 序列上皮层弥漫性高信号，常非对称性累及额顶颞枕叶皮层，也可对称性累及岛叶和扣带回。慢性肝性脑病常显示为轻度脑水肿，在常规 MRI 上一般不易发现。因长期锰沉积，$T_1WI$ 表现为双侧基底节区对称性高信号，以苍白球为著（图 11-5-1，图 11-5-2），双侧大脑脚也可受累，增强扫描未见明显强化。另外，慢性肝性脑病在 FLAIR 序列上可见白质高信号，部分沿皮质脊髓束分布。

DWI：急性期 DWI 显示皮层呈弥漫性高信号，ADC 值下降。慢性期 DWI 一般弥散不受限，ADC 值下降。也有研究显示肝硬化患者脑内基底节区和脑白质 ADC 值增高，且与血氨浓度呈线性相关。DWI 信号与病程、疾病严重程度和血氨浓度有关。

PWI：有研究显示丘脑、基底节和颞叶的灌注升高，皮质的灌注下降。

DTI：慢性肝性脑病中脑水肿区 FA 值下降，MD 值升高。

DKI：有学者研究显示肝硬化患者脑内灰白质存在广泛的径向峰度、轴向峰度和平均峰度系数减小。

$^1$H-MRS 检查：双侧基底节区 mI/Cr 和 Cho/Cr 比值下降，Glx/Cr 比值增高。

fMRI：有学者联合应用静息态 fMRI 和 ReHo 分析研究，发现轻微肝性脑病患者的楔叶、楔前叶和左侧顶下小叶的局部一致性显著减低，而左侧海马旁回、小脑蚓部和双侧的小脑前叶的局部一致性升高。另有学者采用 ALFF 研究发现肝性脑病和轻微肝性脑病患者部分皮质内脑区的 ALFF 值减低，且 ALFF 下降的程度与肝性脑病的严重程度有关。还有学者采用 fMRI 联合 N-back 记忆负载测验研究发现轻微肝性脑病患者双侧前额叶、辅助运动区和双侧顶叶等激活降低。

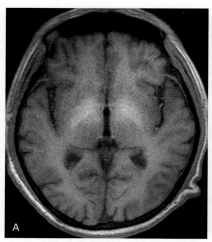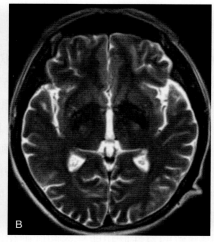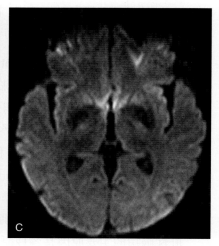

图 11-5-1　肝性脑病 MRI 表现

A. $T_1WI$，示双侧基底节区对称性斑片状高信号；B. $T_2WI$，示相应区域信号正常；C. DWI，示无明显弥散受限

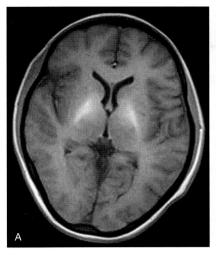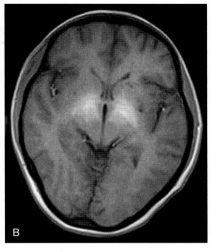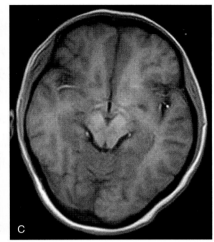

图 11-5-2 肝性脑病 MRI 表现
A~C. T₁WI 示双侧基底节区、大脑脚对称性高信号

（四）诊断要点与鉴别诊断

1. 诊断要点

（1）急、慢性肝病引起的中枢神经系统神经精神综合征。

（2）双侧基底节区呈对称性长 $T_1$ 等 $T_2$ 信号，增强没有明显强化。

（3）丘脑、基底节及颞叶内侧的灌注广泛增加，皮质灌注下降。

（4）¹H-MRS 检查：双侧基底节区 mI/Cr、Cho/Cr 比值下降，Glx/Cr 比值升高。

（5）fMRI 显示部分脑区异常。

2. 鉴别诊断　非酮症性高血糖症：MRI 显示大脑半球、基底节区病变呈对称或非对称性短 $T_1$ 等 $T_2$ 信号，随高血糖症纠正而改变。

（五）治疗和预后

治疗包括：①一般治疗：慎用镇静药、调整饮食结构、止血及清除肠道积血、纠正电解质和酸碱平衡紊乱等；②药物治疗：促进体内氨的代谢，减少肠道氨的产生及吸收，使用 γ-氨基丁酸/苯二氮䓬复合受体拮抗剂，减少或拮抗假神经递质；③其他治疗：肝移植、人工肝、减少门体分流等；④对症治疗：预防脑水肿、保持呼吸道通畅、保护脑细胞功能等。

肝性脑病的预后主要与肝细胞功能衰竭的程度有关，尤其是肝细胞变性、坏死的程度及其发展速度，以及残余肝细胞的数量和质量。对于肝细胞功能尚可，或伴有门体分流的患者，若其诱因较明确且易于祛除，预后通常较好。对于肝细胞功能差，伴有明显腹腔积液、黄疸、低白蛋白血症，同时并发水电解质及酸碱平衡紊乱、上消化道大出血、严重感染、肝肾综合征者预后极差。

# 第六节　低颅压综合征

（一）概述

低颅压综合征（intracranial hypotension syndrome，IHS）是一种由多种病因引起的，以体位性头痛为特点的临床综合征,分为原发性和继发性。原因不明者称为原发性低颅压综合征(spontaneous intracranial hypotension syndrome,SIHS),原发性低颅压综合征较少见,病因有:脑脊液异常漏出,脑脊液产生过少,脑脊液回流过快等,目前认为脑脊液异常漏出是原发性低颅压综合征发病的主要原因。继发性低颅压综合征的病因有:颅脑外伤、颅脑手术、头颅放射治疗、硬脊膜穿刺、脑室过度引流、脱水、休克、严重感染、安眠药中毒、脊髓麻醉、脊髓神经根撕裂等。

低颅压综合征的典型临床症状为体位性头痛,即站立时加重,卧位时减轻。头痛多位于颞枕部或整个头部,也可向颈肩部放射,可伴有恶心、呕吐、眩晕、视力障碍、听觉障碍、精神障碍等。神经系统检查可出现颈项强直,但凯尔尼格征阴性。部分研究显示 30% 的低颅压综合征患者脑脊液压力正常。脑脊液常规及生化检查可正常或轻度异常。

### (二)病理表现

低颅压时脑脊液容量减少,而脑组织体积相对固定不变,因此颅内血容量增加以静脉系统的代偿性扩张为主。因为软脑膜的血管有血 - 脑屏障存在而硬脑膜没有,所以静脉系统的扩张表现在硬脑膜和静脉窦上。硬脑膜内血管扩张产生压力梯度,使血管内液体外渗,进入硬脑膜边界细胞层,再加上硬脑膜静脉的扩张充血,使硬脑膜弥漫性线性增厚。小静脉代偿性扩张,血液中的水分外渗形成硬脑膜下积液,若小静脉破裂则形成硬脑膜下血肿。另外由于水垫作用减弱或消失,坐或立位时脑组织发生下沉、移位,表现为视交叉下移、额部脑组织下移等。

### (三)MRI 表现

低颅压综合征典型的 MRI 表现包括:硬脑膜弥漫性均匀增厚并强化,静脉窦扩张、垂体增大,硬脑膜下积液、硬脑膜下血肿、脑下垂、蛛网膜下腔出血等。具体表现如下(图 11-6-1 至图 11-6-3):

1. 硬脑膜弥漫性均匀增厚并强化是低颅压综合征最典型的 MRI 表现,可发生在双侧额顶颞枕部、斜坡后方及上颈段的硬脑膜,但软脑膜无强化。$T_1WI$ 呈等信号,$T_2WI$ 呈稍高信号,增强后硬脑膜可见明显强化,硬脑膜弥漫性均匀增厚并强化是可逆的,治愈后复查 MRI 检查硬脑膜呈正常表现。

2. 脑沟、脑池变浅、脑室系统不同程度变窄。

3. 静脉窦扩张　常见上矢状窦、直窦、横窦扩张。

4. 下垂脑　桥前池变窄,鞍上池消失,视神经、视交叉向下移位,脑垂体受压,小脑扁桃体轻度下移,上述现象均提示脑干向下移位,称为"下垂脑"。脑移位是可逆性的,当症状改善后脑移位也会好转或消失。

5. 导水管移位　正常情况下,中脑导水管上口位于切迹线(鞍结节至大脑大静脉、直窦交汇点间的连线)下(−0.2 ± 0.8)mm,>1.8mm 被认为是明显向下移位。

6. 垂体显示饱满,增强扫描后垂体明显强化,垂体与视交叉之间距离缩小。

7. 硬脑膜下积液或积血,一般无占位效应。

8. 蛛网膜下腔出血较少见。

SWI 表现为皮层静脉、髓质静脉和静脉窦显著扩张。

MR 脊髓造影有助于明确脑脊液漏的定位诊断。

### (四)诊断要点与鉴别诊断

1. 诊断要点

(1)体位性头痛,立位加重,卧位减轻或消失。

(2)脑脊液压力降低<70mmH$_2$O(1mmH$_2$O=9.807Pa)。

(3)典型的 MRI 表现为硬脑膜连续性弥漫性增厚并明显强化,软脑膜不强化。

(4)脑沟、脑池变浅、脑室系统不同程度变窄。

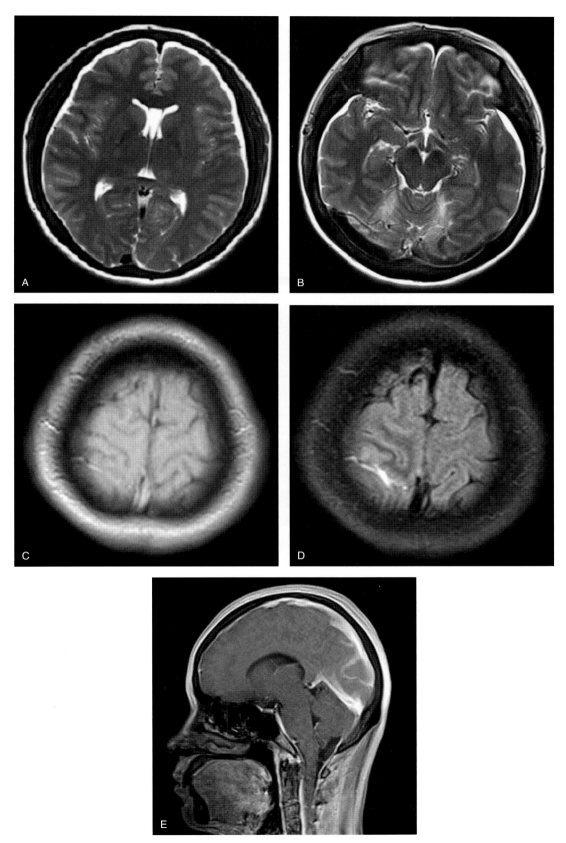

图 11-6-1 低颅压综合征合并硬脑膜下积液、蛛网膜下腔出血及静脉窦扩张 MRI 表现

A、B. $T_2WI$,示双侧额颞部硬脑膜下弧形高信号;C. $T_1WI$,示右侧顶叶脑沟内条状高信号;D. FLAIR,示右侧顶叶脑沟病变呈条状高信号;E. CE-$T_1WI$,示上矢状窦、直窦扩张,硬脑膜及 $C_1\sim C_4$ 水平硬脊膜明显强化

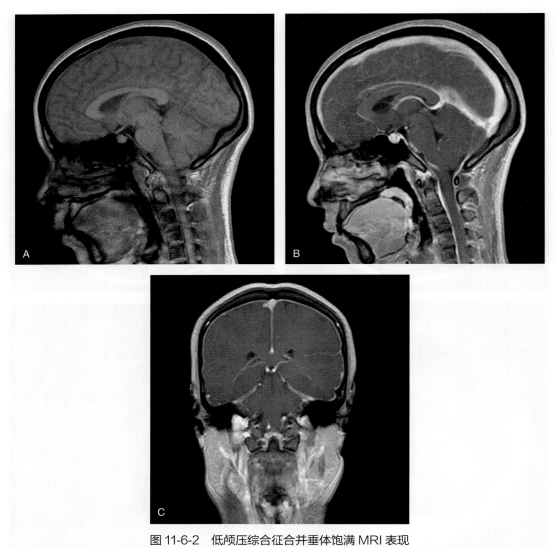

图 11-6-2　低颅压综合征合并垂体饱满 MRI 表现

A、B. 分别为 $T_1WI$ 及 CE-$T_1WI$,示垂体饱满并明显强化,垂体与视交叉间距缩小,$C_1$~$C_5$ 椎体水平硬脊膜强化;
C. CE-$T_1WI$,示硬脑膜增厚并强化

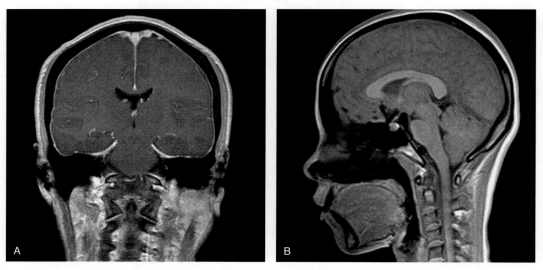

图 11-6-3　低颅压综合征合并小脑扁桃体下移 MRI 表现

A. CE-$T_1WI$,示硬脑膜增厚明显强化;B. $T_1WI$,示桥前池变窄,小脑扁桃体轻度下移

（5）静脉窦扩张。

（6）下垂脑。

（7）硬脑膜下积液或积血。

2. 鉴别诊断

（1）脑膜炎：通常有病毒或细菌感染的病史，有高热、头痛、脑膜刺激症状，脑脊液压力增高，脑脊液检查可找到致病菌。可累及硬脑膜、软脑膜。硬脑膜的强化呈局部条带状或结节状，范围不如低颅压综合征广泛。

（2）脑膜癌：通常有原发恶性肿瘤病史，脑脊液检查可检测出癌细胞，MRI 表现为脑膜呈结节状、条带状不均匀增厚并明显强化，可侵犯硬脑膜、软脑膜、蛛网膜或三者同时受侵，有时向外侵犯颅骨并形成软组织肿块，脑内有时可见单发或多发转移灶。而低颅压综合征硬脑膜呈对称性连续性均匀增厚并明显强化。

（3）肥厚性硬脑膜炎：是一种硬脑膜的炎性反应性疾病，比较少见，多数患者脑脊液压力正常，少数压力增高，MRI 表现为硬脑膜弥漫性或局限性增厚并强化。其与低颅压综合征表现类似，二者鉴别困难，可结合临床症状、脑脊液检查及治疗后改变进行鉴别诊断。

（五）治疗和预后

内科保守治疗为低颅压综合征患者首选治疗方法，包括体位治疗，多饮水，静脉补液，咖啡因和茶碱治疗，皮质类固醇治疗，蛛网膜下腔内注入生理盐水或晶体物质（如右旋糖酐）等。当内科治疗无效时，可选择硬膜血液贴片。针对有明确脑脊液漏的患者，可考虑通过手术修补硬脊膜漏从而达到治疗目的。

大多数低颅压综合征患者预后良好，约 10% 的患者可复发。脑 MRI 有异常表现及脑脊液漏口单一且局限的患者预后良好。脑 MRI 正常及脑脊液漏口多且弥散者预后欠佳。少数患者经治疗后症状仍持续存在，可能是脑脊液动力学改变后的后遗症或者是存在一些小且难以探测到的脑脊液漏口。

# 第七节　腺垂体功能减退症

（一）概述

腺垂体功能减退症（hypopituitarism）是一种或多种垂体激素分泌不足所致的临床综合征。成年人腺垂体功能减退症又称为西蒙病（simmond disease），生育期妇女因产后腺垂体缺血性坏死所致者，称为希恩综合征（sheehan syndrome，SS）。腺垂体功能减退症的发生率为 4.2/100 000、发病率为 45.5/100 000。可分为原发性和继发性两种类型。由垂体本身病变引起的，称原发性腺垂体功能减退症，由下丘脑以上神经病变或垂体门静脉系统障碍引起的，称继发性腺垂体功能减退症。引起腺垂体功能减退症的病因包括产后大出血引起的希恩综合征、垂体肿瘤、下丘脑肿瘤、系统性红斑狼疮、空泡蝶鞍、脑膜瘤、糖尿病等。

腺垂体功能减退症的临床表现多样。催乳素分泌不足者，在分娩后表现为乳房不胀，无乳汁分泌。生长激素分泌不足者，在儿童主要表现为身材矮小、生长缓慢，在成人主要表现为容易发生低血糖。促性腺激素分泌不足者，在女性患者，表现为闭经，性欲减退或消失，乳腺及生殖器明显萎缩，丧失生育能力，男性患者表现为第二性征退化。促甲状腺激素分泌不足者，表现为面色苍白，面容衰老，眉发稀疏，腋毛，阴毛脱落，皮肤干燥，音调低沉，表情淡漠，反应迟钝，智力减退，有时幻觉妄想，精神失常，甚而出现躁狂，心率缓慢。促肾上腺皮质激素分泌不足者，表现为乏力，食欲减退，恶心呕吐，上腹痛，易出现低血糖表现等。

## （二）病理学表现

因病因不同而表现各异。产后大出血、休克等引起者，腺垂体大片缺血性坏死，严重者仅腺垂体的后上方、柄部、中部与神经垂体无累及，垂体动脉有血栓形成。久病者垂体明显缩小，大部分为纤维组织，少许较大的嗜酸性粒细胞和少许嗜碱性粒细胞。性腺、甲状腺、肾上腺皮质等靶腺可见不同程度的萎缩。

## （三）MRI 表现

病因不同，MRI 表现不同。由垂体原因引起者，可表现为垂体萎缩和垂体肿瘤。垂体萎缩时，蝶鞍无扩大，垂体柄未见明显偏移，神经垂体高信号存在，呈部分性或完全性空泡蝶鞍的 MRI 表现。部分性空泡蝶鞍，腺垂体体积均匀或不均匀缩小，腺垂体呈薄片状紧贴于鞍底，鞍内见长 $T_1$ 长 $T_2$ 脑脊液信号（图11-7-1）。完全性空泡蝶鞍，腺垂体结构完全消失，鞍内见长 $T_1$ 长 $T_2$ 脑脊液信号充填，垂体柄下端游离，悬挂于鞍内，增强扫描鞍底可见弧线样强化（图 11-7-2）。垂体肿瘤、颅咽管瘤、脑膜瘤、下丘脑肿瘤等颅内占位性病变相应的 MRI 表现，详见第五章。

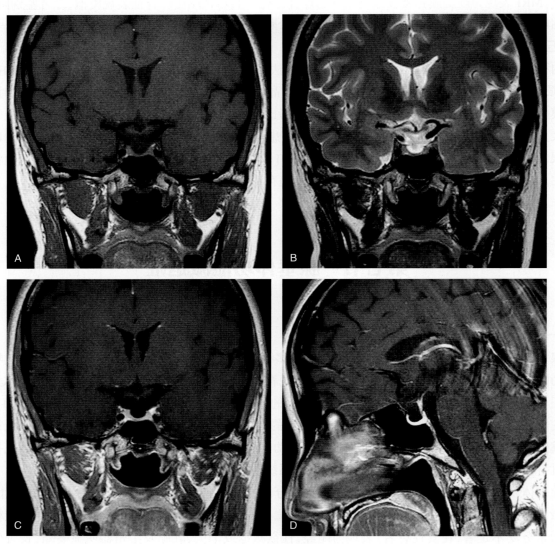

图 11-7-1　部分性空泡蝶鞍 MRI 表现

A. $T_1WI$，示垂体变薄，鞍内充填低信号；B. $T_2WI$，示垂体变薄，鞍内充填高信号；

C、D. $CE-T_1WI$，示鞍底条片状强化

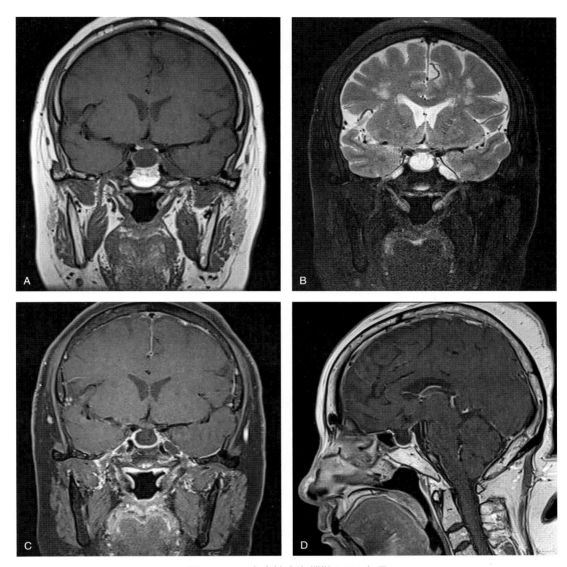

图 11-7-2　完全性空泡蝶鞍 MRI 表现

A. T₁WI,示鞍内充填低信号；B. T₂WI,示鞍内充填高信号；C、D. CE-T₁WI,示鞍底弧线状强化,
垂体柄下端游离,悬挂于鞍内

（四）诊断要点与鉴别诊断

1. 诊断要点

（1）一种或多种垂体激素分泌不足的症状。

（2）部分性或完全性空泡蝶鞍的 MRI 表现。

（3）垂体肿瘤、颅咽管瘤、脑膜瘤、下丘脑肿瘤等颅内占位性病变相应的 MRI 表现。

2. 鉴别诊断　在诊断希恩综合征时应注意与原发性空泡蝶鞍综合征、蝶鞍囊肿及淋巴细胞性垂体炎相鉴别。原发性空泡蝶鞍综合征垂体 MRI 表现为蝶鞍扩大,大部分患者无腺垂体功能减退的临床表现。蝶鞍囊肿主要表现为鞍内圆形或类圆形囊性病变,有完整的囊壁,与鞍上池不相通。淋巴细胞性垂体炎好发于妊娠及产后女性,也见于男性和儿童。垂体 MRI 检查提示神经垂体高信号消失,垂体柄增粗、无移位,实验室检查提示促肾上腺皮质激素或促甲状腺激素缺乏,但生长激素及促性腺激素正常。

（五）治疗和预后

腺垂体功能减退症是一种临床综合征，早期诊断对于治疗至关重要。治疗主要是激素替代治疗与病因治疗，同时注意营养及护理。轻者可带病延至数十年，但多呈虚弱状态；重症患者常因产后大出血休克而死亡，或因重度感染而死亡。

# 第八节  中枢性尿崩症

（一）概述

中枢性尿崩症（central diabetes insipidus，CDI）是指下丘脑 - 神经垂体病变引起精氨酸加压素又称抗利尿激素分泌不足所致的临床综合征，分为原发性和继发性。原发性中枢性尿崩症常找不到明确病因，占尿崩症的 50%~60%。继发性中枢性尿崩症常见的病因有颅脑肿瘤包括下丘脑和垂体肿瘤、颅脑外伤或手术、颅内感染、放射治疗等，以颅脑肿瘤最为常见。临床特点是烦渴、多饮、多尿、低比重尿和低渗尿。

（二）病理学表现

原发性中枢尿崩症患者可发现下丘脑视上核及室旁核神经元细胞数量明显减少或消失，Nissil 颗粒耗尽。继发性中枢尿崩症病理因病因不同而表现不同。

（三）MRI 表现

中枢性尿崩症常见的 MRI 表现有：神经垂体 $T_1WI$ 高信号消失（图 11-8-1），垂体柄增粗或中断，鞍区占位性病变等。垂体、下丘脑肿瘤的 MRI 表现详见第五章。

（四）诊断要点与鉴别诊断

1. 诊断要点　凡是烦渴、多饮、多尿及低比重尿者应考虑本病，必要时可进行禁水加压素试验及血尿渗透压测定，MRI 多可见神经垂体高信号消失或其他颅内病变。

2. 鉴别诊断　糖尿病：常有多饮、多尿、多食、消瘦的临床症状，实验室检测可见血糖升高，尿糖阳性，MRI 检查无垂体异常改变。

（五）治疗和预后

原发性中枢性尿崩症患者用激素替代疗法以及其他抗利尿药物进行治疗。继发性尿崩症患者应尽量治疗其原发病，如不能根治也可按上述药物治疗。

轻度脑损伤或感染引起的一过性尿崩症可完全恢复。特发性尿崩症属永久性，但在足够水分供应及抗利尿治疗下，通常可以基本维持生活。颅脑肿瘤或全身疾病所致的继发性尿崩症则预后不良。

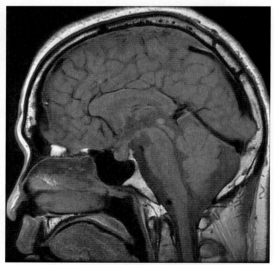

图 11-8-1　中枢性尿崩症 MRI 表现
$T_1WI$，示神经垂体高信号消失，垂体柄增粗

# 第九节　甲状旁腺功能低下

## （一）概述

甲状旁腺功能低下（hypoparathyroidism）是一种少见的内分泌疾病，以甲状旁腺激素缺乏或不足、低钙血症、高磷血症、1,25-二羟维生素 D 浓度减低为特征，简称甲旁减，特发性甲旁减可独立存在或与其他内分泌腺功能减退同时存在。甲状旁腺功能低下患者常表现为感觉异常、四肢发麻刺痛、痉挛或抽搐等神经肌肉症状；头痛、焦虑、烦躁、幻觉及性格改变等精神症状；白内障、皮肤粗糙、色素沉着、异位钙化等其他症状。但疾病也可表现出急性发作、支气管痉挛、喉痉挛或心律失常；手术后的患者，可出现手足搐搦、痉挛、心动过速、精神状态改变，这些症状可为原发也可表现为继发。

甲状旁腺功能低下患者容易伴发颅内多发钙化，以基底节区钙化多见，依次为苍白球、壳核、尾状核，同时钙化也可见于皮质下白质、小脑髓质、丘脑、小脑齿状核，内囊常不受累，多为对称性。

## （二）病理学表现

大体：脑内小血管及周围钙盐沉积，以基底节区最为明显。

镜下：酸性黏多糖在胶质细胞核及其周围聚集，向周围弥散，侵及小血管壁及周围，钙盐沉积形成钙化，周围可见胶质细胞增生。

## （三）MRI 表现

甲状旁腺功能低下患者典型的 MRI 表现为双侧基底节区、双侧丘脑、双侧小脑齿状核对称性稍短 $T_1$ 稍长或短 $T_2$ 信号，DWI 呈低信号（图 11-9-1）。位于皮质下的钙化 $T_1WI$ 上呈稍高信号、$T_2WI$ 上呈等或稍高信号，位于白质区的钙化 $T_1WI$ 上呈等信号、$T_2WI$ 上呈稍高信号，皮质下及半卵圆中心钙化多呈分水岭分布。

SWI 对钙化敏感，表现为正相位或校正相位图上高信号或混杂高信号，可与出血和其他铁质沉积的病变相鉴别。

## （四）诊断要点与鉴别诊断

1. 诊断要点

（1）甲状旁腺功能低下。

（2）MRI 表现双侧基底节区、双侧丘脑、双侧小脑齿状核及皮层下白质、放射冠内多发 $T_1WI$ 高信号，$T_2WI$ 等或低信号。

2. 鉴别诊断　本病影像学上颅内钙化具有特征性，结合临床及实验室检查极易诊断，与其他颅内钙化性病变易于鉴别。

## （五）治疗和预后

甲状旁腺功能低下治疗的主要目的是消除症状、中止手足搐搦的发作，使血清钙恢复正常或接近正常，尿钙排泄<400mg/d。其治疗方法包括补充钙剂和维生素 D 制剂，手足搐搦时静脉缓慢注射 10% 葡萄糖酸钙。饮食上注意进食高钙、低磷食物。颅内钙化不易消失，但积极治疗可减少钙化的形成。

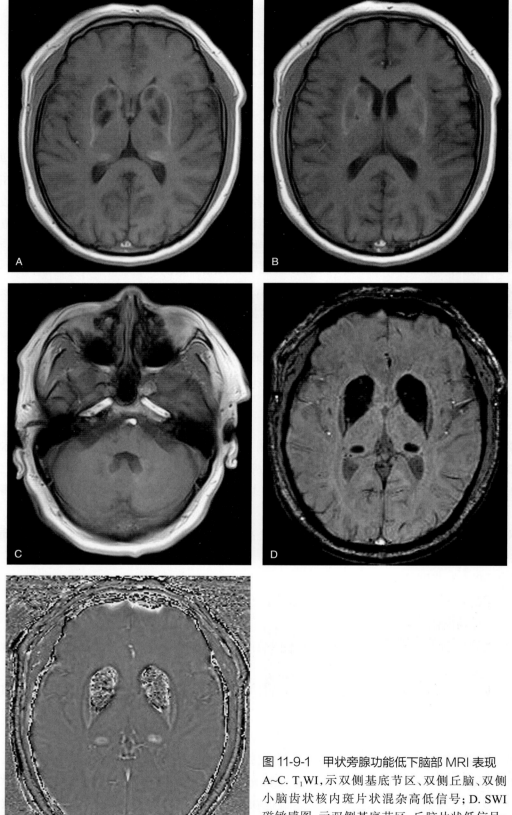

图 11-9-1　甲状旁腺功能低下脑部 MRI 表现
A~C. T$_1$WI，示双侧基底节区、双侧丘脑、双侧小脑齿状核内斑片状混杂高低信号；D. SWI磁敏感图，示双侧基底节区、丘脑片状低信号；E. SWI 相位图，示双侧基底节区、丘脑片状混杂高信号

# 第十节 中枢神经系统白血病

## （一）概述

中枢神经系统白血病（central nervous system leukemia，CNSL）是白血病的并发症之一，多发生于白血病缓解期，少数可在初期或首诊时发生。临床表现各异，常见颅内高压综合征、脑神经和脊神经损害、脑膜刺激征、丘脑下部中枢损害等，部分患者可无明显症状。

按照该病的出现时间可分为：①白血病直接侵犯中枢神经系统，即在发现白血病时就存在中枢神经系统侵犯。②肿瘤伴发或继发中枢神经系统肿瘤。中枢神经系统粒细胞肉瘤，又称绿色瘤，可早于白血病数月出现，但独立存在少见，多数伴有随后发展的系统性白血病。③治疗伴发的中枢神经系统并发症，包括在化疗、放疗、骨髓移植和免疫抑制剂治疗后出现的脑白质病、脑血管病变、小血管钙化和继发的感染等。

## （二）病理学表现

脑内白血病细胞灶性或弥漫性浸润，可伴有出血、血肿及硬膜外肿块等。浸润范围包括：脑膜浸润、脑实质浸润，脑膜与脑实质同时浸润，通过直接浸润或压迫血管及脑神经。

## （三）MRI 表现

根据侵犯颅脑部位，中枢神经系统白血病分为软脑膜浸润型、硬脑膜浸润型、脑实质侵犯型以及混合型。

软脑膜浸润型表现为脑沟或软脑膜线条状异常信号，软脑膜不均匀增厚，$T_1WI$ 呈等或稍低信号，$T_2WI$ 及 FLAIR 序列呈稍高信号（图 11-10-1），增强扫描可见软脑膜明显强化。

硬脑膜浸润型表现为宽基底与硬脑膜相连的梭形或圆形软组织肿块。$T_1WI$ 呈稍低信号，$T_2WI$ 呈稍高信号，增强扫描明显均匀强化，亦可表现为硬脑膜增厚，呈线状强化（图 11-10-2）。部分患者由于脑膜广泛浸润，可致交通性脑积水，引起脑白质髓鞘缺失、轴索变性、神经元功能下降，继而累及大脑皮质而造成脑损害。

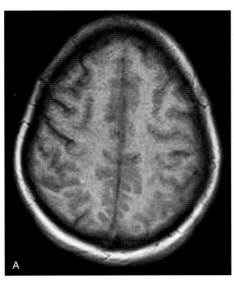
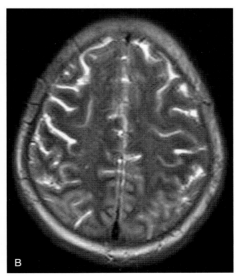

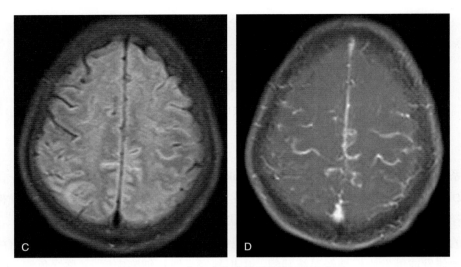

图 11-10-1　白血病软脑膜型浸润 MRI 表现

A. T$_1$WI,示双侧额顶叶脑沟内线样稍低信号；B~C. 分别为 T$_2$WI 及 FLAIR,示病变呈稍高信号；
D. CE-T$_1$WI,示双侧额顶叶软脑膜明显强化

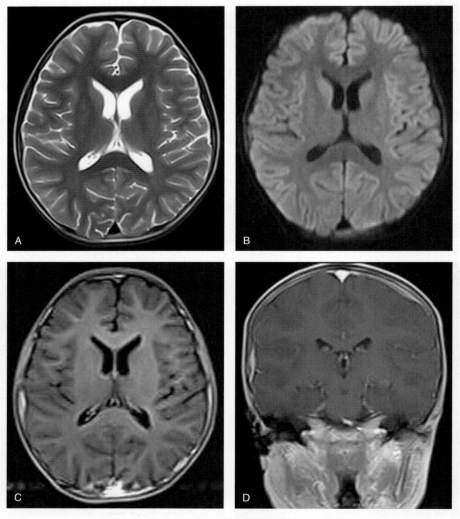

图 11-10-2　白血病硬脑膜型浸润 MRI 表现

A. T$_2$WI,示右侧颞部梭形稍高信号；B. DWI,示病变无弥散受限；C、D. CE-T$_1$WI,病变明显强化

　　脑实质非肿块型浸润 MR 平扫可见斑片状或条带状异常信号，T₁WI 呈稍低信号，T₂WI 呈稍高信号，增强扫描可见条带状强化，占位效应不明显（图 11-10-3）。脑实质肿块型浸润 MR 平扫可见肿块呈等或稍长 T₁ 信号，等或稍长 T₂ 信号，周围脑组织可见水肿信号，增强扫描后病灶呈明显强化（图 11-10-4）。合并出血时，病灶内可见短 T₁ 等短 T₂ 信号。

　　DWI：白血病脑浸润后可引起局部血管源性脑水肿，DWI 无弥散受限，白血病脑浸润引起细胞毒性水肿时，DWI 呈高信号，ADC 值减低。

　　DTI：能够显示肿瘤浸润与纤维束的关系，直观了解纤维束的中断、移位和浸润情况。

　　PWI：由于血 - 脑屏障破坏，多表现为高灌注。

　　¹H-MRS：根据侵犯的组织不同，波谱表现不同，脑实质肿块型浸润病变区 NAA 峰降低，Cho 峰升高，NAA/Cr 值降低，Cho/Cr 值升高。

　　混合型同时侵犯脑膜和脑实质，兼具以上表现。

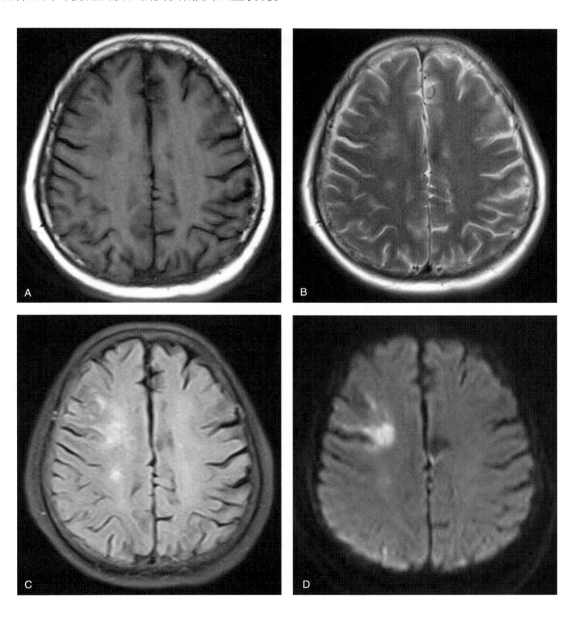

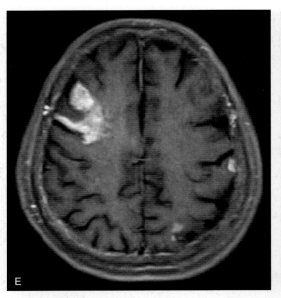
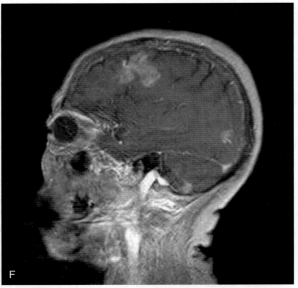

图 11-10-3　白血病脑实质非肿块型浸润 MRI 表现

A. $T_1WI$,示右侧额叶斑片状稍低信号;B~C. 分别为 $T_2WI$ 及 FLAIR,示病变呈稍高信号,占位效应不明显;

D. DWI,示病变弥散受限呈高信号;E~F. CE-$T_1WI$,示病变呈条片状强化

## (四) 诊断要点与鉴别诊断

1. 诊断要点

(1)中枢神经系统白血病软脑膜浸润型,MRI 平扫可见脑沟或软脑膜出现线条状等 / 稍长 $T_1$ 长 $T_2$ 信号,增强扫描可见脑膜增厚并明显强化。

(2)中枢神经系统白血病硬脑膜浸润型,可见宽基底与硬脑膜相连的软组织肿块,MRI 呈稍长 $T_1$ 稍长 $T_2$ 信号,增强扫描明显均匀强化,亦可表现为硬脑膜增厚线状强化。邻近颅骨可见颅骨破坏。

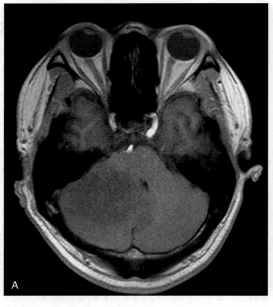
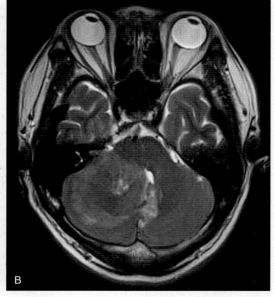

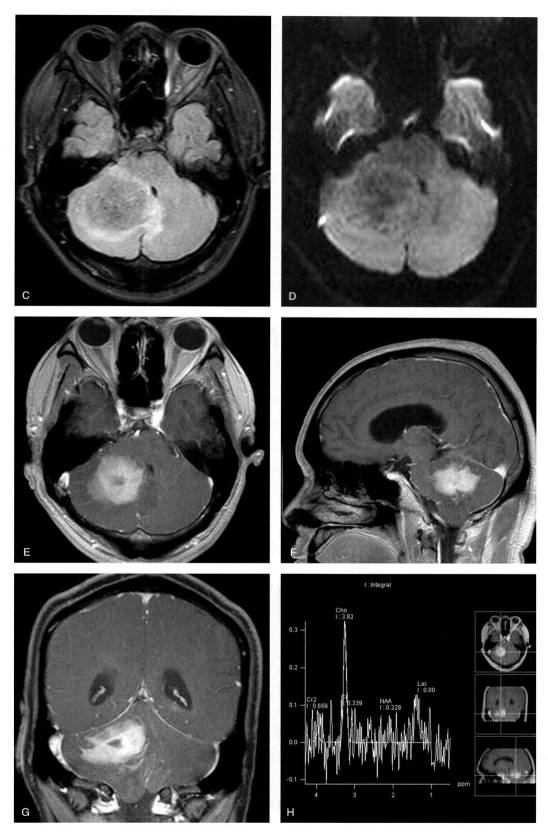

图 11-10-4　白血病脑实质肿块型浸润 MRI 表现

A. T$_1$WI,示右侧小脑半球及右侧桥小脑上脚团块低信号；B. T$_2$WI,示病变呈稍高信号,中心可见斑片状高信号,病变周围可见水肿；C. FLAIR,示病变呈稍低信号,病变周围水肿呈高信号；D. DWI,示病变无弥散受限；E~G. CE-T$_1$WI,示病变明显强化,中心见斑片状未强化区；H. $^1$H-MRS:示病变区 NAA 峰降低,Cho 峰升高

(3)中枢神经系统白血病脑实质非肿块型浸润,MR 平扫可见斑片状或条带状稍长 $T_1$ 稍长 $T_2$ 信号,增强扫描可见条带状强化,占位效应不明显。

(4)中枢神经系统白血病脑实质肿块型浸润,MR 平扫肿块呈等 / 稍长 $T_1$ 等 / 稍长 $T_2$ 信号,增强扫描可见明显强化。

2. 鉴别诊断

(1)脑膜炎或脑炎:结核性脑膜炎 MRI 平扫表现为 $T_2WI$ 及 FLAIR 序列脑底池高信号,增强扫描呈铸形强化;化脓性脑膜炎除脑膜强化外,可出现脑实质皮髓质肿胀、信号异常,临床表现为发热、头痛、呕吐、抽搐等症状。脑炎以颞叶多见,累及脑灰白质,表现为脑实质皮髓质水肿、信号异常。脑脊液检查有助于鉴别诊断。

(2)脑梗死:亚急性期脑梗死需与中枢神经系统白血病脑实质非肿块型浸润相鉴别。亚急性期脑梗死按脑血管分布区分布,增强后可见脑回样强化,结合其临床表现可鉴别。

(3)淋巴瘤:多分布于深部脑白质、基底节区或丘脑,增强扫描呈明显强化,出血、坏死少见,CSF 细胞学检查有助于鉴别诊断。

(4)转移瘤:$T_1WI$ 呈低信号,$T_2WI$ 呈稍高信号,增强扫描后多表现为结节状、环形强化,周围水肿明显,中枢神经系统白血病脑实质肿块型浸润呈等 / 稍长 $T_1$、等 / 稍长 $T_2$ 信号,周围水肿程度较轻,增强扫描后病灶明显强化。

(五)治疗和预后

新观点认为,中枢神经系统白血病是残留白血病的首要表现,提示需强化化疗以预防骨髓复发。其预后与发病时间和预防措施有关。若中枢神经系统白血病发生在发病 1 年内,且无充分预防者,预后较好;若中枢神经系统白血病发生在 1 年后,且在发生以前已加强化疗和预防者,预后较差。长期化疗和鞘注对儿童的生长发育、身心健康无明显影响,智力发育和同龄儿童无明显差异。

# 第十一节　亚急性小脑变性

(一)概述

亚急性小脑变性又称副肿瘤性小脑变性(paraneoplastic cerebellar degeneration,PCD),可并发于各种恶性肿瘤,以小细胞肺癌最多见,也常见于乳腺癌、卵巢癌和霍奇金病,是最常见的神经系统副肿瘤综合征(praneoplastic neurological syndrome,PNS),占神经系统副肿瘤综合征的 5.9%~37%。可发生在肿瘤发现之前、同时或之后。多见于成人,女性稍多于男性,急性或亚急性起病,主要表现为对称或不对称的肢体和躯体小脑性共济失调,常伴有严重的构音障碍、头晕、恶心、呕吐、眼震、复视等,可在数天、数周内达到高峰,并逐渐加重,自然缓解罕见。部分患者晚期出现广泛的脑脊髓损害表现。

(二)病理学表现

亚急性小脑变性主要病理特征是小脑皮质弥漫性变性,浦肯野细胞大量减少,深部血管周围淋巴细胞浸润,脑实质炎性细胞浸润不明显。

(三)MRI 表现

亚急性小脑变性患者早期大部分 MRI 检查无明显异常,少数患者表现为一过性双侧小脑半球弥漫性增大或皮质 - 脑膜强化,晚期可见小脑纹理增多、增粗,体积缩小、小脑周围腔隙扩大,第四脑室扩张等小脑萎缩表现(图 11-11-1)。

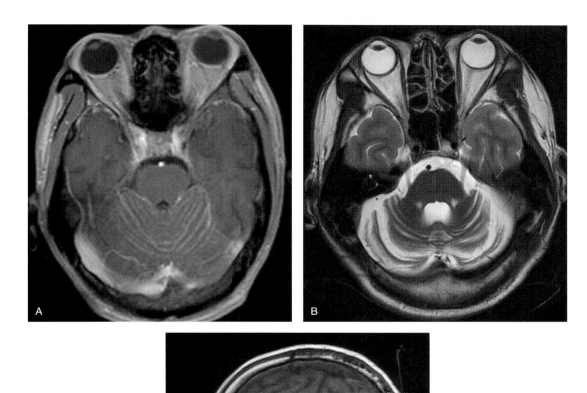

图 11-11-1　亚急性小脑变性 MRI 表现

A. CE-T$_1$WI,示小脑蚓部软脑膜明显强化; B~C. 分别为 T$_2$WI 及 T$_1$WI,示病变晚期小脑萎缩,小脑脑沟增宽、周围腔隙增大,第四脑室扩大

## (四) 诊断要点与鉴别诊断

1. 诊断要点

(1)通常累及双侧小脑半球和小脑蚓部。

(2)部分患者 MRI 检查表现为一过性双侧小脑半球弥漫性增大或者皮质 - 脑膜强化。

(3)病变晚期 MRI 检查表现为小脑萎缩。

(4)潜在恶性肿瘤的检出有助于诊断亚急性小脑变性。

(5)体内血清及脑脊液中常可检测到抗神经元抗体。

2. 鉴别诊断

(1)感染与中毒性小脑变性:均可出现小脑萎缩的改变,病史、实验室检查有助于鉴别。

(2) 克雅氏病：发病时的临床表现与亚急性小脑变性相似，但克雅氏病患者双侧丘脑 $T_2WI$ 及 DWI 上呈高信号，依此可与亚急性小脑变性鉴别。

(3) 谷氨酸脱羧酶相关性小脑变性：起病更为缓慢，多表现为影响步态的不对称性共济失调，常伴发多种内分泌疾病，如迟发型 1 型糖尿病、甲状腺炎、恶性贫血等。

### （五）治疗和预后

目前尚无特异性治疗方法，对原发性肿瘤进行手术或放化疗等有效治疗后，小脑症状可不同程度改善。部分患者用肾上腺皮质激素治疗可改善症状，静脉注射免疫球蛋白及免疫抑制剂治疗可能有效，部分患者用血浆置换可减少血清中抗体的浓度，但不能改变脑脊液中抗体浓度，疗效不确定。

# 第十二节　维生素 $B_1$ 缺乏病

### （一）概述

维生素 $B_1$ 缺乏病又称韦尼克 - 科尔萨科夫综合征（Wernicke-Korsakoff syndrome），是由于维生素 $B_1$ 长期缺乏引起的代谢性脑病。发病年龄为 30~70 岁，平均 42.9 岁，男性稍多。大约 90% 的患者出现精神意识混乱，表现为意识淡漠、嗜睡及定向障碍，严重时可发展为神经错乱、昏迷甚至死亡。如果出现记忆力减退和学习障碍，则称为 Korsakoff 精神病。

### （二）病理学表现

大体：在丘脑和下丘脑的脑室旁区域、乳头体、中脑导水管的周围区域、第四脑室底和小脑的前上叶特别是蚓部有对称性分布的病变，而其他部位的损害少见。

镜下：主要表现为毛细血管显著扩张、点状出血、血管内皮细胞增生、星形胶质细胞增生、神经核团大量空泡样变和神经元变性、坏死等。

### （三）MRI 表现

维生素 $B_1$ 缺乏病常累及第三、四脑室旁、导水管周围、乳头体、四叠体、丘脑。MRI 表现为 $T_1WI$ 上呈稍低信号，$T_2WI$ 上呈高信号，FLAIR 序列上呈明显高信号，病灶呈对称性，DWI 呈高信号。$T_2WI$ 冠状位可见第三脑室周围高信号区呈对称性分布，呈"双翼状"。另外，也可发生在小脑齿状核、脑桥被盖、红核、中脑顶盖、尾状核及大脑皮质等少见部位，急性期病灶还可表现为出血。晚期表现为乳头体、中脑被盖萎缩。乳头体缩小为本病一个较特异性表现。增强扫描，急性期病灶可明显强化，治疗后复查强化可消失（图 11-12-1）。

### （四）诊断要点与鉴别诊断

1. 诊断要点

(1) 维生素 $B_1$ 缺乏。

(2) 眼外肌麻痹、精神异常及共济失调等。

(3) 第三、四脑室和中脑导水管周围、穹窿柱、视交叉及小脑上蚓部出现异常信号，$T_1WI$ 上呈稍低信号，$T_2WI$ 上呈高信号，FLAIR 序列上呈高信号，病灶呈对称性。

(4) DWI 呈高信号。

(5) 急性期病灶可见强化。

(6) 晚期可见乳头体、中脑被盖萎缩。

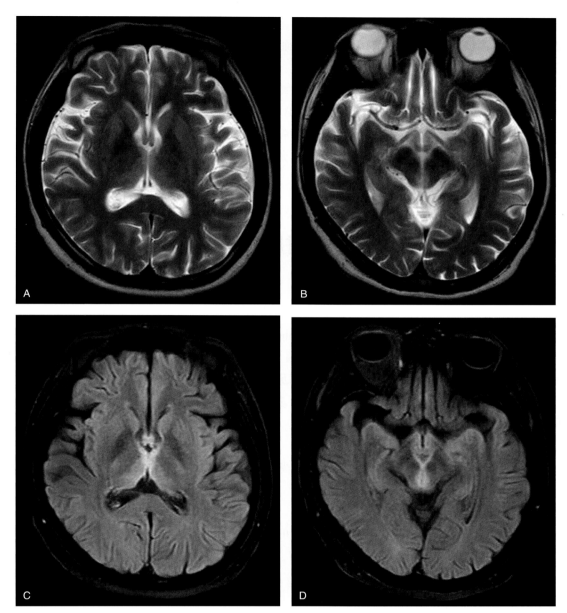

图 11-12-1　维生素 B₁ 缺乏病 MRI 表现

A、B. T₂WI,示双侧丘脑、中脑导水管周围对称性高信号；C、D. FLAIR,示病变呈高信号

2. 鉴别诊断

（1）肝豆状核变性：MRI 表现为豆状核,尾状核、丘脑、脑干对称性长 T₁ 长 T₂ 信号,中脑受累者可出现特征性的"大熊猫面容",临床结合角膜 K-F 环、肝功能检查、血清总铜量降低、间接反应铜降低等即可确诊。

（2）亚急性坏死性脑脊髓病（Leigh 病）：病灶部位及 MRI 信号特点与维生素 B₁ 缺乏症基本相同。可出现大脑皮质萎缩,多发生于小儿患者。此病与线粒体异常有关,临床上血清维生素 B₁ 含量正常是其重要鉴别点。

（3）基底动脉尖综合征：典型的影像学表现为双侧丘脑对称性梗死,多位于丘脑中心部位,多数围绕在内核周围,常继发于高血压,脑血管动脉粥样硬化等疾病。双侧丘脑内对称性分布"蝶形"病灶是该病的特征性表现。

（4）乙型病毒性脑炎：常累及双侧丘脑 - 基底节区，多为对称性分布，皮层下病灶易合并出血，与维生素 $B_1$ 缺乏症有一定的区别。结合其流行病学特点，血清，脑脊液乙脑病毒阳性可以确诊。

（五）治疗和预后

明确诊断后，应立即使用维生素 $B_1$ 进行治疗，维生素 $B_1$ 能有效逆转无结构变化的脑损伤，防止疾病进展。急性期患者需持续数天静脉注射维生素 $B_1$，在未补给足量维生素 $B_1$ 前，静脉输入葡萄糖会进一步加重糖三羧酸循环障碍，从而加重病情。本病常因诊断不及时而造成不可逆的脑损害，病死率高达 10%~20%，故早期正确诊断、及时治疗对预后具有重大影响。

# 第十三节　可逆性胼胝体压部病变综合征

（一）概述

可逆性胼胝体压部病变综合征（reversible splenial lesion syndrome，RESLES）是一种由多种原因引起的，主要累及胼胝体压部的临床影像综合征，其病因及发病机制尚不完全清楚。可能的病因包括癫痫发作、抗癫痫及抗肿瘤药物的使用、感染、代谢紊乱、高原性脑水肿等，也偶见于贫血、外伤、川崎病等。儿童和成人均可发病。临床表现与病因有关，无特异性，多表现为脑炎或脑病的症状，包括头痛、发热、意识障碍、癫痫、精神行为异常等。

（二）病理学表现

可逆性胼胝体压部病变综合征的病理生理机制尚不完全清楚，可能包括缺血引起的细胞毒性水肿、低渗性脱水、炎性细胞的局部浸润等。

（三）MRI 表现

MRI 是诊断本病的首选影像学检查方法。典型的 MRI 表现为胼胝体压部孤立的、边界清楚的圆形或椭圆形病变，多局限于胼胝体压部中央区，对称分布，少数病灶可沿胼胝体纤维向两侧延伸，对称分布，可累及整个胼胝体压部，称为"回旋镖征"（boomerang sign），也可累及整个胼胝体，甚至胼胝体外如脑室旁或皮层下白质及基底节区。病变一般无囊变、坏死，周围无水肿。$T_1WI$ 呈等或稍低信号，$T_2WI$ 及 FLAIR 序列呈高或稍高信号，DWI 呈高信号，ADC 呈低信号，增强扫描无明显强化（图 11-13-1）。DWI 较常规 MRI 序列更敏感。

（四）诊断要点与鉴别诊断

1. 诊断要点

（1）头痛、发热、意识障碍、癫痫、精神行为异常等症状。

（2）MRI 提示胼胝体压部局限性病变，可累及整个胼胝体压部，也可累及整个胼胝体，甚至胼胝体以外病变。

（3）$T_1WI$ 呈等或稍低信号，$T_2WI$ 及 FLAIR 序列呈高或稍高信号，DWI 呈高信号，ADC 呈低信号，增强扫描无明显强化。

（4）随访过程中病变可完全消失或基本消失，表现为可逆性改变。

2. 鉴别诊断

（1）胼胝体梗死：病变主要发生在单侧，常发生在高血压及动脉硬化的老年人。

（2）胼胝体变性：病变较少单独累及胼胝体压部，常累及胼胝体膝部、体部及压部，且可合并侧脑室旁白质病变，常有大量饮酒史及营养不良史。

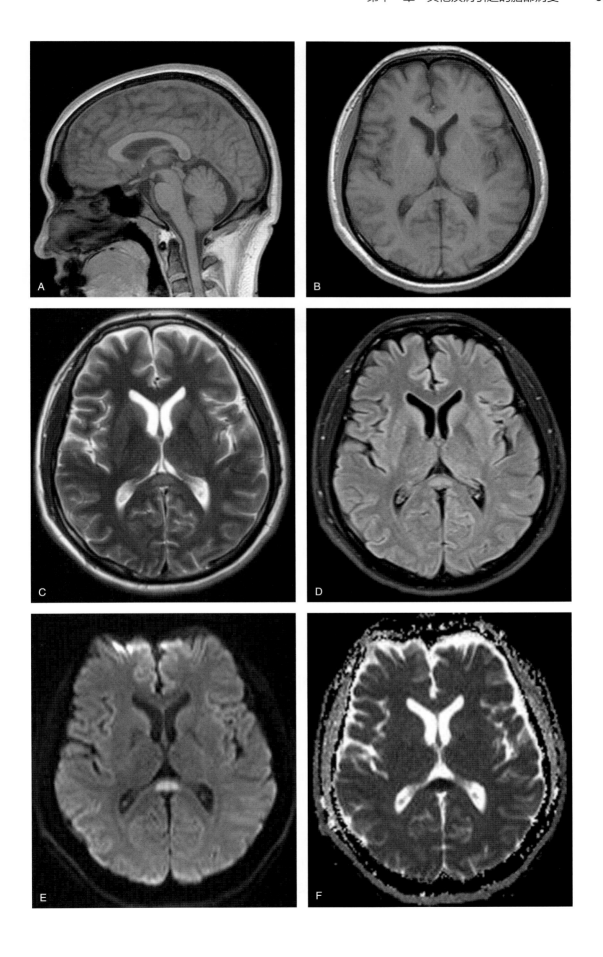

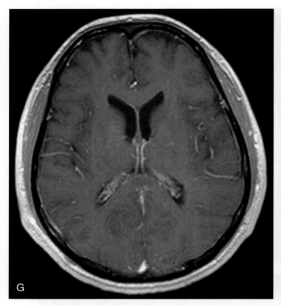
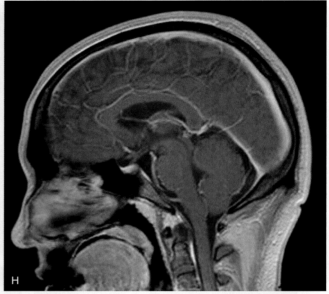

图 11-13-1　可逆性胼胝体压部病变综合征 MRI 表现

A、B. T₁WI,示胼胝体压部斑片状低信号;C、D. 分别为 T₂WI、FLAIR,示病变呈稍高信号;E. DWI,示病变呈高信号;
F. ADC,示病变呈低信号;G、H. CE-T₁WI,示病变无强化

（3）急性播散性脑脊髓炎:主要累及皮髓交界区,可同时累及基底节、丘脑、胼胝体、大脑皮质以及脊髓,最常累及胼胝体体部,其次是膝部,压部偶尔受累,呈大片状或多发斑点状异常信号,部分病灶可有显著强化。

（4）多发性硬化:常发生在脑室周围及脊髓,病灶多发,典型影像学表现为"直角脱髓鞘"征,急性期可见强化。

（五）治疗和预后

无特异性治疗方法,主要针对病因治疗及对症处理,影像学随访可见病灶明显缩小或消失,无后遗症或普遍轻微。胼胝体以外出现病变常提示预后不良。但针对某些病因(如低血糖等)导致的胼胝体压部病变,需要早发现、早治疗,否则有可能造成神经功能受到不可逆的损害。

# 第十四节　可逆性后部脑病综合征

（一）概述

可逆性后部脑病综合征(posterior reversible encephalopathy syndrome,PRES)又称为后部可逆性脑病综合征、高灌注脑病、可逆性后部脑水肿综合征、可逆性后部白质脑病综合征(reversible posterior leukoencephalopathy syndrome,RPLS),是一种临床影像综合征,常急性或亚急性起病,表现为头痛、意识障碍、精神行为异常、癫痫发作、视力障碍等。病因复杂多样,包括肾功能不全、肾病综合征、肾动脉狭窄、妊娠期及产褥期子痫、感染、自身免疫性疾病、高血压、休克、肿瘤化疗、高钙血症等。可逆性后部脑病综合征可发生于任何年龄段,性别不限。一般在数小时内发病,12~48 小时达高峰,大多数患者症状在 1 周内缓解。可逆性后部脑病综合征通常预后较好,在去除潜在病因或血压控制后,多数患者很快完全恢复,但少数患者遗留神经损伤后遗症,甚至死亡,死亡率达 5%~15%。

可逆性后部脑病综合征发病机制尚不完全明确且存在争议。目前主要有 3 种假说:①脑血流过度灌注学说,脑血流过度灌注导致脑血管自身调节崩溃,脑组织出现血管源性脑水肿,后循环系统供血区域如顶枕叶由于缺乏交感神经支配而容易受损,是较受认可的学说;②脑血管痉挛学说,由于动脉或静脉痉挛导致局部脑组织的缺血缺氧,引起局部脑组织水肿;③血管内皮细胞损伤导致血 - 脑屏障破坏学说,多种因素如免疫系统的激活、内皮细胞的活化、内皮细胞的损害、器官低灌注等共同影响引起脑组织血管源性脑水肿。

（二）病理学表现

急性期活检或尸检证实为血管源性脑水肿,可见反应性星形胶质细胞、散在巨噬细胞和淋巴细胞,有的可见急性血管损伤,如内膜增厚、血管狭窄、内膜剥离及血栓形成等,也可见脱髓鞘性病变,缺血、神经元损伤、层状坏死及皮质、白质陈旧性出血等。免疫组化染色显示血管内皮生长因子表达。

（三）MRI 表现

典型病灶主要位于后循环供血区,双侧顶枕叶多见,也可累及颞叶、额叶、基底节、脑干或一侧大脑半球。$T_1WI$ 呈等或稍低信号,$T_2WI$ 及 FLAIR 序列呈高信号,DWI 通常呈等或低信号,ADC 呈高信号,提示为血管源性脑水肿,当出现细胞毒性水肿时,DWI 呈高信号,ADC 呈低信号(图 11-14-1)。增强扫描多无强化,血 - 脑屏障破坏时可见异常强化。对因治疗后病灶可完全消失。

SWI: 微出血引起的含铁血黄素沉积呈斑点状、小结节状低信号。

PWI: 多数研究提示水肿区脑组织血管灌注减少。

ASL: 有研究发现围生期可逆性后部脑病综合征治疗前双侧顶、枕叶区域 CBF 升高,治疗后减低。

（四）诊断要点与鉴别诊断

1. 诊断要点

(1)可逆性大脑后部白质病变,以大脑后部顶枕叶白质为主,少数可累及额、颞叶、基底节、胼胝体、中脑、小脑等部位。

(2)MRI 表现为 $T_1WI$ 呈等或稍低信号,$T_2WI$ 及 FLAIR 序列呈高信号,DWI 通常呈等或低信号,ADC 呈高信号,增强常无强化。

(3)对因治疗后病灶可完全消失。

2. 鉴别诊断

(1)可逆性胼胝体压部病变综合征(reversible splenial lesion syndrome, RESLES): MRI 特点是胼胝体压部孤立的、边界清楚的圆形或椭圆形病变,多局限于胼胝体压部中央区,对称分布,增强不强化。临床表现缺乏特异性,对因治疗后病灶可完全消失,一般不遗留神经系统功能障碍。

(2)颅内静脉窦血栓形成(cerebral venous sinus thrombosis, CVST): 孕、产妇既可能出现可逆性后部脑病综合征,也易并发 CVST。前者由重度子痫前期或子痫引起,后者与妊娠期血液高凝状态有关。发病早期二者临床及影像表现相似易误诊。尤其横窦血栓形成患者脑水肿常位于双侧顶枕叶,与可逆性后部脑病综合征鉴别困难,CVST 显示横窦信号异常,MRV 显示静脉窦部分或完全不显影和侧支静脉代偿性增多及扩张,而可逆性后部脑病综合征患者 MRV 正常。

(3)可逆性脑血管收缩综合征(reversible cerebral vasoconstriction syndrome, RCVS): 是一组少见的临床影像综合征,又称 Call-Fleming 综合征。其主要临床表现为雷击样头痛,伴或不伴局灶神经功能缺损或癫痫发作,常并发脑梗死、脑出血、可逆性后部脑病综合征、脑水肿等。MRA 可见多灶性、节段性"串珠样"脑血管改变。妊娠子痫可逆性后部脑病综合征患者 MRA 上可见节段性血管狭窄,可逆性后部脑病综合征和 RCVS 在临床及影像表现上也有重叠。

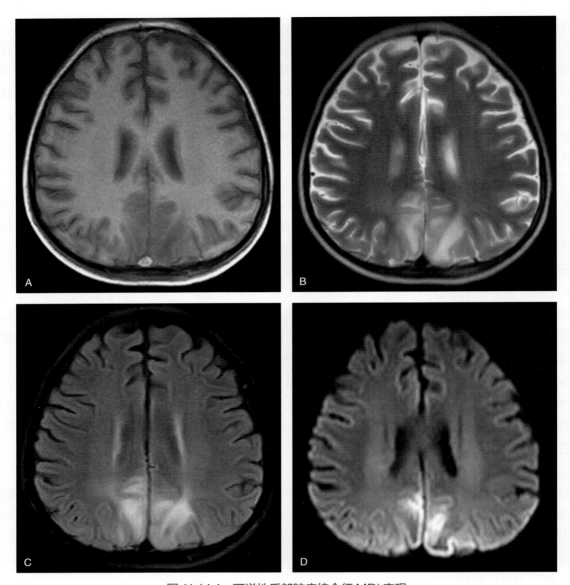

图 11-14-1 可逆性后部脑病综合征 MRI 表现

A. $T_1WI$,示双侧顶叶斑片状低信号；B、C. 分别为 $T_2WI$ 及 FLAIR,示病变呈高信号；D. DWI,示病变部分呈高信号

（4）脑淀粉样血管病相关性炎症（cerebral amyloid angiopathy related inflammation,CAA-I）: CAA-I 是以 Aβ 沉积引起的血管内和血管周围炎症,且对免疫抑制治疗反应较好的一种可逆性脑白质病变。CAA-I 和可逆性后部脑病综合征均可出现可逆性脑白质病变,但前者白质病变多局限于一侧,在白质病变区、皮层或皮层下可见多发的微出血灶,需给予免疫抑制治疗；后者白质病变最常见于双侧顶枕叶,多呈对称性分布,在病变区可见微出血但数量较少,多采用控制血压、对症治疗等。

（五）治疗和预后

早期诊断并及时针对病因治疗,多数患者预后良好,可完全恢复；若不能及时诊断及治疗,病情可逐渐进展,导致不可逆性神经损伤,出现神经系统后遗症,甚至死亡。

（张春艳 肖云飞 阎 静 张赞霞 李 莹 张晓楠 李贝贝

李淑健 肖翠萍 刘 浩 赵珊珊 文宝红 程敬亮）

# 参考文献

［1］白洁, 程敬亮, 高安康, 等. 2016 年 WHO 中枢神经系统肿瘤分类解读 [J]. 中华放射学杂志, 2016, 50 (12): 1000-1005.

［2］白人驹, 张雪林. 医学影像诊断 [M]. 3 版. 北京: 人民卫生出版社, 2015.

［3］卜姗姗, 朱颖, 肖江喜, 等. 苯丙酮尿症颅脑 MRI 表现 [J]. 中国医学影像技术, 2017, 33 (12): 1802-1805.

［4］曾涛, 高亮, 崔大明, 等. 双侧慢性硬膜下血肿合并自发性低颅压综合征的诊断和治疗 [J]. 中华神经外科杂志, 2020, 36 (8): 791-795.

［5］曾中云. 轻、中度闭合性颅脑损伤 MRI 图像表现及与预后相关性分析 [J]. 中国 CT 和 MRI 杂志, 2019, 17 (10): 26-28, 86.

［6］陈晨, 任翠萍, 赵瑞琛, 等. ADC 及 DCE-MRI 对鉴别诊断原发性中枢神经系统淋巴瘤与脱髓鞘假瘤的价值 [J]. 中国临床医学影像杂志, 2018, 29 (8): 548-551.

［7］陈玲, 李涛, 罗雪, 等. 磁共振三维动脉自旋标记成像在急性缺血性脑梗死的定量研究 [J]. 实用放射学杂志, 2020, 36 (10): 1544-1547.

［8］陈梦亚, 席芊. 多模态 MRI 在帕金森病的研究进展 [J]. 国际医学放射学杂志, 2020, 43 (4): 430-433.

［9］陈明, 陈洪, 杨国庆, 等. 脑梗死继发皮质脊髓束 Wallerian 变性的 DTI 动态研究 [J]. 放射学实践, 2018, 33 (8): 838-841.

［10］陈七一, 谢汝明, 吕志彬, 等. 弓形虫脑病在 HIV/AIDS 中患病的危险因素和 MRI 特征分析 [J]. 医学影像学杂志, 2020, 30 (3): 345-348.

［11］陈七一, 许东海, 魏连贵, 等. 颅内环形强化病变在艾滋病机会感染中的鉴别诊断 [J]. 医学影像学杂志, 2019, 29 (6): 898-901.

［12］陈琪琪, 陈仪婷, 蒋震, 等. 帕金森病患者黑质小体-1 影像特征的磁敏感加权成像评价及临床意义 [J]. 中华神经科杂志, 2019, 52 (8): 620-624.

［13］陈首名, 李光纪, 何志兵, 等. CT、MRI 技术在鞍区囊性病变诊断的应用及影像特点分析 [J]. 中国 CT 和 MRI 杂志, 2020, 18 (1): 8-10, 78.

［14］陈晓曦, 王显高, 戴辉, 等. 共济失调-毛细血管扩张症合并胸部淋巴瘤影像表现一例 [J]. 中华放射学杂志, 2019, 53 (5): 408-409.

［15］陈鑫, 魏新华, 杨蕊梦, 等. 常规 MRI 纹理分析鉴别脑胶质母细胞瘤和单发转移瘤的价值 [J]. 中华放射学杂志, 2016, 50 (3): 186-190.

［16］陈旭. 轻微创伤性脑损伤 MRI 研究进展 [J]. 中国医学影像学杂志, 2017, 25 (10): 794-797.

［17］陈钟铎, 赵鹏飞, 周兵, 等. 脑脊液耳漏合并鼻咽部脑膜脑膨出脑脊液漏一例 [J]. 中华耳鼻咽喉头颈外科杂志, 2020, 55 (5): 520-522.

［18］褚相乐, 赵丽萍, 马景旭, 等. FA 值与 ADC 值在 AIDS 脑内结核和弓形虫中的应用 [J]. 中国临床医学影像杂志, 2015, 26 (5): 305-308.

［19］崔光彬. 脑磁共振弥散加权成像 [M]. 北京: 人民军医出版社, 2015.

［20］邓文娟, 胡雪莹, 吴念宁, 等. DTI 对 HIV 感染者脑白质细微结构病变的诊断研究 [J]. 实用放射学杂志, 2017, 33 (3): 353-356.

［21］丁昕, 田野. 放射性海马功能障碍的研究现状 [J]. 中华放射医学与防护杂志, 2016, 36 (9): 712-716.

［22］杜彦瑶, 许若梅, 王效春, 等. 脑静脉窦血栓形成的影像学诊断及预后评估 [J]. 中华放射学杂志, 2020, 54 (4): 380-384.

［23］冯海平, 章飞. DTI 各参数在急性缺血性脑梗死预后判断中的联合应用研究 [J]. 影像研究与医学应用, 2020, 4 (1):

61-62.

[24] 高安康, 张勇, 程敬亮. 蝶骨巨大脊索瘤并鼻咽部广泛受侵一例影像表现 [J]. 中华放射学杂志, 2015, 49 (12): 953-954.

[25] 高传平, 蒋钢, 段峰, 等. 艾滋病进行性多灶性白质脑病 MRI 表现分析 [J]. 中华放射学杂志, 2016, 50 (2): 138-139.

[26] 高欣, 张丹, 艾尼瓦尔·吾拉木, 等. 1H-MRS 定量分析在脑结核瘤、弓形虫脑病与脑转移瘤鉴别诊断中的应用 [J]. 临床放射学杂志, 2020, 39 (3): 440-445.

[27] 高长泰, 周晟, 达志河, 等. MELAS 综合征误诊分析及影像学特征文献复习 [J]. 实用放射学杂志, 2019, 35 (8): 1361-1364.

[28] 葛文, 宋修峰, 泮思林. 8 例儿童及 3 例胎儿半侧巨脑畸形的影像学表现并文献复习 [J]. 中国临床医学影像杂志, 2020, 31 (5): 363-367.

[29] 葛宇曦, 徐雷鸣, 孙建忠, 等. 三维动态增强 MR 血管成像判断硬脊膜动静脉瘘瘘口位置的作用 [J]. 中华放射学杂志, 2017, 51 (8): 621-624.

[30] 谷雷, 文文, 赖国祥. 肺隐球菌病诊治进展 [J]. 中华医学杂志, 2020, 100 (4): 317-320.

[31] 郭娟, 刘婉婷, 罗怡珊, 等. 客观脑部 MRI 容积定量分析系统在阿尔茨海默病筛查中的应用 [J]. 放射学实践, 2019, 34 (1): 16-20.

[32] 韩彤, 张云亭, 刘力, 等. 星形细胞肿瘤磁敏感加权成像和灌注成像测量指标与肿瘤内微血管密度和血管内皮细胞生长因子的相关性研究 [J]. 中华放射学杂志, 2013, 47 (12): 1086-1091.

[33] 何成, 杨阳, 张晶晶, 等. 基于 $T_2$-FLAIR 评分系统的脑瘫儿童脑损伤程度的评估 [J]. 实用放射学杂志, 2020, 36 (9): 1458-1462.

[34] 胡连水, 王文浩, 林洪, 等. 单纯硬膜外血肿致脑疝患者再灌注损伤的临床研究 [J]. 中华神经医学杂志, 2017, 16 (6): 604-610.

[35] 胡颖, 张跃, 朱文珍. 多模态影像学检查诊断 MELAS 综合征的价值分析 [J]. 放射学实践, 2020, 35 (8): 993-998.

[36] 慧艳, 刘娟, 王海, 等. 高乳酸血症-卒中样发作综合征型线粒体脑肌病一家系两代四例报告 [J]. 中国全科医学, 2020, 23 (24): 3104-3108.

[37] 姜尔烈, 韩明哲. 真菌感染标志物结合影像学证据在恶性血液病侵袭性真菌感染早期诊断中的价值 [J]. 中华内科杂志, 2020, 59 (10): 751-753.

[38] 靳刚, 宁洁娟, 侯双兴. 肾上腺脑白质营养不良的 MRI 特点与临床表现相关性分析 [J]. 中华神经外科疾病研究杂志, 2015, 14 (4): 360-362.

[39] 李宝民, 张清平, 曹向宇, 等. 高血压性脑出血与脑微出血的相关影像研究 [J]. 中华老年心脑血管病杂志, 2018, 20 (2): 171-174.

[40] 李陈芳, 洪音, 殷梦媚, 等. 急性脑梗死后认知障碍与缺血性脑卒中复发相关 [J]. 中华老年心脑血管病杂志, 2020, 22 (9): 947-950.

[41] 李国勤, 黄继良, 陈炫幸, 等. 结核性脑膜炎的多层螺旋 CT 及 MRI 影像特点及诊断价值分析 [J]. 中国 CT 和 MRI 杂志, 2017, 15 (4): 17-20.

[42] 李佳, 尚珂, 秦川, 等. 低颅压综合征临床及 MRI 表现 [J]. 临床放射学杂志, 2017, 36 (10): 1543-1547.

[43] 李健, 李莉, 徐梦莹, 等. 胎儿前脑无裂畸形经典类型的 MRI 诊断 [J]. 临床放射学杂志, 2020, 39 (2): 282-285.

[44] 李洁, 叶靖, 张洪英. 神经梅毒 MRI 表现及血流灌注研究 [J]. 中国医学影像学杂志, 2019, 27 (1): 25-28.

[45] 李静雅, 汪琦, 周卫东, 等. 妊娠期发病的肝豆状核变性一例 [J]. 中国神经免疫学和神经病学杂志, 2019, 26 (1): 39-39, 43.

[46] 李美玉, 穆娇, 王婷婷, 等. 弥漫性轴索损伤后胶质细胞的反应性变化 [J]. 解剖学报, 2019, 50 (5): 554-560.

[47] 李培建. 弥漫性轴索损伤的诊断和治疗 [J]. 中华神经创伤外科电子杂志, 2017, 3 (4): 251-254.

[48] 李钱程, 张龚巍, 张欣贤, 等. 儿童急性白血病中枢神经系统颅脑浸润 CT 与 MRI 表现 [J]. 临床放射学杂志, 2015, 34 (10): 1642-1645.

[49] 李小晶, 侯池, 邱伟, 等. 未成年人髓鞘少突胶质细胞糖蛋白抗体阳性急性播散性脑脊髓炎临床特点及治疗预后分析 [J]. 中华医学杂志, 2020, 100 (5): 339-344.

[50] 李雪, 武迎, 张红, 等. 脑膜脑膨出 30 例患者的临床及病理学分析 [J]. 中国医刊, 2020, 55 (8): 885-888.

[51] 李智强, 吴喜. 蛛网膜下腔型脑囊虫病致三叉神经痛二例报告 [J]. 中华神经外科杂志, 2017, 33 (2): 193-194.

[52] 梁占东. 积水型无脑畸形 1 例 [J]. 实用放射学杂志, 2016, 32 (12): 1986-1987.

[53] 廖磊, 高飞, 王良敏. MRI 和 CT 联合诊断 33 例脑裂畸形的价值及影像特征分析 [J]. 中国 CT 和 MRI 杂志, 2020, 18 (2): 57-59.

［54］林道福, 陈燕美, 苏鹭芬, 等. 嗅觉皮质弥散峰度成像对帕金森病的早期诊断价值 [J]. 中华神经科杂志, 2020, 53 (7): 493-499.

［55］刘华亮, 张小琨, 屈洪颖, 等. 颅内动脉瘤血管内栓塞后新发脑梗死磁共振成像特点分析 [J]. 中华老年心脑血管病杂志, 2020, 22 (8): 805-809.

［56］刘淑玲, 石志鸿, 王颖, 等. 典型与额叶变异型阿尔茨海默病和行为变异型额颞叶痴呆的神经心理特征及临床影像比较研究 [J]. 中华老年医学杂志, 2017, 36 (12): 1283-1288.

［57］刘伟星, 刘莹, 马景旭, 等. 磁共振神经突起方向离散度与密度成像在帕金森患者黑质改变中的临床应用 [J]. 实用放射学杂志, 2020, 36 (5): 694-697, 706.

［58］刘振国, 张煜. 重视帕金森病冲动控制障碍临床识别与研究 [J]. 中华神经科杂志, 2020, 53 (6): 401-404.

［59］陆杰, 关鸿志, 王多浩, 等. 脑脊液病原菌二代测序在 α 疱疹病毒颅内感染诊断中的应用 [J]. 中华神经医学杂志, 2019, 18 (4): 387-391.

［60］陆正齐, 李铁梅. 增龄相关性脑小血管病治疗新进展 [J]. 中国卒中杂志, 2020, 15 (4): 371-375.

［61］罗瑞, 马瑾, 钟勇. 多发性硬化相关眼运动和结构改变的研究进展 [J]. 中华眼科杂志, 2020, 56 (9): 711-715.

［62］马慧, 林剑军, 王锦, 等. *ZIC2* 基因杂合突变家系颅脑 MRI 表现 [J]. 中华放射学杂志, 2020, 54 (9): 901-903.

［63］马俊怡. 高血压患者大脑的结构/ 功能 MRI 改变 [J]. 中风与神经疾病杂志, 2020, 37 (6): 502-504.

［64］马叶, 彭小明, 张榕, 等. 新生儿单纯疱疹病毒性脑炎临床特征和预后分析 [J]. 中华新生儿科杂志, 2020, 35 (5): 331-335.

［65］牛江涛, 张荣芳. 颅脑损伤 CT 影像特点及预后分析 [J]. 中国 CT 和 MRI 杂志, 2019, 17 (1): 22-24.

［66］欧光乾, 姚振威, 刘含秋, 等. 自发性低颅压综合征的临床特征与 MRI 表现 [J]. 实用放射学杂志, 2017, 33 (7): 1142-1144.

［67］彭乔君, 王玉凤, 刘新, 等. 帕金森病非运动症状脑功能网络特征及其调控研究进展 [J]. 中国神经免疫学和神经病学杂志, 2020, 27 (5): 407-411.

［68］齐彩云, 刘疏影. 不同运动亚型帕金森病影像学研究进展 [J]. 中风与神经疾病杂志, 2020, 37 (9): 851-856.

［69］钱雯, 胡昊, 马高, 等. MRI 动态增强定量分析联合弥散加权成像鉴别良性眼眶淋巴增生性疾病与淋巴瘤的价值 [J]. 中华放射学杂志, 2018, 52 (2): 91-95.

［70］秦超, 刘竞丽. 蛛网膜下腔出血的诊断与治疗 [J]. 中华神经科杂志, 2020, 53 (10): 814-818.

［71］邱卫强, 王瑞. 血清及脑脊液 PCT 检测联合 MRI 对中枢神经感染诊断价值 [J]. 中国 CT 和 MRI 杂志, 2020, 18 (6): 28-30.

［72］任会丽, 方伟军, 韩远远. 头颅 MRI 增强扫描与脑脊液检查对婴幼儿颅内结核的早期诊断价值 [J]. 分子影像学杂志, 2020, 43 (2): 304-308.

［73］石志鸿, 蔡莉, 刘帅, 等. 后皮质萎缩临床和影像学特点分析 [J]. 中华老年医学杂志, 2015, 34 (3): 264-269.

［74］孙燕, 邵虹, 施美华, 等. 儿童白血病中枢神经系统并发症的影像学表现及临床联系 [J]. 中华实用儿科临床杂志, 2019, 34 (12): 922-925.

［75］唐秒, 左晓霞, 李通, 等. 白塞病合并脑膜增厚一例报道及文献复习 [J]. 中华风湿病学杂志, 2019, 23 (4): 255-258.

［76］田斌, 罗义琳, 宋雯, 等. 脑内脱髓鞘假瘤的 MRI 诊断及鉴别诊断 [J]. 贵州医科大学学报, 2018, 43 (7): 824-828.

［77］田素升, 徐蕊, 陈文静, 等. 脑出血多期相演变规律及 MRI 信号特征 [J]. 中国 CT 和 MRI 杂志, 2018, 16 (8): 11-14.

［78］王建武, 冯学彬, 彭如臣. 脑弥漫性轴索损伤的临床特征和 MRI、CT 诊断 (附 47 例分析)[J]. 中国 CT 和 MRI 杂志, 2015, 13 (6): 4-7.

［79］王静华, 陈蕾, 邓本强, 等. 非酮症高血糖性偏侧舞蹈病- 偏侧投掷症的临床和影像学特征分析 [J]. 第二军医大学学报, 2016, 37 (11): 1418-1421.

［80］王凌云, 吕洋, 孙万庆, 等. 巨脑回畸形伴婴儿痉挛 1 例报告并文献复习 [J]. 中风与神经疾病杂志, 2020, 37 (2): 170-171.

［81］王雪竹, 罗亚平. 原发性甲状旁腺功能亢进症定位鉴别诊断一例 [J]. 中华核医学与分子影像杂志, 2020, 40 (3): 176-178.

［82］韦艳秋, 董珍, 徐耀, 等. 帕金森病认知功能障碍的临床特征及危险因素分析 [J]. 中华老年心脑血管病杂志, 2020, 22 (6): 609-613.

［83］魏常辉, 唐光才, 蔡春仙, 等. 磁敏感加权成像在脑结核诊断中的应用价值 [J]. 医学影像学杂志, 2017, 27 (1): 18-20, 24.

［84］魏琳, 沈桂权, 曹笑婉, 等. 神经梅毒的临床表型与 MRI 表现 [J]. 实用放射学杂志, 2016, 32 (5): 674-677.

［85］魏玉桢, 刘永红, 周安娜, 等. 7 例神经白塞氏病临床和影像特点分析 [J]. 中国神经免疫学和神经病学杂志, 2017, 24

(5): 369-371.

［86］吴旱秋, 单艳棋, 邹立巍, 等. 基于局部弥散一致性值观察终末期肾病继发性甲状旁腺功能亢进症患者脑白质改变及认知相关性 [J]. 中国医学影像技术, 2020, 36 (1): 37-41.

［87］吴珂, 李锐, 马林, 等. MELAS 综合征的 MRI 和 ASL 及 1H-MRS 特征 [J]. 中国临床医学影像杂志, 2018, 29 (2): 77-79.

［88］吴立业, 刘军. 原发性低颅压综合征的临床及 MRI 定量分析 [J]. 中国临床医学影像杂志, 2018, 29 (4): 242-245, 249.

［89］吴亚平, 刘博, 顾建钦, 等. 基于影像组学的脑胶质瘤分级方法 [J]. 中华放射学杂志, 2017, 51 (12): 902-905.

［90］武宝华, 任转勤, 田宏哲, 等. MSCTA 对比 DSA、MRA 诊断颅内动脉瘤的临床应用价值 [J]. 实用放射学杂志, 2015, 31 (11): 1848-1851.

［91］武元, 张婷, 朱颖, 等. 儿童肝豆状核变性回顾性多系统症状分析 [J]. 中华实用儿科临床杂志, 2019, 34 (14): 1077-1080.

［92］夏春潮, 李真林. 医学影像技术研究进展及展望 [J]. 中华放射学杂志, 2020, 54 (2): 89-94.

［93］谢晟, 肖江喜. 正确诊断和识别儿童遗传代谢性脑病 [J]. 中华放射学杂志, 2013, 47 (7): 584-587.

［94］谢艳君, 李咏梅, 付佳亮, 等. 多发性硬化与视神经脊髓炎谱系疾病的临床及脊髓 MRI 分析 [J]. 临床放射学杂志, 2020, 39 (5): 879-884.

［95］邢姚姚, 杨健军, 许延路, 等. 非酮症高血糖性舞蹈病的临床和颅脑影像学特点 [J]. 中华老年心脑血管病杂志, 2017, 19 (7): 759-760.

［96］徐晶, 赵世华, 陆敏杰. 化学交换饱和转移在心脏 MRI 中的研究进展 [J]. 中国医学影像技术, 2020, 36 (2): 291-294.

［97］徐志锋, 潘爱珍, 李勤祥, 等. Rosai-Dorfman 病的临床及影像表现 [J]. 中华放射学杂志, 2018, 52 (12): 936-940.

［98］许多, 蒋飚, 董飞, 等. 成人颅脑毛细胞型星形细胞瘤的 MRI 表现 [J]. 中华放射学杂志, 2016, 50 (12): 946-949.

［99］许凯, 张坤, 苏航, 等. MELAS 综合征的 MRI 表现及鉴别诊断 [J]. 实用放射学杂志, 2020, 36 (2): 194-197.

［100］杨柳, 喻萍, 陈翔, 等. 多小脑回畸形的分子遗传学研究进展 [J]. 中华神经医学杂志, 2016, 15 (8): 852-855.

［101］叶海琪, 陈骞蓝. 多发性硬化脑内铁异常沉积的 MRI 研究进展 [J]. 影像诊断与介入放射学, 2020, 29 (3): 207-212.

［102］易婷玉, 陈文伙, 吴宗忠, 等. HIV 阴性的隐球菌性脑膜脑炎的 MRI 表现及临床意义 [J]. 实用放射学杂志, 2016, 32 (2): 181-184.

［103］俞英欣, 戚晓昆, 郑奎宏. 临床常见脑病的临床及影像学特点分析 [J]. 中国神经免疫学和神经病学杂志, 2018, 25 (4): 252-261.

［104］袁昌巍, 王盈进. 磁共振相位对比电影成像检测 Chiari 畸形 I 型脑脊液流体力学的研究进展 [J]. 中国微创外科杂志, 2020, 20 (2): 160-163.

［105］袁建军, 程文君, 康五根, 等. Hallervorden-Spatz 综合征的 MRI 诊断 [J]. 医学影像学杂志, 2014, 24 (6): 902-905.

［106］云永兴, 王立非, 黄华, 等. HIV 相关痴呆脑萎缩 MRI 动态观察 [J]. 中国 CT 和 MRI 杂志, 2017, 15 (8): 6-8.

［107］云宗金, 徐鹏程, 宋斌, 等. 化脓性脑室炎的临床和 MRI 表现 [J]. 临床放射学杂志, 2020, 39 (3): 620-622.

［108］张会文, 文建英, 李婷婷, 等. CT、MRI 检查对急性颅脑损伤鉴别诊断及其临床应用价值分析 [J]. 中国 CT 和 MRI 杂志, 2019, 17 (7): 26-28, 34.

［109］张金灵. 线粒体脑肌病伴高乳酸血症和卒中样发作的发病机制、诊断和治疗研究进展 [J]. 国际神经病学神经外科学杂志, 2019, 46 (4): 455-460.

［110］张君, 马林. 重视高分辨率 MRI 新技术对颅内血管壁病变的研究 [J]. 中华放射学杂志, 2020, 54 (4): 269-272.

［111］张冉, 肖新兰. 局灶性皮质发育不良的 MR 解剖与功能成像研究进展 [J]. 临床放射学杂志, 2018, 37 (7): 1229-1232.

［112］张勇, 程敬亮, 郑瑞平, 等. 基于 ADC 图的全域直方图分析在室管膜瘤分级诊断中的价值 [J]. 中华放射学杂志, 2018, 52 (10): 751-755.

［113］中华医学会结核病分会, 颅内结核影像学分型专家共识编写组. 颅内结核影像学分型专家共识 [J]. 中华结核与呼吸杂志, 2015, 38 (11): 805-809.

［114］周香雪, 李洵桦, 蒲小勇, 等. 肝、脑型肝豆状核变性患者影像学及金属代谢的对比分析 [J]. 中华医学杂志, 2017, 97 (3): 176-181.

［115］朱芳梅, 王宇军, 杨光钊, 等. 儿童 Joubert 综合征的 MRI 诊断 [J]. 中国医学计算机成像杂志, 2020, 26 (3): 281-285.

［116］朱琦, 杨越. 老年急性一氧化碳中毒迟发性脑病的临床特征及预后影响因素 [J]. 中国老年学杂志, 2019, 39 (19): 4676-4679.

［117］朱亚男, 燕浩, 姚俊, 等. 急性一氧化碳中毒脑损伤的磁共振弥散张量成像 [J]. 实用放射学杂志, 2016, 32 (10): 1489-1493, 1501.

［118］Ab-Rahman H A, Wong P F, Rahim H, et al. Dengue death with evidence of hemophagocytic syndrome and dengue virus infection in the bone marrow [J]. Springerplus, 2015, 4: 665.

［119］ Agarwal H, Sebastian LJ, Gaikwad SB, et al. Vein of Galen aneurysmal malformation-clinical and angiographic spectrum with management perspective: an institutional experience [J]. J Neurointerv Surg, 2017, 9 (2): 159-164.

［120］ Akhtar A, Hassan SA, Falah NU, et al. Joubert Syndrome: A Rare Radiological Case [J]. Cureus, 2019, 11 (12): e6410.

［121］ Ali R, Goubran M, Choudhri O, et al. Seven-Tesla MRI and neuroimaging biomarkers for Alzheimer's disease [J]. Neurosurg Focus, 2015, 39 (5): E4.

［122］ Allogeneic Haematopoietic Stem Cell Transplantation [J]. Pol J Radiol, 2015, 80: 181-190.

［123］ Andronikou S, Pillay T, Gabuza L, et al. Corpus callosum thickness in children: an MR pattern-recognition approach on the midsagittal image [J]. Pediatr Radiol, 2015, 45 (2): 258-272.

［124］ Antonescu F, Adam M, Popa C, et al. A review of cervical spine MRI in ALS patients [J]. J Med Life, 2018, 11 (2): 123-127.

［125］ Apra C, Mokhtari K, Cornu P, et al. Intracranial solitary fibrous tumors/hemangiopericytomas: first report of malignant progression [J]. J Neurosurg, 2018, 128 (6): 1719-1724.

［126］ Armocida D, Marzetti F, Pesce A, et al. Purely Meningeal Intracranial Relapse of Melanoma Brain Metastases After Surgical Resection and Immunotherapy as a Unique Disease Progression Pattern: Our Experience and Review of the Literature [J]. World Neurosurg, 2020, 134: 150-154.

［127］ Ayrignac X, Carra-Dallière C, Labauge P. Atypical inflammatory demyelinating lesions and atypical multiple sclerosis [J]. Rev Neurol (Paris), 2018, 174 (6): 408-418.

［128］ Balasundaram P, Garg A, Prabhakar A, et al. Evolution of epidermoid cyst into dermoid cyst: Embryological explanation and radiological-pathological correlation [J]. Neuroradiol J, 2019, 32 (2): 92-97.

［129］ Baloji A, Ghasi RG. MRI in intracranial tuberculosis: Have we seen it all？[J]. Clin Imaging, 2020, 68: 263-277.

［130］ Baro V, Manara R, Denaro L, et al. Dandy-Walker malformation and syringomyelia: a rare association [J]. Childs Nerv Syst, 2018, 34 (7): 1401-1406.

［131］ Basaia S, Agosta F, Wagner L, et al. Automated classification of Alzheimer's disease and mild cognitive impairment using a single MRI and deep neural networks [J]. Neuroimage Clin, 2019, 21: 101645.

［132］ Batash R, Asna N, Schaffer P, et al. Glioblastoma Multiforme, Diagnosis and Treatment; Recent Literature Review [J]. Curr Med Chem, 2017, 24 (27): 3002-3009.

［133］ Benatti C, Blom JM, Rigillo G, et al. Disease-Induced Neuroinflammation and Depression [J]. CNS Neurol Disord Drug Targets, 2016, 15 (4): 414-433.

［134］ Bohmwald K, Gálvez NMS, Ríos M, et al. Neurologic Alterations Due to Respiratory Virus Infections [J]. Front Cell Neurosci, 2018, 12: 386.

［135］ Brenton JN, Banwell BL. Therapeutic Approach to the Management of Pediatric Demyelinating Disease: Multiple Sclerosis and Acute Disseminated Encephalomyelitis [J]. Neurotherapeutics, 2016, 13 (1): 84-95.

［136］ Brook I. Microbiology and treatment of brain abscess [J]. J Clin Neurosci, 2017, 38: 8-12.

［137］ Cabinio M, Saresella M, Piancone F, et al. Association between Hippocampal Shape, Neuroinflammation, and Cognitive Decline in Alzheimer's Disease [J]. J Alzheimers Dis, 2018, 66 (3): 1131-1144.

［138］ Calviere L, Viguier A, Patsoura S, et al. Risk of Intracerebral Hemorrhage and Mortality After Convexity Subarachnoid Hemorrhage in Cerebral Amyloid Angiopathy [J]. Stroke, 2019, 50 (9): 2562-2564.

［139］ Carod Artal FJ. Clinical management of infectious cerebral vasculitides [J]. Expert Rev Neurother, 2016, 16 (2): 205-221.

［140］ Cerase A, Rubenni E, Rufa A, et al. CT and MRI of Wernicke's encephalopathy [J]. Radiol Med, 2011, 116 (2): 319-333.

［141］ Cesani M, Lorioli L, Grossi S, et al. Mutation Update of ARSA and PSAP Genes Causing Metachromatic Leukodystrophy [J]. Hum Mutat, 2016, 37 (1): 16-27.

［142］ Charidimou A, Boulouis G, Pasi M, et al. MRI-visible perivascular spaces in cerebral amyloid angiopathy and hypertensive arteriopathy [J]. Neurology, 2017, 88 (12): 1157-1164.

［143］ Chen B, Miao Y, Hu Y, et al. Rare Intrasellar Arachnoid Cyst Distinguishing From Other Benign Cystic Lesions and its Surgical Strategies [J]. J Craniofac Surg, 2019, 30 (5): e400-e402.

［144］ Chen H, Hu Q, Raza HK, et al. An analysis of the clinical and imaging features of mitochondrial encephalopathy, lactic acidosis, and stroke-like episodes (MELAS)[J]. Somatosens Mot Res, 2020, 37 (1): 45-49.

［145］ Chen R, Smith-Cohn M, Cohen AL, et al. Glioma Subclassifications and Their Clinical [J]. Neurotherapeutics, 2017, 14 (2):

284-297.

[ 146 ] Chen YJ, Nabavizadeh SA, Vossough A, et al. Wallerian Degeneration Beyond the Corticospinal Tracts: Conventional and Advanced MRI Findings [J]. J Neuroimaging, 2017, 27 (3): 272-280.

[ 147 ] Chiapparini L, Ciceri E, Nappini S, et al. Headache and intracranial hypotension: neuroradiological findings [J]. Neurol Sci, 2004, 25 (3 Supplement): S138-S141.

[ 148 ] Chin JH. Neurotuberculosis: A Clinical Review [J]. Semin Neurol, 2019, 39 (4): 456-461.

[ 149 ] Choque-Velasquez J, Resendiz-Nieves JC, Jahromi BR, et al. Pineal Parenchymal Tumors of Intermediate Differentiation: A long-Term Follow-Up Study in Helsinki Neurosurgery [J]. World Neurosurg, 2019, 122: e729-e739.

[ 150 ] Choudhri AF, Siddiqui A, Klimo P Jr. Pediatric Cerebellar Tumors: Emerging Imaging Techniques and Advances in Understanding of Genetic Features [J]. Neuroimaging Clin N Am, 2016, 26 (3): 459-469.

[ 151 ] Corte AD, de Souza CFM, Anés M, et al. Correlation of CSF flow using phase-contrast MRI with ventriculomegaly and CSF opening pressure in mucopolysaccharidose [J]. Fluids Barriers CNS, 2017, 14 (1): 23.

[ 152 ] Cousyn L, Law-Ye B, Pyatigorskaya N, et al. Brain MRI features and scoring of leukodystrophy in adult-onset Krabbe disease [J]. Neurology, 2019, 93 (7): e647-e652.

[ 153 ] Cukiert A, Cukiert CM, Burattini JA, et al. Hippocampal deep brain stimulation: a therapeutic option in patients with extensive bilateral periventricular nodular heterotopia: a case report [J]. Epileptic Disord, 2020, 22 (5): 664-668.

[ 154 ] Delaney KE, Kralik SF, Hainline BE, et al. An atypical case of Canavan disease with stroke-like presentation [J]. Pediatr Neurol, 2015, 52 (2): 218-221.

[ 155 ] Deleo F, Hong SJ, Fadaie F, et al. Whole-brain multimodal MRI phenotyping of periventricular nodular heterotopia [J]. Neurology, 2020, 95 (17): e2418-e2426.

[ 156 ] Delgado-López PD, Corrales-García EM, Martino J, et al. Diffuse low-grade glioma: a review on the new molecular classification, natural history and current management strategies [J]. Clin Transl Oncol, 2017, 19 (8): 931-944.

[ 157 ] Desforges M, Le Coupanec A, Dubeau P, et al. Human Coronaviruses and Other Respiratory Viruses: Underestimated Opportunistic Pathogens of the Central Nervous System？[J]. Viruses, 2019, 12 (1): 14.

[ 158 ] Ditmer A, Zhang B, Shujaat T, et al. Diagnostic accuracy of MRI texture analysis for grading gliomas [J]. J Neurooncol, 2018, 140 (3): 583-589.

[ 159 ] Dorsett M, Liang SY. Diagnosis and Treatment of Central Nervous System Infections in the Emergency Department [J]. Emergency Medicine Clinics of North America, 2016, 34 (4): 917-942.

[ 160 ] Drenckhahn A, Schuelke M, Knierim E. Leukodystrophy with multiple beaded periventricular cysts: unusual cranial MRI results in Canavan disease [J]. J Inherit Metab Dis, 2015, 38 (5): 983-984.

[ 161 ] Duffau H, Taillandier L. New concepts in the management of diffuse low-grade glioma: Proposal of a multistage and individualized therapeutic approach [J]. Neuro Oncol, 2015, 17 (3): 332-342.

[ 162 ] Duong V, Lambrechts L, Paul RE, et al. Asymptomatic humans transmit dengue virus to mosquitoes [J]. Proc Natl Acad Sci, 2015, 112 (47): 14688-14693.

[ 163 ] Dutoit JC, Verstraete KL. Whole-body MRI, dynamic contrast-enhanced MRI, and diffusion-weighted imaging for the staging of multiple myeloma [J]. Skeletal Radiol, 2017, 46 (6): 733-750.

[ 164 ] Elmouden H, Louhab N, Kissani N. Medullary involvement in neurosyphilis: a report of 12 cases and a review of the literature [J]. Spinal Cord Ser Cases, 2019, 5: 38.

[ 165 ] Eraslan C, Acarer A, Guneyli S, et al. MRI evaluation of progressive supranuclear palsy: differentiation from Parkinson's disease and multiple system atrophy [J]. Neurol Res, 2019, 41 (2): 110-117.

[ 166 ] Faizutdinova AT, Bogdanov EI. Kliniko-radiologicheskoe obosnovanie vydeleniya podtipov pervichnoi mal'formatsii Kiari 1-go tipa Clinical and radiological rationale for distinguishing subtypes of primary Chiari I malformation][J]. Zh Nevrol Psikhiatr Im S S Korsakova, 2020, 120 (8): 64-69.

[ 167 ] Feil K, Forbrig R, Thaler FS, et al. Reversible cerebral vasoconstriction syndrome and posterior reversible encephalopathy syndrome associated with intracranial hypotension [J]. Neurocrit Care, 2017, 26 (1): 103-108.

[ 168 ] Feldmann R, Osterloh J, Onon S, et al. Neurocognitive functioning in adults with phenylketonuria: Report of a 10-year follow-up [J]. Mol Genet Metab, 2019, 126 (3): 246-249.

[ 169 ] Femminella GD, Thayanandan T, Calsolaro V, et al. Imaging and Molecular Mechanisms of Alzheimer's Disease: A Review [J]. Int J Mol Sci, 2018, 19 (12): 3702.

［ 170 ］ Feng L, Benkert T, Block KT, et al. Compressed sensing for body MRI [J]. J Magn Reson Imaging, 2017, 45 (4): 966-987.

［ 171 ］ Ferrante E, Trimboli M, Rubino F. Spontaneous intracranial hypotension: review and expert opinion [J]. Acta Neurol Belg, 2020, 120 (1): 9-18.

［ 172 ］ Filippi M, Preziosa P, Rocca MA. MRI in multiple sclerosis: what is changing？ [J]. Curr Opin Neurol, 2018, 31 (4): 386-395.

［ 173 ］ Finsterer J. Viability of diffusion tensor imaging for assessing retro-chiasmatic involvement in Kearns-Sayre syndrome remains elusive [J]. Neuroradiology, 2020, 62 (2): 131-132.

［ 174 ］ Fischer M, Schmutzhard E. Posterior reversible encephalopathy syndrome [J]. J Neurol, 2017, 264 (8): 1608-1616.

［ 175 ］ Franco-Paredes C, Womack T, Bohlmeyer T, et al. Management of Cryptococcus gattii meningoencephalitis [J]. Lancet Infect Dis, 2015, 15 (3): 348-355.

［ 176 ］ Frezza AM, Botta L, Trama A, et al. Chordoma: update on disease, epidemiology, biology and medical therapies [J]. Curr Opin Oncol, 2019, 31 (2): 114-120.

［ 177 ］ Giorgio A, De Stefano N. Advanced Structural and Functional Brain MRI in Multiple Sclerosis [J]. Semin Neurol, 2016, 36 (2): 163-176.

［ 178 ］ Giovane RA, Lavender PD. Central Nervous System Infections [J]. Prim Care, 2018, 45 (3): 505-518.

［ 179 ］ Giussani C, Guida L, Canonico F, et al. Cerebral and occipito-atlanto-axial involvement in mucopolysaccharidosis patients: clinical, radiological, and neurosurgical features [J]. Ital J Pediatr, 2018, 44 Suppl 2: S119.

［ 180 ］ Glinianaia SV, Morris JK, Best KE, et al. Long-term survival of children born with congenital anomalies: A systematic review and meta-analysis of population-based studies [J]. PLoS Med, 2020, 17 (9): e1003356.

［ 181 ］ Godenschweger F, Kägebein U, Stucht D, et al. Motion correction in MRI of the brain [J]. Phys Med Biol, 2016, 61 (5): R32-R56.

［ 182 ］ Gosavi TD, See SJ. Central pontine myelinolysis presenting as isolated sixth nerve palsy in third trimester of pregnancy [J]. Ann Indian Acad Neurol, 2015, 18 (1): 84-86.

［ 183 ］ Guerrini R, Duchowny M, Jayakar P, et al. Diagnostic methods and treatment options for focal cortical dysplasia [J]. Epilepsia, 2015, 56 (11): 1669-1686.

［ 184 ］ Gungor S, Kilic B, Tabel Y, et al. Clinical and Imaging Findings in Childhood Posterior Reversible Encephalopathy Syndrome [J]. Iran J Child Neurol, 2018, 12 (1): 16-25.

［ 185 ］ Guo D, Wilkinson DA, Thompson BG, et al. MRI Characterization in the Acute Phase of Experimental Subarachnoid Hemorrhage [J]. Transl Stroke Res, 2017, 8 (3): 234-243.

［ 186 ］ Hagens M, van Berckel B, Barkhof F. Novel MRI and PET markers of neuroinflammation in multiple sclerosis [J]. Curr Opin Neurol, 2016, 29 (3): 229-236.

［ 187 ］ Halefoglu AM, Yousem DM. Susceptibility weighted imaging: Clinical applications and future directions [J]. World J Radiol, 2018, 10 (4): 30-45.

［ 188 ］ Han KM, De Berardis D, Fornaro M, et al. Differentiating between bipolar and unipolar depression in functional and structural MRI studies [J]. Prog Neuropsychopharmacol Biol Psychiatry, 2019, 91: 20-27.

［ 189 ］ Hawks Z, Hood AM, Lerman-Sinkoff DB, et al. White and gray matter brain development in children and young adults with phenylketonuria [J]. Neuroimage Clin, 2019, 23: 101916.

［ 190 ］ Heim B, Krismer F, De Marzi R, et al. Magnetic resonance imaging for the diagnosis of Parkinson's disease [J]. J Neural Transm (Vienna), 2017, 124 (8): 915-964.

［ 191 ］ heng J, Wang C, Liu F. Intraparenchymal epidermoid cyst: proper surgical management may lead to satisfactory outcome [J]. J Neurooncol, 2018, 138 (3): 591-599.

［ 192 ］ Herzog H, Lerche C. Advances in Clinical PET/MRI Instrumentation [J]. PET Clin, 2016, 11 (2): 95-103.

［ 193 ］ Hespel AM, Cole RC. Advances in High-Field MRI [J]. Vet Clin North Am Small Anim Pract, 2018, 48 (1): 11-29.

［ 194 ］ Hovet S, Ren H, Xu S, et al. MRI-powered biomedical devices [J]. Minim Invasive Ther Allied Technol, 2018, 27 (4): 191-202.

［ 195 ］ Hsieh YZ, Luo YC, Pan C, et al. Cerebral Small Vessel Disease Biomarkers Detection on MRI-Sensor-Based Image and Deep Learning [J]. Sensors (Basel), 2019, 19 (11): 2573.

［ 196 ］ Iglesias P, Rodríguez Berrocal V, Díez JJ. Giant pituitary adenoma: histological types, clinical features and therapeutic approaches [J]. Endocrine, 2018, 61 (3): 407-421.

［ 197 ］ Jaramillo-Calle DA, Solano JM, Rabinstein AA, et al. Porphyria-induced posterior reversible encephalopathy syndrome and central nervous system dysfunction [J]. Mol Genet Metab, 2019, 128 (3): 242-253.

［198］ Jiang H, Yang K, Ren X, et al. Diffuse midline glioma with an H3 K27M mutation: A comparison integrating the clinical, radiological, molecular features between adult and pediatric patients [J]. Neuro Oncol, 2020, 22 (5): 736.

［199］ Jiang JY, Gao GY, Feng JF, et al. Traumatic brain injury in China [J]. Lancet Neurol, 2019, 18 (3): 286-295.

［200］ Johnson EB, Gregory S. Huntington's disease: Brain imaging in Huntington's disease [J]. Prog Mol Biol Transl Sci, 2019, 165: 321-369.

［201］ Jungmann PM, Agten CA, Pfirrmann CW, et al. Advances in MRI around metal [J]. J Magn Reson Imaging, 2017, 46 (4): 972-991.

［202］ Kassubek J. MRI-based neuroimaging: atypical parkinsonisms and other movement disorders [J]. Curr Opin Neurol, 2018, 31 (4): 425-430.

［203］ Kaur P, Sharma S. Recent Advances in Pathophysiology of Traumatic Brain Injury [J]. Curr Neuropharmacol, 2018, 16 (8): 1224-1238.

［204］ Kim JS. Moyamoya Disease: Epidemiology, Clinical Features, and Diagnosis [J]. J Stroke, 2016, 18 (1): 2-11.

［205］ Kim YJ, Lee DH, Kwon JY, et al. High resolution MRI difference between moyamoya disease and intracranial atherosclerosis [J]. Eur J Neurol, 2013, 20 (9): 1311-1318.

［206］ Kimiskidis VK, Papaliagkas V, Papagiannopoulos S, et al. Investigation of the motor system in two siblings with Canavan's disease: a combined transcranial magnetic stimulation (TMS)-diffusion tensor imaging (DTI) study [J]. Metab Brain Dis, 2017, 32 (2): 307-310.

［207］ Klinger C, Stuckmann G, Dietrich CF, et al. Contrast-enhanced imaging in hepatic epithelioid hemangioendothelioma: retrospective study of 10 patients. Kontrastverstärkte Bildgebung des epithelioiden Hämangioendothelioms der Leber [J]. Z Gastroenterol, 2019, 57 (6): 753-766.

［208］ Klose M, Feldt-Rasmussen U. Chronic endocrine consequences of traumatic brain injury-what is the evidence？ [J]. Nat Rev Endocrinol, 2018, 14 (1): 57-62.

［209］ Klotz J, Tesi Rocha C. 50 Years Ago in The Journal of Pediatrics: Chronic Polyneuritis of Childhood [J]. J Pediatr, 2019, 208: 175.

［210］ Kniep HC, Madesta F, Schneider T, et al. Radiomics of Brain MRI: Utility in Prediction of Metastatic Tumor Type [J]. Radiology, 2019, 290 (2): 479-487.

［211］ Koehne T, KÖhn A, Friedrich RE, et al. Differences in maxillomandibular morphology among patients with mucopolysaccharidoses Ⅰ, Ⅱ, Ⅲ, Ⅳand Ⅵa retrospective MRI study [J]. Clin Oral Investig, 2018, 22 (3): 1541-1549.

［212］ Koliatsos VE, Alexandris AS. Wallerian degeneration as a therapeutic target in traumatic brain injury [J]. Curr Opin Neurol, 2019, 32 (6): 786-795.

［213］ Kronenburg A, Bulder MMM, Bokkers RPH, et al. Cerebrovascular Reactivity Measured with ASL Perfusion MRI, Ivy Sign, and Regional Tissue Vascularization in Moyamoya [J]. World Neurosurg, 2019, 125: e639-e650.

［214］ Krumm P, Mangold S, Gatidis S, et al. Clinical use of cardiac PET/MRI: current state-of-the-art and potential future applications [J]. Jpn J Radiol, 2018, 36 (5): 313-323.

［215］ Lallas M, Desai J. Wernicke encephalopathy in children and adolescents [J]. World J Pediatr, 2014, 10 (4): 293-298.

［216］ Lecouvet F, Van Haver T, Acid S, et al. Magnetic resonance imaging (MRI) of the knee: Identification of difficult-to-diagnose meniscal lesions [J]. Diagn Interv Imaging, 2018, 99 (2): 55-64.

［217］ Leonard JM. Central Nervous System Tuberculosis [J]. Microbiol Spectr, 2017, 5 (2): 10.

［218］ Levin H S, Diaz-Arrastia R R. Diagnosis, prognosis, and clinical management of mild traumatic brain injury [J]. Lancet Neurol, 2015, 14 (5): 506-517.

［219］ Levitt A, Zampolin R, Burns J, et al. Posterior Reversible Encephalopathy Syndrome and Reversible Cerebral Vasoconstriction Syndrome: Distinct Clinical Entities with Overlapping Pathophysiology [J]. Radiol Clin North Am, 2019, 57 (6): 1133-1146.

［220］ Lin Grant L, Nagaraja Surya, Filbin Mariella G, et al. Non-inflammatory tumor microenvironment of diffuse intrinsic pontine glioma [J]. Acta Neuropathol Commun, 2018, 6: 51.

［221］ Liu C, Li W, Tong KA, et al. Susceptibility-weighted imaging and quantitative susceptibility mapping in the brain [J]. J Magn Reson Imaging, 2015, 42 (1): 23-41.

［222］ Liu Saifeng, Utriainen David, Chai Chao, et al. Cerebral microbleed detection using Susceptibility Weighted Imaging and deep learning [J]. Neuroimage, 2019, 198: 271-282.

［223］Louis D N, Perry A, Burger P, et al. 国际神经病理学学会- 哈勒姆共识指南: 中枢神经系统肿瘤的分类和分级 [J]. 临床与实验病理学杂志, 2016, 32 (7): 804.

［224］Louis DN, Perry A, Reifenberger G, et al. The 2016 World Health Organization Classification of Tumors of the Central Nervous System: a summary [J]. Acta Neuropathol, 2016, 131 (6): 803-820.

［225］Luca P, Alessia G, Camilla RM, et al. Spinal cord involvement in Kearns-Sayre syndrome: a neuroimaging study [J]. Neuroradiology, 2020, 62 (10): 1315-1321.

［226］Lummel N, Koch M, Klein M, et al. Spectrum and Prevalence of Pathological Intracranial Magnetic Resonance Imaging Findings in Acute Bacterial Meningitis [J]. Clin Neuroradiol, 2016, 26 (2): 159-167.

［227］Lupo FA, Paladini A, Sticchi G, et al. Morphological MRI and 3D Myelocisternography MRI in Spontaneous Intracranial Hypotension. A Report of Four Cases [J]. Neuroradiol J, 2008, 21 (1): 101-106.

［228］Maduram A, Farid N, Rakow-Penner R, et al. Fetal Ultrasound and Magnetic Resonance Imaging Findings in Suspected Septo-Optic Dysplasia: A Diagnostic Dilemma [J]. J Ultrasound Med, 2020, 39 (8): 1601-1614.

［229］Mameli C, Genoni T, Madia C, et al. Brain abscess in pediatric age: a review [J]. Childs Nerv Syst, 2019, 35 (7): 1117-1128.

［230］Marques JP, Simonis FFJ, Webb AG. Low-field MRI: An MR physics perspective [J]. J Magn Reson Imaging, 2019, 49 (6): 1528-1542.

［231］Marra CM. Central nervous system infection with Toxoplasma gondii [J]. Handb Clin Neurol, 2018, 152: 117-122.

［232］Marrie R A, Reingold S, Cohen J, et al. The incidence and prevalence of psychiatric disorders in multiple sclerosis: A systematic review [J]. Mult Scler, 2015: 21 (3): 305-317.

［233］Mascalchi M, Montomoli M, Guerrini R. Neuroimaging in mitochondrial disorders [J]. Essays Biochem, 2018, 62 (3): 409-421.

［234］Matsuda H. MRI morphometry in Alzheimer's disease [J]. Ageing Res Rev, 2016, 30: 17-24.

［235］Mawrin C. Molekulare Biologie, Diagnostik und Therapie von Meningeomen [Molecular biology, diagnosis, and therapy of meningiomas][J]. Pathologe, 2019, 40 (5): 514-518.

［236］Mayer JA, Griffiths IR, Goldman JE, et al. Modeling the natural history of Pelizaeus-Merzbacher disease [J]. Neurobiol Dis, 2015, 75: 115-130.

［237］Miyatake C, Koizumi S, Narazaki H, et al. Clinical pictures in Pelizaeus-Merzbacher disease: a report of a case [J]. J Nippon Med Sch, 2015, 82 (2): 74-75.

［238］Molliqaj G, Payer M, Schaller K, et al. Acute traumatic central cord syndrome: a comprehensive review [J]. Neuro-chirurgie, 2014, 60 (1-2): 5-11.

［239］Moreno CC, Sullivan PS, Mittal PK. MRI Evaluation of Rectal Cancer: Staging and Restaging [J]. Curr Probl Diagn Radiol, 2017, 46 (3): 234-241.

［240］Morgello S. HIV neuropathology [J]. Handb Clin Neurol, 2018, 152: 3-19.

［241］Moscoso A, Silva-Rodríguez J, Aldrey JM, et al. Prediction of Alzheimer's disease dementia with MRI beyond the short-term: Implications for the design of predictive models [J]. Neuroimage Clin, 2019, 23: 101837.

［242］Mosher ZA, Sawyer JR, Kelly DM. MRI Safety with Orthopedic Implants [J]. Orthop Clin North Am, 2018, 49 (4): 455-463.

［243］Nagarjunakonda S, Daggumati R, Uppala V, et al. A Novel Mutation in Neurodegeneration with Brain Iron Accumulation-A Case Report [J]. Neurol India, 2019, 67 (5): 1341-1343.

［244］Najm IM, Sarnat HB, Blümcke I. Review: The international consensus classification of Focal Cortical Dysplasia-a critical update 2018 [J]. Neuropathol Appl Neurobiol, 2018, 44 (1): 18-31.

［245］Neale N, Padilla C, Fonseca LM, et al. Neuroimaging and other modalities to assess Alzheimer's disease in Down syndrome [J]. Neuroimage Clin, 2017, 17: 263-271.

［246］Neil JA, Orlandi RR, Couldwell WT. Malignant fungal infection of the cavernous sinus: case report [J]. J Neurosurg, 2016, 124 (2): 861-865.

［247］Nelson SE, Sair HI, Stevens RD. Magnetic Resonance Imaging in Aneurysmal Subarachnoid Hemorrhage: Current Evidence and Future Directions [J]. Neurocrit Care, 2018, 29 (2): 241-252.

［248］Neuberger I, Garcia J, Meyers ML, et al. Imaging of congenital central nervous system infections [J]. Pediatr Radiol,

2018, 48 (4): 513-523.

［249］ Niesporek SC, Nagel AM, Platt T. Multinuclear MRI at Ultrahigh Fields [J]. Top Magn Reson Imaging, 2019, 28 (3): 173-188.

［250］ Ogaki K, Koga S, Aoki N, et al. Adult-onset cerebello-brainstem dominant form of X-linked adrenoleukodystrophy presenting as multiple system atrophy: case report and literature review [J]. Neuropathology, 2016, 36 (1): 64-76.

［251］ Okanishi T, Fujimoto A, Kanai S, et al. Association between diffuse cerebral MRI lesions and the occurrence and intractableness of West syndrome in tuberous sclerosis complex [J]. Epilepsy Behav, 2020, 103 (Pt A): 106535.

［252］ Olabinri E O, Ogbole G I, Adeleye A O, et al. Comparative analysis of clinical and computed tomography features of basal skull fractures in head injury in southwestern Nigeria [J]. J Neurosci Rural Pract, 2015, 6 (2): 139-144.

［253］ Ozbayrak M, Ulus OS, Berkman MZ, et al. Atypical pyogenic brain abscess evaluation by diffusion-weighted imaging: diagnosis with multimodality MR imaging [J]. Jpn J Radiol, 2015, 33 (10): 668-671.

［254］ Ozge A, Bolay H. Intracranial hypotension and hypertension in children and adolescents [J]. Curr Pain Headache Rep, 2014, 18 (7): b430.

［255］ Parikh S, Bernard G, Leventer RJ, et al. A clinical approach to the diagnosis of patients with leukodystrophies and genetic leukoencephelopathies [J]. Mol Genet Metab, 2015, 114 (4): 501-515.

［256］ Pasi M, Charidimou A, Boulouis G, et al. Mixed-location cerebral hemorrhage/microbleeds: Underlying microangiopathy and recurrence risk [J]. Neurology, 2018, 90 (2): e119-e126.

［257］ Patel R, Coulter LL, Rimmer J, et al. Mitochondrial neurogastrointestinal encephalopathy: a clinicopathological mimic of Crohn's disease [J]. BMC Gastroenterol, 2019, 19 (1): 11.

［258］ Pereira BJA, Oba-Shinjo SM, de Almeida AN, et al. Molecular alterations in meningiomas: Literature review [J]. Clin Neurol Neurosurg, 2019, 176: 89-96.

［259］ Perkins A, Liu G. Primary Brain Tumors in Adults: Diagnosis and Treatment [J]. Am Fam Physician, 2016, 93 (3): 211-217.

［260］ Pesaresi I, Sabato M, Doria R, et al. Susceptibility-weighted imaging in parenchymal neurosyphilis: identification of a new MRI finding [J]. Sex Transm Infect, 2015, 91 (7): 489-492.

［261］ Petralia G, Padhani AR, Pricolo P, et al. Whole-body magnetic resonance imaging (WB-MRI) in oncology: recommendations and key uses [J]. Radiol Med, 2019, 124 (3): 218-233.

［262］ Pope WB, Brandal G. Conventional and advanced magnetic resonance imaging in patients with high-grade glioma [J]. Q J Nucl Med Mol Imaging, 2018, 62 (3): 239-253.

［263］ Poretti A, Snow J, Summers AC, et al. Joubert syndrome: neuroimaging findings in 110 patients in correlation with cognitive function and genetic cause [J]. J Med Genet, 2017, 54 (8): 521-529.

［264］ Pranteda G, Magri F, Muscianese M, et al. The management of pseudomyogenic hemangioendothelioma of the foot: A case report and review of the literature [J]. Dermatol Ther, 2018, 31 (6): e12725.

［265］ Pulai S, Biswas A, Roy A, et al. Clinical features, MRI brain, and MRS abnormalities of drug-naïve neurologic Wilson's disease [J]. Neurol India, 2014, 62 (2): 153-158.

［266］ Racchiusa S, Mormina E, Ax A, et al. Posterior reversible encephalopathy syndrome (PRES) and infection: a systematic review of the literature [J]. Neurol Sci, 2019, 40 (5): 915-922.

［267］ Ranjan A, Kalita J, Kumar S, et al. A study of MRI changes in Wilson disease and its correlation with clinical features and outcome [J]. Clin Neurol Neurosurg, 2015, 138: 31-36.

［268］ Ranjan A, Kalita J, Kumar V, et al. MRI and oxidative stress markers in neurological worsening of Wilson disease following penicillamine [J]. Neurotoxicology, 2015, 49: 45-49.

［269］ Rastogi R, Garg B. Findings at brain MRI in children with dengue fever and neurological symptoms [J]. Pediatr Radiol, 2016, 46 (1): 139-144.

［270］ Raymond GV. Leukodystrophy: Basic and Clinical [J]. Adv Neurobiol, 2017, 15: 365-382.

［271］ Roy TL, Forbes TL, Dueck AD, et al. MRI for peripheral artery disease: Introductory physics for vascular physicians [J]. Vasc Med, 2018, 23 (2): 153-162.

［272］ Sadek AA, Hassan MH, Mohammed NA. Clinical and neuropsychological outcomes for children with phenylketonuria in Upper Egypt; a single-center study over 5 years [J]. Neuropsychiatr Dis Treat, 2018, 14: 2551-2561.

［273］ Saito N, Kitashouji E, Kojiro M, et al. A Case of Clinically Mild Encephalitis/encephalopathy with a Reversible Splenial

Lesion due to Dengue Fever][J]. Kansenshogaku Zasshi, 2015, 89 (4): 465-469.

［274］ Sarkis RA, Mays M, Isada C, et al. MRI Findings in Cryptococcal Meningitis of the Non-HIV Population [J]. Neurologist, 2015, 19 (2): 40-45.

［275］ Sato J, Kuroshima T, Wada M et al. Use of FDG-PET to detect a chronic odontogenic infection as a possible source of the brain abscess [J]. Odontology, 2015, 104 (2): 239-243.

［276］ Schaller MA, Wicke F, Foerch C, et al. Central Nervous System Tuberculosis: Etiology, Clinical Manifestations and Neuroradiological Features [J]. Clin Neuroradiol, 2019, 29 (1): 3-18.

［277］ Schultz T, Vilanova A. Diffusion MRI visualization [J]. NMR Biomed, 2019, 32 (4): e3902.

［278］ Schwartz KL, Richardson SE, MacGregor D, et al. Adenovirus-Associated Central Nervous System Disease in Children [J]. J Pediatr, 2019, 205: 130-137.

［279］ Sechi G, Serra A. Wernicke's encephalopathy: new clinical settings and recent advances in diagnosis and management [J]. Lancet Neurol, 2007, 6 (5): 442-455.

［280］ Shih RY, Koeller KK. Bacterial, Fungal, and Parasitic Infections of the Central Nervous System: Radiologic-Pathologic Correlation and Historical Perspectives [J]. Radiographics, 2015, 35 (4): 1141-1169.

［281］ Singer EJ, Thames AD. Neurobehavioral Manifestations of Human Immunodeficiency Virus/AIDS: Diagnosis and Treatment [J]. Neurol Clin, 2016, 34 (1): 33-53.

［282］ Sinha N, Sareen S, Malhotra AK, et al. Human immunodeficiency virus encephalitis [J]. Indian J Sex Transm Dis AIDS, 2020, 41 (1): 108-110.

［283］ Sitter B, Sjøbakk TE, Larsson HBW, et al. Clinical MR spectroscopy of the brain [J]. Tidsskr Nor Laegeforen, 2019, 139 (6): 10.

［284］ Skalnaya A, Fominykh V, Ivashchenko R, et al. Neurosyphilis in the modern era: Literature review and case series [J]. J Clin Neurosci, 2019, 69: 67-73.

［285］ Smeeing DP, Hendrikse J, Petersen ET, et al. Arterial Spin Labeling and Blood Oxygen Level-Dependent MRI Cerebrovascular Reactivity in Cerebrovascular Disease: A Systematic Review and Meta-Analysis [J]. Cerebrovasc Dis, 2016, 42 (3-4): 288-307.

［286］ Smith EE, Beaudin AE. New insights into cerebral small vessel disease and vascular cognitive impairment from MRI [J]. Curr Opin Neurol, 2018, 31 (1): 36-43.

［287］ Snyder R, Fayed I, Dowlati E, et al. Pituitary Adenoma and Craniopharyngioma Collision Tumor: Diagnostic, Treatment Considerations, and Review of the Literature [J]. World Neurosurg, 2019, 121: 211-216.

［288］ Søndergaard CB, Nielsen JE, Hansen CK, et al. Hereditary cerebral small vessel disease and stroke [J]. Clin Neurol Neurosurg, 2017, 155: 45-57.

［289］ Sonneville R, Magalhaes E, Meyfroidt G. Central nervous system infections in immunocompromised patients [J]. Curr Opin Crit Care, 2017, 23 (2): 128-133.

［290］ Son YR, Yang H, Lee S, et al. Balo's Concentric Sclerosis Mimicking Cerebral Tuberculoma [J]. Exp Neurobiol, 2015, 24 (2): 169-172.

［291］ Stehouwer BL, van der Kleij LA, Hendrikse J, et al. Magnetic resonance imaging and brain injury in the chronic phase after aneurysmal subarachnoid hemorrhage: A systematic review [J]. Int J Stroke, 2018, 13 (1): 24-34.

［292］ Sugiyama A, Sawai S, Ito S, et al. Incidental diagnosis of an asymptomatic adult-onset Alexander disease by brain magnetic resonance imaging for preoperative evaluation [J]. J Neurol Sci, 2015, 354 (1-2): 131-132.

［293］ Takano I, Suzuki K, Sugiura Y, et al.[A Case of Subgaleal Hematoma with Exophthalmos and Diplopia][J]. No Shinkei Geka, 2015, 43 (8): 727-731.

［294］ Telischak NA, Detre JA, Zaharchuk G. Arterial spin labeling MRI: clinical applications in the brain [J]. J Magn Reson Imaging, 2015, 41 (5): 1165-1180.

［295］ Thaler A. Structural and Functional MRI in Familial Parkinson's Disease [J]. Int Rev Neurobiol, 2018, 142: 261-287.

［296］ Thorn LM, Shams S, Gordin D, et al. Clinical and MRI Features of Cerebral Small-Vessel Disease in Type 1 Diabetes [J]. Diabetes Care, 2019, 42 (2): 327-330.

［297］ Twede JV, Patterson MC, Anderson ML. Intraosseous epidermoid cyst of the skull: case study and radiological imaging considerations [J]. Dermatol Online J, 2018, 24 (7): 13030/qt5712f7zb.

［298］ Uygunoğlu U, Siva A. Behçet's Syndrome and Nervous System Involvement [J]. Curr Neurol Neurosci Rep, 2018, 18 (7): 35.

［299］ Uygunoğlu U, Siva A. Nervous system involvement in Behçet's syndrome [J]. Curr Opin Rheumatol, 2019, 31 (1): 32-39.

［300］ van Rappard DF, Boelens JJ, Wolf NI. Metachromatic leukodystrophy: Disease spectrum and approaches for treatment [J]. Best Pract Res Clin Endocrinol Metab, 2015, 29 (2): 261-273.

［301］ Viguier A, Raposo N, Patsoura S, et al. Subarachnoid and Subdural Hemorrhages in Lobar Intracerebral Hemorrhage Associated With Cerebral Amyloid Angiopathy [J]. Stroke, 2019, 50 (6): 1567-1569.

［302］ Wang Y, Xu C, Park JH, et al. Diagnosis and prognosis of Alzheimer's disease using brain morphometry and white matter connectomes [J]. Neuroimage Clin, 2019, 23: 101859.

［303］ Weaver NL, Bradshaw WT, Blake SM. Differential Diagnoses and Their Implications of Dandy-Walker Malformation or Isolated Cisterna Magna, a Case Study: Baby V [J]. Neonatal Netw, 2018, 37 (6): 358-364.

［304］ Wen J, Wang R, Liu H, et al. Potential therapeutic effect of Qingwen Baidu Decoction against Corona Virus Disease 2019: a mini review [J]. Chin Med, 2020, 15: 48.

［305］ Wilson H, Dervenoulas G, Politis M. Structural Magnetic Resonance Imaging in Huntington's Disease [J]. Int Rev Neurobiol, 2018, 142: 335-380.

［306］ Wu C, Fan D. Metachromatic Leukodystrophy-Reply [J]. JAMA Neurol, 2018, 75 (8): 1027-1028.

［307］ Yamamoto S, Levin HS, Prough DS. Mild, moderate and severe: terminology implications for clinical and experimental traumatic brain injury [J]. Curr Opin Neurol, 2018, 31 (6): 672-680.

［308］ Yoder JS, Kogan F, Gold GE. PET-MRI for the Study of Metabolic Bone Disease [J]. Curr Osteoporos Rep, 2018, 16 (6): 665-673.

［309］ Zhang J, Zhang F, Dong JF. Coagulopathy induced by traumatic brain injury: systemic manifestation of a localized injury [J]. Blood, 2018, 131 (18): 2001-2006.

［310］ Zhang N, Qi Z, Zhang X, et al. Dandy-Walker syndrome associated with syringomyelia in an adult: a case report and literature review [J]. J Int Med Res, 2019, 47 (4): 1771-1777.

［311］ Zhao F, Li C, Zhou Q, et al. Distinctive localization and MRI features correlate of molecular subgroups in adult medulloblastoma [J]. J Neurooncol, 2017, 135 (2): 353-360.

［312］ Zhelnin KE, Gebhard GM, Mirsky DM, et al. Pediatric Intraocular Immature Teratoma Associated With Sacrococcygeal Teratoma [J]. Pediatr Dev Pathol, 2017, 20 (3): 240-244.

［313］ Zhong W, Huang Z, Tang X. A study of brain MRI characteristics and clinical features in 76 cases of Wilson's disease [J]. J Clin Neurosci, 2019, 59: 167-174.

［314］ Zhou LX, Dong SZ, Zhang MF. Diagnosis of Vein of Galen aneurysmal malformation using fetal MRI [J]. J Magn Reson Imaging, 2017, 46 (5): 1535-1539.

［315］ Zhu Z, Lan Y, Wang L, et al. A nuclear transport-related gene signature combined with IDH mutation and 1p/19q codeletion better predicts the prognosis of glioma patients [J]. BMC Cancer, 2020, 20 (1): 1072.

［316］ Zwanenburg JJM, van Osch MJP. Targeting Cerebral Small Vessel Disease With MRI [J]. Stroke, 2017, 48 (11): 3175-3182.

# 中英文名词对照索引

# 登录中华临床影像征象库步骤

**▌公众号登录 >>**

**▌网站登录 >>**

扫描二维码
关注"临床影像及病理库"公众号

点击"影像库"菜单
进入中华临床影像库首页

输入网址 medbooks.ipmph.com/yx
进入中华临床影像库首页

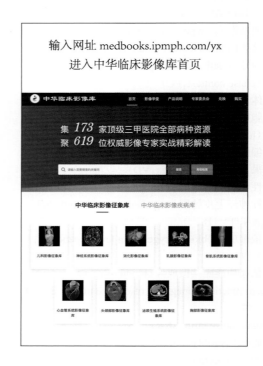

## 进入中华临床影像库首页

## 注册或登录

PC端点击首页"兑换"按钮
移动端在首页菜单中选择"兑换"按钮

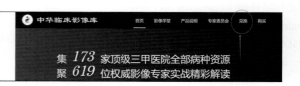

输入兑换码,点击"激活"按钮
开通中华临床影像征象库的使用权限

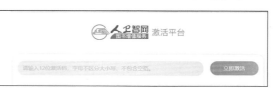